医患纠纷笔记——一本关于如何预防、处置、管理医患纠纷的读物

天使不烦恼
ANGELs，LAY DOWN YOUR WORRIES

庄　璘（Zorin Nikolaj）　著

上海科学普及出版社

图书在版编目(CIP)数据

天使不烦恼/庄璘著.—上海：上海科学普及出版社,2018
ISBN 978-7-5427-7399-9

Ⅰ.①天… Ⅱ.①庄… Ⅲ.①医疗纠纷－文集 Ⅳ.①R197.323.4-53

中国版本图书馆 CIP 数据核字(2018)第 261916 号

责任编辑　林晓峰

天使不烦恼

庄　璘　著

上海科学普及出版社出版发行
(上海中山北路 832 号　邮政编码 200070)
http://www.pspsh.com

各地新华书店经销　上海盛通时代印刷有限公司印刷
开本 787×1092　1/16　印张 33.5　字数 1 100 000
2018 年 12 月第 1 版　2018 年 12 月第 1 次印刷

ISBN 978-7-5427-7399-9　　定价：168.00 元

ANGELs, LAY DOWN YOUR WORRIES

Keep Our Medical Staff Safe: No More Injuries Inflicted by Patients

and Patient Families from Violent Medical Disputes

Medical Practitioners No Longer Have to Be the Victims of Bullying

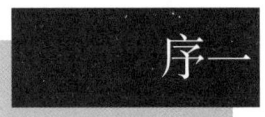

实践证明：自行协商的方式在医患矛盾激化的情况下难以奏效；诉讼面临诉累；卫生和计生行政部门（现为卫生健康行政部门）与医患纠纷人民调解委员会调解也同样面临着不少问题。因此，如何有效化解医患纠纷，促进社会的和谐与稳定是当前迫切需要解决的一个重要问题。及时、妥善、有效地处理医患矛盾，实现医患纠纷处理法制化和规范化，重点仍在预防。

医疗机构应建立健全医务人员违法违规行为的公示和责任追究制度、医疗质量监控和评价制度、医患沟通制度、安全责任制度，并制定和有效落实医疗纠纷处置预案。坚持"防处并举，以防为主"的医患纠纷预防与处置原则，狠抓医疗质量管理与监控，防止和减少医患纠纷的恶化和扩大。从而使得医疗质量不断提升，医患纠纷处置日渐规范，医患纠纷导致的社会不良影响逐年下降。

我抽空拜读了本书的有关章节，认为其主体突出，内容丰富，实用性、指导性强，抓住了医患纠纷管理的中心工作，且文字通俗易懂，简明顺畅，时尚轻松。读后颇有后生可畏、不能等闲视之之感。为把医患纠纷预防与处置工作引向深入，更好地全面提高医疗质量、和谐医患关系，我愿不揣浅识，斗胆提笔，直陈拙见与同道共勉。

梁庆宇

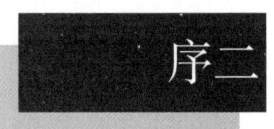

医疗咨询师？临床药师？心理咨询师？专业媒体人？律师？艺术家？没错，就是他！庄璘（Zorin Nikolaj），是一位非常优秀、有梦想的青年。

2012年，在德国罗斯托克大学取得了临床药理学硕士学位；2013年，"脱水淫羊藿素同系物"治疗男性勃起功能障碍（ED）的临床研究取得了较大的进展，并与德国的一家科研机构合作开展了临床试验；2014年，正式加入了Schultz的核心团队，半年后就被提升至亚洲区的首席法务官，成为该集团有史以来最年轻的CLO。2015年，他成功地让大众媒体开始深度关注医务人员的安全问题。

我认识庄璘（Zorin Nikolaj）很长时间了，也很欣赏他，我非常喜欢他以学习笔记的方式记录问题，我强烈推荐本书。

德国联邦卫生部顾问
德国罗斯托克大学教授
Robert Bach

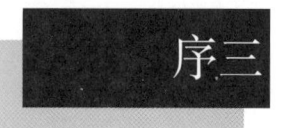

在预防、处置与管理医患纠纷的过程中,我们深刻感受到,仅仅依靠法律法规和诊疗护理用药规范,是远远不足以管理好医疗安全的。因为,法条本身是简约明了的,但医疗安全问题不只是医疗技术,而是医疗管理方向、责任及监管,甚至有太多的社会问题掺杂其中。

本书的作者具有丰富的临床医疗和医务管理经验,并具有医学(药学)和法学多个专业的学历背景。综观全书,本书以笔记的形式为我们看待医患纠纷提供了一个完整、清晰的视角,其内容主要集中在医患纠纷预防、处置与管理的实务上,牢牢抓住了医患纠纷管理的主轴,并在本书多处提醒和警示医务人员维权,强调证据,注重法律事实。我相信本书的出版对提高各级医疗机构的医疗安全管理和医务人员的医患纠纷预防与处置能力有一定的帮助。

上海市闵行区卫生和计划生育委员会(现为卫生健康委员会)顾问

上海交通大学医学院副教授

孟垂祥

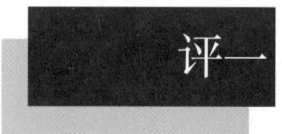

在医疗界,诊疗、护理、用药的依据,常常不是循证的合理性与合法性,而是经济利益。医患纠纷的产生也大多源于普通民众对医疗知识的匮乏、医患之间沟通的不足以及对现代医疗科学技术的过分盲从和迷信。《天使不烦恼》这本书是作者带给所有临床一线医务人员的信心与希望:"医务人员不再因为医患纠纷而受伤,也没有了一张被欺负的脸。"读完以后,不但没有读专业书籍那种郁闷与无聊,反而,使我对其中的一些章节产生了浓厚的兴趣,比如,中国的医患纠纷人民调解。我由衷地感激他为我们献上那么好的一本书,因为他的积累已经潜移默化地改变了我对很多事物的看法,尤其是在医疗管理中如何把医疗管理的复杂问题变得再简单一些。

慕尼黑马克西米利安大学综合医院医务长

Sebastian. Kohl

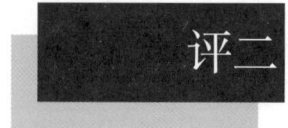

在医疗资源不足、医患关系紧张的时代,原本被视为被动角色的患者,而现在,他们常常相信自己在医疗行为或服务中能占据主动,他们不仅希望参与原先被留给医生的决策过程,而且希望行使完

全、彻底、真正意义上的选择权。面对这样的患者人群,医务人员是否已经做好了准备?在一个与众不同的医疗时代,为何医疗纠纷频发?怎么才能预防医患纠纷的发生?如何在医疗工作中处理医患矛盾?处理医患纠纷的途径有哪些?如何运用简单的方法去管理纠纷?这些困扰我们的重要问题都能从本书中找到答案。

上海交通大学附属第六人民医院医务处长
周晓辉

评三

我们的人民越健康,就越渴望更多的医疗服务,媒体与公众也要求最大限度的利用医疗资源,但是,医疗资源的有限,使医疗界感到空前的压力。本质上,医务人员是大多数专业卫生资源的"守护者",因为,没有他们的许可,这些资源不能使用,所以,因医疗供需而产生的矛盾就自发性地产生。《天使不烦恼》是一本好书,出版后虽未在瑞典作任何宣传,单经医务人员口耳相传,迅速畅销起来。我想原因有三:(一)影响医务人员;(二)通过多种医患纠纷的救济途径影响医疗管理者;(三)对重复出现的医患纠纷,利用最简单的方法、最经济的成本,避免医患纠纷的发生。它的有效和实用,产生了前所未有的轰动效应,值得一读。

乌普萨拉大学医院医务长
Magnus. Uusitalo

评四

庄璘(Zorin Nikolaj)在着手写这本书的时候,我就提醒过他:你不要期待能把所有医患纠纷的具体细节,通过一本书表现出来,这是不可能实现的愿望。但是,在我翻阅这本《天使不烦恼》时,我却看到了他心智成熟之旅的艰苦卓绝,无论是开始的医患纠纷、医患关系的理论讨论,还是后面按照医患纠纷预防与处置顺序的阐述,字里行间都浸透了他进取、独立的精神。在拜读此书后又有幸看了他的新书《摩登医疗》的部分章节,那更是一部开山之作。我想耶稣对于上帝的看法类似于我们对他的看法。归根结底,我们只能承认:庄璘(Zorin Nikolaj)的书,有着他自己的属性。

莱顿医科大学医院医务长
Navis. Patrick

前言 PREFACE

Distressed Data！

　　国外舆论：发生医务人员被伤、被杀的恶性事件后，中国一部分舆论要求严惩对医务人员施暴的凶手，国家各级相关部门(从1986年卫生部公安部第一次联合发布《关于维护医院秩序的联合通知》、2013年《关于维护医疗秩序打击涉医违法犯罪专项行动方案》的11个部委联合发布，2016年四部委下发《关于进一步做好维护医疗秩序工作的通知》，到2016年《关于严厉打击涉医违法犯罪专项行动方案》的9部委)以及最近26个国务院组成部门；一个国务院直属特设机构；16个国务院直属机构；2个国务院办事机构；9个国务院直属事业单位；16个国务院部委管理的国家局印发《关于对严重危害正常医疗秩序的失信行为责任人实施联合惩戒合作备忘录》的通知(除国防部外)已经紧急商讨了对策，表示对暴力伤医"零容忍"。但是，此后就再也没有了下文！同时，另一部分人高呼医务人员"该打"、"该杀"、"杀得好"等毫无人性的言论，有甚者竟将杀人者塑造成了"义士"、"英雄"。如此的医疗环境令人费解、担忧！

　　来自国家卫生和计划生育委员会(现为卫生健康委员会)的数据统计显示：2015年全国医疗机构门诊接诊数量约为77.1亿人次，发生医患纠纷约为7.9万件。2013年8月1日至2015年12月31日，上海市医患纠纷人民调解委员会受理医患纠纷约为10 753件，调解成功率约为82.11%，零赔偿率约为15.63%，赔偿额3万元以下的近50%。全国暴力"伤医"事件频发，就2013年，仅媒体曝光的严重"伤医"事件就高达23起。2016年、2017年有抑制过快上涨的态势，总体情况有所改善，拉横幅摆花圈等过激的行为确实明显减少，医患纠纷数量继2015年开始持续下降。但统计数据仍显示：被暴力伤害(包括：被砍死)的医务人员数量还在继续上升。

　　德国，2015年医疗机构门诊接诊数量约为29.8亿人次，发生医疗事故约为13.7万件，而因医疗事故死亡的案件近1/4；荷兰，2015年医疗机构门诊接诊数量约为21.2亿人次，发生医疗事故约为10.1万件，因医疗事故死亡的约为3.5万件；瑞典，2015年医疗机构门诊接诊数量约为19.0亿人次，发生医疗事故约为7.4万件，因医疗事故死亡的约为3.7万件；日本，2015年医疗机构门诊接诊数量约为16.9亿人次，发生医疗事故约为5.1万件，因医疗事故死亡的约为2.5万件。2016年、2017年，上述国家医疗事故发生率在2015年的基础上平均增长率为5.14%、4.79%，但上述各国却未发生过一起暴力"伤医"的事件。

WHY？

　　与德国、荷兰、瑞典等欧洲发达国家相比，我国平均每年7万多件的医患纠纷数在就诊数量中的占比并不算高，却常常会因一些Trifle(小事、琐事)，而使"伤医"事件屡见不鲜，每一起纠纷都会令眼下严峻的医患关系雪上加霜，更有不断增加，愈演愈烈之势，犹如黄河泛滥，一发不可收拾。

　　这是非盈利性医疗机构公益性不足的表现？是医务人员的激励机制与其为医院创造经济效益挂钩的结果？是医疗机构创收行为造成医疗费用上升过快、保险覆盖不足、看病拥挤、过度治疗、回扣盛行？还是医院就是出售医疗服务的店铺！医患关系就是简单的服务合同关系！我付了钱，发点脾气情有可原/你就得给我治好/我想怎样就怎么样！

Real Life Data！

　　2009年10月至2017年10月，对我国媒体曝光的36起"伤医"事件进行Meta分析，数据显示：

76.67%被伤害的医务人员并非医患纠纷的直接当事人，基层医务人员占96.67%，平均月收入约为950.3美元，平均年龄仅为36.5岁。

能准时上班，但不能按时下班的情况比较普遍，其实，这对于在临床一线勤恳工作的医务人员来说，似乎都是再寻常不过的事。根据美国Gallup咨询公司对中国门诊医师接诊情况的调查统计显示：平均一名门诊医师每天需要接诊90名患者，以每名患者10分钟为限，平均一名门诊医师需要耗时15小时；在德国平均一名门诊医师只接受每天20名患者的预约，即便是享受完全免费基础医疗的公立医院，平均一名门诊医师接诊患者一般也不会超过40人次。更何况这些发达国家所谓的基础医疗，其医疗服务技术水平远不及我国长三角地区内的普通社区卫生服务中心的平均标准。

根据德国SAP咨询公司对中国手术（麻醉）医师平均每天手术耗时的统计数据显示：手术（麻醉）医师在对患者进行手术（麻醉）平均每天6.72台次，需要耗时约11小时，这足以让一名站在手术台旁的医务人员双腿发麻。对于医疗管理人员也同样如此，堆积如山的报告、文件、统计表单需要进行处理，护理人员和医技人员的工作量更是大的惊人。

根据德国Rolandberger咨询公司对中国医务人员职业满意度调查统计数据显示：中国医务人员离婚率约为37.63%；单身率约为29.11%；职业满意度仅约为13.28%；消化道疾病发病率约为72.19%；流产率约为64.11%；针刺伤率约为58.30%；下肢静脉曲张率约为51.68%；心脑血管疾病发病率约为44.25%；抑郁症发病率约为37.01%；平均月收入约为1 029美元；平均持续工作时间超过10小时。

在善良和天真本性像水土流失那样严重的当今中国社会，虽然，仍然还有信仰希波克拉底和南丁格尔誓言、背负人道主义重担及神圣职责的一群人在坚持，但大多数医务人员已被迫选择了在现实中，慢慢地被世界异化、被社会异化、被自己异化，面对日益尖锐的医患矛盾，医务人员早已无所适从。

Whose fault was it?

当过高的诊疗护理用药费用伴随着过高的期望值，而有限的医疗水平却无法满足过高的期望值时，医患纠纷就会自然而然地形成。加上，社会保障体制的弱化、"企业化"的医改模式、社会道德的全面滑坡以及医患信息的高度不对称等诸多原因，都为医患关系的持续恶化埋下暴力"伤医"的祸根。

其实，不仅仅是在中国。英国的"医闹"把袭击目标对准医务人员的问题也变得日益尖锐。2015年英国有7万多名医务人员被暴力对待，较2014年上升4.16%。英国皇家护理学会表示：长期依靠国民卫生服务体系的外来临时护理人员将会使英国的护士资源慢慢枯竭，同时，也会使无法征募到永久性护理人员的问题更加恶化。加上，恶劣的医疗环境已经使医务人员的身心受到巨大的伤害，心理阴影会长时间持续。英国的医患矛盾是近几年逐步出现的，在我留学时期也并未看到过有如此频繁而严重的医疗暴力事件的相关报道。《泰晤士报》(Times)分析认为：主要原因是英国医疗机构面临严重的人员短缺，大批医务人员选择前往美国、德国、瑞典、瑞士、丹麦、澳大利亚等地就职高薪岗位，远离英国的生活高消费环境，导致留在本土没有机会离开的医务人员工作压力增加。

医患矛盾虽然让人烦恼，但也不是走入死胡同没有出路。除进一步健全医疗相关法律法规，保障医患双方合法权益外，还需要完善医疗体制，加大医疗投入，为医患双方提供更好的医疗环境。同时，加强医疗、法治宣传力度，强化医患沟通，解决患方误解，并想办法把"留住人才，保证人手"提升医疗基本国策，只有这样才能平衡供需，重塑良好的医患关系。

Reasonable and Legitimate!

医患关系的正义，主要取决于"医"、"患"本身的人格。意大利最高法院曾经做出过一个裁决：穷人偷少许食物则不构成犯罪。原因为："迫不得已偷食物是为了满足急需、必要的营养和生存需要。在一个文明国家，哪怕最坏的人也不应该挨饿。"这个审判看起来充满了正义。就像我国近年来出现在"伤医"案件中的罪犯嫌疑人，都充满着大义凛然的"正义感"。

在所有的国家，医患之间在信息的掌握上永远是不对称的，据世界卫生组织(WHO)统计显示：近70%的医患纠纷源于患方信息不对称而产生的误解(表0-1)，医务人员始终居于强势地位，行业(半)垄断状态。加上,人本能地对利益的渴望和动机,就决定了医务人员对患者的诊疗护理用药的目的性,促成了一些不必要的医疗服务项目,提高了患者就医的成本,从而激起了广大患者日益增长的怨恨。与之相应,患者通过各种手段和方式要求降低医务人员的职业权利,医患纠纷正是这种怨恨,或者说是仇恨最突出的表现。

表0-1 近70%的医患纠纷源于患方信息不对称而产生的误解,而引发误解的原因统计分析

编号	引发误解的原因	占比
1	患方认为:经过诊疗护理用药,就能找到疾病的原因	21.07%
2	患方认为:找医疗机构及其医务人员就诊,就能治好病	28.08%
3	患方认为:完全治愈患者是医疗机构及其医务人员的责任	22.73%
4	患方认为:诊疗护理用药对每个人都有同样的效果	13.12%
5	患方认为:不需要完全遵守医嘱	5.46%
6	患方认为:无论什么样的患者,医疗机构及其医务人员都不应该拒绝诊疗护理用药	8.24%
7	其他	1.30%

注:有些误解涉及多个原因,但表中仅体现主要问题,具有唯一性,特此说明,仅供参考。

医患纠纷的来源,也许正是人们的内心。医务人员面对医患纠纷大多会选择吃亏来建立自己与患者的外界形象。其实,这并不会产生良好的亲和力,也不会因此获取足够被尊重的期望值。假设患者的信任已经遭受了医务人员的背叛,即便是老患者,忍耐范围都可能越来越窄,态度也会渐渐地变得不可捉摸。那么,吃亏是福的从医哲学,必将其带入原始、低下的初级职业状态。

很多时候,医患纠纷的预防、处置与管理没有其他可供选择的方案,或可选择太多方案,或没有可选择的方案,甚至使用了错误的方案。其实,没有选择也是一种选择。只要在诊疗护理用药活动中,保证了医疗行为的合理性与合法性,医患矛盾势必然不容易造成。法律只会保护那些有信仰,但又傻又天真的人,只有按部就班严格按照诊疗护理用药常规执行的医务人员,才可能避免医患纠纷发生的风险。

其实,只要有疾病存在的地方,医患纠纷就不可能停歇,或者说一个没有信仰的地方,医患纠纷必然发生。也许,医务人员根本没有诊疗缺陷、服务态度不好或其他问题,患者可能在自身病痛的折磨下,才丧失理智。因为,他们是这样思维:"我很不幸,我不幸是因为疾病,我得病是因为医疗问题。"解决医患纠纷的思维不应该仅仅是,有时是治愈,常常是帮助,但总是抚慰。而更多的应该是有信仰的去工作,并把握医疗行为的合理性与合法性。

About the Book!

我认为自己是一个能和数字为伴的人,因为,有很长一段时间,我都是在与自己的临床药物实验数据以及医疗咨询数据打交道。进入医院学习、参与医疗伦理的研究也是个非常偶然的机会,不过日常的学习工作习惯总是一如既往。我总习惯性地把出现的问题按照时间顺序记录下来,即便存在某些主观化的倾向,也可以记录下来备用。记录是非常有意义的,因为,它会提醒自己,这是曾经遇到过的问题。然后定期拿出来回顾、整理、分析,自然而然地就会得到解决这些问题的结果和方法,为遇事后梳理事件的全过程提供指导和依据,它也往往会让自己很有成就感。因为我知道,甚至可以很清楚地看到自己的进步。

本书是一本纪实性随笔杂记,或者说就是一本学习工作的笔记或论文集,在不知不觉中就这样完成了。更确切地说,是在思考、学习、研究和工作中不断地发现问题、解决问题、整理问题、分析问题而得来的。当然,这些也离不开领导、朋友和家人的关心和帮助。尤其要感谢海外医疗风险咨询管理团队的成员们[Navis Patrick(荷兰蒂尔堡大学附属医院)、Sten Gerhard(瑞典厄勒布鲁大学附属医院)、Andreas Heinz(德国罗斯托克大学附属医院)、加藤智久(日本圣路加国际医院)、George P.Rodriguez(纽约长老会哥伦比亚与康奈尔大学医院)、长谷川一(日本新百合丘综合医院)]、我的三位老师(Robert Bach教授、欧阳涛教授、孟垂祥教授)以及上海市各级医疗机构的同仁们,是你们不厌其烦地与我交流观点,并帮助我收集了诸国医患纠纷的信息资料,才使得本书能在融合英美法系和大陆法系国家主流观点的精髓和各国纠纷数据后有了本质上的突破。Vielen Dank(非常感谢)!

面对医疗现状、医患关系的现状,医务人员感受到一种前所未有的失语感,我能做的,也许仅仅只是通过精神慰藉向你们的内心投递"医疗安全"和"信仰"的心灵邮件,希望这些经验性的内容和我真心的表达可以带给你们启示和温暖。虽然,我从来都不相信一种能力是可以依靠速成而得以成就。但我坚信,书中的只言片语、所见所闻、所思所感以及融合各国从事医患关系研究的专业人士所表达的观点和思想,正是世界医疗资源分配不均、医患关系恶化、医疗事故频发、医疗腐败横生等社会问题需要急切应对之道。不过,我所提供的帮助仍然肤浅又乏力。尽管如此,但至少不会让你们在阅读时感到过于乏味,我想这也是全新编排和翻译的《天使不烦恼》(ANGELs, LAY DOWN YOUR WORRIES)在德国和瑞典热销的原因。

Introspection

社会道德对医疗行业的重压已不堪重负,医患纠纷在医疗各个环节凸显,在全世界民众愤怒之下,医疗界学者、法律界学者、社会学专家,甚至房地产商、计算机网络运营商等都开始探讨解决该问题的办法以及可行性操作方案。最后,他们得出一致结论,排名前三的原因依次为:医务人员道德败坏、医疗技术落后及不规范、医疗保障体制弱化。说到这里我突然想起网络上的一则笑话:

专家问医务人员:"我有很大的理想,如果实现了,世界将不会有医患纠纷。因此,我需要很多钱,你们能帮我吗?"

医务人员听完,拿出一个小孩的帽子和一双小孩的手套让专家穿戴上,然后问:"你有什么感觉?"

专家:"手、头有点紧。"

医务人员:"我也是。"

那些医疗界学者、法律界学者、社会学专家出发点是个人名誉,房地产商、计算机网络运营商等出于企业利益,谁真正关心过医务人员?假借患者名义取利才是他们的目的。曾经在网上疯传着一个很热的帖子,人们希望医院也能接受支付宝等第三方支付方式,这样患者就可以在就诊的时候把钱先支付给平台,在病症缓解之后,再确认支付。如果,没有治好,患者还可以申请退款;医院服务态度差还可以给差评,似乎他们是站在患者角度去实现医疗服务至上的目标。但现实却是:全球被国际疾病分类标准(International Classification of Diseases)收入的四千多种疾病中,仅有不超过20%的疾病才可能被治愈或被有效控制。

见死不救当然是不道德的,救死扶伤是医务人员的天职,无条件地履行救治义务当然也是义不容辞的责任。然而,医疗仅仅是这些?救治患者不需要药物和设备?救死扶伤不需要成本?医务人员不需要养家糊口?按理说,医务人员在诊疗护理用药过程中本不应该考虑医疗费用问题,他们的责任就是按照最佳的临床路径去救治患者。但事实上,医务人员不仅要诊疗、护理、用药监控,还要考虑医保额度、医院和科室成本绩效、职称晋升等诸多问题。他们太累了,在精神上和物质上早已不堪重负,能改行的就尽量改行,而且还动员其亲朋好友不要再从事医疗事业,从此医疗后继无人,好事无德之徒可能会成为未来医疗界的主力军,并在其中浑水摸鱼,搞坏医疗行业风气,破坏和谐医患关系。专家和社会资本并不关心医务人员本身的发展和医疗行为,而仅直视医疗产业利益,为恶劣的医疗形势推波助澜,其实,他们才是元凶。

如果说30年代中国医疗领域最大的问题是"缺医少药",20世纪90年代中国医疗领域最大的问题是"看病难,看病贵",那么,当今中国医疗领域最大的问题就是心理问题,意识观念问题是心理问题中最大的问题。

我研究医患关系已经有些年头,留德期间,就开始了医患心理学和行为学的研究。虽然在中国谈论医患纠纷会让广大医务人员感到不堪,不过,请不要回避,因为,回避的结果只会加重痛苦的程度,却只有痛苦才恰恰能带来教益。面对医患纠纷,明智的医务人员不会因害怕纠纷产生的烦恼而选择逃避,反而是迎上前去,直至将矛盾化解为止。但遗憾的是,大多数医务人员害怕承受痛苦、假装视而不见、选择等待纠纷自行消失、遇到麻烦慌不择路……只想远离问题,却不想经受解决问题带来的痛苦。这说明不乏一些的医务人员心理健康存在一定的缺陷,是意识观念出了问题。也许,你们从未意识到这些问题,但你们一定知道,在遇到医患纠纷时,你们是积极主动地去解决,还是消极地去回避,在这点上其实你们比我更清楚。

医务人员为什么惧怕纷争,选择逃避,是因为对未知的事物心存不安与恐惧,不知道局势下一步将如何发展?当人们正走向地狱之门的时候,也恰恰正踏上天堂之路。世界上没有解决不了的问题,任何问题都有解决的办法。所以,面对医患纠纷,我会先设想最坏的局面,并对此做好充分的准备,实际上,这些准备最后可能都派不上用场,但是,大多数的纠纷场面并没有朝最坏的方向发展,难道这不是一件好事吗!如果,对纠纷置之不理,事态一定会变得更加糟糕,医务人员会被搅得身心俱疲,医疗环境也会因此失去活力,如果,再演变下去导致医务人员的辞职,医院的存续终将变得岌岌可危。其次,我觉得勇气很重要,穿着神圣的白大褂,不要穿出厨师或理发师的味道(没有贬低的意思),尽管有时候可能会染上自己的鲜血,因为,一个有勇气的医院或医务人员是不会被心怀恶意的不法之徒(仅指"医闹")盯上的,即便大多数时候一家管理混乱,员工意识缺乏的医院是"医闹"的目标,但随着时光的流逝,你们终将发现为一丁点小事而丧失勇气,其实并不值得。再次,也是最重要的,那就是经验,为什么那些在医院里被称为"老滑头"的医务人员从来不发生医患纠纷,好像他们天生对医患矛盾有免疫力似的,不过在这点上,如果没有几十年的经验积累,根本学不会。当然,经验只靠本书是无法完全获得的,幸好还有大数据的支撑,希望本书能尽可能多地为你们提供一些与医患纠纷预防、处置与管理有用的经验与方法,也希望你们能真正受用。最后,我想说,不管什么患方,绝不允许其暴言暴行。即便他们被归为社会弱势群体,也绝不容忍其任性胡闹、任何扰乱医疗正常秩序的不当行为以及纵容其提出的不合理要求,这是绝对不能退让的底线。在医患纠纷的问题上,你们也许很无助,不管周围有多少人,你们一直都可能很无助,其实,你们也知道你们自己很无助,不过你们总是掩饰,装作坚强的样子,并竭尽全力表现得不怎么无助。没关系,现在我在你们身边了,我能理解你们的无助,你们不会再无助了。

对于患方的扰医行为,你们应该明确告知:如果继续胡闹,我们会考虑通过法律途径解决,如果对方还是充耳不闻,可以让医疗机构的法务在适当的时候主动启动法律程序,并将相关的函件寄给对方。面对医患纠纷,那些长期承受巨大精神压力和虐待的医务人员是值得同情的,如果这时候有值得信赖的人,不要犹豫,请你们推心置腹地找他商量,如果没有值得信赖的人,那你们可以找我。也许,在你们被卷入医患纠纷之前,我能为你们提供和建立一个网络互助的平台,让你们在这个平台上更加紧密地去接触、去了解、去交流,安心、愉快地去工作,没有医患纠纷的烦恼,我希望和你们一起去努力,别只剩下呐喊。

庄璘(Zorin Nikolaj)
2018 年 1 月 11 日写于上海市闵行区

公众号二维码

微信二维码

目录 CONTENT

PART 1　重新认识医患纠纷

1　医患矛盾、健康、社会 / 3
2　医患关系的演变 / 4
3　辩证下的医患纠纷 / 7
　　一、医患纠纷的定义 / 7
　　二、医患纠纷的分类 / 8
　　三、医患纠纷的应用与思考 / 9
4　错误的想法 / 10
　　一、认识医疗 / 10
　　二、认识和区分：医疗意外、并发症、医疗风险、疾病的自然转归、医疗过错 / 10
　　三、认识死亡 / 12
5　阶层，一种原始的纠纷源 / 13
6　心理防御、应激与人群 / 14
　　一、医患纠纷心理防御 / 14
　　二、医患纠纷心理应激的类型 / 15
　　三、易发医患纠纷的人群 / 17
　　四、如何降低患者的期望值 / 18
7　医患沟通的注意事项 / 18
　　一、注意沟通的对象与内容 / 19
　　二、注意沟通的方式 / 19
8　在自己的身上克服这个时代 / 21

PART 2　医患纠纷管理组织结构、人员与制度管理

9　医患纠纷管理组织的设置 / 25
　　一、医患纠纷领导管理组织机构 / 25
　　二、医患纠纷管理组织机构 / 25
10　医患纠纷管理组织机构网络 / 26
11　医患纠纷专业技术人员 / 29
12　医患纠纷培训 / 31
　　一、院内教育或培训 / 31
　　二、院外教育或培训 / 31
　　三、医患纠纷管理人才建设的具体措施 / 32
13　医患纠纷组织机构的制度管理 / 33

PART 3　医患纠纷的预防

14　医患纠纷预防方法和思路 / 37

一、Check / 37
　　　二、Clear / 38
　　　三、Comprehend / 39
15 如何提高医疗质量安全意识 / 41
　　　一、增强医务人员的法制意识 / 41
　　　二、重视患者知情同意选择权,增进医务人员的举证意识 / 42
　　　三、提升医务人员的沟通和处理突发事件的能力 / 42
　　　四、提高医务人员的服务意识、专业技能和工作责任感 / 42
　　　五、树立人本管理为先的服务管理意识 / 42
　　　六、转变医疗质量安全管理理念,优化医疗服务 / 43
　　　七、开展多种医患体验互动活动 / 44
16 浅谈医疗场所安全风险管理控制体系 / 44
　　　一、前馈控制 / 45
　　　二、同期控制 / 46
　　　三、反馈控制 / 47
　　　四、反馈控制与前馈控制、同期控制的联系 / 47
17 强化医疗风险告知 / 48
　　　一、医疗风险告知的方式 / 48
　　　二、医疗风险告知书的常见类型 / 48
　　　三、医疗风险告知的一般规则 / 49
18 病历管理、病历书写与医患纠纷的防范 / 52
　　　一、医患纠纷病历管理中的常见问题 / 52
　　　二、病历书写中的签名问题 / 54
　　　三、病历书写中的时间问题 / 55
　　　四、病历、实物的封存与启封 / 56
　　　五、病历的复印 / 56
　　　六、计算机打印病历和电子病历 / 57

PART 4　医患纠纷的处置

4.1　医患纠纷的处置之受理 / 61
19 医患纠纷的受理 / 61
　　　一、医患纠纷受理程序与原则 / 61
　　　二、"多窗口受理—单窗口汇总"受理医患纠纷模式 / 62
　　　三、"多窗口受理—单窗口汇总"受理与处置特点 / 63
　　　四、其他受理医患纠纷的模式 / 63
4.2　医患纠纷的处置之证据收集、认定和运用 / 64
20 证据 / 64
　　　一、什么是证据 / 64
　　　二、如何分类证据 / 65
　　　三、证据的证明力 / 66
　　　四、证据收集的主体、程序与方式 / 67
　　　五、证据收集的范围 / 68
　　　六、证据的提交、交换和开示 / 71
　　　七、证据保全 / 72
　　　八、申请法院调查取证 / 73
21 举证、质证和认证 / 75

一、举证 / 75
　　二、质证 / 76
　　三、认证 / 77
4.3 医患纠纷的处置之上报 / 78
22 医患纠纷的上报 / 78
　　一、向院内有关部门(领导)汇报 / 78
　　二、向上级卫生行政部门上报 / 79
　　三、向其他医患纠纷相关组织机构上报 / 80
　　四、医患纠纷的上报方式 / 80
　　五、医患纠纷上报报告的撰写内容 / 80
　　六、如何去汇报 / 81
4.4 医患纠纷的处置之非诉讼解决机制 / 82
23 医患纠纷的非诉讼解决机制之自行协商与PICC处理 / 82
　　一、医患纠纷自行协商 / 83
　　二、中国人民财产保险公司医疗事故责任保险处理中心处理 / 85
24 医患纠纷的非诉讼解决机制之医患纠纷人民调解 / 87
　　一、医患纠纷人民调解的流程及相关记录 / 88
　　二、医患纠纷人民调解协议的性质 / 89
　　三、医患纠纷人民调解经验与讨论 / 90
25 医患纠纷的非诉讼解决机制之行政处理 / 92
　　一、卫生行政部门处理的程序 / 92
　　二、卫生行政部门处理的相关记录 / 94
　　三、行政处罚前的听证 / 94
　　四、行政复议 / 95
　　五、行政诉讼 / 95
26 医患纠纷非诉讼解决机制之医疗仲裁 / 102
　　一、医患纠纷仲裁的性质 / 102
　　二、医患纠纷仲裁的特点 / 103
　　三、未来医患纠纷仲裁模式 / 103
27 医患纠纷非诉讼解决机制之律师调解中心 / 104
　　一、医患纠纷律师调解具有调解知识两重性特点 / 104
　　二、医患纠纷律师调解具有公信力两重性特点 / 105
　　三、医患纠纷律师调解是律师可从事的业务和应承担的社会责任 / 105
　　四、医患纠纷律师调解协议不具有强制执行力特点 / 105
28 医患纠纷非诉讼解决机制之医疗公证 / 106
29 医患纠纷非诉讼解决机制之大调解 / 108
4.5 医患纠纷的处置之诉讼解决机制 / 110
30 医患纠纷的诉讼解决机制之法院调解与诉讼 / 110
　　一、法院调解 / 110
　　二、诉讼类型 / 111
　　三、诉讼程序及相关记录 / 112
31 医患纠纷的诉讼解决机制之简易程序、先予执行、强制执行与刑事附带民事诉讼 / 117
　　一、简易程序 / 117
　　二、先予执行 / 118
　　三、强制执行 / 119
　　四、刑事附带民事诉讼 / 119

PART 5　医患纠纷鉴定

32 医患纠纷的鉴定 / 127
　一、法律依据与社会属性、委托方式、鉴定主体、性质目的、鉴定程序、时限与管辖 / 127
　二、鉴定费缴付 / 128
　三、医疗损害鉴定文书 / 128
　四、医疗损害鉴定的事项、鉴定结果级别、责任程度与赔偿比例 / 129
　五、不服鉴定的处理 / 129
　六、鉴定中止和终止 / 130
　七、关于对修改后的《中华人民共和国民事诉讼法》鉴定人出庭作证的问题 / 130
　八、医疗事故等级 / 131
　九、鉴定资料与鉴定陈述 / 132
　十、法定鉴定的程序及相关记录 / 134
　十一、尸体检验的主要法律法规与程序 / 135
　十二、三期鉴定 / 137
33 非法定鉴定 / 142
　一、非法定鉴定的效力 / 142
　二、我国常见的非法定鉴定 / 143
　三、医疗机构内部组织的鉴定 / 143

PART 6　医患纠纷赔偿

34 医患纠纷赔偿 / 147
　一、赔偿的权利人与义务人 / 147
　二、侵权之诉的赔偿与违约之诉的赔偿 / 147
　三、不属于医疗损害和医疗事故的情形 / 148
　四、人道主义补偿与公平补偿责任 / 148
　五、医患纠纷赔偿的内容 / 148
　六、医患纠纷赔偿后向医务人员追偿的问题 / 157
　七、诉讼费问题 / 157
35 医患纠纷调解/赔偿协议 / 160
　一、医患纠纷调解/赔偿协议的特点 / 160
　二、签订医患纠纷调解/赔偿协议的注意事项 / 161
　三、医患纠纷调解/赔偿协议的公证 / 162
　四、医疗风险类协议的公证 / 162
36 医患纠纷成本分析与赔偿金的会计核算 / 163
　一、医患纠纷成本分析 / 163
　二、医患纠纷赔偿金的会计核算 / 164
37 医疗执业风险行业内分担机制的初步探讨 / 165
　一、医务人员的执业风险 / 165
　二、完善医疗风险分担机制的必要性与可行性 / 166
　三、推动执业医师医疗责任保险的可行性 / 167
　四、推进医疗风险社会分担,完善医疗风险管理 / 167
　五、医疗风险管理 / 167
　六、结论 / 168
38 浅析医疗风险社会化分担机制模型的构建 / 168

一、建立医疗风险社会化保险制度 / 168
二、建立赔偿法的设想 / 171
三、建立限额赔偿和医疗强制险制度的设想 / 171
四、医疗服务价格涵盖医疗风险的设想 / 171
五、建立医疗赔偿基金的设想 / 171
六、建立第三方支付方式的设想 / 172

PART 7　医患纠纷的持续改进

39 医患纠纷的持续改进 / 175
一、资料来源与方法 / 175
二、结果 / 176
三、讨论 / 176

40 医疗质量安全指标的评价与评价指标的筛选 / 179
一、医疗质量安全指标的评价方法 / 179
二、医疗质量安全指标的操作步骤 / 180
三、评价指标的筛选方法及权重系数 / 180
四、医疗质量安全指标的评价 / 182

41 医疗质量与安全风险管理主要统计指标的对比与分析 / 198
一、资料与方法 / 198
二、结果 / 198
三、讨论 / 200

42 反馈医疗安全不良事件信息 / 201
一、医疗质量安全监控系统的运行模式 / 201
二、控制图 / 202
三、数据库 / 203
四、医疗质量安全监控系统的未来 / 204
五、医疗数据的开放 / 205

43 医疗机构服务外包实践 / 208
一、对象和方法 / 208
二、结果评价 / 209
三、讨论 / 209
四、医疗服务外包举例之医患纠纷的服务外包 / 210

PART 8　医患纠纷档案的归档管理

44 医患纠纷档案的归档 / 215
一、医患纠纷档案归档的管理范围 / 215
二、医患纠纷档案归档管理的程序 / 216
三、电子病历的归档管理 / 217

PART 9　医患纠纷统计专题

45 外科系统常见纠纷原因分析 / 221
一、研究对象与方法 / 221
二、结果 / 221
三、外科系统常见疾病引发医患纠纷原因分析 / 223

  四、防范外科系统纠纷实用性对策 / 232
46 常见的护理纠纷防范 / 238
  一、研究对象与方法 / 238
  二、结论 / 238
  三、国内外常见护理纠纷对策 / 239
47 医患纠纷案例分析 / 242
  一、研究对象与方法 / 242
  二、结果（医疗纠纷发生的特点及原因分析） / 242
  三、讨论与建议 / 244
48 常见急救中心纠纷统计与思考 / 245
  一、各国常见的急救中心纠纷统计分析 / 245
  二、问题讨论与思考 / 246
49 常见精神科纠纷统计与思考 / 248
  一、各国常见的精神科纠纷统计分析 / 248
  二、问题讨论与思考 / 249
50 常见中医纠纷统计与思考 / 252
  一、研究对象与方法 / 252
  二、结果 / 252
  三、讨论 / 253
51 常见急诊科纠纷思考 / 255
  一、研究对象与方法 / 255
  二、结果 / 256
  三、思考与讨论 / 256
52 常见五官科纠纷思考 / 259
  一、研究对象与方法 / 259
  二、结果 / 259
  三、讨论与思考 / 262
53 常见皮肤科纠纷思考 / 265
  一、研究对象与方法 / 265
  二、结果 / 265
  三、对策与思考 / 267
54 常见麻醉科纠纷思考 / 269
  一、研究对象与方法 / 269
  二、结果 / 269
  三、思考与讨论 / 271
55 常见放射科纠纷思考 / 273
  一、研究对象与方法 / 273
  二、结果 / 274
  三、对策与思考 / 274
56 常见病理科纠纷思考 / 277
  一、研究对象与方法 / 277
  二、结果 / 277
  三、思考与讨论 / 278
57 常见功能检查科纠纷思考 / 280
  一、研究对象与方法 / 280
  二、结果 / 280
  三、思考与讨论 / 282

58 常见检验科纠纷思考 / 284
　　一、研究对象与方法 / 284
　　二、结果 / 284
　　三、思考与讨论 / 284
59 常见妇产科纠纷思考 / 286
　　一、研究对象与方法 / 286
　　二、结果 / 286
　　三、讨论与思考 / 288
60 常见内科纠纷统计与思考 / 293
　　一、研究对象与方法 / 293
　　二、结果 / 294
　　三、防范与讨论 / 299
61 常见儿科纠纷统计与思考 / 301
　　一、研究对象与方法 / 301
　　二、结果 / 301
　　三、预防与讨论 / 302
62 常见体检纠纷统计与思考 / 304
　　一、研究对象与方法 / 304
　　二、结果 / 304
　　三、防范措施与思考 / 305
63 医保纠纷的防范与思考 / 307
　　一、研究对象与方法 / 307
　　二、结果 / 307
　　三、讨论与思考 / 308
64 涉药纠纷 / 309
　　一、研究对象与方法 / 309
　　二、结果 / 309
　　三、防范措施 / 310
　　四、思考 / 311
65 医疗整形（美容）纠纷防范与讨论 / 313
　　一、研究对象与方法 / 314
　　二、结果 / 314
　　三、讨论与思考 / 315
66 器官移植的法律规定与思考 / 318
　　一、关于可移植器官范围 / 318
　　二、各国器官移植纠纷统计分析 / 318
　　三、关于器官移植的基本原则 / 319
　　四、关于脑死亡的思考 / 320
　　五、关于审查 / 320
67 医院感染与医患纠纷 / 321
　　一、研究对象与方法 / 321
　　二、结果 / 321
　　三、防范与思考 / 323
68 小手术引发医患纠纷统计与思考 / 325
　　一、数据来源与方法 / 325
　　二、结果与讨论 / 326
69 民营医疗机构常见纠纷统计与思考 / 327

一、数据来源与方法 / 327
　　二、结果 / 328
　　三、讨论与建议 / 329

PART 10　微表情心理学在医患纠纷预防与处置过程中的运用

70 简单运用微表情预防、处置与管理医患纠纷 / 335
　　一、"医"与"患"心理现状 / 335
　　二、资料来源与方法 / 335
　　三、结果 / 336
　　四、常见微表情的特点及分析 / 337

PART 11　医患纠纷随笔杂记

71 命运与探索 / 345
72 人情与隐私 / 346
　　一、人情医疗 / 346
　　二、隐私权问题 / 347
73 倦怠与纠纷 / 348
74 普法与维权 / 351
　　一、正当防卫与紧急避险 / 352
　　二、聚众扰乱社会秩序罪与危害公共安全卫生罪 / 353
　　三、治安行政管理 / 355
75 权利与义务 / 357
　　一、医方的权利 / 357
　　二、医方的义务 / 358
　　三、患方的权利 / 358
　　四、患方的义务 / 359
　　五、冲突与平衡 / 359
76 灵魂与众生 / 360
77 教育与纠纷 / 362
78 不应盲目自信 / 364
79 医师"走穴"合法化 / 366
80 防范转嫁的医疗责任 / 368
81 关注护士抑郁的情绪 / 369
82 矫枉过正的过度医疗与不必要的医疗行为 / 370
　　一、正确理解过度医疗 / 371
　　二、关于不必要的医疗行为的思考 / 373
83 简单看待防御性医疗行为 / 374
　　一、防御性医疗行为的概念 / 374
　　二、防御性医疗行为的表现形式 / 374
　　三、防御性医疗行为的社会成因 / 374
　　四、防御性医疗的社会影响 / 374
　　五、防止防御性医疗的措施 / 375
　　六、关于防御性医疗的若干问题讨论与思考 / 375
84 受害人同意在医疗侵权中的运用 / 378
　　一、受害人同意的成立条件 / 378

二、受害人同意的法律效果和效力 / 378
　　三、关于免责条款 / 379
85 医务人员非法提供麻醉药品、精神药品等管制药品的思考 / 379
86 危急值与医患纠纷 / 381
87 医际关系与医患纠纷 / 384
88 医患纠纷相关处理依据与解读 / 386
　　一、医患纠纷相关法律法规起草背景与修订原则 / 386
　　二、思考与讨论 / 389
89 移情与医患关系 / 403
90 信仰与纠纷 / 404
91 改变思维,防范纠纷 / 407
92 医疗欠费问题 / 408
93 用患者听得懂的话语如实告知 / 410
94 医患纠纷"机闹"时代会不会到来 / 412

PART 12　医患纠纷应知应会

95 医患纠纷100问答 / 417

PART 13　附录

96 附录1　医患纠纷的相关文件与记录 / 431
　　一、医患纠纷组织机构管理文件与记录 / 431
　　二、医患纠纷人民调解的相关记录 / 458
　　三、卫生行政部门处理的相关记录 / 461
　　四、病历的封存、启封和复印的相关记录 / 464
　　五、尸体检验的相关记录 / 465
　　六、法定鉴定的相关记录 / 468
　　七、医患纠纷诉讼的相关记录 / 470
　　八、医患纠纷档案归档管理的相关记录 / 485
97 附录2　推荐阅读 / 486
　　一、医疗法律、行政法规、部门规章、诊疗护理用药规范与常规的阅读 / 486
　　二、医患纠纷相关文献的阅读 / 491
98 附录3　联系方式 / 497

PART 14　跋

99 结束语 / 505
100 后记 / 505

作为医务人员，
要尽我们的力量去维护医业的荣誉和高尚的传统。
以患者的健康为首要顾念，
不运用我们的医学知识去违背人道，
仅凭借我们的良心和尊严去从事医疗。

PART 1　重新认识医患纠纷

医患矛盾、健康、社会
学术性★★★☆☆　阅读性★★★★★

　　Donald Wright 认为：医疗服务行为是一种政治哲学行为。社会因素在某种程度上决定或影响着"医"和"患"，并左右着"医"、"患"所提供或接受医疗服务行为的方式。社会和政治价值观还会直接关系到医疗决策的选择、医疗体制的形成，以及医疗经费的划拨。因此，医疗服务行为并不是简单的诊疗护理用药行为，它涉及许多因素，这些因素具有政治、经济、文化、环保和社会的特性，而医患纠纷正是 The Theory Of Market Omnipotence(市场万能理论)带给医疗服务行为负面的一个 Epitome(缩影)[解释1]。

　　"医"、"患"对医疗的追求目标、评价标准、社会倾向其实大致相同，即：健康[解释2]。健康是任何个体或者社会充分发挥作用和功能的前提，如果健康状况良好，就可以从事各式各样、形形色色的活动，可是一旦病倒，痛苦则会使身体遭受损害或加重精神创伤，日常生活工作也将受到限制和制约，而且还有可能使人生追求、目标理想变得次要，甚至毫无意义。People from different backgrounds would put different interpretations on the same case。"医"认为：健康是发挥功能的能力，而"患"认为：健康是没有疾病，功能正常。"医"与"患"认识的差异揭示了"医"与"患"意识、行为不同的最根本原因，以及第一位的决定因素，这也是医患纠纷产生的"火种源"。

　　疾病的伤痛已深及内心，拥有健康也许就等于拥有幸福。医学的任务并不是创造幸福，而是把疾病带来的不幸，从人们的生活中带走。每个人都有追求幸福的权利，即便是最贫穷的社会底层人群，也有权获得同等待遇、高质量的医疗服务，并有选择医疗服务对象、项目以及支配自己是否接受医疗服务的自由。但现实又揭示了，不是每个人都有幸福的能力，对立都会在每一刻重新产生，又在每一时被消耗殆尽。就个体而言，这可能就是"医"与"患"之间的矛盾，但对群体而言，这却是当局政府与社会广大人民群众之间关乎公共卫生与医疗供需矛盾的起因。

　　我们从个体经验中知道，与没有疾病和功能障碍相比，感觉幸福有更加丰富的内涵，很多影响因素，例如，个体、社会、宗教、经济和医学本身等都会使我们拥有上述感觉。加上个体和社会两个方面的因素比起其他因素来说，则更容易导致压力，而压力又恰恰影响着健康，催生着疾病的滋生与蔓延。Symbolic Interactionism(符号互动论[解释3])从个体的视角说明社会是如何引发压力的。而 Functionalism(功能主义理论[解释4])则更关注从社会对个体的影响。虽然这两个理论从社会、个体两个方面展示了与压力的关系，却并没有解释压力对于人体产生的生理学影响。美国生理心理学家 W.B.Cannon 和 P.Bard 在批评 James Lange 的理论基础上提出了一种情绪理论，主张丘脑在情绪形成中所起到的重要作用，后经 P.Bard 支持并扩充，称为"坎巴两氏情绪说[解释5]"。这三大理论构建起了医学社会学研究的金字塔，也是研究医患纠纷根源论的理论基础之一。

　　个体是为社会而生的，社会唯一真实的和自然的基础是个体的愿望和恐惧，在个体和社会的博弈中，社会从未失过手。我们在 Xavier Bremner 的研究基础上研究社会因素，把心脏病、脑梗塞、男性勃起功能障碍、精神疾病的发病率与1997年的亚洲金融危机、2007年的美国次贷危机、2009年的欧洲债务危机联系在一起。假设我们生活的每个领域都与经济状况密切相关，通过对经济周期和卫生统计数据的对比显示：经济衰退后的第二年心脏病发病率上升了14.33%、脑梗死上升了21.19%、男性勃起功能障碍上升了17.41%、精神疾病上升了25.38%。同时，发现吸烟、饮酒、赌博、吸毒、卖淫嫖娼的人群分别增加了33.67%、29.72%、16.03%、13.11%、32.95%。经济的下滑阻碍了生活的改善，又制造着压力。来自经济状况的社会压力使人们不得不与健康问题相伴随。在经济富裕时期，那些处于疾病边缘的人们能够看得起病，但是经济形势一旦不好，他们就成为最早失业的人群，而医患纠纷所带来的免费医疗成为他们一块诱人的"蛋糕"。加上患者的"性价比"意识在不断地增强，就会理所应当地认为："既然诊疗护理用药效果不佳或无效，那又何必还要再支付医疗费用呢。"

　　历史并没有真正的科学价值，但它却像一面镜子，在映射过去的同时，照亮着现实，又照亮着未来。20世纪前60年代被称为"医学时代",这一时期主导的卫生措施是大规模的接种疫苗和为对抗感染而广泛使用抗生素,卫生政策关心的是怎么提供医疗服务和如何为其进行付费。20世纪下半叶,世界转入后工业时代,信息和数字革命席卷全球,医学也同步进入了"后医学时代"。生物、纳米、基因、宇宙医学开始帮助人们解决健康问题,但解决不了社会因素的侵蚀。例如,个人行为(吸烟、熬夜、过度饮食、孤独)、经济因素(贫穷)、政治因素(社会生产力落后)、文化因素(单一文化、受教育程度低)、环境因素(污染)等这些都不可能通过医学进步来得到改善。所以各国现阶段的卫生政策均聚焦于怎么去获得健康和如何让医疗环境变得更加舒适。其实,根据现有的资料,医患纠纷发生率较低的国家和人群,多为个人行为(良好的膳食、锻炼、较多的社交机会)、经济因素(较富裕)、政治因素(社会生产力较发达)、文化因素(多样性、受教育程度较高)、环境因素(环保),当然,医患关系也会向好的趋势发展。此外,通过查阅关于压力及其相关问题的医学社会学文献资料,我们发现的更多:不可预知的事件最容易导致严重的困扰,而这种困扰又会导致健康状况的下滑。事实上,决定不可预知的事件对健康的作用,是个体对变化性质的认知,也就是说:医患双方对不可预知的医疗风险和那些无法被控制的医疗意外是医患双方共同的压力根源,而且,医患纠纷事件是以生活积累模式的方式出现,并慢慢地在医患之间聚沙成塔,积土成山,最终形成压力后果,即:医患矛盾。

每个人对世界都有自己的观点和看法,现代医疗环境下,支持"社会根源"论的国家、组织及个人也越来越多,阶层矛盾不断地向医疗行业投射,致残率、致死率、医患纠纷发生率等社会阶梯证据确凿地展现出了一个沿着阶层分布的等级斜面。上阶层拥有良好的健康状况,医患纠纷发生较少,从顶层一直到底层其健康状况和医患纠纷发生成金字塔状,这标志着社会因素是健康、医患矛盾的根本原因。虽然目前可提供的数据不多,不过越来越多的证据表明,事实就是如此。

[解释1] 其实经济学理论早就承认市场是有缺陷的,不仅如此,经济学家们还围绕市场失灵展开了许多研究,比如垄断、信息不对称,等等。每出现一种市场失灵的情况,都会刺激经济学诞生一些优秀的研究成果,有时候甚至能衍生出一个全新的理论分支,为经济学发展作出重大贡献。The Theory Of Market Omnipotence(市场万能理论)更像是不太了解经济学和市场经济的人的一种误解,而医患纠纷正源于患方在"市场万能论"思维模式的蔓延。加上经济发展的低迷、经济全球化等客观因素的影响,社会上各种风险不断增加,尤其是养老、医疗等支撑社会架构的社会安全保障体系逐渐趋于崩溃,民众为保护自身利益,强调自我意识,勉强负担高额的医疗费用,故开始对医疗提出"个性化"的要求,而产生医患纠纷。

[解释2] 1989年,WHO提出:健康不仅是没有疾病,而且包括:躯体健康、心理健康、社会适用良好和道德健康。

[解释3] Symbolic Interactionism(符号互动论),又称象征互动论,是一种主张从人们互动着的个体的日常自然环境去研究人类群体生活的社会学和社会心理学理论,它强调个体与他人的互动,这种互动包括:语言、文化、制度等。在个体应付他人所遇到的事物时,总会通过自己的解释去运用和修改事物对他人的意义。该理论其实源于美国实用主义哲学家W.James和G.H.Mead的著作,但最早使用符号互动这一术语的是美国社会学家Herbert Blumer。

[解释4] Functionalism(功能主义理论),是社会学理论的一个流派,是强调不同社会组织满足不同的社会需求的现象。正如,不同的人体器官满足不同的生理需求一样。法国社会学家Emile Durkheim认为,社会具有外在于和高于个体的存在价值、规范和其他影响,社会控制是真实的,以固定或非固定的行为方式来限制个人行为。

[解释5] "坎巴两氏情绪说"强调脑的整合作用,认为身体就是情绪的原因,不同的情绪应当有不同的内脏活动变化,类似中医理论。虽然现今理论已经纠正发动情绪的位置不完全在丘脑,但其所强调中枢神经系统在情绪活动中的作用是完全正确的。目前,研究认为:情绪的复杂生理机制在很大程度上取决于下丘脑、边缘系统、脑干网状结构的功能,大脑皮层调节情绪的进行,控制皮层下中枢的活动。

From:庄璘(Zorin Nikolaj),2010年德国罗斯托克大学"医学伦理学"课程论文节选:《医疗、健康、社会与信仰》(德语翻译稿),因内容结合了我国的国情,略作修改,仅供参考。

2 医患关系的演变
有益性★★★☆☆ 阅读性★★★★★

医患关系是客观存在着的一种社会关系,是医学伦理学的核心问题之一。在过去的几百年里,医患关系就像睡梦同清醒的关系一样,从错误中醒来,又以新的力量一直沿着医患关联的轴线走向真理。依赖并非进化,智慧终究归属于不同的世界,远非言语所能表达,也绝非思维所能触及,仅以彼此分离的方式,从紧密型向松散型发展。

医巫同源是中国乃至世界发展程途中重要的文化现象,它揭示了古代医患关系的现状。"医"充当家长式的角色,具有绝对的权威性,几乎到达了权利滥用的程度。"患"无选择的自由,就算治疗无效、被骗去钱财、耽误病情乃至死亡,医患之间仍不会产生矛盾。因为在宗教迷信的禁锢下,人们均认为疾病是神的赐予,和"医"没有任何关系。但Hippocrate[解释1]抵制这种谬论,破除迷信,并努力探究人的肌体特征和疾病的成因,提出了Humours学说。也许医患纠纷本不起源于医患矛盾,而是医者们不甘沉沦,勇于抗争,与病魔抗争,与宗教迷信抗争,与恶行抗争!即使我们一动不动,命运的轮盘也在移动,时间的消逝,足以带走我们希望保留的幻想,并把我们困在黑暗之中,但也迫使我们永远向往光明。

西罗马灭亡后欧洲大陆陷入了长期的混战,使得中世纪欧洲(公元395年起)的生产力发展变得极为缓慢,但医学的发展却因战争而登峰造极。14~15世纪初,"医"与"巫"开始急速分离,"医"作为一种独立的职业出现,医患矛盾也随即显现出来。由于当时生产力和科学技术发展水平的低下,医学尚未形成独立的科学体系,基本处于经验医学阶段。"医"的诊疗活动,只是作为一种劳动个体而游走于街头巷尾,除因战时短暂有过某些集中的治疗营地外,类似现代医院形式的集中场所其实在那个时期也从未形成过[1]。而中国的中医诞生得更早,春秋战国时期(公元前770年起)中医理论就已经基本形成,以阴阳五行作为理论基础,通过"望闻问切"四诊合参的方法,探求病因、病性、病位、分析病机、判断邪正消长,进而得病名,归证型,以辩证论治原则制定治法,采取异病同治,同病异治的手段,对患者进行个体化的治疗。在经验医学时期,医患之间的合作比较密切,"医"会主动接近、关心和全面了解"患"的病情,并负责到底。"患"渴望治好病,也会主动向"医"真实讲述病痛的所有情况,把自己的生命和健康完全寄托于"医",医患互动较好,参与度高,信任度也高,因此,医患纠纷发生率也就较低。

15世纪中叶至18世纪初,"猎杀女巫[解释2]"的风潮兴起,社会结构发生了转变,"赋权模式[解释3]"日益形成,个人开始对抗政府和机构的权威,出现了众多基于权利而发起的运动。同时,作为社会需要,患者的权利、女性的权利、少数人群的权利、消费者的权利以及其他群体的权利也共同出现。随着生产力的发展,自然科学也从中世纪的宗教学院的束缚下得到了释放,实验医学应运而生,但医患关系却受到了巨大的冲击。为明确诊断、提高治疗效果,"医"开始尝试使用理化设备来对疾病进行诊疗,诊疗之初只要对疾病有个大致的了解,然后让"患"进行各种检测,以获其资料后再做一综合的分析,并提出诊断意见,这就是"现代诊疗模式"的最初雏形。但这样一来,"医"对"患"的直接询诊机会就大打折扣。虽然该模式可以大幅度提高工作效率,但医患之间的参与度却明显下降,情感变得疏远,加上理化设备对于当时的"患"来说还属一种新兴事物,方兴未艾时便招来诸多质疑,医患关系出现物化趋势,医患矛盾逐渐突显。

20世纪初直至今日,实验医学较经验医学有了更大幅度的进步,现代诊疗模式已趋于成熟,专科专病、临床科研信息一体化、全球医疗同步化等模式比比皆是,互联网又催生了大量与预防、医疗保健、健康教育相关的网络平台,数字医疗模式初显。在这时期医患关系最明显的变化是将"医"的决策权推给"患","医"则只需要扮演医学顾问的角色。这样的医疗发展方向是否正确,我始终是持观望和保留的态度。不过从部分数据显示,"患"在很大程度上也有渴望掌控医疗事务的欲望,但实际上他们还是需要依靠大量的医疗信息来寻求帮助。由于医疗本身的专业性和复杂性,仅有4.42%的"患"表示不需要依靠"医"的帮助,而56.38%的"患"曾经误食或错服过药物(没有"医"的指导)。

Everything you see exists together in a delicate balance。"患"的个人喜好或价值取向不可忽视,医患双方正通过共享决定权来寻求更为明智的权利平衡。"医"将其认为合理、合法、可操作的方案呈现给"患",并帮助"患"结合自身价值取向进行选择,从而作出决定。而"患"有权拒绝不必要的诊疗护理用药,甚至包括有治疗效果和能够挽救生命的方案。同样的,"患"可以要求"医"进行成功率极低或"医"理性认为无益于"患"生命健康的诊疗护理用药方案,"医"同样也可以拒绝。

救治对抗着疾病,自由对抗着权威,医患关系疏远、紧张、恶化并不是完全因为医学科学分科的越来越细而导致各专科之间、各专科和医疗机构及"患"之间的联系较疏远;不是完全因为"医"缺乏整体观念,习惯于局部定位的专病思维去诊疗护理用药;不是完全因为部分"医"的道德滑坡;不是完全因为"生物医学模式"下的医疗机构对标准化医疗的需求以及"医"对科学技术设备的依赖,而导致对心理和社会因素的忽视。正如,Napoleon Bonaparte所说:"世界上有两根杠杆可以驱使人们行动,利益和恐惧。"医患矛盾正是"医"与"患"在经济利益上的对立和冲突,加上"患"对疾病、死亡固有的恐惧,使得医患矛盾自然趋于紧张。

一切社会关系的核心和基础是利益关系,医患关系也包含在其中。也许,在未来的一定社会时期里,医疗利益的总量是有限的,面对稀缺的医疗利益,每个人或每个群体都希望自身利益实现最大化,"医"与"患"之间的经济利益冲突、"医"自身追求经济利益与追求职业崇高感之间的冲突在所难免。加上政府关心社会效益,但补贴却逐年减少,医疗机构关心经济效益,不断强化经济目标、弱化质量目标,从而导致社会效益与经济效益背离,甚至冲突,于是,医疗机构就有了营利性质。在国家对医疗卫生事业总投入没有明显增加的情况下,医疗机构的收支始终是难以平衡,"羊毛出在羊身上",付费就医的压力就自然而然降临到"患"的身上,这也必然带来医患关系的紧张。

此外,大数据显示:那些社会地位较低的人群、那些缺乏较高教育资源的人群、那些无法获得广泛媒体信息的人群,以及那些没有被迫做出精打细算的选择人群,不太可能成为医疗机构的威胁。反而,那些中、高阶层的人群、那些具有诠释医疗合同能力的人群,以及那些和官僚体制打交道的人群,仍是医疗机构防范医患纠纷发生的重要人群。因为这些人群很可能已经打破了医患之间主动与被动关系的平衡,跨越了指导与合作的和谐界限,他们开始相信自己可以在未来的医疗服务中占据主动,以平等的身份参与原本留给"医"的决策过程,甚至他们希望行使对诊疗护理用药的选择和决定权,他们对结果抱有很高的掌控和期待。

毋庸置疑,医患关系确实发生了革命性的变化,乃至重大关系的改变。医患关系向消费主义倾斜,"患"像上帝一样在医患关系中占据了更高的地位[解释4]。但是大数据显示:近年来这一关系越来越受到第三方付费者的显著影响,所谓第三方付费者,可能是政府主导的医疗保健或医疗救助的机构,可能是医疗保险机构,也可能是管理型的医疗服务机构。这些机构存在的目的是监督医疗机构门诊、住院的就诊人次、时间、次均费用、收入等。同时,我们还发现医疗吸收了很多先进信息科学技术的特征,新的医疗科学技术正潜移默化地影响着医患关系。例如,机器人的使用和智能计算机指导的影像检查,这可能会提高外科手术的有效性和准确性,并大大降低住院需求,外科医师甚至还可能很少参与外科手术,因为机器人和受过外科训练的任何医务人员都可以实施具体的操作。而且,"患"通过自我监护和先进的医疗辅助设备能有效地发现诊疗护理用药过程中的需求,这已完全改变了传统医患关系中"医"来启动医疗服务的进程。虽然出于信任,"患"仍会去医疗机构看病,但是我依然认为未来大多数医患接触将通过网络平台,因为医疗服务的提供者和接受者都愿意获得更加精准的诊断和治疗选择。

医患关系的未来其实我也不太清楚,或者说是不可预测,但该关系无论属于现实、依赖还是关联,其实质都是一种危险的关系,它既不能帮助"患"改变命运,也不会有助于"医"改善生活,更不可能帮助医疗机构解决问题,大多数情况下只会制造麻烦。在无休止的医患矛盾中,保持健康的动机,对"患"脆弱人性的全面认知,把握治疗的有效性和安全性,提高诊疗护理用药的依从性以及有效的沟通方法,才是真正减少医患纠纷的核心内容,至于各国出台的,例如,《病人权利法案》《病人权利与义务守则》等调和医患冲突的法案,也只不过是现阶段为减缓医患之间利益关系过快发展成对抗性冲突的一种不得已而为之的举措。

其实,医患之间的每一个不经意,都有可能为将来的医疗风险埋下一个不为人知的伏笔,合抱之木生于毫末,九层之台起于垒土,未来不迎过去不恋,不忘初衷方得始终,愿医患关系只如初见:One of the essential qualities of the clinician is interestin humanity, for the secret of the care of the patient is in caring for the patient.

表1-1 各国医患关系评价指标

因素	指标	德国	美国	瑞典	法国	荷兰	日本	新加坡
政府	法治体系建立健全,能较好维护医疗机构秩序	有	有	有	有	有	有	有
	医疗行政管理体系建立健全,能够公平公正地处理医患纠纷	无	无	无	无	无	有	有
	政府主管部门能明确界定医疗责任,医疗社会分担机制合理	有	有	有	有	有	有	有
	医疗体制定位清晰,营利性与非营利性界定明确	无	无	无	无	无	有	有
	政府主管部门能合理配置与布局医疗卫生资源	有	有	有	有	有	有	有
	政府主管部门能积极开展医疗普及工作	有	有	有	有	有	有	有
	政府主管部门能够建立健全医务人员社会保障机制及收入分配机制	无	无	无	无	无	有	有
医院	医院能对医患纠纷解决方案与防范措施进行完善	有	有	有	有	有	有	有
	医院对医务人员职业生涯规划明确,其晋升通道公平畅通	有	无	有	有	有	有	有
	医院岗位安排合理,工作负荷适当	无	无	无	无	无	有	无
	医院薪酬结构合理,能体现较高激励机制	有	有	有	有	有	有	无
	医院制度、诊疗护理用药规范健全完善,医疗质量安全体系健全	有	有	有	有	有	有	有
	医院能促进和加强医务人员医疗技术和服务水平的提升与教育培训	无	无	无	无	无	有	无
医务人员	医务人员能关注患者需求,积极开展医疗服务项目	无	无	无	无	无	有	无
	医务人员能主动尊重和关爱患者	无	无	无	无	无	有	无
	医务人员工作态度认真、细致	有	有	有	有	有	有	有
	医务人员医患沟通到位	有	有	有	有	有	有	有
	医务人员能坚持规范操作,医疗技术专业	有	有	有	有	有	有	有
	医务人员可有效落实医疗知情同意选择,并给予耐心解释	有	有	有	有	有	有	有
	医务人员关注患者心理情况,能主动给予疏导	无	无	无	无	无	有	无
	医务人员能自律管理,严守职业道德,合理合法诊疗护理用药	有	有	有	有	有	有	有
	医务人员法治意识强,能理性处理医患纠纷	无	无	无	无	无	有	无

(续表)

因素	指标	德国	美国	瑞典	法国	荷兰	日本	新加坡
媒体	媒体能正确对待医患矛盾,如实报道医疗信息	无	无	无	有	无	无	有
	媒体报道医患纠纷能既重视结果,也关注过程,客观全面报道新闻	无	无	有	无	无	无	有
	媒体能坚守职业道德,不虚假报道医疗事件	有	有	有	有	有	有	有
	媒体能时刻保持中立立场	无	无	有	无	无	无	有
患方	患方能正视医疗技术的局限性和风险的不可预知性	有	无	有	有	有	有	无
	患方能具有较高的医疗常识和科学素养	有	无	有	无	无	无	无
	患方能合理合法地维权	有	有	有	有	有	有	有
	患方能客观全面地陈述病情	有	有	有	有	有	有	有
	患方能在诊疗护理用药过程中配合医务人员开展医疗活动	有	有	有	有	有	有	有

备注：各国评价医患关系的指标各有不同,但都能从评价中获得当前的医患关系程度,并从而得到患方是否尊重和信赖医疗机构及其医务人员,以及从医患纠纷中能得到什么程度的处理和持续改进,值得我国借鉴。

[解释1] 古希腊伯里克利时代(公元前460年)的医师,被西方尊为"医学之父"、"西方医学奠基人"的 Hippocrate 制定了闻名世界的《希波克拉底誓言》,它是医学界发出的行业道德倡导书,是规范医患关系的医学伦理学法典,也是所有医务人员遵循患者利益至上,杜绝医患矛盾的秘密武器。而后发展为世界范围内运用医疗法律和医学伦理来规范医患关系的传统和医疗从业人员言行自律的要求[2]。

[解释2] 所谓女巫只是一群普通的女人,之所以会有"猎巫"这种愚昧和残忍的行为,其实是进入父系社会后,妇女沦为被压迫的对象,男人们把自己的失误和弱点都不负责任地归咎于女人(作者是 Feminism Movement 的支持者)。

[解释3] 赋权模式是指获得决策和行动的权利模式,它意味着被赋权的人有很大程度的自主权和独立性。

[解释4] 医疗服务意识转变后,整个医疗行业都在奉行"服务至上"、"患者至上"等原则,可是提升患者满意度,并不等于医患纠纷会因此减少,虽然,目前我还没有太多的数据能够给予证实,但是,许多年长的医务人员都能体会,现在医疗服务的平均水平已经与过往相比提高了好几个档次,不管你们是否真的承认。

[参考文献]

[1] 汪力平,杨耀防.医患关系演变的历史趋向及其影响[J].九江学院学报,2007,(5)：23-25.
[2] 李勇.医学伦理史的启示[J].南京医科大学学报,2013,(6)：489.

From: 庄璘(Zorin Nikolaj),2011年德国罗斯托克大学"社会形态学"课程论文节选:《火种》(德语翻译稿),因内容结合了我国的国情,略作修改,仅供参考。

辩证下的医患纠纷
实用性★★★★☆　前瞻性★★★★★

辩证下的医患纠纷

庄　璘[①]　　Navis Patrick[②]　　Sten Gerhard[③]

① 罗斯托克大学附属医院　罗斯托克　德国
② 蒂尔堡大学附属医院　蒂尔堡　荷兰
③ 厄勒布鲁大学附属医院　厄勒布鲁　瑞典

一、医患纠纷的定义

DPT 是英语 Doctor-Patient Tangle 的缩写,意为医患纠缠、医患纠纷,这与传统翻译成 Medical Dispute 截然不同。Medical Dispute 更侧重于长时间、言词激烈、针锋相对的争辩,这似乎更像是纠纷已经发展、演变到了一种不尽如人意的状态。其实,医患纠纷是医疗机构、医务人员以及院内其他人员在执业、管理以及运营过程中,与患方之间发生的直接或间接的 Tangle(纠缠)。它是一种初始状态,是医疗事故、医疗过错、并发症、副作用、意外、疾病的自然转归以及其他原因(包括患方自身原因)造成患者不满意、人身损害、财产损失、精神损害(包括患者家属的精神损害[补充]),乃至死亡而导致的意见分歧。因医患纠纷可能涉及多种法律关系,例如,民事法律关系、刑事法律关系和行政法律关系,相应的法律关系之间又可能产生法律责任的竞合,比如,侵权、违约等。但应排除发生在医疗经营中的其他纠纷,例如,医疗工程建设合同纠纷;医疗设备和药物购销合同纠纷;劳动纠纷等[1],这仅仅只是狭义的解释。桑条无叶土生烟,箫管迎龙水庙前,朱门几处耽歌舞,犹恐春阴咽管弦。其实,现代医学社会学早已将医务人员与其家人,甚至是自己的关系融入其中。

Navis Patrick:其实,See through the Appearance to perceive the Essence 是一种说法,是一种 Skopos Theory("目的论")的解释。庄璘(Zorin Nikolaj)正是运用"目的论"理论解释了医患纠纷。但是,我认为其实根本不存在 the Essence ("本质")这种东西。医患纠纷是医疗机构及其医务人员与患方之间所有的分歧的总称。它存在于诊疗护理用药过程中,也存在于诊疗护理用药过程之外,它是一种结果,是一种有规律、反复发生、不断重复的现象。其实结果也是一种现象。因此,按照后现代管理理论,一切从实际出发,围绕分类管理学说去解释什么是医患纠纷可能更为恰当。

庄璘(Zorin Nikolaj):现象是本质的载体,当我们看待事物时,个人的情绪、对事物的判断等这一些不稳定因素,都很容易使我们被表面的现象所迷惑,我们看到的很可能只是冰山一角,但事实呢?也许与表面大相径庭。医患纠纷是一种关系的纠葛,是存在于医患之间的既相互对立又相互依存的关系,是医与患"疾病观"冲突的产物。医患纠纷的实质其实就是事物之间的差别,差别就是纠纷的根源,是事物层层发展而产生的不同层次的各个方面与局部,它的每个方面或局部都是一个相对独立的具体事物,任何一个具体事物都具有与其他具体事物不同的本质,它只是它自己,而不是其他任何具体事物。在医疗执业、管理以及运营过程中,一切医疗事物之间的差别就是医患纠纷产生的根源,医患双方都是从不同的角度和侧面反映医疗事物之间的差别,如果医患之间没有了差别,他们就融为了一体,他们之间也就不会产生纠纷与矛盾。这就是事实的真相,也许,在不同的人眼里可能会有所不同,但引发争论的必定是信息经加工处理后的主观认识。Chernyshevsky:"凡在理论上必须争论的一切,那就干脆用现实生活的实践来解决。"有时,必须承认 Navis Patrick 所述的定义更符合现实,围绕分类管理学说所定义的医患纠纷能解决即时的原因和纠纷发生的机制。但看不到本质的现实不一定是事实,真相也同样不可忽视。很多时候,我们活在假象里,明白真相时,又活在假相的阴影里。天行有常,不为尧存,不为桀亡。医患纠纷的定义虽然只是一个大而空的概念,但是,我仍乐于为它诉诸更多的笔墨,当然,我也清楚,不管如何努力,都很难接触到其真正的本质,亦难以使该定义的论述尽善尽美,Sooner or later, the truth comes to light。

二、医患纠纷的分类

DPT(Doctor-Patient Tangle,医患纠纷)可以按纠纷的性质不同分为 IMT(Iatrogenic Medical Tangle,医源性纠纷)和 NMT(Noniatrogenic Medical Tangle,非医源性纠纷)。

医源性纠纷,是指纠纷的起因源于 Medical Behaviors(医方行为),是由医疗机构、医务人员以及院内其他人员因素引起的纠葛。常见的引发原因有:医疗费用纠纷;医疗服务态度纠纷;医疗效果纠纷;医疗损害纠纷以及其他医源性纠纷。医疗损害纠纷又可根据具体的医疗侵权行为分为:不承担责任、医疗故意、医疗管理损害、医疗技术损害、医疗伦理损害和医疗产品损害等。

非医源性纠纷,是指纠纷的起因并非来源于医方,而是由患方或社会转嫁等因素而引发的 Matter(事件)。例如,医疗体制及社会保障体系的缺陷和不完善;患方缺乏医疗常识,对法律法规和医疗机构的有关规章制度不够了解;存在不良动机,意图敲诈;其他伤害事件的责任转嫁;个别媒体对医患纠纷不负责任的报道和炒作等非医方直接引发的纠纷事件[2]~[3]。

Sten Gerhard:DPT 按纠纷性质分为 IMT 和 NMT,是目前全球医疗界和法律界公认的分类方法,但是,各国对 IMT 和 NMT 概念的内涵和外延范围始终处于求大同,存小异的局面。例如,在德国,医疗服务态度纠纷属于 NMT;在荷兰,医疗费用纠纷属于 NMT。庄璘(Zorin Nikolaj)选择援用瑞典 DPT 的分类,可能正是基于对医疗行为与医疗事件是否与人的意志有关的考虑,这与其运用"目的论"理论解释医患纠纷有关。

庄璘(Zorin Nikolaj):我之所以倾向于"瑞典分类模式",源于其分类思维。即:在思维模式上,以医疗机构的运行和医务人员的工作性质为基础,在具体分类方面,又将医患纠纷事实的发生是否与人的意志有关,作为区分 IMT 和

NMT 的标准。医疗行为受人的意志支配,而医疗事件却只与人的意志性发生间接联系。或者说,与医疗有直接关系的纠纷就是医疗行为产生的纠纷,就是医源性纠纷,否则就是医疗事件,即:非医源性纠纷[4]。

三、医患纠纷的应用与思考

任何一种定义与分类方法都无法实现绝对,IMT 和 NMT 同样存在交叉和弊端。God has not created it for no reason,he must have a good plan for us,迎着启示总结了三条十分简单的医患纠纷判断标准,希望可以帮助医务人员对医患纠纷进行一个大致的区分:

(一)医患纠纷发生在医疗机构、医务人员以及院内其他人员与患方之间。

(二)医患纠纷可能是医源性的行为造成,也可能是非医源性的事件产生。

(三)纠纷是因医方的诊疗、护理、用药等原因引发,则应认定为 IMT,否则为 NMT;若 IMT 和 NMT 同时存在,可通过分析引发原因的先后进行判断。

思考与实用的结合,就能产生明确的概念。通过了解医患纠纷的定义、分类及判断标准,一方面有助于医务人员在医患纠纷预防、处置和管理过程中,正确识别问题和分析原因;另一方面也便于医疗机构在反馈与评价过程中,能针对不同性质的医患纠纷制定相应的评价方法。其实,现在我们更关注在《上海市医疗质量安全监控系统》中的"患方投诉事由"、"医疗纠纷医方分析"等上报告栏中出现的医患纠纷分类的内容。虽然,从正在使用的 V3.0(网络版)所提供的医患纠纷分类谈不上不科学,或者说有点粗糙和简单,但基本可以涵盖常见的医患纠纷产生的原因。不过若要成为国家级,甚至国际级标准,那就必须要有充分的理论基础和依据。在明确医患纠纷的定义、分类及其判断标准的基础上,《上海市医疗质量安全监控系统》及其外延平台才能成为中国第一个医患纠纷联系医患双方和舆论的阵地,发挥专业医患纠纷宣传媒体的引领作用、指导作用和推进作用。对医患纠纷的宣传、交流、指导、服务、预防、处置、管理、分析研究、评价与纠错等模块的开发利用都具有极其重要的实际意义。

过去,我们对医患纠纷本质的认识是不够的,仅仅只是片面地强调医患之间的矛盾,把矛盾完全看做是医患双方的对立,而忽视了他们之间的同一性。现在,我们知道,医患纠纷源于事物之间的差别,而医患纠纷的同一性在于他们对同一个医疗事物分析发展的看法,他们是相互比较、相互依存而存在的。如果没有了比较,就没有了差别,也就没有了纠纷与矛盾,那所谓的解决医患纠纷,也无非是想办法消除事物的差别而已。真相来自探寻,来自我们对自身世界的认识,即便很多人说,这个世界上从一开始就没有什么真相,有的只是残酷的现实。

医患纠纷的定义与分类是贯穿医患关系本体论、辩证法、认识论和唯物史观的一条医患伦理逻辑主线,是复杂的哲学研究,是医患纠纷管理认知过程中,由实践到认知,再到实践的一个交替、反复的过程。这迫使很多专家试图去解释和分类医疗纠纷(《医疗纠纷预防和处理条例》中定义医疗纠纷:医患双方因诊疗活动引发的争议)、医患纠纷、医疗投诉、医疗事故等概念,而我始终认为,问题却恰恰是如何去颠覆、改变和利用!因为这些复杂的逻辑关系大多数交叉重叠,甚至相互通用,不是一人一文所能完成的,本书在此提出的定义、分类及判断标准,只是希望能够有助于医务人员简单地去认知医患关系,并深化对医患纠纷这一问题的重新认识与学术探讨,仅此而已。

[补充] 近年来,在医疗机构因抱错孩子而引发的医患纠纷案件被媒体频频报道,这种行为不属于医疗机构提供的诊疗护理用药行为所致的损害,也不属于人身损害,但它属于一种医疗事故以外原因引起的侵权,适用于各国诸如《中华人民共和国侵权责任法》等之类的法律法规。如果被侵权的两个家庭向人民法院提起诉讼,赔偿精神损害抚慰金的主张将得到支持。

[参考文献]
[1] 崔卓兰,刘镓.生活与法 2——医患纠纷[M].北京:人民法院出版社,2006.
[2] 王才亮,李金平.医患纠纷[M].北京:法律出版社,2008.
[3] 王昆蓉,张冰雁.医疗隐患产生的原因分析与对策[J].医学美学美容,2013,1:105-106.
[4] 黄丁全.医事法[M].台北:台湾月旦出版社有限公司,1995.

From: 2011 年德国罗斯托克大学"医学伦理学"课堂专题讨论演讲报告节选:《社会文化与医患关系》(德语翻译稿),收载于瑞典语版《ANGELs, LAY DOWN YOUR WORRIES》(《天使不烦恼》),因内容结合了我国的国情,略作修改,仅供参考。

4 错误的想法
实用性★★★★☆　阅读性★★★★★

一、认识医疗

每个医务人员都是带着棱角的石头，都有着各自的个性和盛气凌人的躯壳。然而，恶劣的医疗环境就像一条川流不息的河流，投身其中，相互触碰、彼此磨合、惊涛骇浪、永不停息。个性与傲慢被这个洪流所消磨，而这时，"天使"的棱角恰好能找到自己应有的位置，或是融入，或是综合，或是排斥，或是消亡。

市场取向的医疗健康体系在没有适当的官方规划下，在自由、随意、过度的蔓延。医疗很少在诊疗后结束，通常是这时才算真正开始。瑞典 Karolinska 医学院有一项调查，记录了 5 年里美国、德国、瑞士、英国、荷兰、瑞典、丹麦、法国 8 国昂贵的医疗体系投入与民众寿命的关联，但结果却不尽如人意，平均寿命达到 82.36 岁后，无论投入多少费用，寿命都无法成比例的提高，这是不是就是所谓的边际效用递减法则（即：从某一点开始，新增的投入越多，带来的收效下降）。医疗效果同样也是如此，在达到某种密集程度后就开始降低，医疗门槛随之下降，过度医疗由此而生，医疗法律事务递增，甚至对患者开始造成损害。医务人员的职业人生，犹如游走在世俗与脱俗、天使与恶魔、道德与经济之间的浪人，需要时刻保持着对自己所选择的道路的足够清醒与理性，甚至需要有"走自己的路，让别人说去吧"的勇气与洒脱。但同时又不能不顾及自己所走道路的正与邪、善与恶、对与错、得与失，因为这关系到"天使"的声誉。

经调查，几乎接近 100% 的医务人员发自内心地相信，临床研究和临床治疗的主要目的是为了患者的疾病和健康。虽然，患者的确会从参与的临床试验研究及诊疗护理用药中获得收益，但同样不可否认的是，几乎所有的临床试验研究和诊疗护理用药都会给患者带来风险。在医疗行为过程中，医疗风险控制是第一位的，它贯穿了临床试验研究与诊疗护理用药的全过程。而医疗利润只是医疗风险控制的产物，而不是欲望的产物。Norman Levinsky 倡导："医务人员必须做任何他们认为对每位患者有益的医疗行为，而不必过多考虑费用、回报率或其他社会因素。如果有必要，医务人员在患者个体诊疗护理用药时，必须担当起患者的唯一支持者，而不必理会整个社会的外在兴趣。"但事实上，这仅仅是一个崇高的理想而已。

面对道德与经济的选择，大部分医务人员都这样自我安慰："这个问题不是我们造成的，是社会的原因，是行业规则的拖累，我无法控制、无法摆脱，我只是趋利避害的受害者而已。"根据 20 世纪 80 年代初的数据，氟哌酰胺（Flecainid）作为抗心律失常药物在早期使用时，药物的制造商和医疗机构就隐瞒了药物临床试验中心力衰竭的不良反应结果（可能降低心肌收缩力而导致心力衰竭），长达十年。同时期的若干专业论文也是除宣传该药物效果外，对不良反应只字不提，仅仅是简单地说："不良反应较轻，不会带来不利影响。"但实际上，服用该药物死于心脏突发病的概率比不服该药物的随机对照组患者要高 28.33%。而长期应用该药物治疗患者的医务人员对该类药物本身不良反应的知晓率却高达 92.47%。除此以外，流行性疾病的消退约有 92.26% 是归因于生活状况的改善，而抗生素使用只占 8.11%，但滥用抗生素的现象普遍，达 69.35%；1/4 的年轻人膝盖会有问题；在每两个曾感到腰部不适症状的成年人中，就有一人可能会被发现存在腰椎间盘突出；21.86% 的人群在甲状腺上会长结节，但是这些不需要进行的治疗却遭到了手术的割除，而这些手术九成是不必要的，进一步统计显示，在这九成不必要的手术中，发生纠纷的概率高达 31.54%，近 1/3。

科学研究表明，不管多么深刻的切肤之痛，痊愈的时间都不会超过七年，但是，道德的修复却要更久一些，可能是七十年、七百年，甚至是七千年……不过，生命毕竟是顽强的，不管是人还是思想，其顽强的毅力和对生命、信念的执著，对未来职业的走势的影响，都远远超出了金钱原本的价值。越是失去目的，就越是加倍努力，一个和谐的医疗环境，道德仍是维护其生存与发展的纽带。医务人员的道德是一切为患者着想，启动它的不是利益，而是一种奉献精神，所以才有了"悬壶济世、救死扶伤"之说。开医院、开药店即便是做生意，也同样要遵循道德，而不是利润最大化，尊重患者的生命和健康才是医疗人的道德底线，是所有医务人员维持职业生涯颤动的最初动力，是医疗职业的本源，也是外在的表象和内在的真相的一种博弈与平衡，其结果取决于我们对职业道德的态度和认知程度。人总是对得不到的东西很看重，其实，最不容易失去的东西才是最值得我们看重的，也许这才是初心。

二、认识和区分：医疗意外、并发症、医疗风险、疾病的自然转归、医疗过错

Medical Accident（医疗意外）在医疗过程中存在并发生，它是指由于患者病情异常、体质特殊而产生难以预料和防范的不良后果，其重要的特征是疾病本身的不可预见性。针对"不可预见性"，医务人员只能尽全力采取补救措施。《中华人民共和国侵权责任法》规定：限于当时的医疗水平难以诊疗的可以免除医疗机构的责任。此时，即便没有履行相应

的注意义务,也是不构成医疗过失的。同时,医疗机构及其医务人员对医疗意外,无说明和告知的义务。例如:某A患者诊断为急性肾盂肾炎,需应用氨苄西林青霉素抗炎治疗。询问过敏史时,患者并未说明对青霉素过敏,在常规进行青霉素皮试时,由于超敏体制而产生过敏性休克,后经积极抢救无效死亡,这种情况事前难以预料,无法抗拒,也难以防范,属于医疗意外。此外,医疗意外与并发症相比最大的区别在于,大部分并发症都具有"可预见性",而医疗意外则不然,但相同的是,两者在大多数情况下都难以完全避免。

Complication(并发症)根据世界医学权威《Merriam-Webster》的解释,并发症是指在某种原发性疾病或情况发展进程中发生的、由于原发性疾病或情况,或者其他独立原因所导致的继发性病症。也就是说,患者因机体抗病能力的减退、原发疾病的自然转归或者采取某些不当的诊疗护理用药等手段,甚至是社会、生活环境、心理、精神等不良因素的侵袭而引发的另一种疾病或者症状[1]。并发症并不是始发疾病,而是伴随着其他疾病的发生。即使原发性疾病已经存在,但也并非必然发生并发症,并发症的发生其实往往带有一定的偶然性。根据瑞典 Karolinska 医学院,2010年对各国医疗赔偿案件以及以并发症为主要诉求的医疗赔偿案件的统计报告显示:以并发症为主要诉求的医疗赔偿案件占所有赔偿案件的近1/3,高于医疗意外及疾病的自然转归,仅次于医疗过错,甚至有些远高于医疗过错(表1-2)。

可预见的并发症,不论是否能够防范、避免,医务人员都应向患者进行详细的说明、解释和告知可能发生的并发症及并发症的后果,并取得患者的书面同意,否则应承担相应的法律责任。但告知并不代表免责,通常情况下是无法免责的,因为《中华人民共和国侵权责任法》以及《医疗纠纷预防和处理条例》未明确并发症属于医疗侵权中的免责事由,所以,并发症发生后所产生的事实即客观医疗风险和法律风险,仍应成为医疗机构及其医务人员风险管理的重要环节和方面。但对于不具有"可预见性"的并发症,即非定型并发症,可以参照医疗意外进行处理。

由此可见,要判断并发症引起患者损害后果、与损害后果有无因果关系以及医疗机构及其医务人员是否可以免责的关键就在于:医务人员是否认真履行了临床诊疗护理用药常规,是否履行了并发症的告知、转诊义务,以及对原本可以预见的并发症,医务人员是否采取了相应的预见和避免损害结果发生与扩大的防范措施,以减少和杜绝并发症发生的概率和可能性。此外,无论是可预见的还是不可预见的并发症,对于已发生并发症的患者,医疗机构及其医务人员都应当给予积极的救治(法定的积极救治义务),因为我国法律法规明确规定了民事责任的承担是以过错为要件,在过错的判断上,又是以是否违反"善良管理人"(医疗机构及其医务人员)的注意义务为标准,实际上,医疗机构及其医务人员的注意义务,其实就是诊疗护理用药义务、医疗风险的告知义务、转诊义务、预见与规避义务、救治义务等。加上《医疗纠纷预防和处理条例》、《最高人民法院关于审理医疗损害责任纠纷案件适用法律若干问题的解释》等法律法规又再一次明确了注意义务才是鉴定、裁判并发症过错案件中,医疗机构及其医务人员是否存在医疗过错的关键与依据。

表1-2 2010年各国医疗赔偿案件以及以并发症为主要诉求的医疗赔偿案件统计

类型		美国	德国	瑞典	荷兰	澳大利亚	日本	中国
医疗意外		19.21%	15.88%	17.05%	15.63%	17.37%	15.80%	13.18%
疾病的自然转归		15.65%	13.29%	16.51%	12.72%	19.18%	12.49%	10.05%
医疗过错		30.77%	30.95%	31.36%	32.41%	32.45%	33.41%	32.32%
并发症	Ⅰ类并发症	22.34%	21.47%	19.28%	20.50%	18.21%	26.30%	26.67%
	Ⅱ类并发症	3.52%	4.59%	5.40%	8.24%	5.32%	4.15%	6.51%
	Ⅲ类并发症	3.31%	5.49%	5.18%	5.53%	4.10%	3.23%	5.94%
其他(包括后遗症)		5.20%	8.33%	5.22%	4.97%	3.33%	4.62%	5.33%
总计		100.00%	100.00%	100.00%	100.00%	100.00%	100.00%	100.00%

注:作者根据夏文涛、汤怀世等对并发症的分类方法,将并发症分为Ⅰ~Ⅲ类,Ⅰ类为可预见、可避免的并发症,但不是医师免责的理由;Ⅱ类为:可预见、但难以避免的并发症,可以作为医师减、免责任的理由;Ⅲ类为:难以预见且难以避免的并发症,可以作为医师减、免责任的理由[2]。此外,作者对2010年中国的相关数据进行了统计与汇总,并重新建表与分析。

Sequelae(后遗症)是指患者恢复期结束后,某些器官功能长期都未能恢复正常的情形。后遗症与并发症的根本区别在于,后遗症的因果关系是同时发生的一种残存的生物效应,例如,大脑受损就同时出现行动、语言、反应迟钝等症状。而并发症的因果关系是因在前,果可能在以后的时间发生,也可能同时发生或不发生,例如,糖尿病患者,常后续伴随着血栓、失明、糖尿病足等症状。但无论是并发症、还是后遗症,在诊疗护理用药过程中,因受到现有医学科学技术条件的限制,发生无法预料或不能防范的不良后果,且医务人员在救治前已经告知可能出现的后果,而患者仍然坚持治疗的,不属于医疗事故,对于是否构成医疗侵权,则需要根据是否存在医疗过错来进行判断,处理基本与并发症相同。

Natural Progression of Disease(疾病的自然转归)。疾病的发展有其一定的科学规律,是由于患者所患疾病自然发展、演变、恶化到一定程度而引起的必然结果,而非医务人员的过失所造成。例如,某B患者不慎被自行车撞伤导致左前桡骨骨折、肘关节骨折、肘关节脱位,就诊于某院骨科,医师为其行肘关节手法复位、内固定手术,3周后进行功能锻炼,患者发现肘关节屈伸障碍。后患者诉至法院,经医学会鉴定:肘关节屈伸功能障碍本为肘关节骨折、脱位的必然结果,而不是医务人员治疗造成。这就是一个典型的自然转归病例。

Medical Fault(医疗过错)作为医疗责任的构成要件,包括:故意与过失,故意的情形容易判断与认定,可参见后面章节《刑事附带民事诉讼》,不赘。但医疗过失其实质为,医疗机构及其医务人员未尽到与当时的医疗技术水平相应的合理注意义务。注意义务是指医疗法律法规、部门规章及诊疗护理用药规范与常规中,存在的非技术性要求以及定性化的诊疗护理用药规范与常规。但也有不少学者及一些专业书籍中提到通常的医疗水平标准和信赖医疗水平标准,但这些往往都缺乏相应的法律依据。医务人员的注意义务实质包含对医疗风险结果的预见和对医疗风险结果的避免两个方面,对于医疗风险的预见与采取积极措施进行有效避免是医务人员注意义务的重要内容。如果医务人员在医疗行为活动中,应当预见而没有预见,或者已经预见但没有采取积极措施以防止损害后果的扩大,而造成患者损害的,就应当认定医疗机构及其医务人员具有医疗过错。

Medical Risk(医疗风险)是医疗意外、可预见的并发症及不可预见的并发症的总称。《中华人民共和国侵权责任法》援引了"医疗风险"一词,但我认为它仅仅是指可预见的并发症。而对于医疗意外和不可预见的并发症是套用"当时的医疗水平难以诊疗",属于医疗机构免责的情形。不过医疗机构仍应加强医疗风险的管理,完善医疗风险的识别、评估和防控措施,定期检查措施落实情况,及时消除隐患。其实医务人员是人,而非上帝的Angel,法律更不会强人所难("根据法律规定,人对不能预见的事项,不承担过错责任")。

厚德而后为医,医疗行业本身就是一个道德行业,如果一直道德下去,就会离天堂更近一些,我们所给予的总能回到我们的身边。文化、环境、观念的落差可以使"医"与"患"之间的交流产生短路。也许医患之间原本就不应该有着太多的苛求,迁就和忍耐也不能减少"天使"的烦恼,道德的成长和提升可以迂回、可以坚持、可以奉献,但不应让人性消沉在欲望里,只关注耕耘,冷漠地收获。人性是难以改变和琢磨的,也不必刻意去改变,人性本身就无所谓善恶,关键在于如何正确地使用。此外,如果"医"能正确认识与区分上述概念,即便是某些突如其来的医患矛盾,也不至于动摇其从医的信念,更何况那些无中生有的矛盾,唯有认知才是通向彼岸的疾舟,纵使"医"总在医患纠纷的困惑、犹豫、迷茫和误入歧途的云霭里徘徊。

三、认识死亡

白天喧嚣的病房到了夜晚,寂静的走廊偶尔能听到患者在痛苦的呻吟、家属在悲伤的哭泣……现实的残酷,人生的意义都会在此刻荡然无存。没有人想死,即使想去天堂的人,也希望能够活着走进去。死亡是我们每个人都不愿意提及却又无法摆脱的宿命,它的阴影将笼罩着我们的一生,尤其作为医务人员,我们每天都服务于"生"的状态,但又无力地送患者走向"死亡"的终点。现今社会,慢性非传染性疾病的死亡成了死亡的主要原因,例如,高血压、糖尿病、心肌梗死、中风、慢性肾衰、癌症肿瘤等,这些疾病的医疗资源消耗占医疗总资源的3/4,其医患纠纷发生率高达72.42%,所有医患纠纷的根本原因皆源于人们文化思想中对生与死的认识和态度。医患纠纷揭示了一种落后的生死观,即:对"生"的过度追求与期待和对"死"的过度恐惧与焦虑。患者及其家属来到医疗机构,本能地认为医院及其医务人员可以治愈一切疾病、挽救所有生命,而忽视了医疗的局限性、不确定性、未知性和死亡的突发性、差异性、必然性,从而导致患者及其家属排斥,甚至拒绝承认疾病的自然发展规律和生命的自然演变常理。改善医患关系需要政府、医疗界、教育界、媒体等社会各界花大量的时间和精力去普及大众死亡教育,树立正确的、理性的、科学的疾病观、生死观念,才能让大众在对待医患关系上能多一分理性与谅解,在对待生与死上能多一分敬畏与尊重。

美国BearingPoint咨询公司曾对美国Ohio的医疗机构进行问卷调查,发现:95.27%的医疗机构在医疗机构内对患者及其家属开展死亡教育[补充],开展后比开展前医患纠纷发生率降低42.91%,患者及其家属开始领悟医学的极限,并明白医学并不能使人长生不老,死亡也并非是医学的失败、医疗事故或差错。患者开始重新领悟死亡、反省死亡、认识死亡,患者通过委托医院律师起草遗嘱的概率,从开展前的2.43%提高至28.25%。此外,患者家属也从死亡教育中学会了如何照顾临终的家人、如何面对遗体、如何处理家人死后事宜等。其实,死亡教育并不是教育患者不要害怕和看淡死亡,而是要患者意识到人的生命和医学科技的有限性,从而促使患者更加珍惜自我、热爱生命、乐观生活。

精神分析家G.Zilboorg认为:在面对危险时的不安全感后面,在懦弱和压抑感后面,永远潜伏着基本的死亡恐惧……焦虑症、光怪陆离的各种恐惧症,以及相当数量的抑郁性自杀和众多的精神分裂症,它们为无时不在的死亡恐惧提供了充分的证实。其实,死亡的恐惧是人与生俱来的本能,无论是谁,都无法决定生命的长度,却可以控制它的宽度,不要把死亡看成失去生命,它仅是人生的一个过程,并不意味着人生的完结,只是走出生命的时间。

Treatment is more about restoring the peace of mind than about producing a cure! 阳光里,紧闭双眼才有酸涩;歌声里,起伏旋律才有归处,在医患纠纷里,我却只希望自己的角色能够像居委会的大爷那样,为"天使"协调矛盾,找到放置"天使"棱角的合适位置,很愉悦的感觉,仅此而已。

[补充] 在医疗机构中积极开展死亡教育,其方式与方法我总结了以下4点,供大家交流与学习:

(一)积极引导。医疗机构可以收集一些关于"死亡教育"的资料(书籍、视听材料、电影等)。例如,在医院宣教室放映"死亡教育"的电影供患者及其家属观看。

(二)合理宣教。向患者及其家属讲述死亡内容时,宣教方式或解答方式都应符合大众认同的科学合理原则,避免迷信、宗教的故事来解释死亡。同时,在引导患者及其家属面对现实、正视死亡时,还应及时了解患者及其家属的想法,以确保其心理健康。

(三)死亡讨论。积极开展以"死亡"为主题的医疗宣教讨论,可能会激起患者及其家属对正在经历或已经经历过的事情的强烈反应,医务人员应从中正确预估患者及其家属的情绪反应,并做好相应的应对措施。

(四)个性化教育。患者及其家属的人生经历不同,在生理、心理、社会各个方面的发展也各不相同,医务人员可以根据不同患者及其家属的情况进行死亡教育,以达到个性化教育的目的。

[参考文献]
[1] 孙衍庆,宋鸿钊,邱蔚六等.现代手术并发症[M].西安:世界图书出版公司,2003:6.
[2] 汤怀世.关于医疗并发症的思考[J].中国医院,2002,6(5):43-45.

From:庄璘(Zorin Nikolaj),2011年德国罗斯托克大学"医疗心理学"课程论文节选;《天使与魔鬼》(德语翻译稿),因内容结合了我国的国情,略作修改,仅供参考。

5 阶层,一种原始的纠纷源
有益性★★★★☆ 阅读性★★★★★

医务人员的职业机会和生活机会在很大程度上决定了其阶层,该阶层地位可能使医务人员拥有了选择健康生活方式(涉及饮食、锻炼、休闲娱乐、个人健康卫生、医疗事故风险、工作压力、生活负担、人际交往、吸烟喝酒、药物滥用,以及体检等)的能力,但同时,也可能限制他们对健康生活方式的选择。医务人员往往比一般公众更能意识到疾病模式的转变,从急性、传染性疾病向慢性病转变,而医学无法治愈的事实早就心知肚明,因此,才仅有5.37%的医务人员愿意服用自己开给普通患者的药物或接受自己劝患者动的手术。换言之,对于医务人员而言,医学原本就不是一个可以不假思索就能够得到答案的问题,在其内心他们清楚地明白和理解:"在医学无法提供治愈的手段时,对影响健康的个人行为进行限制与控制,才是最好的选择。"

如今社会,健康已经被概念化,或者说:健康的生活方式就是一种不同阶层的消费方式,上层(活得长久)和中层(享受生活)地位的人群把健康看作目的本身,而底层(坚持工作)的人群则把健康看成实现目的的手段,但无论是哪一种情况,满足个人消费需求本身就是一种生活方式。观念有时候能很好地诠释阶层的差异,比如,一个人在经济上所需承担的负重越少,就越是有更多的自由和空间来发展和锤炼他的个人品位,以便于使这种品位和他的阶层相适应,而底层人群则更倾向于接受他们阶层相适应的品位,在他们看来获得必需品是至高无上的。研究数据显示:91.62%就诊于公立非营利性医疗机构的患者更喜欢免费、廉价、分量足的医疗用品,而不是自费和昂贵的。德国科学基金会(DFG)近一步对美国、德国、法国、丹麦四国大约10 000个不同阶层的成年人进行为期5年的深入调查,调查结果表明:上层和中层地位的人群拥有进行节食和锻炼的资源且容易戒烟、适量饮酒、定期体检、较少摄取高脂肪和高胆固醇食物、药物滥用较少、肥胖率下降、混乱的性关系减少,其在生活和工作中发生癌症与猝死的概率降低等。而底层人群健康状况堪忧、缺乏锻炼、肥胖、大量高脂肪和高胆固醇饮食导致的动脉硬化和心脏病、生活压力大、吸烟酗酒、药物滥用、混乱的性关系、癌症和猝死发生率明显上升等。这些研究数据都一致地揭示了:上层和中层地位的人群会遇到更多的生活机会,也会从这些机会中获得对自己生活的环境更强的控制感。而底层人群在不健康的生活条件下,即便遵循健康的生活方式,通过努力来达到预期的效果,但其实真正认为自己会成功的却仅占9.28%,更多的人会采取消极或不那么积极的方式,物质条件可能已经压倒性地成为底层人群不良健康状况的一个主要的原发因素,医患纠纷其实也是在这个因素下得以滋生。根据德国 Bertelsmann Foundation 对 2011 年三国（德国、瑞典、荷兰）不同阶层医疗健康消费支出与医患纠纷发生率之间的关联进行统计分析显示：上层人群医疗健康消费支出较高，医患纠纷发生率较低，而底层人群医疗健康消费支出较少，但医患纠纷发生率较高，这进一步验证了物质条件是医患纠纷发生的一个主要的原发因素：

表1-3　2011年三国不同阶层医疗健康消费支出、医患纠纷发生率统计

阶层/国家	德国		瑞典		荷兰	
	医疗健康消费支出	医患纠纷发生率	医疗健康消费支出	医患纠纷发生率	医疗健康消费支出	医患纠纷发生率
上层	23 278.20	5.27%	21 382.24	4.65%	20 287.47	5.32%
中层	12 913.38	27.44%	13 726.15	18.82%	11 263.59	25.12%
底层	3 291.87	67.29%	4 017.36	76.53%	3 082.43	69.56%

注：月收入在 2 400 欧元至 5 000 欧元之间的家庭都是中产阶层，小于 2 400 欧元的为底层，高于 5 000 欧元的为上层。表中医疗健康消费支出、医患纠纷发生率按年计算，按照欧元结算，特此说明，仅供参考。

贫穷是身体的记忆，处于社会不利地位的人们也拥有健康生活方式的思想趋向，虽然，上层、中层社会经济群体可能更多地追求这种方式。不过，随着时代的发展，不少社会底层人群也加入了健康生活方式的行列，并拒绝和排斥人性中那些低矮的部分，主动约束和限制自身的自私、狂妄、贪婪、主观、疯狂等，学会与健康交融，改善医患关系。但与此同时，研究者也发现底层人群在应对医务人员这个权威人群时往往更加被动，并且，表现出对生命与健康权的个人控制感的下降，而上层和中层地位的人群往往更加具有消费者的导向。这种情况显示：上层和中层地位的人群最有可能试图与医务人员协商，并且在关于他们的诊疗护理用药问题的决策和寻求更进一步的病情解释上，几乎趋于平等（医患之间的平等必定是未来医患关系的一个趋势）和主动，也更倾向于接受医疗机构提供的个性化服务。而底层人群在维持医师的注意力方面尤其有困难，充其量只能成为医疗服务的被动接受者。

其实，社会距离效果不仅仅适用阶层差异，同样，也适用种族差异、民族差异、地域差异、文化差异等。不过，针对患者行为，无论什么种族、什么民族、何种差异，培养"患"对"医"的信任仍是至今预防医患纠纷发生最重要的举措之一。此外，作为医者，最大的责任不只是医治疾患，更应存平等、慈悲之心，行方便、慈悲之事，则"医"无事，天下太平。Before you become a doctor, become a man。

From: 庄璘（Zorin Nikolaj），2011 年德国罗斯托克大学"医学社会学"课程论文节选：《天使与阶层》（德语翻译稿），因内容结合了我国的国情，略作修改，仅供参考。

6 心理防御、应激与人群
实用性★★★☆☆　有益性★★★★★

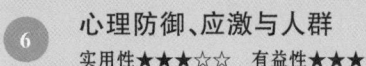

心理防御、应激与人群
庄　璘[①]　　Sten Gerhard[②]　　加藤智久[③]
① 罗斯托克大学附属医院　罗斯托克　德国
② 厄勒布鲁大学附属医院　厄勒布鲁　瑞典
③ 圣路加国际医院　东京　日本

一、医患纠纷心理防御

医患纠纷发生后，无论是医患双方，还是各级主管部门领导，其生理或者心理都会因此类突发事件产生 Acute Stress（急性应激）反应。生理上，Cannon（坎农）将这种典型表现为进攻或撤退的双重应激反应，称为 Fight-or-Fight（战斗或逃跑）反应。而在心理上，医患纠纷相关的当事人普遍会启用"心理防御机制"，这种机制正是一种用以回避、否认或者消除因医患纠纷引发焦虑或危险感的技术[1]~[2]。因此，在医患纠纷管理过程中，从"心理应激"的角度去了解医患

纠纷心理应激的类型并寻找医患矛盾发生的根源,从易发医患纠纷的人群入手防范医患纠纷的发生,从简单的医患沟通注意事项开始提高医患沟通的能力和技巧,均可有效提升医疗机构医疗质量安全水平与预防处置管理医患纠纷的能力。

Sten Gerhard:心理学规律表明,同样的 Acute Stress,不同的人的心理反应是不同的。也就是说,不同的个体、群体(医患双方、各级主管领导)的应急水平或应激程度不同。这与当事人(易发医患纠纷的人群)所处的情境、心理素质、心理承受力、强烈的需求或过高的期望、能力不足或认知障碍有关。躯体疾病所产生的内脏器官器质性或功能性的障碍使患者对客观世界和自身价值的态度发生变化,并对周围事物的感受和态度也变得与以往不同。尤其,当患者置身于医疗机构时,注意力变得狭窄,情绪变得低落,心理已近失衡,承受力也大幅度降低。加上期望值过高和认知不足,以至于心理应激发生的概率以及应激程度巨倍提高,乃至一点小事、诱因都很可能引起强烈的医患纠纷。对于医患纠纷 Acute Stress 的预防,除了要有一个良好的心态、耐心去改变或减轻不良的情绪外,还要学会一种可以在未来医患纠纷应激情景中应用的技巧。主要是:"获得患方信息→建立计划和行动→自我控制",即:(一)获得患方信息是指尽可能多地获得有关患方应激事件的信息,从而建立起能符合患方应激需求的行为规则。(二)建立计划和行动是指预期患方可能提出的需求及满足这些需求的反应。(三)自我控制是指通过认知控制应激反应的能力。(四)对于医患纠纷 Acute Stress 的应对策略,仍希望以沟通来解决问题。

加藤智久:由于医务人员需要不断的与患者进行频繁接触,势必容易产生 Job Burnout(工作倦怠),这是一种情绪衰竭、人格解体、个人成就感降低的综合征。此时,医务人员开始渐渐失去对患者应有的关心和爱护,甚至用冷漠乃至不人道的方式对待他们。同时,工作倦怠伴随着较高的旷工和离职率,损害工作绩效,带来恶劣的同事关系、家庭问题和糟糕的个人健康,这势必是酝酿医患纠纷的"温床",可参见后面章节《倦息与纠纷》,此不赘述。作为医疗机构,建议可以为医务人员定期组织心理咨询、开设心理讲座、设置心理释放室等方式帮助医务人员舒缓压力。作为医务人员遇到医患纠纷时,应主动对心理进行自我调节,不要意气用事,凡事三思而后行,切不可使反感情绪转变为对立情绪。要学会容忍、包容、推迟和延缓消极情绪的发作,为沟通方式消除医患矛盾创造有利条件。同时,还要学会接纳性倾听,站在患方的角度进行沟通和交流,以体谅的态度倾听患方的话语,不因被指责而恼羞成怒,试着冷静地调整自己的思想,从患方的抱怨中体察出他们真正的需求。把注意力从"他们指责医院、科室或医务人员……"转移到"他们希望医院、科室或医务人员……"上,将患方所说的负面话语,体会出正面的语意。

庄璘 (Zorin Nikolaj):每一起医患纠纷的产生总是会和某些大大小小的医疗行为或事件相关。在医疗活动中,医患关系的特殊性就包含了引起纠纷的必然性因素,而特定医务人员与特定患方之间互动的关系则包含了纠纷的偶然性因素。必然因素和偶然因素共同作用,才形成了所谓的医患关系。医患关系,其实是以医患往来为核心内容的一种治疗疾病、维护健康为目的的人际关系,是医务人员以自己的专业知识和技能帮助患者预防和摆脱疾病,保持健康的过程,是医疗活动顺利开展的基础。对德国罗斯托克市的 10 933 起投诉进行实验性的统计分析,调查结构显示:21.78% 的投诉是源于不良的医患沟通,而因这些不良的医患沟通升级为医患纠纷的占 69.82%,其中 14.17% 得到了不同程度的赔偿或补偿。由此可见,不良的医患沟通虽然不是医疗责任赔偿的主要原因,但是,几乎每起医疗责任赔偿都是在不良的医患沟通下产生的。因此,医务人员必须掌握一定的医患沟通方法和技巧,把握好医患沟通的时机和方式,尤其是如何降低患者的期望值,这是预防和处置大部分医患纠纷最有效的方法之一。

二、医患纠纷心理应激的类型

(一)患者及其家属的心理应激

1. 否认型的患者及其家属。即发生医患纠纷后,拒绝承认该事实或者拒绝医方解释的行为,通常这类患者及其家属的应激反应更多为 Fight(战斗),如下表 1-4。

(1)发生医患纠纷后,患者及其家属由于缺乏思想准备,因而对出现的医疗问题不理解,表现出态度不冷静,大吵大闹,甚至意气用事,做出责骂、伤害医务人员,打砸医疗场所等非理性的行为。

(2)有些患者,既不听医方解释,也不愿意与医方协商,到处投诉,希望通过行政和社会媒体舆论来迫使医疗机构妥协,达到获得赔偿或者补偿的目的。

2. 合理化型的患者及其家属。即发生医患纠纷后,患者及其家属寻找"合理的",但不真实的理由,使其行为正当化、合理化。

(1) 有些患者及其家属自认为有理,既不诉诸法律,也不投诉,只找医方负责人,以医疗事故或医疗损害侵权为由,要求医方给予赔偿或者补偿。

(2) 无理取闹型的患者及其家属。即便没有明显的医疗问题,但抓住一些缺陷千方百计纠缠,认为闹得越大,赔偿越多,能闹出多少赔偿,就闹多少赔偿。闹不出经济赔偿,也要给医疗机构及其医务人员造成一些负面影响。

3. 理智型的患者及其家属。对医患纠纷诉诸法律,通过封存病历、鉴定来确定医疗责任性质,而后再要求通过诉讼或非诉讼途径进行赔偿或者补偿。

表1-4 2010年各国医疗投诉中患者及其家属心理应激分类统计

患者及其家属类型	德国	荷兰	瑞典	马来西亚	新加坡
否认型	17.11%	11.63%	15.48%	27.15%	16.57%
合理化型	25.74%	29.88%	24.15%	39.94%	33.65%
理智型	57.15%	58.49%	60.37%	32.91%	49.78%

注:数据源于德国SAP咨询公司的调查报告,该报告在对各国医疗投诉心理应激人群的调查过程中发现,患者及其家属的心理应激仅限于上述三种。中国患者及其家属的心理应激根据不完全统计显示:否认型的患者及其家属约占31.21%;合理化型的患者及其家属约占49.54%;理智型的患者及其家属仅约占19.25%。

(二) 医务人员的心理应激

相比患者及其家属,医务人员在发生医患纠纷之后,更多呈现的是一种回避的心理,具体表现为回避、忽视、希望"大事化小、小事化了"的行为及态度。

1. 存在医疗问题的心理。发生医患纠纷后,的确发现了一些医疗问题。这时医务人员就担心自己的奖金、职务、级别等福利待遇以及未来的发展前景会因医患纠纷受到影响,因而产生悲观、恐惧的心理状态。因此,非常迫切希望有关部门能及时处理,将大事化小,小事化了。

2. 不存在医疗问题的心理。如果没有明显的医疗问题,医务人员会因医患纠纷而感到自己不顺或倒霉,甚至觉得委屈,工作往往会不专心,产生消极的情绪。

3. 消极回避、放弃自我选择的心理。抱着无所谓心态的医务人员其实也较多。因为他们错误地认为诊疗护理用药是医务人员的事,而医患纠纷的处理是有关部门的事。甚至有些医务人员认为:医学的发展就是建立在医疗事故和医疗损害基础上的,没有医患纠纷才是不正常的。

4. 侥幸心理。当一些医务人员发生医患纠纷时,周围的一些医务人员不仅没有相互帮助,反而心存侥幸,甚至随意评价同行的诊疗护理用药,幸灾乐祸,落井下石。其实,因"事后医师"与"事前医师"的诊断不一致引发的医患纠纷每年也都在上升,对于"事前医师"除了拿出自信向患者说明,尽量争取获得患者理解外,似乎也没有其他更好的解决方法。

(三) 医方负责人的心理应激

医方领导作为医疗机构的决策与管理层,出于对医院名誉等各方面因素的考虑,往往在出现医患纠纷后,表示出对此事的担忧。同时也常常会伴随着不同程度的畏惧。

1. 担忧。虽然,医患纠纷不可避免,但是,一旦发生纠纷势必对医疗机构的声誉,对社会乃至整个行业造成消极影响,最重要的还可能对医疗机构的经济效益产生巨大妨害。

2. 畏惧。发生纠纷后,给医方负责人带来一系列的麻烦,牵扯相当多的精力。既要掌握政策和原则,上下左右都要能自圆其说,又要让患者及其家属接受,确实难度较大。医患调解往往需要来回多次交锋,问题才能得到解决。解决后对医务人员的教育、处理和培训也需要进一步落实,既要达到教育的目的又不能影响医务人员工作的积极性。

3. 期望。医方负责人需要医患纠纷管理组织机构为其承担繁琐的医患纠纷的预防与处置工作,也希望其他有关部门积极协助,以适应工作的需求。

(四) 卫生计生行政部门(现为卫生健康行政部门)、信访等投诉受理部门的心理应激

1. 不满心理。卫生计生行政部门(现为卫生健康行政部门)、信访等投诉受理部门作为医疗机构的主管部门和投诉的受理部门,对其管辖区域内的医疗机构发生医患纠纷的投诉,始终是表现为一种不满意的心理状态,其希望医疗机构能及时、妥善处理和解决该医患矛盾。

2. 矛盾心理。卫生计生行政部门(现为卫生健康行政部门)一方面同情患者及其家属在医疗机构中的遭遇;另一方面又对医学中的不可预见性和未知性产生矛盾的心理状态。这样就催生了感情加政策,原则做变通,目的只为息事宁人,哪怕医疗机构多赔偿或多补偿一些,也要将该事件平息。

3. 中立心理。卫生计生行政部门（现为卫生健康行政部门）、信访等投诉受理部门既不愿得罪患者及其家属，也不愿得罪医疗机构的心理状态。所以，也常会帮助医患双方进行调解，或协助医患双方寻求通过诉讼、第三方协调等合法途径解决医患矛盾。

三、易发医患纠纷的人群

（一）患方人群

按照患方对医患纠纷应对的专业性程度分为 Non Occupational Type（非职业型）和 Occupational Type（职业型）。

1. 非职业型。大多数患方人群为非职业型人群，即：患者及其家属就某一问题不断的与医疗机构纠缠、不顾医疗机构解释、拒绝行使法律途径（亚洲地区较常见），企图通过影响医疗机构的正常秩序，获得超出预期的经济赔偿或者补偿。其中，以儿童及中青年患者产生医患纠纷的比例较高，而老年人患病后，家属多有思想准备，即便出现医疗损害，家属也多半能够理解，因此，纠纷相对较少。

2. 职业型。另一种为职业型人群，即：冒充患者家属、假借医患矛盾为由，怂恿患者及其家属采取暴力和违法行为、参与策划扰乱医疗机构正常秩序、代替患者及其家属向医疗机构索要超预期的经济赔偿或者补偿，并向患者及其家属索要经济利益的组织或个人。鉴于上述人群的危害性和严重性，国家卫计委（现为卫健委）、公安部等部门联合下发了《关于维护医疗机构秩序的通知》、《关于进一步做好维护医疗机构秩序工作的通知》、《关于严厉打击涉医违法犯罪专项行动方案》等法律法规文件，表明了我国政府对以上人群中存在的违法犯罪行为给予坚决打击的决心和立场。但是，从医患纠纷预防与处置的视角来看，医疗机构不能仅仅等待公安机关的介入，而是应及时采取应对措施，做到防患于未然。因此，除提倡充分的医患沟通、增进医患双方理解互信；提倡不论纠纷大小都通过医患纠纷人民调解处理医患矛盾；提高医务人员救死扶伤、人道主义精神，重塑医务人员正确的价值观，增强医务人员在公众心目中的地位；积极推行具有较强社会公益性质的医疗责任保险、医患意外险和患者的健康险等，以转移医务人员和患者的医疗风险；加大对医患纠纷预防与处置的财政投入外，还应构建区域性的医疗联防、在院内设立警务室、建立患者医疗诚信档案以及联合公安、卫计委（现为卫健委）、医患纠纷人民调解委员会等多方力量，建立快速应对扰乱医疗机构正常秩序行为的预防与处置体系，以保证把医患纠纷从院内转移到院外，维护医疗机构的正常秩序，切实减少医患纠纷的发生。

（二）医方人群

易发医患纠纷的医方人群分为：丢三落四型、不循规蹈矩型、不屑交流型、情绪易变型和过于自信型5种（表1-5）。

1. 丢三落四型。这类医务人员平时未养成良好的工作习惯，作风浮夸、丢三落四。常因检查不全面，告知不详尽，对医学资料保管不善，不注意保护患者隐私等造成医疗缺陷而产生医患纠纷。

2. 不循规蹈矩型。这类医务人员不喜欢按部就班的工作，执行制度和规范不自觉，不按规定和程序办事，总是抱有侥幸心理，觉得小概率事件不会发生。该查的不查，该说的不说，该写的不写，该报的不报，一旦发生纠纷，常常隐瞒真相，或私下处理。

3. 不屑交流型。这类医务人员自恃清高，不愿与人沟通交流，或不善言辞，缺乏沟通技巧，对发生的问题不能客观地分析、解释，常不能认真履行法定的告知义务，造成患者不知情、无选择。

4. 情绪易变型。这类医务人员自控能力较弱，特别是在心情不佳时更禁不起激惹，在解答患者问题时容易不耐烦，语言生硬，难以与患者有效沟通，进而导致医患纠纷的发生。

5. 过于自信型。这类医务人员固执己见，不善于听取别人意见，一旦做出错误决定，常常难以挽回。

表1-5 2010年各国医疗投诉中易发医患纠纷的医方人群分类统计

易发医患纠纷的医方人群类型	德国	荷兰	瑞典	马来西亚	新加坡
丢三落四型	12.83%	13.25%	13.49%	17.12%	16.76%
不循规蹈矩型	8.26%	18.58%	16.87%	15.44%	14.25%
不屑交流型	31.53%	21.84%	24.45%	28.31%	30.90%
情绪易变型	27.18%	35.21%	32.38%	29.60%	26.35%
过于自信型	20.20%	11.12%	12.81%	9.53%	11.74%

注：数据源于德国SAP咨询公司的调查报告，该报告在对各国医疗投诉中易发医患纠纷的医方人群进行统计分析显示，易发医患纠纷的医方人群仅限于上述五种。中国易发医患纠纷的医方人群根据不完全统计显示：丢三落四型约占22.59%；不循规蹈矩型约占13.27%；不屑交流型约占20.66%；情绪易变型约占19.97%；过于自信型约占23.51%。

四、如何降低患者的期望值

医患双方之间的地位和信息具有高度的不对称性,医务人员仍可因其在医疗上的权威性而处于医患关系中的主动与主导地位。在遇到疾患时,患者即便带着态度、信仰、价值观、自我观念以及一种特定的社会地位,但他们依然可能最信任医务人员。因此,医务人员可大胆利用这一优势,引导患者思维和行为,提高患者依从性,削弱患者及其家属的心理应激,从而来降低患者的期望值。

事实上,控制患者在医院里的一般社会生活行为是医务人员的职责,因为只要患者身处医院围墙之内,医院就要对他们负责,其结果就是:患者承认自己患病的身份;按照医院要求换病号服;接受被限制在特定的区域内,并按照医院的要求诊疗、护理、用药、饮食、睡觉、起床等,24小时接受医务人员的监督与控制。统计显示:急危重患者、癌症患者的临床依从性达到95.73%,纠纷发生率为8.92%;而重大手术住院的患者,尤其是发现肿瘤为良性的患者纠纷发生率达58.19%,同时,伴随着拒绝相信医务人员告知的真相、无休止的抱怨等,但即便如此,患者仍以默许的方式与医务人员产生互动,临床依从性为91.68%。虽然,患者病情的严重程度并不是预测医患纠纷发生率的指标,但是,对医务人员而言,从患者依从性的诊疗护理用药角度来讲,即便是默许也是最成功的方式。实际上,美国病毒研究中心(AMERICA VIRUSES RESEARCH CENTER)曾在20世纪80年代就研究发现:在易感人群中,临床依从性的提高有助于降低患者的心理应激、调节患者的期望值,并在成熟的医疗规范下,为满足患者的医疗需求,97.81%的患者屈从于医疗机构程序的约束。

此外,在这方面移动医疗也大有潜力。毕竟,医疗风险仍是无法完全预见和避免的,一旦出现,对医患双方而言都是百分百的伤害。通过医患之间不同方式的沟通,辅之以实物、影像、文字、视听材料、APP应用等,可使患者充分了解自身疾病在诊疗、护理、用药及预后过程中可能出现的风险、困难及其影响等。虽然,我们不提倡为了规避风险一味地强调医疗风险和难度。但是,针对不同文化程度、生活环境、身体健康状况等个体因素截然不同的患者,还是应实事求是地向患者进行不同程度的介绍与告知,尽可能"打压"患者的心理应激和期望值。同时,也要帮助患者树立与病魔抗争的顽强信心。只要把握好这两者间的平衡,可以很大程度上巩固诊疗护理用药的疗效,防止病情的反复,更重要的还是可以促进医患之间的互信和理解,减少医务人员的工作压力,预防医患纠纷的发生。

[参考文献]
[1] [美]理查德·格里格,菲利普·津巴多.心理学与生活[M].北京:人民邮电出版社,2003.
[2] [美]Coon.D.思想与行为的认识之路[M].北京:中国轻工业出版社,2004.

From:2011年德国罗斯托克大学"医疗心理学"课程随堂讨论随笔;《医患纠纷心理防御机制》(德语翻译稿),收载于德语版《ANGELs,LAY DOWN YOUR WORRIES》(《天使不烦恼》),因内容结合了我国的国情,略作修改,仅供参考。

7 医患沟通的注意事项
实用性★★★★☆ 有益性★★★★★

医患沟通的注意事项

庄 璘[①] 加藤智久[②]

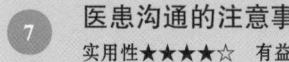

① 罗斯托克大学附属医院 罗斯托克 德国
② 圣路加国际医院 东京 日本

Understanding depends on good communication and communication,医患沟通的过程绝非是一个互相传达自己的观念和意见的过程,而是医患双方心灵交流,并相互认同的过程。在与患者沟通的过程中,除要注意本着实事求是的原则,不掺杂个人主观意见,对不清楚、不确定的事情不乱说,并试着站在患者的角度,想患者所想,急患者所急外,更加重要的是医务人员在与患者沟通时能因人而异,具体问题具体分析,把握与注意沟通的对象、内容、方式方法和技巧。医患沟通是情绪的转移、信息的互动,其实,在医患沟通上本没有对与错,有的只是立场,为一起医疗过错辩解,往往会使这起医疗过错显得格外重大,正像用布块缝补一个小小的窟窿一样,反而是欲盖弥彰。在出现医患纠纷时,不要回避矛盾,解决问题而不是证明对方的错误,换位思考而不要固执己见,沟通不是雄辩而是改变,优秀的沟通者始终关注的是沟通的效果,在沟通中重要的不是说了什么,而是对方理解了什么。所以,良好、有效的沟通有助于医患纠纷的解决。

一、注意沟通的对象与内容

(一) 与患者及其家属的沟通

与患者及其家属的沟通是最常规的沟通方式,医务人员主要是针对诊疗护理用药的利弊问题对患者及其家属进行沟通,在沟通过程中,医务人员首先应将各种诊疗护理用药的方式方法、必要性、重要性及注意事项等详细地交代给患者及其家属。根据《中华人民共和国侵权责任法》的有关规定,患者及其家属有绝对的知情权和知情同意(选择)权。作为医务人员,可以采取指导或协助的沟通方式,对一些可能会产生不良后果的诊疗护理用药方案,及时地向患者及其家属进行交代与协商,并尽可能给出多种安全、可靠、经济的诊疗护理用药方案供患者及其家属选择。当患者及其家属提出了明显错误的方案时,医务人员必须给予善意的提醒,尽量促使患者选择最佳的治疗方案,避免医疗损害的发生。其次,在诊疗护理用药的效果上应特别注意并发症与预后方面的沟通。并发症和预后是患者及其家属最为关心的问题之一,很多医患纠纷都是因其产生的。对此,医务人员应利用自身扎实的医疗知识和丰富的临床经验,以合理的解释去争取患者及其家属的认同与信任,并详细告知在出现严重并发症及不理想预后之后的补救措施。最后,不要忘记医学本身的不可预测性与不确定性。在医患纠纷中,在一个普遍缺乏雅量的环境里,医务人员在尽力尊重患方的同时,也要学会自我保护,正确引导患者及其家属对诊疗护理用药的期望值,并安静且理性地接受患方的意见,勇敢、大胆而且永远地微笑着。

(二) 与急危重患者、临终患者的沟通

对于此类人群如果沟通不好,不仅可能涉及侵犯患者知情同意(选择)权,甚至会产生其他更加严重的后果。因此,在沟通的方式上,除遵循"及时、迅速、准确、安全"的原则外,欧美各国均普遍采用渐进式的沟通模式(即:循序渐进,反复沟通),并同时,给予切合实际的希望与开导、恰当的同情与尊重、真切的安慰与支持。特别是在告知诊疗护理用药意义及预后方面,应与上述风险告知的侧重不同,把最好的预后作为重点内容进行交代与协商,使患者树立起战胜疾病、战胜死亡的信心,当许多患者在生与死的路上徘徊不前时,医务人员不要为已消尽的生命叹息,必须帮助患者正视即将匆匆逝去的生命,这更有利于患者配合医务人员进行诊疗护理用药,从而减少医患纠纷的发生。

(三) 与医患纠纷中的患方沟通

渴望被了解,却又害怕被看穿,这种矛盾的心态同样存在于医患纠纷沟通过程中。医患沟通得很好,并非决定于我们对事情述说得有多好,而是取决于我们被了解得有多好。医方对话题的充分掌握是医患沟通的关键,而非措辞的甜美。面对医患纠纷,医务人员要保持冷静的头脑,弄清引起冲突的原因,就其原因进行分析与解释,回答的每一个问题都要有充分的依据,认真倾听患者的抱怨,允许患者适当的发泄,以稳定患者及其家属的情绪。特别是对待情绪型的患者及其家属,可以进行一些必要的情绪疏导,使患者及其家属能够感受到医务人员对其的理解与同情。在医患纠纷上,哪一起医疗事故的陈诉不可以用娓娓动听的言辞来掩饰它的过错?如果医方确实有过错,不妨勇于承认,并向患者及其家属表示歉意和做适当补偿/赔偿,以路过的心态来面对,医患纠纷就是医疗职业生涯的一场穿越,在隐忍与退让间、在烦恼与疼痛间、在希冀与失落间……

二、注意沟通的方式

(一) 注意服务理念和语言交流艺术

首先,医务人员应树立以"患者为中心"的服务理念,围绕"以人为本"的服务宗旨开展医疗项目。只有为患者提供周到、细致的人性化服务,才是医疗机构杜绝医患纠纷的核心。其次,语言交流艺术在医患沟通和医患纠纷防范中有着非常重要的作用。医务人员应重视对患者使用的对话技巧,包括:使用官方语言、声音温和热情、使用通俗易懂的语言等,尤其是在语言的使用上必须兼顾科学性和通俗性,尽可能避免一味地使用专业术语,例如,若能辅以文字宣传册、宣传片、图片、模型等结合讲解,就更容易让患者接受。再次,沟通时要注重语言的措辞和非语言符号的恰当配合(可参见后面章节《简单运用微表情预防与处置医患纠纷》),注意体现出对患者的同情、尊重、理解、价值认同以及对患者隐私权的保护,特别是那些有生理缺陷、精神疾病、性病等需要隐私权保护的患者。最后,与患者交谈时,言语必须谨慎、真诚,没有谨慎、真诚的态度,智慧再多也是无用的。行谨则能坚其志,言谨则能崇其德。因此,谨于言而慎于行,才能防止医患沟通过程中因语言失当而引发更加剧烈矛盾的可能。

(二) 注意倾听

倾听有助于患者真实的表达以及进一步了解患者的意愿,也是医务人员改善医疗质量和提高患者满意度的关键。

积极的倾听包括：
1. 全神贯注，使用目光接触；
2. 展现认同的点头和恰当的面部表情；
3. 避免分心的举动和手势，所谓非语言信息比语言更明确；
4. 适当的提问和适时的回应；
5. 通过复述患方的观点，并适当加入医方的观点来讲述事件的内容，以得到患方的再认同；
6. 避免中间打断说话者；
7. 不要多说，有利于医方掌握患方更多的信息和愿望，以此来达到医方和患方角色顺利转换的目的。

(三) 注意歉意、关心、尊重和理解的表达

医疗消费行为学研究表明：只有4.50%的不满意患者会选择投诉，而95.50%的不满意患者不会进行投诉，但这不代表不会给医疗机构造成影响。同时，另一份报道又指出：在4.50%的不满意患者中，有99.33%的患者存在不同程度的心理需求，其中，渴望尊重的达到46.17%，期待尽快处理的达到32.63%，希望得到补偿的占15.43%，单纯希望得到不满情绪宣泄的占5.28%，只有0.18%的客户会无理取闹。由此可见，除了把握上述听说技巧外，代表医疗机构表示歉意（包括：登门致歉等），显示处理问题的诚意，把握患方渴望得到尊重的心理，认真听取患方的意见和建议，并积极反馈，明确、耐心、细致的解释，以恰当的语言、和善的态度安抚患方，使患方知道医方的确关心他们的诉求及同情他们的处境，这些皆有利于使患方郁闷或不快的心情得以释放和缓解，从而找到医患双方的共识平衡点，为最终化解医患矛盾奠定良好的基础。此时必须注意：一旦医方诚意没有获得首肯，患方又突然趁势提出不当要求，医方可以当场断然拒绝。

加藤智久：Win the Heart of the People（攻心至上），始终是全世界遵循的原则。投诉人在医疗机构中进行投诉，往往带着焦虑、多疑、敌视等不满的情绪，投诉人需要心理疏导治疗，而有效地医患沟通正是心理疏导治疗的开始。以下简述日本医疗机构对医患纠纷心理疏导治疗的程序，供大家参考与讨论：

(一) 建立友善关系。医患之间经过交流、沟通和信息传递等，由最初的不信任发展为信赖，而这种对医务人员的信赖又可进一步缓解投诉人的不满，这是一个双相反馈的过程。

(二) 对错兼顾，找出症结。医务人员不能只强调医疗机构一方面的问题而忽视患方的感受，不主观臆断，努力与患方合作，查找患方的心理障碍的根源，找出量变引起质变的焦点及诱因因素，做到对错兼顾，找到医患矛盾的症结。

(三) 耐心聆听，详尽叙述。能言者不如善听者，能言善辩者有时很难进行有效的医患沟通，耐心地倾听患方叙述的问题和看法，注意倾听，不要立即评论，更不要表示出漠不关心，尽量创造一种轻松的氛围，才是避免与患方发生争执的方式。同时，通过反复确认患方的问题，详尽地叙述矛盾的中心，引导患方讲出心灵深处的矛盾，进行分析和综合，有利于帮助患方寻求获得心理上的平衡，为缓解医患矛盾奠定基础。

(四) 互相认识，实践同步。当患方有了一定的正确认识后，无论肤浅的还是本质的，均要让他们看到医方正在努力为他们处置，这既可以引起患者的信任，又可以解决患方心理上的实际问题，不让他们产生茫然的感觉，以免激化医患矛盾。

(五) 确定解决方案。在医患纠纷收尾阶段，无论彻底解决与否都应该有一个相对明确的解决方案，是否给予补偿/赔偿，如何给予补偿/赔偿，补偿/赔偿多少等。如果医患双方无法协商，应引导患方选择通过合理、合法的医患纠纷解决途径进行处理，同时，告知解决途径的相关事宜，并与患者及其家属积极互动，主动反馈。

庄璘（Zorin Nikolaj）：如果患者不愿意被改变，医务人员成功的可能性几乎是渺茫的。在临床心理学里，这种抵抗情绪我们称为"Resistance"。面对这种阻碍积极变化的情绪，最重要的态度就是："不要试图去说服他们，因为只有你不去试图说服他们，他们就很可能真正去改变。处理过医患纠纷的医务人员都有这样的体会，你越是试图去说服他们，他们就越能找到理由来反驳你，甚至是更加坚信他们原来的观点，他们会觉得你极力辩驳的地方就是矛盾的焦点，是医疗机构犯错的根源。"很多医务人员口才真的很好，患者怎么可能是你们的对手，但强制改变他们很可能会导致逆反，甚至敌对的情绪，你们不信吗？

比较好的做法就是倾听他们的想法，不批判他们，不随便发表意见，不把自己的观点强加给他们，尊重他们的选择。也许，你们可以这样想："他们是不是有权决定他们自己的想法，不管你们如何努力，选择权却始终在他们的手里。"我们能做什么呢？似乎倾听是最容易、最安全，也是最好的方式，不是吗？

要真正改变他们，动力必须源于他们自己。如果做不到让他们感觉你是在支持他们，那至少别让他们感觉你

是在敷衍他们,是阻碍他们维权的障碍,风险就会少很多,对于你们自己而言。其实,我在处理医患纠纷时不愿意过多的干涉他们的想法,更不会非要他们改变原来的想法,只是很热情的拿出证据和事实,让他们知道,如果他们想改变,至少该怎么做。

今日的医患沟通与昔日的最大差异:由于现代科技的介入,医患沟通已经超越时间、空间,甚至权力与阶层的围墙,这就是我们一直以来都非常关注具备交流、量化情绪及医疗质量安全功能的医疗行业移动APP产品的原因。目前,五类移动医疗APP(即:为医药类产品电商的占22.35%;为医疗专业人士了解专业信息和查阅医学参考资料的占16.22%;满足寻医问药需求的占24.75%,预约[补充]挂号及导医、咨询和点评服务的占27.15%;细分功能的占9.53%)在医疗信息市场上应用频繁,但专业和质量程度良莠不齐、移动医疗APP监管空白、评价标准又缺乏科学合理的依据,长此以往恐怕日后不仅无法解决治病难题,反而会更加严重地延误就医、误导患者,产生更多的医患矛盾和医疗风险。医学事业关乎人的性命与健康,本应谨慎对待,好的移动医疗APP应用产品,应更多地向预防医疗质量安全的方向延展。例如,根据皮肤电传导来监测患者在就医过程中的情绪状态,当患者的情绪发生变化时,可以以此推算患者的满意度是上升或是下降。同时,通过GPS和加速计反馈信息至移动通讯设备上,还能帮助医务人员追踪患者在就医过程中的活动行为,从而进行需求挖掘、医疗质量控制、医患沟通,甚至是医患纠纷的干预。因此,我们要在全世界呼吁,净化医疗行业移动APP市场上的浮躁之气,孕育更多的与医疗实际工作相关、医疗沟通与生活相匹配的应用产品,在这里我们称它为第六类(具体内容可参见庄璘(Zorin Nikolaj)的新书《摩登医疗》)。

[补充] 建议建立预约登记制度与平台。凡是预约的患者,由科室负责登记,每一个预约患者的一般情况、预约时间、预约项目、注意事项、完成处置的时间等均在科室统一登记,休假、开会、留学等需要离开临床岗位的人员,应当将已经预约尚未处置的患者进行交接,将个人预约的所有患者情况书面交接给在岗人员,并通知患者,以免医师离开,患者找不到可以复诊的医务人员而产生纠纷。

From: 2011年德国罗斯托克大学"医学社会学"课程随堂讨论随笔;《医患纠纷》(德语翻译稿),收载于德语版《ANGELs, LAY DOWN YOUR WORRIES》(《天使不烦恼》),因内容结合了我国的国情,略作修改,仅供参考。

8 在自己的身上克服这个时代
前瞻性★★★☆☆　阅读性★★★★★

因为上帝把灵魂与肉体结合在了一起,所以即使是肉体生活,也会受到情绪的影响。感情在本质上与意志并没有什么差别。同情、怜悯的感情可以促使灵魂把人推向痛苦,也可以使人摆脱痛苦。医务人员是势单力孤的,很多时候,他们扮演着"悲情人物"的角色,虽算不上愚钝,却常常陷入某一个绝对没有好处的医患纠纷中,而不能自拔,任凭他人如何劝说,他们总是执迷不悟,甚至还要找出很多幼稚的理由来欺骗自己,直到有一天,当他们受尽折磨,终于解脱时,才幡然悔悟。其实,他们需要家人的支持,患者的信任,同行的鼓励,以及全社会的理解,但他们却说:我们更需要的是信念。

Faith will be achieves our life! Faith will be achieves our business! Faith will be achieves more people! Faith will be rewrite a great era! 美国耶鲁大学Dr.Siegel教授认为:一个人如果深信自己是什么样的人,他的精神系统就会传达一个不容置疑的指令。信念作为一种意识活动,对人体确实具有某种影响力,世界各国的科学家也大多主张躯体疾病的防治要与信念密切联系起来,因为信念能够在与疾病作斗争中,配合暗示、祷告以及对上帝的信仰来促进疾病的愈合以及医患关系的改善,许多国家的研究也如出一辙地验证了这一观点。即:信仰参与度高的患者,抑郁和生理残疾的水平较低,92.71%的有宗教信仰的患者会运用其宗教信仰来应对他们的疾病,他们相信,身体是上帝给予的礼物,而且只有上帝,不是医师,才对其身体健康产生的问题拥有最终的权威,他们知道谁掌握着真正的权柄,这些信念会使医患关系表现的更好,甚至极少出现医患矛盾。尝到甜头的医务人员开始被宗教狭隘的定义与内容所迷惑,间接地、盲目地成为它的布道者。

一个人的宗教信仰或人生观、世界观大多只是局限于意识思维的层面,绝大多数人是无法体验到自己潜意识的思维以及对世界真正的看法和整体的观念。信念的前提,可能是意志与能力、愿望与获得、目的与结果、想象与实际、思想与存在之间的对立与矛盾,它使人信仰上帝,但又不是把上帝作为它的对象,而仅仅是作为它的目的。世间所有的相逢,都是久别的重逢,一位老朋友与我攀谈他遭遇的一起医患纠纷,这促使他的意志突然间极度的消沉,他经常失眠,烦躁不安,怀疑自己的一切(包括:是不是还应该继续从医),严重时甚至无法吞咽,他觉得咽喉严重梗阻怀疑是食管癌,但是CT与核磁共振检查证明,他的身体没有任何问题。其实,这是忧郁症的典型症状。与此同时,他坚决否认自己是信徒,还常说自己是无神论者,只相信科学和他看得见、摸得着的东西。令人大惑不解的是,他没有接受过系统的宗教教育,却依然坚持每周末去教堂弥撒,遵守宗教的道德规则。我相信他说的是他内心的感受,可能他相信世上不存在上帝,但我确信他相信在广阔的世界里,独自立足的个体在这世上逗留没有任何的目的和意义,其存在就像昙花一般无足轻重,唯独虔诚的宗教精神还兴许能够支撑起他对所有这一切的相信。事实上,对于世界的规律与本质,每个人都有其特定的看法与信念。假如,那些我们曾经所依赖的思想和感觉不停地因为现实而百般遭受质疑,甚至比支撑我们信念的那些东西来得更加庞大而纯粹,那么,我们所怀疑的信念就可能比我们所依附的信念更加强大。这也就是为什么那么多的医务人员开始相信某些神灵,加入某些信徒组织,参与、举行、传播某种宗教仪式的根本原因。

很多医疗上的朋友反问我:"宗教信仰的价值就是在于帮助人们认识物质和精神世界的本质,化解人们心中的痛苦,而我们又能做些什么呢?"在一片悲哀的医疗环境之中,呼唤一种无形的信仰,在非正义之中,呼唤一种过于理性的正义,在显而易见的麻木中,呼唤一种信念,这些看起来好像又多了几分讽刺的意味。也许,绝大多数医务人员可能已经习惯了在自己隐蔽的内心世界里探索平静与安宁,偶有的内心深处的喜悦是无法使他们止步于满足内心长久的快乐及深深的、却难以得到的安慰。人活着就是要用生命和行动去解释自己的信念,即便因工作身心俱疲、因医患矛盾胆小羞怯、因人际关系离群索居,甚至内心深处随时都在寻找逃跑的机会。当我们面对一个个"恐怖"的患者,一件件令人心烦的纠纷,一桩桩使人不安的心境时,唯有勇敢地面对才是克服这些感觉的态度,而不是逃避,更不能将自己隐藏于内心思想的深渊。遵循医者先辈的足迹,其实,我们也不难发现,在我们身边还有许多在平凡岗位上仍在努力实现梦想的医务人员,他们以患者利益高于一切的情怀和对医疗事业不懈的追求为念,聆听患者最朴实、最亲切、最急迫的渴望,尽最大努力去减轻患者的疾苦,以感恩的心态对待每一位患者,这种感恩源于患者的信任,也是医者成长的基石,我觉得这些其实就足以称得上——Angel's Faith("天使"的信念)。

医患纠纷是一个庞然大物,或者说是一个我们无法战胜的东西,我们无法依靠个人力量去完全扭转它,所以,迄今为止那些遭遇医患纠纷的医者就如同患者躺在床上,昏昏欲睡却辗转反侧,无法入眠。虽然,暴力"伤医"等医疗风险的不幸无处不在、比比皆是、无穷无尽,但是,我确信只要我们再多一点思想、再多一点胆量、再多一点仁爱、再多一点对患者的责任感、使命感,总有一天我们可以消除医患矛盾,甚至可以在自己身上去克服它。我相信医患关系可以变好,就像我一直相信很多事情就算我们不去做,还是会有其他前赴后继的人来做。不要轻言放弃,不要习惯就这样去生活,永远不要因为一个配不上你们的医疗环境,而降低自己的标准。在这条光荣的荆棘路上,星星之火,可以燎原。

From: 庄璘(Zorin Nikolaj),2010年德国罗斯托克大学《学生报》刊登文章节选:《在自己的身上克服这个时代》(德语翻译稿),收载于瑞典语版《ANGELs, LAY DOWN YOUR WORRIES》(《天使不烦恼》),仅供参考。

信息化和全球化浪潮已迅速席卷全世界，
患者个性化的诊疗护理用药需求也正在不断改变医疗机构的管理模式，
在全球医疗市场上争夺患者的信任，
提高医疗质量、降低医疗风险，才是生存之道。
互联网并不能代替一切，并不能代替医疗的创新，不能代替医疗技术的研发，
不能代替医疗产品的制造，不能代替管理制度，也不能代替医疗管理的本源，
即人、财、物、产、供、销。
互联网思维颠覆论是解放生产力的工具，它改善了组织机构的层级、业务模式、
流程和权责结构，促进了效率提升。
但是，它无法替代管理智慧，更不可能颠覆传统医疗的根本价值。

PART 2　医患纠纷管理组织结构、人员与制度管理

9 医患纠纷管理组织的设置
实用性★★★☆☆　有益性★★★★★

一家好的医院有最强的团队、最佳的文化就可以在竞争中脱颖而出,因为优秀的团队和文化带来的是正确的战略、合理的架构、非凡的执行力和团结的凝聚力。医患纠纷预防与处置的管理同样离不开好的团队的设置、管理和配合。但现阶段,我国各级医疗机构在医患纠纷领域,却没有一个统一的部门来预防处置与管理医患纠纷,不同的医疗机构设置及分工各异。在我国北方有命名为:医务接待室、社会工作部、一级行政职能处等部门设置;在我国南方有:医患纠纷处理办、社会服务科、综合处理办等部门设置;此外,也有少数归口于医务部门、门急诊部、行政办公室的设置,其弊端显而易见。除缺乏统一、标准、明确的医患纠纷预防与处置法律法规文件、流程以及职能定位外,由于欠缺标准化的规范性文件和制度的管理及传达机制,极易造成医务人员对于管理规定的重要性及必要性的考虑缺失、医院内部管理制度的混乱、效率的低下以及管理无效等诸如此类的医疗风险。同时,医院预算的管理和绩效的管理也无法得到有效、规范的统一。医疗风险与投诉的管理其实并没有什么奇迹可言,管理不能跳跃,只能被遵循,即:一个统一、标准的规范,一步一个脚印的实施。

一、医患纠纷领导管理组织机构

一个健全的医患纠纷领导管理组织不仅要依赖医、药、护、技、行政、保卫等临床和职能科室的共同参与,还需要一个具有高度决策权的医疗技术团队予以支撑。因此,LMOD(Leading Management Organization of DPT,医患纠纷领导管理组织)是以医疗机构主要负责人为首,包括:临床科室和职能科室部门负责人在内的一种非行政性质且常设的组织,是医院医疗质量安全保障系统中,组织保障的重要组成部分。该组织一般称为医患纠纷管理委员会或领导小组,其下属的执行机构是 MOD(Management Organization of DPT,医患纠纷管理组织机构)。医患纠纷领导管理组织定期或不定期召开医患纠纷领导管理组织会议,研究处理医患纠纷管理工作中的有关问题,并责成各相关部门落实医患纠纷领导管理组织的有关决议。

LMOD 主要职责是:(一)建立医疗机构的医患纠纷管理体系;(二)实施医疗机构医患纠纷管理方针;(三)保证医院医患纠纷管理工作人员行使职权;(四)负责对院内发生的医患纠纷事件进行技术鉴定;(五)对发生医患纠纷的科室及个人提出处理意见等。

二、医患纠纷管理组织机构

MOD 是隶属于 LMOD 从事医院医患纠纷管理的核心部门,即:医院的医患纠纷管理科(处),二级以上或有条件的医疗机构可以在 MOD 下设置医患纠纷协调组(科)和医患纠纷法援组(科)。

MOD 主要职责是:(一)负责贯彻执行医患纠纷领导管理组织的决定;(二)负责受理来自包括:行政办公室、医务部门、护理部门、门急诊部等各职能科室的医患纠纷,并进行接待、受理、调查和处理;(三)对内,参与全院医疗质量安全的管理及诊疗护理服务的持续改进等相关工作;(四)对外,配合市、区(县)卫生计生行政部门(现为卫生健康行政部门)下设的医疗事故处理办公室或其他相关部门或组织进行医患纠纷的预防与处置等相关工作。

自 2004 年美国 OSHA(职业安全卫生管理局)颁布第一版《医疗和社会服务工作者防止工作场所暴力指南》起,各国的医疗机构就开始试图在医疗机构内部建立一个专门调解医患纠纷的机构,并设专门的 Legal Medical Consultant(法律医疗顾问)来预防、处置与管理医患纠纷。

在美国、加拿大或其他欧盟国家,伦理委员会及其下设机构承担着医患纠纷管理的重任,该类组织就如何治疗合适、何时停止治疗合适、采取何种恢复手段更有利于患者、有哪些补救措施及救济途径等,和患方进行了充分的沟通和

协调。经过长达十几年的实践论证表明,这一类组织将许多可能导致医患纠纷的隐患提前消化,很大程度上降低了医患矛盾的发生率。

在德国、新加坡,医疗机构对医疗事故、医疗纠纷和患者投诉也都设有专门的纪律和投诉调查委员会,其下设的机构不仅负责医患纠纷的管理,而且有权对医疗机构的医疗质量安全事件和医疗法律事务进行问责。

在日本,各家医疗机构大楼的布告栏上,随处可见"患者服务至上委员会"(安全保障委员会)的字样。这是医疗机构为患者提供人文关怀特设的一个机构,该机构除了接待患者投诉、收集患者意见、处理医患纠纷、聆听患者烦恼、为患者提供必要的物质帮助等外,还会定期或不定期给医务人员开设一些有关于医疗服务礼仪、患者接待技巧和医患纠纷预防与处置的培训。

在我国,新制定的《医疗纠纷预防和处理条例》已明确指出:医疗机构需设置医疗服务质量监控部门和投诉管理部门,并配备专职人员和专门的接待场所,具体负责监督医疗机构的医疗服务工作、检查医务人员的执业情况、受理和处理医疗投诉等,并将医疗纠纷解决途径、程序和联系方式等公开、公示(其实,在2002年上海市卫生局早已出台建立专门处理医疗纠纷的机构或专职人员的文件,沪卫医政(2002)208号)。

虽然,各国对医患纠纷管理组织的设置各有所见,但关键是如何减少或杜绝医患纠纷的发生。也许,许多医患纠纷的专家把原因归结为:医患双方缺乏交流以及对患者的意见缺少足够的尊重。如果患者有自己的想法,他们说得有道理,医务人员应该予以尊重。如果患者想得不对,也应该耐心解释。医患纠纷的管理是一件艰苦而复杂的工作,不仅需要依赖完善的组织结构,还需要管理者拥有足够的勇气、判断力和创造力。只有充满微笑的智慧才能引领所有的医务人员,跟随规范化管理,到达幸福的顶点。

表2-1 各国医患纠纷管理组织机构设置与功能

管理组织设置与功能	美国	加拿大	德国	新加坡	日本	中国
医患纠纷(领导)管理组织机构	有	有	有	有	有	无
医患纠纷(领导)管理组织的相关法律法规与规范	有	有	有	有	有	无
职业型法律医疗顾问	有	有	有	有	有	无
接待患者投诉、收集患者意见、处理医患纠纷、聆听患者烦恼	有	有	有	有	有	有
为患者提供必要的物质帮助	无	无	无	有	有	无
为患者提供治疗方法	有	有	无	无	无	无
为患者提供救济途径	有	有	有	有	无	无
对医疗质量不良事件进行问责	无	无	有	有	无	无

From:庄璘(Zorin Nikolaj),2012年德国医疗质量保证大会会议论文节选;《医患纠纷管理组织》(德语翻译稿),因内容结合了我国的国情,略作修改,仅供参考。

10 医患纠纷管理组织机构网络
前瞻性★★★☆☆ 实用性★★★★★

任何一个组织机构,首先,要问其使命是什么?愿景是什么?共同价值观是什么?要得到的结果是什么?只有这样才能建立一个了不起的组织机构。各级医疗机构设立 MOD(Management Organization of DPT,医患纠纷管理组织机构)除可以明确管理职责,有利于提高医患纠纷的决策效率,减少医患沟通之间在传递过程中的信息缺失,提高医务团队成员间的交流与沟通外,更有利于形成医患纠纷决策民主化和制度化。加上,MOD在伦理委员会[解释]行使LMOD(Leading Management Organization of DPT,医患纠纷领导管理组织)管理职责及其领导下,该组织机构的设立还会使医患纠纷的管理工作开展的更加有序、安全、规范。

在医患纠纷实践过程中,无论是来自院长、分管院长、行政办公室的分派或受理的投诉,还是来自医务、护理、门急诊、总务、信息、财务等部门无法处置的投诉,都可能会由 MOD 进行统一处理(参见后面章节《医患纠纷的受理》)。MOD 作为专业预防、处置与管理医患纠纷的机构,根据 Separation of Powers(分权管理模式)为上述部门分担投诉工作,正是有限资源合理化配置、投诉管理权力汇聚、法律法规及规章制度健全的综合体现。

MOD与医务、护理、门急诊及其他医疗相关科室形成Intercross Management(交叉管理现象)。其优点主要是：部门与部门之间"强强联合"，通过资源共享、定期检查等方式，形成医患纠纷预防与处置合力，而其最大的缺点也在于此。由于外部环境的变化，管理层级随之增多，关系也随之复杂，部门与部门之间的协调困难将带来医患纠纷管理成本的增加、奖惩力度的下降、信息传递的缓慢、变化反应的迟钝等问题[1]。如果在医患纠纷发生时无法进行快速应变，就会直接导致MOD效率的低下，甚至有可能危及MOD的稳定性。因此，MOD在面对医务、护理、门急诊及其他医疗相关科室的日常监督管理过程中：一方面应根据投诉与纠纷的产生原因，对医务、护理、门急诊及其他医疗相关科室进行专项的监督检查，针对存在问题，积极督促整改落实，并提出防范措施及持续改进意见。另一方面敦促医务、护理、门急诊及其他医疗相关科室强化医疗技术、医患沟通、风险告知、病历书写、执业管控等方面的管理，保证医疗质量安全。

MOD与总务、采购、信息、财务、基建及设施设备等医疗后勤管理部门形成一种Intervention Management(综合干预和管理的模式)。综合干预和管理模式作为一种管理方式与其他管理方式一样有其优点与不足。其优点一方面表现为：医疗后勤各部门在面对无法解决的医患纠纷时，可以通过MOD的干预来解决相关问题。而MOD也会因干预医疗后勤管理部门出现的医患纠纷问题，而形成一种干预式的监督体系，以此来有效提高医疗后勤管理的质量与安全。另一方面，综合干预和管理模式是医疗机构充分利用现有资源发挥最大效益的根本保证，它不仅有利于最大限度的降低医患纠纷管理成本，而且还有利于从根本上解决管理水平和服务质量的问题[2]。但是，由于医疗后勤管理部门与MOD分属不同管理体系，管理上各司其职。因此，在没有发生医患纠纷的情况下，MOD原则上是无权对医疗后勤管理部门进行干预的，但仍可以通过院长及分管院长的大力倡导与推动以及通过LMOD来提出建议，以此督促各后勤管理部门整改和完善，以免因MOD干预不利而引发部门与部门之间的矛盾。

现代医疗管理过程中，分权管理模式的建立，是实现现代医患纠纷管理的关键。因此，医疗机构应通过改变MOD设置中的权利分配来减轻医院管理层的压力，促进绩效增长。同时，采用对医患纠纷主管人员在工作中的授权来培养医患纠纷管理的后备军。而且，这种分权管理模式，不仅能够大大提高财务预算指标的现实性与可靠性，增进部门与部门之间、个人与个人之间的信息交流，还更有利于医疗机构内部资源的合理配置。

上海市及各区卫生计生行政部门(现为卫生健康行政部门)下设的医疗事故办公室作为各级医疗机构下设MOD的行政监管和指导部门，就像市、区卫生计生行政部门(现为卫生健康行政部门)作为各级医疗机构的主管部门一样，具有相对独立的行政管理职能。其主要职责是：负责市、区各级医疗机构中所发生医疗质量安全事件的监督、管理、评估；医疗风险的监控及持续改进等。市、区卫生计生行政部门(现为卫生健康行政部门)下设的医疗事故办公室通过巡视、检查来督促各级医疗机构下设的医患纠纷管理组织机构建立与完善医疗质量不良事件风险机制、医疗损害风险保险制度、第三方医疗责任保险理赔机制等，从而有效预防和依法处置医患纠纷，保护患者、医疗机构及其医务人员的合法权益，维护正常的医疗秩序，保障医疗安全，确保社会稳定，这似乎也可以看成另一种特殊的垂直管理形式。

2014年《上海市医患纠纷预防与调解办法》(以下简称《办法》)正式实施后，各区(县)医患纠纷人民调解办公室也早于《办法》，出台和建立了医患纠纷人民调解联络员的制度及工作职责，如《上海市医患纠纷人民调解工作实施办法》、上海市闵行区司法局和卫计委(现为卫健委)联合发布的《关于下发〈闵行区医疗机构医患纠纷人民调解工作联络员工作职责〉的通知》等。各区的医患纠纷人民调解员按各自区域的不同，分别协助其下的医疗机构进行医患纠纷的处置，并与该管辖区内的医疗机构的MOD工作人员形成网络型组织结构，这样的组织结构不仅灵活性强，能集中精力预防、处置与管理医患纠纷，而且能大大降低管理成本，提高医患纠纷处置效率。但如果要进一步简化组织结构和管理层次，则需要高科技手段和更多的外部环境的支持和推动。

大部分学者认为创新是神秘的、不可预知的或明显不可管理的。但实际上，创新是可以管理的，而且与组织结构的改革密不可分。组织结构的网络化并不是对所有领域和行业都适用，但它比较适合于服务业。因为它需要有相当大的灵活性以应对迅速变化的矛盾和竞争。组织结构的网络化将打破自上而下或自下而上的等级阶层，实现全方位的交流与合作，既包括医疗机构与上级主管部门之间、医疗机构与医疗机构之间、医疗机构与其他组织部门之间超越市场交易关系的密切合作，又包括医疗机构内部各部门之间、医务人员之间，甚至是医患之间广泛的交流与协助。而且，这些交流与(合作)协助是以信息技术为支撑，并随着信息技术的快速发展而得到不断的强化。但是，网络关系并不能完全取代组织中的权威原则的作用。否则，组织就会出现混乱。组织结构的网络化中的层级结构始终是需要保持的，只不过在组织结构网络化的条件下层级结构更趋于扁平化而已[补充1~3]。

就目前而言，面对日趋紧张的医患矛盾，分权后的MOD将作为相对独立的个体在各级医疗机构出现，会带着更高昂的工作热情、更清晰的管理职责和更智能化的应变能力，在医患纠纷预防、处置与管理过程中发挥更积极的作用，以此来提高医患纠纷处理率和满意度，并逐步转变，以适应医患纠纷管理组织结构的网络化进程，从而创造出巨大的竞争优势，产生经济效益。比如，医患纠纷管理外包[3]，商业外包形式的成功可以为医患纠纷管理外包提供借鉴。

最后,我必须申明:医患纠纷应由医疗机构或相关组织机构代表医院出面应对,而不是个人。

[解释] Ethics Committee(伦理委员会),是医疗机构依据《纽伦堡法典》、《赫尔辛基宣言》、《流行病学研究伦理审查的国际伦理准则》和《涉及人的生物医学研究的国际伦理准则》等国际和我国涉及医学伦理问题的相关法律法规规定,在遵守国际公认的不伤害、有利、公正、尊重人的原则及合法、独立、称职、及时和有效的工作原则基础上建立的管理组织机构。

[补充1] 医患纠纷管理组织结构的网络化是未来医患纠纷管理组织结构改革的必然趋势,它能在三个方面促进医疗机构经济效益的实质性飞跃:(一)减少医疗机构内部的管理成本;(二)实现医疗机构全球范围内的医疗质量安全需求与服务满意之间的有效整合;(三)实现医疗机构充分授权式的管理。

[补充2] 医患纠纷管理组织机构网络化的主要形式包括:(一)医患纠纷管理组织机构内部的网络化,即:形成医患纠纷管理组织机构工作团队;(二)医疗机构与医疗机构之间、医疗机构与其他医患纠纷管理组织机构之间的网络化,即:形成长期战略联盟;(三)医疗机构网络型组织,即:医疗机构(包括医患纠纷管理组织机构)通过合同形式外包给外部的组织机构;(四)虚拟医疗机构(包括:虚拟医患纠纷管理组织机构)等。

[补充3] 医患纠纷管理组织结构的网络化的实现常常还需要经历三个阶段:(一)医疗触网阶段,就是医疗机构注册一个域名,建立一个主页,把医疗机构的介绍性信息(包括:投诉受理等信息)放在上面,其实,这一阶段大多数国内医疗机构都已实现;(二)医疗服务阶段,就是医疗机构不仅要建立医院主页,而且要为内部网络提供自动化办公系统、部门及医务人员之间的信息共享系统,例如,HIS系统、OA系统等;为外部网络提供医疗技术支持、医疗投诉反馈跟踪等有益于患者的信息系统平台,例如,医疗质量安全监控系统等;(三)医患纠纷管理组织结构的网络化阶段,是我们努力实现"智慧医疗"的目标或者说是愿望,但目前我们可以确定,没有前两个步骤网络化阶段不会到来。

[参考文献]

[1] Burke.R.J,Graham.J,Smitb.F.J. The TQM Mag[J].2005,17,85-91.

[2] CAI Hong,CHEN Rong Yao,LING Hu Jia.Research and Realization of the Role-Based System Access Control Management[J]. Journal of Dong Hua University,2010,27(2):267-268.

[3] Mahmood Ahmad,Naveed Akhtar,Muhammad Bin Ibrahim,Ghulam Murtaz. Factors influencing job satisfaction of medical representatives in Pakistan[J].Journal of Chinese Pharmaceutical Sciences,2010,19:235-238.

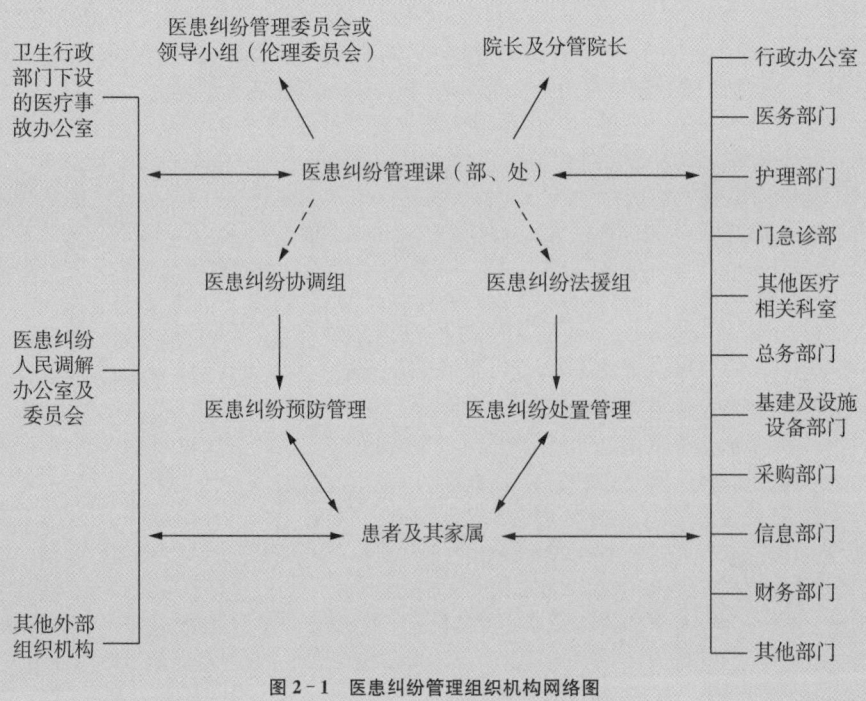

图2-1 医患纠纷管理组织机构网络图

From:庄璘(Zorin Nikolaj),2012年德国医疗质量保证大会会议论文节选:《医患纠纷管理组织》(德语翻译稿),因内容结合了我国的国情,略作修改,仅供参考。

11 医患纠纷专业技术人员

前瞻性★★★☆☆ 实用性★★★★★

医患纠纷专业技术人员

庄璘[①] Andreas Heinz[①] Navis Patrick[②]

① 罗斯托克大学附属医院 罗斯托克 德国
② 蒂尔堡大学附属医院 蒂尔堡 荷兰

在美国,一位老太太在餐馆里被一杯咖啡烫了嘴,其向餐主索赔500万美元,更令人匪夷所思的是,法院竟然支持了她的请求!从此以后,全美的侍应生端给顾客的咖啡杯子上都会印着:"咖啡烫嘴,请小心饮用"的字样!在德国,一个孩子在睡觉的时候忘了关手上的吹风机,结果感冒了。第二天,家长就到法院起诉了厂家。所以,从此以后,厂家在说明书上增加了一条标明"请不要在睡觉时使用"!成熟的市场培育成熟的消费者,成熟的消费者造就成熟的生产商,而成熟的厂家又有力地维护着市场。这和投诉行业一样,完善的投诉体系培育着精明的投诉者,精明的投诉者又造就了专业的投诉处理人员,而专业的投诉处理人员又有力地维护着投诉行业。

医患纠纷专业技术人员[补充]是医疗机构在医患纠纷管理过程中,依据《医疗纠纷预防和处理条例》、《医院投诉管理办法(试行)》等规定,在依法设立的医患纠纷管理机构或统一承担医患纠纷管理工作的指定部门中,进行医患纠纷的受理、调查、核实、提出处理意见、答复投诉人、参与调解与诉讼,并组织、协调、指导全院的医患纠纷管理工作的专职工作人员。对于符合岗位要求条件的医患纠纷专业技术人员,应由医疗机构人力资源部门牵头,根据Adam Smith劳动分工的原则,对医患纠纷管理组织结构进行再设计,并对MOD(Management Organization of DPT,医患纠纷管理组织机构)中的主要、次要岗位及其人员进行统一配备,人员配备时要综合考虑岗位的要求以及人员的特点。

MOD的负责人是医患纠纷管理的关键人物,其必须具有规定要求的专业技术资格,才能专司医患纠纷的管理。二级及其以上医疗机构的医患纠纷管理机构负责人应具有本科(含)以上法学和医学或相关专业的学历,有实践经验(10年及以上),可独立预防与处置医患纠纷以及解决医疗过程中的质量安全问题,MOD负责人不能由医务部门负责人兼任;基层医疗机构的MOD负责人应具有大专(含)以上法学和医学或相关专业的学历,可由一名医务部门副职负责人、专司医患纠纷的管理;对于附属医院较多的医疗机构,MOD可以统一管辖,但由于其医疗管理的范围拓展,医患纠纷管理难度增加,MOD的负责人的要求也应相对更高。MOD工作的一般人员应具有大专(含)以上法学和医学或相关专业的学历,在职在岗,不得为兼职人员。此外,医患纠纷专业技术人员数量,应不少于医疗机构职工总数的0.5%。二级及其以上医疗机构最低不应少于3人;基层医疗机构的专职人员数量最低不应少于1人;附属医院较多的医疗机构的专职人员数量最低不应少于5人;并保持相对稳定。

医患纠纷专业技术人员的管理职责、个人能力及职业未来发展方向是人员保障的核心。但目前,我国尚未建立统一的医患纠纷专业技术人员职业准入,也未制定专职医患纠纷专业技术人员的等级评定制度。因此,希望能通过立法立规,来开辟医患纠纷专业技术人员专业化道路。使医患纠纷专业技术人员不仅可以从事医患纠纷管理工作,而且还可以从事医患纠纷人民调解、社会服务工作、医疗卫生行政管理、医疗仲裁、律师事务等工作。

Andreas Heinz:在中国,医院已沦为了战场,医务人员成为令人惊悚的暴力受害者。于是中国各大医疗机构的"医患纠纷管理组织以及医患纠纷专业技术人员"应运而生。但是医患纠纷减少了?根据《中国卫生年鉴》统计数据显示:医患纠纷和"伤医"事件不仅未见减少,每年反呈井喷式增长。

WHY!!!是因为医患之间缺乏基本的沟通?是医患道德素质的全面滑坡?是医疗宣教落后导致的患者对医疗期望值过高?还是其他什么原因?似乎根据这些成因和Separation of Powers(分权管理模式)设置"医患纠纷管理组织以及医患纠纷专业技术人员"是目前中国管理医院内部医患纠纷最好的方法。但是只是"治标不治本"。医患纠纷的症结究竟在哪里?仍然需要"透过现实,去看本质"。

运用庄璘(Zorin Nikolaj)的"目的论"去理解医患纠纷。其实问题并不在医患之间,而是在制度或体制方面,例如,政府对医疗的投入不够、医疗资源配置不合理、医疗风险机制单一或缺失、法律法规不健全等因素互为因果,恶性循环,才造成了如今中国医患纠纷和"伤医"事件肆虐,无法控制的局面。

庄璘（Zorin Nikolaj）：我国的医患纠纷和"伤医"事件引起了全球医疗界、法律界和媒体的关注，造成这样局面的原因是多方面的，有国民素质的问题，有医疗本身的问题，有媒体负面炒作的问题，当然也存在体制的问题。但若想短时间去扭转这样的格局，几乎是不可能的。因此，在这一段相对比较漫长的过渡时期，需要通过设置"医患纠纷管理组织以及医患纠纷专业技术人员"来预防、处置与管理医院内部的医患纠纷，使医疗风险降低到一个相对可控的范围，这样的做法是完全符合 Peter F.Drucker 的 Management By Objectives(目标管理理论)。至于各级医疗机构如何去设置"医患纠纷管理组织以及医患纠纷专业技术人员"，只是仁者见仁，智者见智的事，大可不必瞻前顾后，根据医院自身规模进行设置即可。但在此仍呼吁规范，建议统一行业标准。

Navis Patrick：当医疗机构出现医患纠纷时，对于管理者而言，能做的就是请专业的人做专业的事，把专业的人放到对应的地方。如此医疗团队才会强大，才会所向披靡。这是所有医疗职业经理人的思维模式，这的确也是久被市场检验的金科玉律，专业的人做专业的事最有效率，最节省时间，效果也最好。统计显示：德国的 Legal Medical Consultant (法律医疗顾问)最为规范与专业(表2-2)，也因此，德国版的法律医疗顾问 Standard Operation Procedure(SOP)标准，仍是目前为止欧洲各国医疗 Human Resource(HR) 广泛使用的版本。

表2-2 各国法律医疗顾问岗位基本情况与标准

基本情况	美国	德国	瑞典	荷兰	日本	马来西亚	澳大利亚	中国
入职标准：同时具有法学和医学及相关专业的学历	是	是	是	是	是	是	是	否
具有法律医疗顾问的从业制度及SOP	是	是	是	是	是	是	是	否
具有法律医疗顾问的继续教育培训	是	是	是	是	是	是	是	是
具有法律医疗顾问的社会组织或协会	是	是	是	是	是	否	是	是
同时具有法学和医学或相关专业的双硕士及以上学历的占比	75.47%	81.22%	72.15%	70.48%	31.53%	19.17%	40.40%	3.85%
5年以上法律医疗顾问从业经验	91.33%	95.68%	88.94%	90.27%	82.45%	84.38%	91.91%	65.40%
3年以上医务管理与质量控制的从业经验	80.51%	88.24%	64.65%	73.51%	78.17%	53.09%	68.85%	59.36%
3年以上法律事务管理从业经验	70.90%	83.65%	61.03%	71.45%	52.48%	45.72%	58.07%	2.83%
同时具有法学和医学或相关专业的科教研能力	71.28%	83.52%	68.21%	85.09%	41.20%	29.51%	58.46%	2.41%
平均年收入(2010)	$21.85万	$26.77万	$28.72万	$19.47万	$17.31万	$3.85万	$19.17万	$1.96万

这个世界哪里都是专业的人，只要稍微用点心肯定不难发现。但人性的缺点却犹如绳子总是断于最轻的一摁一般，总喜欢跨越自己的能力企图做更多的事情。其实，这个社会有太多太多的细分，人真的很渺小，真的不可能面面俱到，但对于我们该做的，我们一定要做到最专业，做到最好。专业的事交给专业的人去做，才能最大限度的避免失败和伤害，才能得到最大的成功。相反，要想有事做，那势必就得先变成一个专业的人，只要你们专业，一定有人会为你们的专业买单。在职业的道路上，不要苛求自己达到不可能达到的高度，只要能把每一件平凡的事做好，就是不平凡，把每一件简单的事做成，就是不简单。

[补充] 大多数欧美发达国家将从事医患纠纷预防、处置与管理的这类职业人群统称为：Legal Medical Consultant(法律医疗顾问)，但在本书中，因考虑到内容的完整性，结构的紧密性，并与前后文中 LMOD(Leading Management Organization of DPT，医患纠纷领导管理组织)、MOD(Management Organization of DPT，医患纠纷管理组织机构)以及医患纠纷专业技术人员的名称阐述相一致，故不特意强调 Legal Medical Consultant(法律医疗顾问)这一概念。

From: 2010年德国医院质量安全管理年会会议论文节选：《医疗质量安全管理中的专业技术人员》(德语翻译稿)，因内容结合了我国的国情，略作修改，仅供参考。

12 医患纠纷培训

实用性★★★☆☆ 有益性★★★★★

虽然,医患纠纷形势越发严峻,"医闹"现象、"伤医"事件不断滋生与蔓延。但是,医务人员对如何预防、处置与管理医患纠纷却知之甚少,甚至各级医疗机构医务管理与质量控制部门的工作人员也常常是认奴作郎、见小暗大。根据2014年德国罗斯托克大学附属医院调研报告,对中国上海市、德国罗斯托克市内的各9所300张床位以上的医疗机构进行随机抽样调查,受访医务人员3 000名,结果显示:了解或知悉医患纠纷专业技术人员为200名,占6.67%;知道如何处理医患纠纷事件的医务人员为50名,仅占1.67%;而从未接触医患纠纷或不知道如何处理医患纠纷的医务人员为2 750名,占91.67%;希望通过学习得到医患纠纷管理、预防与处置相关教育或培训的医务人员为2 930名,占97.67%。由此可见,医患纠纷相关的教育或培训是符合各国医务人员求知渴望和实际需求的。

一、院内教育或培训

(一)加强对普通医务人员的教育或培训

对医疗质量安全制度学习掌握的不够,其实,就决定了医疗质量安全制度落实不可能到位,也从一个侧面反映出医务人员很有可能不知道什么才是正确的诊疗护理用药常规与规范。因此,加强对医务人员基础医疗质量安全和核心医疗制度的教育或培训,是解决医务人员不懂、不会、不知如何进行规范化诊疗护理用药的重要问题,特别是担任病历书写、担任基础医疗的医务人员,更加需要加大培训或教育力度[1]。

(二)加强对科室管理者的教育或培训

实践数据证明,科室管理者的技术水平、管理能力在很大程度上决定着该学科(科室)的水平。一个学术水平和知名度很高、医疗质量安全管理能力很强、在群众中享有较高威望的科室管理者,可以带动一个学科的发展,即出质量、出人才、出效益、出成果、保安全。但一个能力较差的科室管理者,也会阻碍,甚至拖垮一个学科(科室)的发展和进步,断送一个学科(科室)的前程。因此,增强科室管理者的医疗质量安全管理意识,提高医患纠纷管理能力,有助于提升科室管理者的医疗风险与安全管理水平[2]。对于此类人群的教育或培训,不必像普通医务人员那样宽泛、全面。只需针对具体科室发生的医疗投诉纠纷或医患纠纷实例案例进行小范围的培训和教育即可。

(三)加强对院级决策者的教育或培训

只要有了正确的医疗质量安全观念和意识,就可能有合理、准确的医疗质量安全组织和管理行为,最终才能实现医疗安全的目标。因此,对于医疗机构的决策者的教育或培训,在举措上应更侧重使其在思想和意识上树立医疗质量安全观念,当医疗质量安全与经营、医疗质量安全与经济、医疗质量安全与效益发生矛盾时,医疗质量安全优先。只有建立了辩证的医疗质量安全第一哲学观,才能处理好医疗质量安全与经营、医疗质量安全与经济、医疗质量安全与效益的关系,才能做好整个医院的医疗质量安全管理工作。

(四)加强对医院治安保卫人员的教育或培训

MOD(Management Organization of DPT,医患纠纷管理组织机构)应对医院内的治安保卫人员进行教育或培训。在发生医疗不良安全事件时,治安保卫人员应与MOD以及当事科室工作人员进行医患纠纷的宣传教育和疏导工作。如有驻院警务室的医疗机构,也可请驻院民警到现场一同参与。在培训内容上应侧重如何控制现场局面、如何配合MOD进行取证、如何保护现场医务人员人身和财产安全等内容进行培训教育。

(五)加强对全院医务人员及其后勤人员的教育或培训

除加强对医务人员及其后勤人员的职业道德、人文精神、沟通能力的教育或培训外,还应通过教育或培训,使医务人员及其后勤人员在医疗服务过程中,强化"首问负责制"、"首诊负责制"、"首诉负责制"的服务管理理念(简称"三责制管理"理念)。对无法处理的纠纷或矛盾,不推诿,不拖拉,不敷衍,耐心倾听,积极配合医患纠纷管理组织机构进行统一协调与处置。

二、院外教育或培训

(一)全院医务人员及其后勤人员

医疗行业相关的监督管理部门或组织,应对现今存在于合法与非法经济利益驱动、医疗行业潜规则和商业贿赂诱导下的医疗机构及其医务人员进行教育和培训,使广大医务人员重塑价值观,重新回归"以人为本、尊重生命、尊重健康、治病救人"的价值理念,并帮助医务人员及其后勤人员调整追逐经济利益与医疗质量安全的新平衡,遏制因追逐非法经济利益而无限制诱发医疗不良安全事件的可能,从而避免院内经济处罚措施因与非法利益收支失衡而导致的失效。

(二) 医患纠纷专业技术人员

医患纠纷专业技术人员除参加市、区二级的医患纠纷管理工作的教育或培训外,还应积极加入医患纠纷人民调解、仲裁调解、律师调解、医患纠纷信访社工等队伍,配合院外医患纠纷管理的相关部门或组织做好医患纠纷管理工作,并通过培训使医患纠纷专业技术人员更了解患方的社会需求、心理需求、经济需求、文化需求和环境需求,从构建和谐医患关系的角度,来共同维护医疗行业的秩序,降低社会管理成本。

三、医患纠纷管理人才建设的具体措施

(一) 严格职业准入

医疗机构在向社会公开招聘医患纠纷专业技术人员时,应严格限定学历、专业和工作经验,确保将具有较高文化水平、医疗水平、沟通水平和法律知识的人员选拔到医患纠纷管理的岗位上来。同时,兼顾队伍的专业性,有计划地招收身兼医疗、法律、心理学等多专业特长的人才,通过双向选择,逐步实现医患纠纷管理队伍专业化、规范化和知识化。此外,医疗机构应与公安部门的 Security Center(保安中心)签署合作协议,聘用专业的安保人员和特保人员来维持医疗机构的秩序及安全,而医疗机构的总务部门(治安保卫科室)和医患纠纷管理机构又应对聘用的安保队伍进行监督与检查,以符合医疗机构的实际需要[3]。

(二) 加强队伍建设

为进一步加强医院医患纠纷管理队伍建设力度,推动医疗质量安全工作的可持续发展。除对医务人员及后勤人员进行职业风险培训或教育外,还应该按需配备足量的医务人员及后勤人员,以此来避免因人手不足而导致的医疗质量安全下滑。对于医患纠纷专业技术人员的缺失,必要时可以通过吸纳医疗、法律专业的退休人员及志愿者等来组成医患纠纷管理团队,并与专职的医患纠纷专业技术人员一同,对医患纠纷进行专业化的管理。此外,还应加强院内治安保卫人员的管理与保障力度,不断调整和改进医疗机构安保工作,稳妥介入医患纠纷,维护正常医疗秩序。

(三) 完善培育体系

卫生计生行政部门(现为卫生健康行政部门)应联合人力资源与社会保障部门、司法部门,共同制定医患纠纷专业技术人员的资格准入制和岗位考核机制,明确医患纠纷管理培训的定位和目标,建立医患纠纷培训管理团队和培训师团队,完善医患纠纷管理培训课程,做好医患纠纷培训效果评估改进工作等[4]。以此来保证医患纠纷专业技术人员的职业技能水平和职业素质的良好,对推动医患纠纷预防、处置与管理的专业团队的稳定、持续发展,有其重要的意义。

(四) 强化宣教及隐患排查力度

通过强化医疗质量安全及法制宣传教育以及医疗质量安全隐患排查治理专项工作,可进一步落实医院的医疗质量安全主体责任,全面排查医疗不良安全事件隐患和薄弱环节,认真解决存在的突出问题,建立医疗预警机制、重大医疗纠纷及医患纠纷过激行为应急处置机制以及医疗质量安全隐患排查治理机制等,有效防范和遏制重大、特大医疗质量安全不良事件的发生,促进区域及全国医疗质量安全状况的进一步稳定与好转。

(五) 提高待遇水平

实践证明高比例提成和优厚的奖励政策将更有利医务人员提高工作热情,激发更大的潜能。好的薪资体系就像一个巨大的磁石,吸引越来越多的优秀人才加入,而人才是现代医疗管理发展的核心竞争力,好的待遇是提升这种竞争力的重要手段。根据德国 SAP 咨询公司对全球医务人员薪资结构与医疗质量安全的相关数据调查显示:医务人员收入每增加 100 美元,医疗安全系数增加 12.37%。因此,从医疗机构发展利益角度来讲,提高医务人员待遇,其实是降低医院的成本。因为提高了医务人员的待遇,医务人员工作效率才会高,效率高了医院的效益也就会好。同时,因为医务人员待遇的提高,增加了医疗安全系数,使得医疗质量安全的管理也得以更加牢固。

在现实的医疗行为过程中,大多数医务人员能做到在明显有医疗风险、可能会产生医患纠纷的地方止步,但实际上能够清楚地认识潜在的医疗风险并及时跨越的,并没有那么容易。培训,就是培养在前,训练在后,培养是内在的、长久的、观念的,训练是外在的、一时的、技巧的,只培不训如纸上谈兵,只训不培如无本之木,真理不在两者之一,却在两者之中。此外,年轻一代的医务人员在电脑旁长大,不懂得揣摩人心理的变化。因此,面向年轻医务人员的培训应需要加强应用医疗心理学的培养与训练(参见后面章节《微表情在医患纠纷实践中的运用》)。

任何形式的医疗质量安全(包括:医患纠纷)的培训目的都是为了使医务人员能够生存、生活得更美好,即便提高医疗质量安全的途径真的还有很多[补充]。

[补充] 其他提高医疗质量安全的途径：(一) 寻找并支持具有医疗质量安全精神的领导者；(二) 消弱不必要的官僚机构；(三) 在医疗机构外部寻找更好的医患纠纷预防与处置方法；(四) 创设一个比医患纠纷管理组织机构更加具有全局性策略和体系的组织；(五) 将一小部资金用于寻找新的医患纠纷解决方式等；(六) 找庄璘(Zorin Nikolaj)。

[参考文献]
[1] 李志枚,程利萍.部队医院医疗纠纷的成因与防范管理[J].中国医院管理,2011,31(12):90-91.
[2] 吕勇等.各方人士会论医疗纠纷[J].中国消费者报,1999.
[3] 朱根.以化解矛盾为思路做好医院安保工作[J].南京医科大学学报(社会科学版),2011,3:240-242.
[4] 许晓斌.和谐医患关系防范医疗纠纷[J].江苏卫生事业管理,2008,19(2):29-30.

From：庄璘(Zorin Nikolaj),2011年欧洲医院质量安全管理年会会议论文节选：《医疗质量安全管理中的专业技术人员与培训》(德语翻译稿),因内容结合了我国的国情,略作修改,仅供参考。

13 医患纠纷组织机构的制度管理
有益性★★★☆☆　实用性★★★★★

记得我是在2008年获得中国医院协会颁发的医院内审员证书，在2011年获得了德国KTQ(医疗透明质量管理与标准)的审核员资格。也许，正是因为经过了国内外二种截然不同的医院质量管理与标准的培训，才让我开始思考：医院到底需要一个怎样的流程和制度体系，是按照中国医院现状的做法继续去做"大而全"的改良，还是像美国、德国等发达国家那样进行"少而精"的管理？

如果参加过我国的等级医院评审，你们就会感觉到，为什么我们要花费那么多的管理精力、财力、劳力在这些平时我们都用不上的流程、制度和表单上。平时的流程、制度和表单，虽然看似不太规范、不太合理、不够科学……却能满足我们管理的需要！那为什么我们还需要它们？仅仅是为了等级医院这块牌子？还是，一个流程、制度和表单放在那个大清单里面，这样的做法会让人感觉更放心一些，为以后好查询，为将来不遗漏？我觉得大概也只能这样解释。

我们的精力是有限的，付出的过程远比获得的要多。所以，不要让那些不相关的事、不重要的事，来左右我们、影响我们。目前，迫切需要改进的是流程、制度和表单的数量和质量，哪些流程、制度和表单是真正经常使用、真正在医患纠纷管理过程中起到作用的，或者说在医患纠纷预防、处置与管理过程中所产生的哪些流程、制度和表单能清晰的告诉医务人员使用它们会得到帮助，那些才应该继续被保留，而其他流程、制度和表单都应尽快废止或淘汰。其实，废止或淘汰的不只是那些没用的流程、制度和表单，还有管理上的自我主义。

医患纠纷的管理者想要使自己和组织变的成效卓越必须实行"目标管理"，并反复询问自己：这个流程、制度和表单是否值得去做？如果答案是否定的，就应该毫不犹豫地删除。这样一来，医患纠纷的管理者就可以将主要工作集中在几件事上，只要做好这几件事就可以使自己和组织的工作效率得到大幅度地提高，这点已经在管理界被广泛认可，并被医疗质量安全管理原则所倡导。美国BearingPoint咨询在20世纪90年代初就对流程、制度与管理效率之间的关系进行了广泛研究和论证，两个及以上PDCA管理循环圈形成了规范的日常综合管理体系。在综合管理过程中，流程、制度和表单的"质"和"量"直接影响着管理效率。数据显示：在综合管理过程中，3～5个流程与制度和5～10个表单的组合是最佳方案(如下表2-3)，每增加一个流程与制度，管理效率降低7.33%，执行力降低15.68%。因此，医患纠纷的预防、处置与管理要不断优化和梳理管理流程、制度和表单，增强操作和指导，并以流程与制度"少而精"、表单设计"功能全"为管理方法，优化组织结构、规范操作程序、提升管理效率和执行力，不断建立符合自身医院发展规律和特点的医患纠纷管理机制和风险机制，推动医疗质量安全的持续改进，切实保证医疗安全。

表2-3　医患纠纷组织机构主要管理制度及其表单

	主要管理制度	匹配表单	重要程度
医患纠纷管理制度	医患纠纷(领导)管理机构及人员职责	医患纠纷管理组织机构及其专业技术人员院内考评表	B级
	医患纠纷预防与处置规定	信访投诉登记表	A级
		医患纠纷处理告知书	A级

(续表)

主要管理制度		匹配表单	重要程度
医患纠纷管理制度	医患纠纷预防与处置规定	关于患者×××与医院×××因×××一事的新闻通稿	B级
		案例分析讲评	B级
		医患纠纷登记一览表	B级
	医患纠纷院内专家鉴定规定	关于患方×××诉×××医院医疗侵权一案中医疗专业问题专家讨论意见	B级
	医患纠纷隐患排查规定	医患纠纷隐患排查调查表	B级
	医患纠纷预防与处置奖惩方法	医患纠纷奖惩记录表	A级
医疗预警和重大医疗纠纷及医患纠纷过激行为应急处置预案和演练预案			
医疗警示谈话制度		医疗警示谈话登记表	A级
医疗安全不良事件和医疗事故登记报告制度		(院内使用)医疗安全不良事件登记报告表	A级
		(院外使用)医疗安全不良事件发生情况月度报表	A级
		(院内使用)关于×××科患者×××的×××情况说明或调查报告	B级
		(院外使用)关于×××信访/投诉情况的调查报告	B级
		(院外使用)医疗安全不良事件报告	A级
		(院外使用)医疗安全不良事件/医患纠纷调解/判决/裁决后的报告	A级
		医患纠纷调解/赔偿协议	B级

注：以上内容可参见附录1《医患纠纷的相关文件与记录》，并将医患纠纷组织机构主要管理制度的表单根据日常管理的重要程度分为二级，A级：管理必须；B级：管理适用，仅供参考。

From：庄璘(Zorin Nikolaj)，2011年欧洲医院质量安全管理年会会议论文节选：《医疗质量安全管理中的专业技术人员与培训》(德语翻译稿)，后收载于欧洲版《ANGELs，LAY DOWN YOUR WORRIES》(《天使不烦恼》)，因内容结合了我国的国情，略作修改，仅供参考。

天使被吊在天平上，
一边是暴行，一边是荣誉。
生命在煎熬，翅膀在燃烧，在崇高和神圣背后，
无法道出的是心酸，全力救人却落一身埋怨。
若市场倒逼真的要像基督那样，把医务人员钉在十字架上，
那么，你们只能自己拯救自己，让智慧的悟性引领你们去找到救赎的道路。
耐心和持久胜过激烈和狂热，一分预防胜过十分处理。
你们会因此走得很慢，但相信你们不会后退。
一切就是这样，一切也完全不同。

PART 3　医患纠纷的预防

14　医患纠纷预防方法和思路
有益性★★★★☆　实用性★★★★★

医患纠纷预防方法和思路

庄璘[①]　George P.Rodriguez[②]　Andreas Heinz[①]　长谷川一[③]

① 罗斯托克大学附属医院　罗斯托克　德国
② 纽约长老会哥伦比亚与康奈尔大学医院　纽约　美国
③ 新百合丘综合医院　川崎　日本

全球任何一所医疗机构,其实都是非常重视医患纠纷的预防,各式各样的管理方法和管理理论也是层出不穷。但是为什么还是会感觉到困难比办法多,结果比预想的糟糕?要做好医患纠纷的预防,实属不易,小诊所、门诊部、小医院更难以与大型医疗机构相提并论,不仅没有专职的医患纠纷专业技术人员的支持,在管理上也只是凭借着一种自发的管理意识在艰难地维持。面对医患矛盾上的诸多困难,其实,大型医院医疗机构也是莫名地烦躁、无所适从。

有三个方法可以解决所有的医患纠纷难题:放弃,接受,改变。不愿意放弃那就接受,不能接受,那就改变。在这里,我们并不想将所有的医患纠纷防范重点一股脑地拖出,也不打算阐述医患纠纷预防的相关理论。而是向大家推荐和介绍一种简单、实用,但是却功效卓著的医患纠纷预防方法和思路——"3C"管理法,即:Check(去查证、去把关)、Clear(去表明、去交代)、Comprehend(去领会、去理解)。

现代社会是一个 Risk Society(风险社会),在高度发展的现代化医疗进程中,来自人类自身行为和自制技术的风险,威胁着每个人的生命、健康、心理、安全,乃至社会的秩序。面对日益增加,且复杂性不断加剧的医患矛盾,越来越多的医疗学者开始兴起医疗风险和医疗风险应对的研究,几乎波及自然科学、社会科学和人文学科的各个领域。但迄今为止,仍然没有一种理论和方法可以有效预防医患纠纷的发生,这也激发了许多年轻学者进行新尝试与学术探索的浓厚兴趣。

任何事情都是遵循实践到理论+技术,理论+技术到实践的过程。我们通过现代医疗信息技术开始筛选医患纠纷发生的原因,结合医疗风险、风险规制以及法学和心理学,寻找出了一些预防医患纠纷的方法,并对这些方法进行数理统计,我们得到了一些意想不到的数据,但这仅仅是第一步。此后,面对这些数据,我们又开始了全球范围、为期2年的调研、收集、整理、总结,并随着与医患纠纷实践工作的结合,以及现代医疗信息数据分析软件的不断升级,最终,我们还是将这些预防措施归纳进入了下述3类10项内容中,然后我们得到了"3C"。

一、Check

(一) 查房

MOD(Management Organization of DPT,医患纠纷管理组织机构)应与院领导、医务、护理等相关部门一同进行行政综合查房。行政综合查房不仅可以及时发现医患纠纷管理工作中存在的重点、难点问题,确保各项医疗质量安全工作能得到有效开展和持续改进,而且,将行政综合查房和行政管理结合,一方面可以拉近与院级领导、医务、护理等相关部门和临床科室的距离,发挥多方沟通作用,进一步增强MOD的协调能力。另一方面也有利于倾听患者及其家属对医疗服务的意见,增进与医方的沟通,促进医疗质量安全的持续改进[1]。此外,在查房时需要特别注意"危急值"的报告情况。"危急值"即:当这种检验结果出现时,说明患者可能正处于危险的边缘状态,当"危急值"信息出现时,是否能够迅速给予患者有效的干预措施或治疗,是判断患者可能出现的不利后果与医疗机构的过错是否存在因果关系的依据。"危急值"从本质上来讲,就是一种医疗安全不良事件风险信号的指标,若不及时发现和控制,医患纠纷很可能出现(可参见后面章节《危急值与医患纠纷》）。

（二）查资质

MOD应加强对医务人员执业资格准入和医疗技术准入两个方面的监督管理，才是确保医疗质量安全，预防医患纠纷的最基本的前提和保证。这不仅是对医务人员本身负责，也是对患者负责。

1. 按照《中华人民共和国执业医师法》、《护士条例》、《执业药师资格制度暂行规定》等规定的要求，医务人员必须在严格的执业资格准入制度下，进行医疗行为。

2. 根据卫生计生委（现为卫健委）已经出台并在逐步完善的相应医疗技术准入标准及特殊医疗资格的规定，并结合医疗机构相应的级别来开展适宜的项目及医疗行为。

（三）查病历

MOD应坚持对病历进行质量抽查，尤其是医疗风险较高和医患纠纷发生率较高的科室。抽查内容主要为除死亡病例讨论记录、疑难病例讨论记录、上级医师查房记录、会诊意见、病程记录以外的所有客观病历的真实性、完整性和一致性。并时刻提醒医务人员要将每份病历都当作医患纠纷的病历去看待，防患于未然，才能始终警惕医患纠纷的发生。

（四）查案例

医患纠纷专业技术人员应善于从过往的医患纠纷案例中，寻找预防、处置与管理医患纠纷的方法与思路。其实，每个案例都是一个真实的医患纠纷事件，包含着极其复杂的因素，在任何一个细小的地方，只要细心发掘，总是可以找到许多规律性的东西，从而更有效地指导今后的实践，起到防范医患纠纷的作用。需要注意的是，由于案例与案例之间不具有可比性，即便有些案例具有一定的引导作用，有较高的参考价值，但每个案例情况的客观差异，决定了具体问题还是需要具体对待，因此，本书中并未出现太多的案例分析，只是希望运用基础方法告诉医务人员如何预防、处置与管理医患纠纷。如果医务人员希望了解更多医疗案例，可关注庄璘（Zorin Nikolaj）的微信公众号。

（五）查落实

医患纠纷的发生主要原因之一，是由于医务人员没有很好地执行医疗制度和规范，尤其是核心制度的执行与落实。因此，要通过对管理制度落实的检查来教育医务人员牢固树立依法执业的意识，把各项医疗制度和规定渗透到医疗活动的每个环节。并针对具体医患纠纷管理过程中暴露出的问题或存在的潜在风险，认真细致地去研究和落实，能整改的应立即整改，不能立即整改的，也应进一步征求意见后逐步改善。对于存在严重医疗质量安全隐患以及经多次检查拒不整改的科室及其负责人或当事人，需给予相应的惩罚，而对于积极整改的科室及其个人也应给予一定的奖励或鼓励。

二、Clear

（一）现场座谈

由科室提出需求，MOD根据科室的需求进行答疑，例如，咨询医疗法律法规、医患纠纷的预防与处置的技巧、方法以及其他需要该部门协调处理的事项等。这样的座谈形式对于医患纠纷专业技术人员是一种挑战，却能从座谈中获得第一手的医疗质量安全信息，并能够有效的建立医患纠纷咨询的权威性，这将极其有利于医患纠纷管理组织机构进行医患纠纷的个性化管理，为有效地避免或杜绝医患纠纷的发生提供安全保障。其实，对于提出的问题进行事前的征询和探讨，正是医患纠纷预防的关键与核心。

（二）医患纠纷事件讲评

医患纠纷事件讲评针对每个医务人员，可充分利用早晚交班、查房、现场座谈、培训课和会议的机会，对本院或其他医疗机构发生的医患纠纷事件进行讲评与解析，这不仅能提高医务人员医疗质量安全意识和维权意识、规范医疗服务流程、增强医患沟通技巧。而且，以案说法、畅谈预防与处置医患纠纷的亲身体会，更能让每位医务人员提升认识，强化责任，提高技能，真正担当起为生命保驾护航的神圣使命。其实，走访式的医患纠纷事件讲评（早晚交班、查房、现场座谈）比固定式的医患纠纷事件讲评（培训课、会议）效果要好的多（$P<0.05$，比较有统计学意义），尤其是针对高风险科室进行小范围的医患纠纷事件讲评，收效明显。

表3-1 走访式与固定式医患纠纷事件讲评比较

讲评方式	次数	纠纷发生数	统计量（X^2）	P值
固定式	163	9	5.845 4	0.015 6
走访式	181	1		

注：研究选取2013年1月~12月，在德国罗斯托克大学附属医院外科、美国纽约长老会哥伦比亚与康奈尔大学医院外科以及日本新百合丘综合医院外科进行走访式与固定式医患纠纷事件讲评总计344次作为研究对象，采用PEMS3.0软件对数据进行统计学处理。

三、Comprehend

(一) 学管理

医务人员应学习现代医疗管理方法,切实改进医疗作风,优化诊疗护理用药流程,利用医疗信息技术,优化网络设置,加强医疗服务质量内涵及服务过程的质量安全管理,始终坚持医疗质量安全教育,注重全员安全质量意识的普遍提高,以细节体现人文精神,以优质的医疗管理满足患者的需求,减少医患纠纷的发生。

(二) 学法律

法律是人们行为规范的准则,医务人员要认真学法、守法、用法、积极主动地运用法律手段维护医患双方的合法权益。因此,医疗机构加强医务人员的法制教育,严格按照医疗法律、法规、部门规章、诊疗护理用药规范与常规行事,排除不良因素的影响,形成良好的医疗服务环境和氛围,就能够有效地提高医疗服务水平和医疗质量安全,预防医患纠纷的发生。

(三) 学心理学

过去,在医疗过程中虽然十分强调医疗质量安全,但往往会忽视心理因素对医疗质量安全带来的影响。其实,各种研究结果表明,心理因素与医患纠纷有着千丝万缕的联系,它确实是新形势下发生医患纠纷的一个极其重要因素。它涵盖了医患的道德追求和生命价值观、心理需求和行为动机、情感认知与认识转化、意志力量与语言艺术等。因此,对医务人员进行心理学培训,能使医疗质量安全提高,医患关系改善,有效地降低医患纠纷的发生率,对医患纠纷的预防管理起到积极的推动作用。

Andreas Heinz: 在医疗质量安全管理过程中,预防医患纠纷其实存在着抽象认同和具体实施之间的巨大差异,这极易成为全球医疗机构维护自身利益博弈的工具,而国际上公认的做法是提供明确的《预防指引》(*Prevention Guide*)。如果没有《预防指引》,也不知道如何去预防医患纠纷,那我们就要寻找一个通用的、简单的、有效的方法,去解决实际问题。然后把这个方法丰富和规范,让其成为一个系统和经典。Dr. Donabedian 曾阐述过医疗质量三维逻辑理念,即 Structure(结构)、Process(过程)、Outcome(效果)。但预防医患纠纷的本质从来就不是逻辑理论,而是经验。因此,我们一方面试图通过传统和纯粹的 Structure(组织结构)来对医患纠纷的预防管理作出一个合理的解说(可参见前面章节《医患纠纷管理组织结构及人员》)。另一方面,逐渐放宽我们的研究视野,从预防医患纠纷的 Outcome(效果) 和 Process(过程)入手,分析、归纳、总结预防医患纠纷的具体方式。但从执行的角度看,对医患纠纷预防管理的细节问题尚缺乏深入研究和具体论述,这大概是受到"目的论"的影响。

"3C"管理法的重要价值就在于不谈理论,不唱高调,注重现实路径和预防医患纠纷的执行问题,使医疗管理者及其医务人员可以在不知不觉中领略到预防医患纠纷的诀窍。如果再接再厉还能掌握"查、讲、学"的重点,并运用自如,以至于能在最少的时间内,获得最大的效果。此外,我们也希望有更多的医疗机构能着手实践,帮助我们一起来验证这种预防医患纠纷的方法。

George P. Rodriguez: 据了解,丹麦某州医疗机构的药房在发药时,错写了药品的使用方法说明,将本该吃 1 片的写成了 3 片,患者服药后,在阅读说明书时发现错误,患者通过查询发药人资质证实其为实习生,并通过律师向医疗机构提出索赔请求。最后经法院判决,医方在患者药物代谢期后的一个月内为该患者进行一次体检,价值 5 000 丹麦克朗,并补偿患者因就诊而带来的健康风险 25 000 丹麦克朗。

各国对医疗专业技术人员的执业权限也大致相同,规定只有经过资格认定的医疗专业技术人员才能在注册的领域内,按照执业范围、执业类别、执业地点等从事相应的医疗、预防、保健、护理、药剂等业务活动,非医疗专业技术人员是不得直接从事医疗专业技术工作的。超范围执业可即成立医疗过错。因考研、考博等各种合法原因转换专业的,必须经注册才能实际开展新范围内的业务,否则也会成立医疗过错。但是医(药)学是经验学科,并不是真正意义上的科学,准确的说医(药)学是技术科学,科学解决理论问题,技术解决实际问题。具有高等教育学历的医(药)类专业毕业生必须经过实践,并参加职业资格考试才能获取从业资格,也就是说,医(药)类专业的学生毕业后无法直接获得从业资格,那不是他们的错。

据调查发现:在美国,本土的医学院毕业生(6~7 年制)从毕业到通过 USMLE 考试(美国执业医师资格考试)平均大约需为 2.5 年;在德国,医学类专业,6 年制(临床医学和口腔医学)的毕业生需要经过毕业前四次国家考试和三次毕业后的国家考试才能获得从业资格,即:临床课程学习的国家考试(Akademische Examina)、临床实习的国家考试(Praktisches Jahr)和实习后的德意志联邦执业医师考试(Staatsexamen)。此外,药学类、医学心理学类、兽医类毕业生也需要经过二次德意志联邦国家考试,从毕业到获得从业资格平均大约需要3.0年;在日本,高等院校的医学部(5~6年制)毕业生必须在厚生省认定的医院进行一年的实习后,才能参加日本医师国家考试,从毕业到获得从业资格最快也需要1.0年,但从历年的合格率看不会超过60%;在中国,卫生部门很重视"执业资格真空期"的问题,也出台了如《卫生部关于医师资格考试报名资格暂行规定》等部门规章。但是只有7年制临床医学、口腔医学、中医学的临床硕士生和八年制毕业生在学习期间有相当于大学本科的一年生产实习和一年以上严格的临床实践训练,可在毕业后当年参加医师资格考试;临床医学、口腔医学、中医学和公共卫生预防医学硕士和博士研究生在学习期间已具有一年以上的临床实践训练或公共卫生实践的经历,可在毕业当年参加医师资格考试,除此以外,都规定了不同程度的规范化实习培训期和从业年限的要求,从毕业到获得从业资格平均大约也需要3.0年。

为了使医疗质量安全能走向规范化、标准化、科学化,提高医务人员基本素质,保证医疗质量安全,对医疗服务行业的从业人员采取严格的职业资格水平评价制度,禁止医务人员在获得执业资格前独立从事医疗工作,禁止非医疗专业技术人员从事执业许可的工作,并在学历、从业经历和培训经历上设定职业资格准入条件,是正确和必要的,也是世界各国通行的做法。至于"执业资格真空期"出现的"非法行医"、"非法执业"都是医疗管理本身的问题,与制度设置本身并没有太多的关系。

本案中发药人显然是没有发药资质的实习生,但医疗机构却没有检查和评价医务人员的执业资质,当出现医疗差错时,就容易使患者处于医疗危险之中,尽管医务人员每天主观愿望是提高医疗质量和保障医疗安全。医疗机构作为规范化实习培训期、进修期医务人员的受训基地,医疗机构就有必要对他们进行严格的教育和训练,以确保他们的行为符合各岗位医务人员的要求。培训的医疗机构有责任对他们的医疗行为进行监督和管理,将医疗质量安全的内容整合到他们的培训中去,并保证为其提供安全的培训场所,以免因医疗质量安全管理的松懈、设备维修的不及时、预防措施的不到位、使用高风险医用材料的失控等而导致院内感染[朴克]、职业性伤害、医疗不良安全事件的发生。在医疗机构中,患者和实习的医务人员通常并没有意识到医疗场所是不安全的,因为他们并没有对他们自己的行为保持风险的警惕。所以医疗机构的管理者必须采取行动,保证医疗场所对患者和实习的医务人员是安全的,这是你们的工作,也是你们的职责。

作为医务人员,由于主观或客观的原因导致了错误发生,既然发生了这样的结果,就没有理由去推卸责任。改正错误不是最终的目的,积累错误、整理错误、分析错误、改正错误,最终实现在关键时刻不会再犯错才是目的。在医疗管理实践中,将错误率控制在0.1‰~1‰的范围内都是合理的。因此,第一不要拿自己的错误惩罚自己,第二不要拿别人的错误惩罚自己,第三不要拿自己的错误惩罚别人。中国有句古话:人非圣贤,孰能无过,过而能改,善莫大焉。好的医疗管理是要给医务人员犯错的自由,但不代表纵容犯错,视而不见。犯错可以,但是必须从错误中接受教训。可是一犯错误就进行处罚,不停地灌输绝对不能犯错的思想,也并不是一种优秀的管理方法。当然,对因错误而死去的患者而言,医务人员即便从错误中吸取了教训也是无济于事的。当我们犯了错以后,同事们说:以后做事小心一点,不就行了。可是我觉得,不是小心一点就好了,应该有方法、有技巧地来避免犯错,"3C"是最好的方法。

长谷川一:医患纠纷预防的方法只是给医疗质量安全的管理和使用者提供一个靠谱的思路和框架,但并不能代替管理和使用者的头脑。如果你们尝试着应用"3C"方法,可能会发现,在有些时候,这个方法其实就是PDCA循环[解释1]质量管理体系运转的基本方法的简略形式。其实,它把医患纠纷质量管理体系的八个步骤缩减成了四个:

(一)从医患纠纷的定义开始,分析现状,找出成因。然后对成因进行分析和分类,并通过分类区分主要原因和次要原因,以此来确定使用什么有效的方法来预防与处置医患纠纷。寻找成因的方式:查房、查病历、查资质、查案例。

(二)按照"5W1H"的方式来明确医患纠纷评价的目的、措施和执行力。有效的措施和高效的执行力需要依靠执行力组织来完成,这是组织完成目标的重要一环。

(三)把医患纠纷关键的、重要的、核心的管理过程作"精简"处理,对医患纠纷的预防与处置,在周期中"并行"开展,并以程序化的方式落实医患纠纷的预防,实现医患纠纷管理经验的积累与沉淀,为未来标准化的医患纠纷管理体系提供实践论依据。医患纠纷的预防的措施主要表现为:查落实、现场座谈、医患纠纷事件讲评。

(四)处置遗留的医患纠纷问题。因为所有的方法都不能在一个PDCA循环中全部解决,遗留的医患纠纷问题会自动转进下一个PDCA循环,周而复始。此外,在处理问题过程中医务人员需要不断地去学习管理、学习法律、学习心理学,不断地去总结,不断地去反思,才能适应社会和发展的需要,流水不腐,户枢不蠹,民生在勤。

在医疗质量安全管理中,PDCA循环实际上是有效进行医患纠纷预防合乎逻辑的工作程序,并在实际操作过程中得到了广泛的应用和验证,并取得了很好的效果。因此,"3C"在这基础上形成了快速预防医患纠纷的基本方法。但是,在运用这种方法时要特别注意:在做完一个医患纠纷事件后,一定要以备忘录的方式,把医疗不良安全事件或质量安全隐患的性质按医患纠纷的分类要求区分开来,把解决方式、处置诀窍及反省的事项记录下来,如此一来,下次就不至于犯同样的错误,也不会在同一个地方浪费时间,就算不同人来预防医患纠纷,也可以很有效率地进行,这样就具有了方法的普遍性和实际意义。从此点延伸,我们越发感觉到建立,例如,具有医疗专业技术人才和医疗专业技术管理人才(可以通过医疗从业人员的相关信息、就业的相关信息来了解医疗从业人员的职业资质、个人诚信档案等情况)、具有医患纠纷产生事由、医患纠纷预防与处置方法和诀窍(可以通过对历史医患纠纷产生事由的分类及预防、处置方法和诀窍的相关信息的查询为正发生的医患纠纷的预防与处置提供借鉴)等 Obiect-oriented Database[解释2](面对对象数据库)是多么的迫切和重要。

庄璘(Zorin Nikolaj):针对近年来不断增加的医疗投诉率和医疗暴力"伤医"事件,医疗机构十分迫切希望在医患纠纷的预防这一课题上,有更具体、更简单、更有效的突破。但是,关于这一点,我想告诉大家的是:预防医患纠纷的方法和能力是必要条件,而不是充分条件,那么,什么是充分条件呢? 那就是预防医患纠纷的正确思路。不受虚言,不听浮术,不采华名。其实,在医患纠纷预防的道路上,除了汗流满面是没有其他获致的方法的,热情也罢,幻想也罢,以整个身心去渴望也罢,都不能代替实践。

[解释1] PDCA 循环又叫 Deming 环,是管理学中的一个通用的模型,最早来源于统计质量控制(SQC)之父 Walter.A.Shewhtar 的构想,后来被美国质量管理专家 W.Edwards.Deming 博士再度挖掘出来,并加以广泛宣传和运用于持续改善产品和服务质量,它是全面质量管理所遵循的科学程序,并依照 P(Plan 计划)→D(Do 实施)→C(Check 检查)→A(Action 处理)不停地周而复始地运转。

[解释2] 面对对象数据库是一种认识方法学,也是一种新的程序方法学,它是以面向对象的方法和数据库技术结合起来,使数据库系统的分析、设计最大程度地与人们对客观世界的认识相一致,从而形成的数据库系统类型。

[补充] 医院感染是指任何人员在医疗机构活动期间遭受病原体侵袭而引起的任何诊断明确的感染,它是住院患者在医疗机构内获得的感染,包括在住院期间发生的感染和在医疗机构内获得而出院后发生的感染,它包括内源性的院内感染、外源性的院内感染,常见的为呼吸道感染、泌尿道感染、胃肠道感染、切口感染,常见微生物为革兰阳性球菌感染、革兰阴性球菌感染、病毒感染、立克次体感染、真菌感染等。院内感染其实是无法完全避免的,国家对院内感染的要求是按照一定的规范执行,将院感率控制在一定的范围内。医疗机构完全按照院感的规范执行发生院感的,医方无过失,不承担过错或事故责任;医疗机构违反规范规定,发生院感的,应当承担相应的责任(可参见后面章节《控制医院感染,减少纠纷发生》)。

[参考文献]
[1] 肖建军.论奖惩制度与医疗机构行政管理[J].社会研究.2012,29:79-80.

From: 2010 年欧洲医院质量安全管理年会会议论文节选:《医患纠纷预防与控制》(英语翻译稿),2017 年,本文部分内容又经过修改以《医疗安全不良事件速效管理实用模式研究》发表于《中国卫生法制》,2017(2):58-62。

15 如何提高医疗质量安全意识
实用性★★★☆☆ 有益性★★★★☆

如何提高医疗质量安全意识
文小舟[①] 吴定中[②] 庄璘[①]

① 上海市闵行区中医医院 上海市 中国
② 上海中医药大学附属龙华医院 上海市 中国

Heinrich's Law(海因里希法则)and Murphy's Theorem(墨菲定律)告诫我们,医患纠纷之所以能得以预防的先决条件是:提高医务人员的医疗质量安全管理意识。主要包括以下几点:

一、增强医务人员的法制意识

法律的调整对象是行为,而所谓医患关系不过是医与患之间的行为互动或交互行为,没有医患之间的交互行为,就没有医患关系。法律是通过影响医与患的行为而实现对医患关系的调整,在法律面前医与患是平等的,当医务人员的人身安全遭受侵害,如果不懂得主动运用法律武器来维护自己的合法权益,而选择忍气吞声或一让再让,这只会更加助长那些"医闹"的气焰。所以,医务人员仅具备医疗专业知识是远远不够的,还必须对医疗相关的法律法规、部门规章、诊疗护理用药规范有一个基本的了解。只有具备一定法律知识,医务人员在自身安全遭受侵害时,才能运用法律的武器维护自身合法权益[1]。此外,医疗机构还应加强对医疗相关的法律法规、部门规章、诊疗护理用药规范的培训,解决医务人员法制意识淡薄、法律知识匮乏的问题。

二、重视患者知情同意选择权,增进医务人员的举证意识

没有无义务的权利,也没有无权利的义务,患者对自身身体有支配、控制和选择的权利。医务人员在医疗服务过程中应在不违背强制或禁止性规定及公序良俗的前提下,实施医疗服务行为,并如实告知患者实情,使其了解和知悉与其自身疾病所接收医疗服务相关的各项信息,如疾病情况、诊疗护理用药措施、医疗风险、医疗费用等,并积极提供诊疗护理用药意见,使其自愿选择。此外,无论是医患纠纷专业技术人员,还是其他医务人员都必须具备举证意识,事莫明于有效,论莫定于有证,在医患纠纷发生的第一时间应努力做好证据的收集、认定和运用工作,并及时保存各项证据资料,维护医疗机构及其医务人员的合法权益。

三、提升医务人员的沟通和处理突发事件的能力

当医患纠纷处于可控的时候,应积极引导患方寻求理性化、合法化的解决方式和途径,并向当事人说明和讲解扰乱医疗机构正常秩序的严重后果。若过激行为已发生,则应该在第一时间根据上海卫生计生委(现为卫健委)、公安局关于印发《医患纠纷过激行为预防与处置流程》的通知,按照医疗机构自行制定的《医疗预警和重大医疗纠纷及医患纠纷过激行为应急处置预案》进行处理,以防止事态的再一次扩大。倘若医务人员在医患纠纷中,人身安全已经遭受侵害,医务人员应勇敢地拿起法律武器进行维权,通过民事诉讼向侵权者要求赔偿[2]。医闹者的行为如已经构成犯罪,还应追究其刑事责任。

四、提高医务人员的服务意识、专业技能和工作责任感

在医疗过程中,医务人员由于专业技能不精、工作责任心不强就很可能造成医疗过错,所有患者都希望医务人员能高度集中注意力进行诊疗护理用药,没有人相信一个一团心事的人会专心治病。因此,医务人员必须不断加强自身的专业技能的训练和学习,努力强化工作责任感,尽可能地为患者排忧解难,减少差错。同时,还应注意下列投诉人群,如教师、技术研究人员、医务人员、机关工作人员、司法人员、记者等,由于此类人群对服务的要求较高,在医疗服务过程中对诊疗护理用药不满,就容易滋生纠纷[3]。由此可见,把患者放在心中最高位置,把患者利益作为第一目标,把患者情绪作为第一信号,把患者需要作为第一要务,每天把满腔热情倾注在工作岗位上,刻苦钻研,兢兢业业,用艺术化的语言,亲切的笑容,真挚的感情来营造一个良好的医疗服务环境,提高患者满意度,这才是有效预防和减少医患纠纷发生的重要措施。

五、树立人本管理为先的服务管理意识

加强人本管理是当今医疗机构及其医务人员预防和处置医患纠纷较为理想的服务管理理念。其核心内容主要为对医务人员的人本管理和对患者的个性化服务两个部分,并将其归纳为以下几点:

(一)加强医疗机构文化建设

对于管理者,加强医疗机构的文化建设是坚持以人为本、平等互信、激发潜能,最大限度调动医务人员主动承担医患纠纷工作的动力和基础,是避免不必要的医患矛盾发生的内因。对于医务人员,坚持以患者为中心,加强以人为本的服务管理理念,尊重患者权利,履行告知义务,避免不必要的纠纷发生,改善医患关系,是医务人员服务于大众的根本宗旨[4]。

(二)及时补救,避免医患不良事件发生,提高收益

在查明确实因医疗机构过错造成患者损害(时间和金钱)的,应及时采取补救措施,包括赔礼道歉、改进服务,甚至经济补偿等。这样的补救措施可能有助于减少或避免患方采取法律行为而造成扩大医疗机构经济损失的风险。当然在许多情况下,患者最想得到的是道歉和承诺避免类似过错的再次发生。当患者感到不满时,医疗机构所面临的最大的挑战是恢复他们的信心,要让他们相信医疗机构正在采取行动,避免类似事件发生。因此,妥善地处理医疗投诉,不仅能提高患者的忠诚度,而且还有助于患者向他人推荐或宣传该医疗机构,从而间接地带给医疗机构源源不断的收益。

(三)提倡医疗服务人性化

医疗机构在日常管理工作中应高度重视容易引发纠纷的人群,如酒后的患者、忧郁症或精神病患者、黑道等不法分子、两牢释放人员、吸毒人员、患者家属中有从事医疗、法律工作的人员、车祸事故纠纷人员、家庭经济拮据人员、本院职工的熟人或关系户、暴发户、逃债者,等等。对于这些人群应开展多种多样的人性化服务,不仅能提高该类人群的满意

度,改善医疗机构形象,而且对提升医疗服务水平有很大的促进作用,并能有效地预防和减少医患纠纷的发生[5]。

(四) 改善医疗服务环境

患者具有个性化的特点,使得其对医疗服务环境有很高的要求。医疗机构要站在患者的角度,尽可能减少其心理负担,注意服务态度,讲医德、有度量、体现医疗特殊服务的艺术性,并为其提供舒适和宁静的诊疗护理用药服务环境。

(五) 加强自查自纠,减少医疗差错

医疗机构要严抓制度落实,不断提高医务人员的医疗技术水平和服务水平,并严格各项操作规程,强化责任意识,使患者安心就医,减少医疗过错的发生。

(六) 增强责任,严于律己

医务人员必须有很强的责任感,尤其是医院管理者更应该以身作则,做好表率和带头作用。对技术骨干、管理骨干既要关心爱护,又要严格要求。

六、转变医疗质量安全管理理念,优化医疗服务

全球的医疗机构都是把保护患者医疗安全作为医院管理的首要目标。因此,在医疗质量安全管理活动中,需要不断加强和转变医疗质量安全管理理念,优化医疗服务,并致力于提高患者生命质量,让患者和医务人员生活的更安全、更美好、更健康。

(一) 就医环境与人文气息

在欧洲,很多医疗机构已经不再是传统意义上的医院环境,而是一个休闲、轻松、惬意的地方。绿草如茵,鸟语花香,在绿荫间错落着五六层高的欧式建筑这就是病区,每个病区的一楼大厅都设有咖啡吧,供人餐点、休息。走廊内有公开的信息板,还有随处可见的自助饮水机[补充]、ATM机和各类免费的健康宣传册。在每个功能检查区外可见专业特色的休息区,非常的精致。有的医院甚至在每幢楼的一层设有儿童乐园、音乐厅、电影院、艺术馆和小教堂。医院变成了一个非常高雅、有情趣的地方。人们在这里不完全因为疾病,而是源于对健康的渴望、对生活的热爱、对美的追求,并以一种乐观、积极、宽容的态度去对待周围的每一个人,包括医务人员。因此,医患纠纷在不知不觉中被环境和人文气息所淡化(可参见庄璘(Zorin Nikolaj)的新书《摩登医疗》)。而在国内,医院不仅是医疗场所,同时,也是社会活动场所。门庭若市、熙熙攘攘、人满为患。虽然便民措施不少,但实用的却没有几项,确实无法满足患者的需求。也许这是国情决定的,没有可比性。良好的就医环境和人文气息,是构建良好医患关系的基石,在此只是希望未来有更多的医院去重视、去改善医疗机构的建筑规范,在这方面,民营医疗机构其实更有优势。

(二) 患者至上理念

虽然,经常能听到"患者至上"、"以患者为中心"等之类的就医理念,但与实际的医疗服务相比这仅仅是一句口号。也许,无法做到"患者至上"有来自体制的原因,但更多的是来自决策者本身。如果医院高层的决策不是以投资回报率为根据,而将更多的医疗决策偏向于患者的利益,那么"患者至上"将不再是一句空话。此外,"患者至上"理念最核心的部分,不仅仅是为患者服务,而是尽可能为医务人员服务,因为医务人员是医院的基础。医院要善待我们的医务人员,因为如果医院对医务人员不好,医务人员怎么可能对患者好?因此,要让医务人员建立"患者至上"的理念,不仅需要医院给予足够的物质和制度保障,更需要决策者明白"以医务人员为中心"才能成就"患者至上"理念,也只有这样,医疗服务质量与安全才能得到保证。

(三) 管理程序化,流程简单化

管理程序化是为了规避风险,而流程简单化是为了提高效率。两者就像一个天平,相互制约、相互制衡。我们要把握的是他们之间的平衡点,否则任何的医疗质量安全的预防和持续改进都是徒然。

1. 医疗质量安全管理流程的简化不能超越医院可接受的风险程度,如果医疗质量安全管理流程中的某种风险是必须要控制的,那就不能将流程简化。

2. 医疗质量安全管理流程有投入,必定会有产出,医疗质量安全的控制就是一种投入。所以医疗质量安全的管理要进行收益成本分析。

3. 在医院可承受的医疗风险内,医疗质量安全管理流程的节点设置应遵从2∶8原则。对于经常出现的医疗问题,我们要通过医疗质量安全管理流程的节点来控制,而出现很少的,我们可以省去这个节点。这三个原则将帮助我们进行程序和流程的再造。也许时间是解决问题的方法,也许医患纠纷的管理程序化、流程简单化只有一个原则:"简单设计,够用就好。"

(四) 尊重患者,有效沟通

一线的医务人员其实感受颇多,人在生病的时候,神经很容易过敏,在与患者接触与交流中,医务人员的一句良言、

一个微笑、一个关心、一个善意的动作,都能让患者及其家属开心起来。然而,一句生硬的话语、一个不屑的眼神、一个冷漠的态度,也能引发患者及其家属的不满和投诉。对于互相依赖、共求生存发展的"医"与"患",应该相互尊重,因为尊重别人就等于尊重自己,只有彼此之间建立亲切的情感和诚挚的互信,才能建立良好的医患沟通关系,患者就能很顺从、很轻松的配合医务人员做好诊疗护理用药工作,从而减少医患纠纷的发生。

七、开展多种医患体验互动活动

人的行动是一种含义象征,人通过社会互动建立含义,确定自己的身份以及如何与他人相处,人对事物的行动是依据这些事物对他的含义,这些含义是从社会互动中得到的。医疗机构面对社会,实施开放式的医患沟通,主动与社会、学校、街道、司法、传媒企事业单位等组织机关团体建立密切联系,定期开展如"医院体验日"等公益活动,并邀请社会各界人士走进医院,实地参观、了解医疗建设发展的过程。此外,医疗机构还面对面与患者进行沟通和交流,提供公益讲座、医学咨询、健康评估、康复指导、医疗法律法规解答等人性化服务,并通过沟通交流来了解大众医疗需求,收集群众对医疗机构的监督评议和管理服务评价与满意度,以此来提升医疗机构管理与服务能力与水平。

很多时候,我们犹如溺水的人,总想要抓住点外物来规避风险。但其实我们真正应该完成的只有自救,只有树立牢固的医疗安全意识,才是减少医疗风险最有效,且唯一的途径。事实上,我们不知道这个世界上是不是真的有所谓的医疗安全,还是因每个医务人员都说自己无法规避医疗风险,才会觉得在医疗上没有安全感。医务人员不应该试图追求安全感,特别是年轻的医务人员,糟糕的医疗环境从来都不会有绝对的医疗安全,如果你们觉得安全,那很可能已经开始遭遇风险。真正的医疗安全其实来源于你们对自己的信心,是你们在医疗成长过程的每一阶段的目标实现,甚至它存在于你们的内心深处,是对你们自己命运和职业走向的掌控,因为你们最大的对手永远都是自己。所以当你们觉得不安的时候,请想一想自己的初衷,然后抬起头继续倔强地走下去,唯有根深蒂固的医疗安全意识,才能解除你们所有的不安。

[补充] 医疗机构不仅提供诊疗设施、措施,还要提供生活设施,例如床、被褥、灯、开水、空调、卫生间、食堂等。这些设备设施应当得到维护,以保证良好运转。如免费提供的饮用水,按照国际标准和习惯,必须由专人负责检查水源质量、保证水源的及时更换、维护等,否则因"额外的人性化的免费"服务也会导致医患纠纷的发生(生活设施设备的瑕疵与患者的不良后果相结合,医方很难举证证明这些不良后果与医方的过失无关)。

[参考文献]
[1] 王才亮.医疗事故与医患纠纷处理实务[M].法律出版社,2002,1.
[2] 吴修荣.实行三级预警减少医疗纠纷[J].医院管理论坛.2011,8(28):20-21.
[3] 王先梅,赵勇,杨鑫.医疗服务投诉原因分析及对策[J].现代医药卫生,2011,27(7):1101-1102.
[4] 苑兴友,龚相东.浅谈病员满意度在预防医患纠纷中的调查分析[J].中国医药指南,2012,10(31):369-370.
[5] 康国庆.加强人本管理预防医患纠纷[J].中华适宜诊疗技术杂志,2006,24(1):54-55.
[6] 徐可君.加强医患沟通替身患者满意度的探索[J].江南论坛,2016,53(12).

From:2016年上海市医疗质量控制管理论坛参会发言稿节选:《医疗质量控制与医患纠纷》,仅供参考。

16 浅谈医疗场所安全风险管理控制体系
前瞻性★★★☆☆   实用性★★★★★

浅谈医疗场所安全风险管理控制体系

Sten Gerhard[①]   庄 璘[②]   加藤智久[③]

① 厄勒布鲁大学附属医院 厄勒布鲁 瑞典
② 上海市闵行区中医医院 上海市 中国
③ 圣路加国际医院 东京 日本

多年来,全球的医疗机构及其医务人员无时无刻不在面临着工作场所暴力的威胁,减少医疗场所暴力行为的发生是所有医疗管理者共同的愿望。他们开始在医疗机构内部制定预防医疗场所暴力行为的预案,将医院变成了战场和禁区,不断地在医疗机构中设置安全门、巡逻队、监控网络,甚至将防暴部队引入了医院。其实,这些并不是医疗场所安全风险管理的初衷。

医疗场所安全风险管理需要一个控制体系来规范,但它与其他控制体系一样,并不能完全杜绝医疗场所暴力的发生,但是可以有效缓解医患之间矛盾的激化,规范医务人员的诊疗护理用药行为,从而降低医务人员受伤害的概率。对2013年,美国、德国、瑞典、日本和中国的医疗场所风险因素进行统计与分析,并针对医疗场所暴力的诸多因素,从前馈控制、同期控制、反馈控制三个方面,分别提出医疗场所暴力预防所必须涵盖的内容与控制范围。

表3-2 各国医疗场所暴力的因素

医疗场所暴力的因素	美国	德国	瑞典	日本	中国
缺乏专业的医患纠纷管理组织机构	7.39%	5.04%	16.27%	29.45%	48.21%
缺乏完善的医疗质量安全管理制度	6.34%	4.28%	8.80%	5.22%	13.23%
对医务人员的医疗质量安全教育或培训不足	7.92%	7.42%	4.71%	5.05%	26.18%
医务人员缺乏法制意识	2.52%	4.27%	7.33%	16.25%	49.35%
医务人员缺乏医患沟通和处理突发事件的能力	12.02%	9.43%	15.49%	3.77%	36.10%
缺乏安全的就诊和行医环境	27.93%	34.81%	39.11%	42.63%	89.66%
医务人员不购买人身意外伤害保险	13.74%	3.36%	1.58%	48.94%	98.12%
医务人员不及时处理医患矛盾或低估场所暴力的可怕性	10.30%	8.28%	14.54%	6.11%	22.35%
对医疗场所暴力信息的漏报	21.23%	30.01%	28.25%	47.36%	61.01%
对医疗场所暴力调查取证的失真	17.11%	28.26%	12.38%	29.38%	33.52%
司法系统越来越频繁地利用医院照顾罪犯和暴力倾向的患者	33.99%	27.12%	24.30%	38.91%	48.22%

一、前馈控制

医患纠纷的前馈控制(Feedforward Control,FC),是指在医患纠纷发生之前,为强化医疗机构的精细化管理,减少医患纠纷的发生,从而出现的一种控制行为,是以防患于未然、使医疗质量安全的资源配置更合理、改善医疗服务、提高团队素质和稳定医疗收益为主要目的的医疗安全控制手段,其具体内容如下:

(一)建立医患纠纷管理组织。医疗机构需设置医疗服务质量监控部门和投诉管理部门,并配备专职人员和专门的接待场所,具体负责监督医疗机构的医疗服务工作、检查医务人员的执业情况、受理和处理医疗投诉等,并将医疗纠纷解决途径、程序和联系方式等公开公示。有条件的医疗机构还应设置专业的谈话室,安装视频音频的录制设备等。

(二)完善医疗质量安全管理制度。医务人员在医疗活动中,应严格遵守医疗卫生法律法规、行政规章、部门规章和诊疗护理用药规范、常规,恪守医疗服务职业道德,对急危重患者及时采取紧急措施进行救治处置,对麻毒精放药品严格管理,对医疗设施设备等定期维修检查等,严格按照医疗质量安全管理制度的规定进行操作。

(三)加强医务人员医疗质量安全的教育和培训。除加强对医务人员的职业道德、人文精神、沟通能力外,还应通过教育和培训,使医务人员在医疗服务过程中,强化"首问负责制"、"首诊负责制"、"首诉负责制"的服务管理理念,并不断强化医务人员的基础医疗质量安全和核心医疗制度的教育与培训,这是解决医务人员不懂/不会/不知如何进行规范化诊疗护理用药的重要问题,也是避免医疗场所安全风险的重要保证。

(四)增强医务人员的法制意识。当医务人员的人身安全遭受医疗场所安全风险的侵害时,应主动运用法律武器来维护自己的合法权益。因此,通过加强医疗相关的法律法规的培训,是解决医务人员法制意识淡薄、法律知识匮乏的最好办法。

(五)提升医务人员的沟通和处理突发事件能力。对全体医务人员进行医患沟通技巧和医患纠纷预防与处置突发事件的培训,能有效提升医务人员的沟通能力、交流能力和应变能力,从而规范和提高医疗机构的医疗服务水平。

1. 通过医患沟通,能让患者及时、准确地了解自己的病情,以便于患者积极配合医务人员的救治。

2. 病情有可能趋于严重,要提前向患者及其家属反复交代病情及其风险,使其就医的预期降低,减少医患纠纷的发生。

3. 与患者沟通应避免主观评判患者前期及外院的治疗效果。但可以在交班、病例讨论等科室会上进行点评与交流,但切记,不得将个人的主观判断告知患者及其家属,以免导致不必要的纠纷发生。

4. 在手术、麻醉、特殊检查与治疗前对患者及其家属进行疾病的预后、并发症、不良反应等医疗风险的全面宣教和告知,并定期向患者及其家属宣教和告知正确的健康知识,使其正确认识疾病与医疗、医疗与个体、个体与疾病的关系。此外,在努力降低患者及其家属就医期望的同时,高度警惕高危人群,如既往精神病史、合并抑郁症、情感受挫、因各种情况存在自卑心理、经济条件较差、久病不愈丧失治疗信心等情况的患者,对此应积极帮助他们树立信心,并适度增加与其的沟通频率,以预防医疗不良事件的发生。

(六)目前为止,中国的医疗机构并未被纳入公共场所的范围。因此,医疗机构可以利用现有的法律法规来保护自身场所安全,建立安全的就诊和行医环境。

1. 医疗机构可以制定就医流程和规定,限制诊疗护理用药等医疗行为的就诊人数和时间;诊室、病房等不允许无关人员出入;一个患者的陪护最多1~2人;非探视时间,禁止患者及家属随意出入,其他无关人没有当值医务人员的允许不得进入病区等。

2. 将病区与医务人员工作区分开,尽量避免一人值班。

3. 在诊室等医疗公共区域安装或为医务人员安装、配备、检修紧急呼救设备,加强医院出入安检,禁止患者及其家属携带有可能造成医务人员人身伤害的器具(例如,刀具)进入医疗机构。

4. 全体医务人员都应熟练掌握医疗预警、重大医疗纠纷及医患纠纷过激行为的应急处置预案。日常应以科室为单位,不定期开展院内场所暴力、消防逃生等应急演练。

5. 在医疗机构显著位置张贴告示,宣教对院内暴力事件等零容忍的态度和处理措施,以及对发生上述状况时,医疗机构可拒绝为当事人继续提供医疗服务的就诊通知,甚至可以制作防止暴力伤医行为的宣传品。

6. 医疗机构应实现24小时摄像监控和安全管理系统的全覆盖。医务人员可根据权限的大小出入医疗机构内的不同区域,而患者及其家属需持证才能出入医疗机构,并对出入范围加以规定和限制。

7. 在诊室或病房集中的区域应设置安全缓冲区,如安全房,一旦出现场所暴力事件可发挥庇护作用。诊室、护士站、服务台、医务人员办公室等应设有防弹、防碎玻璃门和窗。在接待室或容易出现暴力的场所使用的家具,尽量是轻的、无棱角、固定的家具。室内不要陈设花瓶、烟灰缸、相框等物品。并保持室内外光线的明亮。

8. 有条件的医疗机构可在医疗机构内部设立公安机关的派出机构,并在聘请职业安保公司对医疗机构实施安保管理。

(七)购买人身意外伤害保险。医疗机构应为医务人员购买较高额度且保护全面的人身意外伤害保险。

但是,以上这些控制行为并不能一定达到良好的控制品质,因为前馈控制始终是一种预测性控制,其缺点就在于该控制需要及时和准确的信息反馈和评估才能得出结论。因此,在实际运用中就需要加入反馈控制。反馈控制的特点正是根据控制的最终结果进行及时、准确的反馈评价与持续改进,以弥补前馈控制不可预测的缺陷。

二、同期控制

医患纠纷的同期控制(Synchronization Control,SC),又称过程控制。控制点正处于医患纠纷发生过程之中,是对正发生的医患纠纷进行处置、指导与监督,并以此来保证医患纠纷的处理能按照规定的政策、程序和方法持续进行的一种控制行为。同期控制是以减轻医疗机构、医务人员、管理人员以及其他人员身心负担、延缓医患纠纷事态恶化为主要目的的控制措施,其具体内容如下:

(一)医疗场所风险发生时,首先,医务人员应保持冷静,仔细聆听投诉人的基本要求,认真询问投诉人不满意的源头,努力去寻找纠纷焦点,有意识的代表医院表示歉意、关心和理解,积极、迅速和主动的进行反馈,并做好投诉相关信息的登记。对于涉及收费、价格等能够现场核查和处理的纠纷,应当及时查明情况,立即纠正。对于情况较复杂,需调查、核实的投诉,应将调查、核实的信息反馈和移交医患纠纷管理组织机构进行处理。此外,如事务人员感觉患者已经对自己失去信任,则可以把患者转到部门负责人处进行处置,有时这样也可以避免事态的扩大。

(二)无论出现何种医疗安全不良事件,医务人员都应主动上报院内医患纠纷管理组织机构,医患纠纷管理组织机构将根据首诉部门提供的投诉信息,结合医患纠纷管理组织机构核实后的结果,统一反馈给患方和上报(汇报)医院主管领导,并根据医疗安全不良事件报告的有关规定上报卫生计生行政部门(现为卫生健康行政部门)。

(三)当事医务人员/当事科室/医患纠纷管理组织机构应对医疗安全不良事件进行调查取证,调查取证应符合法律法规规定的程序和要求。因为在医疗行为过程中收集到的材料一般都具有较高的价值和较强的证明效力,为后续的非诉讼解决机制和诉讼解决机制处理医患纠纷奠定良好的基础。

(四)医疗场所暴力事件发生时,应及时向警方或安保部门求助,并通知医院相关部门进行处理。同时,应注意自身安全保护,当事医务人员尽可能寻找周围物品用于正当防卫,以抵挡各种钝器和锐器对身体的伤害。有机会可以离开的,应迅速撤离现场,以躲避医疗场所暴力伤害。确保安全后可凭借手机等设备固定医疗场所暴力的现场证据。如果医务人员不幸被暴徒纠缠,应果断采取正当防卫的措施,在防卫过程中也需要注意身上的配饰,例如,眼镜、项链、戒指等带来的二次伤害(正当防卫的相关内容可参见后面章节《普法与维权》)。倘若医务人员遇到严重暴力伤害需要手术等应急救助的,医疗机构应做好救助的准备。

(五)对受伤害的医务人员做好心理安抚工作,对于个别难以承受的受害医务人员,医疗机构应设置心理支持的预案。

三、反馈控制

医患纠纷的反馈控制(Feedback Control,FBC)是发生在同期控制最终结果产生之后的一种控制行为,是医疗机构及其医务人员对医患纠纷预防与处置的实际情况(变化结果)作出正确反应的重要依据。反馈控制的最大缺点是滞后问题,即从产生医患关系及争议到采取适当的措施之间可能有时间上的滞后。在医患纠纷处理时,实际情况可能已经发生了明显的变化。而且,不利影响已经造成,甚至无法弥补。主要包括:减少损失、确定问题、持续改进。

(一)在不影响公安机关办案的前提下,医疗机构应当敦促公安机关尽快选取合适时机,通过各种途径及时向外界披露事实真相。医院新闻发言人或宣传科负责人应具备危机处理素养,主动和媒体保持畅通的联系渠道,并有效控制舆论升级,确保信息发布及时、准确,最大限度的挽回医疗机构的声誉。

(二)在获得可靠证据的前提下,积极依据现有法律法规的规定,追究施暴者的法律责任。

(三)及时、妥善地安置受伤害的医务人员,保证其在物质上得到良好的救治和帮助,在精神上得到鼓励和抚慰。

(四)除追究施暴者的法律责任外,还应当吸取教训、积累经验、改进流程,做好防微杜渐的准备,逐步提升医务人员预防与处置医患纠纷的能力,同时,采取预防措施,从全局出发组建更加强有力的组织结构,防范医疗场所暴力事件的再次发生。

(五)持续改进应当具有一定的持续性,医疗场所暴力事件刚发生后,当事科室及医务人员对纠纷产生的认识比较深刻,但随着时间的推移,暴力事件所产生的影响力会逐渐地消退,持续改进也会逐渐被忽视。因此,对改进措施的检查应定期、多次、反复地进行,直至措施成为一种医疗习惯。

(六)医疗机构在处理医疗场所暴力事件的同时,应向上级卫生计生行政主管部门(现为卫生健康行政主管部门)反馈医疗场所暴力事件的信息。

(七)对于那些经常扰乱医疗机构正常秩序的患者(包括:习惯性提出不合理要求、反复投诉医疗机构的患者),他们在日常生活中同样也可能给周围人带来困扰,面对这样棘手的问题,建议医疗机构的信息管理部门将这些患者列入黑名单。

由于反馈控制提供的始终是关于医患纠纷预防与处置的真实信息。因此,通过对经验教训的总结和分析,就很容易发现医疗场所安全风险管理控制体系和实际医疗场所风险的预防与处置之间的偏差及造成偏差的原因。其实,管理成功与否的关键就在于医患纠纷预防与处置过程中是否具有灵敏、准确、迅速的反馈。

四、反馈控制与前馈控制、同期控制的联系

医患纠纷的反馈控制一方面与前馈控制之间在流程上形成开闭式环路,另一方面与同期控制之间在流程上也形成了微循环通路。开式环路的前馈控制原本是所有质量管理者最渴望采取的控制类型,其梦想通过建立医患纠纷预防的质量保证(Doctor-Patient Tangle's Prevention-Quality Assurance,DPTP-QA)来避免医患纠纷的发生,但事实上,这几乎无法实现。

医疗机构作为社会经营性活动的组织机构,在合理限度范围内,具有安全保障患者的义务。医患纠纷控制系统作为一种系统保障是一种担保、一种承诺、一种责任,是患方与医疗机构及其医务人员在发生医疗争议时,仍能得到适宜的诊疗和救治服务,让患方对医疗机构及其医务人员产生的一种信任感;是主动为患者解决矛盾,使患方产生的一种安全感;是及时寻找医患纠纷问题,解决问题,并进行持续性的质量改进,不断提高医疗质量安全管理水平,以此得到患方的一种认同感。

当医疗场所安全风险管理控制体系能控制医疗风险时,管理就是优雅的;当医疗场所安全风险管理控制体系能控制医务人员的行为时,控制系统就是成功的。控制系统不是训练出来的,而是管理出来的,关注并修正行为,影响并引领事业,医疗场所安全风险的管理无固定的模式,用合适的方法做合适的事,并充分而有效的利用资源,加上良好的执行力,存在就是合理,改变都是进步。

From:2014年瑞典医院质量安全管理年会会议论文节选:《浅谈医疗场所安全风险管理控制体系》(瑞典语翻译稿),因内容结合了我国的国情,略作修改,仅供参考。

17 强化医疗风险告知

有益性★★★☆☆　实用性★★★★☆

强化医疗风险告知

孟垂祥　庄璘

上海市闵行区中医医院　上海市　中国

患者的知情同意(选择)权由知情权和同意(选择)权两个密切相连的权利组成,知情权是同意(选择)权得以存在的前提和基础,同意(选择)权又是知情权的价值表现。强调患者的知情同意(选择)权,主要目的在于通过赋予医疗机构及其医务人员相应的告知义务,使患者在了解自己将要面临的医疗风险、付出的代价和可能取得的收益的基础上自由做出选择的权利,从而保障患者利益。

医疗机构及其医务人员的告知义务是法定的,必须依法履行,例如,因履行不当或不履行而导致患者损害后果发生的,医疗机构及其医务人员需承担相应的民事责任、行政责任,甚至是刑事责任。此外,医疗机构及其医务人员从事医疗行为,在法律上均构成对患者人身权(尤其是生命健康权)的侵害,但在不违背强制或禁止性规定及公序良俗原则且允诺人具有相应"允诺能力"的情况下,患者对于医疗行为的知情同意(选择)阻却了医疗行为本身的违法性,而医疗风险的告知则成为医疗行为取得合法性的前提。

患者作为非专业人士,根本无法完全理解和接受医疗风险发生的机理,因而也就导致了医患纠纷不可能被规避的事实。同时,也决定了医疗风险告知将成为未来医务人员需要不断强化的重要工作。首次告知后,患者在12~24小时以后丧失80%以上的,甚至更多的记忆,停留在大脑中的仅仅是一些患者感兴趣的词汇。医疗机构及其医务人员若想要让患者最高效率、不断地强化记忆,就需要每隔24小时,最好是12小时就向患者进行重复告知,直至患者完全理解和记忆自身疾病、诊疗护理用药措施和可能将要遇到的医疗风险。同时,也应帮助患者树立对抗疾病的信心、建立合理的预期,这对于医患纠纷的预防、处置与管理具有极其重要的意义。

一、医疗风险告知的方式

《中华人民共和国侵权责任法》(以下简称《侵权责任法》)明确规定,医务人员在诊疗护理用药等医疗活动中应当向患者说明疾病和医疗措施。需要实施手术、麻醉、特殊检查和特殊治疗的,医务人员应当及时向患者说明医疗风险、替代方案等情况,并取得患者书面的知情同意(选择);不宜向患者说明的,应当向患者的近亲属说明,并取得其书面的知情同意(选择)。医务人员未尽到前款义务,造成患者损害的,医疗机构应当承担赔偿责任。在医疗告知的方式上,有口头告知、书面告知和公示告知三种形式,医疗机构在各种告知方式的选择上具有完全的自主权(法律法规另有规定的除外)。

二、医疗风险告知书的常见类型

(一)手术知情同意(选择)书

手术知情同意(选择)书的内容包括:患者姓名、性别、年龄、病案号、科别、术前诊断(包括:会诊诊断)、手术名称、术中或术后可能出现的并发症、手术风险、患者签署意见(手术风险知情的程度、对手术方式的选择等)并签名、经治医师和手术医师的签名并填写日期等。

(二)麻醉知情同意(选择)书

麻醉知情同意(选择)书的内容包括:患者姓名、性别、年龄、病案号、科别、术前诊断、拟行手术方式,患者基础疾病及可能对麻醉产生影响的特殊情况、麻醉中拟行的有创操作和监测、麻醉风险、可能发生的并发症及意外情况、患者签署意见(麻醉风险知情的程度、对麻醉方式的选择等)并签名、麻醉医师签名并填写日期等。

(三)特殊检查、特殊治疗[解释1]**知情同意(选择)书**

特殊检查、特殊治疗知情同意(选择)书的内容包括:患者姓名、性别、年龄、病案号、科别、特殊检查、特殊治疗项目名称、目的、可能出现的并发症及风险、患者签署意见(特殊检查、特殊治疗知情的程度、对特殊检查方式的选择、特殊治疗方式的选择等)并签名医师签名并填写日期等。

(四)输血治疗知情同意(选择)书

输血治疗知情同意(选择)书内容包括:患者姓名、性别、年龄、科别、病案号、诊断、输血指征、拟输血成分、输血前有关检查结果、患者签署意见(输血风险及可能产生的不良后果、输血风险告知的程度等)并签名、医师签名并填写日期等。尤其需要指出的是：我国现行的义务献血制度有时候血库备血不一定能满足临床需要，特别是少见血型，例如，RH阴性血型，一旦临床上有这种血型的患者需要输血，很可能需要临时采集血液。采集血液必须注意，应当进行艾滋病检测。但是，《艾滋病防治条例》等规定不符合临床实际，不具有可操作性，因为需要紧急临时采血输血的患者往往等不到检测报告出结果。所以原《医疗事故处理条例》规定，紧急情况紧急措施发生不良后果的不算医疗事故，可是这个规定从来没有被采用过，故新版《医疗纠纷预防和处理条例》将该条删除了。因此，作为医疗机构，应尽可能避免临时采集血液，原则上只使用血站供血；若患者确实情况危重，血源又确实不足，必须立即临时采集血液救命，应当向患者及家属告知紧急临时采集血液输血的必要性和风险性，告知为抢救生命可能得艾滋病，要求患者及家属签字。

(五) 尸体解剖知情同意(选择)书

尸体解剖知情同意(选择)书的内容包括：患者家属方代表人、医方及其代表人、患者(死者)基本病情情况，死亡原因的分析意见，患方申请尸检的权利，申请尸检的意义，申请期限，申请尸检的机关，是否同意尸检的意见(尸检的风险、尸检告知的程度等)、尸检的理由及相应的法律责任等。

(六) 护理知情同意(选择)书

护理知情同意(选择)书的内容包括：

1. 一般生活护理的告知，例如，告知患者为保持清洁、安全和舒适，护士和护工必须或可选择地采取护理措施；根据患者病情指导或帮助患者完成洗漱、沐浴、进食、如厕等所必须采取的舒适体位、告知患者可能存在跌倒、坠床等意外事件的发生。

2. 给药的告知，例如，给药前告知患者给药的目的及注意事项、最佳的服药时间、注射药的给药速度、药物的不良反应、饮食的注意事项等。

3. 手术、特殊检查、特殊治疗的告知，例如，患者具体手术和检查的时间、手术和检查前的准备及注意事项、可能出现的不适症状等，这些都是为了帮助和配合医师对患者进行手术、特殊检查和治疗。

4. 留取化检标本的告知，例如，告知患者正确采集标本的方法、流程、注意事项等。

5. 治疗费的告知，例如，告知患者医疗费用，对价格较贵的检查、治疗项目、药物、一次性医疗器械器具等必须和患者讲清应用的目的及效果，在患者签署知情同意(选择)书后方能进行。

6. 健康教育知识的告知，例如，告知患者及其家属有关如何防病的健康教育知识等。

7. 出院的告知，例如，告知患者出院后的饮食起居、运动作息、服药和康复治疗的注意事项等。

(七) 自费、特殊、患者自带药品知情同意(选择)书

自费、特殊、患者自带药品知情同意(选择)书的内容包括：患者姓名、性别、年龄、科别、病案号、诊断、用药指征、用药前有关检查结果、患者签署意见(用药风险及可能产生的不良后果、用药风险告知的程度等)并签名、医师签名并填写日期等。

三、医疗风险告知的一般规则

(一) 一般生活经验即可理解的风险告知

根据《侵权责任法》的有关规定，只有在实施手术、麻醉、特殊检查和特殊治疗时，医务人员才需要以书面的形式将医疗风险等向患方进行书面告知，在一般的诊疗护理用药活动中并未做具体要求。人民法院在认定医疗知情同意(选择)相应的事实过程中，不会要求医疗机构对所有的医疗行为均提交书面形式的医疗知情同意(选择)的证据。但是基于目前医患矛盾的紧张局势与证据保全的需要，还是应当适当增加书面告知的适用范围，有时也需要医务人员借助自身的经验来随机应变。例如，急诊拍片应当注明"新鲜骨折可能不显影，2周后复查才能明确诊断"，门、急诊诊断均书写"初步诊断：×××"等。

(二) 手术、特殊检查、特殊治疗标本处理的告知

在实施手术、特殊检查、特殊治疗时，医务人员除需要以书面的形式将医疗风险等向患方进行书面告知外，还应书面告知患者及其家属手术、特殊检查、特殊治疗标本的处理。例如，《关于产妇分娩后胎盘处理问题的批复》规定，产妇分娩后胎盘应当归产妇所有。产妇放弃或者捐献胎盘的，可以由医疗机构进行处置。任何单位和个人不得买卖胎盘。如果胎盘可能造成传染病传播的，医疗机构应当及时告知产妇，按照《传染病防治法》《医疗废物管理条例》等有关规定进行消毒处理，并按照医疗废物进行处置。建议医疗机构在制作知情同意(选择)书时，将手术、特殊检查、特殊治疗标本处理的知情同意(选择)事项写进去，患者在签署知情同意(选择)书的时候，一并

予以决定和选择。

（三）替代医疗方案的告知

《侵权责任法》明确规定，医务人员应向患者书面告知治疗措施、医疗风险和替代医疗方案。替代医疗方案包括两个层面的含义：首先，是本医疗机构其他科室针对患者病情，能够实施的治疗方案，该方案的实施需要通过科室间的协作或转科来实现；其次，其他医疗机构针对患者病情可能采取的治疗方案，该方案的实施则需要转院来实施。在告知替代医疗方案的选择上，应把握以下几点：

1. 告知患者本院正在开展的医疗技术。
2. 告知患者学界公认的成熟的本院尚未开展的医疗技术。
3. 是否接受医务人员的医疗建议。
4. 是否选择其他科室或转院接受其他医院的替代医疗方案。
5. 放弃治疗。充分披露替代医疗方案相关信息，既不苛求医疗机构及其医务人员，也充分保障了患者知情同意（选择）权。

（四）急危重症患者的告知

《侵权责任法》规定，因抢救生命垂危的患者等紧急情况，不能取得患者或者其近亲属意见的[补充]，经医疗机构负责人或者授权的负责人批准，可以立即实施相应的医疗措施。法律如此规定的目的旨在，通过医疗机构的负责人或者授权的负责人[解释2]批准的形式，去保护那些因患者生命垂危等紧急情况而不能表达意志，也无近亲属陪伴、联系不到近亲属、近亲属拒绝发表意见的、近亲属达不成一致意见的情况的患者的权利，并免除医务人员医疗风险告知的义务。但仍建议医疗机构对所有来院患者建立病历，已经死亡的患者亦应当记录来院时生命体征、瞳孔、心电监护情况等。除非有明确依据可以判定患者确实已经死亡多时，都应抢救30分钟以上，以免被诉延误抢救时机。虽然我们在临床上习惯性的做法是患者近亲属签字明确放弃治疗就停止抢救，或近亲属签字就给予办理自动出院手续，但是从已经发生过的许多国内诉讼案例来看，这种做法是很有法律风险的，更具体的说：法院会以"医疗机构未实施抢救或未尽到救治义务"判断医方存在医疗过错。所以，只要患者还有抢救成功的希望，医疗机构就必须抢救。因为我国目前还没有一部法律法规、部门规章、诊疗护理用药规范与常规，赋予医方或患者家属放弃抢救患者的权利，医方无权放弃对患者的抢救，即便是家属签字，也不行。[解释3] 此外，虽然关于医院行为、医疗风险、疾病状况的告知义务，《侵权责任法》没有具体的规定，医方在实际的诊疗护理用药过程中，也往往无法明确告知的程度、深度与广度，因此，从法理的角度说，告知义务，就是完全的告知，而不是以往我们认为的告知惯例，医务人员不能简单认为患者及其家属签了告知书自己就没有责任了，还要看告知的内容是否充分、是否完善。只有这样，才算医方尽到了充分谨慎、释名的义务，才能避免告知责任的承担。

（五）保护性医疗措施的告知

《侵权责任法》及《医疗纠纷预防和处理条例》规定，在患者处于昏迷等无法自主作出决定的状态或者病情不宜向患者说明等情形下，应当向患者的近亲属说明，并取得其书面同意。对于患者本人心理承受能力较差，了解自身病情会使其承受巨大心理压力，从而不利于疾病的治疗与康复，甚至可能出现极端、消极的行为。法律之所以规定医务人员应向患者近亲属履行说明告知义务，是考虑到患者近亲属是在伦理血缘关系上、法律上与患者关系最为亲密的人，能够从患者切身利益出发，最大程度地保证患者的权利。同时，又有利于医患在诊疗护理用药的相互配合，为医疗行为的持续性提供保障。

（六）医疗管理工作中的医疗风险告知

医务人员在日常医疗管理工作中也应树立医疗风险告知的意识，并注意将关键性的告知以书面形式固定下来，例如，门急诊用的知情同意（选择）书（如费用的告知等）、医患纠纷处理告知书（如病历资料查阅、复核、封存、启封的告知、医疗纠纷合法途径的告知等）、发票、收据、清单等背面的告知等。对于就诊期间患者病情危重，需要留院观察、住院治疗，但是，患者出于个人原因拒绝治疗，首诊的医务人员应当对其进行劝说，患者坚决不同意遵医嘱的，则应当尊重患者的个人意见，但必须将不遵医嘱的医疗风险同患者及其家属交代清楚并记载于病历卡中，同时写明患者已很清楚地了解该医疗风险，自愿做出选择并由患者签字，患者拒绝签字的也应写明。以避免在未保存任何书证的情况下轻率地放走患者，而导致将来被认定为（严重）不负责任、（严重）疏忽误诊的情况。

（七）尸体解剖的告知（包括：死亡后的解释）

因患者死亡而引发医患纠纷，在应急处理上医疗机构应审慎处理患者的尸体解剖相关事宜。由于传统观念等多方面的原因，患者家属往往是不愿意对患者遗体进行解剖检查，从而阻碍了查清患者死亡的真正原因。从科学角度来说，在没有对患者尸体进行解剖检查，就无法准确界定死因，从而也无法准确进行医疗行为是否存在过错等一系列事项的鉴定,甚至无法对案件进行实体性裁判,最终,只能对案件进行程序性裁判,即:从举证责任的承担上来对案件进行裁判。正是从这个角度来讲,医疗机构及其医务人员在面对患者死亡的纠纷案件中,仅有告知患方尸解的义务和告知尸体解剖的必要性,对于是否申请做尸体解剖,那是死者家属的事情。

1. 尸体解剖的告知首先是医务人员自己先了解和知悉其相关的法律法规。然后才是依法履行向死者监护人或代理人进行书面告知的义务,其告知内容包括:尸体解剖相关的法律法规、尸体解剖机构的资质和规定、医患双方认可和选择尸体解剖人员或尸体解剖机构的资质及回避等。

2. 把握好尸体解剖的告知时间、对象与场合。凡遇死因不明或对死因有异议的死者家属,尸体解剖的告知应在法定尸检时间内尽早进行,最好与死亡通知同步。尸体解剖的告知的对象必须是死者监护人或代理人。尸体解剖的告知不要在矛盾激化的场合进行,要有2人以上医务人员同时在场作为见证人,建议同时采用录音录像,并履行签字手续。

3. 尸体解剖的知情同意(选择)书须在患者死亡后明确告知死者监护人或代理人如对死因有异议,可提出尸检申请,尸检将在死者死亡后48小时内依法进行,最长不能超过7天。死者监护人或代理人意见栏下方应有死者监护人或代理人同意或拒绝尸检的选择表态的记录。患方签署后医疗机构应将其附病历一起归档作为证据妥善保存备查。

4. 对拒绝或拖延签署尸体解剖知情同意(选择)书的死者监护人或代理人,医疗机构应及时采取录音、录像或第三方公证等方式,将医务人员已依法履行尸体解剖知情同意(选择)的告知义务、患方拒绝或拖延尸检的证据固定下来,以备事后医患纠纷的举证。

5. 告知死者监护人或代理人尸体存放时间不得超过2周(14日),逾期不处理的尸体,经医疗机构所在地卫生计生行政部门(现为卫生健康行政部门)批准,并报经同级公安部门备案后,由医疗机构按照规定进行处理。这时无论是否进行尸体解剖,在死者监护人或代理人已经被告知而拒绝处理尸体的情况下,医疗机构有权依法对尸体进行强制处理。

6. 对死者监护人或代理人的尸检的知情同意(选择)的告知,本应该由发生医患纠纷的医疗机构承担,而非尸体解剖机构,但现在很多尸体解剖机构在法律法规允许的范围内自设了许多规定,其中就包括:向死者监护人或代理人的尸检前的告知。其实,这也是出于保护医疗机构的利益。此外,死者的监护人或代理人单方面提出或医患双方共同提出尸体解剖申请后,医疗机构应依法向死者监护人或代理人交代尸体解剖的有关法律法规、尸体解剖对尸体的破坏性以及对脏器的提取、还纳、处理等注意事项,这些与尸体解剖机构告知的内容重复但并不多余,因为积极配合尸体解剖机构把尸体解剖告知的相关证据固定,是医疗机构与尸体解剖机构共同的目的。

7. 建议无论是否存在纠纷,凡是死亡的患者,应当按照常规签署尸体解剖知情同意(选择)书,将相关法律规定和尸检的意义书面告知患者家属,如果家属同意尸检,还应当积极配合,以免承担举证不能的责任。

8. 其实,在局面还没有发展和演变到纠纷那一步前,建议医方应尽可能将死者前的诊疗护理用药经过等具体信息反复向死者家属进行耐心、细心的说明和解释,直到取得家属真正的谅解和认同为止,可能需要花上相当一段时间,但这件事必须要做。

(八)其他告知

其实,医疗行为过程中的告知还有很多,在此仅罗列常见的告知,而不一一列明。

1. 临床教学中涉及的告知。在临床教学基地及相关医疗机构应采取有效措施保护医学教育临床教学实践活动中,患者的知情同意(选择)权、隐私权和其他相关权益。临床教学基地和相关医疗机构有责任保证医学教育临床实践过程中,患者的医疗安全及医疗质量,并通过多种形式告知患者以配合临床实践活动。

2. 医疗机构不承担有限实名制义务的告知。即:医疗机构的常规医疗文书仅对患者本人提供用于患者了解病情,对外、对公没有证明力。只有当患者要求机构检查其身份证件时,医疗机构才证明其身份证件,并在该次验明证件后所发生的文书中批注已经验明身份证件,此时发生的医疗文书为实名文书,对外、对公有证明力,并加盖医疗机构专用章。医疗机构提供实名制服务,可以根据患者的实际需要进行选择,而医疗机构也可以根据诊疗护理用药的性质要求患者签署实名声明,由患者承担是否实名的责任。

3. 对于有自杀倾向患者的告知。医疗机构对于有自杀倾向的患者应当下达防自杀医嘱,要求其家属24小时陪护。一旦发现患者涉嫌伤害事件或者非正常死亡时,应当按照有关规定向有关部门报告、报警、拍照,同时立即对患者展开救治。

从社会责任上讲,医疗机构根本的责任还是提供好的医疗服务,救死扶伤,恪尽职守,把患者服务好。从事医疗行为,无法要求完美,但至少要能完成,才算尽到责任,作为"天使",无法要求万能,但至少做到可能,才能承担重任。隐患险于疏忽,告知优于隐瞒,防范胜于处理,责任重于泰山。

表 3-3　2011~2013 年上海市各级医疗机构风险告知的方式占比，以及不同类型的医疗风险告知引发纠纷的占比统计

医疗风险告知的方式与类型		2011 年	2012 年	2013 年
医疗风险告知的方式	口头告知	69.95%	60.62%	57.14%
	书面告知	21.74%	26.82%	29.39%
	公示告知	8.31%	12.56%	13.47%
医疗风险告知的类型	手术、麻醉	41.11%	40.57%	43.32%
	特殊检查、特殊治疗	17.42%	15.25%	16.48%
	输血	11.09%	12.80%	12.53%
	尸体解剖	8.62%	7.13%	7.82%
	护理	6.74%	7.71%	7.90%
	自费、特殊、患者自带药品	12.25%	10.48%	9.21%
	其他	2.77%	6.06%	2.74%

[解释 1] 特殊检查、特殊治疗一般是指：（一）有一定危险性，可能产生不良后果的检查与治疗；（二）由于患者体质特殊或病性危重，可能对患者产生不良后果或可能产生危险的检查与治疗；（三）临床试验性检查与治疗；（四）收费可能对患者造成经济负担的检查与治疗。

[解释 2] 医疗机构院长、主管医疗工作的副院长、医务处（科）负责人、总值班等都符合"医疗机构负责人或者授权的负责人"的条件。

[解释 3] 我国没有脑死亡诊断性定义，临床上也没有使用脑死亡的法定程序。因此，脑死亡的患者并不能理解为死亡患者，对脑死亡患者的抢救义务是毋庸置疑的。问题在于患者的家属对于急危重的患者（包括：脑死亡和尚且构不成脑死亡的深昏迷患者，因为我国临床不能判断患者是否脑死亡，只能明确患者的深昏迷状态）是否有权选择放弃治疗。目前的法律是空白。医疗机构习惯性的做法是：患者近亲属签字放弃治疗就停止抢救，或近亲属签字就给予办理自动出院手续，但从已经发生的诉讼案例来看，这种做法是面临法律风险的，法院会以"医疗机构未实施抢救"判断医方存在过错。医疗机构可以书面请示所在地的卫生行政主管部门，依照指示行事；在没有得到明确指示的情况下，不得停止救治患者。

[补充]《最高人民法院关于审理医疗损害责任纠纷案件适用法律若干问题的解释》指出：因抢救生命垂危的患者等紧急情况且不能取得患者意见时，下列情形可以认定为侵权责任法第五十六条规定的不能取得患者近亲属意见：（一）近亲属不明的；（二）不能及时联系到近亲属的；（三）近亲属拒绝发表意见的；（四）近亲属达不成一致意见的；（五）法律、法规规定的其他情形。前款情形，医务人员经医疗机构负责人或者授权的负责人批准立即实施相应医疗措施，患者因此请求医疗机构承担赔偿责任的，法院不予支持；医疗机构及其医务人员怠于实施相应医疗措施造成损害，患者请求医疗机构承担赔偿责任的，法院应予支持。

From：2014 年亚洲医院管理医学论坛会议论文节选：《强化医疗风险告知》（英语翻译稿），因内容结合了我国的国情，略作修改，仅供参考。

病历管理、病历书写与医患纠纷的防范
实用性★★★★☆　有益性★★★★★

病历管理与纠纷防范

庄　璘[①]　Andreas Heinz[②]

① 上海市闵行区中医医院　上海　中国
② 德国罗斯托克大学附属医院　罗斯托克　德国

一、医患纠纷病历管理中的常见问题

通过随机抽取 2012~2014 年中国上海市和德国罗斯托克市各级医疗机构中，因病历（管理）瑕疵、病历缺陷等病历争议事件发生医患纠纷的案件各 10 000 份。按照中德两市对病历（书写）管理的有关规定进行质量检查，分析病历管理中存在的问题。探讨病历管理中的常见医患纠纷原因，并针对纠纷原因给予相应对策，以此来减少病历（管理）瑕疵、病

历缺陷等病历争议事件的发生。统计数据如下：

表3-4 中德两市病历管理中的常见医患纠纷原因及相应对策统计

医患纠纷原因		中国上海（10 000 份病历）	德国罗斯托克（10 000 份病历）	重要提示（相关对策）
病历书写中出现使用不同语言的问题		7.27%（727 份）	1.69%（169 份）	病历书写过程中不能随意使用本国官方语言外的其他语言，但可以使用本国病历书写有关法律法规允许的通用的外语缩写。
病历的修改不规范问题		16.88%（1 688 份）	1.22%（122 份）	上级医务人员有权修改下级医务人员书写的病历，但必须严格遵守病历修改的方法：1. 应当用双划线在错字上，保留原纪录清楚、可辨，并注明修改时间，修改人员签名。2. 不得采用刮、粘、涂等方法掩盖或去除原来的字迹。3. 医嘱不得涂改，需要取消时，应当使用红色墨水标记取消并签名。
留观期间的观察记录的书写不完整问题		31.24%（3 124 份）	5.33%（533 份）	急诊留观记录又被称为留观期间的观察记录，是急诊患者因病情需要留院观察期间的记录，重点记录观察期间病情变化和诊疗措施，记录简明扼要，并注明患者去向。
入院记录的辅助检查及入院诊断不具体问题		6.07%（607 份）	5.21%（521 份）	入院记录中的辅助检查应分类后按检查时间顺序记录检查结果。若入院前已经在外院作了于本次疾病相关的主要检查及其结果，应在入院记录中写明该医疗机构名称及检查号。而初步诊断应将可能性较大的诊断——列出。
关于会诊不及时问题		28.60%（2 860 份）	14.19%（1 419 份）	常规会诊记录应当由会诊医师在会诊申请发出后 48 小时内完成；急诊会诊时会诊医师应当在会诊申请发出后 10 分钟内到达现场，并在会诊结束后立即完成会诊记录。
病历书写中的签名问题	替代签名	2.36%（236 份）	0.29%（29 份）	许多关于病历中签字的要求，看上去是细节的问题，可能许多医务人员包括我在内，有时会认为签字对医疗并没有具体的医学意义，但是没有医学意义并不代表没有法律意义。这些行为往往都是病历真实性的体现。因此，病历的完整性与真实性是最基本要求。
	伪造签名	0.34%（34 份）	0.02%（2 份）	
	忘记签名	10.15%（1 015 份）	8.63%（863 份）	
告知不清问题		61.03%（6 103 份）	37.10%（3 710 份）	本着"以患者为中心，以质量为核心"原则，尊重患者的知情同意（选择）权，促进医患沟通（参见前面章节《强化医疗风险告知》，此不赘述）。
病历书写中的时间问题		12.85%（1 285 份）	6.63%（663 份）	各国病历（书写）管理的相关法律法规，对不同的病历内容分别规定了不同的完成时限，超时完成的病历往往真实性会受到影响与质疑。因此，应按照规定的时间完成及完善病历记录资料。
其他问题	病历、实物的封存与启封的问题	4.23%（423 份）	0.83%（83 份）	参见后面章节《病历、实物的封存与启封》，此不赘述。
	病历的复印问题	1.53%（153 份）	0.92%（92 份）	参见后面章节《病历的复印》，此不赘述。
	隐私权问题	2.19%（219 份）	38.37%（3 837 份）	参见后面章节《人情与隐私》，此不赘述。
	其他问题	1.45%（145 份）	0.85%（85 份）	

注：上述列举内容，仅供参考。

（一）病历的修改

病历是医务人员在医疗行为过程中，对患者的病情及所采取的医疗行为进行记录、总结与分析以及对各种检查结果进行汇总所形成的医疗文献。《病历书写基本规范》肯定了医务人员如果认为自己书写的病历内容有误，可以进行修改。此外，上级医务人员有审查、修改下级医务人员书写的病历的责任。只是病历修改需要遵循一定的方式与把握一定的修改时机而已。

1. 病历修改的正确方式。依据《病历书写基本规范》的规定，病历修改的正确方式为：病历书写过程中出现错字时，应当用双线画在错字上，保留原记录清楚、可辨，并注明修改时间，修改人签名。不得采用刮、粘、涂等方法掩盖或去除原来的字迹,否则将涉嫌构成篡改、伪造病历。篡改、伪造病历依据《侵权责任法》有关规定将被直接推定为医疗机构存在过错。

2. 病历修改的时机。对病历修改时机的把握一方面指修改的时间,应为发现错误时立即进行修改(主要指三级医疗检查和审修病历制度),但如果病历已经被封存,此时就失去了上级医师审修病历的机会。所以,病历在归档前必须审修完毕。另一方面指修改的地点,修改地点一般为医务人员办公室等。但无论何时何地,都必须明确标明修改时间并保留被修改内容的清晰可见。

3. 建议医疗机构实行病史患者自诉制度,所有患者及其家属均应不拘格式自行书写自诉病史一份附在入院记录后面,只要有关键症状、时间即可,避免患者及其家属改口。同时,也避免医务人员编造病历、敷衍塞责。

(二)禁止对病历进行篡改与伪造

病历资料是对患者所接受医疗行为的真实记录,对于病历所应包含的内容、完成时间、修改规则,《病历书写基本规范》也均有严格和明确的规定。如果医务人员对已经形成的病历记载内容,或者以他人名义超越权限签字,即:构成对病历的篡改与伪造。篡改与伪造是十分严重的违法行为,其后果也是非常严重,特别是《中华人民共和国侵权责任法》(简称《侵权责任法》)颁布实施后其有关内容规定,在伪造、篡改或者销毁病历资料的情形下,直接推定为医疗机构存在过错。

在现行的法律框架内,是允许医疗机构在法定延长的时间内对病历作一些适当的补记,例如,抢救记录可以在抢救结束后6小时内据实补记,并加以注明;例如,死亡记录可以在患者死亡后24小时内完成;例如,死亡病历讨论记录可以在患者死亡1周内完成等。这是病历本身的记录性质所决定的,不应当定义为篡改。在实际诊疗护理用药过程中,也存在着很多医院没有及时完成相关病历的记录,而在事后补充完善的现象,例如,病历质量控制,添加页码,签字或某些缺漏的项目等,这部分的补充修正,也会造成医方病历与患方复印病历不一致的现象。但是,这些病历修正是符合病案管理的规定。因此,只要不违背基本的诊疗护理用药事实,没有对关键性的医疗行为进行实证性的改动,都不应当定义为篡改或伪造。

(三)妥善保管病历,避免病历丢失

病历记载着患者大量的医疗信息,病历缺项、丢失除涉及举证不能的不利后果外,还可能会引发侵犯患者隐私权的纠纷,更将导致医疗行为的过错。除非医疗机构及其医务人员能有足够的证据证明是患者的偷取等行为导致病历丢失,否则,终将承担不利后果。为防止病历缺项、丢失,应该加强病历的核对、查验、防盗措施,无论是病区还是医疗科室,病历都应有专门的存放点,在病历借阅过程中借阅人应该受到严格限制,对于特殊的病历应有专人专柜保管、传送等。此外,《侵权责任法》规定,医疗机构及其医务人员销毁病历资料也将导致病历丢失的客观结果,由于这种行为的主观恶性较大,也是医疗机构及其医务人员有过失的一种很强的表面证据,因而直接推定医疗机构有过错。

病历的重要性其实不言而喻,尤其是近些年来病历记录在医患纠纷中发挥着极其重要的作用,为处理与解决医患纠纷提供着真实、有效的实证,甚至是唯一的依据。但目前普遍存在的问题是:病历资料往往由实习医师、进修医师或以计算机"复制、粘贴"的方式完成。由于实习医师、进修医师的临床经验有限,时常出现病历记录不到位、不详细的情况。加上有些上级医师、带教医师习惯了在书写病历时进行"复制、粘贴",记录完又不认真阅读和修正病历,其结果就可能是,病历成为医疗机构在医患纠纷处理中致命的弱点。

盖明者远见于未萌,而智者避危于无形,祸固多藏于隐微,而发于人之所忽。总而言之,病历的修改与保管要避危于无形,谨记,慎施。

二、病历书写中的签名问题

(一)手术知情同意(选择)书的签名

手术知情同意(选择)书是指手术前,经治医师或手术医师向患者告知拟定手术的相关情况并签名,同时,由患者签署是否知情同意(选择)手术的意见并签名。麻醉知情同意(选择)书、输血治疗知情同意(选择)书等也均按照上述要求的规定由患者签署是否知情同意(选择)的意见并签名。

(二)疑难病例讨论记录的签名

疑难病例讨论记录是指由科室主任或具有副主任医师以上专业技术任职资格的医师主持、召集有关科室医务人员对确诊困难或疗效不确切的病例进行讨论的记录。内容包括讨论日期、主持人、参加人员姓名及专业技术职务、具体讨论意见及主持人小结意见等。这与术前讨论、死亡病例讨论存在一定的区别,同为讨论的记录,后两者均规定须由记录者签字,但是疑难病例讨论只规定内容中须包含主持人的意见,并没有明确签字问题。而"主持人"一般是指科室主任或具有副主任医师以上专业技术任职资格的医师(建议在未予明确的情况下,由主持人签字)。

(三) 病危(重)通知书的签名

病危(重)通知书要求患方签名、医师签名,一式两份,1份交患者保存,1份入病历保存。

(四) 其他记录的签名

入院记录由书写医师签名;首次病程由经治医师或值班医师书写并签名;日常病程由经治医师书写并签名;实习的医务人员或试用期医务人员可以书写但应由经治医师签名;交接班记录由交接班医师书写并签名;转出、转入记录由转出、转入科室医师书写并签名;阶段小结由经治医师书写并签名;有创操作记录由操作医师签名;会诊记录(含会诊意见):申请会诊医师、会诊医师分别签署;术前讨论记录由记录者签名;麻醉术前访视记录、术后访视记录、麻醉记录由麻醉医师签名;手术记录由手术者书写并完成签字,特殊情况下由第一助手书写,由手术者签名;手术安全核查记录由手术医师、麻醉医师、巡回护士三方核对、确认并签字;手术清点记录由巡回护士、手术器械护士签名;术后首次病程记录由参加手术的医师;出院记录、死亡记录由经治医师签名;死亡病历讨论由记录者签名;病重(病危)患者护理记录由书写护士签名;医嘱由医师及执行护士签名。

注意:医疗文书几乎是医疗机构唯一能说明诊疗护理用药情况的证据,所有的医疗文书都应当当面由本人签署,不要将医疗文书交给患方带回填写,更不能允许由他人代写代签(包括:医务人员)。此外,医疗机构在为患者开具医疗证明文书时应当查验其身份证明,尤其是出生证、死亡证明,每一栏都必须认真核实、调查、验证,才能填写,对于无法确定或不能提供身份证明又必须当场填写证明文书的,应如实填写"未核实"、"不详"、"家属口述"等,院前死亡的,不能填写死亡原因,数量词尽量使用汉字,"壹"、"贰"、"叁"等,避免一些涉及赔偿的患者自行添加或修改。

三、病历书写中的时间问题

根据《病历书写基本规范》的要求,病历书写需要在规定时间内完成,这是保证病历记录内容客观、真实、详细、准确、有效、合法的必要条件,并对不同的病历内容分别规定了不同的完成时限,超时完成的病历往往真实性和有效性受到患方的质疑,更不利于医患纠纷的处置,应引起医务人员的重视。现将病历书写的时间进行了整理和归纳。

表3-5 病历内容完成时限

实现分类	病历记录名称	备注
记录时间具体到分钟	(1)急诊病历书写急诊时间;(2)病危患者病程记录时间;(3)抢救记录时间;(4)死亡时间;(5)病重(危重)患者护理记录时间	
及时完成	(1)门急诊病历记录患者就诊时及时完成;(2)转出记录在患者转出科室前及时完成(紧急情况例外);(3)抢救记录应在采取抢救措施时及时完成;(4)急会诊记录应在会诊结束后即刻完成;(5)麻醉术前访视记录应在麻醉实施前、访视结束后即刻完成;(6)手术清点记录应在术后即完成;(7)术后首次病程记录应在术后即时完成;(8)麻醉记录应在麻醉实施中书写;(9)麻醉术后访视记录是在对患者麻醉恢复情况进行访视后及时完成;(10)手术安全核查记录应在患者离室前完成;(11)病重(病危)患者护理记录应在护理工作进行的同时即时记录	
6小时内完成	因抢救未能及时书写的应在抢救结束后6小时内据实补记并加以注明	
8小时内完成	首次病程	
24小时内完成	(1)入院记录、再次或多次入院记录应在患者入院后24小时内完成;(2)24小时内入出院记录应在患者出院后24小时内完成;(3)24小时内入院死亡记录应在患者死亡后24小时内完成;(4)接班记录应在接班后24小时内完成;(5)转入记录应在患者转入后24小时内完成;(6)手术记录应在术后24小时内完成;(7)出院记录应在出院后24小时内完成;(8)死亡记录应在死亡后24小时内完成	
48小时内完成	(1)主治医师首次查房记录;(2)常规会诊意见应在会诊申请发出后48小时内完成	
1周内完成	死亡病例讨论应在死亡后1周内完成	
1个月内完成	阶段小结应当在住院满月当日完成	
其他时间规定	(1)日常病程记录:①病危患者,根据病情变化随时记录,每天至少书写1次;②病重患者,至少2天书写一次;③病情稳定的患者,至少3填写一次。(2)主治医师日常查房记录应根据病情和诊疗情况确定	

注意:除病历完成的时限外,病历上所记录的时间与诊疗护理用药思路及逻辑进程应保持一致。每一份病历就像一篇按照时间记录的科研论文,所有的诊疗护理用药思路尽显其上。如记录的时间发生矛盾与冲突,我们不谈及病历

是否存在篡改或其他不真实的问题,仅从一篇学术论文的角度出发,随着研究的进一步深入,诊疗护理用药思路及疾病演变逻辑顺序将变的极其矛盾或不和谐,此时是不是应该将诊疗护理用药思路及疾病演变逻辑顺序修饰的更加符合实际呢?如果能在病历归档前发现问题并立即修正的话,我想病历的真实性一定能受到法律的尊重。

四、病历、实物的封存与启封

医疗机构及其医务人员应当按照规定填写并妥善保管住院志、医嘱单、检验报告、手术及麻醉记录、病理资料、护理记录、医疗费用等病历资料。患者要求查阅、复制前款规定的病历资料的,医疗机构应当提供。同时,《侵权责任法》、《医疗纠纷预防和处理条例》等法律法规都规定了医疗机构应当指定专业人员与患者或者其近亲属沟通,说明诊治经过,解答疑惑,并告知有关病历资料、现场实物封存和启封的规定。病历和实物的封存与启封必须注意以下几点:

(一)就目前法律法规的规定,医务人员要清晰的知道,《侵权责任法》规定了患者享有知情权,却没有将知情权局限于客观病历,排除主观病历。从法律的角度讲,患者对病历的知情权的范围是所有病历资料(包括主观、客观的病历)。此外,最新的《医疗纠纷预防和处理条例》也明确指出:患者有权查阅、复制其门诊病历、住院志、体温单、医嘱单、化验单(检验报告)、医学影像检查资料、特殊检查同意书、手术同意书、手术及麻醉记录、病理资料、护理记录、医疗费用以及国务院卫生主管部门规定的其他属于病历的全部资料。

(二)封存与启封时必须医患双方共同在场,任何单独的一方进行封存与启封均属于无效封存与启封。此外,在场的医患双方当事人都应具有完全民事行为能力,均保证在场人数不少于2人。

(三)如果治疗过程尚未结束,封存的病历资料可以是原件,也可以是复制件,由医疗机构保管。病历尚未完成需要封存的,对已完成病历先行封存,病历按照规定完成后,再对后续完成部分进行封存。医疗机构应当对封存的病历开列封存清单,由医患对方签字或者盖章,各执一份。倘若患方不同意封存,医方可以申请证据保全,由法院在收到申请后,对病历和实物进行封存以保全证据。其实,医方建议封存复印件而不是原件,主要的原因是,这更有利于患者未来病情的复查和就诊,也有利于医疗机构对病案的管理。

(四)医疗机构单方面没有封存病历和实物的义务,即使封存也没有法律效力。

(五)医疗机构有病历保管的义务,并由病案管理部门或指定专人负责。至于是否封存病历和实物,应当由患方提出,但医疗机构应当向患方告知其权利和义务,建议在医疗场所明示该项规定。

(六)可疑似输液、输血、注射、药物等引起不良后果的,医患双方应当共同对现场实物进行封存,封存的现场实物由医疗机构保管;需要检验的,应当由双方共同指定的、依法具有检验资格的检验机构进行检验;双方无法共同指定时,由医疗机构所在地县级人民政府卫生主管部门指定。疑似输血引起的不良后果,需要对血液进行封存保管的,医疗机构应当通知提供该血液的采供血机构派人员到达现场。

(七)医疗机构对可疑实物的封存,应该从实物有无用错、有无质量问题、有无计量标识错误、有无操作失误等问题进行把握,这些也是实物鉴定的关键环节。

(八)对可疑实物的封存应严格时间和保管方式的限制,一般封存期为不超过48小时为宜,用密闭装置密封,封存后也应尽量放在干燥、低温的环境下保存。由于封存的目的是鉴定,因此,应及时送检。

虽然《医疗纠纷预防和处理条例》规定:病历资料封存后医疗纠纷已经解决,或者患者在病历资料封存满3年未再提出解决医疗纠纷要求的,医疗机构可以自行启封。但是,仍没有规定具体的病历和实物封存方法以及如何启封。因此,在实际操作中各医疗机构完全是凭借内部管理制度进行操作,既不统一,也不规范。加上没有第三方见证或公证,就易引发对病历和实物封存与启封的争议。甚至因疏漏而导致提供的病历和实物失去证据效力。所以在没有第三方见证或公证的情况下,医疗机构可以通过制作《封存与启封记录》详细描述整个封存与启封过程,包括:封存与启封后的去向、交予何人、有何用途等,并要求病历和实物封存或启封的当事人、见证人履行签字手续,以规避日后医患双方对封存与启封病历发生争议时,缺乏认定的麻烦。封存与启封记录,医患双方各持一份,有第三方见证或公证参与的,也应保留一份。目前,虽然开展第三方见证或病历和实物封存与启封的公证较少,而且即便诉讼前没有封存病历,患者也不能以病历没有封存为由要求医疗机构承担证明病历真实性的举证责任。但是,随着建设法治国家、法治政府、法治社会的统一和完善,未来一定会出现第三方见证或病历和实物的封存与启封公证必要性的情况,以及由医疗机构承担证明病历真实性的举证责任的举措。

五、病历的复印

医疗机构及其医务人员应当按照规定填写并妥善保管住院志、医嘱单、检验报告、手术及麻醉记录、病理资料、护理记录、医疗费用等病历资料。患者要求查阅、复制前款规定的病历资料的,医疗机构应当提供。同时,医疗机构也可以要求申请复印的申请人提供相应的证明材料,以保证其隐私权不受侵犯。对于不符合复印病历资质的申请人,医疗机构可以拒绝复印。符合复印病历资质的申请人为:

(一)病历复印申请人为患者本人,应提供其有效身份证明、出院小结及其病历号。

(二)患者死亡,申请人可以是死者的近亲属,但应提供患者的死亡证明、其近亲属的有效身份证明、死者与其近亲属的法定关系证明和家属授权委托书、户口本或派出所证明。

(三)申请人为患者监护人或代理人,应提供患者监护人或代理人的有效身份证明、申请人与其监护人或代理人的法定关系证明或委托书、出院小结及病历号。

(四)申请人为死亡患者近亲属的代理人,应提供患者的死亡证明、其近亲属的有效身份证明及其代理人的有效身份证明、死者与其近亲属的法定关系证明、申请人与死亡患者近亲属代理关系证明或委托书、出院小结及病历号。

(五)申请人为保险机构,应提供保险合同复印件、承办人的有效身份证明、患者本人或者其代理人同意的法定证明材料。若患者死亡的,应提供保险合同复印件、承办人的有效身份证明、死亡患者近亲属或者代理人同意的法定证明材料、介绍信。合同或法律另行规定的除外。

(六)司法、公安机关因办案需要查阅、复印或者复制的,司法、公安机构应出具采集证据的法定证明及执行人员的有效身份证明、介绍信。

(七)除患者本人复印病历外,其他任何人若需要复印病历,应写清明确的理由。

六、计算机打印病历和电子病历

(一)计算机打印病历。欧美国家,乃至日本都已经完全普及和使用了电子病历(除部分私人诊所外),而我国大多数医疗机构仍在使用计算机打印病历。根据我国《病历书写基本规范》,打印病历是应用文字处理软件编辑生成并打印的病历(如 word 文档、WPS 文档等)。根据《病历书写基本规范》的有关规定,如果医疗机构目前仍未满足推行电子病历的条件,那么,就应当保持传统的病历书写与管理模式。采取打印病历方式的医疗机构应当注意以下情况:

1. 打印病历应当按照《病历书写基本规范》、《中医病历书写基本规范》等规定的内容录入及打印病历,并由相应的医务人员手写签名。通常情况下,应实时打印、及时核对后签字,而不应等到患者治疗结束、待所有的病历完成统一打印处理后再补签字[备注]。

2. 医疗机构打印病历应当统一纸张、字体、字号及排版格式。打印字迹应清楚易认,符合病历保存期限和复印的要求。计算机打印病历仅仅是将手写病历的方式改为计算机打字录入,与传统的病历书写相比而言,并没有实质性的改变。

3. 打印病历编辑过程中应当按照权限要求进行修改,已完成录入打印并签名的病历不得修改。但是如果计算机打印病历已经出现了明显的内容错误,若不更改,必然会给病历的客观性与真实性带来问题,并极易引发法律问题。因此,计算机打印病历出现错误内容应当及时修改。由于计算机打印病历本质上是纸质病历,修改方法同上,此不赘述。

4. 由于医务人员通过剪切、复制模板等方法对打印病历的内容进行快速编辑,输入之后,又没有养成文字校对的习惯。因而经常出现内容不一致、张冠李戴等问题,从而使病历的真实性受到极大的影响,甚至在医疗诉讼案件中可能就会因此使医疗机构承担败诉的不利后果。

(二)电子病历。电子病历(EMR)又称计算机化的病案系统或称基于计算机的患者医疗记录,是医务人员在医疗活动中通过计算机信息化系统生成的文字、符号、图表、图形、数字、影像等数字化信息,从而实现存储、管理、传输和重现的医疗记录,是病历的一种现代化记录形式,包括:门(急)诊病历和住院病历。目前,我国电子病历各方面技术已经成熟,从技术上也实现了电子病历司法鉴定,保障了电子病历的安全性等问题(从电子病历记录规范、系统身份识别、电子签名认证、时间源(时间戳)、患者身份标识、全程记录留痕等)。采取电子病历的医疗机构应当注意下列情况:

1. 电子病历应当按照《电子病历应用管理规范》(试行)要求书写和制作病历。电子病历的制作、记录内容、修改等方面没有特殊规定的,也应当按照《医疗机构病历管理规定》、《病历书写基本规范》、《中医病历书写基本规范》进行电子病历的管理。电子病历所涉及的特殊术语、编码、数据等,同时要符合《电子签名法》、GA/T《数字化设备证据数据发现提取固定方法》等国家标准、行业标准,甚至是业内习惯等。

2. 电子病历系统应当为操作人员提供专有的身份标识和识别手段,并设置相应权限(操作人员对本人身份标识的使用负责),同时,电子病历数据系统中应设置专属于签名人专有的签名,供身份验证(仅能本人使用),一患者一标识一病历(患者身份识别唯一性),且全程留痕、可查询、可追溯。虽然权威可信的时间戳服务中心签发的时间源(TSA)具备法律效力,但是就目前而言,TSA 并不是由国家授时中心唯一来提供的,因此,同样存在风险。如果能够采用可信TSA+电子认证授权(CA)的双重技术,由 CA 认证中心认证公开密钥的数据证书,则可以确保电子数据的真正真实与可靠。

3. 电子病历应严格按照《电子病历应用管理规范》(试行)规定封存、保全、锁定或复制病历,通过可靠的技术手段

(例如,TSA、全程记录留痕等)确保电子病历不可伪造或篡改。电子病历原则上应该提供原始载体和原始数据,但如果存在无法提供的特殊情况时,有关部门可能以网络在线提取、网络远程勘验或采取打印、拍照录像等方式固定。同时,会询问是否为电子病历系统自动生成并原版复制的介质、不能提供的原因、原始存储介质的存放地点或者电子数据的来源、计算电子数据的完整性校验值等,以确保复制性电子病历的同一性。此外,有关部门在真实性审查时,不仅会对电子病历的数据作形式审查,还会结合实物证据、封存打印病历、鉴定报告等其他证据,合并综合确定电子病历内容的真实性,并重点审查电子病历数据是否符合电子签名的要求、是否有数字认证、是否具有专属性的身份标识、保存历次操作印痕、操作时间和人员信息、对比电子病历完整性校验值等。

庄璘(Zorin Nikolaj):其实,无论是打印病历、手写病历,还是电子病历,由于《病历书写基本规范》、《中医病历书写基本规范》、《电子病历应用管理规范》(试行)等规定了病历的书写要求,即:形式上要规范、项目上要具体、内容上要准确、书写时间上要及时。因此,这也使得病历书写工作变得繁琐,尤其是病程记录过于冗长,而入院记录和出院小结又过分简单。在德国留学时,我也写病历,包括看别人写的病历,每一份病历都是在做选择题,勾一下就可以,完成一份病历大概只需要5分钟,病程记录在每天的查房时写完。在国内,我也经常参加各级医疗机构的查房与检查,几乎所有的医师都不可能在查房结束前完成病程记录,我常和第一线的医务人员就像朋友似的互相调侃,他们会告诉我:他们上午一般是在查房、做治疗,而下午就要花上半天的时间写病历,没有更多的时间做其他事情。下表根据德国Rolandberger咨询对医务人员书写病历的时间、成本进行统计分析:

表3-6 各国病历书写的时间、成本统计分析

国家	平均每天病历书写用时	平均每天花费在病历书写上的人员成本	平均每天与患者交流的用时	平均每份病历中病程记录的页数(住院10天)	平均每份病历中出院小结的页数
美国	10 min	没有人员成本	4 h	2页	6页
法国	5 min	没有人员成本	3.5 h	2页	8页
德国	20 min	没有人员成本	4 h	3页	8页
瑞典	15 min	没有人员成本	3 h	2页	5页
日本	8 min	没有人员成本	3 h	2页	4页
荷兰	16 min	没有人员成本	4 h	3页	6页
中国	2.5 h	至少2个人的人员成本	30 min	6页	2页

至于病历应该怎么写?我认为,应该由医务人员自己来决定,只要医务人员认为能说明诊疗护理用药问题的就可以,就像报流水账,至少这样能保证最大限度的真实性。其实,我非常反对医务人员为了迎合检查者对病历进行所谓的"润色",这与造假没什么分别。如果患者在出院前对自己的病历进行了复印,当医务人员为迎合检查者的喜好进行了修改,患者知情后,可以随便找一个医疗侵权的理由向法院起诉,并举证医疗机构伪造病历,不知道结果会是如何?

此外,主观性病历在诉讼过程中的证据效力问题争议很大,调查显示:81.33%的意见认为,主观病历既然是医务人员单方面的意见,那就不符合证据客观性的要求,不宜作为证据使用。而18.67%的意见认为主观性病历在认定违规和过错方面起着重要作用,特别是在记录内容对患方有利的情况下证据作用较为明显,应当作为证据使用。

Andreas Heinz:简化书写过程(入院记录和出院小结除外),鼓励医务人员把更多的时间和精力用在与患者及其家属的沟通、交流、详尽地了解患者的症状、思考患者的病情和对疑难病例进行研究与讨论上,而不是把宝贵的时间浪费在低头书写病历上。也许,有人会质疑简化病历会引发医患纠纷,使医务人员在医疗诉讼中处于不利地位。然而,大量的数据证明,医患纠纷的起因大多数正是医务人员缺乏足够的时间和耐性与患者及其家属进行沟通、告知、交流而产生的分歧。因此,取其所长,避其所短,适当地借鉴欧美先进的医疗管理及临床教学管理经验,这样可以让我们少走弯路。

[备注]在电子病历尚未全面普及的情况下,大多数医疗机构仍然采取手写病历或者计算机打印病历,无论是上述两种形式的哪一种,所有签名必须手写,不得打印,也绝不允许替代签名,而且签名者必须具备相应的资质。

From:2015年欧洲丹麦医院管理论坛会议论文节选:《医患纠纷预防方法和思路》(英语翻译稿),因内容结合了我国的国情,略作修改,仅供参考。

一、没有标准就没有改善,
制定统一、标准化的医患纠纷管理流程,
要从限制医患纠纷管理人员和医务人员的随意性入手,
不要把流程管理简单地理解为制定流程,然后推行流程,
这是一个非常错误的管理思维。
二、简化是流程管理的精髓,
流程的制定应始终坚持
"正确、快速、容易、廉价"的原则。

PART 4　医患纠纷的处置

4.1　医患纠纷的处置之受理

19　医患纠纷的受理
前瞻性★★★☆☆　实用性★★★★★

浅谈医疗投诉受理模式

汪咏梅[①]　沈雪生[①]　庄　璘[②]　乔海红[③]

① 上海市闵行区卫计委（现为卫健委）医疗事故处理办公室　上海市　中国
② 上海市闵行区中医医院　上海市　中国
③ 上海市闵行区妇幼保健医院　上海市　中国

一、医患纠纷受理程序与原则

（一）建立投诉制度，畅通投诉渠道

医疗机构面对医患纠纷，应依据《医院投诉管理办法（试行）》（以下简称《办法》）等有关规定，制定本院的《投诉管理制度》来加强医患纠纷的管理，并增强与患者的沟通和交流，尊重患方的医疗知情同意（选择）权，并依据《办法》要求，落实"首诉负责制"。同时，畅通投诉渠道，避免患方无地方投诉或各部门相互推诿等情况出现。建议医疗机构设立统一的部门来受理投诉，并在医院醒目处公示投诉部门的位置、联系方式、投诉流程、反馈方式和期限等信息[1]，使得医疗投诉渠道更加畅通，避免因渠道不畅而导致医患纠纷的升级。

（二）及时反馈信息，避免投诉升级

首诉部门面对投诉人的投诉，首先应仔细聆听投诉人的基本要求，认真询问投诉人不满意的源头，努力寻找纠纷焦点，有意识地代表医院表示歉意、关心和理解，积极、主动地反馈，并做好投诉相关信息的登记。对于涉及收费、价格等能够现场核查和处理的纠纷，应当及时查明情况，立即纠正；对于情况较复杂，需调查、核实的投诉，应将调查、核实的信息反馈和移交至医患纠纷管理组织机构（Management Organization of DPT, MOD）处理，一般应于 5 个工作日内向投诉人反馈相关调查处理情况或调查处理意见；若投诉涉及多个科室或情况较复杂，需组织、协调相关部门共同研究的投诉，应于 10 个工作日内向投诉人反馈调查和处理意见[2]。经 MOD 调查、核实，如需请示医患纠纷领导管理组织（院长或分管院长）后进行处理，应敦促有关部门形成处理方案，落实处理办法。并将处理效果反馈给医患纠纷领导管理组织（院长或分管院长）及涉嫌医患纠纷的相关科室。

（三）推行书面告知，合法途径处理

投诉受理部门（医患纠纷管理组织机构）若无法实现现场解决，至少应在 10 个工作日内，以口头、书面或其他形式给出初步处理意见，并告知患方不予受理的理由和解决医患纠纷的其他途径，尽可能取得患方的谅解。建议通过书面的告知，如《医疗纠纷处理告知书》来进行反馈，以此引导患方采取其他合法、积极的救济途径来解决该医患矛盾。若医患双方已经就该医患纠纷达成和议，应由医疗机构起草协议，与患方签订《医患纠纷调解/赔偿协议书》作为一次性解决该医患纠纷的依据，并做好资料的归档工作。

(四)扩展受理方式,重塑医患信任

医院的投诉信息应视为一种资源,处理医患纠纷应被看成留住忠实病源的一种举措。患方愿意对医疗机构表达不满意情绪,说明患方还愿意与医疗机构进行长期协作。因此,医疗机构应与时俱进,不断探索、完善和创新投诉受理机制,如电话、短信、电子邮件、信息互交平台、院长接待日、远程投诉等受理方式,建立信息化的网络投诉平台,通过该平台实现从被动的投诉受理,向主动的医疗投诉答疑及医疗宣传教育进行转化,以最终实现降低医患纠纷发生率、重塑医患信任的目的。

(五)特殊性投诉优先受理原则

对于群访、告急访等特殊性质的投诉,MOD应坚持"优先受理、优先处理、优先反馈"的原则,防止因处理不及时而导致纠纷再度升级的情况发生。同时,加强与相关部门的沟通和协作,建立稳固的医患纠纷管理组织网络,不断提高患者的满意率,降低重复投诉率,把问题解决在基层,把矛盾化解在投诉初始环节,努力做到不让信访变来访,不让初访变闹访,不让个访变群访。

(六)报告内容真实、客观、具体

医患纠纷的情况说明或调查报告应做到材料收集充分,情况反映真实,以叙述为主,对有关情况和问题可以提出自己的看法,但一定要言简意赅、客观公正。并写明投诉时间、投诉人、投诉方式、投诉反映的具体内容、调查后的事实经过、证据、不利影响、责任程度、处理意见及措施等。如实向院内主管部门或投诉主管部门书面报告。报告书的结构和撰写要求与医患纠纷的情况说明或者调查报告基本相同。

二、"多窗口受理—单窗口汇总"受理医患纠纷模式

"多窗口受理—单窗口汇总"受理医患纠纷模式,主要由多个窗口对外受理患方的投诉,并将投诉信息汇总到一个窗口进行统一管理,如涉及综合投诉一般转入医患纠纷管理组织机构进行受理与处置;涉及门急诊的投诉一般转入门急诊部门进行受理;涉及收费[补充]与价格问题的投诉一般转入财务部门进行受理与处置;涉及医德医风的投诉一般转入行政办公室进行受理等,并调查分析投诉事由,建立投诉受理的信息档案,缓解患方激动情绪,从而做出处理决定,详见图4-1。

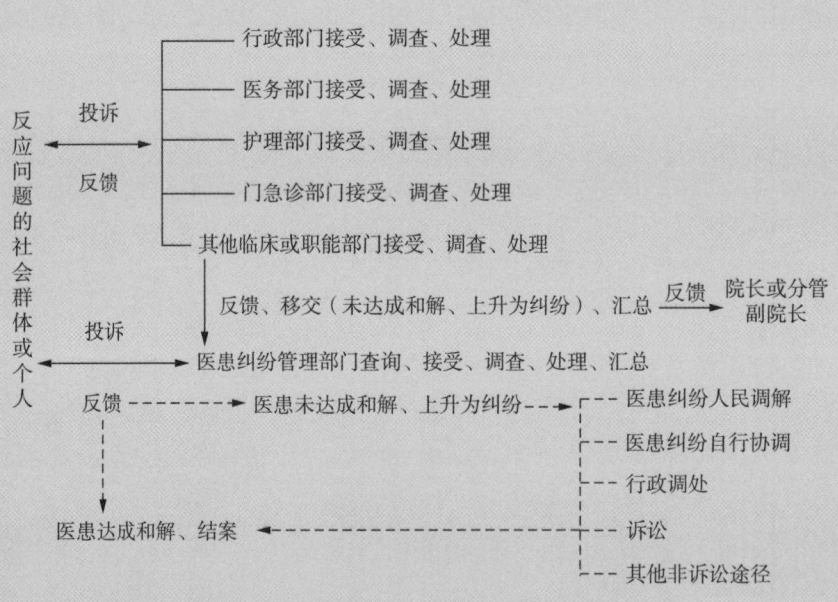

图4-1 "多窗口受理—单窗口汇总"受理医患纠纷模式

对已受理的投诉,无论首诉部门是否能及时处理或解决该投诉,都应将该投诉信息统一汇总至医患纠纷管理组织机构。对于首诉部门无法及时处置的医患矛盾,医患纠纷管理组织机构将根据首诉部门提供的投诉信息,并结合医患纠纷管理组织机构核实后的结果,统一反馈给患方,并上报医院主管领导。而对于社区卫生服务中心或规模较小的医疗机构,可由院长及分管院长指派专职人员直接出面受理和处置医患纠纷。

三、"多窗口受理—单窗口汇总"受理与处置特点

（一）分工明确

各职能部门分工明确，能较快地受理与处置患方反映的问题，从而避免医患纠纷的升级。同时，各职能部门在受理与处置各自的投诉时，因涉及与自己日常业务相关的工作和问题。因此，解释、沟通和处理会更加专业，从而大大缩短处理与反馈结果的周期，减少了医患纠纷管理组织机构的工作量，并有利于提高医疗服务水平。

（二）统一汇总

医患纠纷管理组织机构对投诉信息进行统一汇总，有利于投诉信息的分析与评价，以便于医患纠纷管理组织机构全面了解医疗机构医疗质量安全管理存在的问题。对于无法处置的医患矛盾，由该机构统一处置，不仅可以降低各职能部门的压力，而且为员工考核和医疗机构工作的持续改进提供了依据，有利于优化诊疗护理用药流程和内部管理制度，完善医疗质量安全体系。

（三）专人处置

对于社区卫生服务中心或规模较小的医疗机构，由院长及分管院长指派专职人员直接出面受理和处置医患纠纷，也有利于问题的及时解决，并容易在患方的心理上形成较强的权威性和信任感，当患方感受到被重视和尊重时，医患矛盾就较容易被化解。

（四）综合处理

虽然"多窗口"的受理渠道可以方便患方投诉，但也容易出现因为各职能部门的相互推诿而使得医患矛盾加剧。因此，需要医患纠纷管理组织机构来全面负责综合投诉的处理，以此来弥补这一不足，从而使投诉渠道通畅，减少了医患纠纷的发生和升级，有利于提高医疗服务质量。

（五）效率提高

如果各职能部门能严格按照"多窗口受理—单窗口汇总"受理与处置模式进行医患纠纷的受理与处置，一般不会出现医患纠纷管理组织机构工作量上升，案件堆积，不能及时处理的情况。此外，也不提倡由院长及分管院长直接面对患方，因为医患纠纷的处置工作量较大，极易分散精力，影响院长及分管院长对医院医疗质量安全的管理，不利于医院的长期发展。

四、其他受理医患纠纷的模式

（一）"单窗口受理汇总"受理医患纠纷模式

这一模式的主要形式是由一个窗口（部门）对外接受患者及其家属的投诉。从表面上看，虽然统一了投诉渠道，方便了患者及其家属的投诉行为，减少了部门与部门之间的相互推诿，同时因为受理与登记的统一，有助于医患纠纷信息的汇总分析，使医患纠纷管理组织机构发挥其更大的作用。但是受理窗口的单一，势必导致工作量的增大、投诉案件堆积、人员成本开支升高。此外，由于此种模式还需要医疗机构高层给予较大的行政职权，以及需要医疗、法学等多技能专业技术人员的支持，因此"单窗口受理汇总"受理医患纠纷模式很难得到推广。

（二）"多窗口受理汇总"受理医患纠纷模式

这一模式的主要形式是患者及其家属按照医患纠纷的分类或者按照投诉内容的不同分别由不同的部门受理、登记与处理。各职能部门之间分工明确，负责与自己相关的日常业务也得心应手，能有效提升医患纠纷处理的效率、缩短处理医患矛盾的周期，加上各职能部门兼职处理投诉，降低了管理成本。但是部门与部门之间的推诿不可避免，往往还因此容易出现医患之间的矛盾升级、医务人员之间的关系紧张、工作量及消极态度的增加而导致医疗过错发生率升高、医疗机构无法通过定期的汇总与分析来了解全院的医患纠纷发生情况。此外，对各部门的人员的要求就更高了，不但需要各部门人员具备良好的诊疗护理用药等医药学技能，而且还应掌握法学、管理学、心理学等知识。因此，"多窗口受理汇总"受理医患纠纷模式被大规模推广的可能性也较低。

其实，总有一天，该有的会有，该来的会来，优缺点在管理过程中自然会明白。没有一种模式是最好的，也没有一种模式是不可以被替代的。每所医疗机构都在经历着属于自己的医患纠纷，周而复始。管理需要求真务实、客观理性的科学精神，需要有平等、公开讨论的胸怀，需要循序渐进、脚踏实地的素质，在正确的道路上坚持，不管有多艰难，都会迎刃而解。

[补充] 每个医疗机构收费系统几乎相同，有部分收费系统需要人工确认才能终止计费，很多系统是科室计费收取诊疗费用，住院处自动生成床位费、空调费等与住院天数相关的费用，而该费用计算到患者办理结算手续当日。如果患者没有及时办理结算手续，医务人员需及时将出院或死亡病历交住院处，住院处才会手工操作使计费停止，虽然这可以杜绝一部分逃费现象，但仍建议只要患者死亡或出院医嘱下达，系统可以自动停止计费，避免错误收费，从而加剧医患纠纷的产生。

[参考文献]

[1] 赵春海,杜强,杨东关.关于医院信访工作的思考与对策[J].华北煤炭医学院学报,2010,12(5):726-727.
[2] Veltman, Larry L.MD, FACOG, Getting to Havarti: Moving Toward Patient Safety in Obstetrics[J]. Obstetrics & Gynecology,2007, 110(5):1146-1150.

From:2016年国际医疗质量和安全论坛演讲稿节选:《浅谈医疗投诉受理模式》(英语翻译稿),因内容结合了我国的国情,略作修改后收入于上海市闵行区自然科学研究课题《医院安全制度评估》(编号2014MW46),并以《浅谈医疗投诉受理模式》发表于《中国卫生法制》,2016 (6):62-65,仅供参考。

4.2 医患纠纷的处置之证据收集、认定和运用

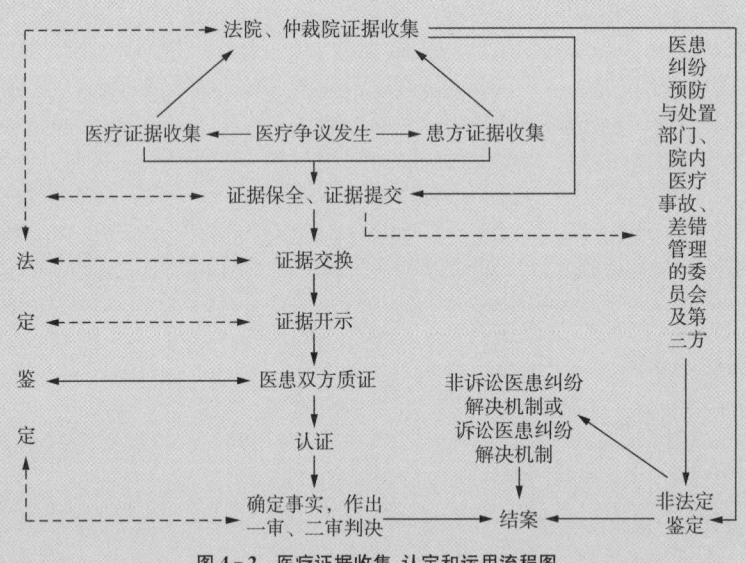

图4-2 医疗证据收集、认定和运用流程图

20 证据
阅读性★★★★☆ 实用性★★★★☆

医疗证据

李海文[①] 庄 璘[②] 堀真由美[③]

① 美莱医学美容医院有限公司法务部 上海市 中国
② 上海市闵行区中医医院 上海市 中国
③ 西村朝日律师事务所 东京 日本

一、什么是证据

Evidence(证据)是指出示并用于证明某一事实存在或不存在的证人证言、书面文件、实质性物体或者其他事物的总

称。简而言之,证据是证明(医疗案件)事实的依据,是医患纠纷非诉讼解决机制和医患纠纷诉讼解决机制的核心。可以说,所有的医患纠纷解决机制实际上都是围绕证据的收集、认定和运用展开的。此外,《中华人民共和国刑事诉讼法》关于证据概念的规定也具有代表性,即:证明案件真实情况的一切事实,都是证据。该条关于证据概念的规定对于民事诉讼和行政诉讼的证据也同样适用。

进一步对 Evidence(证据)进行理解。一方面,一定要持一种相对的态度,要质疑、怀疑证据,要知道证据的存在,本身是建立在一定的条件之上的,对证据的解释也是在一定的条件和角度下才被做出的,这就是证据相对性和绝对性的关系问题。另一方面,证据是组合存在的,证据所有的应用都不是单一的,它需要灵活地设计和应对,任何中间环节的断裂和缺失,都是对真相本身的破坏和误读。例如,曾经的一个旧案,其中非常重要的证据就是一份尸检报告,尸检报告作为证据具有绝对性和稳定性。但是,在报告中出现"未见骨折"四个字,"未见骨折"是不是就等于没有骨折呢?如果没有 X 线、解剖等检查证实,尸检报告仅为单一证据,那该证据就在此暴露了其主观性,而主观性又恰恰是相对性,是不稳定性。所以尸检报告和当事人的陈述、证人证言等单一证据一样都是相对性证据,证据证明力相同。一个好的医疗法律顾问(律师),还是一个优秀的医患纠纷专业技术人员,一定会在证据这两个方面研究上涉足或引起足够的重视(可参见庄璘(Zorin Nikolaj)的新书《和世界有多少差距》)。

二、如何分类证据

Evidence(证据)包括诉讼证据和非诉讼证据,前者包括刑事诉讼证据、民事诉讼证据、行政诉讼证据;后者包括仲裁证据、公证证据等等。由于医患纠纷的证据往往直接关系到该纠纷最终的认定。因此,为保证证据效力,本文仅以诉讼证据为标准进行简述。而对于非诉讼证据,因其已被诉讼证据吸收与涵盖,故不特别指出。医患纠纷的诉讼证据常指民事诉讼的证据,民事诉讼的证据作为证明医疗民事案件真实情况的客观事实材料,其表现形式按照《中华人民共和国民事诉讼法》(以下简称《民事诉讼法》)规定分为 8 种:当事人的陈述;书证;物证;视听资料;电子数据;证人证言;鉴定意见;勘验笔录。

(一)当事人的陈述

当事人的陈述是原被告双方或第三人就案件的事实的感知和认识所做的陈词。由于当事人诉讼地位的复杂性,陈词的证据力就具有双重性。根据《最高人民法院关于民事诉讼证据的若干规定》(以下简称《民诉证据规定》):当事人对自己的主张,只有本人陈述而不能提出其他相关证据的,其主张不予支持。但对方当事人认可的除外因此,当事人的陈述,既要充分重视,又不能轻易轻信,而需要同案件中其他证据相互佐证,其证明力才能得到认定。当事人的陈述、证人证言的言辞证据在同一时间只能反映某一方面的案件事实,具有主观性,证明力通常较弱。此外,当事人申请通知一至二名具有医学专门知识的人出庭,对鉴定意见或者案件的其他专门性事实问题提出的意见,则视为当事人的陈述,经质证后也可以作为认定案件事实的根据,但同样也需要与案件中的其他证据相互佐证来进行认定。

(二)书证、物证、视听资料和电子数据

书证、物证、视听资料和电子数据这四种都是实物证据,都是客观存在的具体的东西,只是表现形式不同。

1. 书证、物证。物证在人身伤害案件中具有直接证据作用,例如,造成损害所使用的工具、现场留下的痕迹、血迹等。但在一般的医疗损害案件里,由于医患双方之间存在一种医患关系,而这种关系更多地体现在诊疗护理用药过程中。因此,医患纠纷的证据更多地体现在书证方面,例如,病历、治疗记录、诊断证明等。

2. 视听资料和电子数据。视听资料是通过科学技术设备以微电子信息的形式来真实反映案件原始图像、音响的一种证据,而电子数据是 2013 年 1 月 1 日生效的新《民事诉讼法》新增的证据类型。视听资料与电子数据的区分主要在于视听资料能真实再现案件原始图像和音响,而电子数据即使采取了图像和音响的多媒体技术编辑和演示的证据组合,但因其不能再现案件的原始图像和音响,故不能再将电子数据视为视听资料,常见的电子数据包括:通过电子邮件、电子数据交换、网上聊天记录、博客、微博客、手机短信、电子签名、域名等形成或者存储在电子介质中的信息。在 2013 年以前,大部分电子数据是被归入视听资料范围内的,但在 2013 年以后,视听资料应更多的突出其可视听的特点,而电子数据从视听资料里分离出来成为一种新证据类型应更多的考虑其依附性、间接解读性和易修改性的特点。

(1)依附性。电子数据需要存储在特定的电子介质(例如,光盘、软盘、硬盘、U盘、手机等)上,而不能脱离这些电子介质单独存在。

(2)间接解读性。电子数据的播放及展现需要借助电脑等特定的电子设备。

(3)易修改性。电子数据很容易被修改,且从表面上或经过修改都很难留下痕迹。因此,也就很难区分证据原件和副本、真实件和伪造件。同时,一旦电子数据被利用或删除,几乎很难被识别。

（三）证人证言

证人证言是证人在诉讼中向司法机关陈述有关案件相关内容的言辞。由于医患纠纷中大量的事实都存在于书证、视听资料和电子数据中，甚至关于因果关系的证据也都集中体现在鉴定结果和勘验笔录中。因此，在医患纠纷诉讼过程中，证人证言的证明作用其实也非常小，很少被当事人使用。但即便如此，有时为能弄清案件事实的真相或解释医疗鉴定等专业结论，当事人仍会向法院提出申请，请求传唤作证单位或个人做供，以起到佐证的作用。

（四）鉴定意见和勘验笔记

鉴定意见是具有专业知识的人对专业性问题作出的一种科学判断。由于鉴定意见是建立在较高的专业性基础上的，因此，证明力也较高。甚至鉴定意见往往被认定为证明医疗损害与侵权行为因果关系的关键证据，但不是唯一性和确定性的证据。而勘验笔记是对现场进行检查所做的记录。在医疗诉讼中，由于任何医疗现场的勘验都是以医疗机构为主体，因此，围绕医疗机构进行的现场勘验所做的笔记，也无非是一些病历记录、诊断证明之类的书证及监控录像之类的视听材料而已。

三、证据的证明力

在民事诉讼中证据的证明力是指证据在证明案件事实方面所起的作用，是用以证明当事人主张的要件要素的证据能力，也是当事人主张的要件要素可以被采信为证据的资格。所有的证据都具有证明案件事实的作用或能力，但证明力的强弱在不同的案件中所表现出来的作用大小却有所不同。例如：原始证据＞传来证据（如复印件），直接证据＞间接证据。证明力的强弱或大小常常是通过对立或矛盾证据之间的比较显现出来的。而确定证明力的强弱或大小，则需要依靠法律规定。当然，也少不了需要依靠裁判者的判断，但这种判断是建立在不违背法律规定的前提下。自19世纪《法国民事诉讼法》首先抛弃法定证据原则，以自由心证原则取而代之后，大陆法系各国相继采用了该原则，包括我国在内。现阶段的民事诉讼，就证据证明力问题，可以依照下列原则进行认定（本文也仅作归纳）：

（一）不能正确表达意志的人，不能作为证人。待证事实与其年龄、智力状态或精神健康状态相适应的无民事行为能力人和限制民事行为能力人，可以作为证人（From：《最高人民法院关于民事诉讼证据的若干规定》，以下简称《民诉证据规定》）。

（二）以侵害他人合法权益或者违反法律禁止性规定的方法取得的证据，不能作为认定案件事实的依据（From：《民诉证据规定》）。按此规定以偷拍（录）、窃听、利诱、欺诈、胁迫、暴力等不正当手段获取侵害他们合法权益的证据材料不能作为认定事实的依据。

（三）在诉讼或非诉讼中，当事人为达到调解协议或者和解的目的作出的妥协所涉及的对案件事实的认可，不得在其后的诉讼中作为对其不利的证据（From：《民诉证据规定》）。

（四）证据应当在法庭上出示，由当事人质证。未经质证的证据，不能作为认定案件事实的依据（From：《民诉证据规定》）。

（五）人民法院认定证人证言，可以通过对证人的智力状况、品德、知识、经验、法律意识和专业技能等的综合分析作出判断（From：《民诉证据规定》）。

（六）有完全证明力的证据是指一方当事人所提出的证据，对方当事人提出异议但没有足以反驳的相反证据的，人民法院应当确认证明力（From：《民诉证据规定》）。

1. 书证、物证原件或者与书证、物证原件核对无误的复印件（复制件）、照片、副本、录像资料、节录本等。
2. 有其他证据佐证并以合法手段取得的、无疑点的视听资料或者与视听资料（电子数据）核对无误的复制件。
3. 一方当事人申请人民法院依照法定程序制作的对物证或者现场的勘验笔录。
4. 人民法院委托鉴定部门作出的鉴定结论，当事人没有足以反驳的相反证据和理由的。
5. 一方当事人提出的证据，另一方当事人认可或者提出的相反证据不足以反驳的，人民法院可以确认其证明力。一方当事人提出的证据，另一方当事人有异议并提出反驳证据，对方当事人对反驳证据认可的，可以确认反驳证据的证明力。
6. 诉讼过程中，当事人在起诉状、答辩状、陈述及其委托代理人的代理词中承认的对己方不利的事实和认可的证据，人民法院应当予以确认，但当事人反悔并有相反证据足以推翻的除外。

（七）不具有完全证明能力证据是指当事人主张的证据不能单独作为认定案件事实的依据，只有通过其他证据的佐证才能实现事实的认定（From：《民诉证据规定》）。

1. 未成年人所作的与其年龄和智力状况不相当的证言。
2. 与一方当事人或者其代理人有利害关系的证人出具的证言。

3. 存有疑点的视听资料(电子数据)。
4. 无法与原件、原物核对的复印件、复制品。
5. 无正当理由而未出庭作证的证人证言。

(八)直接被认定的证据。有些证据无需收集就可以被直接确认,但当事人有相反证据足以推翻的除外(From:《民诉证据规定》)。

1. 自认事实,即一方当事人陈述的事实,另一方当事人既没有表示承认也没有否认,经审判人员充分说明并询问后,其仍不明确表示肯定或者否定的,应视为对该事实的承认。当事人委托代理人参加诉讼的,代理人的承认视为当事人的承认,但未经授权的除外。其实,当事人在场但对其代理人的承认不作否认表示的,也可以视为当事人的承认。

2. 常识常理,即众所周知的事情、自然规律及定律、根据法律规定或者已知事实和日常生活经验的法则,能推定出另一事实。

3. 已经确认的事实,即人民法院发生法律效力的裁判或仲裁机构的生效裁决所确认的事实。

4. 已为有效公证文书所证明的事实。

(九)人民法院就数个证据对同一事实的证明力,可以依照下列原则认定(From:《民诉证据规定》)。

1. 国家机关、社会团体依职权制作的公文书证的证明力>其他书证。

2. 物证、档案、鉴定结论、勘验笔录或者经过公证、登记的书证,其证明力>其他书证、视听资料、电子数据和证人证言。

3. 原始证据的证明力一般大于传来证据。

4. 直接证据的证明力一般大于间接证据。

5. 其他证人证言>证人提供的对与其有亲属或其他密切关系的当事人有利的证言>当事人陈述。

四、证据收集的主体、程序与方式

(一)证据收集的主体

医患纠纷证据收集(调查取证)的专业性和针对性很强,普通的律师根本无法胜任这一工作[解释1]。因为他们没有医(药)学的专业知识,看不懂病历,也找不出其中的问题,即便原是一线的医务人员,但对医疗质量安全的管理也知之甚少,在寻找问题时也一定会花费大量的时间和精力。所以医患纠纷专业技术人员突破了传统的医疗角色,拓展了职业机会,将自己擅长的专业专长应用于日益增长、获利良多的法律医疗咨询领域,成为一种新的职业:Legal Medical Consultant(法律医疗顾问)。根据CareerBuilder.com网站,法律医疗顾问已经成为欧美十大最热门的职业之一。

Center for Performance Science(CPS,美国绩效科学研究中心)对法律医疗顾问的职业背景构成进行了研究,统计显示:12.37%曾经是医师,27.25%曾为护士,25.82%为药师,28.93%为其他医技人员,只有5.63%是非涉医背景人员。全美知名的法律医疗顾问中,77.06%曾担任过医院医务长等医疗管理职位,83.25%曾有过5~10年医疗质量安全管理工作经历,他们几乎100%拥有医(药)学/护理学和法学双学位,从医务人员成为职业律师的占68.29%。法律医疗顾问在医疗相关的法律问题上主要为医疗机构(包括医务人员)、律师、保险公司、鉴定机构、法院、仲裁院等提供了建议,为进一步了解案情、辨明是非、如实还原争议事实提供了帮助。如果证据收集(调查取证)符合法律规定的程序和要求,且这些收集的材料又具有较高的价值和较强的证明效力。那么,这些收集的材料能为以后的非诉讼解决机制和诉讼解决机制处理医患纠纷奠定良好的基础[1]~[2]。

(二)证据收集的程序

医患纠纷证据的收集一定要讲究规范,应按照一定的程序进行证据收集(调查取证),以确保收集到的证据具有客观性、关联性、合法性以及符合法律法规的规定,必要时可以向法院申请调查和取证。正确收集医患纠纷证据的方法如下:

1. 根据证据灭失或以后难以取得的可能性大小来确定证据收集的先后顺序。一般情况下,最有可能灭失或以后难以取得的证据应先收集,例如,输血、输液、剩余液或包装袋;手术患者组织切除物;疑似输液、输血、注射的器物与液体;药物等容易灭失或以后难以取得的证据,就需要第一时间封存或证据保全。

2. 根据收集证据的难易程度来确定证据收集的先后顺序。通常情况是由简单到复杂的顺序进行收集,例如,病历资料、各类检验报告、各收费单等证据收集都较为容易,而证人证言、当事人的陈述、鉴定结论、勘验笔录一般难以一时取得,有待稍后收集。

3. 可根据上述1、2证据收集的先后顺序,并结合情况分析报告,使所收集的证据与证明对象一一对应,从而以确定收集的哪些证据已经达到了证明的标准,哪些证据还有待补充。

4. 对于尚未取得的证据,医患纠纷管理机构或部门应积极调查和分析原因,必要时,可以向法院申请调查和取证。

（三）证据收集的方式

证据收集的方式主要为：现场调查和书面调查两种方式。

1. 现场调查。现场调查是最直接和最有效的证据收集的方式,是由医患纠纷管理部门针对投诉反映的内容,通过多次、反复地采集、记录、整理有关的投诉信息,然后对其进行分析、研究、评估和汇总,并从中寻找出投诉根源和解决办法的一种快速、高效的证据收集过程。

（1）应询问医患双方当事人,了解以下内容：

1）医患双方的基本情况。例如,患者的姓名、年龄、籍贯（国籍）、住址、职业等；当事医务人员的姓名、年龄、职称、职务、科室负责人等。

2）投诉经过。例如,投诉原因、投诉事项、不良事件发生的时间、地点和经过、有无损害后果和补救措施、患方诉求是什么等。

（2）观察及查找医疗不良安全事件的证据材料,例如,核实投诉经过、存在的问题、造成的损害、医方的责任程度、患方的赔偿要求的支持度等。

（3）将调查结果记录下来,作为后续纠纷处置的第一手资料。需要注意的是,现场调查往往需要多次、反复地进行,才能确保调查信息的真实性。同时,也要尽可能排除调查干扰,对调查信息进行校正,以保证调查信息的有效性。在调查取证过程中,如果调查对象为患方,其无法到达现场,也可以通过电话、短信、微信、网络邮件、传真等方式进行。

2. 书面调查。书面调查是在现场调查的基础上进行的一种深入的证据收集方式,是医患纠纷管理部门将患方的投诉意见结合其现场的调查情况,以书面、微信、网络邮件等方式呈现于当事医务人员或科室面前,并针对患方反映的问题以及其现场发现的问题,责成当事医务人员或科室给出书面答复的证据收集过程。书面调查的内容如下：

（1）针对患方反映的问题以及医患纠纷管理部门现场发现的问题,当事医务人员或科室给出书面陈述、辩解和反驳（包括诊疗、护理和用药经过的描述）。

（2）针对患方反映的问题以及医患纠纷管理部门现场发现的问题,科室负责人应针对该医疗不良安全事件展开科室讨论,并将科室的讨论意见以书面形式答复给医患纠纷管理部门。讨论意见主要包括：

1）诊疗、护理和用药过程是否符合法律法规和诊疗护理用药常规与规范的规定,有无违法行为。

2）诊疗、护理和用药过程中是否存在主观过错。

3）诊疗、护理和用药后患者是否有损害后果,其程度如何。

4）患者出现的不良后果与医疗行为之间是否存在因果关系。

五、证据收集的范围

根据《最高人民法院关于民事诉讼证据的若干规定》（以下简称《民诉证据规定》）《医疗纠纷预防和处理条例》、《中华人民共和国侵权责任法》（以下简称《侵权责任法》）等规定,在收集证据时要有针对性地收集,以确定正确收集证据的范围。一般来说,证明医疗行为与损害结果之间不存在因果关系,在实际意义上要重要于不存在医疗过错。也就是说,只要证明医疗行为与损害结果之间不存在因果关系即可。但是,在无法证明医疗行为与损害结果之间不存在因果关系时,能证明不存在医疗过错也可以,无需两者均证明。但需要注意的是：在判断患者出现的医疗行为与损害结果之间是否存在因果关系,这种关系的判断是依据一般社会见解,即：在实施医疗行为时,某种医疗行为是否能够引起某种医疗损害,就可以判断两者之间是否存在相当程度的因果关系,而且不必要求医疗行为与损害结果之间存在直接因果关系,该因果关系的存在也不要求损害必然发生,只要是在当时的情形下,有发生的可能性,就可认定存在相当因果关系,在这点上各国的认定标准都是相同的,我国也不例外。

由于民事医疗侵权行为的构成包含了医疗侵权行为、医疗损害后果、医疗行为与损害后果之间的因果关系、医疗过错（医疗过错造成医疗损害的后果包括：死亡、身体损害、精神损害）四个相互关联的要件,即便大多数时候,医疗侵权行为与医疗过错的认定标准是一致的[3]。因此,一般情况下医疗机构及其医务人员只要证明不具备其中之一要件,就无需承担侵权责任。但有些时候个别要件的缺失,实际上也并不外乎会通过其他法律规定对侵权责任进行调整,故在医疗侵权责任的把握上也是仁者见仁,智者见智的事。

（一）收集证明医疗行为与损害结果之间不存在因果关系的证据材料。对此类证据的收集,主要围绕病历资料[备注]；输血、输液、剩余液或包装袋；手术患者组织切除物；疑似输液、输血、注射的器物与液体；药物等进行准备。需要注意的是,必须保证病历资料的真实性和合格性,任何改变病历资料内容的行为,都将直接导致医疗行为与损害结果之间因果关系无法被认定的状态,也会因此而需承担举证不能的不利后果。此外,受科学发展的限制,医学作为经验性科学,客观存在此地的治疗方法在彼地并不得到认可,此地的技术彼地早已淘汰或被更新等情况。因此,在进行事实因果关系分析时,应以医疗行为地的医学界公认的理论和方法作为判定的依据,还可参考相关领域的学术研究成果,在一定条件下,亦可接受统计学和社会流行病学的证明方法,还应当在医疗行为与损害结果之间排除其他可能。

(二) 收集适用过错推定责任的证据材料。根据《侵权责任法》的有关规定,因下列情形之一的,推定医疗机构有过错:

1. 违反法律、行政法规、规章以及其他有关诊疗护理用药规范与常规的规定。
2. 隐匿或者拒绝提供与纠纷有关的病历资料。
3. 伪造、篡改或者销毁病历资料。

即便如此,医疗机构仍可以通过举证证明自己没有过错进行反证。情形1是医疗机构存在过错的直接证据,但也并不意味着医疗机构及其医务人员的过错与违反法律法规及诊疗护理用药规范与常规必须等同或一致,例如,遇到急危重患者,医疗机构及其医务人员可以采取一些不太符合诊疗护理用药规范与常规的救治措施,只要可以证明在这种特殊情况下的行为是合理的,就可以认定医疗机构及其医务人员没有过错。而2、3是医疗机构给患方举证设置障碍和困难的条款,但若被患方举证证实,存在2、3的情况,就可以直接推定医疗机构及其医务人员有过错。特别需要指出:如果存在3的情况,当事人可能还会因伪造和篡改病历而构成刑事犯罪(伪证罪)。虽然不是所有的医疗行为都会涉及刑事犯罪,但是一旦定性为医疗事故,当事的医务人员就可能会面临追究医疗事故罪的风险。而认定是否构成医疗事故的主要证据还是在病历资料或书证上。根据《中华人民共和国刑法》有关规定,在刑事诉讼中,证人、鉴定人、记录人、翻译人对与案件有重要关系的情节,故意作虚假证明、鉴定、记录、翻译,意图陷害他人或者隐匿罪证的,处三年以下有期徒刑或者拘役;情节严重的,处三年以上七年以下有期徒刑。可见,医疗事故可能涉及刑事犯罪,医务人员伪造和篡改病历也很有可能构成伪证罪。因此,保持病历资料的真实性,其实,就是保护医务人员自身权利的一个重要措施。

(三) 收集适用免责或减轻责任的证据材料。根据《侵权责任法》第60条的有关规定,患者有损害,因下列情形之一的,医疗机构不承担赔偿责任:

1. 患者或者其近亲属不配合医疗机构进行符合诊疗护理用药规范与常规的诊疗护理用药行为。但即便如此,医疗机构及其医务人员有过错的,仍需承担相应的赔偿责任。一般情况下,患者或者其近亲属不配合医疗机构进行符合诊疗护理用药规范与常规的诊疗护理用药行为常表现为:

(1) 患者对医疗机构采取的诊疗护理用药措施难以建立正确的理解,从而导致其不遵守医嘱、错误用药等与诊疗护理用药行为不相互配合的现象。

(2) 患者一方主观上具有过错,包括故意或过失。这两种情况只要医务人员已经合理地尽到医疗风险告知义务,且采取的诊疗护理用药措施并无不当,医疗机构不应承担赔偿责任。《最高人民法院关于审理医疗损害责任纠纷案件适用法律若干问题的解释》已经进一步对此加以了说明(医疗机构提交患者或者患者近亲属书面同意证据的,人民法院可以认定医疗机构尽到说明义务,但患者有相反证据足以反驳的除外)。

2. 医务人员在抢救生命垂危的患者等紧急情况下已经尽到了合理的诊疗护理用药义务,其包括:医务人员对患者诊疗护理用药行为的准确性、合理性以及在紧急情况下有效控制患者损害的程度和履行医疗风险告知的义务。

3. 限于当时的医疗水平难以诊疗。该条依靠法律法规及诊疗护理用药规范与常规判断医务人员的过错是基于现阶段的医疗科学水平,并以一般的医疗水平为评价标准。

(四) 对于一般侵权行为免责或减轻责任的情形还可以参考《侵权责任法》第26~29、31、59条的规定。

1. 依据《侵权责任法》第26条与《人身损害赔偿解释》第2条,被侵权人对损害的发生也有过错的(包括故意和过失),可以减轻侵权人的责任。但是侵权人因故意或重大过失致人损害,被侵权人只有一般过失的,不减轻侵权人的赔偿责任。过错包括故意、重大过失和一般过失。除《侵权责任法》第27、60条的情况外,被侵权人的一般过失或重大过失只能导致侵权人责任的相应减轻,而不能导致责任的免除。因此,在证据收集过程中若能够证明患者对损害的发生存在一般过错或严重过错,就能对患者进行过失相抵的抗辩,也能以此减轻医疗机构及其医务人员的赔偿责任。

2. 第27条,损害是因受害人故意造成的,行为人不承担责任。患者明知自己的行为可能会发生损害自己的后果,但仍希望或放任此种结果的发生。若能够证明患者的损害是患者故意造成的,医务人员可以免除责任。但必须指出:损害完全是源于患者的故意,且患者的故意行为是造成其损害发生的唯一原因时,才能免除医务人员的责任。如果举证表明损害是因为患者故意造成,但同时医务人员也存在过错的,应根据第26条判定医务人员责任程度。

3. 第28条,损害是因第三人造成的,第三人应当承担侵权责任。因第三人的过错造成患者完全或部分损害的,医务人员可以提出免除或减轻自己责任的抗辩。第三人的行为与损害之间存在因果关系,并有证据证明第三人的行为是患者所遭受损害的唯一原因,可以免除医务人员的责任,并由第三人对患者承担侵权责任,这种免责往往是医方对患承担责任后,再向第三人追偿。特别需要指出:第三人必须是医患双方以外的人,不能与医疗机构存在隶属关系,如果第三人是医疗机构工作人员,医疗机构仍应对工作人员造成的损害承担替代责任。此外,由于医疗机构和第三方因为各自独立的行为在客观上偶然的结合或相互作用,共同造成了患者的损害,在这种情况下也不构成共同侵权,但可依据《侵权责任法》第11、12条,对患者承担连带责任或按份责任。

4. 第29条,因不可抗力造成他人损害的,不承担责任。法律另有规定的,依照其规定。不可抗力指不可避免又不能克服,即使医务人员已经尽到最大努力和采取了一切可以采取的救治措施,仍不能避免某种并发症(区别伴发病)、意外等不良事件以及损害后果的发生,医务人员可以免责。除法律有特别排除的规定外,不可抗力适用于过错责任、过错推定责任和部分无过错责任。

5. 第31条,因紧急避险造成损害的,由引起险情发生的人承担责任。如果危险是由自然原因引起的,紧急避险人不承担责任或者给予适当补偿。紧急避险采取措施不当或者超过必要的限度,造成不应有的损害的,紧急避险人应当承担适当的责任。医疗机构及其医务人员应注意紧急避险行为不能超过必要的限度,紧急避险所引起的损害应轻于疾病自然转归引起危险所可能带来的损害,且必须是在不得已的情况下采取紧急避险措施,以保全患者更大的利益。

6. 根据《侵权责任法》第59条规定,因药品、消毒药剂、医疗器械的缺陷,或者输入不合格的血液造成患者损害的,患者可以向生产者或者血液提供机构请求赔偿,也可以向医疗机构请求赔偿。患者向医疗机构请求赔偿的,医疗机构赔偿后,有权向负有责任的生产者或者血液提供机构追偿。本条是为了更好地维护患者权益,便于患者在受到侵权后主张自己的权利,明确规定了患者因药品、消毒药剂、医疗器械的缺陷,或者输入不合格的血液造成患者损害的,可以向其产品的生产机构或血液提供机构请求赔偿,也可以向医疗机构请求赔偿。这时对于医患纠纷管理机构或部门的举证,应重点放在对药品、消毒药剂、医疗器械、血液制品的来源、运输、保管等证据的收集上,类似于产品质量证明的收集。对于药品、消毒药剂、医疗器械、血液制品本身的质量缺陷,可根据《民诉证据规定》第4条,因缺陷产品致人损害的侵权诉讼,由产品的生产者就法律规定的免责事由承担举证责任。所以,就不用医患双方对该产品存在的缺陷进行举证。但即使存在第三人的原因,医疗机构并不免责,而是仅仅在第三人与医疗机构之间建立了不真正的连带之责,患方仍然可以直接选择起诉医疗机构要求其承担责任。

(五)涉及医疗机构资质和医务人员执业合法性的证据、履行告知权利与义务的证据、授权委托的证据、患者拒绝交费的证据、患者自主选择诊疗护理用药方法的证据、认定患者具有行使知情同意(选择)权能力的证据、常规检查的证据、离院的证据、复印病历的证据、不同意尸检的证据等都需要医患纠纷管理机构或部门在第一时间进行证据收集(调查取证)。

(六)收集证明未侵害患者人格权和财产权的证据材料。人格权受到侵害分为物质性人格权受到侵害(主要指生命健康权)和精神性人格权受到侵害(包括:自由权、姓名权、肖像权、名誉权和隐私权)。传统理论认为人格权是内在于人且具有绝对的不可侵犯性。因此,当人格权与财产权发生冲突,人格权优先于财产权,尤其是物质性人格权具有绝对优先性。若要证明未侵害患者人格权,那就必须提供能证明损害结果不存在,或医疗机构及其医务人员不存在过错的证据,例如,医疗损害前后的病历、诊断证明、死亡证明、各检验单及检验报告、处方及药品等。而对于财产权的侵权举证,多为诊疗和其他费用的凭证、收入证明等。

(七)收集医患双方存在医疗服务合同关系的证据。医疗服务合同,是非典型的合同关系,是医疗机构对患者提供疾病的诊疗、护理、用药等医疗行为,患者支付报酬的合同。由于在医患纠纷实践过程中,常出现虽存在医疗措施不当的情况,但未构成患者的生命权或健康权的侵害。但是患者仍力争保护自己的合法权益,预想以医疗机构没有适当履行义务为由,追究医方的违约责任。同时,医疗机构也拥有对拖欠医疗费用、预解除医疗服务关系等患者进行违约责任追究的救济选择权。

1. 收集医患双方存在医疗服务合同关系的证据。其实,可以证明医患关系的证据很多,例如,挂号单、交费单等交费凭证、出院凭证、各检验单及检验报告、处方及药品等与诊疗有关的一切凭证,基本都能证明存在医患关系。

2. 收集医方可以解除医患双方服务合同关系的证据,例如,退号、退费单或凭证等。

3. 收集患者疾病不需要继续治疗或者可以终结的证据,例如,(疑难)病历讨论纪录、出院小结、疾病诊断证明等。

4. 收集拖欠医疗费用的证据,例如,能证明医方拖欠医疗费用的单据或凭证等。

5. 除医患双方相互提供证明各自无违约的证据外,其他证据收集与医患纠纷侵权责任没有任何差别。

6. 根据《中华人民共和国合同法》规定,合同的任何一方都负有履行合同的义务,任何不符合约定的行为都必须承担因违约所产生的不利后果。违约方要承担继续履行、采取补救措施或者赔偿损失等违约责任。

(1)医方为被告的违约责任中,如果患方以医方的违约行为造成患者损失或危害提起的诉讼,医方不需要承担医疗过失的举证责任,也不涉及人身损害等级的鉴定和精神抚慰金的赔偿问题。医方所承担的赔偿也基本上局限于同等的挂号费、诊疗费、护理费、药费等费用。

（2）医方为原告的违约责任中，单纯以欠费为由，要求患方解除医疗服务合同的诉请，其实是很难得到法院的支持。医疗机构只有同时提供患者疾病痊愈或无继续治疗必要的证据，才能实现诉求[4]。其实，每个医疗机构都会有欠费患者，有些是没有支付能力，有些是三无人员，有些是恶意欠费，无论何种原因，欠费患者都是医疗机构的一个重大负担。但尽管如此，医方仍不得以任何理由拒绝救治急危重患者，只要是"急危重"患者，无论是否欠费，诊疗护理用药都不能停止。

六、证据的提交、交换和开示

（一）证据提交须符合法律法规的规定

1. 提交的书证、物证、视听资料和电子数据证据都应是证据原件、原物。只有在提供原件、原物确有困难时，经法院核对无异议后，才可提供复印件、复制品。一般而言，医疗机构提供给法院或鉴定机构的病历和医疗纠纷实物、视听资料都应是原件、原物，但复印件、复制品经法庭质证，其实已经和原件、原物具有相同的法律效力。

2. 对提交外文证据，法院是要求有中文译本。

3. 在境外形成的证据，应有所在国公证机关的证明，并经我国驻该国使领馆确认的认证，或者履行我国和该国或该地区订立的有关条约中规定的证明手续作为证据，方为有效。

4. 证人证言在医疗诉讼中出现的较少，但是如果存在证人证言的情况，应能证明证人具有完全民事行为能力，并可以当庭作证，接受法庭质证。

（二）证据交换须符合法律法规的规定

1. 证据交换是在诉讼答辩期届满之后，开庭审理之前，在法院的主持下，医患双方当事人之间相互明示其提供证据的行为或过程。对于比较复杂的民事案件，为了提高开庭审理的实效、明确诉讼争议事实、固定证据、转化庭前调解，是证据交换的主要目的。

2. 证据交换需有当事人申请，法院再组织双方当事人进行证据交换。对双方当事人都有争议的证据，按所证明对象分类记录在案，并写明异议的理由。在交换过程中，对方当事人有可能对对方提出的证据进行反驳，从而提出反驳证据，以及其他补充的新证据。这时法院会通知双方当事人再次进行证据交换。

3. 一般情况下，证据交换的时间是依据举证期限，次数通常不超过2次，只有在重大、特大、疑难的案件才可能有大于2次的例外情况。

4. 根据《民诉证据规定》，对于涉及国家机密、商业秘密和个人隐私或者法律规定的其他应当保密的证据，当事人可以拒绝进行证据交换，但当事人应向法院予以说明，并出示相应的证据。

（三）证据开示须符合法律法规的规定

如果证据提交和交换是医患双方互相交换证据的话，那么，证据开示就是医患双方主动公开展示各自证据，并进行解释和说明的过程，也是医患纠纷双方当事人互相获取对方证据或案外第三人所持有的与案件有关证据的一种来源与方法。

1. 证据开示作为医患双方互相收集、提供、交换证据的诉讼活动，其主体是医方、患方和第三方。而法院是审判机关，不是证据开示主体，但由于其在证据开示程序中发挥着不可或缺的作用，因此，法院是证据开示的组织者。

2. 证据开示不是诉讼的必经程序，医患双方可以选择是否开示，尤其是对简易程序的案件，法院可根据案件具体情况决定是否进行开示，并非医患双方一经申请就一定被获得进行证据开示。若一方当事人的开示要求属于限制或禁止开示的范围，另一方当事人对该证据表示异议，法院也会对该异议予以审查，如果异议成立，法院会准许一方当事人可以拒绝开示。反之，则令其当事人按要求开示该证据。

3. 证据开示并非质证，而仅仅是证据的公开交流。该交流行为主要表现在：

（1）医患双方中的任何一方可以口头或书面的形式向另一方询问或要求其提供某项在其控制下的证据材料。

（2）提取证人证言时要求另一方当事人亲自上庭提供证言。

（3）经法院许可选择或指定医疗鉴定机构进行鉴定等。

（4）为保障当事人或诉讼代理人在庭审时充分质证的权利，医患双方中的任何一方可以在开示过程中拒绝作答：1）案件事实和证据的分析意见；2）质证时将要发表的意见；3）诉讼代理人的代理词等，同时向法庭申明，此类证据将在质证环节将予以论述，而法院应以允许并给予记录。

4. 根据《民诉证据规定》，对于涉及国家机密、商业秘密和个人隐私或者法律规定的其他应当保密的证据，当事人可以拒绝进行证据开示，同证据交换。需要指出的是，以非法手段获取的证据资料，如秘密录像和录音、未经同意复制的病历资料等,在证据开示时一般都要被排除,如果这些资料还同时涉及个人隐私,还会被视为禁止公开的资料。

5. 对一些毫无必要的证据开示请求,法院也有一定的限制。例如,当事人以拖延诉讼为目的而反复要求开示、开示费用与诉讼标的、当事人的经济承受能力以及诉讼焦点的重要性相比,开示利益不符合诉讼公平与效益原则,不需要开示就可以方便而又经济地获得证据资料等情况,法院可以限制当事人的开示要求。

6. 如果一方当事人无正当理由隐藏或者拒绝提供对方要求开示的某项证据材料,且该证据材料不属于限制或禁止开示的范围时,法院会禁止该证据在庭审过程中使用该证据材料。即便使用,法庭也不会采纳,这就是所谓的证据失权,如同逾期举证,其旨在杜绝故意隐瞒证据和庭中证据突袭的恶意行为,但其结果不仅不能使对方在庭审中措手不及,反而只会应故意隐瞒或在开示过程中无理由拒绝提供证据,而被法院推定对方当事人主张的事实是真实的,这种推定原则在医疗争议的民事诉讼过程中应特别注意[5]。

七、证据保全

根据《中华人民共和国民事诉讼法》的有关规定,证据保全是在证据有可能毁损、灭失,或以后难以取得的情况下,人民法院对证据进行保护,以保证其证明力的一项措施,尤其是诉前证据保全。虽然医患双方都可以通过证据保全将相关的证据进行固定和保护,以有效维护医患双方的合法权益,但事实上,并不是所有的证据都能保全。除此以外,由于目前我国在立法上并不明确证据保全的限定范围,而都是由法院根据具体情况采取必要的措施或方法。因此,医务人员可以大胆采取"列举式"的方法,参照刑事诉讼中勘验、检查、鉴定等相关规定提出证据保全申请。

(一)证据保全的注意事项

1. 证据保全不仅可以在开庭审理前、法院受理后提出,而且还可以在诉讼前采取证据保全措施。但开庭后由于进入了证据调查阶段,就没有实施证据保全的必要。

2. 证据保全只针对那些可能灭失或以后难以取得的证据才进行保全。

3. 证据保全主体除法院外,医疗机构也可以选择公正机关进行证据保全。根据《中华人民共和国公证暂行条例》,明确了公证处的业务包括保全证据。公证机构进行保全的,当事人在起诉后应将申请公证机关所保全的证据提交受诉法院(可参见后面章节《医疗公证》)。此外,有时可能因为申请人诉前证据保全,涉及被申请人财产权问题,法院可责令申请人提供相应的担保。

(二)证据保全的程序

我国民事或行政诉讼中的证据保全,可由当事人或利害关系人提出申请。如果当事人或利害关系人向法院提出的,应提交书面的申请(证据保全申请书由法院提供统一的版本),该申请书中要求当事人或利害关系人载明其基本情况、证据保全的具体内容、范围、所在地点、申请理由以及请求保全的证据能够证明的对象等。若当事人或利害关系人向公证机关提出的,也应提交申请表(申请表由公证机关提供统一的版本),填写内容主要包括:申请证据保全的目的和理由、申请证据保全的种类和方式、名称地点、现存状况以及其他应当说明的问题。法院收到申请后,若认为申请符合采取证据保全措施条件的,会裁定采取证据保全措施。如果认为不符合条件的,也会裁定驳回。申请人在法院采取保全证据的措施后15内不起诉的,人民法院会解除裁定采取的措施。

(三)证据保全的内容

1. 病历的保全。患方常常要求保全住院病历,而医疗机构要求保全的往往是门(急)诊病历。因为从保管形式上讲,患者就诊的门(急)诊病历一般都是由患者自行保管,而住院病历由医疗机构保管。对患方要求保全住院病历的,可依据《医疗纠纷预防和处理条例》、《中华人民共和国侵权责任法》等有关规定查阅、复制其门诊病历、住院志、体温单、医嘱单、化验单(检验报告)、医学影像检查资料、特殊检查资料、特殊检查同意书、手术同意书、手术及麻醉记录、病理资料、护理记录、医疗费用以及国务院卫生主管部门规定的其他属于病历的全部资料。显然,这样的证据保全对医患双方并没有太多的实际意义。因为医疗机构负有保管住院病历的责任和义务,而患方负有保管门(急)诊病历的责任和义务。因此,无论哪一方的病历资料出现毁损、灭失,或以后难以取得的情况,都将根据举证责任直接承担败诉风险。

2. 医疗实物的保全。由于在诊疗护理用药过程中,患者因未知原因出现不利后果,常常会怀疑是否是因医务人员错用医疗实物、医疗实物质量问题、计算标注错误以及操作失误等原因导致医疗损害的发生。根据《医疗纠纷预防和处理条例》等有关规定,疑似输液、输血、注射、药物等引起不良后果的,医患双方应当共同对现场实物进行封存或启封,封存的现场实物由医疗机构保管;需要检验的,应当由双方共同指定的、依法具有检验资格的检验机构进行检验;双方无法共同指定时,由医疗机构所在地县级人民政府卫生主管部门指定。疑似输血引起不良后果,需要对血液进行封存保留的,医疗机构应当通知提供该血液的采供血机构派员到场。因此,医务人员可以参考病历保全的方式,填写《封存或启封记录》,对输液/输血瓶(袋)及剩余的输液/输血瓶(袋)的包装、输液/输血设备、输液/输血管、剩余药品的药瓶及包装、注射器、注射用药及包装、手术患者组织切除物等实物实施保全措施。封存医疗实物的主要目的是送专业机构进行检验、检测,而封存的实物又多半容易发生污染、霉变等,一般封存期限以不超过48小时为宜,用密闭装置密封,封存后应当尽量放在低温环境下保存,封存后应当尽快送检,不可耽误[6]。但是寻找能让医患双方都认可的检测机构也是一个困难的问题。因此,如果时间允许,申请法院保全可以规避该风险。但仍不可忽视在封存之初,向患方告知因诸多因素存在医疗实物丧失保全意义的可能。此外,其他证据也可能涉及证据保全的问题,其方法也可参照上述的内容进行,故不特别罗列。

八、申请法院调查取证

如果说,申请证据保全是针对可能灭失或收集困难的证据(实施对象是当事人,申请在诉讼前后进行)。那么,申请法院调查取证就是由于根本无法自行收集证据,才需要在法院的帮助下进行证据收集(实施对象为法院,只能在诉讼中进行申请)。例如,医方无法调取患者自行保管的门急诊就医记录册中记录内容等需要法院进行调查和取证。根据《中华人民共和国民事诉讼法》以及《民诉证据规定》有关规定,当事人及其诉讼代理人因客观原因不能自行收集的证据,或者人民法院认为审理案件需要的证据,人民法院应当调查收集。当事人及其诉讼代理人申请人民法院调查收集证据,不得迟于举证期限届满前7日。因此,在举证期届满7日前提交证据调查申请书是法定不变的期限,逾期不申请的,其后果和超过举证期限未举证相同,视为当事人举证权利放弃,也将丧失申请法院取证的权利,不过这个期限也并非绝对,具体内容如下:

(一)医方没有在答辩期间内提出答辩,答辩期满后才提出答辩意见,患方针对医方意见申请法院调查和取证或申请鉴定的。

(二)医方在答辩期届满后提出新的答辩意见,患方针对新的答辩意见申请法院调查和取证或申请鉴定的。

(三)由于各种原因,患方收到答辩状时已经超过举证期限,患方针对答辩意见申请法院调查和取证或申请鉴定的。

(四)医患任何一方在举证期限内向法院提交的证据未经庭前提交、交换、开示,其任何一方在开庭时针对对方当事人提交的证据申请法院调查和取证或申请鉴定的等。

《民诉证据规定》确定了以当事人申请法院调查取证为原则,人民法院依职权启动为例外的调查和取证制度。但在司法实践中,启动与否的标准还是非常模糊的。因此,医疗机构应注意到这种模糊标准造成不利影响的可能。

庄璘(Zorin Nikolaj):多年的医患纠纷研究和法律顾问工作经验表明,证据其实并不像在法庭上那样,在日常医患纠纷预防、处置和管理过程中被频繁的使用。比如,最近正在处理的一起医疗案件,71岁的上海市民郭×××因腰部疼痛不适,到医院治疗,入院第二天,完善相关术前检查,发现患者有感染症状,感染治疗期间,遵循医嘱,术前抗感染治疗,待感染得到有效控制再另行手术,入院第九天,患者经上级医院会诊后诊断为败血症,病情进一步恶化,入院第十八天患者经抢救无效死亡。医患双方就此产生纠纷,并共同委托×××区医学会进行医疗损害技术鉴定。鉴定认为:该医院承担次要责任。但死者家属不服鉴定意见,多次大闹医院门急诊,110多次出警,无果。我建议医院在医患纠纷人民调解委员会的帮助下,尽可能先缓和医患紧张关系,然后再另行处理。院内一位领导告诉我:"医院领导与当事科室主任协商后已打定主意……接受患者家属索赔请求,以主要责任的赔偿标的马上进行赔偿处理。你只能服从这种意见,而且必须配合,并将这个决定成为唯一可取的选择。"事实上,在医疗机构中的确有很多医患纠纷案件的赔偿决策是受到组织内部力量牵拉而被迫做出来的,而并非依据证据对事实分析的结果,或者说,大部分时候是按照决定来寻找证据。对此,尽管许多医疗管理者并不承认,但事实就是如此。

李海文:医患纠纷处置的结果取决于医疗安全不良事件的决策,决策又是医疗质量安全管理的灵魂。所以医疗管理者们不断投入大量的精力以优化决策过程,以循证或基于事实为核心理念,以确凿、翔实的证据为依据。尽管这与简单式推论或纯粹依靠直觉的"拍脑袋"决策相比,注重实证的决策会取得更好的结果。但同时,也会让医疗管理者们忽视更根本的问题,例如,证据和医疗安全不良事件实际采用的决策过程之间的关联性、医疗管理者们最终又是出于什么目的来搜集证据等问题。面对医疗责任和风险的迫切,"天使"灵魂中,总有势均力敌的两种声音:

(一)很合理地考虑医疗责任和风险带来的痛苦和沮丧,因为所能预见和回避的一切医疗责任和风险已超出了"天使"能力的范围。所以在医疗安全不良事件来临时,只能不去管它。

(二)更合理的教人考虑医疗责任和风险的性质与规避医疗责任和风险的方法。要解决医患争议问题,就必须作系统、周密的证据收集工作。另外,通过证据比较,使我们更清楚地了解医患之间矛盾和过错的根源,从而使我们在应对患方时能做到知彼知己,百战不殆。

虽然(二)比(一)好,但生活总是让人妥协,"天使"面对严峻的医疗形势、无奈的医疗场景,不坚持到底,或许也是大多数人、大多数时间的选择。确凿的证据有时的确是决策结果好坏的关键,而其他时候,证据却仅仅是起到象征性的作用。在实践过程中,证据常被用于使决策合理化,并借以表明医疗管理的决策行之有据。这大概就是大部分时候我们是按照决定来寻找证据的目的和原因。不过,仁者见之谓之仁,知者见之谓之知,在此,只是希望能够在这方面起到抛砖引玉的作用。

堀真由美:医疗证据其实在医疗行为过程中非常琐碎,或者说直接证据非常模糊。但是,每一个间接证据如果均能够从不同的侧面证明部分医疗损害案件的事实,那么,这每一个间接证据就都能够互相印证并形成完整的证据链,而且能得到唯一的结论,即便是法院也会认定该待证事实的真实性。一般而言,医患纠纷的证据思维是按照如下四点顺序依次串联成证据链的,并保持证据的真实性、关联性、连续性、科学性、逻辑性:

(一)诊疗、护理和用药过程是否符合法律法规、部门规章及诊疗护理用药规范与常规的规定,有无违法行为。面对这一问题一般是通过查阅相关的法律法规、部门规章及诊疗护理用药规范与常规等文件或查阅相关的资质来直接证明,不需要反证。通常情况下,都会有直接证据出现,只要进行论证,符合条件,结论一般就能成就,例如,医师的职业行为是否合法,通过查阅医师资质就可以证明。

(二)诊疗、护理和用药后患者是否有损害后果,其程度如何。面对这一问题也是看直接证据。因为产生了死亡、残疾、功能障碍、后遗症、并发症等情况,其表现是非常直观和容易判断的。对于程度的判断可以通过分析、推定等方式实现,或者依靠鉴定来证明。

(三)患者出现的医疗行为与损害结果之间是否存在因果关系,这种关系一般需要通过鉴定来证明。但是在实际工作中,判断医疗行为与损害结果之间是否存在事实因果关系不需要像法官那样,过多的依据法律法规、民事立法、司法政策、社会福利和公平公正原则等规定,而只要依据在实施医疗行为时,某种医疗过失行为是否能够引起某种医疗损害,就可以判断二者之间是否存在相当程度的因果关系,而且不必要求医疗过失行为与损害结果之间存在直接因果关系。此外,医疗损害赔偿责任中因果关系的存在也不要求损害必然发生,只要是在当时的情形下有发生的可能性,即可认定存在相当因果关系,在这点上各国的认定都是相同的,我国也不例外。

(四)诊疗、护理和用药过程中是否存在主观过错,这个问题直接证明自然很难。但是如果我们在上述三点的基础上进行综合推理论证或反证,其实也不难判断。

Justice must not only be done, but must be seen to be done.

医患矛盾的原因虽然是复杂的,但权利意识的增强与健康观念的转变,却是医患纠纷不断升级的诱因,解决之道只有遵守法律法规、部门规章、诊疗护理用药规范与常规,才能保证医疗行为的安全性,才能避免或减少医患纠纷的发生。医患纠纷的调查取证其实并不只是存在于医疗诉讼过程中,在日常的诊疗护理用药过程中、在病历书写过程中、在疑难病例和术前讨论中、在给患者进行医疗风险告知和沟通解释答疑中等都无处不涉及证据的问题,这些都是举证的过程,这也说明证据调查已经深入医疗的每一个环节,并指导和制约着整个医疗行为。

[解释1] 在欧美一些国家,医患纠纷的证据收集(调查取证)大多是由医疗机构(伦理委员会等组织)、医患纠纷管理外包服务机构(保险公司)以及行业的律师事务所来进行。在我国,则是由医疗机构(医患纠纷管理组织或部门)统一进行管理。医患纠纷的证据收集(调查取证)是医患纠纷管理机构或部门受理医疗不良安全事件后必须经过的环节。其目的不仅是为了能查明事实的真相、明确争议的原因、分清责任的程度、左右医疗鉴定的结果和确定赔偿的数额,为后续解决机制中能够证明各自主张、明确处理方法,也为医患纠纷的预防、处置及持续改进提供依据和保证。

[备注] 病历档案简称病案,又称病历,是医务人员对患者疾病诊疗护理用药过程形成的文字、符号、图像、切片等资料的总和,它客观、完整、连续地记录患者的病情变化及诊疗护理用药经过,是临床进行科学诊疗护理用药的基础资料,是维护医患纠纷权益的重要依据,也是医疗争议中医患双方最重要的证据材料。根据《医疗纠纷预防和处理条例》规定,医疗机构应当按照国务院卫生和计生行政部门(现为卫生健康行政部门)规定的要求,书写并妥善保管病历资料。因抢救急危重症患者,未能及时书写病历的,有关医务人员应当在抢救结束后6小时内据实补记,并加以注明。

[参考文献]
[1] [英]詹妮 麦克埃文,蔡巍译.现代证据法与对抗式程序[M].北京:法律出版社,2006.
[2] 李君,周永庆.医疗损害官司证据收集、认定和运用[M].北京:中国法制出版社,2011.

[3] 郑有培.侵权赔偿官司证据收集、认定和运用[M].北京:中国法制出版社,2010.
[4] 李君.合同官司证据收集、认定和运用[M].北京:中国法制出版社,2011.
[5] 韩波.民事证据开示制度研究[M].北京:中国人民大学出版社,2005.
[6] [德]罗森贝克,庄敬华译.证明责任论[M].北京:中国法制出版社,2002.

From: 根据 The Institutes of Justinian(《查士丁尼法学总论》)格式改写,收载于欧洲版《ANGELs, LAY DOWN YOUR WORRIES》(《天使不烦恼》),部分内容经翻译、修改后结合了我国的国情和本书的主题,并摘录较多法条,仅供参考。

21 举证、质证和认证
有益性★★★☆☆ 实用性★★★★☆

举证是质证与认证的基础,质证是举证和认证的关键,认证是举证和质证的结果,三者相互联系,相互作用,但共同指向案件事实,得出最终结论。例如,医患纠纷管理机构可根据患方诉由及医疗损害事实进行无医疗过错行为的举证,主要举证方向为该医疗过错行为与医疗损害的事实之间没有直接因果关系[1];→证据经医患双方共同质证,为真实、有效;→认证结果若为医疗过错行为与医疗损害的事实之间没有直接因果关系[2],医方就无须承担民事赔偿责任。由此可见,医务人员只要将三个环节把握准确,运用得当,必能保证对案件裁决的准确判断。

一、举证

(一)举证责任的一般和特殊原则

根据《中华人民共和国民事诉讼法》(以下简称《民事诉讼法》)和《最高人民法院关于民事诉讼证据的若干规定》(以下简称《民诉证据规定》)的有关规定,当事人对自己提出的主张,不但有责任提供证据,而且当事人对自己提出的诉讼请求所依据的事实或者反驳对方诉讼请求所依据的事实,有责任提供相应的证据并加以证明。如果没有证据或证据不足以证明当事人的事实主张的,由负有举证责任的当事人承担不利后果。可见,医患双方都应对自己提出的诉讼请求所依据的事实或反驳对方诉讼请求所依据的事实提供相应的证据,这也就是通常意义上的:"谁主张,谁举证"举证责任的一般原则。

在特定情况下,患方举证医疗机构及其医务人员有无过错及过错大小不仅极为困难,而且显失公平。因此,曾一度由医疗机构就医疗行为与损害结果之间不存在因果关系及不存在医疗过错承担举证责任,作为医疗损害责任的一般归责原则进行适用(举证责任倒置原则)。但随着《中华人名共和国侵权责任法》(简称《侵权责任法》)的出台,明确了医疗损害一般适用过错责任的归责原则,只有在《侵权责任法》第 58 条的特殊情况下,才适用过错推定责任原则,发生举证责任倒置。但即便是举证责任倒置,患方也必须对某些基础事实,例如,到该医疗机构就诊、受到损害等证据承担举证责任。此外,即使举证不倒置,患方仍可以根据《侵权责任法》的有关规定,举证医疗机构及其医务人员在诊疗活动中具有过错;未尽到说明、告知义务;未尽到与当时的医疗水平相应的诊疗义务;未尽到相关法律、法规、部门规章及诊疗护理用药规范与常规所规定的注意义务;未尽到不良结果的预见、回避、转诊义务等。甚至患方的确无法提交医疗机构及其医务人员有过错、诊疗行为与损害结果之间具有因果关系的证据,但仍可以依法提出医疗损害技术鉴定,以寻求证据支持。若患者能举证证明医疗机构及其医务人员违反了上述义务,同样可以要求医疗机构承担侵权责任。倘若医患双方中任何一方举证不能,不能举证的一方就需要承担因举证不能而产生的不利后果。

(二)举证期限的规定

在涉及医疗民事诉讼案件中,不仅要重视有关实体事实方面的分析,同时,也要重视有关程序方面的规定。在举证过程中应该特别注意下列事项:

1. 举证期限并不是固定不变的,而是因案件的不同而不同,双方当事人协商举证期限也并非完全是出于当事人的自由意志,除当事人协商一致外,还需要法院的认可。

2. 普通程序中,法院指定的举证期限的一般不得少于 30 日,即:只规定了举证时限下限,而未规定上限,这就意味着法院可以指定当事人在审限内的任何时候举证。

3. 简易程序中的举证期限,一般不受以上期限的限制,也就是说可以少于 30 日。同时,也不必从收到案件受理通知书和应诉通知书的次日起算,可能在庭审过程中,法院认为有必要时,给予双方当事人几日的举证期限即可。

4. 延期举证。由于延期举证涉及举证期限的制度性问题。因此,适用延期举证就需要符合一定的条件。例如,当事人在举证期间内,由于客观原因或不可抗力等因素提交证据材料困难,而非故意延长举证时间的,当事人可以申请延期举证,且延期举证可以多次提出,并不受数量的限制,但是否被准许,则需由法院决定。申请延期举证应以书面的形式提出,在申请中必须写清证据名称、内容、待证对象、请求延长的原因和期限。这些内容以便法院判断所提交的证据与案件的关联性及收集证据的难易程度,从而作出合理的决定。

5. 逾期举证。逾期举证不仅会给对方当事人带来诉累,也会妨碍诉讼的推进。法律后果按照严厉程度依次为:采纳证据+训诫、采纳证据+罚款、采纳证据+训诫+罚款、证据失效。因此,逾期举证要注意如下几点:

(1) 根据《民诉证据规定》当事人应在举证期限内向人民法院提交证据材料,当事人在举证期限内不提交的,视为放弃举证权利。超过举证期限提交的证据,法院可以不组织质证,该证据就不能成为认定事实的依据。因此,逾期举证的法律后果就是证据失权,该当事人丧失举证证明权利。但也并非所有的超出举证期限提交的证据都是无效或不予认可的,只要对方当事人同意质证、对于一些证据资格和能力较高的证据或不审理该证据可能导致裁决有失公平的、符合法律规定的新证据要件的,法院应当在征得对方同意后,进行质证和结合其他证据进行确认。一般来说,一方当事人在举证期限届满后提供的证据,法院通常不予采纳。

(2) 一审中的新证据应在开庭前或者开庭审理时提出包括:

1) 举证期限届满后新发现的证据。

2) 因客观原因无法在举证期限内提供的,经法院准许,在延长的期限内仍无法提供的证据。

(3) 二审中的新证据是指在二审开庭前或开庭审理时提出一审审结束后新发现的证据以及当事人在一审举证期限届满前申请人民法院调查取证未获准许的,二审法院审查认为应当准许并依据当事人申请调取的证据。若二审不需要开庭,应根据法院指定的期限补全相关证据。

6. 其他。在医疗民事诉讼过程中,如果当事人无法取得与案件相关的证据材料时,可以书面请求法院进行调查取证,举证申请期限一般为举证期限届满前7日,当事人若想申请证人出庭,应在举证期限届满前10日提出,但这都需要得到法院的准许。

患方在医疗损害赔偿之诉中列举了医疗损害事实,而医方则必须提出该医疗损害不应由其承担责任的反证。如果医方不能提供足够的反证,势必将承担该医疗损害的侵权责任。但是,医方若能提供足以充分证明其主张的反证,举证责任即发生转移,而患方就不得不再为此提供本证。如果患方不能充分证实或处于真伪不明状态,医方不但没有必要再为此进行举证证明。而且,也不会发生举证责任的转移,患方就要因此承担举证不能的不利后果。例如,患方举证医疗文书被医方篡改、伪造,而医方为什么不能理直气壮地说:患方的病历才是伪造、篡改的呢?据不完全统计,只有5.73%的患方能拿出病历的原件,但即便是原件,其真实性、可信度在法庭上又有多少呢?[说明]此外,医方因法官对举证责任转移的判断失误而承担不利后果的,还可以通过上诉或申诉获得救济。因此,利用证据规则,有针对性地收集证据(调查取证)不仅仅是为了了解医患纠纷争议焦点,更重要的目的是为了通过对待证事实的证明,来弄清事件的真相。如果无法弄清,但也至少可使待证事实处于真伪不明的状态,这对医疗机构及其医务人员其实也并非是不利的。该状态并不要求反证一定要达到能够使法院确信的程度,但只要能够动摇法官对待证事实的确信即可。因为疑点利益归于被告(证据证明力而言),对于待证事实处于真伪不明的处理,一般是要求由提出本证的当事人(患方)承担举证不能的不利后果。

二、质证

质证是指质证主体(当事人、诉讼代理人及第三人)在法庭的主持下,对当事人及第三人提出的证据就其真实性、合法性、关联性以及证明力的有无、大小予以说明和质辩的过程。医患双方当事人可以围绕医疗争议事实的关联性、真实性、是否有证明力,是否可以作为本案认定案件事实的依据,进行的说明、评价、质疑、辩驳、辩论以及用其他方法证明证据效力。

我国《民诉证据规定》规定:证据应当在法庭上出示,由当事人质证。未经质证的证据,不能作为认定案件事实的依据。但质证又不同于诉讼过程中的对质,对质是诉讼关系人在法庭上面对面互相质问,也泛指和问题有关联的各方当事人或代理人当面对证,其目的是便于法院通过这种方式能比较容易的对专门问题进行正确的认识。而质证的目的仅在于法院能否正确认定证据,而其证据认定的主体,不是质证的主体。除法院依职权调查取证外,在法庭上接受一切质证的证据都是质证的客体,包括根据当事人申请由法院调查取证的材料。但法院依职权调查取证的材料,当事人可以对材料的真实性、合法性、关联性提出质疑,但不能就这些问题与法院进行对质。如果在听取当事人意见后,法院认为该调查取证存在问题,会自行撤回该材料。

(一) 医患纠纷案件的质证内容

质证一般采取"一证一质",逐个进行的方法进行质证。但有些时候,在医患双方当事人同意的情况下,也可以一组有关联的证据一起进行质证。对于医疗争议事件而言,医患双方通过质证确定医疗损害之间的联系是医疗证据质证的核心。

1. 书证和物证的质证。书证和物证的质证主要看其证据是否与医疗争议相关;是否足以支持证据提供者的主张;是否为原件或原物,复印件或复制品与原件或原物是否相符;原件或原物是否保持原来性质,有无被掺假或被篡改,是否符合疾病发生、发展、演变的规律;书证和物证的形式和格式是否符合要求,例如,病历的完整性、书写错误的修正方法、上级医师的审批方法、医师签字等。若一方对另一方的证据提出异议,另一方就需要对该书证和物证的制作、提取、保管进行说明解释,并由法院来判断是否采信。但有些情况不需要法院判断就可以自我质证,例如,书证、物证经过公证机关公证;经国家机关、社会团体等事业单位依职权盖章编号成为公文、书刊、手册或其他官方出版物;经国家或地方新闻出版管理部门批准出版发行的报刊;国外或港澳台地区取证的书证、物证,需有中国驻该国使领馆或中国港澳台公证机关认证的证明等。

2. 视听资料或电子证据的质证。视听资料或电子证据的真实性是最需要质证的内容。其包括:内容本身的真实性和制作过程的真实性。法院会通过对录音、录像资料的慢速播放,鉴别是否有消磁或剪接等作假情况;利用高分辨仪器,鉴别图像的真伪;利用音素分辨仪器鉴定声音的真伪等,杜绝一切伪造证据的行为发生。真实性作为一切证据资格和证明力的前提条件,应引起医务人员足够的重视。除真实性外,证据的相关性与合法性也应值得医务人员注意,只有与本案相关的视听材料才能作为定案的依据,但相关与否则需要科学细致的分析、筛选和判断。其实,在实践中合法性问题一般不需要医务人员自行处理,因为一般只有律师或司法人员调查取证的活动才是属于调查取证的法律行为,而医务人员自行收集取证的行为只属于事实行为,而不是法律行为。但无论哪种取证都不得以侵害他人合法权益(例如,故意违反社会公共利益和社会公德、侵害他人隐私权等)或以违反法律禁止性规定的方法(例如,窃听等)为前提。否则,即便取证完备,仍属非法证据,不会被法庭采纳。此外,对于单一的录音证据,法院也是不会作为定案的依据。录音必须直接指向待证明的事实,其陈述应当清晰,语气应当是肯定性的。任何假设、反问、设问语句所表述据以推断的事实,不能确定其证据效力。但即便如此,因未经对方同意进行的录音录像等行为现在没有被严格界定为违法行为。那么,在诊疗护理用药行为活动过程中,医务人员就可以处于自我保护的目的对患方进行录音录像等行为,以佐证自我医疗行为的合法性与规范性。

3. 鉴定材料与结论的质证。鉴定结论作为医疗争议事件中最为关键的证据类型,在司法实践中主要表现为鉴定报告和鉴定人出庭说明二种形式。鉴定报告类似于书证,鉴定人出庭类似于证人证言。而鉴定材料的质证主要是见于鉴定前的材料质证,可参见本章节关于书证和物证的质证内容,此不赘述。

(二)质证的注意事项

由于证据的真实性是依靠其他证据证明的,而并非依靠自己证明,因此,质证时医务人员应注意:

1. 除注意内容本身的真实性和过程的真实性外,更应注意与其他证据的关联性、一致性,这是质证过程中,法院审查、判断证据的一个重要标准。根据《民事诉讼法》的有关规定,人民法院对当事人的陈述,应当结合本案的其他证据,审查确定能否作为认定事实的根据。例如,病历作为关键证据固然重要,但不是唯一证据,在诉讼中可能还存在其他证据。因此,一定要注意与其他证据进行相互印证,排除矛盾和不一致的方面。

2. 注意证据的来源,是法院认识其真实性、合法性和关联性的一个重要途径。

3. 注意证据的背景,这是医务人员让法院了解和知悉医患纠纷发生过程的一个重要途径。在还原事实的过程中,法院能清晰地理解医务人员的举证目的。其实这十分有利于医务人员维权[3]。

三、认证

在实际工作中,经常会发生患方当事人否认医方举证材料真实性的情况,尽管,医疗机构及其医务人员提供的举证材料没有形式上的缺陷,经过质证也没有发现影响举证材料真实性的因素。但是,患方仍然否定举证材料的真实性。这时否定举证材料真实性的一方应提供相应的证据予以反驳,否则,法院应当认定材料真实、可靠。根据《民事诉讼法》有关规定,经过法定程序公证证明的法律事实和文书,人民法院应当作为认定事实的根据,但有相反证据足以推翻公证证明的除外。《民诉证据规定》同样指出,一方当事人提出的下列证据,对方当事人提出异议但没有足以反驳的相反证据的,人民法院应当确认其证明力:

(一)书证原件或者与书证原件核对无误的复印件、照片、副本、节录本等。

(二)物证原物或者与物证原物核对无误的复印件、照片、录像资料等。

(三)有其他证据佐证并以合法手段取得的、无疑点的视听资料或者与视听资料核对无误的复印件等。

(四)一方当事人申请人民法院依照法定程序制作的对物证或者现场的勘验笔录等。

对证据进行认证是法院在质证后,运用逻辑推理、经验法则、"优势证据规则",全面、客观而又相对公正地固定证据,并对证据的真实性、合法性和关联性进行权衡,最终,对案件事实作出结论的一个过程。这是证据运用的最后一个环节,也是决定医疗机构及其医务人员是否构成侵权或违约的重要环节,这个环节一旦确定,法院就会对该医疗案件,依据事实和有相关法律法规的规定,最终得出裁判意见。

Remember what should be remembered, and forget what should be forgotten。Alter what is changeable, and accept what is mutable。

如今的"天使"依然困惑,在正直与虚伪、邪恶与奸诈、善良与丑陋中间挣扎,但是我们却不再慌张,因为我们懂得,生活不会完美,我们也不完美,不是所有的医生都收红包,不是所有的医患纠纷都要赔钱,不是所有的医院领导都明事理。学会举证,学会质证,学会认证,善于应用证据规则,我们将在法治的麦田里守望,医疗界也将存有一片纯净的天地。或许,只有这样,我们还能依然在此守候!

[说明] 作者并不提倡利用证据规则的盲点为本应承担法律责任的当事人进行开脱,不当的诉讼行为妨害的是司法秩序,损害的是国家、集体、他人的合法权益。遭受侵害的当事人面临法院的生效裁判难以抗拒时,容易引发信访、群访、闹访,甚至暴力"伤医"为典型特征的私力救济方式,从而激化社会矛盾,扰乱社会的正常秩序。

[参考文献]
[1] 冉崇宏,将文贵,成淑芳.主观病历和客观病历浅析[J].中国病案,2003,06.
[2] [美]约翰·W.斯特龙.汤维建译.麦考密克论证据[M].北京:中国政法大学出版社,2004.
[3] 卞建林.证据法学[M].北京:中国政法大学出版社,2005.

From: 庄璘(Zorin Nikolaj),2014年中国公司法务年会参会演讲稿节选:《举证、质证与认证》,收载于庄璘(Zorin Nikolaj)的新书《和世界有多少差距》,因内容结合了本书的主题,略作修改,仅供参考。

4.3 医患纠纷的处置之上报

22 医患纠纷的上报
实用性★★★☆☆ 有益性★★★★☆

医患纠纷上报概述

文小舟[①] 吴定中[②] 庄 璘[①]

① 上海市闵行区中医医院 上海市 中国
② 上海中医药大学附属龙华医院 上海市 中国

一、向院内有关部门(领导)汇报

MOD(Management Organization of DPT,医患纠纷管理组织机构)向院内有关部门(领导)汇报,可依据《中华人民共和国执业医师法》、《医疗纠纷预防和处理条例》、《医院工作制度与人员岗位职责》等规定[解释],并根据医院实际需要制定适合本医疗机构的《医疗不良安全事件登记报告制度》,对出现的医疗不良安全事件及时登记,妥善处理,定期讨论,找出原因,分析性质,总结经验教训,提高医疗质量安全,改进工作效率[1]。首诉部门应定期将所发生的医疗不良安全事件填写于《医疗不良安全事件登记报告表》中,定期上报 MOD。MOD结合医院实际,对出现的每一起医患纠纷进行判断、分析和汇总,在区分轻重缓急后,有选择地以口头或书面的方式向院内有关部门(领导)报告医疗不良安全事件的相关调查、处置情况的进展等(包括:通过不同方式、不同机构转来医院的医疗不良安全事件的投诉),并对报告书进行相应的分类与编号。具体操作可归纳为:

（一）面对普通的医患纠纷。MOD处置后，对于发现的医疗缺陷以及存在的医疗隐患，只要向医务、护理、门急诊等相关部门报告即可，不必再向院长及分管院长报告。

（二）面对可能存在重大医疗安全隐患、严重医疗过错、甚至是医疗损害的医患纠纷。MOD不仅应向医务、护理、门急诊等相关部门沟通和报告，而且还应该及时向院长及分管院长报告纠纷的进展情况。

（三）首诉部门向MOD报告已受理案件的投诉事项以及相关的调查、处置等情况。首诉部门对于一些可以及时处理的医患纠纷，应立即处置，在处置后向MOD备案。对于一些无法及时、有效处置的医患纠纷，应上报至MOD，由该部门按国家法律法规规范及院内有关规定进行处理。

（四）如果医患双方对于纠纷的处置意见存在明显分歧，应告知投诉人还有其他救济途径可以解决医患矛盾，并做好解释与疏导工作。倘若，投诉人采取违法或过激行为，医疗机构及其MOD应当根据如上海市卫生和计生委员会（现为上海市卫生健康委员会）、公安局关于印发《医患纠纷过激行为预防与处置流程》的通知等法律法规、部门规章所规定的要求进行执行。

（五）MOD完成首次报告、核对后，应当根据医疗不良安全事件处置和发展情况，及时补充和修正相关信息，并向院内有关部门（领导）进行再次报告。

二、向上级卫生行政部门上报

MOD经医疗机构授权依据《医疗纠纷预防和处理条例》、《执业医师法》、《医疗机构管理条例》、《医疗质量安全事件报告暂行规定》及上海卫计委（现为卫健委）制定的《上海市医疗质量安全事件报告管理办法》等规定，通过医疗质量安全监控系统（目前为网络版）、电话、传真、电子邮件等报告方式向上级卫生计生行政部门（现为卫生健康行政部门）报告该院内（疑似）的医疗不良安全事件信息（包括：通过不同方式、不同机构转来医院的医疗不良安全事件的投诉），并注意上报的准确性和及时性。上报需以医疗机构的名义进行，书面形式还需加盖医疗机构公章或专用章。

（一）一般医疗质量安全事件：造成2人以下轻度残疾、器官组织损伤导致一般功能障碍或其他人身损害后果。其医疗质量安全事件信息的报告时限为医疗机构应当自事件发现之日起15日内，报告有关信息。

（二）重大医疗质量安全事件：1.造成2人以下死亡或中度以上残疾、器官组织损伤导致严重功能障碍；2.造成3人以上中度以下残疾、器官组织损伤或其他人身损害后果。其医疗质量安全事件信息的报告时限为医疗机构应当自事件发现之时起12小时内，报告有关信息。

（三）特大医疗质量安全事件：造成3人以上死亡或重度残疾。其医疗质量安全事件信息的报告时限为医疗机构应当自事件发现之时起2小时内，报告有关信息。

（四）发生2人死亡或3人以上中度以下残疾、器官组织损伤或其他人身损害后果的重大医疗质量安全事件和特大医疗质量安全事件的，医疗机构应当通过电话、书面等形式立即向医院所在地区（县）卫生行政部门和办医主体（上级主管部门）报告。

（五）医疗机构通过以下途径获知医疗质量安全事件信息或疑似医疗质量安全事件信息时，应当按照如《上海市医疗质量安全事件报告管理办法》等规定进行报告：

1. 日常管理中发现的。
2. 患方以医疗纠纷或损害为由要求双方协商解决、卫生计生行政部门（现为卫生健康行政部门）处理或向法院起诉的。
3. 患方以医疗纠纷或损害为由要求申请医患纠纷人民调解的。
4. 患方申请医疗损害鉴定或者其他法定鉴定的。
5. 患方投诉或其他途径获知的。

（六）医疗机构除按照上述内容报告外，还应当按照如《上海市医疗质量安全事件报告管理办法》等规定的要求作出书面报告，并在医疗质量安全监控系统内补充填报以下内容：

1. 医疗不良安全事件基本信息。
2. 医疗鉴定分析意见。
3. 医疗机构整改措施。
4. 医疗机构对不良安全事件处理讨论意见。
5. 其他相关信息。

（七）医疗机构完成首次报告、核对后，应当根据医疗不良安全事件处置和发展情况，及时补充和修正相关信息，并向医疗机构所在地的卫生计生行政部门（现为卫生健康行政部门）进行再次报告。

三、向其他医患纠纷相关组织机构上报

MOD经医疗机构授权,向其他医患纠纷相关组织机构报告医疗不良安全事件的相关调查、处置情况与进展情况等,例如,向医患纠纷人民调解委员会报告、向医疗事故责任保险机构处理中心报告等,其目的有四:(一)寻求帮助和旁证;(二)医疗安全的需要;(三)理赔的需要;(四)通过第三方的协助,使大量的医患纠纷先引出医疗机构,然后,再通过调解或者其他救济途径给予适当的解决或化解。这也为未来能够快速、规范、合理的处理医患纠纷,实现"医患纠纷管理外包"提供实践论依据。

(一)向医患纠纷人民调解委员会报告。根据《上海市医患纠纷预防与调解办法》、《上海市医患纠纷人民调解工作实施办法》以及上海市下发《关于开展医患纠纷人民调解工作的若干意见》等规定,医务人员可以在发生或发现医疗损害纠纷、医疗服务合同纠纷或其他与医疗相关的纠纷时,向医院所在区(县)的医患纠纷人民调解委员会报告。必要时,可要求其调解员赴现场进行调解,以得到更多的协助。

(二)向医疗事故责任保险机构处理中心报告。如果医疗机构每年按要求投保了医疗机构综合责任保险,当医患纠纷事件发生并涉及赔偿时,医疗机构可以向医疗事故责任保险机构处理中心报告,例如,中国人民财产保险公司处理中心(简称,PICC处理中心)报案。PICC处理中心接到报案后,会再向95518转报案,并为该医疗不良安全事件登记造册。在必要的情况下,PICC处理中心会在24小时内指派1~2名分中心人员到达涉事医院,初步确定该事件是否属于医疗机构综合责任保险的理赔范围。对在受理范围内的不良事件,分中心人员将指导医务人员填报理赔文件,并参与医患纠纷的调解。对于不属于医疗机构综合责任保险赔偿范围的医患纠纷争议事件,也会告知该医院不予受理,但可根据医疗机构的要求,协助其进行医患纠纷的疏导。

四、医患纠纷的上报方式

医患纠纷管理实践证明:及时、迅速、准确地实现医患纠纷的报告工作,在当今医患矛盾特别严峻的形势下,对于妥善、有效、快速地缓解医患矛盾,合理处置医患纠纷,维护医院、医务人员及行业形象,具有极其重要的影响和意义。

医患纠纷的上报应采用速报的方式进行,这可使医院有关部门(领导)、上级卫生计生行政部门(现为卫生健康行政部门)以及其他医患纠纷相关组织机构,及时、全面、直观地了解医患纠纷的相关信息,便于其更好的做出决策、指挥和指导。速报是指在比较仓促、紧迫、社会影响巨大,医患纠纷发生又比较突然的情况下,因需要及时报告医院有关部门(领导)、呈报上级卫生计生行政部门(现为卫生健康行政部门)以及其他医患纠纷相关组织机构而采用的报告方式,可以是口头方式,也可以是书面方式。建议采用书面的方式,因为口头方式虽然能快速达到报告的目的。但是,无法留存汇报记录,不便于报告后的规范化和标准化管理。此外,不提倡医疗机构另行制定医患纠纷调查表等记录,因为医患纠纷的速报,应坚持"最短的时间、最清晰的思路、最简单的语言、最简约的形式"将汇报内容讲清楚。因此,医疗机构只需要根据《医院投诉管理办法(试行)》附件中《信访投诉登记表》所罗列的内容开展医患纠纷的受理、调查取证、上报等工作,并结合患方提供的证据资料以及患者在医疗机构产生的费用清单、病历记录、视听资料等一并提交即可。

五、医患纠纷上报报告的撰写内容

医疗机构发生或发现(疑似)医疗不良安全事件后,医患纠纷管理机构或部门应如实向院内有关部门(领导)、卫生计生行政部门(现为卫生健康行政部门)以及其他医患纠纷相关组织机构报告,并根据《上海市医疗质量安全事件报告管理办法》等有关规定,通过医疗质量安全监控系统实现网络在线报告,并按月上报医疗不良安全事件的月度汇总。报告时应以事实为依据、以法律为准绳、叙事说理、言简意赅。医疗不良安全事件报告的结构,属于公函形式的专题报告(可参见后面章节《医患纠纷的相关文件与记录》),即:针对患方所反映的医疗不良安全事件,根据《医院投诉管理办法(试行)》附件中《信访投诉登记表》所罗列的内容进行调查、核实、研究、分析和反馈。报告的内容一般由以下三个部分组成:

(一)事件缘由
1. 医疗机构、当事科室、当事医务人员以及患方的基本信息。
2. 事件发生时间、地点、经过。
3. 患方诉求。
4. 投诉反映的具体问题。
5. 其他相关信息。

(二)调查与核实情况
1. 调查与核实患方所投诉问题的真实性。

2. 主要事实、证据、有无损害后果及责任主体。
3. 责任主体及有关部门(领导)对投诉问题的理解和观点。
4. 其他相关信息。

(三) 处理情况
1. 事件的处理意见、态度和立场。
2. 对该事件的分析及应对措施。如有扰乱医疗机构秩序的行为,应请求卫生行政部门以及其他医患纠纷相关机构的协助。
3. 其他相关信息。

六、如何去汇报

医疗不良安全事件是损害患者生命健康权的行为,不及时妥善处理,不仅会严重影响医疗机构正常的秩序,而且会引发社会不安定因素。因此,医疗机构、MOD 或医务人员应"一文一事"、实事求是地向有关部门和上级领导履行报告义务,力求使上级部门及有关领导了解事情的真相,以便于其做出正确的判断和公正的处理。

(一) 理清汇报思路

在整理好汇报所需材料以及撰写好上报报告后,医疗机构、MOD 或医务人员应及时向有关部门和上级领导上报医疗不良安全事件。但是,没有必要对整个事件的来龙去脉及各个细节进行口头汇报,只要将事件的概况、患者有无损害后果、患方的要求和主要矛盾、导致患者损害的医疗行为是否具有过错、过错与损害结果之间有无因果关系等汇报清楚即可。对于其他内容,可在撰写的上报报告中体现。此外,面对有关部门(领导)、上级卫生计生行政部门(现为卫生健康行政部门)以及其他医患纠纷相关机构提出的各种问题,应切题、简单的回答,如果一时无法清楚回答,应做好记录,并在下一次的汇报中重点汇报。

(二) 协调科室联动

MOD 在处理医患纠纷过程中,应协调多个科室进行联动处置,例如,可以要求当事科室的负责人与医务人员以书面的形式,对该起医疗不良安全事件进行口头或书面的汇报。甚至可以要求这些当事科室的负责人向患方、有关部门(领导)、上级卫生计生行政部门(现为卫生健康行政部门)以及其他医患纠纷相关组织机构进行面谈和说明。这样的协调联动,不仅有利于 MOD 对患方的解释和处置,也有利于 MOD 对医患纠纷成因的调查取证以及对可能存在医疗质量安全问题能够正确的把握,并为更好地找出医患矛盾的焦点、高效预防与处置医患纠纷提供保障。

(三) 提供决策建议

MOD 作为医院医患纠纷管理的主管部门,所获得的第一手信息而制定的各种纠纷预防与处置方案及措施,可帮助有关部门(领导)、上级卫生计生行政部门(现为卫生健康行政部门)以及其他医患纠纷相关组织机构了解医患纠纷发展情况、扩展处理医患纠纷的思路,并从医疗质量安全全局角度进行有效决策。建议 MOD 在汇报时,提供 2~3 个解决医患纠纷的对策或建议,供有关部门(领导)、上级卫生计生行政部门(现为卫生健康行政部门)以及其他医患纠纷相关组织机构参考。

(四) 确定报告依据

对于医疗不良安全事件的定性主要依据后果,后果的判断决定了医疗机构、MOD 以及医务人员上报的级别,这不仅可以帮助上级卫生计生行政部门(现为卫生健康行政部门)了解医疗不良安全事件的程度,便于其逐级上报,也有利于医患纠纷管理部和医务人员依据后果区分轻重缓急,有选择性的对有关部门(领导)进行报告。撰写医疗不良安全事件报告的脉络,其实也是依据后果。在撰写报告时,既不建议区分医疗过错和医疗事故,也不建议区分报告对象,只要依据后果进行阐述即可。但是在分析问题和对医务人员进行追责时,可以依据《医疗纠纷预防和处理条例》、《侵权责任法》或对是否因医务人员责任导致患者痛苦加重进行判断来确立责任。同时,在撰写报告时,不要一味地追究医务人员的个人责任,这只会浪费更多的人力和物力,以追究集体责任(科室责任、管理团队责任)为导向的医疗风险管理,则更有利于酝酿和形成更为先进、科学的医疗质量安全管理体系[2]。

(五) 克制情感因素

上报报告的撰写人,无论是面对悲痛、愤怒或是丧失理智的患方,还是面对与自己一起奋战在医疗第一线的同事们,在撰写上报报告时都应客观和不夹杂个人感情色彩地进行阐述,以免导致更大的误会,使整个纠纷的处置偏离原本的轨道,而引入歧途。撰写人在报告中所反映的医疗不良安全事件是医务人员在诊疗护理用药活动中出现的问题或可能出现的问题。而不是患方或当时医务人员所认为的医疗问题,这需要引起注意。

其实,医患纠纷上报与汇报本来并没有什么固定的格式,但专业的上报与汇报却可以建立起上下级互信互认、理解协作的桥梁。如果写能写到领导很愿意看,说能说到领导很愿意听,Fine, but I think this will be enough。

文小舟:虽然,根据《医疗质量安全事件报告暂行规定》以及上海市卫计委(现为卫健委)制定的关于《上海市医疗质量安全事件报告管理办法》等相关规定,上海市在全国首先实现了医疗质量安全监控系统的网络在线报告,并由各级医疗机构承担强制报告特定医疗不良安全事件的责任,上报(疑似)的医疗不良安全事件信息,为医疗质量安全的反馈系统建立基础文件,也为医疗质量安全问题提供早期预警。但是,医疗机构及其医务人员认为上报医疗不良安全事件信息将不利于他们工作的开展,或担心上级部门(领导)认为这是其工作疏忽或表现不佳的结果,从而导致很多医疗机构及其医务人员瞒报、漏报医疗不良安全事件。但实际上,只有在医疗机构及其医务人员隐瞒医疗不良安全事件为前提的情况下,才会真正涉及医疗安全责任与领导责任。

庄璘 (Zorin Nikolaj):在医疗机构中,发生医疗不良安全事件的概率会很高,数量也可能会很多,但却由于这样或那样的顾虑与保守,医疗不良安全事件的可怕性被低估,暴力伤医成为医疗机构久治不愈的顽疾。根据美国、德国、瑞典、日本和英国的 AIC(不良事件中心)调查报告列出的(2011~2015年)医疗不良安全事件上报信息公开数据显示:5年里五国医疗不良安全事件上报数量分别增加了 8.29%、7.51%、10.29%、6.25%、7.11%,医疗不良安全事件实际发生率却总体下降了 4.83%、3.42%、6.27%、3.20%、4.23%。由此可见,医疗不良安全事件信息的上报与汇报,可有效降低医疗不良安全事件的发生率,从而缩短管理路径,提升管理效率,营造和谐的医疗安全文化氛围。懂得如何上报或汇报问题的人,有时胜过知道怎样解决问题的人。在医患纠纷发生时,不知道怎么办的时候,选择上报或汇报,也许是最佳的选择。

[**解释**](一)根据《中华人民共和国执业医师法》的有关规定,医师发生医疗事故时,应当按照有关规定及时向所在医疗机构或者卫生和计生行政部门呈报。医师发现患者涉嫌伤害事件或者非正常死亡时,应当按照有关规定向有关部门呈报。(二)根据《医疗纠纷预防和处理条例》、《医疗质量安全事件报告暂行规定》等有关规定,医务人员在医疗活动中发生或者发现医疗事故、可能引起医疗事故的医疗过失行为或者发生医疗事故争议的,应当立即向所在科室负责人报告,科室负责人应当及时向本医疗机构负责医疗服务质量监控的部门或者专(兼)职人员报告;负责医疗服务质量监控的部门或者专(兼)职人员接到报告后,应当立即进行调查、核实,将有关情况如实向本医疗机构的负责人报告,并向患者通报、解释。(三)根据《医院工作制度与人员岗位职责》的有关规定,发生医疗事故或严重差错,必须及时向院领导或有关部门请示报告。

[**参考文献**]
[1] 张野,耿珊珊,谢舒,等.综合医院医疗不良事件报告的障碍因素以及改进策略分析[J].中国医院管理,2012,10(32):42-44.
[2] Malik.M.E,Naeem.B.Pak.Econ Soc Rev[J].2009,47,19-30.

From:2016年上海市中医医疗质量管理与控制会议发言稿节选:《医患纠纷上报概述》,略作修改,仅供参考。

4.4 医患纠纷的处置之非诉讼解决机制

23 医患纠纷的非诉讼解决机制之自行协商与 PICC 处理
实用性★★★☆☆ 有益性★★★★☆

医患纠纷自行协商与 PICC 处理

医患纠纷的解决机制分为:ADR(Alternative Dispute Resolution of DPT,医患纠纷非诉讼解决机制)和 LSM(Litigation Settlement Mechanism of DPT,医患纠纷诉讼解决机制)。ADR 是指民事诉讼制度以外,用于解决非诉讼型医患纠纷处理程序和机制的总称。其内涵和外延其实很难明确的限定,对于 ADR 的概念,不同的国家也存在着广义和狭义的处理和理解。通常认为,狭义的医患纠纷非诉讼解决机制,是指非诉讼、非仲裁的医患纠纷解决方式,也不包括卫生计生行政部门(现为卫生健康行政部门)的行政处理。广义的 ADR,除自行协商外,既包括医患纠纷仲裁和卫生计生行政部门(现为卫生健康行政部门)的行政处理,也容纳民间社会组织的调解,例如,医患纠纷人民调解、医疗事故责任保险机构处理中心处理、医患纠纷律师调解服务机构调解等。同时,还能吸收今后可能出现的新的ADR类型。ADR作为诉讼外的一种医患纠纷处理程序和机制,是司法诉讼与非诉讼机制在实践中相互交织的产物,是法院判决的唯一替代物。但是,这种替代并不是居于次要地位的替代品,而是对诉讼程序中对抗审判或判决的替代。在医患纠纷解决(机制)中,诉讼与非诉讼解决机制其实是相互补充的。如果将诉讼与非诉讼解决机制分开,则既不符合当代社会的时代特征,也极易造成诉讼与非诉讼解决机制之间的矛盾和断裂[1]。其实,非诉讼解决机制在医患纠纷处理方面获得推广性的同时,也间接地推动着诉讼审判制度的变革。

由于文化背景习惯的不同、社会体制的不同、法律机制的不同、种族的不同……对同一事物的看法也截然不同,这些所有的不同,也就造成了今天的各国医患纠纷非诉讼解决机制构成的不同。对于欧美国家,他们认为:可以依靠医疗事故责任保险机构处理中心和通过仲裁等非诉讼解决机制来处理大多数医患纠纷,这才是比较经济、优化、简单的解决机制。而在我国,我们可能更愿意相信和依靠自身的力量,能够通过自行协商来解决医患矛盾,即便有时真的很需要一些民间社会组织的帮助。

其实,无论是用ADR的方式处理医患纠纷,还是LSM的方式来处置医患矛盾,都各有各的优势和不足。所以,这就需要医疗机构及其医务人员在医患纠纷预防与处置过程中,正确把握争议焦点,合理选择救济途径,并对不同救济途径的特点和注意事项有足够的了解,以便于在医患纠纷预防与处置过程中能融会贯通的运用。但可惜的是,直至今日我依然没有确凿的数据来证明,哪种ADR是最适合的,但我知道,最简单的往往是最合理的。因为一种最简单、最省力、最准确的解决机制,具有普遍的适用性。简单的未必一定是最好的,但实践证明,简单的在很多时候就是最好的。所以,在没有找到最合适的解决方式时,只能对每一种ADR进行分析、研究和运用。即便如此,坚持和提倡预防为主的医患纠纷管理策略,以不断完善医疗日常管理质量、提高医疗技术水平、减少医疗差错或医疗事故发生,依然是医患纠纷预防与处置的主要原则。

表4-1 各国医患纠纷非诉讼解决机制(广义的ADR)与医患纠纷诉讼解决机制的占比

国家	医患纠纷非诉讼解决机制+医疗风险社会化分担机制						医患纠纷诉讼解决机制+医疗风险社会化分担机制
	自行协商	医疗事故责任保险机构	社会组织调解	仲裁	行政调处	其他	
美国	8.54%	38.27%	5.33%	13.78%	1.40%	1.21%	31.47%
德国	6.45%	41.02%	3.71%	15.35%	1.17%	1.45%	30.05%
瑞典	7.20%	37.51%	2.44%	13.80%	2.65%	0.64%	35.76%
荷兰	9.88%	36.03%	3.79%	9.26%	2.43%	0.95%	37.66%
新加坡	18.73%	28.55%	12.24%	3.11%	2.40%	0.28%	34.69%
马来西亚	27.01%	35.38%	2.52%	1.62%	4.05%	2.24%	27.18%
澳大利亚	13.25%	38.90%	7.33%	9.15%	2.82%	3.36%	25.19%
日本	31.38%	17.22%	10.66%	5.21%	5.16%	1.80	28.57%
中国	41.65%	5.47%	34.17%	0.03%	9.85%	0.51%	12.32%

注:数据源于瑞典Karolinska医学院2012年的研究统计数据报告,其中,医疗责任保险机构是指医疗责任保险机构参与处理医患纠纷。此外,医患纠纷非诉讼解决机制(广义的ADR)+医疗风险社会化分担机制中的各类型,可能涉及多个解决方式,但本表仅体现主要解决方式,具有唯一性,特此说明,仅供参考。

一、医患纠纷自行协商

医患纠纷自行协商,也称为医患纠纷和解,是一种旨在相互说服的交流过程,属于私法调整的范畴,而私法的核心价值是Autonomy of Will(意思自治)。意思自治是民事主体在从事民事活动过程中,以当事人双方平等自愿为前提,将各自内心真实意思充分和完整地表达于外部的过程。医患纠纷自行协商特点及其注意事项如下:

(一)协商灵活

医患纠纷自行协商因在形式和程序上没有硬性的要求,这就使得和解具有极大的灵活性,正由于此,医患纠纷自行协商往往可以和其他医患纠纷非诉讼解决机制同时进行,例如,自行协商+PICC、自行协商+医患纠纷人民调解+法院司法确认等。在医患纠纷或医疗事故发生的初期,及时处置才是避免事态陷入僵局的关键,特别是可能引发医疗事故的案件。如果面对此类案件,不及时采取措施,稍后不知情的患者家属及其朋友出面,七嘴八舌,东一句西一句,事态很可能较难控制,甚至还会引发一系列的暴力"伤医"事件。所以及时采取措施获得患者的理解很重要,也是自行协商最重要的一个特点表现。

(二)协议合法

通过和解达成的医患纠纷调解/赔偿协议是医患双方当事人在自愿情况下的一种合意,性质相当于契约。一般来说,对医患双方当事人具有合同法上的约束力。

(三)理性妥协

在医患纠纷处理实践中,患方更愿意选择自行协商的方式解决医患纠纷,原因:通过其他医患纠纷非诉讼或诉讼解决机制不仅耗时耗力,而且花费的成本较高(如下表4-2)。此外,医疗机构面对与患方无休止的协商,即便患方不采取过激行为,也会让医疗机构不堪其扰。因此,医疗机构也常会过于本着息事宁人的目的,为减少恶劣的社会影响、保护医务人员的本位主义或避免陷入其他处理程序的拉锯,而被迫选择自行协商来迅速了结纠纷。其实,这样的自行协商,医方的合法权益是无法得到保证的。此外,若医方过错尚未明确,就因为患方的苛责而立场动摇,匆忙道歉/补偿/赔偿,则容易引起患方更大的误解,认为医方应该承担过错,即使有时患方未索要补偿/赔偿,但医方的"盛情难却"而产生了补偿/赔偿的念头。正确的做法应该是:医疗机构主动、诚恳地去争取患方的理解和支持,再履行必要的注意、救治、告知等义务的同时,使医患双方能够共同站在维护彼此合法权益的立场上,实事求是地展开调查、说明真相,取得患方谅解后,再主动提议进行补偿/赔偿。即便可能存在(严重的)医疗过错,甚至会构成医疗事故,但只要医方能为其过错真诚地劝慰与道歉、向患方说明今后对内部工作流程和体制进行哪些重大调整和改善,并适当地给予补偿/赔偿,最终,患方及其家属仍能被医方的诚意所打动、怒气渐渐平息、得到患方的谅解,医患纠纷也能得到妥善的解决。但是对于采用暴力胁迫手段来主张权利的患者及其家属,首先,应告知其,医疗机构及其有关部门将选择在他正常诊疗时间以外的其他时间与其进行当面协商,使其能安心接受医疗救治。在诊疗护理用药期间,医务人员应尽量避免与其深入交谈,用冷静的态度面对患者,以免激化矛盾。其次,与患者协商的现场至少应有1名MOD(Management Organization of DPT,医患纠纷管理组织机构)的工作人员在场,一般情况下,责任科室的负责人也应在场。如医患双方人数较多,应当推举代表进行协商,每方代表人数不超过5人(《医疗纠纷预防和处理条例》)。医患双方在沟通过程中,如果能确认患者的暴力胁迫行为背后确有经济方面的诉求,临近谈话结束时,医方应考虑予以一定的妥协作为协商的诚意,但在医患双方协商的初期不应提出赔偿或补偿的意见,因为这无异于为患方提供了一个乘虚而入的机会,所以应该避免。万一在医患双方沟通过程中,患方突然采取了暴力胁迫等伤害性的行为,医方参与协商的工作人员应在自我保护、避免潜在伤害的同时,立即通知派出所,请求警方介入,此时,还应整理好本次纠纷的完整资料(至少是一份该纠纷的情况说明),供警方报备。用坚决果敢的态度回击,只有这样才能远离那些纠缠不休、提出不合理要求、心怀叵测的"医闹"。

(四)起诉风险

对医疗机构而言,自行协商后患方是否会起诉的问题,既是一个无法左右,也是一个无法通过协议可以规避的问题。医患双方自行协商解决医患纠纷后,患方又起诉的法律风险是客观存在的。即便是在医患双方的协议中,有剥夺或限制患方诉讼的条款存在,但也会因该条款的违法而无效。协议不能剥夺或限制患方的Just Claim(诉权)。而诉权是公民向法院提出的司法救济权的一种权利,它源于人权,属于人权中的程序权[2]。由于患方享有的诉权是一项源于人权的基本权利,且《中华人民共和国宪法》也明确规定,国家尊重和保障人权。所以,患方的诉权不会因医患双方签署的协议而被剥夺或限制。

(五)谨慎起草

医患双方已经就自行协商达成了共识,签署了医患纠纷调解/赔偿协议,协议中不存在有失公平、重大误解、无效或可撤销等内容。那么,医方依协议内容履行后,患方若再反悔,即便患方不会消灭医疗人身损害赔偿之债上请求权的程序权,而提起医疗人身损害赔偿之诉。但是患方会因医疗人身损害赔偿之债及债上实体请求权的消灭,而不能赢得诉讼。因此,医疗机构在起草协议时,应依据《中华人民共和国民法通则》、《中华人民共和国合同法》等法律法规中有关民事行为生效、合同成立生效、变更、撤销等规定,确保医患双方所签的协议内容合法、有效,以此来避免不必要的协议变更、撤销和无效的情况出现。

其实,自行协商的方式解决医患矛盾是建立在平等、自愿、合法的基础上的。它既可以充分反映医患双方的意愿、照顾医患双方利益。而且,还可以节省大量的时间和费用。医患纠纷自行协商大多是在没有事实认定、无法定性、定责、定损的基础上进行医患调解,虽然,不能完全规避医患双方达成协议后患方起诉的风险。但是,医患纠纷自行协商解决医患矛盾的方式,无论对医患双方当事人,还是对社会来说,仍是目前医患纠纷处理工作中最为便捷、高效、成本低廉的救济途径。此外,作为一名医务人员或MOD的工作人员,不管责任、过错是否存在,自始至终都应该秉承冷静客观分析、诚实有信调查,以悬壶济世、治病救人之心帮助患方解决医患矛盾。

表4-2 各国医患纠纷非诉讼解决机制与医患纠纷诉讼解决机制的成本与耗时

国家	自行协商		社会组织调解		诉讼	
	平均成本	平均耗时	平均成本	平均耗时	平均成本	平均耗时
美国	281.37	5.41	427.51	11.59	1 632.88	21.14
德国	253.89	3.95	604.20	9.72	1 092.64	23.38
瑞典	268.04	6.72	689.17	12.43	1 275.25	25.59
荷兰	233.51	5.37	757.84	11.55	1 139.42	23.81
新加坡	264.95	7.84	492.95	9.70	1 003.56	29.23
马来西亚	145.30	9.11	288.71	16.36	833.25	41.58
澳大利亚	279.54	9.46	494.50	14.04	1 060.48	35.92
日本	488.93	6.70	582.35	12.27	803.51	34.55
中国	160.47	9.53	195.81	11.33	628.39	46.18

注：数据源于瑞典Karolinska医学院2012年的研究统计数据报告,平均成本以欧元为计算单位,平均耗时以小时(h)累积计算,特此说明,仅供参考。

二、中国人民财产保险公司医疗事故责任保险处理中心处理

(一) 中国人民财产保险公司医疗事故责任保险处理中心

PICC(中国人民财产保险公司,简称,中国人保财险)。根据《上海市医疗事故责任保险实施方案(试行)》的规定,PICC依法建立医疗事故责任保险处理中心(以下简称,PICC处理中心),聘请有关法律、保险、医(药)、护理学专业人员,负责辖区内投保医疗机构综合责任保险的医疗机构的医患纠纷调查、处理以及医疗风险的防范与指导工作。并依据《医疗纠纷预防和处理条例》、《上海市医患纠纷预防与调解办法》等相关法律法规的规定：医疗机构综合责任保险承保机构列席参与医患纠纷调解程序,有利快速及时履行协议。因此,投保的医疗机构在发生医患纠纷事件时,可以寻求该辖区内PICC处理中心的帮助[备注]。

辖区内的PICC处理中心在处理医患纠纷的基础上,会更侧重于协助参保单位按医疗事故/医疗侵权责任保险条款进行理赔。当医患纠纷自行协商或医患纠纷人民调解不成,PICC处理中心还会积极引导医患双方向诉讼途径进行维权,甚至可为参保单位指定律师代为处理医患纠纷的诉讼。此外,如果医疗机构已参保医疗责任险,则医患纠纷人民调解委员会的调解结果将涉及保险机构的利益。根据,调解自愿原则,由医患纠纷人民调解委员会通知保险机构参加调解,保险机构应自愿、主动参加调解并接受调解协议,这时的调解协议可作为保险理赔的依据。倘若保险机构不能及时参加医患纠纷人民调解,医患双方达成调解协议后,虽不能直接将调解协议作为保险理赔的依据,但可以根据《中华人民共和国人民调解法》的有关规定,向人民法院申请司法确认,经人民法院依法确认的调解协议具有强制执行效力,自然也可以作为保险理赔依据。目前,上海市PICC处理中心已经将医患纠纷人民调解委员会的调解协议作为理赔的依据。因此,无论保险机构是否参与医患纠纷的调解,也无论调解协议是否经司法确认,医患纠纷人民调解协议可以作为保险理赔的依据。

由于医患纠纷的处理和医疗责任保险的配合,并不完全是依靠医患纠纷人民调解委员会与保险公司的"结盟",而更多的应依赖于保险公司如何服务于医疗机构,以及医患纠纷人民调解委员会如何服务于"医"与"患",并同时兼顾医、患、保三方信任与利益的平衡。因此,无论是"人民调解＋理赔处理"(中国人民财产保险公司,简称"PICC模式"),还是"医责险统保"(江泰保险经纪股份有限公司,简称"江泰模式")或者其他保险模式,寻求投保的保险公司进行处理和化解医患矛盾,都不乏是一条便捷、灵活、低成本的解决途径。但是,由于保险公司的调解服务经费完全依赖于保险公司从保险费中列支。因此,这样的调解机制比起医患纠纷人民调解委员会的调解,在程序意义上保持其中立与公正的难度其实较高。所以,就目前中国的医疗形势而言,保险公司参与度低的调解机制可能更具有现实意义。因此,我更青睐"PICC模式",医疗机构寻求该辖区内PICC处理中心处理或参与,不但有利于医患纠纷的解决,更有利于医疗机构对医患纠纷事件的理赔。但尽管如此,这远远不是我们真正想要的结果,我们要实现的是一个符合中国国情的医疗风险社会化分担机制(可参见后面章节《浅析医疗风险社会化分担机制模型的构建》),这需要我们几代人的共同努力,但坚信的是它一定会成为现实。

但目前为止,具有中国特色的"医疗三调解一保险"模式已经形成,即:院内调解、社会组织调解(例如,人民调解)、司法调解与医疗风险分担机制相衔接的医疗纠纷预防与处理体系。国家卫生计生委(现为卫健委)于宁波召开工作会议,也进一步要求各地积极建立并完善这一机制,加快推进法制化建设,持续推进医责险工作。同其他发达国家相比,我国在以医患纠纷人民调解为主导的"医疗三调解一保险"模式中,将远胜于欧美发达国家,并更具有前瞻性(详细内容可参见庄璘(Zorin Nikolaj)的新书《摩登医疗》)。

[备注] 中国人民财产保险公司医疗事故责任保险处理中心处理的程序

(一)报案。医疗机构在收到患方首次提出索赔请求或知道可能会发生医患纠纷和涉及医疗机构综合责任保险赔偿范围的医疗质量安全不良事件后,应当及时填写《报案登记表》,并及时传真、电话或邮件向该管辖区内的PICC处理中心递交该表(一般情况下,表单的填写是由保险公司医责险专员完成的)。

(二)审查。PICC处理中心人员在听取并记录医患双方的情况和意见、收集有关证据材料、了解事故的详细情况后,初步确定该事故是否属于医疗机构综合责任保险的范围。若不属于医疗机构综合责任保险赔偿范围的医患纠纷事件,应告知医疗机构不予受理。若属于受理范围,应指导医疗机构填写《出险通知书》和《索赔申请书》,并作好理赔联系记录(其实,这些表单在实际操作中,也是由保险公司医责险专员完成的)。

(三)受理。PICC处理中心对该医患纠纷的性质作出判定后,对明显属于医疗事故的,须按照《医疗纠纷预防和处理条例》、《中华人民共和国侵权责任法》等法律法规的规定确定医疗损害等级及责任程度,并与医患双方共同协商。若医患双方不愿意协商或协商不成的,可委托医疗损害鉴定机构进行鉴定,或者建议医患双方申请卫生计生行政部门(现为卫生健康行政部门)的行政处理、医患纠纷人民调解委员会调解,甚至直接向法院、仲裁院提起诉讼或仲裁。此外,例如出现医疗疑难问题,PICC处理中心也可以组织有关专家进行咨询讨论,并出具对医疗质量安全不良事件定性的咨询意见供医患双方参考。

(四)定损。对属于医疗损害的,PICC处理中心按照《医疗纠纷预防和处理条例》、《中华人民共和国侵权责任法》、《中华人民共和国民法通则》等的规定,要求医疗机构提供病历材料、各检验报告、各收费单据等材料,并依据《中华人民共和国侵权责任法》的规定,在确定医疗事故的等级、责任程度后填写《赔偿各项费用计算书》(当然,这一表单在实际操作中,也是由保险公司医责险专员完成的)。

1. 赔偿金额在人民币3万元以下(含3万元)的,医疗机构自行处理,经PICC处理中心确认后直接核赔,即:3万元以下(含3万元)的案件,医疗机构可自行与患者调解,医患双方协议书可作为理赔依据进入理赔流程。

2. 赔偿金额在人民币3万元以上的案件,应当在医患纠纷人民调解委员会的主持下进行调解,该调解协议书可以作为PICC处理中心核赔的依据;或者由PICC分公司责任保险事业部组织专家讨论,讨论后按理赔流程理赔。

3. 对于患者及其家属索赔金额可能超过人民币10万元(含10万元)或重大、疑难、复杂的医患纠纷,应向医患纠纷人民调解委员会申请专家咨询,或者建议医患双方申请医疗事故技术鉴定/医疗损害鉴定机构的鉴定,待专家咨询意见书或鉴定报告明确医疗责任、最终签署调解协议,该协议同样也可以作为PICC处理中心核赔的依据。

(五)核赔。核赔又称保险核赔,是通过理赔过程中的定责、定损、理算等环节的审核和监控实现的,是指保险公司专业理赔人员对保险赔案进行审核,确认赔案是否应该赔、应该怎样赔或应该怎样拒赔的业务行为。

1. 若医患双方就医患纠纷不愿意协商或协商不成的,一般都需要经医疗鉴定来进行定损。初次鉴定及再次鉴定的费用一般先由申请方支付。如果鉴定结果定性为医疗事故或医疗损害的,鉴定费由医疗机构承担。然后鉴定费连同其他赔付费用由PICC负责理赔。

2. 通过诉讼或仲裁途径解决的医患纠纷,医疗机构必须书面通知PICC处理中心,PICC处理中心可指定律师协助医疗机构处理该争议。此时,医疗机构应配合该律师,并为其提供法院所需的诉讼材料或证据,律师费由PICC承担。法院判决若判定属于医疗机构综合责任保险范围内需要赔偿的费用,由PICC处理中心负责理赔。

3. 医患双方若选择医患纠纷自行协商、医患纠纷人民调解委员会调解或向法院、仲裁院提起诉讼或仲裁的,调解金额必须事先经PICC处理中心书面同意,才能理算。医患纠纷人民调解委员会调解与法院、仲裁院判决或裁决不一致的,以法院、仲裁院判决或裁决为准,但医疗机构不得要求法院、仲裁院以判决或裁决形式同意赔付患者金额。

4. 核赔所需材料包括:保险单正本、副本的复印件;报案通知书原件;出险通知书原件;与该医患纠纷事件相关的病历和各检验报告复印件、各收费单据原件等。如有伤残的应提供伤残证明;患者死亡的应提供死亡证明;有鉴定的应提供鉴定报告及其发票复印件;误工证明复印件(病假条必须与医院出具的病史记录相一致);患者与被抚养人的关系证明;工资证明(必须是工资条或工资单);损失项目清单;医疗纠纷赔偿协议书(包括:经法院依法判决的、卫生计生行政部门(现为卫生健康行政部门)调解处理的、仲裁院裁决的、经人民调解委员会调解的);法律费用发票;责任人职称证书、聘用证明等。除法院判决的医患纠纷不需要提供原始发票外(律师费、诉讼费除外),其他涉及费用的单据均需要原始发票,包括:尸检费、鉴定费、律师费、诉讼费。对医疗机构支付凭证或患方签收条以及患者的身份证复印件或授权委托书、身份证复印件和其关系证明文件都有了一定的要求。此外,后续治疗费的赔付,以法院判决书或专家咨询意见书中确定的后续治疗费为准。

5. 如果为非医疗事故过失责任,医疗机构须出具书面文件对医疗过失及其对患者伤害的情况进行说明,并连同其他相关材料报PICC审核,保险公司医责险专员也应在费用计算书的右下角注明上一次余额及本次余额。目前,上海市各区(县)PICC处理中心,提出"一站式"理赔业务,医疗机构自行与患者及其家属达成调解的,所需提供的单证为:医患双方签订的协议书、医疗机构支付凭证或者患者及其家属签字的收据、患者及其家属身份证复印件、保险出险通知书、损失清单。而在医患纠纷人民调解委员会主持下,医疗机构与患者及其家属达成调解的,院方所需提供的单证仅为:出险通知书、损失清单、医疗机构支付凭证或患者及其家属签字的收据或根据医疗机构出具的委托书将赔款直接支付给患者及其家属。

(六)结案。支公司PICC处理中心每月可列出查询名单交分公司责任保险事业部,责任保险事业部将告知查询的医疗机构的上月赔款金额,支公司PICC处理中心专员及时通知医疗机构案件进程状况,并核对医疗赔偿收悉情况。

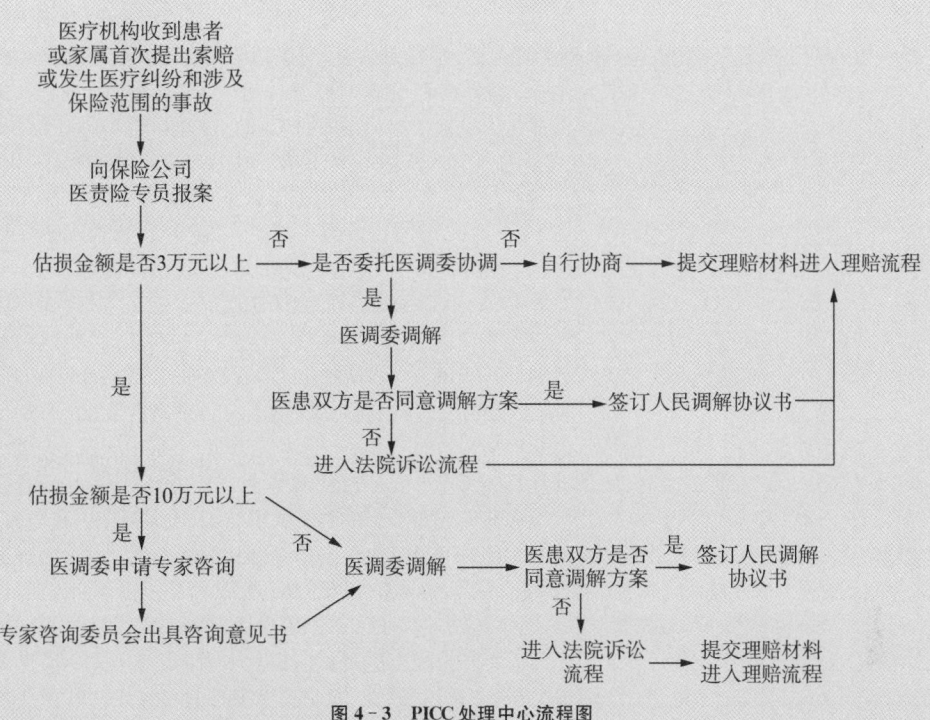

图 4-3 PICC 处理中心流程图

[参考文献]
[1] 张滨,胡亚林.域外医疗纠纷 ADR 制度对我国医疗纠纷人民调解制度的启示[J].中国卫生法制,2013,21(1):55-60.
[2] 郭中亚.一种诉权——人权中的程序权[J].河南省政法管理干部学院党报,2005,4:142-146.

From:庄璘(Zorin Nikolaj),2013 年国际保健、健康和社会大会参会论文节选:《述中国非诉讼解决机制之自行协商与医疗责任保险》,(德语翻译稿),因内容结合了我国的国情,略作修改,仅供参考。

 医患纠纷的非诉讼解决机制之医患纠纷人民调解
前瞻性★★★☆☆ 有益性★★★★★

医患纠纷人民调解

张 珏[①] 庄 璘[②] 胡玉堂[③] 朱顺宝[③]

① 上海市闵行区司法局 上海 201199
② 上海市闵行区中医医院 上海 201103
③ 上海市闵行区医患纠纷人民调解委员会 上海 201100

根据国家卫生和计生委员会(现为卫生健康委员会)、公安部《关于维护医疗机构秩序的通知》、《医疗纠纷预防和处理条例》、《上海市医患纠纷人民调解工作实施办法》、上海市人民政府《关于开展医患纠纷人民调解工作的若干意见》以及《上海市医患纠纷预防与调解办法》等规定:医疗纠纷患方当事人要求追究医疗机构民事责任的,可以向人民调解委员会申请人民调解。

上海市和区(县)人民政府设立医患纠纷人民调解工作办公室,具体工作由市和区(县)司法行政部门承担。市医患纠纷人民调解工作办公室(简称,市医调办)负责组织、指导和管理全市医患纠纷人民调解工作。区(县)医患纠纷人民调解工作办公室(简称,区县医调办)负责组织、指导和管理本行政区域内医患纠纷人民调解工作。本市各区

(县)依法设立医患纠纷人民调解委员会(以下简称,医调委)。医调委是专门调解所在行政区域内医患纠纷的群众性自治组织,并依法独立调解医患纠纷,不受行政机关、社会团体或个人的干涉。它以第三方的角色调解医患纠纷,独立承担民事责任。正是由于其中立的立场,才能保证医患纠纷调解的客观与公正。医调委始终秉以"平息纠纷、维护和谐"为宗旨,以坚持"宣传法律、法规和诊疗护理用药规范"、坚持"以事实为依据,以法律为准绳,自愿、客观、公正、及时、便民"为原则,来进行医患纠纷的预防与处置。此外,《医疗纠纷预防和处理条例》实施后,当医患双方当事人对医疗损害责任存在争议、赔付金额超过医患双方自行协商赔付限额以及法律、法规、规章规定的其他情形时,医调委将启动医疗损害鉴定或者专家咨询程序,为医患双方明晰责任,提供专业意见,保护医患双方合法权益。

一、医患纠纷人民调解的流程及相关记录

(一) 受理

根据《上海市医患纠纷预防与调解办法》等相关规定,请求赔偿金额在3万元以上的医患纠纷,医疗机构应当告知患方向医调委申请调解,并与患方共同接受医调委的调解或患方当事人单独向医调委申请调解的,医疗机构不得拒绝。申请调解可以书面申请,也可以口头申请,医疗机构在提交书面申请前应填写申请表,写清医疗机构名称、地址、法定代表人姓名、职务、代理人姓名、职务等。医调委的调解申请,既可以由法定代表人填写,也可以由代理人填写,由代理人填写的须提供相应的委托代理证明。此外,医调委接到医患双方的申请后,要求医患双方在一定时间内,提供与该纠纷相关的情况说明和病历材料。医疗机构在举证时,应根据前面章节《医患纠纷的处置之证据收集、认定和运用》的相关内容进行调查取证(收集证据),尤其是关于对患方的诊疗护理用药中是否存在过错及该过程与患方主张的损害结果之间是否存在因果关系进行举证。医调委对符合受理范围的医患纠纷,以受理通知书的形式(3个工作日)告知医患双方当事人,并根据医患双方提交的材料,确认医患双方当事人的主体资格、交代当事人的授权委托事项[解释]、指导当事人填写调解申请、告知调解回避和选定调解员等事项。若不符合受理条件或者依法不得受理的调解,在《医患纠纷调解卷宗签批单》接待受理人栏内签署审查意见后,以纠纷不予受理通知书的形式向医患双方当事人告知不予受理及其具体原因。常见的不予受理或需要终止调解的情况为:

1. 当事人已向卫生计生行政部门(现为卫生健康行政部门)申请行政处理,但调解中止待鉴定结论后,医患双方当事人自愿申请,可以再继续调解。

2. 当事人已向人民法院依法提起诉讼的、医患双方申请开展法院审前委托鉴定或者人民法院已经受理或已经作出裁判的(终止调解)。

3. 一方当事人拒绝调解的(患方索赔金额超过3万元,医方不得拒绝调解)。

4. 由于医患双方争议较大,经60个工作日期限内仍无法调解或调解不成的,调解终止。

(二) 调解准备

医疗机构应当根据医调委的要求,对医患纠纷进行先期核查并对提交的情况说明和病历材料给出初步意见。当医调委确定调解方案、完善调前准备后,会有指定的医患纠纷人民调解员(简称调解员)进行调解,也可以由医患双方当事人选择调解员进行调解,若当事人申请更换调解员、调解员回避或者调解员自行回避,应当由医调办决定。调解应当平等的对待医患双方当事人,充分尊重医患双方当事人的意思表达和意愿,不得压制、阻碍医患双方当事人发表的意见,更不得有意偏袒一方当事人。当调解员已经充分了解了纠纷事实的经过,进行了针对性的调查核实后(必要时,可通过邀请其他人民调解组织的调解员参与调解、通过专家咨询意见或委托医疗损害鉴定机构),可向医患双方当事人提出解决纠纷的建议。其实,调解的过程,也是质证过程,在这一过程中需要医疗机构注意如下问题:

1. 在出现以下情况时,医患双方有权要求调解员回避或更换:

(1) 是当事人或者当事人、代理人的近亲属的。

(2) 具有在医患纠纷所涉医疗机构工作经历的。

(3) 与医患纠纷所涉药品、医疗器械的生产、销售单位有利害关系的。

(4) 医患双方当事人认为可能影响公正调解的其他情形。

2. 如果出现需要通过尸检来确定死因、评估责任的情况,医疗机构可以要求医调委代医疗机构向患方重声尸检的必要性,以及告知尸检的有关规定。若患方不同意尸检,也可以要求医调委作为患方不同意尸检的见证人。如果需要启封或封存病历材料,医疗机构也可以在医调委的见证下,按照《医疗纠纷预防和处理条例》的有关规定与患方共同启封或者封存病历材料。

3. 对于请求赔偿金额可能在10万元以上或者赔付金额超过医患双方自行协商赔付限额、患者死亡的、医患双方存在较大分歧的、调解员认为需要进行专家咨询的,应当启动专家咨询程序。专家咨询实行专家个人负责制度,不具有医

学会鉴定和司法鉴定同等的法律效力,但可以作为一种和解依据进行使用,为医患双方和平解决医患矛盾提供一定的保障。如果医患双方中任何一方认为专家咨询不够权威性,医调委可以在医患双方都同意下,由医调委委托医疗损害鉴定,待鉴定结果出来后再继续进行调解。

4. 医调委主持初次调解一般提前 7 个工作日将调解时间和地点书面通知当事人(口头告知的有书面记录)。同时告知当事人,调解主持人姓名、助理员姓名、宣布调解纪律和双方当事人享有的权利和承担的义务、调解协议的效力等,并要求双方当事人或委托代理人共同在医调委对调解当事人《权利义务告知书》上签名(患方需填写《患者家庭情况说明》)。

5. 医患双方向医调办申请召开专家咨询会,听取专家意见的,应按照《上海市医患纠纷人民调解专家咨询工作的暂行规定》等规定进行执行。调解主持人可根据调查核实情况、专家的咨询意见,根据双方当事人的特点和纠纷性质、难易程度、发展变化等情况,研究医方过错在患方的损害后果中的责任程度,并对双方当事人进行尊重事实、尊重科学的说服疏导,统一认识,消除对立。

6. 调解主持人依据损害责任程度及纠纷成因等方面综合分析提出调解赔偿的初步意见,并依据《中华人民共和国侵权责任法》、国务院《医疗纠纷预防和处理条例》等法律法规,参照最高法《关于审理人身损害赔偿适用办法若干问题解释》、《关于确定民事侵权精神损害赔偿责任若干问题的解释》等规定提出赔偿项目和方案,对重大、疑难纠纷,可组织相关工作人员共同研究确定初步意见、方案和具体数额。

(三)调解终结

除上述需要终止调解的情况外,调解终结一般指调解成功和调解失败。

1. 调解成功后,医调委可以制作医患纠纷人民调解协议书(简称,协议书),当然,也可以由医患双方当事人自行约定起草。协议书由医患双方当事人签名或盖章,经调解员签名并加盖医调委印章后生效。若协议无赔偿数额的,可以采取口头协议方式,但调解员应当书面记录协议内容,并由调解员、医患双方当事人签名或盖章。协议书应列明纠纷的所有当事人、纠纷简要事实、争议事项、医患双方当事人的权利和义务、履行协议的方式、地点、期限等。调解协议达成后,医患双方当事人中任何一方认为有必要司法确认,可以依法向人民法院申请司法确认,医调委应当给予协助。调解协议不能即时履行或财产给付金额在 20 万元以上的,也应当申请司法确认。医患双方经调解不能达成协议的,调解员应当采取措施,避免矛盾激化,并及时引导医患双方当事人通过其他合法途径解决纠纷(如委托鉴定、建议诉讼、途径解决等)。

2. 协议书需载明:医患双方当事人的基本情况;纠纷主要事实;纠纷争议事项;当事人责任(记录当事人对纠纷损害责任的归属及其程度大小的一致意见。经双方当事人同意,该项内容可省却);双方当事人协商确定的赔偿数额;双方当事人的权利和义务;协议履行方式、地点和期限等。协议书应由医患双方当事人及其委托人签名,医疗机构加盖法定印章,调解员签名,加盖医调委印章后生效。

3. 医患双方同意,可以在 30 日内共同向人民法院申请司法确认,由人民法院出具司法确认书。

4. 调解主持人在双方当事人签收协议书后 15 日内回访医患双方当事人,以掌握协议书的履行进度,督促履行协议,经督促拒不履行的,告知一方当事人可以就协议的履行、变更、撤销向人民法院提起违约之诉。若一方当事人提出或者医调委发现调解协议内容不当,在征得医患双方当事人同意后,可再次调解变更原协议内容,或者撤销原协议。

5. 调解助理员在回访双方当事人后 5 个工作日内将卷宗归档。若经检查发现卷宗内容出现错误的,将卷宗交由调解助理员在规定时限内进行改正;协议书出现问题的,须征得医患双方当事人同意后,改正原协议书内容,或制作新的协议书。

6. 医调办工作人员对卷宗进行复查,后报医调办主任审批后交由档案管理人员进行归档(内容包含结案报告)。

(四)医患纠纷人民调解的相关记录(以下记录可参见后面章节《医患纠纷的相关文件与记录》)

1. 医患纠纷人民调解申请书
2. 纠纷受理通知书
3. 纠纷不予受理通知书
4. 纠纷调解终止通知书
5. 医患纠纷人民调解协议书
6. 送达回证
7. 医患纠纷人民调解委员会对调解当事人权利义务告知书

二、医患纠纷人民调解协议的性质

关于医患纠纷人民调解协议的性质,最高人民法院已经在 2002 年 11 月 1 日实施的《关于审理涉及人民调解协议的民事案件的若干规定》(简称《规定》)中予以明确:经人民调解委员会调解达成的、有民事权利义务内容,并由双方当事人签字或者盖章的调解协议,具有民事合同性质,当事人应当按照约定履行自己的义务,不得擅自变更或者解除调解协议。同时,要注意《规定》中具备下列条件的调解协议有效:

（一）当事人具备完全民事行为能力。
（二）意思表示真实。
（三）不违反法律、行政法规的强制性规定或者社会公共利益。

此外,医患纠纷人民调解协议与其他医患纠纷非诉讼解决机制的协议一样,仍不能避免患方反悔起诉。但是可依照《中华人民共和国民事诉讼法》、《中华人民共和国人民调解法》和《最高人民法院关于调解协议司法确认程序的若干规定》等法律法规的规定,在医调委调解并达成调解协议后,医患双方可以共同向法院申请司法确认,以此来解决医患纠纷人民调解协议强制执行力局限的问题。

三、医患纠纷人民调解经验与讨论

庄璘（Zorin Nikolaj）：实际上,与可能发生暴力行为的患方当面进行沟通时,需要付出很大的勇气和毅力,如果没有勇气和毅力,即使再好的解决方案,不实施也就没有意义。但是在拿出反驳患方的勇气前,应做好充足的准备,并注意以下十点意见：

（一）人数要占优势。患方人数为1人,派出2名工作人员出面交涉比较合适。如果患方人数较多,医方也应派出比对方人数更多的工作人员来出面交涉。
（二）气势要占优势。面对患方的任何大呼小叫都不要予以理睬。如果医方存在明显过错的,还是应该积极抚慰的。
（三）地形要占优势。医患纠纷调解的场所应选择其他医务人员能迅速赶来支援的地点,相邻紧急逃生通道,并带有监控录像,能纪录完整的医患纠纷调解过程。
（四）明确诉求。在医患纠纷调解的初期,应明确患方诉求。
（五）明确主体。面对患者及其家属,受理人员要明确告知该纠纷是由医方出面处理,明确负责人,并告知其这是集体决定讨论,不是个人行为,不要把责任揽下或推诿到个人身上。
（六）明确态度。医方在有结论后,应采取坚决的态度面对。医患纠纷调解时,应与患方保持一定的安全距离,尽量选择在靠近紧急逃生通道的位置就座。
（七）谨言慎行,倾听为主,不要因患方的挑衅而动怒,尽量少说。
（八）提前通知所在地的派出所,与警方建立长期的合作机制。如果不幸遭受暴力行为,应在保护好自身的前提下,立即通知警方。
（九）防止伤害。在医患纠纷调解的场所不设置、摆放烟灰缸、花瓶等易碎物品。在医患纠纷调解过程中,也不沏茶递水。因为茶杯或茶水都可能成为伤害医务人员的凶器。
（十）医患纠纷调解陷入僵局,应及时中止。

朱顺宝：作为医患纠纷人民调解员,在调解医患纠纷的过程中,应有基本的原则与对策,只有这样,在出现一些不可预知的情况时,才不会被医患任何一方牵着鼻子走。基本原则与对策的内容如下：

（一）在医患纠纷调解过程中,要仔细倾听,不要随意打断对方的话,不要与对方争论,谨言慎行,不要随便发表意见。
（二）医方有决定权的最高责任人,在医患纠纷调解的初期不应参与交涉。
（三）在医患纠纷调解过程中,具体记录对方的言行举止,不建议和不逼迫医方写保证书、道歉信和在患方准备的任何材料上签字或盖章等。
（四）在医患纠纷调解过程的初期,不轻易许诺医患任何一方提出的任何要求。
（五）在彻底查清事实真相前,医方不要轻易道歉。
（六）整理医患双方的提交的相关材料,区分已确认事项和未被确认事项。如果有必要,可以在医患双方同意的前提下,通过医患纠纷专家咨询来弄清事实的真相。
（七）在平息医患双方怒气以及征得医患双方理解的前提下,对查清的诊疗护理用药过程进行耐心细致的说明,体谅患方焦虑不安的心情,引起医患双方不快时,可以适当地表示歉意。
（八）不理会医患双方中任何一方单方面的判断、假设和臆断。对任何一方提出的一切不合理要求果断地表示拒绝。
（九）当医患双方沟通陷入胶着状态时,可以邀请专家、律师参与协助调解,也可以建议医患双方通过医疗损害技术鉴定和诉讼途径进行处理。
（十）医患双方达成一致意见后,应果断签署调解协议,并做司法确认。

胡玉堂：在医患纠纷人民调解过程中，如果患者存在损害后果或医疗机构存在明显过失，在调解上应从患者的立场体谅其感受，对于这一点，很多医疗机构及其医务人员其实并不理解。我以前也是医生，站在医方的立场，应该针对问题向患者坦诚地说明事情的真相，当然，事情的过程可以稍后再说，沟通的重点应放在眼前发生的问题上，内容仅限于经过确认和认定的事实，绝对避免模糊表达或模棱两可的说法。对于与患方的沟通，作为医患纠纷人民调解员，我认为首先也是最重要的是，让患方相信医疗机构及其医务人员采取的诊疗护理用药手段和处理方法是常规的。当不可预知的医疗风险或医疗过错突然发生时，患者最想知道的是怎么避免这种情况的发生、能不能防止这种情况的发生，以及发生了医方是否需要承担责任、承担什么程度的责任。这时在事情真相水落石出之前，绝对不能匆忙地下结论，直到事情被彻底调查清楚后，再向医方说明。倘若医疗机构及其医务人员确实存在过错，受到患方的苛责自然也是必然的，此时，郑重其事地向患方赔礼道歉，阐明今后的措施和对策（包括：一定的补偿/赔偿），是解决此类纠纷的不二选择。但最终能否彻底解决该纠纷的关键，仍然在于能否得到患者及其家属的谅解。

张珏：在长期的医患纠纷人民调解管理过程中，我们经常接到医疗机构的电话："×××患方要打砸我们医院，你们能不能来一下"。但同时，各级医疗机构的院长和医务科（处）长优柔寡断、敷衍了事的处事态度也同样让我们印象深刻。为了制止"医闹"和恶意扰乱医疗正常秩序的患方，我们的意见是：（一）向医疗机构所在地的派出所求助；（二）找医患纠纷人民调解委员会咨询。

当然，有些医疗机构会选择找律师，从法律层面来采取措施解决。其实视情况需要，有时候我们也会找专业的医疗律师进行咨询，专业的医疗律师是帮助医患双方解决医疗争议不可或缺的一部分，这点毋庸置疑。但是有一个问题医方必须清楚：几乎所有向医患纠纷人民调解委员会寻求咨询的医疗案件，即便委托专业的医疗律师全权处理，也未必能彻底解决。归根结底，解决问题的主体是医疗机构及其医务人员自身，无论警方、医调委，还是专业的医疗律师，充其量只不过是协助而已，关于这点，各级医疗机构的院长和医务科（处）长应该有清晰的认识，与发生纠纷相比，不着手解决才是问题的症结所在。

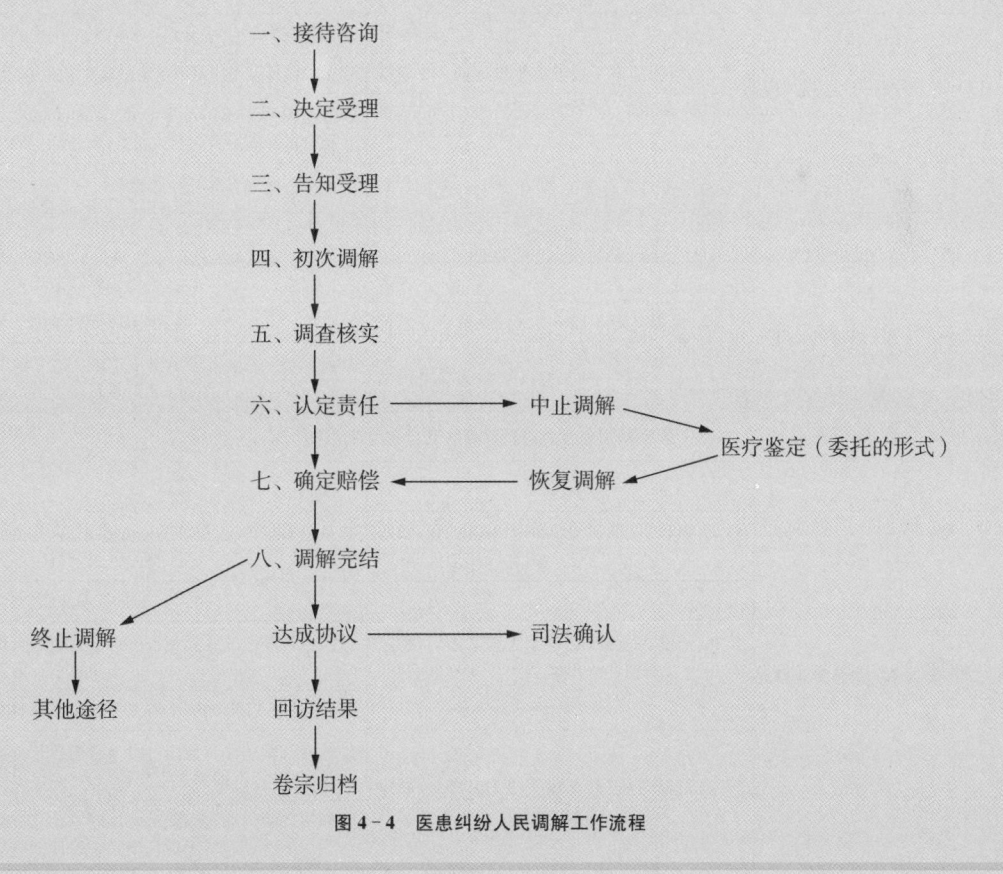

图 4-4 医患纠纷人民调解工作流程

[解释]医方的授权委托事项和需要提交的有关材料：(一)医方营业执照副本复印件(加盖公章/法人印章)；(二)医方法人代表身份证明或证书；(三)医方法人代表授权委托书(加盖公章/法人印章)；(四)医疗机构代码；(五)法人代表和授托人身份证复印件；(六)若由律师办理，提交代理证明、律师执业证书复印件、身份证复印件。

From：2013年亚太医疗质量和安全论坛参会论文节选：《述中国非诉讼解决机制之医患纠纷人民调解》，(英语翻译稿)，因内容结合了我国的国情，略作修改，仅供参考。

医患纠纷的非诉讼解决机制之行政处理

前瞻性★★★☆☆ 有益性★★★★★

简述医患纠纷行政处理

根据最新《医疗纠纷预防和处理条例》，卫生计生行政部门(现为卫生健康行政部门)仍将负责、指导、监督医疗机构如何做好医疗纠纷的预防与处置工作，并对重大医疗纠纷进行现场指导、协调(行政调解)，引导医疗纠纷当事人依法解决医患纠纷。同时，卫生计生行政部门(现为卫生健康行政部门)将对医疗事故(损害)进行认定，必要时，可通过医疗损害鉴定来明确损害程度和责任，并以此来作为行政处理的依据，即：卫生计生行政部门(现为卫生健康行政部门)不仅不会退出行政调解的"舞台"，反而会不断加强行政调解的力度，并在维护医疗行业正常秩序、加强医疗准入资格、不断提升医务人员执业水平、引导正面舆论监督的同时，减少医患纠纷的发生。

其实，我国的卫生计生行政部门(现为卫生健康行政部门)同其他国家一样，监督管理的行政人员是具备医疗专业技术水平的专业人士，在日常管理中对医疗机构行使监督职能，并在长期的执法过程中，在公众面前建立起了一定的社会公信力。加上医学会对医疗损害鉴定工作的技术支持和鉴定体系渐趋成熟与完善(已拥有1 500余名的专职医疗鉴定工作人员，年鉴定1万余例次等)，这些都足以对是否构成医疗事故(损害)做出专业性的判断。因此，行政处理不仅能从一定程度上减少暴力"伤医"事件和制止扰乱医疗秩序行为的发生，还能有效推动临床医学的科学发展，使医务人员在临床工作中减少顾虑，为广大人民群众享受高水平的医疗服务提供保障。此外，通过行政处理，卫生计生行政部门(现为卫生健康行政部门)还可以掌握到第一手材料，为医疗质量安全的管理以及相关的法律法规、部门规章、诊疗护理用药规范与常规的修订提供实践论依据[1]。

当医疗机构发生医疗过失行为，或者患方当事人要求卫生计生行政部门(现为卫生健康行政部门)处理当事医疗机构或医务人员时，由于卫生计生行政部门(现为卫生健康行政部门)与医疗机构之间，在事实上和法律上，存在监督和管理的关系，卫生计生行政部门(现为卫生健康行政部门)可以依据《中华人民共和国侵权责任法》、《医疗纠纷预防和处理条例》、《中华人民共和国执业医师法》等有关法律法规的规定，对医疗机构或医务人员作出行政裁决。并根据医疗事故的等级和情节严重程度，给予警告、罚款、暂停执业、限期停业整顿、吊销执业证书及吊销执业许可证等行政处分或处罚。

对于医疗机构及其医务人员特别需要注意的是：医疗事故行政法律责任[补充1]是医疗机构及其医务人员在医疗活动中，因违反医疗卫生管理法律、行政法规、部门规章和诊疗护理用药规范与常规，造成患者人身损害等不良后果而应该承担的法律责任，而并不是以"民不告，官不究"为原则。更确切地说，是以"发生一起，处罚一起"以及"一事不再罚，不免除民事责任，不取代刑事责任"为原则。此外，《上海市医疗机构不良执业行为积分管理办法》[补充2]出台后，医疗机构及其医务人员的不良行为将以积分管理的方式接受区县卫生计生行政部门(现为卫生健康行政部门)的指导与监督，记分与处罚不能相互代替，医疗机构及其医务人员的不良执业行为也将被永久记录档案。因此，应引起广大医疗机构及其医务人员的高度重视。

一、卫生行政部门处理的程序

(一)对(重大、特大)医疗过失行为的调查

1. 县(市)区卫生计生行政部门(现为卫生健康行政部门)接到辖区内医疗机构关于(重大、特大)医疗过失行为的报告后，除及时了解掌握情况、责令医疗机构采取必要的医疗救治措施，防止损害后果扩大外，必要时还应组织专人到现场进行指导、协调、调查，引导医患双方通过合法途径解决纠纷。

2. 参加调查的人员应包括：卫生计生行政部门(现为卫生健康行政部门)管理人员(医疗事故处理办公室的管理人

员)和有关医疗、法学专家。

3. 对医疗安全不良事件进行认真的调查研究,查证核实后,提出调查处理意见。对于事实清楚、因果关系明确的(重大、特大)医疗过失行为,卫生计生行政部门(现为卫生健康行政部门)可以判定为医疗(技术/责任)事故。对于因医疗科学的技术性、专业性和复杂性无法判定是否属于医疗(技术/责任)事故或需要明确(重大、特大)医疗过失行为与患者人身损害之间是否存在因果关系、损害程度的,应当交负责医疗损害鉴定工作的机构进行鉴定。

(二)对医疗机构报告的医疗事故(损害)进行审核并逐级报告

1. 医疗机构发生医疗安全不良事件后应向其所在地县(市)区卫生计生行政部门(现为卫生健康行政部门)报告,报告时限可以在医疗安全不良事件发生后及时报告,也可以按《医疗纠纷预防和处理条例》、《执业医师法》、《医疗机构管理条例》、《医疗质量安全事件报告暂行规定》及上海卫计委(现为卫健委)制定的《上海市医疗质量安全事件报告管理办法》等法律法规的有关规定进行报告(可参见前面章节《医患纠纷处置之上报》,此不赘述)。

2. 医疗机构应当在自行协商(医患纠纷人民调解)解决后7日内向所在地县(市)区卫生计生行政部门(现为卫生健康行政部门)作出书面报告,其报告的有关内容定如下:

(1)有医疗损害技术鉴定的应附医疗损害技术鉴定书。

(2)双方当事人签订的协议书,载明协议确定的赔偿数额。

(3)双方当事人签订的协议执行计划或执行情况。

(4)医疗机构对当事医务人员的处理情况。

(5)医疗机构整改措施。

(6)对当事医务人员的行政处理建议等。

3. 医疗安全不良争议事件经人民法院调解或者裁判解决的,医疗机构应当自收到生效的人民法院的调解书或者判决书之日起7日内向所在地卫生计生行政部门(现为卫生健康行政部门)作出书面报告,并附具调解书或裁判书。

(三)受理当事人医疗事故(损害)争议处理申请

1. 当事人向卫生计生行政部门(现为卫生健康行政部门)申请医疗事故(损害)争议处理时效为一年。时效期的计算从知道或应当知道其身体受到损害之日算起。

2. 卫生计生行政部门(现为卫生健康行政部门)自收到医疗事故(损害)争议处理申请之日起10日内进行审查,作出是否受理的决定。对符合规定的予以受理;对不符合本条例规定的不予受理,并书面通知申请人,注明理由。审查内容如下:

(1)申请处理的医疗事故(损害)争议是否属于本级卫生行政部门的管辖范围。

(2)发生"医疗事故(损害)争议"的医疗主体是否具备确定的执业资质。

(3)医疗事故(损害)争议行政处理申请人(医、患方)是否符合有关法律法规定的资格。

(4)是否符合法定的申请处理时限。

(5)医疗事故(损害)争议处理申请有无明确的争议相对方。

(6)是否已向人民法院起诉。

一般情况下,卫生计生行政部门(现为卫生健康行政部门)受理的医疗事故(损害)争议的行政裁决都是建立在有明确法律依据的前提下的,例如,争议案件已经医学会组织鉴定、医患双方对医疗争议的事实认识一致、造成医疗事故(损害)的医疗过错行为明显、损害后果简单确切又无需专家咨询或技术鉴别、卫生计生行政部门(现为卫生健康行政部门)经审查认为双方协商认定的医疗事故和等级符合有关法律法规的规定、人民法院已经裁判等。

(四)对发生医疗事故的医疗机构和医务人员做出行政处罚

1. 鉴定结论为医疗事故的,卫生计生行政部门(现为卫生健康行政部门)应当调查与核实发生医疗事故(损害)的原因、医疗机构或其医务人员违法、违规、违纪行为及其情节的严重程度,依据《执业医师法》、《医疗机构管理条例》、《护士管理办法》等法律法规、部门规章以及诊疗护理用药规范与常规,裁量是否需要给予行政处罚或行政处分。对需要给予行政处罚的,制作行政处罚决定书,对需要给予行政处分的,应当依据行政隶属关系提出整改建议或者作出行政决定。

2. 在医患纠纷预防与处置工作中,未按照《医疗纠纷预防和处理条例》等规定履行职责,导致医疗纠纷激化,引发重大案件或其他严重后果,或者违法干预协商、调解的,由其主管部门或者监察机关对直接负责的主管人员和其他直接责任人员依法给予处分,构成犯罪的,依法追究刑事责任。

3. 医疗机构发生医疗事故(损害)的,由卫生计生行政部门(现为卫生健康行政部门)根据损害程度、过错程度、损害后果,给予警告,情节严重的,责令限期停业整顿直至吊销执业许可证。对负有责任的有关人员,依法给予相应处分,构成犯罪的,依法追究刑事责任。

4. 对发生医疗事故(损害)的有关医务人员,依照上述处理外,卫生计生行政部门(现为卫生健康行政部门)可以责令暂停6个月以上1年以下执业活动,情节严重的,吊销其执业证书。医疗机构也应按照规定对过错责任人进行处理。

5. 医疗机构篡改、伪造、隐匿、毁灭病历资料的,对直接负责的主管人员和其他直接责任人员,由县级以上人民政府卫生主管部门给予或者责令给予降低岗位等级或者撤职的处分,对有关医务人员责令暂停6个月以上1年以下执业活动;造成严重后果的,对直接负责的主管人员和其他直接责任人员给予或者责令给予开除的处分,对有关医务人员由原发证部门吊销执业证书;构成犯罪的,依法追究刑事责任。

6. 医疗机构将未通过技术评估和伦理审查的医疗新技术应用于临床的,由县级以上人民政府卫生主管部门没收违法所得,并处5万元以上10万元以下罚款,对直接负责的主管人员和其他直接责任人员给予或者责令给予降低岗位等级或者撤职的处分,对有关医务人员责令暂停6个月以上1年以下执业活动;情节严重的,对直接负责的主管人员和其他直接责任人员给予或者责令给予开除的处分,对有关医务人员由原发证部门吊销执业证书;构成犯罪的,依法追究刑事责任。

7. 医疗机构及其医务人员有下列情形之一的,由县级以上人民政府卫生主管部门责令改正,给予警告,并处1万元以上5万元以下罚款;情节严重的,对直接负责的主管人员和其他直接责任人员给予或者责令给予降低岗位等级或者撤职的处分,对有关医务人员可以责令暂停1个月以上6个月以下执业活动;构成犯罪的,依法追究刑事责任:

(1) 未按规定制定和实施医疗质量安全管理制度;
(2) 未按规定告知患者病情、医疗措施、医疗风险、替代医疗方案等;
(3) 开展具有较高医疗风险的诊疗活动,未提前预备应对方案防范突发风险;
(4) 未按规定填写、保管病历资料,或者未按规定补记抢救病历;
(5) 拒绝为患者提供查阅、复制病历资料服务;
(6) 未建立投诉接待制度、设置统一投诉管理部门或者配备专(兼)职人员;
(7) 未按规定封存、保管、启封病历资料和现场实物;
(8) 未按规定向卫生主管部门报告重大医疗纠纷;
(9) 其他未履行本条例规定义务的情形。

二、卫生行政部门处理的相关记录

(一) 医疗事故争议行政处理申请书(供医疗机构使用)
(二) 医疗事故争议行政处理申请书(供医务人员使用)
(三) (院外使用)行政复议申请书(模板)
以上记录可参见后面章节《医患纠纷的相关文件与记录》。

三、行政处罚前的听证

行政处罚前的听证是国家机关作出行政处罚决定之前,给利害关系人提供发表意见、提出证据、对特定事项进行质证与辩驳的机会,其实质是听取利害关系人的意见。

(一) 受理范围

《中华人民共和国行政处罚法》规定了3种行政处罚,当事人要求听证的,行政机关应当组织听证:1. 停产停业;2. 吊销许可证或者执照;3. 较大数额罚款。《医疗纠纷预防和处理条例》也同样指出:医疗机构发生医疗事故(损害)的,情节严重的,卫生计生行政部门(现为卫生健康行政部门)可对医疗机构责令停业整顿,对医务人员可以责令暂停执业。据此可知,发生了医疗事故(损害),卫生计生行政部门(现为卫生健康行政部门)若对医疗机构责令停业整顿或吊销执业许可证、对医务人员责令暂停执业或吊销其执业证书,当事人有权要求举行听证。但并不意味着所有的医患纠纷的行政处罚都有权要求听证。只有当卫生计生行政部门(现为卫生健康行政部门)对医疗机构责令停业整顿或吊销执业许可证、对医务人员责令暂停执业或吊销执业证书这两种有可能严重侵害集体和个人利益的情形下才适用听证程序。至于警告等较轻的行政处罚则不适用听证。

(二) 听证的申请

医患纠纷行政处罚的听证不是依职权提起,而是依申请提出,即:由被处罚的当事人(医疗机构或医务人员)申请提起。按照《中华人民共和国行政处罚法》规定,当事人要求听证的,应当在卫生计生行政部门(现为卫生健康行政部门)告知处罚后3日内提出。听证申请须以书面形式向卫生计生行政部门(现为卫生健康行政部门)提出,若以快递、邮寄方式提出听证要求,以寄出时的邮戳日期为准。当事人提出听证要求超过期限的,卫生计生行政部门(现为卫生健康行政部门)应当在收到当事人的书面听证要求之日起3日内,书面告知不举行听证,并说明理由。此外,在听证过程中,卫生计生行政部门(现为卫生健康行政部门)必须对其行政处罚的合法性和合理性提供充分的证据,承担主要的举证责任。在听证会辩论阶段,在听证主持人的组织下,案件调查人员、当事人及其代理人可以对证据和案件情况发表意见,并且可以互相辩论。听证主持人在宣布申辩终结后,当事人有最后陈述的权利。因为事实总是越辩越清,政策、法律法规界限总是越辩越明的。

(三) 听证结果的确认

依据《政府价格决策听证办法》等规定,听证要制作听证笔录,当然,医患纠纷行政处罚的听证也应制作听证笔录,且在制作时要严格忠实听证参加人员发言的原貌,不能随意增改、删节。听证笔录应当与现场同步进行,可以手写也可以电脑录入。在条件允许的情况下,应尽量采用现场速记的方式,也可以事前印制若干格式化的会议记录页。同时,要注意保留现场录音、录像资料,作为听证参加人对文字记录提出异议时的依据。听证结束后,书记员应当把听证笔录交当事人和本案调查人员审核无误后签名或者盖章。当事人拒绝签名的,由听证主持人或者书记员在听证笔录上予以注明。听证笔录中的证人证言,应当交证人审核无误后签名或者盖章。

四、行政复议

行政复议是卫生计生行政部门(现为卫生健康行政部门)纠正错误、挽回自身影响的一种重要监督制度,也是公民、法定代表人或其他组织通过行政救济途径解决行政争议的一种方法。公民、法定代表人或者其他组织不服行政主体作出的具体行政行为,认为行政主体的具体行政行为已侵犯了其合法权益,就可以通过行政复议予以救济。而行政复议机关依法对该具体行政行为的合法性、适当性进行审查,并作出行政复议决定。因此,医疗机构或医务人员对于在重大医疗纠纷事件、医患纠纷事件或依据过错程度、损害程度、损害后果给予医疗机构或医务人员警告、责令限期整改、停业整顿、吊销执业许可证、行政处分等行政处罚决定不服的,医疗机构或医务人员均有提请行政复议的权利。既可以向同一级卫生计生行政部门(现为卫生健康行政部门)提出复议申请,也可以向上一级卫生计生行政部门(现为卫生健康行政部门)提出复议申请。医疗机构或医务人员除提出行政复议外,还可以提出行政诉讼,但不得同时进行行政诉讼和行政复议,除非行政诉讼是必经程序,否则,不得在法定期限或在行政复议作出最终裁决后向法院起诉。《中华人民共和国行政复议法》规定:公民、法定代表人或者其他组织认为具体行政行为侵犯其合法权益的,可以自知道该具体行政行为之日起六十日内提出行政复议申请。但是,法律规定的申请期限超过六十日的除外。因不可抗力或者其他正当理由耽误法定申请期限的,申请期限自障碍消除之日起继续计算。

行政复议申请书的书写要求简单明了、通俗易懂。除写明申请对象,例如,复议申请人姓名、性别、年龄、复议申请的组织或单位名称、地址、法定代表人的姓名、代理人的姓名、职务等外。最主要的是写明申请复议的理由,用简明扼要的语言概述事件的事实后,再写清楚为什么要进行行政复议。行政复议的目的一定要明确的指出:原行政处理决定在某方面处理上是证据不足、还是事实不清,是适用法律错误、还是违反法定程序等。表述时应体现:"以事实为依据,以法律为准绳,以证据说理,语气平和,态度诚恳"。此外,对于医务人员申请行政复议的,建议可以通过医疗机构的相关部门来申请行政复议,这样更为稳妥。

五、行政诉讼

行政诉讼是个人、法人或其他组织认为行政主体以及法律法规授权的组织作出的行政行为侵犯其合法权益而向法院提起的诉讼。根据《中华人民共和国行政诉讼法》的有关规定:

(一) 复议机关逾期不作决定的,申请人可以在复议期满之日起十五日内向人民法院提起诉讼。

(二) 公民、法人或者其他组织认为行政机关工作人员的行政行为侵犯其合法权益,有权依照本法向人民法院提起诉讼。而人民法院应当保证公民、法人或者其他组织的起诉权利,对应当受理的行政案件依法受理。行政机关及其工作人员不得干预、阻碍人民法院受理行政案件。被诉行政机关负责人应当出庭应诉。不能出庭的,应当委托行政机关相应的工作人员出庭(可参见后面章节《医患纠纷的处置之诉讼解决机制》)。

附:上海市卫生计生委(现为卫健委)关于印发《行政处罚裁量基准》通知的有关内容:

案由1：未取得《医疗机构执业许可证》擅自执业			
情形	情节	裁量幅度	依据
一般情形	发现未取得《医疗机构执业许可证》擅自执业	责令停止执业活动，没收非法所得和药品、器械，并处以3 000元以下罚款	《医疗机构管理条例》第44条、《医疗机构管理条例实施细则》第77条
从重情形	吊销、注销《医疗机构执业许可证》，从事医疗执业活动	除责令停止执业活动，没收非法所得和药品、器械外，存在一项严重情形的并处3 000元以上10 000元以下罚款；合并存在两项严重情形的并处5 000元以上10 000元以下罚款；合并三项严重情形的并处8 000元以上10 000元以下罚款；合并四项以上严重情形的，并处10 000元罚款	
	因擅自执业曾受过卫生行政部门处罚		
	擅自执业的人员为非卫生技术人员		
	擅自执业时间在3个月以上		
	给患者造成伤害		
	使用假药、劣药蒙骗患者		
	以行医为名骗取患者钱财		
	其他具有该规定的从重情形		

案由2：逾期不校验《医疗机构执业许可证》仍从事诊疗活动			
情形	情节	裁量幅度	依据
情形从重	经有效通知补办校验手续后20个工作日无正当理由仍不办理校验手续	吊销《医疗机构执业许可证》	《医疗机构管理条例》第45条、《医疗机构管理条例实施细则》第78条

案由3：出卖、转让、出借《医疗机构执业许可证》			
情形	情节	裁量幅度	依据
一般情形	转让、出借《医疗机构执业许可证》	没收非法所得，并处以3 000元以下的罚款	《医疗机构管理条例》第23、46条、《医疗机构管理条例实施细则》第79条
情节严重	出卖《医疗机构执业许可证》	没收非法所得，处以3 000元以上5 000元以下罚款，并吊销《医疗机构执业许可证》	
	转让或出借《医疗机构执业许可证》以盈利为目的		
	受让方或者承借方给患者造成伤害		
	转让或出借《医疗机构执业许可证》给非卫生技术人员		
	其他具有该规定的从重情形		

案由4：诊疗活动超出登记范围			
情形	情节	裁量幅度	依据
一般情形	诊疗活动超出登记的诊疗科目范围	警告，并处以3 000元以内罚款	《医疗机构管理条例》第27、47条、《医疗机构管理条例实施细则》第80条
情节严重	超出登记的诊疗科目范围的诊疗活动累计收入在3 000元以上	警告，处以3 000元罚款，并吊销《医疗机构执业许可证》（包括吊销诊疗科目）	
	超出登记的诊疗科目范围的，给患者造成伤害		
	其他具有该规定的从重情形		

案由5：使用非卫生技术人员从事医疗卫生技术工作			
情形	情节	裁量幅度	依据
一般情形	任用一名非卫生技术人员从事医疗卫生技术工作的	处3 000元以下罚款	《医疗机构管理条例》第28、48条、《医疗机构管理条例实施细则》第81条
	任用两名及以上非卫生技术人员从事诊疗活动	处3 000元以上5 000元以下罚款	

(续表)

案由5：使用非卫生技术人员从事医疗卫生技术工作			
情形	情节	裁量幅度	依据
从重情形	任用的非卫生技术人员给患者造成伤害	处5 000元罚款，并吊销《医疗机构执业许可证》	《医疗机构管理条例》第28、48条、《医疗机构管理条例实施细则》第81条
	任用两名及以上非卫生技术人员，且具有该规定的从重情形		

案由6：出具虚假证明文件			
情形	情节	裁量幅度	依据
一般情形	出具虚假证明文件，情节轻微的	警告，处500元罚款	《医疗机构管理条例》第32、49条、《医疗机构管理条例实施细则》第82条
从重情形	出具虚假证明文件造成延误诊治的	警告，处1 000元罚款	
	出具虚假证明文件给患者精神造成伤害的		
	造成其他危害后果且具有该规定的从重情形		

案由7：以不正当手段取得医师执业医师执业证书			
情形	情节	裁量幅度	依据
—	—	—	《执业医师法》第36条

案由8：违反卫生法规规章制度或者技术操作规范，造成严重后果			
情形	情节	裁量幅度	依据
一般情形	1.发生医疗事故的责任医师（一、二级医疗事故，承担次要责任；三、四级医疗事故，承担完全或主要责任的）；2.发生医疗损害的责任医师（一、二级医疗损害，承担对等责任或次要责任；三、四级医疗损害，承担完全或主要责任的）	警告	《执业医师法》第37条项（一）
	对发生医疗损害的有关医师（一、二级医疗损害，承担主要责任）	责令暂停6个月及以上9个月个月以下执业活动	
	对发生医疗损害的有关医师（一、二级医疗损害，承担完全责任）	责令暂停9个月以上12个月以下执业活动	
情节严重	对于以下情形之一并造成二级以上医疗损害的主要责任人：发错药；打错针；输错血；拍错片；错报或漏报辅助检查结果；开错手术部位；将手术器械或纱布等异物遗留在患者体内；擅离职守；不严格执行消毒、隔离制度和无菌操作规程，造成医院感染暴发	吊销执业证书	

案由9：不负责任延误急危患者的抢救和诊治，造成严重后果			
情形	情节	裁量幅度	依据
一般情形	对发生医疗损害的有关医师（一、二级医疗损害，承担次要责任）	警告	《执业医师法》第37条项（二）
	对发生医疗损害的有关医师（一、二级医疗损害，承担主要责任）	责令暂停6个月及以上9个月个月以下执业活动	
	对发生医疗损害的有关医师（一、二级医疗损害，承担完全责任）	责令暂停9个月以上12个月以下执业活动	
情节严重	1.不负责任延误急危患者的抢救和诊治造成严重后果；2.其他具有该规定的从重情形	吊销执业证书	

(续表)

	案由10：未经亲自诊查、调查，签署证明文件		
情形	情节	裁量幅度	依据
一般情形	首次因该案由受到行政处罚	警告	《执业医师法》第37条项（四）
	第二次因该案由受到行政处罚	暂停6个月及以上1年以下执业活动	
情节严重	1.第三次及以上因该案由受到行政处罚；2.其他具有该规定的从重情形	吊销执业证书	

	案由11：隐匿、伪造或者擅自销毁医学文书及有关材料		
情形	情节	裁量幅度	依据
一般情形	首次隐匿、伪造医学文书及有关材料且积极配合纠正违法情形	警告	《执业医师法》第37条项（五）
	1.擅自销毁医学文书及有关资料；2.第二次隐匿、伪造、擅自销毁医学文书及有关资料	暂停6个月及以上1年以下执业活动	
情节严重	1.第三次及以上隐匿、伪造、擅自销毁医学文书及有关资料；2.其他具有该规定的从重情形	吊销执业证书	

	案由12：使用未经批准使用的药品、消毒药剂和医疗器械		
情形	情节	裁量幅度	依据
一般情形	首次发生该案由违法行为，未造成患者伤害	警告	《执业医师法》第37条项（六）
	1.首次发生该案由违法行为且造成患者伤害；2.第二次因该案由受到行政处罚	暂停6个月及以上1年以下执业活动	
情节严重	1.第三次及以上发生该案由违法行为；2.其他具有该规定的从重情形	吊销执业证书	

	案由13：不按照规定使用麻醉药品、医疗用毒性药品、精神药品和放射性药品		
情形	情节	裁量幅度	依据
一般情形	取得相应资质，但未按照临床诊疗规范使用麻醉药品、医疗用毒性药品、精神药品和放射性药品，未造成后果	警告	《执业医师法》第37条项（七）
	取得相应资质，但未按照临床诊疗规范使用麻醉药品、医疗用毒性药品、精神药品和放射性药品，造成后果	暂停6个月及以上1年以下执业活动	
情节严重	1.未取得相应资质，使用麻醉药品、医疗用毒性药品、精神药品和放射性药品；2.取得相应资质，但未按照临床诊疗规范使用麻醉药品、医疗用毒性药品、精神药品和放射性药品的，造成严重后果的	吊销执业证书	

	案由14：未经同意，对患者进行实验性临床医疗		
情形	情节	裁量幅度	依据
一般情形	首次发生该案由违法行为	警告	《执业医师法》第37条项（八）
	第二次发生该案由违法行为未造成患者伤害	暂停6个月及以上1年以下执业活动	
情节严重	1.第二次发生该案由违法行为且造成患者伤害；2.第三次及以上发生该案由违法行为；3.情节恶劣；4.造成患者死亡或其他严重后果	吊销执业证书	

(续表)

案由15：泄漏患者隐私,造成严重后果			
情形	情节	裁量幅度	依据
一般情形	首次泄露患者隐私	警告	《执业医师法》第37条项(九)
	第二次泄露患者隐私	暂停6个月及以上1年以下执业活动	
情节严重	1.第三次及以上泄露患者隐私且造成严重后果;2.其他具有该规定的从重情形	吊销执业证书	

案由16：利用职务之便,索取、非法收受患者财物或者牟取其他不正当利益			
情形	情节	裁量幅度	依据
一般情形	首次非法收受患者财物,且金额累计不满1 000元	警告	《执业医师法》第37条项(十)
	1.首次非法收受患者财物,且累计金额大于1 000元,不满3 000元;2.第二次非法收受患者财物;3.索取患者财物	暂停6个月及以上1年以下执业活动	
情节严重	1.首次非法收受患者财物,且金额大于3 000元;2.第三次及以上非法收受患者财物;3.第二次及以上索取患者财物;4.非法收受、索取患者财物数额特别巨大;5.情节特别严重;6.社会影响特别恶劣	吊销执业证书	

案由17：发生紧急情况不服从卫生行政部门调遣			
情形	情节	裁量幅度	依据
一般情形	首次发生紧急情况不服从卫生行政部门调遣	警告	《执业医师法》第37条项(十一)
	第二次发生紧急情况不服从卫生行政部门调遣	暂停6个月及以上1年以下执业活动	
情节严重	1.第三次及以上发生紧急情况不服从卫生行政部门调遣;2.其他具有该规定的从重情形	吊销执业证书	

案由18：不按照规定报告医疗事故或者传染病疫情,患者涉嫌伤害事件或者非正常死亡			
情形	情节	裁量幅度	依据
一般情形	首次不按照规定报告	警告	《执业医师法》第37条项(十二)
	第二次不按照规定报告	暂停6个月及以上1年以下执业活动	
情节严重	1.第三次及以上不按照规定报告;2.其他具有该规定的从重情形	吊销执业证书	

案由19：擅自开办医疗机构或者非医师行医			
情形	情节	裁量幅度	依据
一般情形	初次发现,未造成不良后果,且满足依法从轻或减轻行政处罚的情形	取缔,没收其违法所得及其药品、器械,并处5 000元以下的罚款	《执业医师法》第39条
	初次发现,未造成不良后果	取缔,没收其违法所得及其药品、器械,并处5 000元以上20 000元以下的罚款	
	擅自开办医疗机构行医或者非医师行医的时间在三个月以下		
	累计收取的违法所得10 000元以下		
	擅自开办医疗机构行医或者非医师行医曾被卫生计生行政部门(卫生健康行政部门)处罚	取缔,没收其违法所得及其药品、器械,并处20 000元以上25 000元以下的罚款	
	擅自开办医疗机构行医或者非医师行医时间在三个月以上六个月以下		

(续表)

案由 19：擅自开办医疗机构或者非医师行医			
情形	情节	裁量幅度	依据
一般情形	累计收取的违法所得 10 000 元以上 20 000 元以下	取缔，没收其违法所得及其药品、器械，并处 20 000 元以上 25 000 元以下的罚款	《执业医师法》第 39 条
严重情形	擅自开办医疗机构行医或者非医师行医六个月以上	取缔，没收其违法所得及其药品、器械，对医师吊销其执业证书，并处 25 000 元以上 70 000 元以下的罚款	
	给患者造成伤害		
	社会影响恶劣		
	累计收取的违法所得 20 000 以上 30 000 元以下		
	具有《上海市卫生和计划生育行政处罚裁量适用办法》其他从重情形		
	以行医为名骗取患者钱财的	取缔，没收其违法所得及其药品、器械，对医师吊销其执业证书，并处 70 000 元以上 100 000 元以下的罚款，并依法承担赔偿责任；构成犯罪的，依法追究刑事责任	
	造成患者死亡或其他严重伤害		
	社会影响特别恶劣		
	擅自开办医疗机构行医或者非医师行医过程中使用假药、劣药蒙骗患者的		
	累计收取的违法所得 30 000 元以上		
	其他具有该规定的从重情形		

案由 20：发生医疗事故（对医疗机构）			
情形	情节	裁量幅度	依据
一般情形	医疗机构发生医疗事故的	警告	原《医疗事故处理条例》第 55 条项（一、二）
情节严重	医疗机构 24 个月内发生一、二级医疗事故，承担完全责任的 5~7 起	责令医疗机构停业整顿 1 个月以下	
	医疗机构 24 个月内发生一、二级医疗事故，承担完全责任的 8~10 起	责令医疗机构停业整顿 1 个月以上 3 个月以下	
	医疗机构 24 个月内发生一、二级医疗事故，承担完全责任的 11 起及以上	吊销《医疗机构许可证》	

案由 21：发生医疗事故（对医务人员）			
情形	情节	裁量幅度	依据
情节严重	对发生医疗事故的有关医务人员（一、二级医疗事故，承担主要责任）	责令暂停 6 个月及以上 9 个月以下执业活动	原《医疗事故处理条例》第 55 条项（一、二）
	对发生医疗事故的有关医务人员（一、二级医疗事故，承担完全责任）	责令暂停 9 个月以上 12 个月以下执业活动	
	对于以下情形之一并造成二级及以上医疗事故的主要责任人：发错药；打错针；输错血；拍错片；错报或漏报辅助检查结果；开错手术部位；将手术器械或纱布等异物遗留在患者体内；擅离职守；不严格执行消毒、隔离制度和无菌操作规程，造成医院感染暴发	吊销执业证书	
注意	对发生医疗事故的有关医务人员（一、二级医疗事故，承担次要责任）	按不高于主要责任人标准处罚，并视情形从轻或不予处罚	

(续表)

案由 22：拒绝进行尸检（对医疗机构）			
情形	情节	裁量幅度	依据
一般情形	承担尸检任务的医疗机构或者其他有关机构没有正当理由，拒绝进行尸检的	警告	原《医疗事故处理条例》第 58 条项（一）

案由 23：拒绝进行尸检（对医务人员）			
情形	情节	裁量幅度	依据
情节严重	负有责任的主管人员和其他直接责任人员没有正当理由拒绝进行尸检，影响对死因判定的	吊销其执业证书或资格证书	原《医疗事故处理条例》第 58 条项（一）

案由 24：涂改、伪造、隐匿、销毁病历资料（对医疗机构）			
情形	情节	裁量幅度	依据
一般情形	医疗机构或者其他有关机构涂改、伪造、隐匿、销毁病历资料	警告	原《医疗事故处理条例》第 58 条项（二）

案由 25：涂改、伪造、隐匿、销毁病历资料（对医务人员）			
情形	情节	裁量幅度	依据
情节严重	1. 第三次以及以上隐匿、伪造、擅自销毁病历资料；2. 情节特别恶劣；3. 造成严重后果	吊销其执业证书或资格证书	原《医疗事故处理条例》第 58 条项（二）

注：以上裁量标准来源于：上海市卫生和计划生育委员会（现为卫生健康委员会）文件，沪卫计法规[2015]21,22,25。由于原《医疗事故处理条例》并未废止，按照"新法优于旧法"的原则，原《医疗事故处理条例》与《医疗纠纷预防和处理条例》相冲突的医疗事故的行政调查处理，以《医疗纠纷预防和处理条例》为准，其他仍依照原《医疗事故处理条例》的相关规定执行。

[补充 1] 医疗事故行政法律责任的构成必须满足以下几点：
（一）责任主体必须是医疗机构及其医务人员。
（二）必须存在违法违规行为。
（三）主观上医疗机构及其医务人员存在过错。如果医疗机构及其医务人员主观上没有过错，尽到了相应的注意义务、告知义务，或由于意外、患者本真器官器质性病变或并发症等原因致使患者遭受严重损害的，则不属于医疗事故，医疗机构及其医务人员也不应承担行政法律责任。
（四）违法违规行为发生在诊疗护理用药过程中。如果医务人员未经医疗机构许可或多点执业注册，私自在外行医或从事本职工作、业务范围以外的诊疗护理用药活动行为，给患者造成损害后果的，则不能按照医疗事故处理，而应当按照《中华人民共和国执业医师法》等相关法律法规的规定，按照非法行医处理，追究相应的行政、民事或刑事责任。
（五）违法违规行为应受行政处分或处罚。医疗机构及其医务人员要承担行政法律责任，必须是导致医疗事故发生的违法违规行为达到法定的严重程度，才由卫生计生行政部门（卫生健康行政部门）依法给予相应的行政处分或处罚。

[补充 2]《上海市医疗机构不良执业行为积分管理暂行办法》自 2013 年 1 月 1 日起施行起，有效期为 5 年，2018 年 1 月 1 日废止。最新的《上海市医疗机构不良执业行为积分管理办法》即将出台，可关注庄璘（Zorin Nikolaj）的微信及其公众号。

[参考文献]
[1] 张以善,相锋,房涛.行政（调解）处理在解决医疗纠纷中的作用与特点[J].中华医院管理杂志,2009,25(9)：608-609.

From：庄璘（Zorin Nikolaj），2015 年亚太医疗鉴定及医疗纠纷工作大会参会论文节选：《述中国非诉讼解决机制之行政处理》，（英语翻译稿），因内容结合了我国的国情，摘录法条较多，略作修改，仅供参考。

26 医患纠纷非诉讼解决机制之医疗仲裁
有益性★★★☆☆ 前瞻性★★★★★

浅谈医患纠纷仲裁

万焕真[②] 金海民[①] 张珏[①] 庄璘[②]

① 上海市闵行区司法局 上海 201199
② 上海市闵行区中医医院 上海 201103

一、医患纠纷仲裁的性质

对于科学技术性较强的案件审理,应当由具有专门知识的法官组成专门的审判庭,或者由专门审判机构进行审理。如我国对于技术合同纠纷案件的审理,已规定必须由中级以上的人民法院的科技庭审判进行审理;铁路案件由铁路法院进行审理;海事案件由海事法院进行审理;知识产权案件由知识产权法院审理;劳务纠纷案件由劳动仲裁委员会进行仲裁等,但更加专业的医患纠纷案件的审理,却没有专门的法院或仲裁院进行审判,而且就连专业的审判庭也没有。在过去之所以没有成立专门的医患纠纷审判庭、法院或仲裁院来管辖这类案件,主要是基于原先对医患纠纷案件的处理,是由市、区二级卫计委(现为卫健委)进行行政(调解)处理,因此,少有出现向诉请法院处理的情况。因此,成立专门的医患纠纷审判庭、法院或仲裁院就显得没有必要,加之当时专业审判人才稀缺,根本没有条件组成专门的医患纠纷审判庭、法院或仲裁院来审判这类案件的条件。而现在随着医患纠纷案件的大量增加,成立专业性的医患纠纷审判庭、法院或仲裁院来审判这类案件的时机已经成熟。

所谓医患纠纷仲裁,是指医患双方当事人按照医疗法律法规、社会道德、行业惯例等规定,在医患纠纷发生之前或发生之后达成合意,并由仲裁机构对医患争议的事实、权利、义务、责任等关系作出判断和裁决的一种非诉讼救济途径。仲裁解决医患纠纷在我国的仲裁实践中,罕有案例,或者说目前仲裁院所推崇的模式,无非是以调解的形式进行医患调解,在调解成功时以仲裁的名义作出仲裁裁决而已。根据《中华人民共和国仲裁法》规定:平等主体的公民、法定代表人和其他组织之间发生的合同纠纷和其他财产权纠纷,可以仲裁(除①婚姻、收养、监护、抚养、继承纠纷;②依法应当由行政机关处理的行政争议外)。此外,由于医患纠纷争议的最终结果是定损,涉及补偿和赔偿问题,属于财产权纠纷。而医患纠纷又不属于上列不可仲裁的事项。因此,可直接依据《中华人民共和国仲裁法》将医患纠纷处理纳入仲裁机构受理的范围。而且,《医疗纠纷预防和处理条例》规定协商作为解决医患双方当事人之间争议的途径之一,也从侧面佐证了医患纠纷的可仲裁性。其实,仲裁与诉讼具有许多的相似度,处理争议的都是当事人之外的第三方,程序基本相同,法律效力也基本一致。但尽管如此,也有一些十分明显的差别值得注意[1]:

(一)诉讼是司法手段,司法机关是法院。而仲裁是准司法手段,仲裁院对争议进行裁决。

(二)诉讼的裁量机关是法院,法院则依据职权来确定案件法官,当事人其实无权选择。而仲裁的裁量机关则是仲裁院,属于民间司法组织。医患双方可以当事人可以约定由1名仲裁员成立独任仲裁庭,也可以组成仲裁庭(合议制)进行仲裁。若组成仲裁庭进行仲裁,医患双方可以依据自愿原则,自由选择或者医患双方各自委托仲裁委员会主任来指定1名仲裁员。但就医患对立的立场造成的只会是由仲裁委员会主任指定第三名仲裁员为首席仲裁员,组成仲裁庭来审理案件。

(三)诉讼的管辖权一般由法律规定,即使双方当事人协商确定管辖法院,也应符合法律的规定范围。而仲裁只能在当事人达成仲裁协议(合同纠纷和其他财产权益纠纷)的情况下,仲裁机构才能受理。

(四)一般民事诉讼为二审制。而仲裁则为一裁制。仲裁的程序又较诉讼程序更简单、灵活,且裁决书与判决书一样具有法律强制力。避免了以往处理医患纠纷时双方互不相让,久拖不决的现象。另外,一经裁决即为终局,仲裁收费也就比诉讼收费低(无需多审级收费)。虽然,仲裁在现阶段解决医患纠纷问题上还存在一些制约因素,也不能完全阻止患方再诉讼,但与诉讼进行简单比较,仲裁就其快速性且低成本这两大优势,其实就不乏是一种较好地处理医患纠纷的救济途径。

二、医患纠纷仲裁的特点

(一) 仲裁的公平与公正性

仲裁的公平与公正性,主要体现在医患纠纷仲裁院的组织结构性质及人员组成。仲裁院是独立于卫生、司法行政机关,彼此之间没有隶属关系,是独立资金、独立核算、独立场所的民间组织,且不受任何司法行政力量的干涉与影响,其人员组成区别于法院,一般由精通法律且有医疗专业技术的人员组成,并可由当事人自己挑选仲裁员,这为仲裁结果的公平与公正提供了重要的保障。

(二) 仲裁的司法性

仲裁的司法性,主要体现在医患纠纷仲裁庭作出裁决与法院一样都具有明确的法律依据,且裁决在一方不予执行的情况下另一方可申请法院强制执行。此外,目前的仲裁或诉讼这两种处理医患纠纷的方式,只能择其一加以适用,一旦医患双方达成书面仲裁协议,选择了仲裁方式进行解决,该有效的仲裁协议即产生排斥法院对该案件司法管辖权的法律效力。

(三) 仲裁启动程序的经济性

仲裁启动程序的经济性主要表现在医患双方解决纠纷时间上的快捷性,以及医患纠纷仲裁实行一裁终局制,无需多审级收费,节约了维权成本。

(四) 仲裁的保密性

仲裁的保密性,主要是指医患纠纷仲裁一般是以不公开审理为原则,以公开审理为例外。整个程序和裁决过程都不公开,而且医患纠纷仲裁机构成员、仲裁员以及当事人均赋有保密义务,并书面承诺。因此,仲裁过程就很少会受到外界的干扰,从而使医患双方能在一个相对和谐环境中,解决争端,化解矛盾。

(五) 仲裁的专业性

医患纠纷不但涉及法律事务,还涉及复杂的医学知识和医疗技术。法院由于受医疗专业知识的局限,难以深入其中,可能会影响其公平与公正的裁判。而医患纠纷仲裁可以在挑选仲裁员时,选择既有医学又有法学背景的专家或仲裁员参加,这样就能保证仲裁的专业性和权威性。

(六) 仲裁审理程序的简单性

民事诉讼一般实行二审制,而仲裁则一裁终局。仲裁裁决一经作出即具有法律效应,医患双方不得就同一争议再申请仲裁机构再审。此外,仲裁审限明显短于诉讼。就医患纠纷普通程序而言,从立案之日起六个月内审结,有特殊情况的,可经法院院长批准延长六个月,需再次延长则需经上级法院批准。若再加上上诉、发回重审、二审等审限则会更长。而仲裁一般在仲裁庭组成之日起三个月内完成。

(七) 仲裁的其他特点

仲裁不同于诉讼还体现在仲裁没有级别和地域管辖的限制。医患纠纷的当事人可以在全国范围内选择自己认为可信的仲裁机构进行仲裁,这样就能够避免不公平与不公正因素的干扰。而仲裁不同于其他仲裁主要体现在,当事人可以自主选择仲裁或诉讼的方式,这与解决劳动仲裁采用先裁后审的方式不同。在医患纠纷仲裁不应将仲裁前置,否则无法体现仲裁的一裁终局性、快捷性和经济性。

三、未来医患纠纷仲裁模式

美国国家医疗纠纷解决委员会由仲裁协会、律师协会以及医学会联合形成调解和仲裁机构。韩国医疗纠纷调停仲裁院也内设医疗纠纷调停委员会及医疗事故鉴定团。另外,包括德国、我国台湾地区以及其他一些国家和地区也都已将调解和仲裁联合或合并在一起作为一种医患纠纷处理的重要机制[2],这些都为我国未来建立医患纠纷仲裁机制和模式提供有利借鉴。

[参考文献]
[1] 江茹,沈爱玲.构建我国医疗纠纷仲裁制度的探讨[J].南京中医药大学学报(社会科学版),2011,12(4):224-226.
[2] 沈健.试论建立我国医疗事故纠纷的仲裁机制[M].政法论坛,2004,(3):138-144.

From:2014年德国杜赛尔多夫医疗展报告会会议论文节选:《述中国非诉讼解决机制之医疗仲裁》,(德语翻译稿),因内容结合了我国的国情,修改后以《浅谈医患纠纷仲裁》发表于《社会与法制》,2017,2(4):110-112,仅供参考。

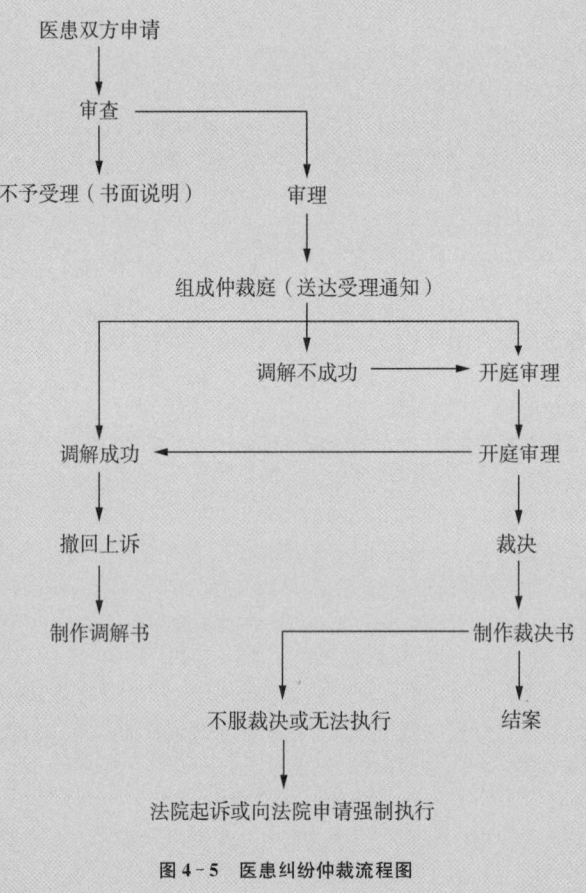

图4-5 医患纠纷仲裁流程图

27 医患纠纷非诉讼解决机制之律师调解中心
学术性★★★☆☆ 前瞻性★★★★★

医患纠纷律师调解服务机构

DR.MARK[①] 庄 璘[②] 牛魁仁[③]

① 舒尔茨律师事务所 汉堡 德国
② 上海市闵行区中医医院 上海 中国
③ 盈科(上海)律师事务所 上海 中国

自2006年我国在青岛挂牌成立第一家律师调解中心以来,这几年,全国各地都相继成立了律师调解服务中心,这已从客观上证明了律师调解的可操作性。虽然,医患纠纷律师调解作为相对于医患纠纷人民调解委员会调解、仲裁调解、诉讼调解等传统调解而言,是一种新型的调解方式,但是,其作为ADR(Alternative Dispute Resolution of DPT,医患纠纷非诉讼解决机制)中的一种,也有着其自身独有的特点,集中表现在以下几个方面:

一、医患纠纷律师调解具有调解知识两重性特点

律师往往都具备深厚的法律知识以及丰富的司法实践经验,这是其他调解方式中的调解人员不具备的优势。但是,医患纠纷的调解工作不仅仅是需要专业的法律知识,还需要医疗知识和较强的沟通与交流能力。对于知识架构过

于单一、缺乏丰富社会经验和医学常识的律师而言,医患纠纷律师调解服务仅仅只处于探索阶段,实践工作中这方面的业务较少,收入也不如诉讼业务。所以,大多数律师并不愿意从事此项工作[1],但欧美国家的律师却并不如此。根据德国 Rolandberger 咨询公司,对2013年美德瑞中的医疗律师业务统计分析显示:美国、德国、瑞典的医疗诉讼业务与医疗纠纷调解业务量几乎持平。

表4-3 美德瑞中四国律师业务统计分布

业务类型	美国	德国	瑞典	中国
诉讼业务	47.11%	51.02%	41.86%	92.37%
调解、谈判业务	40.53%	38.45%	42.27%	5.14%
其他非诉讼业务	12.36%	10.53%	15.87%	2.49

二、医患纠纷律师调解具有公信力两重性特点

医患纠纷非诉讼解决机制基于的是一种信任感,各医患纠纷调解组织也是依靠这种信任感进行医患纠纷的调解。但是,因为调解员的素质和能力参差不齐,导致传统调解方式历经数年逐渐弱化。而医患纠纷律师调解,一方面,律师与当事人站在平等的地位上;另一方面,律师的法律专业性不会引起当事人的质疑。但是律师在公众的心目中往往是受一方委托,维护一方当事人利益的形象,并不具备中立性的特点。一旦在调解的过程中有所差错,就会让当事人误认为律师肯定是收了对方的好处。因此,在公众思想观念转变之前,开展调解工作其实很有难度。

三、医患纠纷律师调解是律师可从事的业务和应承担的社会责任

(一)根据《中华人民共和国律师法》规定,律师可以从事以下业务:接受委托,参加调解、仲裁活动。此外,《最高人民法院关于建立健全诉讼与非诉讼相衔接的矛盾纠纷解决机制的若干意见》对包括律师调解在内的民间调解的调解协议的效力作出了明确的解释,也对当事人如何依据调解协议实现救济作出了程序性的规定,这从侧面反映出国家对于律师调解等民间调解的支持与鼓励。

(二)律师从事医患纠纷调解工作,是律师承担社会责任、强化社会效益的有效途径。从长远利益来说,通过调解医患纠纷,律师不但能够从法律专业的角度协助政府转变管理职能——走向法制道路,而且开展医患纠纷律师调解业务无疑可以扩大律师的案源,增加收入。律师也可以和当事人签订协议,如若调解不成,还可以接受其作为诉讼代理人进行诉讼,这对拓展律师的业务渠道百利而无一害。

四、医患纠纷律师调解协议不具有强制执行力特点

目前法律仅仅规定,只有法院和仲裁院生效的裁判文书和调解协议才具有强制执行力,而医患纠纷律师调解协议和其他非诉讼的调解协议一样,不具有强制执行力,也不能避免一方当事人反悔后起诉。其实,医患纠纷律师调解不仅是我国律师队伍自身发展的必然结果,更是我国构建大调解格局的必然趋势。可以想象,未来的社区律师、公益律师、公职律师,还是政府机构购买法律服务的商业律师,都有可能成为医患纠纷律师调解的组成部分,律师作为疏导和解决医患矛盾的新生力量,必将成为医患纠纷调解的主力军[2]。不论在医患纠纷人民调解委员会调解、仲裁调解还是其他调解过程中,医患纠纷律师调解以其法律专业优势,尊重程序公正和实体公正的职业精神,必将赢得更多社会各界的信任和认可。同样,对于各级医疗机构从事医患纠纷预防与处置的专业技术人员而言,也应认真学习法律知识,提高自身调解能力,向医患纠纷律师的方向努力。此外,由于医患纠纷的医疗知识的专业性问题,各级医疗机构从事医患纠纷预防与处置的专业技术人员也有其自身的优势,在该优势的基础上,建立医患纠纷执业调解员这一专业的职业,也并非不可能。

根据德国 SAP 咨询公司2012年对世界各国律师进行问卷调查,统计数据显示:在32个常见行业中,律师是排名居前的行业,无论是在欧美国家,还是在亚洲国家。这也说明律师的地位要比其他行业高。那么什么是有地位？收入高一定就有地位吗？统计数据证实,有地位就是受到民众的认可和尊重,它源于大众对律师职业的社会认可度、公信力和社会责任的综合评价。我国的律师为什么普遍受不到社会的认可和民众的尊重？不是制度的不完善,不是思想的冷漠,更不是其他行业的打击与排斥,问题只是出于自身。人尊之,必先自重。律师作为一种职业类型,不仅仅是一种谋生的手段,在大多数的时间里更应该是一种人生目标和奋斗方向,律师要依靠自己的专业来获得生存,依靠人格魅力来

受到尊重。在很多时候,最优秀的律师并不是在法庭上侃侃而谈,打赢官司,而是不用打官司,依靠沟通和协调就可以解决所有的矛盾,这才是我们真正想要得到的结果。

表4-4 各国律师问卷调查

国家	行业排名	收入排名	社会认可度	公信力	社会责任
美国	四	三	82.91%认可	90.73%	93.28%
加拿大	三	二	88.20%认可	85.35%	95.71%
德国	三	五	84.58%认可	81.49%	92.42%
荷兰	六	三	87.13%认可	89.21%	90.83%
英国	五	三	91.06%认可	89.33%	90.47%
澳大利亚	三	二	91.35%认可	88.54%	92.64%
瑞典	五	四	93.42%认可	90.27%	95.18%
新加坡	七	五	73.84%认可	71.40%	88.62%
日本	六	四	70.23%认可	71.29%	85.75%
中国	十三	十一	47.11%认可	51.34%	36.22%

[参考文献]

[1] 李菲.对我国律师调解制度的思考[J].法学研究,2012,114-115.
[2] 朱苏力.关于能动司法与大调解[J].中国法学,2010,(1).

From:2014年中德医学伦理与法律问题研讨会参会论文节选:《律师的医疗非诉讼服务》,(德语翻译稿),收载于庄璘(Zorin Nikolaj)的新书《和世界有多少差距》,因内容结合了医疗行业特性,略作修改,仅供参考。

医患纠纷非诉讼解决机制之医疗公证

实用性★★★☆☆ 学术性★★★★☆

医患和谐与医疗公证

2016年9月26日下午14时,在上海市公证处工作人员的主持下,郑月(化名)的主管医师、麻醉医师、医院医务部门的工作人员向郑月及其家属详细解释了手术的必要性、目前存在的医疗风险和可能产生的不良后果以及面对医疗风险与不良后果将采取有针对性的措施等内容,并承诺在手术前、后尽全力对患者进行救治。1小时后,郑月及其家属在充分了解手术事项和可能产生的后果后,并在公证人员的见证下,在医疗知情同意(选择)书上签下了自己的名字。同时,承诺:"如术后有纠纷,采取合法途径解决,绝对不采取任何非法或不正当手段,扰乱医疗机构的正常秩序。"这是郑月及其家属所声明的最后承诺。

患者郑月(化名),女,53岁,因"胸背部疼痛八月余,加重伴双下肢功能丧失五月余",于2017年9月23日入住上海市闵行区中医医院骨伤科。入院诊断:1. 脊柱锥体病理性骨折(转移性恶行肿瘤?);2. 直肠Ca术后肝转移;骶骨部压疮;中度贫血;营养不良[备注1]。

手术可能是最好的治疗方法。然而,郑月需要接受的"脊柱后路椎弓根螺钉内固定+胸椎全椎板减压术+骨肿瘤死骨部分切除术"虽不是特别复杂的手术。但就眼前郑月患者的身体状况而言,血红蛋白下降至49.00 g/L,身体虚弱,营养不良,肿瘤全身多发转移,恐手术中或术后出现心、肺、肾、肝功能衰竭等并发症及死亡的可能性很大,下肢感觉及运动功能可能也难以恢复,疗效难以确定。

主管医师建议让郑月患者转院,去医疗条件更好的三级医院救治,或许手术把握会更大。但郑月及其家属出于种种考虑,并没有接受这一建议。

一边是危重的患者急需要手术治疗改善功能,一边是手术时难免会出现各种无法预测的医疗风险,医患双方都在犹豫,病情却不断地在恶化,甚至到了无法再拖下去的程度,怎么办?

为了尽量避免今后出现医患纠纷,在确定下一步治疗方案前,医院医务部门提出请第三方对整个医疗知情同意(选择)的过程进行公证,明确医患双方的权利与义务。医疗公证后,患者经手术治疗及数月的康复治疗,双下肢感觉及运动功能基本恢复,生活质量得到了明显的改善。

截至2015年年底,在我院申请公证的患者共有43例,已办结公证的25件。有15名患者在公证前要求手术治疗,经过公证程序严格的询问、把关之后,患方对手术风险有了更为充分的认识与了解,表示需重新考虑是否接受手术,最后,因对医疗风险表示担忧而放弃了手术治疗。在25件办结的医疗公证中,17例为手术的公证;患方单方面声明书的公证有5例;证据保全的公证2例;还有一例为遗嘱的公证。17例手术公证中,没有死亡案例,9例术后效果不良,但均没有因为治疗效果不好而与医院产生纠纷,并付清了医疗费用后主动离院。

回顾上述情形,不禁让我想起1999年全国第一例医疗行为公证案件的出现,当时争议之声也不绝于耳:医院是不是在推卸责任?医方和患方之间签订的是不是"生死契约"?有了医疗知情同意(选择)书,为何还要再多此一举?这样的争议确实已经伴随医疗公证整整十七个年头。但是,医院依然坚持推行医疗公证,其目的是要在第三方参与的情况下,既要让医务人员客观、全面地对患者及其家属,履行告知义务、保障患者的医疗知情同意(选择)权,又要通过搭建一个公正、中立的医患沟通平台,来妥善化解医患纠纷、重建医患之间的信任、引导患者及其家属科学地认识生命、理性地对待风险、合法正当地维权自身权益、共建和谐的医患关系。

其实,整个医疗公证的过程并不复杂,参加人员包括:公证机构的工作人员、主管医师、医院医务部门的工作人员、患者及其家属,手术治疗的患者尚需麻醉医师的共同参与。每次医疗公证都需在两名公证人员的主持下,经主管医师、麻醉医师等在实施医疗活动过程中可能出现的风险对患者及其家属进行告知、由医患双方签署相应的医疗知情同意(选择)书,待患者及其家属详细了解了情况后,公证员一般会提出:

(一)关于治疗中的医疗风险医师有没有跟您讲过?您有没有听懂,有没有理解院方的话?

(二)接受此次治疗是否慎重考虑后作出的决定,并自愿承担可能的医疗意外、并发症等医疗风险?

(三)声明书所涉内容是否真实,您是否自愿签署?亲属们对此次治疗的意见是否一致等。

若患者及其家属对上述问题均给予明确答复,也对医疗风险知情同意(选择)做了明确的选择,并愿意自愿签署承诺书,则医疗公证即告完成。医疗公证的时间一般为1~2小时。而医疗公证的费用,不管医患任何一方承担,还是平均分担,都会使医疗成本增加,但通常情况都是由患方自愿承担的。

在每一个医疗公证实施前,医院都会找到患者及其家属说明情况,如果患者或家属不同意公证,医院也会寻找另外的解决途径。当然,本院也并非对所有的患者会采取医疗公证,基于不过多加重患者负担的原则考虑,对医疗公证的对象也做了严格的控制与筛选,大致分为以下六类:

(一)患者因为年龄过大,基础疾病重或病情复杂等原因可能导致手术风险极大或效果差。

(二)限于中医医院实际条件,建议转上级医院而患方坚持在本院继续手术治疗。

(三)因前期在本院诊疗出现过医疗不良事件,但此次住院需要手术治疗。

(四)经保守保守治疗效果较差、住院时间较长,可能出现病情反复或恶化。

(五)对医方提出的诊疗方案不配合又不愿意离院或去上级医院就诊。

(六)其他如肾移植、肝移植、白血病妊娠保胎、晚期肿瘤正常妊娠剖腹产、DSA介入治疗等重大医疗行为的患者。

上述这些无一例外的都是面临极高医疗风险的患者。对于此类医疗风险极大的治疗方案,大多数医师会选择明哲保身,会想尽办法去避免这些医疗风险发生在自己的身上。行业有句流传很广的话:"行医不易,不求可怜,但求尊严,退避三舍,明哲保身。"这不怪医务人员,在医疗行为实践过程中,的确随处可见,医患双方事先已有治疗意向,患者也在医疗文书上签了字,但大多患者只是想享受术后成功的权利,不愿或不承担手术失败的风险。医疗过程是复杂的,有时采取的医疗措施其疗效并不确切。但是,在现有的医疗技术条件下可能已经是唯一的选择,如果不施行,将导致病情恶化,患者及其家属也会抱怨医疗机构及其医务人员缺乏医德、不作为。如果施行达不到良好的效果,患者及其家属又会抱怨医疗机构及其医务人员把患者治坏了,加重了病情,存在医疗过错。因此,诊疗效果不佳时纠纷就难免产生。长此以往,医务人员就不得不明哲保身(不求有功但求无过)。其实,这对于患者而言才是最大的不利。

因此,开展医疗公证,不仅具有行为、事实、文书等方面的法律依据,而且在患者及其家属完全自愿、知情、同意、选择的前提下,让医师更负责,并放下医疗责任的包袱,最大限度去发挥自身技术与潜能,这其实更有利于患者的治疗和医疗行业的稳定。此外,通过医疗公证,医务部门和公证机构的共同介入,使临床医师的医疗知情告知制度,甚至其他核心医疗制度,不再是形同虚设,特别是当疾病存在替代治疗方案时,通过医疗公证过程中规范化的告知,使患者认识到医师为避免患者医疗风险的产生正在尽职尽责、兢兢业业地工作,从而增进医患之间的沟通与理解,也使患者真正实现《中华人民共和国侵权责任法》中的医疗知情同意与选择权[1]。

但同时，公证并不会使医务人员免责，也不能杜绝特定的医患纠纷。医疗公证起到的作用除了规范协议内容、保全证据使之合法之外，就是证明当时医患双方签订这个协议确实是患方真实的意愿，从而帮助患者及其家属能更加理性地去面对可能出现的医疗风险，谨慎地选择治疗方案，倡导与宣教合法的医疗维权途径。在实际操作过程中，我们也发现部分医师错误地认为只要进行了医疗公证便可以淡化医疗常规。医疗公证书并不是医疗机构及其医务人员的免责书。如果医疗机构及其医务人员在医疗行为过程中的确存在过失，患者及其家属依然可以通过法律手段追究其民事责任。在这点上，医疗机构及其医务人员并不会因为医疗公证就推卸掉其本应该承担的法律责任。医疗机构及其医务人员避免承担法律责任的唯一途径就是尽职尽责地规范整个诊疗护理用药行为，使之不存在技术、责任或管理上的过错，否则，一旦出现医疗过错或医疗事故，医疗机构及其医务人员该承担什么责任还是要承担什么责任，而患者及其家属也并不会因一纸公证而丧失正当的维权。

医疗公证尚不能成为所有医疗行为的必经程序，而只是预防医患纠纷的一种手段。但最终医疗公证将随着医患关系的改善而最终消失，因为其目的仅为建立一个诚实、信用、平等、医患和谐的平台，而不是医院故意规避或片面加重患者责任的手段。现阶段因医患关系紧张，医患矛盾加剧，为规避涉医纠纷风险而不得已采取的手段，并非医疗事业发展过程中的必然产物，仅是一种过渡性、临时性的做法。医疗公证介入医疗程序，虽然在现阶段的工作中有一定意义，但不能从根本上解决医患矛盾，当务之急还是要继续推进医疗卫生事业改革、建立健全医疗法律法规及医患纠纷处理及赔偿体系、完善医疗安全质量管理和医患沟通保障体制，最重要的是，医务人员要注意提高自身素质、提高医疗质量与服务质量，以精湛的医术、良好的服务实施于患者，从而获得患者的信任与理解，努力改变医患关系紧张的状况[2]。

上海市闵行区中医医院经过多年的不断尝试与努力，已成功实施、开展了医患双方的协议公证、患方单方面声明书的公证、证据保全公证等医疗公证服务，下一步，上海市闵行区中医医院仍依附闵行区创新的步伐，积极尝试生前活体器官捐献的公证、临终医嘱的公证、"实时保"证据保全[备注2]等公证服务，进一步树立、强化"以患者为中心"的服务理念，改善服务环境，提升医务人员职业道德，提高医疗服务水平和质量，只有这样才能让患者对自己的生命感到安全感与信任感，也只有这样才是化解医患矛盾的治本之策。

[备注1] 医疗公证文书资料与患者的病历资料合并统一存放，以便丁日后查阅。
[备注2] 闵行公证处为建立信息建设下的"互联网+公证"之创新发展，建立"实时保"公证证据保全平台，"实时保"包括：RDP远程自助取证、公证录音、中证通在线申办涉外公证系统、公证业务自助受理机、微信城市服务在线申办公证、无人机取证等产品。具体内容可通过下载实时保公证证据保全APP来获得。

[参考文献]
[1] 吴巍,顾掌生,潘会琴.115例重点患者医疗公证的效果分析[J].医院管理论坛,2011,6(28)：26-28.
[2] 何宏涛,张俊敏,江锦平,等.医疗程序中引入医疗公证的实践和思考[J].河北医药,2009,31(6)：743-745.

From: 庄璘(Zorin Nikolaj),2016年中国医疗质量大会参会论文节选：《述中国的医疗公证》，收载于庄璘(Zorin Nikolaj)的新书《摩登医疗》，因内容结合了本书的主题，略作修改，仅供参考。

29 医患纠纷非诉讼解决机制之大调解
实用性★★★☆☆　前瞻性★★★★☆

医患纠纷大调解模式

庄　璘① 　张　珏② 　朱顺宝② 　马果杰③ 　冯建英③

① 上海市闵行区中医医院　上海　201103
② 上海市闵行区医患纠纷人民调解委员会　上海　201100
③ 上海市黄浦区医患纠纷人民调解委员会　上海　200023

医患纠纷大调解作为一种全新的医患纠纷调解模式，在司法实践过程得到了快速的发展。所谓医患纠纷大调解主要是指医疗机构自行调解、医患纠纷人民调解委员会调解、律师调解中心调解、法院调解、仲裁院调解等调解部门或组织的整合和联动[1]。其优势在于它综合利用了现有所有医患矛盾解决的各种制度资源,使各种医患纠纷的调解方式、调解原则和调解理念相互影响,以实现各调解部门或组织之间的互动和衔接,以此来构建和完善医患纠纷调解网络。

医患纠纷人民调解委员会调解作为社会自治的一种手段,是缓解医患矛盾的第一道防线,遵循的是一种自治秩序。但是,如果没有行政权力的强力支持,医患纠纷人民调解委员会根本也无用武之地。在物质支援方面医患纠纷人民调解委员会靠政府供给,在解决纠纷手段上也主要是依靠法律法规、部门规章及医疗诊疗护理用药规范与常规的观点与思路进行疏导和教育。所以,医患纠纷大调解目前还是主要依靠法院调解与医患纠纷人民调解委员会调解。但由谁为主,从表面上看,应该是医患纠纷人民调解委员会。而实际上,从调解出现的初衷看,调解仅仅只是为了减少司法资源和成本的过度消耗。此外,即便医患纠纷人民调解委员会组织的调解协议经人民法院确认后,与法院调解协议一样都具有强制执行力。但是,由于法院调解公信力仍较高,因此,在整合各种调解资源的基础上,以法院调解为主导,充分发挥其他调解力量,形成的大调解网络结构才能更加稳固。但也有部分学者认为:医患纠纷人民调解委员会只有直接与法定的医疗鉴定机构、法院、保险公司、医疗行政主管部门联合与协作,帮助患方行使调解、鉴定、诉讼、赔偿、问责的"一站式"服务,才能更好的发挥医患纠纷人民调解的作用,起到快速处置医患纠纷、缓解医患矛盾的目的。

近来,"莆田模式"的大调解机制引发了调解界的关注,莆田市委制定出台《关于进一步加强多元调解衔接工作的意见》等一系列工作意见。同时,市委专门成立了矛盾纠纷多元衔接工作领导小组,由市委常委、政法委书记任组长,人大、政府、政协分管领导,法院院长、司法局局长及部分非诉调解组织负责人等任副组长,统筹领导矛盾纠纷多元化衔接工作。领导小组下设大调解办公室,主任由政法委分管综合治理的副书记或法院分管领导担任,为多元调解衔接工作提供了强有力的组织保障。此外,大调解办公室有场所、有人员、有经费等工作保障,又有《矛盾纠纷信息通报制度》、《委托收案、委托调解和协助调解制度》等规范性文件和工作制度保障,成了名副其实、统筹推进的对外日常办事机构。该模式最大的亮点是衔接机制,即:以市法院成立调解衔接工作指导机构,负责专项工作的调查、研究和指导,组织专业人员依托各类非诉讼调解工作平台,开展诉讼辅导、案件分流和调解指导工作,并落实诉前调解、协助调解、委托调解"三调解"工作机制,共建立调解衔接联络点122个,示范点28个,委托收案、巡回调解点15个,使多元化调解工作延伸到全市的各个角落,实现整个多元调解活动的无缝衔接,为未来我国大调解模式提供了借鉴[2]。

其实,HKMC(香港和解中心)、SMC(新加坡调解中心)、CEDR(英国有效纠纷解决中心)、JAMS(美国司法仲裁调解服务机构)、NCHC-DR(美国医疗纠纷解决委员会)、IMI(国际调解会)、GFM(德国联邦调解中心)等都已经开始专注发展大调解服务。通过制定调解员的资质评审标准和调解培训标准来认证符合标准的调解员,并积极开展和推广调解文化,促进纠纷解决方式的革新,推动纠纷解决机制在本国之外也能得到发展。

表4-5 各国调解中心相关情况

基本情况	NCHC-DR(美国医疗纠纷解决委员会)	GFM(德国联邦调解中心)	CEDR(英国有效纠纷解决中心)	SMC(新加坡调解中心)	中国人民调解委员会
有无调解相关法律法规	√	√	√	√	√
有无调解员资质评审标准	√	√	√	√	
有无调解机制	√	√	√	√	√
有无调解培训标准	√	√	√	√	
有无开展和推广调解文化	√	√	√	√	
是否与鉴定联合	√				
是否与仲裁联合	√				

[参考文献]
[1] 徐瑛,张旭.律师调解员是大调解格局的必然趋势[J].北方经贸,2012,50-51.
[2] 蒋惠岭.解纷当循解纷之道科学治理会有时[J].人民法院报,2015,5.

From:2015年瑞典医院质量安全管理年会会议论文综述节选:《浅谈中国医疗纠纷大调解机制》(瑞典语翻译稿),因内容结合了我国的国情,修改较多,仅供参考。此外,该内容作为医疗纠纷大调解机制的重要研究课题,现正处于研究过程中,更多数据可参见庄璘(Zorin Nikolaj)的新书《摩登医疗》。

4.5 医患纠纷的处置之诉讼解决机制

 医患纠纷的诉讼解决机制之法院调解与诉讼
实用性★★★☆☆　有益性★★★★☆

医患纠纷的法院调解与诉讼

法治社会固然需要呼唤建立与社会自治、自律、诚信、理性及协商、合作相适应的 ADR（Alternative Dispute Resolution of DPT，医患纠纷非诉讼解决机制），但也并不意味着要放弃司法的权威。在发生医患纠纷后，患方可能会选择直接向法院提起诉讼，也可能会在 ADR 无法得以解决时再提请法院处理。即便 LSM（Litigation Settlement Mechanism of DPT，医患纠纷诉讼解决机制）比 ADR 成本要高，时间也会更长。但是，在解决医患纠纷方式中仍然是公信力最强的一种救济途径。

表4-6　各国医患纠纷诉讼和解率（诉前调解/法院调解）与诉讼率的占比

国家	诉讼和解率（诉前调解/法院调解）	诉讼率
美国	38.82%	62.18%
德国	32.56%	67.44%
瑞典	41.03%	58.97%
荷兰	35.22%	64.78%
新加坡	17.96%	82.04%
马来西亚	28.41%	71.59%
澳大利亚	30.61%	69.39%
日本	28.73%	71.72%
中国	3.75%	96.25%

注：数据来源于瑞典 Karolinska 医学院 2012 年的研究统计数据报告，特此说明，仅供参考。

一、法院调解

在外国人的眼里，我国的民事法庭所从事的几乎都是调解的活动，而"调解"这个词与英语的"mediation"实际上也并没有太大的差别。法院调解又称诉讼调解，是《中华人民共和国民事诉讼法》（以下简称《民事诉讼法》）规定的一项重要的诉讼制度，但同时，又是随着党政控制的扩大化、民间调解的收缩化，"调解"还涵盖着"调处"的意思，即便是那些带有判决成分但又并不违背任何一方当事人意志的调解。

法院调解主要是在不涉及过错、双方均有过错以及双方有同等的权力或义务这几类性质的案件中实施调解。通常情况下，法院从事实的调查结论中认定，该案件无法简单地将过错归结于某一方，那么，仅仅只需要考虑如何设计出能让双方均能接受的解决方案即可。不过，即便是上述这几类性质的案件，法院在最初对案件的事实情节进行定性时，所体现出来的判决性质的作用和权威同样不应该被忽略。加上案件经法院调解更多的是因为法院主动发起，而不是因为当事人的选择，其中的首要因素在于法官对于民事司法性质的理解，即：将诉讼（判决）而不是调解视为更省钱更快捷的纠纷解决模式。与之相比，在大多数欧美国家，"调解"指的是"非诉讼纠纷解决模式"（ADR），很大程度上是由民间机构而不是由法院来主导，它存在于司法体制之外，甚至不具备司法的性质，这种纠纷解决模式与当代中国的法院调解有着显著的差异。法院调解主要以法院而不是民间机构为主导，这个差异进而造成了程序上的差别[1]。此外，在我国，当调解同时也是一种法院行为时，调解人和主审法官两种身份就产生了合并，调解和诉讼（判决）两个阶段的事实发现也无从分开,因而法院调解一旦失败,随后几乎总是由同一个法官来进行裁判,这个特点使法官的意见格外有分量,也对纠纷当事人造成了更大的压力。目前,欧美国家的司法外调解显然不是这种情况。也许,我国的法院调解可能才是最接近于"调解"这词本身涵义的地方。

医患纠纷的法院调解是根据医患双方当事人的自愿原则,在事实较为清楚的基础上,在法院审判组织的主持下,通过处分医患双方各自的权益来解决医患纠纷的一种活动。其意义不仅是为了化解医患矛盾,缓解司法压力,解决执行困难的问题,而是能在司法资源极度匮乏的时代里大大节省诉讼资源和成本,提升司法效能。其实,无数司法实践证明,医患纠纷民事诉讼案件只有极少数案件才会达成调解协议。因为一旦发生医患纠纷,若医疗鉴定提示存在医疗过错或医疗事故(损害),患方不会放弃赔偿;而不构成医疗过错或医疗事故(损害),医疗机构也不愿意让步。通常情况下,只有在不构成医疗过错或医疗事故(损害),医疗机构又确实存在一定的不足或瑕疵时,医患双方才愿意和解。经法院调解,医患双方签署调解协议后,一方当事人不履行调解协议,另一方当事人可以通过法院对不履行协议的一方实施执行强制。调解书的效力与判决的效力一样,一经送达即发生法律效力,医患双方中任何一方都不得以该事实和理由再次起诉。其主要表现为:

(一)对于一方或双方在调解协议送达前反悔或送达调解协议时不接受协议,要求重新调解或判决的,该法院应尊重当事人的意愿及时进行判决。

(二)对于调解协议送达后当事人反悔,要求重新调解或判决的。除当事人有证据证明调解协议违反自愿原则或协议内容违法,可以申请再审,否则将无法改变协议的法律效力。其实,应该建议取消当事人的反悔权。最高人民法院《关于适用简易程序受理民事案件的若干规定》指出,调解达成协议并经法院审核后,双方当事人同意该调解协议经双方签名生效的,该调解协议自双方签名之日起发生法律效力。而民事诉讼法规定调解书送达前一方反悔的,法院应当及时判决。对于调解书效力的问题不能实行双重标准,应当将这一规定扩大适用于普通程序。有条件的法院还可以采用当场制作并送达的方式解决调解书的效力问题。

调解和诉讼(判决)结合的基础可能就在于法律的取向,是坚持道德理想为前提性地位?还是优先考虑解决实际问题?医患纠纷的法院调解还是应该遵从"从群众中来,到群众中去"的方针,从"医"与"患"那里调查真相,然后,再与"医"与"患"一起化解矛盾。诚然,医患纠纷的法院调解的目的是纠纷的化解,理想化的道德社会的医患关系是和谐共处,互不冲突。因此,以"让"和"忍"的态度去对待医患纠纷的调解是道德社会理想境界的一种体现,在这样的境界下,调解其实并不关心纠纷和诉讼(判决)立场的谁是谁非,而是强调通过折中妥协来化解医患矛盾。在这种观念的引领下,医患纠纷案件的法院调解被概念化为"大事化小,小事化了",其实,这并没有什么不好。调解与诉讼(判决)的意识形态之所以能够共存,是因为法律一方面坚持强调道德理想,将其置于法律的首要位置,另一方面也承认司法实践中这些理想与现实的背离。因此,法律在用道德包装自己的同时,也纳入了与道德理想相背离,甚至开辟了以矛盾的条款来指导司法实践的时代。而至于,法院是选择调解还是诉讼(判决)模式,或者介于两者之间的混合模式,其实,这都取决于法院本身对每个案件事实的定性。

二、诉讼类型

自1999年施行的《中华人民共和国合同法》(以下简称《合同法》)、2002年国务院颁布《医疗事故处理条例》、2010年实施《中华人民共和国侵权责任法》(以下简称《侵权责任法》)、2018年10月1日实施《医疗纠纷预防和处理条例》以来,除医疗违约合同纠纷外,医疗侵权损害纠纷和医疗事故纠纷原本只是名称不同而实质相同的纠纷类型,在应诉时医疗机构应注意以下情况:

(一)医疗违约之诉。医疗机构在提供医疗服务的过程中,经常会遇到一些患者及其家属在医疗服务结束后或者在已经符合出院指征的情况下拒绝离院、拒绝支付医疗费用等情况。此时,医疗机构有权终止医疗服务合同,并向患方提出违约之诉。

1. 医疗违约之诉的归责原则。医疗违约之诉采用无过错责任原则,即只要医患双方当事人中的一方不履行医疗服务合同的义务或履行医疗服务合同义务不符合约定,无论其有无过错,只要事先没有约定免责事由,就要承担相应的违约责任。而基于这样的违约责任,医疗机构可以在符合以下两种情况下终止医疗服务合同:

(1)医方已经履行了医疗服务合同。即:医疗机构对患方应尽的义务已经履行完毕,不需要再继续履行,故终止。

(2)医疗机构要求解除医疗服务合同。医疗机构要求患方解除医疗服务合同又分为法定解除和约定解除。约定解除较好理解,主要是指医患双方在医疗服务合同中约定了解除合同的条款和在合同履行完成前,经医患双方协商一致而解除合同。法定解除是指出现不可抗力、预期违约、延迟履行、根本违约以及其他法律法规规定可以解除合同的情况出现时,按照法定要求解除医疗服务合同。

2. 医疗违约之诉的举证责任。医疗违约的诉讼案件与医疗侵权责任案件一样,同样是按照"谁主张,谁举证"的原则进行举证。患方如果认为,医患双方已经生效的医疗服务合同有失公平,或存在重大误解,或属无效合同等,患方应对自己的主张在举证期限内予以举证。如果患方不能举证,法院一般是不会支持患方的诉讼请求。而医方在应诉时,应将重点放在如何证明医患双方签订协议的合法性和有效性上,不能盲目地再以所谓的举证责任倒置而同意患方申请医疗事故技术鉴定[2]。所以,除医患纠纷调解/赔偿协议被法院判决为无效或被撤销,患方再次起诉医疗事故损害赔偿外,医方在医疗服务合同纠纷的诉讼中是不必举证责任倒置的。

3. 医疗违约之诉的诉讼时效。医疗违约之诉的诉讼时效期间为2年。

(二)医疗侵权之诉。关于医疗侵权之诉,医务人员需要了解以下几点:

1. 医疗侵权之诉的归责原则。医疗侵权之诉通常采用过错责任原则,医疗产品责任采用无过错责任原则,前面章节《医患纠纷的处置之证据收集、认定和运用》中已对侵权之诉做了较为详细的论述,此不赘述。

2. 医疗侵权之诉的举证责任。因医疗行为引起的侵权纠纷,医务人员除知道由医疗机构就医疗行为与损害结果之间不存在因果关系及不存在医疗过错承担举证责任外,还应知道患方的举证责任:

(1)患方需要证明与医方存在医疗服务合同关系。

(2)因实施了医疗行为才发生了医疗损害。

(3)患方需要对医疗行为与损害结果之间存在因果关系及存在医疗过错承担举证责任。

(4)医疗侵权之诉中产品责任诉讼,由产品的生产厂商就法律规定的免责事由承担举证责任。而医疗机构作为产品的使用者只需证明其使用产品并发生了医疗损害的事实即可。

3. 医疗侵权之诉的诉讼时效。医疗侵权之诉的诉讼时效期间为1年。

(三)违约之诉与侵权之诉的民事责任竞合。如果是在发生医疗过错的情况下,从契约责任看,医疗机构在履行其法定或约定义务有违约行为,应承担违约责任。从侵权责任看,医疗机构侵害了患者的生命健康权,理应承担侵权损害赔偿责任。根据我国法律法规的有关规定,无论患方选择(医方)违约之诉,还是选择(医方)侵权之诉,请求权人都只能择其一行使请求权,这就是所谓的请求权竞合。

违约行为与侵权行为都是侵害他人权利的不法行为,两者在本质上并无差异,可以认为违约行为是侵权行为的特别形态,违约行为的法律责任规定与侵权行为的法律责任规定,是特别法与普通法的关系。因此,当医患纠纷发生时,即便已经签订了医患纠纷调解/赔偿协议,若一方反悔起诉,这种诉讼就不再存在民事责任竞合。因为医患双方签订的协议是一种民事合同,这一合同关系的建立已消灭了医患双方之间最初建立的医疗服务合同关系。同时,因医患双方就医疗过错造成的侵权应承担的相应民事责任已经达成了合意,对原有的侵权事实起到了终止作用[3]。所以,此时患方只能就该协议提起合同之诉,而不能提起侵权之诉来主张医疗机构承担侵权赔偿责任,更不能在医患双方已经签订了医患纠纷调解/赔偿协议了结该医疗事件后,再启动医疗事故技术鉴定程序,并按照《侵权责任法》等相关法律法规来支持患方提出再次赔偿的诉讼请求,除非协议被人民法院认定为无效或被撤销。但一般的医疗诉讼仍存在着法律上的民事责任竞合,对此《合同法》已做出明确的规定,因当事人一方的违约行为,侵害对方人身、财产权益的,受损害方有权选择依照本法要求其承担违约责任或依照其他法律要求其承担侵权责任。

世界没有绝对的公平,只有合理的不公平,无论是法院调解还是诉讼(判决)。两人分一个蛋糕,只能用刀来切,没有任何的尺子、天平什么的测量工具来保证一刀下去,蛋糕就能公平地被分成均等的两份,这也注定了任何事情都是难以达到实质公平的,也就是说,"医"与"患"都有可能在医患纠纷的法院调解或诉讼(判决)的结果中吃亏或者占便宜。那么,怎样做才能让医患心服口服?有人给出了这样的一个答案:让"医"给出处理医患纠纷的方案,让"患"从其最大利益的选项中优先进行选择。公平其实并没有什么衡量的标准,本质上似乎就是看我们怎么比、拿什么来比。所以,一直觉得人若带着欠缺降临世上,一生走向就带有一种注定,生命的得来大约是唯一公平的事情,即便没有人会真正理会我们的委屈、理会我们的无奈。但是当一切既定要成为现实的时候,我们也要学会接受,接受所有的不公平。

三、诉讼程序及相关记录

在医患矛盾极其严峻的新形势下,医疗机构应该提高诉讼率,可试图通过法律途径使那些非理性维权的患方迫使其趋于理性,从而使医疗不良安全事件的处置趋合理、公平、规范。因此,了解医患纠纷的法律诉讼程序就具有一定的现实意义。

(一) 诉前准备

1. 审查资料。医疗机构对诉讼材料的审查,可参见前面章节《医患纠纷的处置之证据收集、认定和运用》,此不赘述。在初步审查和证据材料清单之后基本可以判断是医疗侵权之诉,还是合同违约之诉。

2. 非诉讼解决机制解决。发生医疗不良安全事件后,医患双方可以通过自行协商、卫生计生行政部门(现为卫生健康行政部门)的行政处理、医患纠纷人民调解、医疗事故责任保险处理中心处理、医患纠纷律师调解服务机构调解等非诉讼解决机制解决。

3. 明确管辖。如果医患双方选择诉讼解决机制处理医患纠纷,除需要了解医疗侵权之诉和合同违约之诉的诉讼时效外,还应该知道诉讼的管辖。

(1) 我国人民法院分基层人民法院、中级人民法院、高级人民法院、最高人民法院。大部分医患纠纷民事诉讼案件应该属于基层人民法院管辖,少数外籍患者、巨额标的及在本地域有重大影响的医患纠纷诉讼案件可由中级人民法院直接一审管辖,对此《中华人民共和国民事诉讼法》(简称《民事诉讼法》)已对法院管辖的原则做出了明确的规定。

(2)《民事诉讼法》明确指明:因合同纠纷提起的诉讼,由被告住所地或保险标的物所在地人民法院管辖。因侵权行为提起的诉讼,由侵权行为地或者被告住所地人民法院管辖。

(3) 对一审判决不服的,可在规定的期限内向上一级人民法院提起上诉。当然,管辖权的确定也可由其他特殊情况决定,如移送管辖、指定管辖等。对医疗机构为原告的民事诉讼,由患者户籍所在地人民法院管辖,若患者户籍所在地与经常居住地不一致的,由经常居住地人民法院管辖。

4. 确认代理人。在医疗诉讼中,医疗机构的法人作为医院的法定委托人一般可以委托医院的法务、医患纠纷管理组织机构的专业技术人员或委托律师代理诉讼案件,代理人应当在委托人授权的范围内行使代理权。如果诉讼代理人代为承认、放弃、变更诉讼请求,进行和解,提起反诉或上诉,必须有委托人的特别授权。

(二) 起诉与应诉

1. 再次审查资料。医疗机构从接到起诉状开始,在初步审查和证据材料清单的基础上,根据起诉状组织科室、医患纠纷领导管理组织进行讨论,补充证据材料、明确患方质疑内容和问题焦点,并对该起医疗不良安全事件有无医疗过错、因果关系等关键问题形成基本观点,为法庭举证和医疗损害鉴定做好准备。

2. 答辩期间。法院接到原告诉状后,作出是否受理的决定,一旦受理,在法定期限5日内将诉状副本送达被告。被告可在15日内作出答辩,法院在收到答辩状后5日内应当将答辩状副本送达原告。被告不提出答辩状,不影响人民法院对案件的审理。

3. 庭前证据交换。除涉及国家秘密、个人隐私或者法律另有规定外,医患纠纷民事诉讼案件均应当公开审理。法院一旦决定开庭审理,应当在开庭前3日内通知当事人及其他诉讼参与人参加。在法庭审理过程当中,双方当事人可进行陈述,出示书证、物证或视听材料等,进行质证,针对对方的观点发表辩论意见,也可变更诉讼请求或提出反诉、撤诉、进行和解、提出医疗损害鉴定等。在民事审判方式改革进程中,由于过分强调举证、质证、认证的当庭性,使得作为庭前准备主要内容的庭前证据交换受到冷落,一度出现"直接开庭"等情况,导致庭前准备不充分而导致庭审效率和质量下降的弊端。此外,就医疗损害鉴定而言,经过初步质证,确定鉴定机构后,进入医疗损害鉴定阶段。从医疗损害鉴定开始到鉴定意见发布后法院重新开庭审理,可参见后章节《医患纠纷鉴定》,此不赘述。

4. 庭审的基本流程。根据《民事诉讼法》及相关司法解释的规定,民事案件适用普通程序开庭审理的,应按照以下步骤进行。

(1) 庭前准备。原被告入庭就座后,书记员会核实双方身份→书记员宣布法庭纪律和规则→法官入庭和报告庭前准备工作,主审法官介绍出庭人身份,依原、被告、第三人次序依次介绍→评审法官询问各方出庭人员有无异议,无异议则正式开庭,介绍合议庭组成、书记员情况,询问各方是否申请回避→进入法庭调查环节。

(2) 法庭调查。主审法官宣布法庭调查开始,原告先对诉讼请求和事实与理由进行陈述→被告答辩→原、被告出示证据(举证)→原、被告质证→原、被告针对彼此的质证进行补充说明→认定证据(认证)→相互/法官发问和答问→主审法官宣布法庭调查结束。

(3) 法庭辩论。主审法官宣布法庭辩论开始→原告发表辩论意见→被告发表辩论意见→原、被告就本案事实情况进行法庭辩论→主审法官宣布法庭辩论结束。

(4) 当事人最后陈述。原、被告、第三人依次进行最后陈述,陈述内容应简洁明了,观点明确。

(5) 法庭调解。法庭在审理过程中仍应倡导调解为先的原则。主审法官宣布法庭调解→主审法官按原、被告、第三人的顺序询问是否愿意调解→均表示愿意调解的,组织进行调解→但调解过程双方的数额差距过大,合议庭终止调解。法院调解成功的,调解书经双方当事人签字确认后即具有法律效力。调解不成的或调解书送达前一方反悔的应当依法作出判决。

(6) 休庭、评议和宣判。庭审实践中评议和宣判的情况很少,一般情况下,合议庭会宣布案件等合议庭休庭评议后择日宣判。

5. 普通与简易。一般的医患纠纷民事诉讼案件大多适用于简易程序,即不实行合议制而由审判员一人独任审判,应当在立案后6个月内审结,可参见前面章节《医患纠纷的处置之诉讼解决机制》,此不赘述。

6. 庭审记录。医院的法务、医患纠纷管理组织机构的专业技术人员或委托律师代理诉讼案件应在庭审中做好庭审笔记。虽然不要求像书记员的记录那样全面,但仍应当能大致反映庭审的概况,记录重点为对方的质证意见、观点分析和主张,以便于在发表意见时不至于遗漏本方的观点和反驳对方不正确的观点。

7. 提交代理词。一般经过庭审后,双方在庭审中发表的辩论意见会与事先准备的代理词不一样,医院的法务、医患纠纷管理组织机构的专业技术人员或委托的律师应当视情况决定是否向合议庭提交事先准备的代理词。如果代理词在庭审中有变化,且对事先准备的观点有较大出入,那该应重新向法庭提交代理词。如果仅需要补充,可先提交原代理词,庭后在提交补充代理词给法庭。

(三) 上诉

1. 医患纠纷民事诉讼案件裁判后,除二审裁判和最高人民法院进行的一审案件属于终审裁判外,当事人都可以提出上诉,但必须在法定期限内提出。根据《民事诉讼法》的有关规定,当事人不服地方人民法院第一审判决的,有权在判决书送达之日起15日内向上一级人民法院提起上诉。当事人不服地方人民法院第一审裁定的,有权在裁定书送达之日起10日内向上一级人民法院提起上诉。超过上诉期限,原一审法院的判决,裁决即发生效力,当事人也就丧失了上诉权。

2. 一审判决书或裁定书送达医疗机构的第二日起算上诉期限。法院利用快递送达裁判文书的,以快递回执上注明的日期或见证人在回执上签收的日期视为送达日。此外,医疗机构必须在上诉期内提交上诉状,未在上诉期限内提交的,视为未提出上诉。

3. 上诉状应当通过原审人民法院提出,并按照被上诉人的人数提交足量的副本。上诉人若直接向第二审法院上诉的,第二审法院应当在5日内将上诉状移交原审人民法院。原审人民法院收到上诉状,应当在5日内将上诉状副本送达被上诉人。被上诉人在收到之日起15日内提出答辩状。人民法院应当在收到答辩状之日起5日内将副本送达上诉人。被上诉人不提出答辩状的,不影响人民法院审理。而原审法院收到上诉状、答辩状应当在5日内连同全部案卷和证据,报送第二审人民法院。答辩状应当针对上诉人的上诉状作为详细的反驳。

4. 作为二审介入的代理人,可通过查阅一审案卷来全面了解案情,其实到法院查阅一审的案卷是十分有必要的,现在基本可以直接复印全部案卷。二审审查资料主要从以下几点入手:

(1) 一审程序是否违法,是通过查阅举证通知、送达回执等文书来判断是否在一审中存在如审理期限、举证时限、回避等不合法的情况。

(2) 对方当事人的证据的真实性、合法性、关联性进行审查,作为定案依据的证据是否经过质证、证据之间有无矛盾等。

(3) 对方的主要观点,重要阅读对方代理词以及双方争议焦点。

(4) 一审适用法律是否正确,审查有没有核实不清的事实。

(5) 注意标明材料所在一审案卷的卷宗名称和页码。

(6) 新证据的特点和识别,可参见前面章节《医患纠纷的处置之证据收集、认定和运用》,此不赘述。

5. 二审庭审流程。主审法官核对当事人及诉讼代理人→主审法官询问双方当事人是否清楚诉讼权利及义务、是否申请回避→上诉人提出上诉请求、事实和理由→被上诉人和第三人分别答辩→评审法官归纳案件争议焦点,并询问双方当事人是否有新的意见需要补充,询问双方当事人对原审判决认定的事实有无异议,对异议的部分或者当事人未提出异议但承办人认为原审判决存在漏洞的部分事实进行重点调查→评审法官组织当事人就新证据进行举证、质证并由合议庭进行认证→法庭辩论→双方当事人最后陈述→主审法官对庭审情况进行小结→组织双方当事人进行调解→合议庭当庭评议后当庭宣判或择日评议并宣判→主审法官宣布闭庭和告知双方当事人在庭审笔录上签名。

6. 第二审人民法院对上诉的医患纠纷民事诉讼案件,应当组成合议庭,而不能采用独任制,也不能有陪审员参加合议庭。二审法院审理上诉案件原则上应当开庭审理,但经过阅卷、调查和询问当事人后,认定事实清楚,证据确实充分,合议庭认为不需要开庭审理的,可以进行判决或裁定。

7. 人民法院审理对判决的上诉案件,应当在第二审立案之日起3个月内审结,有特殊情况可适当延长。而对裁定的上诉案件,应当在第二审立案之日起30日内做出终审裁定。

8. 二审裁判的方式通常为：(1) 原判决、裁定认定事实清楚，适用法律正确的，以判决、裁定方式驳回上诉，维持原判决、裁定；(2) 原判决、裁定认定事实错误或者适用法律错误的，以判决、裁定方式依法改判、撤销或者变更；(3) 原判决认定基本事实不清的，裁定撤销原判决，发回原审人民法院重审，或者查清事实后改判；(4) 原判决遗漏当事人或者违法缺席判决等严重违反法定程序的，裁定撤销原判决，发回原审人民法院重审。

（四）撤诉

无论是一审的撤诉，还是上诉的撤诉都是在一审或二审作出裁判前。对于一审当事人的撤回，主要是医患双方征得法院的同意和批准，自行达成和解协议，或在二审中，医患双方互认一审判决以及在上诉期满后，一审裁判发生法律效力。

（五）裁判

1. 二审裁判是终审裁判，对此医疗机构不得以同一事实和理由再行起诉。但是为了充分保障医疗机构及其医务人员的合法权益，对于确有《民事诉讼法》中例外情形的，医疗机构可以在法定期限内依审判监督程序的规定向法院申请再审，进行最后的救济，来维护其自身权益。

2. 终审裁判自送达当事人时即发生法律效力，自此即具有了强制执行的效力。只要一方当事人不履行裁判，另一方可以申请强制执行。

（六）再审

1. 再审是人民法院对裁判已经发生法律效力的案件再一次进行审理并重新作出裁判的诉讼行为。通常情况下，裁判一旦生效，法院不得随意撤销或变更原裁判，但是裁判的权威性和稳定性必须建立在公正、公平、正义的基础上，为维护当事人的合法权益，维护裁判的公正性，及时纠正裁判中的错误，确保裁判的正确性，可以再次进入诉讼程序。再审以案件的裁判生效为前提，并有严格的范围和条件限制，并作为审级结构制度之外的救济制度来纠正生效裁判中的错误。我国再审程序分为：(1) 当事人申请；(2) 人民法院依职权决定；(3) 人民检察院抗诉三种方式。

2. 当事人申请再审必须是已经发生法律效力且准予提出再审申请的判决、裁定、调解书，并在生效后的2年之内提出。可以向原审的上级人民法院提出，也可以向原审的人民法院提出。法院一旦决定再审或检察院抗诉，法院将另行组成合议庭进行审理，并裁定中止原判决的执行。在此期间，法院同样可以征求双方当事人意见是否愿意进行调解。

3. 当事人申请再审的事由：(1) 有新的证据，足以推翻原判决、裁定的；(2) 原判决、裁定认定的基本事实缺乏证据证明的；(3) 原判决、裁定认定事实的主要证据是伪造的；(4) 原判决、裁定认定事实的主要证据未经质证的；(5) 对审理案件需要的证据，当事人因客观原因不能自行收集，书面申请人民法院调查收集，人民法院未调查收集的；(6) 原判决、裁定适用法律确有错误的；(7) 违反法律规定，管辖错误的；(8) 审判组织的组成不合法或者依法应当回避的审判人员没有回避的；(9) 无诉讼行为能力人未经法定代理人代为诉讼或者应当参加诉讼的当事人，因不能归责于本人或者其诉讼代理人的事由，未参加诉讼的；(10) 违反法律规定，剥夺当事人辩论权利的；(11) 未经传票传唤，缺席判决的；(12) 原判决、裁定遗漏或者超出诉讼请求的；(13) 据以作出原判决、裁定的法律文书被撤销或者变更的。对违反法定程序可能影响案件正确判决、裁定的情形，或者审判人员在审理该案件时有贪污受贿，徇私舞弊，枉法裁判行为的，人民法院应当再审。

4. 人民法院对已经审结的案件发现确有错误的，依其审判监督职能，有权对案件提起再审，提起再审的客体必须是人民院确有错误的已经发生法律效力的判决、裁定和调解书。所谓确有错误，既包括认定事实的错误，又包括适用法律上的错误（既包括适用实体法错误，也包括法定程序错误）。对人民法院的生效裁判，如未发现错误，不能提起审判监督。另外，人民法院对未生效的裁判发现错误的，只能通过二审程序纠正错误，而不能适用审判监督程序提起再审。

5. 对于人民法院的裁判和诉讼行为，必须具有下列事由之一，人民检察院才能提出抗诉。

(1) 原判决、裁定认定事实的主要证据不足。1) 原判决、裁定所认定事实没有证据或者没有足够证据支持；2) 原判决、裁定对有足够证据支持的事实不予认定；3) 原判决、裁定采信了伪证并作为认定事实的主要证据的；4) 原审当事人及其诉讼代理人由于客观原因不能自行收集的主要证据，人民法院应予调查取证而未进行调查取证，影响原判决、裁定正确认定事实的；5) 原审当事人提供的证据互相矛盾，人民法院应予调查取证而未进行调查取证，影响原判决、裁定正确认定事实的；6) 原判决、裁定所采信的鉴定结论的鉴定程序违法或者鉴定人不具备鉴定资格；7) 原审法院应当进行鉴定或者勘验而未鉴定、勘验；8) 原判决、裁定认定事实的主要证据不足的其他情形。

(2) 原判决、裁定适用法律确有错误。1) 原判决、裁定错误认定法律关系性质；2) 原判决、裁定错误认定民事法律关系主体；3) 原判决、裁定确定权利归属、责任承担或者责任划分发生错误；4) 原判决遗漏诉讼请求或者超出原告诉讼请求范围判令被告承担责任;5)原判决、裁定对未超过诉讼时效的诉讼请求不予支持,或者对超过诉讼时效的诉讼请求予以支持等情形;6)适用法律错误的其他情形。

(3)人民法院违反法定程序,可能影响案件正确判决、裁定。1)审理案件的审判人员、书记员依法应当回避而未回避的;2)应当开庭审理的案件,未经开庭审理即作出判决、裁定的;3)适用普通程序审理的案件,当事人未经传票传唤而缺席判决、裁定的;4)违反法定程序的其他情形。

4. 审判人员在审理该案时有贪污受贿,徇私舞弊,枉法裁判行为。

(七)医患纠纷诉讼的相关记录(以下记录可参见后面章节《医患纠纷的相关文件与记录》)

1. 证据材料清单表
2. 约谈举证记录
3. 法定代表人身份证明书
4. 授权委托书
5. 终止委托代理书
6. 起诉状
7. (二审)答辩状
8. 上诉状
9. 撤诉状
10. 变更诉讼请求状
11. 证人/鉴定人/专业知识人员出庭申请书
12. 延期举证申请书
13. 调查取证申请书
14. 证据保全申请书
15. 先予执行申请书
16. (二审)代理词
17. 反诉状
18. 管辖异议申请书
19. 诉讼主体不适格申请书
20. 不公开审理申请书
21. 追加当事人申请书
22. 审判监督程序再审申请书/申诉状

民事诉讼流程图

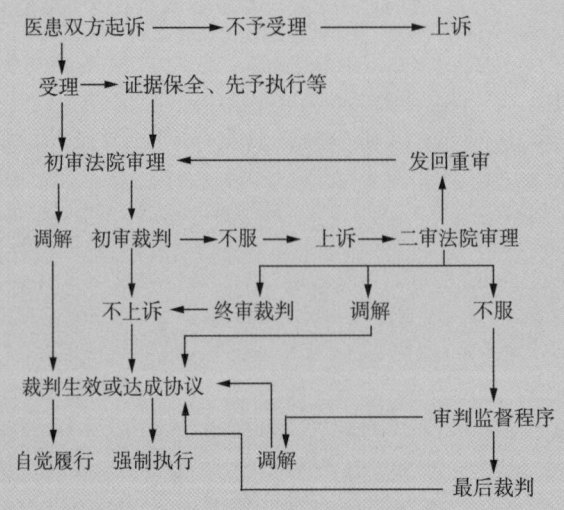

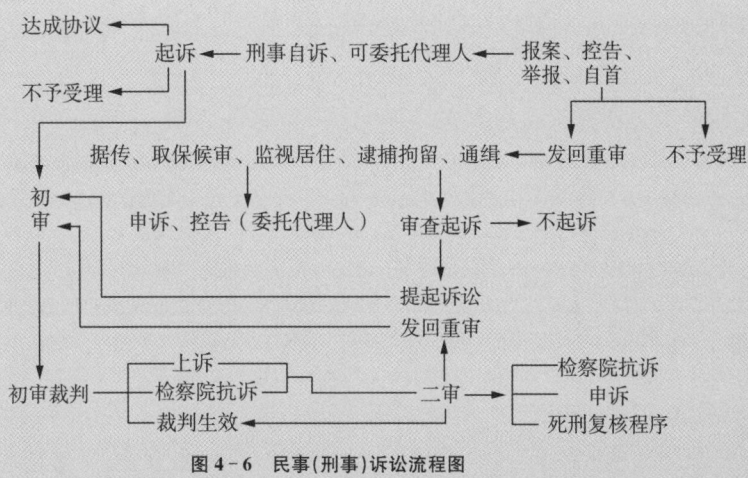

图 4-6 民事(刑事)诉讼流程图

[参考文献]
[1] 黄宗智.中国法庭调解的过去和现在[J].清华法学,2007,10:37-66.
[2] 嵇其,陆龙,黄少平.试论医疗服务特殊性及其在合同中的体现.北京:中国法制出版社,2002.
[3] 阎桂贞.关于医疗事故中的民事责任竞合[J].法律与医学杂志,1999(3):28-30.

From：庄璘(Zorin Nikolaj),2012年青年法律学者国际研讨会会议论文节选:《浅谈医患纠纷法院调解与诉讼》(英语翻译稿),因内容结合了我国的国情,摘录法条较多,仅供参考。

31 医患纠纷的诉讼解决机制之简易程序、先予执行、强制执行与刑事附带民事诉讼
实用性★★★☆☆　有益性★★★★☆

医患纠纷诉讼的简易程序、先予执行、强制执行与刑事附带民事诉讼

聂　平[①]　庄　璘[②]

① 上海市闵行区人民法院　上海　中国
② 上海市闵行区中医医院　上海　中国

一、简易程序

普通程序是人民法院审理民事案件通常适用的程序,是第一审程序的基本程序,也是构成整个民事审判程序的基础,民事诉讼法的诸多原则、制度在该程序中都有充分的体现。普通程序无论是在立法的完整性、地位的重要性、程序结构、层次的复杂性等方面都胜于其他程序,为人民法院正确审理民事案件提供可靠的程序保障。简易程序是相对于普通程序而言的,它省略了普通程序的某些诉讼环节,是普通程序的简化版。其主要特点主要体现在以下几个方面:

(一)适用简易程序审理的案件,人民法院可以采取捎口信、电话、短信、传真、电子邮件等简便方式传唤双方当事人、通知证人和送达裁判文书以外的诉讼文书。以简便方式送达的开庭通知,未经当事人确认或者没有其他证据证明当事人已经收到的,人民法院不得缺席判决。适用简易程序审理案件,由审判员独任审判,书记员担任记录。

(二)适用简易程序审理的案件,审理期限到期后,双方当事人同意继续适用简易程序的,由本院院长批准,可以延长审理期限。延长后的审理期限累计不得超过6个月。人民法院发现案情复杂,需要转为普通程序审理的,应当在审理期限届满前作出裁定并将合议庭组成人员及相关事项书面通知双方当事人。案件转为普通程序审理的,审理期限自人民法院立案之日计算。

(三)当事人双方可就开庭方式向人民法院提出申请,由人民法院决定是否准许。经当事人双方同意,可以采用视听传输技术等方式开庭。

(四)适用简易程序审理的案件,卷宗中应当具备以下材料:

1. 起诉状或者口头起诉笔录;
2. 答辩状或者口头答辩笔录;
3. 当事人身份证明材料;
4. 委托他人代理诉讼的授权委托书或者口头委托笔录;
5. 证据;
6. 询问当事人笔录;
7. 审理(包括调解)笔录;
8. 判决书、裁定书、调解书或者调解协议;
9. 送达和宣判笔录;
10. 执行情况;
11. 诉讼费收据等。

(五)当事双方可以约定适用简易程序,但应当在开庭前提出。口头提出的,记入笔录,由双方当事人签名或者捺印确认。

(六)适用简易程序案件的举证期限由人民法院确定,也可以由当事人协商一致并经人民法院准许,但不得超过十五日。被告要求书面答辩的,人民法院可在征得其同意的基础上,合理确定答辩期间。人民法院应当将举证期限和开庭日期告知双方当事人,并向当事人说明逾期举证以及拒不到庭的法律后果,由双方当事人在笔录和开庭传票的送达回证上签名或者捺印。当事人双方均表示不需要举证期限、答辩期间的,人民法院可以立即开庭审理或者确定开庭日期。此外,适用简易程序审理案件,可以简便方式进行审理前的准备。

(七)对没有委托律师、基层法律服务工作者代理诉讼的当事人,人民法院在庭审过程中可以对回避、自认、举证证明责任等相关内容向其作必要的解释或者说明,并在庭审过程中适当提示当事人正确行使诉讼权利、履行诉讼义务。

(八)当事人就案件适用简易程序提出异议,人民法院经审查,异议成立的,裁定转为普通程序;异议不成立的,口头告知当事人,并记入笔录。转为普通程序的,人民法院应当将合议庭组成人员及相关事项以书面形式通知双方当事人。转为普通程序前,双方当事人已确认的事实,可以不再进行举证、质证。

(九)适用简易程序审理的案件,有下列情形之一的,人民法院在制作判决书、裁定书、调解书时,对认定事实或者裁判理由部分可以适当简化:

1. 当事人达成调解协议并需要制作民事调解书的;
2. 一方当事人明确表示承认对方全部或者部分诉讼请求的;
3. 涉及商业秘密、个人隐私的案件,当事人一方要求简化裁判文书中的相关内容,人民法院认为理由正当的;
4. 当事人双方同意简化的。

(十)不适用简易程序审理的案件:

1. 起诉时被告下落不明的;
2. 发回重审的;
3. 当事人一方人数众多的;
4. 适用审判监督程序的;
5. 涉及国家利益、社会公共利益的;
6. 第三人起诉请求改变或者撤销生效判决、裁定、调解书的;
7. 其他不宜适用简易程序的案件。

二、先予执行

在医患关系中,常常有一些患者及其家属就某一问题不断的与医疗机构纠缠、不顾医疗机构解释、拒绝行使法律途径,企图通过影响医疗机构的正常秩序,以达到其索赔等目的。此时,医疗机构只能通过电话、书面和网络等方式向110报案。公安机关接到报案后,依其职权及时出警,并对影响医疗机构秩序的相关情况进行调查和对违反治安惯例法规的行为予以制止或处罚。此外,由于医患纠纷的复杂性,而公安机关可处理的范围又相当有限。从某种角度讲,医疗机构是否能通过向法院申请先予执行,要求患方排除妨碍(排除扰乱医疗机构秩序的妨碍)?法律界人士看法不一。

事实上,医疗机构要实施先予执行,首先,要向法院提起诉讼,在接到法院的受理通知书后至终审判决做出前,医疗机构均可以依据患方医闹的情况申请先予执行。法院经过审查认为事实清楚,并符合相关条件的就可以实施先予执行。先予执行的范围仅限于医疗机构诉讼请求的范围,并以医疗机构的日常诊疗护理的正常运行为限。医疗机构在提起诉讼时,存在2种情况法院可以不予受理,先予执行:

(一)先予执行的内容应与诉讼请求不一致,法院不予受理先予执行。

(二)患方有停止侵害、排除妨碍等民事行为能力,法院可以要求医疗机构提供担保,医疗机构不提供担保的,法院也可以不予受理先予执行。此外,医疗机构如果在案件审理中败诉,则应当赔偿患方因先予执行遭受的财产损失。

此外,在医疗机构追索医疗欠费的案件中,只有当遇到不先予执行会使正在进行的医疗措施难以继续,严重影响申请人生命和健康的情况时,才能先予执行。如果医疗正在进行,但是申请人又有能力支付费用或不严重影响申请人生命和健康的,就无须先予执行。先予执行的申请时间:法院在受理后至终审前均可以提出。内容包括:

(一)申请人和被申请人的基本情况,医方包括医疗机构名称、法定登记地或实际经营地、法定代表人或其代理人、职务、联系方式等;患方包括患者及其代理人姓名、性别、年龄、住址、工作单位、职位、联系方式等。

(二)事实和理由,包括事实经过、申请理由、先予执行的内容。

(三)备注。先予执行申请书副本等。

(四)落款。

庄璘(Zorin Nikolaj):先予执行是我国民事诉讼有效维护当事人合法权益而设立的一种制度,是根据案件的紧急情况,由申请人申请或法院依职权主动采取的一种临时性措施,并不是案件的最终判决。其优势在于医疗机构在处理重大、特大医患纠纷时,不必像普通诉讼流程那样需要通过一审、二审,然后再依据判决进行执行,其时间较长,而较长的时间正是严重影响到医疗秩序正常运行的根源。如果在一段时期内医患矛盾得不到有效的解决和处理,医疗机构的声誉、医务人员的安全,甚至是其他患者的正常就诊权力和安全都得不到有效地保障,这势必影响医疗机构的正常秩序,基于此医疗机构被迫妥协,这也会引来其他患者的效仿和导致行业正常医疗秩序的混乱。由此可见,医疗机构在必要时若能申请先予执行,法院也能依医疗机构所诉进行受理,才是杜绝"医闹",排除患方采取不法手段扰乱正常医疗秩序的有利手段之一。

三、强制执行

强制执行是法院的执行组织依照法定的程序,对发生法律效力的裁判文书确定给付方式和内容,并依据国家强制措施,迫使义务人履行义务的行为。若义务人能主动履行,不必强制执行。法院裁判生效后,医疗机构虽然可以对不按照裁判方式和内容的患方申请强制执行,但也应注意以下事项:

(一)申请强制执行必须向有管辖权的法院申请执行。若经二审裁判的医患纠纷民事诉讼案件,应向一审法院申请执行。对于仲裁院裁决的医患纠纷民事案件,如果被告是患方,可以向患者户籍所在地人民法院管辖,若患者户籍所在地与经常居住地不一致的,由经常居住地人民法院管辖。也可以向仲裁执行所在地的人民法院申请执行。

(二)裁判文书如果约定了给付履行的期限,强制执行应在期限届满后对方仍不履行的情况下才申请执行,如果对方主动履行,不必申请强制执行。

(三)递交强制执行书,须在执行时效内向有管辖权的法院申请执行。医疗机构往往是以医疗组织或法人为申请主体来申请强制执行的,其申请执行的期限一般为二年,申请执行期限从裁判文书规定履行期间的最后一日起计算。

四、刑事附带民事诉讼

刑事附带民事诉讼是指司法机关在刑事诉讼过程中,在解决被告刑事责任的同时,附带解决了因被告所实施犯罪行为而造成相对人人身和财产的损失,基于这种损失而产生赔偿责任的诉讼活动。根据《中华人民共和国刑事诉讼法》以及《关于最高人民法院关于适用〈中华人民共和国刑事诉讼法〉的解释》(以下简称《解释》)等有关规定,被害人因人身权利受到犯罪侵害或者财物被犯罪分子损坏而遭受物质损失的,有权在刑事诉讼过程中提起附带民事诉讼。《解释》还规定,附带民事诉讼应当在刑事案件立案后及时提出。在医疗案件中其实刑事附带民事诉讼的案件极少,较多的往往是民事案件转为刑事案件,如涉嫌医疗事故罪、非法行医罪、故意杀人/伤害罪、盗窃罪、非法组织他人出卖血液罪、违反传染病防治法的犯罪、伪证罪等。因此,医务人员在可能涉嫌刑事附带民事诉讼的指控时,牢牢把握以下注意点:

(一)从犯罪的构成来讲,医疗事故罪可分为以下四个方面:

1. **主体必须是医务人员**。即经过考核和卫生行政部门的批准、承认取得相应资格的各级、各类卫生技术人员。

2. 医务人员存在过失。有时医务人员并不是存心故意要害患者,但往往存在故意违反规章制度和诊疗护理用药常规。

3. 存在严重不负责任的行为。即故意违反规章制度和诊疗护理用药常规,并实施了禁止性的医疗行为,或没有做应该做的医疗行为。

4. 造成患者死亡或健康受到严重损害。对此我国的《中华人民共和国刑法》(以下简称《刑法》)、《中华人民共和国侵权责任法》等法律法规已经做出了相关的规定。

(二)经初次医疗鉴定被认定为医疗事故(损害)后,患方可以通过公安机关、人民检察院以医疗事故罪对医疗机构提起诉讼。这时医疗机构可以申请再次鉴定。如果最后的认定为医疗机构负主要责任。那么,医疗机构或医务人员可能会涉嫌刑事犯罪。若最后的认定仅为次要责任,则不能要求医疗机构或医务人员负刑事责任。

(三)经两级医疗鉴定不构成医疗事故(损害)。但患方坚持以医疗事故罪向医疗机构提起诉讼,要求追究医疗机构或医务人员的刑事责任。那么,患方只能按照医疗事故罪的定罪条件提出医疗行为是否存在严重不负责任,其过错行为与患者的损害是否有因果关系,过错的程度多少等进行证据的收集、认定和运用,来实现刑事附带民事赔偿的诉讼请求。

(四)根据我国《刑法》规定,医务人员由于严重不负责任,造成就诊人员死亡或者严重损害就诊人身体健康的,处三年以下有期徒刑或者拘役。而卫生行政部门的工作人员在处理医疗事故过程中违反法律法规的有关规定,利用职务上的便利收受他人财物或者其他利益,滥用职权,玩忽职守,或者发现违法行为不予查处,造成严重后果的,依照《刑法》关于受贿罪、滥用职权罪、玩忽职守罪或者其他有关罪的规定,依法追究刑事责任。尚不够刑事处罚的,依法给予降级或者撤职的行政处分。

(五)因器官缺失而提起的刑事附带民事赔偿的诉讼,只要以患者缺失器官是否与医疗行为有无关系作为鉴定理由即可。但是,法医学检查的原则是不做有损害性的检查。因此,就不能明确认定患者器官缺失与医疗行为是否有关系,故该医疗鉴定结论只能作为民事鉴定证据,而不能作为刑事鉴定证据使用[1]。

(六)非法行医或违法行医,多表现为医务人员尚未取得独立行医资格,其主体是不具备医师执业资格的人。非法行医情节严重可涉及刑事犯罪,这样的案件由公安机关来处理。但是,医疗机构安排其独立值班。发生纠纷,患方知情后,提出非法行医或违法行医,即便卫生计生行政部门(现为卫生健康行政部门)认定事实真实,属于违法行为,但造成尚未取得行医资格的医务人员独立值班的事实是医疗机构的决定,非个人行为。因此,法院也不能以刑事立案,只能以民事案件进行诉讼。此外,最高法院新修定的《非法行医罪司法解释》中删除了个人未取得《医疗机构执业许可证》开办医疗机构的"属于非法行医行为的规定",也就是说只要是执业医师,即便在未经注册的医疗机构行医,或者执业医师辞职后、离职后、退休后在任何一个没有取得《医疗机构执业许可证》的机构行医,也不能以非法行医罪追究该医师的刑事责任。

(七)没有医疗鉴定或尸体解剖的案件是绝对不能以刑事附带民事赔偿进行诉讼。医疗机构能承担的也仅仅是民事责任。对于未做尸体解剖,严格意义上讲属于死因不明,若在这种情况下进行医疗鉴定,常常难以明确医疗行为与患者死亡后果的因果关系。

(八)根据《解释》的规定:侦查、审查起诉期间,有权提起附带民事诉讼的人提出赔偿要求,经公安机关、人民检察院调解,当事人双方已经达成协议并全部履行,被害人或者其法定代理人、近亲属又提起附带民事诉讼的,人民法院不予受理,但有证据证明调解违反自愿、合法原则的除外。因此,对侦查、审查起诉期间提起的刑事附带民事诉讼请求,公安机关、人民检察院只能以调解方式进行处理。

(九)根据《解释》的规定:被害人因人身权利受到犯罪侵犯或者财物被犯罪分子毁坏而遭受物质损失的,有权在刑事诉讼过程中提起附带民事诉讼;被害人死亡或者丧失行为能力的,其法定代理人、近亲属有权提起附带民事诉讼。但因受到犯罪侵犯,提起附带民事诉讼或者单独提起民事诉讼要求赔偿精神损失的,人民法院不予受理。《解释》并进一步明确:对附带民事诉讼作出判决,应当根据犯罪行为造成的物质损失,结合案件具体情况,确定被告人应当赔偿的数额。犯罪行为造成被害人人身损害的,应当赔偿医疗费、护理费、交通费等为治疗和康复支付的合理费用,以及因误工减少的收入。造成被害人残疾的,还应当赔偿残疾生活辅助具费等费用;造成被害人死亡的,还应当赔偿丧葬费等费用。由此可见,刑事附带民事赔偿的范围仅限于物质损失,且系因人身权益受到犯罪或财物被犯罪分子毁坏而遭受的物质损失,不包括死亡赔偿金在内的精神损失。所以,如果涉及医疗刑事自诉案件,医务人员一定要迫使患者及其家属在医疗民事赔偿(可获得较高精神损害抚慰金)或通过医疗刑事自诉,附带民事诉讼两者中进行选择,这也许会更有利于医务人员,在此上法院是无权干涉的。

(十)其他可能涉及医疗事故罪过错包括收受红包出具虚假诊疗文书、脱岗、未皮试注射青霉素、非执业地点执业、器械敷料清点失误、使用过期药物等,这些都是医务人员在日常工作中可能发生的过失,医务人员应当注意言行,谨慎行事。

(十一)《医疗纠纷预防和处理条例》:医患双方在医疗纠纷处理中,造成人身、财产或者其他损害的,依法承担民事责任;构成违反治安管理行为的,由公安机关依法给予治安管理处罚;构成犯罪的,依法追究刑事责任。

聂平:医务人员应特别注意严重不负责任的意义和刑事诉讼与民事诉讼对法律事实证明标准的差异。严重不负责任是指不执行或不正确执行规章制度和履行职责,对急危重患者推诿或拒治;对病史的书写、患者的诊疗护理用药漫不经心,马虎草率或擅离职守;遇到不能胜任的技术操作,既不请示,也不求助,一味蛮干;擅自做无指征和有禁忌证的手术和检查等。刑事诉讼与民事诉讼对法律事实证明标准的差异主要法条为:《最高人民法院关于民事诉讼证据的若干规定》中的有关规定。因此,刑事诉讼与民事诉讼对法律事实证明标准存在差异,这也就直接导致刑事附带民事赔偿诉讼的鉴定也将区别单纯的医学会鉴定或司法鉴定,而是要依靠刑事和民事法律事实的认定和因果关系结合在一起分析认定。此外,如果医务人员仍对相关的法律法规无法正确把握,也可以通过拨打上海法院在线诉讼服务平台(12368热线)进行相关法律问题的咨询。

[参考文献]
[1] [德]托马斯·魏根特,岳礼玲、温小洁,译.德国刑事诉讼程序[M].北京:中国政法大学出版社,2004.

From:2014年全国社科联合会卫生计生委(现为卫健委)专题研讨会授课稿节选:《浅谈医疗机构如何应对医疗诉讼》,因内容结合了医疗行业的特征,摘录法条较多,仅供参考。

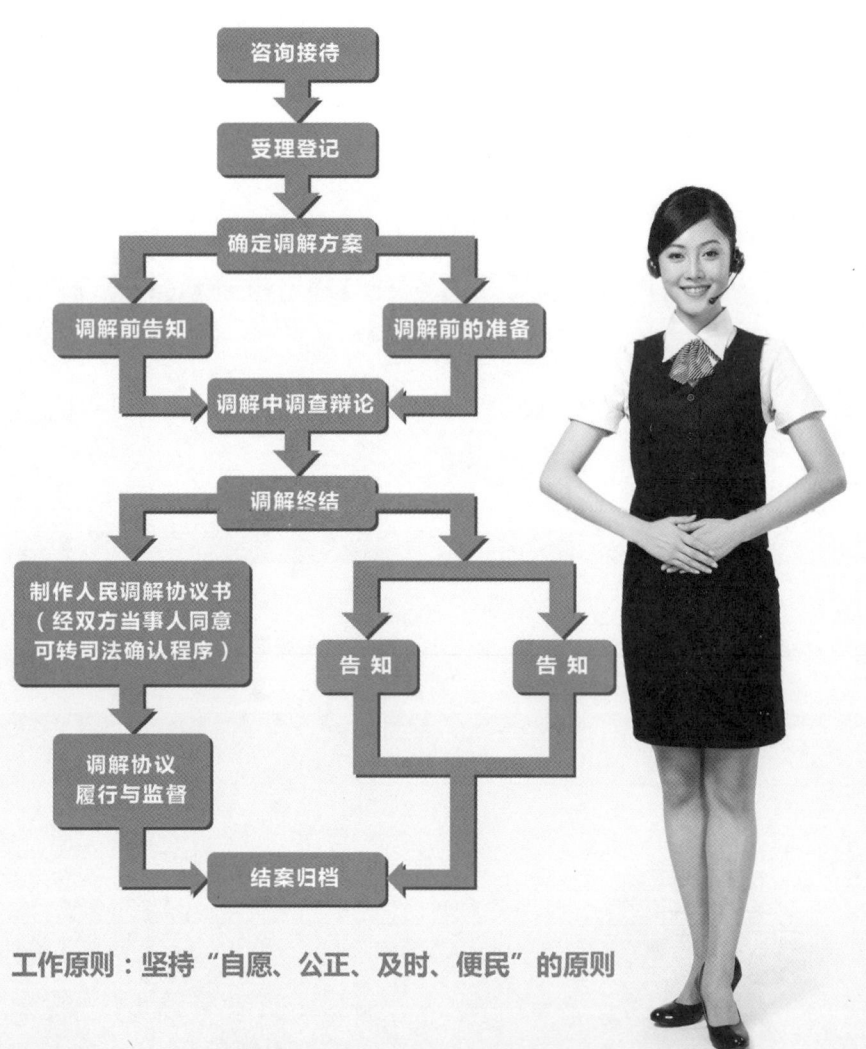

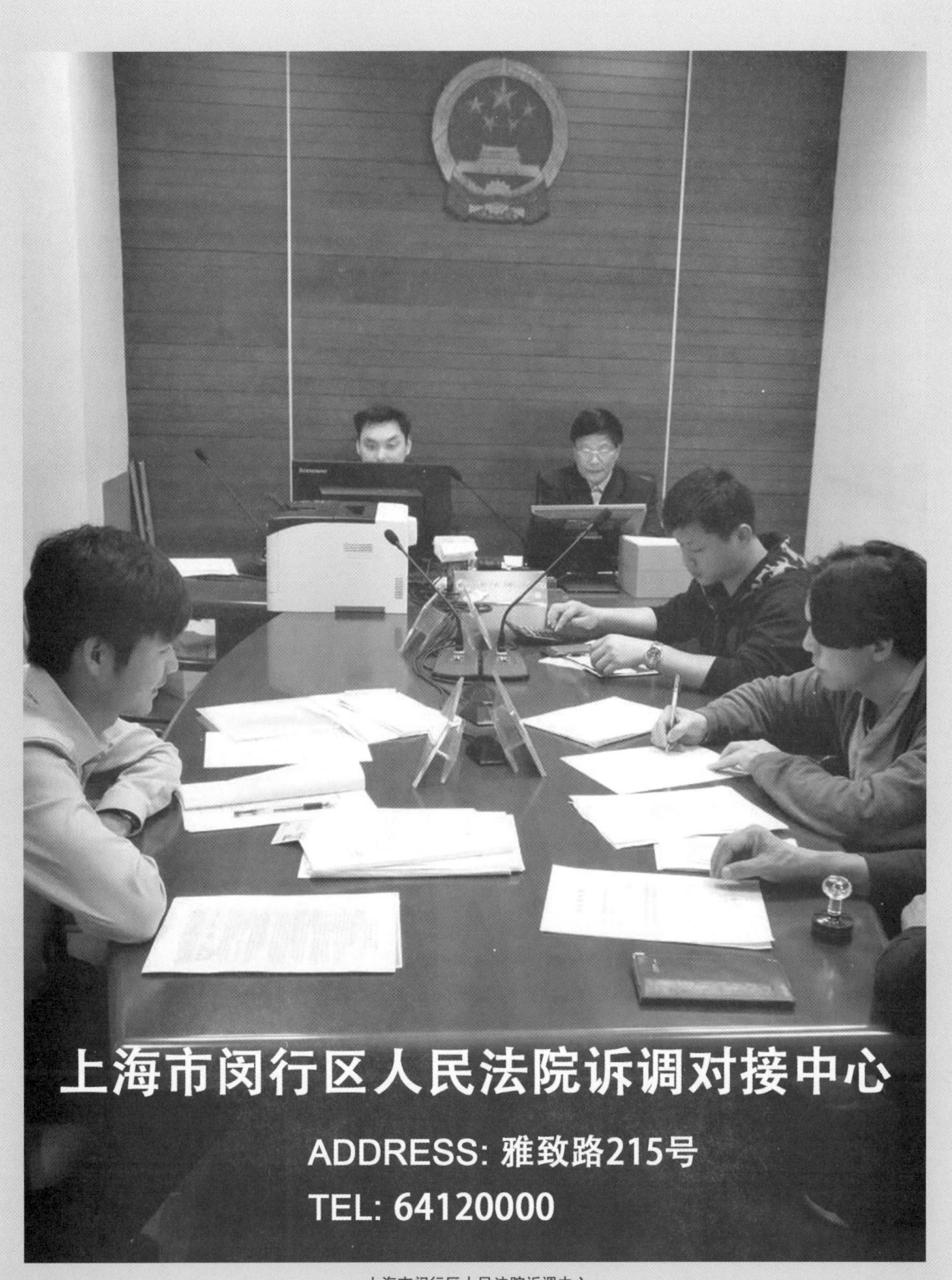

上海市闵行区人民法院诉调中心

尽管现代医疗已进入循证医学时代，但目前大多数诊疗护理用药行为仍是需要医务人员依靠主观经验进行判断，在许多情况下，鉴定也是依靠医疗专家的经验、对病案的讨论等得出的综合判断。因此，医疗鉴定结论发生错误的可能性也很大。

但不能因为少部分的错误就否认了整个系统和体制的正确性。作为处理医患纠纷的专业技术人员，需要做的应该是如何减少和预防纠纷的发生。同时，需要指出的是，鉴定应多考虑现有医疗技术水平的现状，要正确理解和把握合理存在的医疗差错以及医疗意外，不应盲目地将医疗损害扩大化。

或许，在某种程度上迎合了部分民众的意愿，但会从根本上抑制我国医疗事业健康、持续地发展。

PART 5　医患纠纷鉴定

32　医患纠纷的鉴定
实用性★★★★☆　前瞻性★★★★★

医疗鉴定

庄 璘[①]　George P.Rodriguez[②]　Andreas Heinz[①]　长谷川一[③]

① 罗斯托克大学附属医院　罗斯托克　德国
② 纽约长老会哥伦比亚与康奈尔大学医院　纽约　美国
③ 新百合丘综合医院　川崎　日本

　　原《医疗事故处理条例》以及最高人民法院下发《关于参照〈医疗事故处理条例〉审理医疗纠纷民事案件的通知》公布后，医疗鉴定就呈现出"二元化"的格局，即：各级医学会组织的医疗事故技术鉴定和司法部门等级注册的司法鉴定机构组织的医疗损害过错鉴定。

　　《中华人民共和国侵权责任法》（以下简称《侵权责任法》）出台后，从立法上，统一了医疗损害的定义和相应的损害赔偿机制，但并未对医疗损害鉴定作明确的规定。为解决司法实践中定案实务问题，最高院相继出台了《最高人民法院关于适用〈中华人民共和国侵权责任法〉若干问题的通知》（以下简称《通知》）以及《最高人民法院关于审理医疗损害责任纠纷案件适用法律若干问题的解释》（以下简称《解释》）等规定，人民法院在适用《侵权责任法》审理民事医疗损害责任纠纷案件时，可根据当事人的申请或者依职权决定进行医疗损害鉴定，并按照《全国人民代表大会常务委员会关于司法鉴定管理问题的决定》、《最高人民法院对外委托鉴定、评估、拍卖等工作管理规定》及国家有关部门的其他相关规定组织鉴定。

　　虽然从表面上看，《侵权责任法》在医疗鉴定问题上未作出具体规定，但《通知》及《解释》其实已经预示了，"二元化"的鉴定体制已逐渐开始向一元化转变。另外，《通知》及《解释》中将医疗侵权案件中的鉴定称为医疗损害鉴定，其内容事实上已经包含了对医疗过错、因果关系及损害程度等方面的鉴定内容。从司法实践角度审视医疗侵权案件，法院、卫生计生行政部门（现为卫生健康行政部门）或仲裁院又几乎已经完全淡化了医疗事故这一概念，原因也是非常明确的，主要因医疗事故本身就是一种特定的医疗损害，也是侵权行为造成的不良后果。

　　新修订的《医疗纠纷预防和处理条例》明确规定了：医疗损害鉴定管理办法由国务院卫生计生行政部门（现为卫生健康行政部门）、国务院司法行政部门会同有关部门，共同制定医疗损害鉴定机构设置规划。通过设区的市级以上人民政府卫生计生行政部门（现为卫生健康行政部门）和司法行政部门共同设立医疗损害鉴定专家库。医疗损害鉴定机构开展医疗损害鉴定时，必须从专家库中选取专家。这不但规范了医疗纠纷民事处理的途径，而且也解决了医患纠纷民事处理中赔偿和鉴定两个"二元化"的问题。

　　《医疗纠纷预防和处理条例》的结构部署创新地将医疗损害鉴定和医疗事故技术鉴定进行了功能上的统一。按照《中华人民共和国民事诉讼法》的证据规则，无论是民事领域，还是行政、刑事领域的医疗损害鉴定，均可以作为证据使用，区别仅仅存在于：对治疗活动中医疗事故的行政调查处理以及刑事认定，依然可以依照原《医疗事故处理条例》的相关规定进行。此外，民事领域的医疗损害鉴定之后，患者原则上仍可以通过此鉴定来追究医疗机构及其医务人员的行政和刑事责任[解释]。

一、法律依据与社会属性、委托方式、鉴定主体、性质目的、鉴定程序、时限与管辖

　　（一）法律依据与社会属性。医疗损害鉴定是依据国务院卫生计生行政部门（现为卫生健康行政部门）、国务院司法行政部门会同有关部门共同制定的《医疗损害鉴定管理办法》，并高度结合《侵权责任法》及《解释》，属于社会科学中的法学范畴。

（二）委托方式。在医患双方当事人自行协商、医患纠纷人民调解以及诉讼过程中，为查明案件事实真相，医患纠纷人民调解委员会、人民法院或仲裁院依据职权，或应医患双方当事人及其他诉讼代理人共同或单方申请/指派/委托，具有专门知识和资质的医疗损害鉴定机构，对专门性问题进行检验、鉴别和评定的行为。

（三）鉴定主体。可以是司法鉴定机构，也可以是医学会组织。上海目前仍为医学会组织，其他省市各有差异。以医学会组织为例，如果医疗损害涉及多个医疗机构，为了防止资源的浪费与重复申请，当事人可以向其中一所发生医疗损害的医疗机构所在地的地市级医学会组织进行鉴定，不能同时向两个或多个鉴定部门提出申请。

（四）性质目的。医疗损害鉴定旨生命健康权的维护，所以，更多地会关注医疗机构及其医务人员在诊疗护理用药行为中，是否违反法定应尽的注意义务，并把医疗机构及其医务人员因诊疗护理用药行为造成患者死亡、残疾或功能障碍的损害后果，以及这些损害后果以外的一般损害后果及痛苦进行因果关系参与度的分析，以判断是否受到侵害、侵害程度是多少、责任程度是多少、医疗终结时间有多长、护理人数及期限是多少、营养需要情况及因果关系参与度是多少等，当然，也会适当考虑医疗机构在诊疗活动中的合理性与科学性，为医患纠纷调解、医疗民事诉讼、行政调处以及刑事附带民事诉讼等提供依据。

（五）鉴定程序的主要内容。医疗损害鉴定的程序主要包括：组织审查鉴定委托书和送检材料等资料、举行听证会（可以不组织听证，仅进行单方书面审查，也可以邀请相对人参加听证）、组织鉴定人及专家鉴定库的专家进行讨论、出具鉴定文书等。

（六）时限与管辖。医疗损害鉴定的鉴定时限一般为1年，时效期的计算从知道或应当知道其身体受到损害之日算起（但只要在诉讼时效内，受害人仍然可以向人民法院提起侵害之诉，维护自己的利益。即：人身损害赔偿的诉讼时效期间，伤害明显的，从受伤之日起算；伤害当时未曾发现，后经检查确诊并能证明是由侵害引起的，从伤势确诊之日起算），权利的最长期限为20年（超过20年的法院将不予以保护，鉴定也无实际意义）。如果患者死亡，应为死亡后1年内提出鉴定申请。对于进入诉讼程序的医疗案件，在人民法院规定的举证期限内提出即可，一般的举证期限为法院首次开庭前，时间为一个月左右。此外，协商解决医疗损害涉及多个医疗机构的，应当由涉及的所有医疗机构与患者共同委托其中任何一所医疗机构所在地负责组织首次医疗损害鉴定工作的鉴定机构进行医疗损害鉴定（即：医院A、医院B和患者家属共同委托医院A或者医院B所在地负责组织首次医疗损害鉴定工作的鉴定机构进行医疗损害鉴定），有时不受地域的限制，没有级别的限制。以医学会组织为例，医疗损害鉴定由发生事故所在地的地市级医学会组织进行首次鉴定，需要补充、重新、复核鉴定的，由省、自治区、直辖市医学会组织进行。

二、鉴定费缴付

（一）医疗损害鉴定的费用一般是由申请鉴定的申请人缴付，也可以由医患双方共同缴付，但在有些特殊情况下，可能需要人民法院或者医患纠纷人民调解委员会依职权和程序委托医疗损害鉴定，可由人民法院或者医患纠纷人民调解委员会确定费用缴付人或垫付费用，若鉴定结果属于医疗侵权损害，鉴定费用应由医疗机构承担，不属于医疗侵权损害的，鉴定费用由提出医疗损害鉴定的一方支付，涉及共同承担的，未支付的一方应予以返还一半的鉴定费用。

（二）对诊疗活动中医疗事故的行政调查处理而言，已经规定了专家咨询的经费由同级财政保障，那就不应该再向申请鉴定方收取鉴定费用。

（三）修改后的《中华人民共和国民事诉讼法》规定，当事人对鉴定意见有异议或者人民法院认为鉴定人有必要出庭的，鉴定人应当出庭作证。经人民法院通知，鉴定人拒不出庭作证的，鉴定意见不得作为认定事实的根据，支付鉴定费用的当事人可以要求返还鉴定费用。

（四）由于鉴定项目不同，费用也各不相同，具体费用可通过咨询各省（市）鉴定部门，了解鉴定项目目录和收费标准，以此获得。

三、医疗损害鉴定文书

（一）医疗损害鉴定文书由医疗损害鉴定机构出具，有鉴定人的签名，并且需要注明专业技术职称，对鉴定结论进行复核的医疗损害鉴定人也会在鉴定文书上签名，并加盖医疗损害鉴定机构专用章。所以医疗损害鉴定实行的是个人负责制、鉴定人出庭制和错误鉴定追究制，违反相关制度需承担相应责任。如果在医学会实施医疗损害鉴定，也应按照上述规定进行执行。

（二）医疗损害鉴定原则上为一次鉴定，具体规定可参见最新的《医疗损害鉴定实施细则》。

（三）医疗损害鉴定文书与原医疗事故技术鉴定书的内容对比，如下表：

表 5-1　医疗损害鉴定文书与原医疗事故技术鉴定书内容对比

原医疗事故技术鉴定	医疗损害鉴定
(一) 双方当事人的基本情况及要求。 (二) 当事人提交的材料和负责组织医疗事故技术鉴定工作的医学会的调查材料。 (三) 对鉴定过程的说明。 (四) 医疗行为是否违反医疗卫生管理法律、行政法规、部门规章和诊疗护理用药规范、常规。 (五) 医疗过失行为与人身损害后果之间是否存在因果关系。 (六) 是否构成医疗事故、医疗事故等级。 (七) 构成医疗事故的，医疗过失行为在医疗事故中的责任程度。	(一) 委托人姓名或者名称、委托鉴定的内容。 (二) 委托鉴定的材料。 (三) 鉴定的依据及使用的科学技术手段。 (四) 对鉴定过程的说明。 (五) 明确的鉴定结论。 (六) 对鉴定人鉴定资格的说明。 (七) 鉴定人员及鉴定机构签名盖章 对第(四)~(七)项应当包含具体分析和理由。

四、医疗损害鉴定的事项、鉴定结果级别、责任程度与赔偿比例

(一) 医疗损害鉴定的事项，即：
1. 实施诊疗行为有无过错。
2. 诊疗行为与损害后果之间是否存在因果关系以及原因力大小。
3. 医疗机构是否尽到了说明义务、取得患者或者患者近亲属书面同意的义务。
4. 医疗产品是否有缺陷、该缺陷与损害后果之间是否存在因果关系以及原因力的大小。
5. 患者损伤残疾程度。
6. 患者的护理期、休息期、营养期。
7. 其他专门性问题。

(二) 医疗损害鉴定机构出具的鉴定结果没有级别高低之分，即：
1. 补充鉴定结果效力＞首次鉴定结果
2. 重新鉴定结果效力＞首次鉴定结果
3. 复核鉴定结果效力＞补充、重新鉴定结果＞首次鉴定结果

(三) 医疗损害鉴定的医疗责任程度与赔偿百分比的对比，如下表：

表 5-2　现在的医疗损害鉴定与理想的医疗损害鉴定责任程度与赔偿百分比对比

医疗损害鉴定(现在)		医疗损害鉴定(理想)	
责任程度	赔偿百分比	责任程度	赔偿百分比
完全责任	100%	绝对完全责任	100%
		相对完全责任	91%~99%
主要责任	60%~90%(一般70%~80%)	主要责任	51%~90%(一般70%~80%)
对等责任	50%	对等责任	50%
次要责任	20%~40%(一般30%)	次要责任	21%~49%(一般30%~40%)
轻微责任	不超过10%(一般10%)	轻微责任	10%~20%(一般15%)
无责任	0	无责任	
		相对无责任	1%~9%
		绝对无责任	0

五、不服鉴定的处理

医疗损害鉴定原则上为一次鉴定。如果当事人不服医疗损害鉴定结论的，可以向委托鉴定的法院或医患纠纷人民调解委员会书面提出补充鉴定、重新鉴定、复核鉴定的申请。但原则上不接受医患双方当事人及其他诉讼代理人共同或单方申请/指派/委托的重新鉴定、复核鉴定的申请。

(一) 补充鉴定。医疗损害鉴定机构可以接受法院或医患纠纷人民调解委员会等的委托，进行补充鉴定，但必须具

备以下情形:
1. 发现新的相关鉴定材料。
2. 原鉴定项目有遗漏。补充鉴定可以由原医疗损害鉴定人进行,也可以由其他医疗损害鉴定人进行。

(二)重新鉴定。根据《最高人民法院关于民事诉讼证据的若干规定》:当事人对人民法院委托的鉴定部门作出的鉴定结论有异议的,可以申请重新鉴定,但必须存在下列之一的情形:
1. 鉴定机构或者鉴定人不具备相关鉴定资格。
2. 鉴定程序严重违法。
3. 鉴定结论明显依据不足。
4. 经过质证认定不能作为证据使用的其他情况。但对有缺陷的鉴定结论,可以通过补充鉴定、重新质证或者补充质证等方法解决的,不予重新鉴定。

(三)复核鉴定。复核鉴定是指经多次鉴定,仍对纠纷争议无法采信,而予以的一次复核式的共同鉴定,复核鉴定实行集体负责制,主要针对疑难、复杂、重大的纠纷案件。此外,当事人必须注意,由于鉴定机构及其鉴定人员具备相关鉴定资格,该鉴定机构为双方当事人共同选择,且未能证明鉴定程序违法或鉴定结论有缺陷,故法院认定鉴定委员会所做出的医疗损害鉴定书具有证明力,并可以被采信。同时,不服鉴定结论的一方可以要求传唤鉴定人到庭质询,鉴定人应当按照司法机关或仲裁机构的要求按时出庭,并依法回答不服一方对鉴定提出的疑问。

六、鉴定中止和终止

(一)医疗损害鉴定中止的情况:
1. 受检人或者其他受检物处于不稳定状态,影响鉴定结论的。
2. 受检人不能在指定的时间、地点接受检验的。
3. 因特殊检查需要预约时间或者等待检验结果的。
4. 须补充鉴定材料的。

(二)医疗损害鉴定终止的情况:
1. 无法获取必要的鉴定材料的。
2. 被鉴定人或者受检人不配合检验,经做工作仍不配合的。
3. 鉴定过程中撤诉或者调解结案的。
4. 其他情况使鉴定无法进行的。

七、关于对修改后的《中华人民共和国民事诉讼法》鉴定人出庭作证的问题

鉴定人出庭率低是当前司法实践中面临的突出问题,亟待加以解决,具体问题如下:

(一)根据《中华人民共和国民事诉讼法》及《解释》的有关规定,当事人对鉴定意见有异议或者人民法院认为鉴定人有必要出庭作证的,鉴定人应当出庭作证。此规定其实过于宽泛,由于异议范围没有明确界定,在司法实践中就容易产生操作难题,如一方当事人对鉴定意见提出异议,是否就应该通知鉴定人让其出庭作证?

(二)《中华人民共和国民事诉讼法》等相关法律法规对当事人于何时申请鉴定人出庭作证并没有明确规定,这就意味着任何一方当事人可能在案件审理的任何一个阶段都可以提出申请。若放任此种情形,只会导致诉讼程序的混乱,甚至可能存在一方当事人恶意申请,以达到人为延长诉讼进程的目的。

(三)根据《中华人民共和国民事诉讼法》的有关规定,证人因履行出庭作证义务而支出的交通、住宿、就餐等必要费用以及误工损失,由败诉一方当事人负担。当事人申请证人作证的,由该当事人先行垫付;当事人没有申请,人民法院通知证人作证的,由人民法院先行垫付。虽然,《中华人民共和国民事诉讼法》对证人出庭作证的费用承担给出了相关规定,但对于鉴定人出庭作证的有关费用问题的观念认识其实并不统一。一种观点认为,鉴定人和证人属于不同性质,鉴定人出庭作证的费用承担问题因法律并未将其与证人统一规定。因此,其费用承担问题必然与证人出庭作证的费用承担不同。《诉讼费用交纳办法》规定,该项费用由法院按照国家规定标准代为收取。但是,事实上没有所谓的"国家规定标准",在司法实践中,多是由申请鉴定人出庭作证的当事人自己与鉴定人协商确定有关费用。而另一种观点认为,鉴定人出庭作证的费用已然包含在鉴定费当中,既然在鉴定前已经收取了鉴定费,鉴定人就有出庭作证、接受质询的义务,不应再额外收取鉴定人出庭的相关费用。

(四)在司法实践中,鉴定机构作出鉴定意见一般要求鉴定人均为两人以上。因此,当事人在申请鉴定人出庭作证时,如果未明确要求哪一个鉴定人出庭作证,法院应该通知全部鉴定人还是其中之一?如果当事人在申请时指明了要

求哪一鉴定人出庭作证,是否必须是该鉴定人出庭?此外,《解释》虽然指出:鉴定人因健康原因、自然灾害等不可抗力或者其他正当理由不能按期出庭的,可以延期开庭。经人民法院许可,也可以通过书面说明、视听传输技术或者视听资料等方式作证。但由于医疗损害案件原本的复杂性和专业性,鉴定人与当事人,甚至是当事人聘请的具有医学专门知识的人员,对鉴定事由提出的意见或质疑而产生的争议与分歧,在司法实践中似乎变的更佳愈演愈烈!

八、医疗事故等级

原《医疗事故处理条例》根据对患者人身造成的损害程度,医疗事故分为四级。新《医疗纠纷预防和处理条例》,取消了医疗事故分级。规定医学会或者司法鉴定机构接受委托从事医疗损害鉴定,医疗损害鉴定的具体管理办法由国务院卫生、司法行政部门共同制定(如下表5-3、5-4)。

表5-3 医疗损害赔偿项目

损害原因与后果		赔偿项目
医疗损害	一般损害	① 一般费用:医疗费;误工费;护理费;交通费;住宿费;住院伙食补助费;营养费; ② 必要的精神损害赔偿费; ③ 总额=(①+②)×责任程度
	致残	① 一般费用:医疗费;误工费;护理费;交通费;住宿费;住院伙食补助费;营养费; ② 必要的精神损害赔偿费; ③ 残疾相关费用:残疾赔偿金;残疾辅助器具费;被抚养人生活费;超过给付年限仍需护理的处理费等; ④ 总额=(①+②+③)×责任程度
	致死	① 一般费用:医疗费;误工费;护理费;交通费;住宿费;住院伙食补助费;营养费; ② 必要的精神损害赔偿费; ③ 死亡相关费用:丧葬费;死亡赔偿金;被抚养人生活费等; ④ 总额=(①+②+③)×责任程度

注:本表可根据实际情况进行适当调整,责任程度参见上述表5-2(以上列举内容,仅供参考)。

表5-4 医疗人身侵权损害赔偿的具体赔偿范围计算及参考标准

编号	项目		参考范围	2015年标准	2016年标准	2017年标准	……	医责险赔偿范围
1	精神损害赔偿		按照法院判决或仲裁院裁决					√
2	医疗费		按照《最高人民法院或仲裁院关于审理人身损害赔偿案件适用法律若干问题的解释》规定计算					√
3	误工费		事故发生地职工年平均工资(高收入者限制在平均工资的3倍)	5 451元/月	5 939元/月	6 504元/月		√
4	护理费							√
5	交通费			市内11元/天	市内11元/天	市内11元/天		√
6	住院伙食补助费		上海市财政局出差补贴规定	20元/天	20元/天	20元/天		√
7	营养费		根据三期鉴定	20~40元/天	20~40元/天	20~40元/天		√
8	残疾赔偿金	城镇	受诉法院所在地职工可支配收入	47 710元/年	52 962元/年	57 692元/年		√
		郊区		21 192元/年	23 205元/年	25 520元/年		
9	残疾辅助器具费		按照《最高人民法院或仲裁院关于审理人身损害赔偿案件适用法律若干问题的解释》规定计算					√
10	丧葬费		事故发生地在职职工月平均工资*6倍	32 706元	35 634元	39 024元		√
11	被抚养人生活费		按照《最高人民法院或仲裁院关于审理人身损害赔偿案件适用法律若干问题的解释》规定计算					√
12	死亡赔偿金	城镇	受诉法院所在地职工可支配收入	47 710元/年	52 962元/年	57 692元/年		√
		郊区		21 192元/年	23 205元/年	25 520元/年		
13	住宿费		《最高人民法院或仲裁院关于审理人身损害赔偿案件适用法律若干问题的解释》未作规定。但医责险给于赔偿。					√
			上海市财政局出差补贴规定	60元/天	60元/天	60元/天		

(续表)

编号	项目		参考范围	2015年标准	2016年标准	2017年标准	……	医责险赔偿范围
14	超过给付年限仍需护理的处理	护理费	同上	5 451元/月	5 939元/月	6 504元/月	……	
		残疾辅助器具费		按照《最高人民法院或仲裁院关于审理人身损害赔偿案件适用法律若干问题的解释》规定计算				
		残疾赔偿金	城镇	47 710元/年	52 962元/年	57 692元/年	……	
			郊区	21 192元/年	23 205元/年	25 520元/年	……	
		按照《最高人民法院或仲裁院关于审理人身损害赔偿案件适用法律若干问题的解释》规定计算,但医责险不予赔付。						
15	患者亲属损失赔偿	误工费	同上	5 451元/月	5 939元/月	6 504元/月		
		交通费		市内11元/天	市内11元/天	市内11元/天		
		住宿费		60元/天	60元/天	60元/天		
		《最高人民法院或仲裁院关于审理人身损害赔偿案件适用法律若干问题的解释》未作规定。但医责险给予赔偿。						
16	后续治疗费用		按照《最高人民法院或仲裁院关于审理人身损害赔偿案件适用法律若干问题的解释》规定计算(可在治疗费中体现)。					√
17	鉴定费			3 500元	3 500元	3 500元	……	√
18	勘验费		如药检、尸检、医疗器械检测等,按规定缴费。					√
19	律师费		按照《律师服务收费管理办法》规定,(1) 不涉及财产关系的:10.0万元以下:3.0~10.0万元/件。(2) 若涉及财产权:①10.0万元以下:3.0~10.0万元/件。②10.1~100.0万元,2.5%。③100.1~500.0万元,1.5%。④500.1~1 000.0万元,1.0%。1 000.1~5 000.0万元,0.5%。5 000.1万元以上,0.25%。(3) 计时计费标准一般为200~1 000元/小时。					√
20	诉讼费		(1) 不涉及财产关系的非财产案件(如侵害姓名、名称、肖像、名誉、荣誉以及其他人格权案):① 一般情况,500元每件。② 小于5.0万元,不另行缴纳。③ 5.1~10.0万元,1%。④ 10.1万元以上,0.5%。⑤ 其他,50~100元。(2) 若涉及财产权:① 小于1.0万元,50元每件,无速算增加额。② 1.1~10.0万元,2.5% 200元。③ 10.1~20.0万元,2%+300元。④ 20.1~50.0万元,1.5%+1 300元。⑤ 50.1~100.0万元,1%+3 800元。⑥ 100.1~200.0万元,0.9%+4 800元。⑦ 200.1~500.0万元,0.8%+6 800元。⑧ 500.1~1 000.0万元,0.7%+11 800元。⑨ 1 000.1~2 000.0万元,0.6%+21 800元。⑩ 2 000.1万元以上,0.5%+41 800元。(3) 可不缴纳诉讼费:① 民事特别程序案件。② 裁定不予受理、驳回起诉、驳回上诉案件。③ 行政赔偿案件。④ 不服不予受理、驳回起诉和管辖异议裁定,提起上诉案件。(4) 行政诉讼:除商标、专利、海事行政案件为100元外,其他行政案件一般为50元每件。(5) 调解结案、当事人申请撤诉,适用于简易程序审理、反诉及有独立请求权的第三人提出与本案有关的诉讼请求,需合并审理的,都减半缴纳。(6) 提出管辖异议,异议不成立或申请公示催告,一般为100元每件。(7) 申请执行:① 没有执行金额,50.0~500.0元。② 1.0万元以下,50元每件。③ 1.1~50.0万元,1.5%-100元。④ 50.1~500.0万元,1%+2 400元。⑤ 500.1~1 000.0万元,0.5%+27 400元。⑥ 1 000.1万元以上,0.1%+67 400元。⑦ 未参加登记的权利人向人民法院提起诉讼的,应按照本项规定的标准缴纳申请费,不再缴纳案件受理费。(8) 申请保全:① 小于1 000.0元或不涉及财产数额,30元每件。② 1 000.1~10.0万元,1%+20元。③ 10.1~89.6万元,0.5%+520元。④ 89.6万元以上,5 000元。⑤ 申请支付令,对比财产案件受理费标准的1/3缴纳。⑥ 申请公示催告:100元。(9) 申请撤销仲裁决或认定仲裁协议效力:一般400元每件。(10) 对财产案件提起上诉的,按不服一审判决部分的上诉请求数额缴纳。(11) 需要缴纳案件受理费的再审案件,按不服原判决部分的再审请求数额缴纳。					√

注:1. 上述的赔偿标准仅适用于医疗人身侵权损害(发生地为上海),且仅作为医患纠纷自行协商处理时,计算赔偿数额的参考,每年赔偿标准都在变动,可关注庄璘(Zorin Nikolaj)的微信及其公众号的更新信息。2. "√"为医责险可以予以赔偿的项目。3. 本表可根据实际情况进行适当调整(以上列举内容,仅供参考)。

九、鉴定资料与鉴定陈述

病历资料、视听资料和电子数据作为主要鉴定资料[补充],已在前面章节《医患纠纷的处置之证据收集、认定和运用》中多处提到,现仍在此不厌其烦地阐述,可见其重要性。病历资料、视听资料和电子数据符合要求,直接影响医疗机构的医疗质量、服务质量和医务人员的诊疗护理用药水平,也间接反映出医务人员的责任心、工作作风和职业习惯,并与

《侵权责任法》的注意义务、行政诉讼的证据、刑事诉讼的证据、民事诉讼的证据、医务人员过错的证据以及医疗行为与损害结果之间关系的证据息息相关。因此,完善病历资料、视听资料和电子数据是医务人员的法定义务,也是真正能维护医务人员自身合法权益的有利保障。

(一)病历资料。虽然《侵权责任法》对病历资料给出了范围,具体包括:医疗机构保管的门诊病历、住院志、体温单、医嘱单、检验报告、医学影像检查资料、特殊检查(治疗)同意书、手术同意书、手术及麻醉记录、病理资料、护理记录、医疗费用、出院记录以及国务院卫生行政主管部门规定的其他病历资料。但是医务人员应明确病历作为鉴定诊疗护理用药行为规范最重要的证据之一,其是由三部分内容组成,即:门(急)诊病历、住院病历和病历质量分析三部分:

1. 门(急)诊病历。根据《病历书写基本规范》等有关规定的要求,门(急)诊病历分为病历首页(含手册封面)、病历记录、化验单(检验报告)、医学影像检查资料等。

(1) 门(急)诊病历首页的内容包含了患者姓名、性别、出生年月日、民族、婚姻状况、职业、工作单位、住址、药物过敏史等项目信息。门(急)诊手册封面的内容也包括了患者姓名、性别、年龄、工作单位或住址、药物过敏史等项目信息。

(2) 门(急)诊病历记录又分为初诊病历记录和复诊病历记录[解释2]。

2. 住院病历。住院病历的内容包括了住院病案首页、入院记录、病程记录、手术同意书、麻醉同意书、输血治疗知情同意书、特殊检查(特殊治疗)同意书、病危(重)通知书、医嘱单、辅助检查报告单、体温单、医学影像检查资料、病理资料等。患者有权复印或者复制其门诊病历、住院志、体温单、医嘱单、化验单(检验报告)、医学影像检查资料、特殊检查同意书、手术同意书、手术及麻醉记录单、病理资料、护理记录以及国务院卫生计生行政部门(现为卫生健康行政部门)规定的其他病历资料。

(1) 患者依照《病历书写基本规范》等有关规定的要求复印或者复制病历资料的,医疗机构应当提供复印或者复制服务并在复印或者复制的病历资料上加盖证明印记。复印或者复制病历资料时,应当有患方在场。而挂号单、交费单、出院证明等证据可以作为证明医患关系存在的直接证据,而检验单、检验报告、处方等也可以作为证明医患关系的证明。

(2) 出院病历按照《病历书写基本规范》等有关规定的要求进行排序,只是便于鉴定人查阅。住院病历首页→出院记录或死亡记录→入院记录→大病历→病程记录(死亡证明单粘于死亡病程记录的背面)→各类病情评估表、手术评估表→会诊记录→告知/委托书→手术/麻醉知情同意选择书→手术/麻醉记录→特殊治疗(检查)记录及知情同意选择书→其他知情同意选择书→一般检查报告粘贴单/特殊检查报告粘贴单/其他辅助检查报告单→医嘱单(病危通知单粘于第一张长期医嘱的背面)→体温单→护理记录→各类自查表→其他病历相关资料。

3. 病历质量分析。病历质量分析其实是对门(急)诊病历、住院病历进行质量分析后的一组证据信息。

(1) 病历质量分析,一方面包含对客观病历的书写要求和法律规范的遵守,如病历首页、病历记录、护理记录是否真实、完整、准确;病历中知情同意(选择)的告知是否到位;病历书写的医务人员执业资格或书写时限是否符合规定;单据的归档、记录的保管是否合法等。

(2) 病历质量分析,另一方面包括了主观病历的范围。医务人员可以根据《医疗机构管理规定》、《病历书写基本规范》、《中医病历书写基本规范》等法律法规中的有关规定,对病历书写不符合规范要求,尤其是不符合日常医政管理或评审要求的病历,及时进行修改、更正,以免病历记录应书写问题造成不必要的质证困难,而导致败诉。此外,鉴定中,对主观病历是否能真实反映诊疗护理用药思路以及思路是否存在过错或偏差的鉴定同样具有重要意义。

(二)视听资料与电子数据。民事诉讼中,视听资料与电子数据取证的方法与书证和物证收集、提交、交换、开示一样。因此,医务人员在提交鉴定资料时应牢牢把握两大原则,即:真实性原则与必要性原则。

1. 真实性原则。真实性原则主要表现在内容本身和制作过程的真实性与合法性上。内容本身和制作过程的真实性可参见前面章节《医患纠纷的处置之证据收集、认定和运用》,此不赘述。而合法性主要是指执法人员和律师在制作和取证视听资料与电子数据时必须遵守法律法规规定的范围、程序和方法,不得侵犯公民的合法权益,制作视听资料与电子数据应当事先征得他人同意,并制作书面笔录,记录该制作视听资料与电子数据的原因、时间、地点和见证人。调取视听资料和电子数据需要取得有关单位或个人的同意,并办理交接手续。除此以外,还可以申请法院调查取证。需要注意的是,对于医务人员个人秘密录音录像所制作的视听资料与电子数据,还是执法人员和律师擅自对他人的谈话进行秘密录音录像,都是侵犯公民的言论自由和人身自由的违法行为,这样的做法应严格禁止。但出于与"医闹"作斗争的需要,属于自我保护与与违法犯罪行为作斗争的一种手段,具有正当性,经查证属实也可以作为证据使用,这是例外。

2. 必要性原则。只有在通过其他手段不足以查明或证明案件事实的基础上,才会考虑制作视听资料与电子数据,并以与本案有关联为前提。在司法实践中,患方收集视听资料与电子数据的机会较少,反而是医方经常以录音录像作

为证据提交法庭,在取证过程中,医务人员应注意以下问题:

(1) 根据《最高人民法院关于民事诉讼证据的若干规定》(以下简称《民诉证据规定》)的有关规定,存有疑点的视听资料不能单独作为认定案件事实的依据。

(2) 根据《民诉证据规定》的有关要求,以侵害他人合法权益或者违反法律禁止性规定的方法取得的证据,不能作为认定案件事实的依据。对此,医务人员应特别注意,侵害他人生命健康权和财产权的行为应当避免。因为这样的取证不但没有证据的效力,而且会引发一系列的法律责任问题。

(3) 合法性问题。如果对方当事人不同意采取录音录像拍照等方式取证,或事先没有告知对方当事人,没有取得对方同意而采取的偷拍偷录等方式的取证,应当保证该视听资料与电子数据是用于合法、不侵犯他人合法权益、不违背法律禁止性的规定而取得的证据,这需要医务人员通过其他证据来佐证。

(4) 手机号码、短信、微信、电子邮件、网页等数据应将信息内容、收发件人、收发时间、保存位置、IP地址、互联网账号、密码、用户名等信息以书面的形式进行摘录或通过摄像、下载等形式进行固定证据,并进行鉴定、向电信运营商作调查、当庭演示、公证等,经上述证据补强、出示也同样具有较强的证明力。

(三) 鉴定陈述的主要内容。医患双方封存病历及相关资料、申请医疗损害鉴定后,医疗机构可以向鉴定机构提交书面陈述意见,该陈述意见主要包括以下内容:

1. 当事人的身份、医疗机构的资质和性质、联系方式等。
2. 对争议焦点的阐述和理解。
3. 争议焦点的事实依据。
4. 阐明医疗机构是否存在的过错、过错与损害结果是否存在的因果关系、医疗过错在损害结果中的参与度等。

当事人的书面陈述意见是鉴定人在鉴定前或听证会后,全面了解和知悉当事人申请鉴定意图或目的的重要书面材料,对鉴定人了解医疗损害事件的初步印象具有重要意义,甚至对鉴定结论具有一定的影响,故书面陈述意见是一份非常重要的鉴定文书。医疗机构在撰写该陈述意见时,应当从医疗和法律两个方面的内容进行分析,要求抓住主要问题,做专业阐述,行文应简明扼要,以既能充分表达医疗机构的观点,又能起到影响鉴定人主观判断的效果与目的(可参见后面章节《医患纠纷的相关文件与记录》)。

十、法定鉴定的程序及相关记录

(一) 申请鉴定

医患双方封存病历及相关资料后,鉴定申请的提出一般是由医患双方当事人共同委托、由卫生计生行政部门(现为卫生健康行政部门)、医患纠纷人民调解委员会法院及仲裁机构移交或委托医疗损害鉴定机构(例如,医学会)等鉴定组织机构进行鉴定。

(二) 准备及提交鉴定材料

鉴定材料的提交应符合证据的收集、认定和运用的要求,除本文上述内容外,可参见前面章节《医患纠纷的处置之证据收集、认定和运用》,此不赘述。

(三) 抽取鉴定专家

1. 医疗损害鉴定机构(例如,医学会)等鉴定组织机构通知医患双方当事人,在指定的时间和地点,从专家库相关学科专业组中随机抽取鉴定人,并在抽取鉴定人前将专家库相关学科专业组中的专家姓名、专业技术职称、工作单位告知医患双方。

2. 医疗损害鉴定机构(例如,医学会)等鉴定组织机构对医患双方准备抽取的鉴定人进行编号,并主持医患双方随机抽取相同数量的鉴定人编号,最后一个鉴定人由医疗损害鉴定机构(例如,医学会)等鉴定组织机构随机抽取。

3. 医患双方还应按照鉴定规则各自随机抽取若干鉴定人作为候补。

4. 涉及死因、伤残等级的鉴定,应当按照鉴定的有关规定由医患双方各自随机抽取法医若干进行鉴定。

(四) 听证会

1. 根据《医疗纠纷预防和处理条例》等有关法律法规的规定,医疗损害鉴定机构(例如,医学会)等鉴定组织机构应当在医疗损害鉴定前,将鉴定的时间、地点、要求等书面通知医患双方。医患双方当事人应当按照通知的时间、地点、要求参加鉴定。

2. 参加鉴定的医患双方,任何一方无故缺席、自行退席、拒绝参加鉴定的,不影响鉴定的进程。

3. 参加鉴定的医患双方,每一方人数一般不应超过3人。一般为当事医务人员、医方的委托人和医疗专家。

4. 医方可以邀请医疗专家参与医疗损害鉴定机构(例如,医学会)组织的鉴定活动,这样不仅有利于医方与鉴定人之间的沟通,也有利于在鉴定人提出问题后能很好地予以回答和补充。

5. 医患双方陈述与答辩。

6. 鉴定人审查与调查是鉴定人履行鉴定职责的体现。鉴定专家组对医患双方提交的鉴定材料的真实性、完整性、关联性、合法性进行检查与核对,并对在鉴定过程中就有关的问题向医患双方进行询问、了解。这不仅可以帮助鉴定人全面、细致的查清医患双方纠纷的焦点、医患双方各自的想法和理由,也可以对那些静态的鉴定证据、医患双方的陈述及答辩进行核实,并予以印证,从而有利于专家鉴定组得出鉴定结论。

(五) 出具鉴定意见书

专家鉴定组在事实清楚、证据确实充分的基础上,综合分析患者疾病状况,作出鉴定结论,并由鉴定负责人制作鉴定意见书。鉴定结论应以专家鉴定组成员过半数通过的鉴定意见为准,鉴定过程应如实记载,其中有鉴定人的不同意见多数人意见的应记录在案。鉴定结论应明确且无歧义。

(六) 补充鉴定或重新鉴定或复核鉴定

医患双方中任何一方当事人不服鉴定结论的,可以按照有关规定申请补充鉴定或重新鉴定或复核鉴定。

(七) 出具补充或重新鉴定意见书

补充鉴定或重新鉴定的程序基本与首次鉴定的过程相似,申请补充鉴定或重新鉴定→准备及提交鉴定材料→(抽取鉴定专家/通知开听证会)听证会→审查与调查后出具鉴定意见书。只是如果没有新证据则首次鉴定中已经提交的证据可以不再提交。

(八) 专家鉴定成员的回避

以下3种情况,专家应当回避,也可以口头或书面的方式申请回避。

(1) 专家成员是医疗纠纷的当事人或者当事人的近亲属。

(2) 与医疗纠纷有利害关系。

(3) 与医疗纠纷当事人有其他关系,可能影响医疗纠纷公正处理。

此3种情况是为了保障鉴定结果的科学、客观,保证鉴定的严肃性和权威性,所以应该回避。至于与医疗纠纷当事人有其他关系,可能影响公正鉴定的,这需根据具体情况具体判断决定。回避申请一般由一方当事人提出,鉴定人也可主动请求回避。

(九) 法定鉴定的相关记录

应用举例1:医疗损害鉴定申请书(模板)

应用举例2:再次(重新)鉴定申请书(模板)

应用举例3:医疗损害鉴定关于患者×××就×××医疗纠纷的书面答辩(模板)

上述记录可参见后面章节《医患纠纷的相关文件与记录》。

十一、尸体检验的主要法律法规与程序

(一)《医疗纠纷预防和处理条例》

1. 患者死亡,医患双方当事人不能确定死因或者对死因有异议的,应当在患者死亡后48小时内进行尸检;具备遗体冻存条件的,可以延长至7日。冻存条件是指能够持续低温冷冻保存,保持温度一般控制在零下20摄氏度至零下18摄氏度之间。如果死者生前患有感染性疾病或者生前做了开颅、开胸、开腹等手术,应在尸体整容后再进行冷冻保存。对于毒物的尸检检测,由于在低温下毒物或病毒一般都会被冰封,所以即便超过7天,只要尸体冷冻保存完好,仍可以进行尸检,但建议最长不要超过20天。

2. 医疗机构应当及时告知死者近亲属尸检的相关规定和程序(可参见前面章节《强化医疗风险告知》,此不赘述),并经死者近亲属同意、签字确认,无正当理由拒绝签字的,视为死者近亲属不同意进行尸检。患者在医疗机构内死亡的,遗体应当立即移放太平间,存留太平间的时间不超过48小时。医疗机构没有太平间的,遗体应当立即移放指定场所(指定场所指殡仪馆)。对违反规定逾期不处理的遗体,由医疗机构在向所在地县级人民政府卫生主管部门和公安机关报告后,由医疗机构按照规定进行处理。这条规定解决了医疗行为过程中死者家属既不同意尸检,也不在"拒绝尸检同意书"上签字的难题。

3. 在医疗实践过程中,对于无死因争议的医患纠纷,死者家属处理尸体不及时或逾期不处理尸体,医疗机构应以书面形式上报医疗机构所在地的县级人民政府卫生主管部门和公安机关报告的同时,致电或书面告知死者家属要求其家属及时处理尸体。医疗机构书面告知死者家属的函,须说明逾期不处理尸体的相关规定、对医疗机构的影响以及利害关系、建议死者家属在一定的时间内尽快处理等。若死者家属在规定的期限内仍然不及时处理尸体,医疗机构有权在

医疗机构所在地的县级人民政府卫生主管门和公安机关报告后,由医疗机构按照规定进行处理,或向法院提出诉讼,请求处理或判决死者家属排除妨碍、赔偿损失。医疗机构按照法律法规的规定处理了尸体,涉及的费用应由死者家属承担。

4. 尸检应当由按照国家有关规定取得相应资格的机构和病理解剖专业技术人员进行。承担尸检任务的机构和病理解剖专业技术人员有进行尸检的义务。医患纠纷两方当事人可以请法医病理学人员参加尸检,也可以委托代表观察尸检过程。拒绝或拖延尸检,超过规定时间,影响对死因判断的,由拒绝或拖延的一方承担责任。需要注意的是,观察尸检过程必须遵守尸检单位的有关规定,应以科学、冷静的态度观察,不得干扰尸检工作的正常进行,不得拍照及摄像。而承担尸检任务的机构应当严格遵守尸体检验工作的有关规定,认真执行尸检操作规程,科学、公正地填写尸检报告书,报告书应客观阐述解剖过程及病理所见,由参加尸检的主检人员填写并盖尸检单位公章。尸检报告一般要在20～30个工作日内做出,并送交委托尸检的医疗机构或个人。尸检费通常由申请方承担。

(二)《尸体解剖规则》

1. 普通解剖:限于医药院校和其他有关教学、科研单位的人体学科在教学和科学研究时施行。下列尸体可收集作普通解剖之用:

(1) 死者生前有医嘱或家属自愿供解剖者。

(2) 无主认领的尸体。

2. 病理解剖:限于教学、医疗、医学科学研究和医疗预防机构的病理科(室)施行。凡符合下列条件之一者应进行病理解剖:

(1) 死因不清楚者。

(2) 有科学研究价值者。

(3) 死者生前有医嘱或家属愿供解剖者。

(4) 疑似职业中毒、烈性传染病或集体中毒死亡者。

上述(1)、(2)项的尸体,一般应先取得家属或单位负责人的同意。但对享受国家公费医疗或劳保医疗并在国家医疗卫生机构住院病死者,医疗卫生机构认为有必要明确死因和诊断的,原则上应当进行病理解剖,各有关单位应积极协助医疗卫生机构做好家属工作。

3. 法医解剖:限于各级人民法院、人民检察院、公安局以及医学院校附设的法医科(室)施行。凡符合下列条件之一者应进行法医解剖:

(1) 涉及刑事案,必须经过尸体解剖始能判明死因的尸体和无名尸体需查明死因及性质者。

(2) 急死或突然死亡,有他杀或自杀嫌疑者。

(3) 因工、农业中毒或烈性传染病死亡涉及法律问题的尸体。

4. 凡病理解剖或法医解剖的尸体,可以留取部分组织或器官作为诊断及研究之用。但应以尽量保持外形完整为原则。如有损坏外形的必要时,应征得家属或死者生前所在单位的同意。

(三)尸体检验的程序及相关记录

在发生死亡的医患纠纷中,依法及时进行尸体检验对医患纠纷事件的处理起着至关重要的作用。尸体检验是病理学中重要而基本的研究手段,是临床诊断的验证,也是处理医患纠纷的一项重要的基础性工作。对维护医患双方的合法权益,保持社会稳定,起着极为重要的作用。因此,医方在收集尸体检验的证据过程中,不但要了解和知悉尸体检验的相关法律规定和程序,而且应熟悉尸体检验的相关告知内容,可参见前面章节《强化医疗风险告知》,此不赘述。

1. 尸检程序。尸体检验的程序主要由委托程序和解剖程序两部分构成:

(1) 委托程序。尸体检验机构通常是接到医患双方当事人委托尸检的书面申请之后才会进行尸体解剖。在医患纠纷中,可以由死者监护人或代理人单方委托,也可以由医患双方共同委托。委托方无论单方还是双方共同委托均需要出具《尸体检验申请书》、《尸体检验申请委托书》、死亡证明、委托人身份证明、死者的病历资料等,并按照国家物价标准缴纳一定的费用。每个地区都有统一的尸体检验申请书格式,一般一式三联,一联交由医疗机构备案,一联交死者监护人或代理人,还有一联送存尸体检验机构。如医患双方邀请法医、病理学专业人员或委托他人参加尸检过程,必须填写《尸体检验申请书》和《尸体检验申请委托书》。对于医疗机构而言,还应该另附上临床病史摘要,其资料来源于死者病历中摘取的相关检查、诊断、治疗的情况。因此,认真书写病历自始至终都是非常重要的。至于死者监护人或代理人拒绝或放弃尸体检验申请,又不愿意在该文件上签字的情况,医务人员应在《尸体检验申请书》的备注中具体说明,并归档入病历。

(2) 解剖程序。解剖程序一般分为尸体剖验、法医病理学检查和法医毒物、药物检查三个部分。其中,在尸体剖验阶段,医患双方均可派委托人到场观察,经尸体剖验后提取的检材(组织腊块、切片等)还应保留相当时间以备复查。经过上述过程之后,尸体检验机构应当出具病理解剖报告。

2. 死因争议报告。死因争议报告是处理死因争议的医疗机构在处理死亡争议事件过程中,对存在较大死因争议或患方对诊疗护理用药行为存在很大意见,并以此引发较大的医疗不良安全事件的汇报材料。处理死因争议的医疗机构基于报告原则,向医疗机构所在地的县级以上卫生计生行政部门(现为卫生健康行政部门)报告。报告内容包括:标题、编号、受报告部门或领导、正文、报告人、日期。其中正文包括:死者病情变化特点、临床诊疗护理用药经过、死亡原因、专家分析意见、诊疗护理用药过程中可能存在的问题、患方的争议焦点、患方对诊疗护理用药过程的意见等进行解释和说明,并提出解决措施及建议(可参见前面章节《医患纠纷的处置之上报》,此不赘述)。

3. 尸体检验的相关记录。尸体检验的相关记录可参见后面章节《医患纠纷的相关文件与记录》。

应用举例1:尸体检验知情同意书或尸体检验申请书(模板)

应用举例2:尸体检验申请委托书(模板)

应用举例3:(致有关部门)医疗机构处理逾期存放尸体的请示(模板)

应用举例4:(致死者家属)医疗机构处理逾期存放尸体的函(模板)

应用举例5:死者家属不同意尸体检验说明(模板)

应用举例6:患者死亡通知书

十二、三期鉴定

三期鉴定是指误工期限、护理期限、营养期限的医疗鉴定。目前,我国尚无统一的人身损害赔偿"三期"鉴定标准,一直以来是参照司法部下属司法鉴定科学技术研究所制定的《人体损伤医疗时限参考意见》、中华人民共和国公共安全行业标准GA/T521—2004《人身损害受伤人员误工损伤日评定准则》以及其他诸多单位、部门制定的有关规章。三期鉴定不能脱离医疗损害鉴定或医疗事故技术鉴定单独进行,换言之,在没有进行医疗损害鉴定或医疗事故技术鉴定的前提下,是不能进行三期鉴定的。三期鉴定在医患纠纷实践过程中,医疗机构及其医务人员只要了解一些三期鉴定的原则和注意事项即可:

(一)休息期限

休息期限是指人体损伤后,不能参加正常工作或劳动的时间。常参照医疗时限(受损机体组织经治疗达到临床治愈或者体征固定所需的时间)和功能恢复锻炼时间来确定。

(二)护理期限

护理期限指人体损伤后,生活不能自理[解释3]而需要他人帮助设置陪护人的时限(住院期间是否需要护理可根据诊治的医院意见来确定,出院后或者虽未住院,但生活不能自理需设专人陪护也可以计算期限)。护理期限应计算至受害人恢复生活自理能力时止。受害人定残后的护理应当根据其护理依赖程度并结合配制残疾辅助器具的情况确定护理级别。因残疾不能恢复生活自理能力的,可根据其年龄、健康状况等因素确定合理的护理期限,但最长不超过20年[1]。

(三)营养期限

营养期限是指人体损伤后发生代谢改变(增高或者营养储备明显消耗或者摄入、吸收、利用不足),日常饮食不能满足受损伤机体对热能和各种营养素的需求,必须从其他食品中获得营养素的时限。当伤情趋于稳定,上述情况得到纠正或改善,可以终止补充营养。通常情况下,一般性损伤的治疗,不需要补充营养[2]。

(四)其他

三期鉴定除上述三点外,还包括:后期治疗的鉴定;假体装置、移植物、人工组织器官等损坏的鉴定和多发性、复合性损伤的鉴定。

1. 后期治疗的鉴定。后期治疗是指人体损伤经治疗后体征固定,但遗留组织、器官功能障碍等,需要依赖补救性的医疗措施。一般限于能明显恢复生理功能或明显改善生活质量的方法。常见的损伤后期治疗有:损伤后需要植皮或肌腱、血管、神经损伤需二期修复以恢复肢体运动功能;生理管口狭窄需行扩张手术;损伤致使显著影响容貌,需要整容等等[3]。

2. 假体装置、移植物、人工组织器官等损坏的鉴定。从法理角度言,人体中这些假体装置、移植物、人工组织器官等,同样具有受法律保护的人身权属性,因此,由于不法侵害造成患者人体中假体装置、移植物、人工组织器官等损坏的,应承担赔偿责任并给予再次移植或置换,故也有三期鉴定的必要性[4]。

3. 多发性、复合性损伤的鉴定。多发性、复合性损伤不能简单采用多处损伤累加的方法,而是以医疗时限最长的一处伤情为基础,然后再依据多处损伤的情况、结合临床诊疗护理用药情况等全面地进行分析与评价。对于损伤与既往伤共存导致损害后果的,应结合上述规则分析损伤在导致现存损害后果中的作用,来确定责任程度和赔偿比例。

表 5-5 现在的三期鉴定与理想的三期鉴定责任程度与赔偿百分比对比

三期鉴定(现在)		三期鉴定(理想)	
责任程度	赔偿百分比	责任程度	赔偿百分比
完全责任	96%~100%	绝对完全责任	100%
		相对完全责任	91%~99%
主要责任	56%~95%(一般70%~80%)	主要责任	51%~90%(一般70%~80%)
对等责任	45%~50%(一般50%)	对等责任	50%
次要责任	16%~44%(一般30%)	次要责任	21%~49%(一般30%~40%)
轻微责任	5%~15%(一般10%)	轻微责任	10%~20%(一般15%)
无责任	相对无责任 1%~4%	无责任	相对无责任 1%~9%
	绝对无责任 0		绝对无责任 0

总而言之，每一种损伤有其各自的发生、发展、演变、治疗及康复的特点，所以在进行鉴定时，无论是因后期治疗、个体差异、治疗条件和水平差异，还是其他因素，三期鉴定应以损害实际临床治愈或体征固定所需时间为标准(鉴定最佳的时间也应为：医疗终结后进行)，并注意不同损伤的发生机制、治疗与预后演变的规律，牢固结合当前医疗科学发展的状况，依据循症医学进行综合评判。

George P.Rodriguez：庄璘(Zorin Nikolaj)一直担心法律法规所带给医疗鉴定的变化，其实一切都在变化中，不变的只是变化本身。但这并没有什么可以值得担心的，因为无论法律法规如何改变，正确的临床诊疗护理用药思维方式与程序，始终都是沿着一般医学经验过程、推理过程、检验过程的轨迹在不断地前行。医疗鉴定的本质只是对一种具体疾病的诊疗护理用药思维进行了一次验证而已。对每一种具体疾病来说，诊疗护理用药思维程序不应该是固定不变的，但是就目前为止，还没有第二种公认的诊疗护理用药程序在临床上使用，所以我们只要拿来验证就可以了。即：只要诊疗护理用药的步骤与逻辑的诊疗护理用药思维是正确的，那么，就是符合诊疗护理用药规范与常规的。当然，思维本身就是抽象的，医务人员利用基础医学和临床医疗知识对医患纠纷的相关资料进行综合分析来判断推理，从错综复杂的线索中找出主要问题，通过已知前提推出正确诊疗护理用药思维程序所应该得到的结论，并与医疗纠纷案例中产生的结论进行对比，从而判断是否存在医疗侵权行为、有无医疗损害后果、医疗行为与损害后果之间有无因果关系、有无医疗过错。至于法律法规如何修改，那只是游戏规则制定者的事，而我们应该知道的是思维方式，只有你们懂得医疗鉴定的思维方式，即便欧美法系变为大陆法系，你们仍能通过现有的资料来判断医疗过错的有无，对此我深信不疑。因为事实已经证明了50%以上的病例能从病史得出诊断和诊疗护理用药的线索。这里说一下医疗鉴定的思维方式：

除了一些简单病症或急危重症患者需要抢救外，大多数疾病的诊疗护理用药思维程序都是一样的，首先是从解剖、生理和病理的角度进行鉴别诊断(即：结构有无异常、功能有无改变、有无病理变化和发病机制的可能)。然后，考虑几个可能致病的原因和病情的轻重(不要放过严重的情况)。接下来是提出1~2个特殊的假说。此时，通过病历资料的收集，来判断该医患纠纷的责任人是不是与鉴定人的诊疗护理用药思维程序相一致，如果一致，再继续下一步。如果不一致，是哪里出了问题？有无过错？医疗行为与患者损害后果之间有无因果关系？

如果该医患纠纷的责任人与鉴定人的诊疗护理用药思维程序相一致，那么，该责任人是如何检验假说的真伪的？权衡支持不支持的体征？在寻找特殊症状组合时，是如何进行鉴别诊断的？如果鉴别诊断正确，可以继续下一步。如果不正确，是哪里出了问题？有无过错？医疗行为与患者损害后果之间有无因果关系？

如果鉴别诊断正确，那就缩小了诊断的范围，但对于鉴定人而言，却要根据相关材料考虑诊断的最大可能性，从而再提出进一步检查与处理措施，然后就是重复1、2、3……1、2、3……最终鉴定人会从寻找到的问题里分析或推测出原因，并与其他鉴定人一同讨论，以此来综合评判该医疗安全不良事件是什么原因导致患者损害？有无过错？医疗行为与患者损害后果之间有无因果关系？责任程度与比例？……

例如，一个胃痛多年的患者在一所知名的医疗机构多次就诊，医师在3个月的时间里稀里糊涂地让患者接受了结肠镜、胃镜、胃肠钡剂造影、CT等多种检查，诊断仅提示：急性单纯性胃炎、十二指肠球部溃疡、慢行浅表性胃炎等病变。直到第4个月患者自述自己右上腹摸到肿块后，医师才恍然大悟般地进行腹部检查，最后确诊为：胃癌晚期伴广泛转移。后患者以医师不负责任、延误治疗为由,将医疗机构及其医务人员告上法庭。纽约某知名大学鉴定中心对该医疗案件进行了鉴定,在法庭质证时,鉴定人总结了鉴定中心的意见后出庭接受了询问,并答道:"患者多次主诉'胃痛',接下来应该是确定体检内容、范围与部位,再确立诊断假设可能,然后才是选择某项或某几项特殊检查,以验证诊断假设的正确性。可是该案件的主治医师由于对疾病所处的部位、性质都未能正确把握,其所开的检查必然缺乏针对性,故构成误诊,存在过失。"

需要注意的是:医务人员在诊疗护理用药行为过程中,资料收集不全,可能会造成误诊。临床资料收集全面,而分析评价不正确也会导致误诊。据统计显示,误诊发生的最主要原因是医师临床思维方式的偏差。就医疗鉴定而言,鉴定人对病历资料进行审查与分析,实际上是通过大病历在推理该医师诊断疾病的思路,并通过对医师的病史询问,逐步弄清问题、发现问题,因此,无论在什么国家听证会是必不可少的过程。由此可见,医师不仅要关注问诊、查体、检验、特殊检查与治疗等资料的整体临床表现,更重要的还是要关注病史(包括:病因、病征、病程和病情内容)的内容,并从单项症状开始,慢慢联系病理生理机制,区别主要临床表现和次要临床表现,组成高一层次的症状组合,反反复复、循序渐进,从而减少误诊的发生。资料的收集不仅仅是简单的操作技能,写大病历也并不是例行公事,而是学习和规范诊疗护理用药的思路和如何寻找可能遗漏的主要临床表现,其实这比什么都重要。此外,世界各国在诊断方法上目前仍坚持使用疾病分类标准,这种分类标准比较适用于对某个具体疾病的诊断,具有一定的特异性。但医疗鉴定大多数是普遍性的、非特异性的,所以,通过结合分类树的方法可有效补充分类标准的不足,从而提升诊断的准确性,可有效减少误诊的发生率。

也许大家都注意到了,医疗鉴定的思维方式与临床诊疗的思维方式是一致的、同步的。是的,医疗鉴定与诊疗护理用药一样也是决策行为,医疗鉴定的依据除法律法规、部门规章外,更多的是诊疗护理用药规范与常规。这些可以被称为"铁律"的材料也不是凭空想象出来的,而是依据 EBM(循证医学)、临床指南与医疗规范。虽然 EBM 源于设计合理、方法严谨的多中心大样本 RCT(随机对照试验)及系统评价(包括从全世界资料库中筛选整理的小样本 RCT 进行的 Meta 分析与系统评价数据)。这些被国际公认的大样本 RCT 及其系统评价结果是证明某些诊疗法有效性和安全性最可靠的依据,也是金标准。但是,EBM 若抛开临床指南与医疗规范,过分强调个体化患者的疗效,只会造成混乱,医疗鉴定也是如此。鉴定人循证鉴定最方便的途径是参照临床指南的建议,并结合该案件患者的具体病情做出临床决策,然后与该责任医师的诊疗思路进行比较(责任人有可能是某个领域的专家),循证的医学证据与经验相结合后提出的鉴定意见是很有价值的,它经得起权威专家的推敲,观点也相对可靠,医疗鉴定的权威性也能因此得到有效的保障。

庄璘(Zorin Nikolaj):无论是参加医学会鉴定,还是司法鉴定都应注意下列事项:

(一)医疗机构及其医务人员应在鉴定前做好准备,除详细了解事情发展全过程、鉴定材料与书面陈述及答辩一一对应外,对鉴定材料的真实性、完整性、关联性、合法性也应该进行检查与核对,尤其是一些具体的细节(医患双方纠纷的焦点、想法和理由),若过程中出现可疑的情况,可以同时申请文书鉴定、拆封鉴定、药物质量检测、医疗器械质量检测等鉴定。此外,证据目录应当根据事情的发展过程进行有序编排,不但需要知道哪些是医方需要质证的材料,哪些是患方需要质证的材料,而且,要尽可能引领鉴定人去建立一个与医方一致的鉴定与判断思路。

(二)在抽取鉴定专家前,应根据医疗机构对该医疗不良安全争议事件的判断,向鉴定机构提出抽取相关学科专业组专家的请求,并通过专业的解释尽可能说服患方与鉴定机构。

(三)在鉴定时应保持低姿态,充分展示弱者地位,以获得鉴定专家的行业同情、认同和支持。

(四)陈述应当针对重点展开,对陈述的内容应当以原始病历记载的内容、医疗法律法规、医学权威专著作为依据。

(五)鉴定人一般在鉴定前已经对医方的诊疗护理用药过程、方案等进行了审查,并对医方提供的鉴定材料的全面性有了一定判断。在此基础上,针对鉴定人的提问,回答应当恰当而专业,尤其应当实事求是,对不知道的问题不要强词夺理,以充分尊重鉴定人为最重要原则。

(六)特别需要注意鉴定的核心内容的体现:

1. 有没有损害事实。如果有损害事实,医方应从人身和财产损害是否客观存在,是否能够通过被感知或者借助科学技术的方法被确定入手进行说明。

2. 损害事实是不是医方造成的。

3. 医方提供医疗服务是不是导致患者发生人身和财产损害的主要原因。

4. 损害事实与医方有没有因果关系,是不是在本医疗机构发生的,是不是涉及其他医疗机构或个人。

5. 患方对损害事实有没有过错,需不需要承担责任、需要承担什么责任等。

(七)任何一方当事人无故缺席、自行退席或拒绝参加鉴定的,不影响鉴定的进行。当事人要求参与医疗鉴定是当事人的权利,当事人可以自主决定是否参加鉴定,所以双方当事人参加鉴定并不是医疗鉴定的必备条件。

(八)专家鉴定组成员因回避或因其他原因无法参加医疗鉴定时,鉴定机构应当通知相关学科专业组候补成员参加医疗鉴定。专家鉴定组成员因不可抗力因素未能及时告知鉴定机构不能参加鉴定或虽告知但鉴定机构仍无法按规定组成专家鉴定组的,医疗鉴定可以延期进行。

(九)鉴定机构依照法律规定对鉴定资料的保存期限一般不少于20年。

Andreas Heinz:我关注到中国医师(陈晓红等30多位有经验的医师)曾经对1990~1999年发表在200多种医学期刊上的,关于误诊病例中的误诊原因进行过Meta分析。随即我也在2001~2010年根据其方法也对北欧四国(即:丹麦、瑞典、挪威、芬兰)发生的误诊原因进行了统计与分析,数据显示:

(一)北欧四国发生的误诊原因主要为:医师过分依赖或迷信辅助检查;医师经验不足,缺乏对该病的认识;医师诊断思维方法有误;医师未选择特异性检查项目;误诊的病例多种疾病存在,但遗漏主要疾病和临床表现。

(二)与中国医师(陈晓红等30多位有经验的医师)的研究结论相比,除医师问诊及体检不细致外,发生的误诊的主要原因基本相同。

(三)医师诊断思维方法有误引发的误诊问题在当今的医疗鉴定中变得越来越突出。2011~2012年再次针对北欧四国医师诊断思维方法有误引发的误诊问题进行调查研究显示,在这两年里,因医师诊断思维方法有误引发误诊的问题还在继续的上升,甚至占到了误诊原因的20%以上。

综合看待医疗鉴定的思维方式应该就像George P.Rodriguez说的那样。但是由于临床思维没有固定的模式,致使对临床思维原因所致的误诊认识不足。因此,在医疗鉴定的听证会上,责任医师如果不能应用逻辑思维的形式和规则来阐述自己诊疗思维过程的逻辑结构,也不能用医疗专业的特长去混淆事实上的因果关系与法律上的因果关系(例如,患者是由于自身疾病而死亡,而不是因为自身疾病难以治疗而死亡),就很容易被鉴定人发现诊疗过程中存在诊断失误的思维路径,从而被认定存在医疗过失。

表5-6 2001~2010年北欧四国误诊原因统计

误诊原因	丹麦	瑞典	挪威	芬兰	陈晓红等30多位医师的数据
医师经验不足,缺乏对该病的认识	(281)18.77%	(233)16.87%	(126)21.25%	(75)21.01%	25.00%
医师问诊及体检不细致	(75)5.01%	(59)4.27%	(28)4.72%	(15)4.20%	16.00%
医师未选择特异性检查项目	(122)8.15%	(91)6.59%	(35)5.90%	(9)2.52%	17.00%
医师过分依赖或迷信辅助检查	(306)20.44%	(282)20.42%	(161)27.15%	(88)24.65%	15.00%
误诊病例特异性症状体征	(98)6.55%	(63)4.56%	(30)5.06%	(10)2.80%	9.00%
医师诊断思维方法有误	(159)10.62%	(130)9.41%	(108)18.21%	(61)17.09%	5.00%
误诊病例属于罕见疾病或新病种	(34)2.27%	(41)2.97%	(11)1.85%	(6)1.68%	3.34%
误诊病例的并发症掩盖了原发病	(63)4.21%	(77)5.58%	(9)1.52%	(8)2.24%	2.90%
误诊病例以罕见的症状和体征发病	(58)3.87%	(29)2.10%	(5)0.84%	(5)1.40%	2.00%
患方(代)主诉病史不确切	(81)5.41%	(54)3.91%	(6)1.01%	(3)0.84%	1.00%
病理诊断错误	(42)2.81%	(51)3.69%	(2)0.34%	(1)0.28%	1.00%
病理组织取材不到位	(19)1.27%	(27)1.96%	(2)0.34%	(0)0%	1.00%
误诊的病例多种疾病存在,但遗漏主要疾病和临床表现	(70)4.68%	(99)7.17%	(21)3.54%	(22)6.16%	1.00%
医疗机构缺乏特异性检查设备	(11)0.73%	(20)1.45%	(9)1.52%	(6)1.68%	0.49%
医师对专家的权威过分盲从	(47)3.14%	(74)5.36%	(31)5.23%	(27)7.56%	0.10%
患者故意隐瞒病情	(25)1.67%	(42)3.04%	(8)1.34%	(18)5.04%	0.17%
其他	(6)0.40%	(9)0.65%	(1)0.17%	(3)0.84%	0.00%
总计	(1497)100%	(1381)100%	(593)100%	(357)100%	100%

注:数据来源于人工检索2001~2010年北欧四国发表在世界各大杂志期刊网站上的医疗误诊文献5 421份,其中入选的误诊病例总数3 828份,并通过FlexPro2015进行分析与统计,仅供参考。

长谷川一:医患纠纷是复杂的社会问题,让社会各方人员参与鉴定,其实,更有利于保持鉴定的公正性。在这一方面可以积极借鉴德国模式,即:对鉴定人进行 Grade Management(等级管理),将鉴定人的诚信度分成多个等级进行管理,以此来提高医疗鉴定的公信力。在医疗鉴定和诉讼过程中,可以借鉴美国的管理模式,增设专家辅助人制度。Expert Assistant(专家辅助人)是指具有医疗或医疗相关专业知识或经验的人员,根据当事人的委托并经法院准许,辅助当事人对案件事实所涉及的医疗问题进行说明或者发表医疗意见的人。专家辅助人参与鉴定或诉讼程序是受当事人的委托,但又不以当事人的名义进行民事活动,除对医疗问题发表专业意见以外,在鉴定或诉讼过程中无权对其他问题发表意见或看法。实施专家辅助人制度可以提高鉴定和质证的效果,在鉴定和质证程序中就形成了法官、鉴定人、专家辅助人三者相互制衡的结构,打破了原有法官与鉴定人之间的专业隔膜,从而保障了医疗鉴定结论的客观性和科学性,这对患者和医务人员来说都是非常有利的。

如果现有专家库的医疗水平仍不能满足鉴定的需要,鉴定机构应当向双方当事人说明,并经双方当事人同意,可以从本省、自治区、直辖市其他鉴定专家库中抽取相关科学专业组的专家参加专家鉴定组;本省、自治区、直辖市鉴定专家库成员不能满足鉴定工作需要时,也可以从其他省、自治区、直辖市鉴定专家库中抽取相关学科专业组的专家参加专家鉴定组。甚至在国外的筹备专家库中抽取专家,专家无法现场参加鉴定的,可以以函件、网络鉴定的形式提出鉴定意见。此外,还建议专家库的组成结构应由50%的医疗专业人士、10%的法医、10%的法律界人士、10%的医学伦理学家、10%的其他相关专业人士及10%的公众共同参与。同时,还应提倡鉴定人出庭质证、经培训考核上岗、人员审查结果向社会公示等措施来明确鉴定人相应的法律责任,并接受全社会的监督。

[解释1] 人民法院在审理医疗民事赔偿案件时,其实,本无义务去查明医疗机构是否真正构成医疗事故。患者及其家属以人身损害赔偿纠纷的案由起诉,是要求医疗机构承担医疗过错的侵权赔偿责任,而不是追究医疗事故行政责任或刑事责任。所以,患者及其家属可以在要求医疗机构承担医疗过错的侵权赔偿责任后,再要求有关部门追究医疗事故中医疗机构及其医务人员的行政责任或刑事责任,完全符合现行法律法规的规定。

[解释2] 初诊病历记录的内容包括了就诊时间、科别、主诉、现病史、既往史、阳性体征、必要的阴性体征和辅助检查结果,诊断及治疗意见和医师签名等。复诊病历记录的内容同样包括了就诊时间、科别、主诉、病史、必要的体格检查和辅助检查结果、诊断、治疗处理意见和医师签名等。急诊病历的就诊时间应根据《病历书写基本规范》、《中医病历书写基本规范》等法律法规的要求具体到分钟。门(急)诊病历记录应当由接诊医师在患者就诊时及时完成。

[解释3] 生活自理范围主要包括下列五项:(一)进食;(二)翻身;(三)大、小便;(四)穿衣、洗漱;(五)自我移动。又将护理依赖的程度分三级(一)完全护理依赖(指生活不能自理,上述五项均需护理者;(二)大部分护理依赖(指生活大部分不能自理,上述五项中三项需要护理者;(三)部分护理依赖(指生活部分不能自理,上述五项中一项需要护理者)。依据上述规则及受害人的损害程度、恢复状况等,确定是否需要专人护理,护理的期限及护理的人数。当生活自理能力恢复时,护理终止。

[补充] 医疗机构应提交的鉴定资料
(一)住院患者的病程记录、死亡病例讨论记录、疑难病例讨论记录、会诊意见、上级医师查房记录等病历资料原件。需要注意的是:在医疗机构建有病历档案的门诊、急诊患者,其病历资料由医疗机构提供;没有在医疗机构建立病历档案的,由患者提供。
(二)住院患者的住院志、体温单、医嘱单、化验单(检验报告)、医学影像检查资料、特殊检查同意书、手术同意书、手术及麻醉记录单、病理资料、护理记录等病历资料原件。
(三)抢救急危患者,在规定时间内补记的病历资料原件。
(四)封存保留的输液、注射用物品和血液、药物等实物,或者依法具有检验资格的检验机构对这些物品、实物作出的检验报告。
(五)医患双方应当依照法定鉴定的要求提交上述鉴定资料和与鉴定有关的其他资料。医疗机构无正当理由未依照规定的要求如实提供相关材料,而导致鉴定不能进行的,应当承担相应的责任。
(六)在委托鉴定前,人民法院应当组织当事人对鉴定材料进行质证。

[参考文献]
[1] 吴军,徐学仁,恽年蔓,等.人体损害赔偿准则(讨论稿)[附件三]人体损伤医疗时限参考意见法医学杂志赔偿医学增刊[J].1994,10:1-3,17-20.
[2] 李琳,吴军.人身损害赔偿"三期"鉴定的法医学鉴定.中国司法鉴定[J].2004,04:42-43.
[3] 人体损害暗偿办法(试行),2003年6月27日湖南省常德市中级人民法院审判委员会讨论意见稿.
[4] 吴军,邱胜冬.制定《人体损伤程度鉴定标准》势在必行.法医学杂志[J].2003,19(2):100-102、106.

From:2012年德国申校鉴定中心与青年法律学者国际研讨会会议论文节选:《浅谈中国医疗鉴定状况》(德语翻译稿),因内容结合了我国医疗行业特性,摘录法条较多,仅供参考。

33 非法定鉴定

实用性★★★☆☆　有益性★★★★☆

医患纠纷非法定鉴定

庄 璘[①]　聂 平[②]

① 上海市闵行区中医医院　上海　中国
② 上海市闵行区人民法院　上海　中国

根据《中华人民共和国民事诉讼法》的有关规定,当事人可以就查明事实的专门性问题向人民法院申请鉴定,当事人申请鉴定的,由双方当事人协商确定具备资格的鉴定人;协商不成的,由人民法院指定。当事人未申请鉴定,人民法院对专门性问题认为需要鉴定的,应当委托具备资格的鉴定人进行鉴定。《医疗纠纷预防和处理条例》出台后,在医患纠纷民事问题上,法定的鉴定应为法院指定专业的鉴定机构进行的医疗损害鉴定,或是有关部门委托国务院卫生计生行政部门(现为卫生健康行政部门)和国务院司法行政部门共同制定和设置的医疗损害鉴定机构(包括:医学会)进行的医疗损害鉴定,而法定鉴定外的鉴定为非法定鉴定。

一、非法定鉴定的效力

从司法实践来看,由于没有准确用于非法定鉴定这类案例的法律规定及司法解释,各地区法院对非法定鉴定的态度也很是暧昧。有的法院将非法定鉴定人定位为证人,有的法院则不予认可,有的法院干脆不允许当事人提出。但是在审判实践看,却存在着一部分医患纠纷诉讼案件的当事人,为了向法院提供充分的举证,以此来证明其证据的合理性和真实性,就自行申请有资质的鉴定机构进行鉴定,并将鉴定结果提交给法院。面对这种鉴定结论,法院一般的做法为:

(一)经医患双方当事人同意,法院可以认为该证据真实、合法、有效。能视为法院委托鉴定机构的鉴定结论使用。

(二)被一方当事人否定的,必须对具体的异议进行说明,若不能说明具体异议的,法院仍可对该鉴定结论予以采信。需要再次指出的是:这里所指的鉴定机构必须是具有一定鉴定资质的、合法的鉴定机构。若一方当事人委托了无鉴定资质的鉴定机构,一旦被另一方当事人否定,其结果只会导致重新鉴定。

其实,医患双方中的任何一方当事人都可以通过充分贯彻我国民事诉讼中"谁主张,谁举证"的原则,对医疗争议事件进行技术鉴定,并将鉴定结论作为证据支持其诉讼事实的主张。与此同时,另一方当事人也可以相应的方式给出自己的鉴定结论作为对抗。

非法定鉴定不仅是对抗"辩论式"诉讼在举证责任机制上的本质反映,也是民事诉讼中极其重要的一种证据方式,属于私权范畴。在私法领域奉行私法自治的理念,也就是说,法不明文规定即为允许。同时,私法自治理念还意味着包涵公民基本人权在内的私权神圣而不可侵犯,国家执法机关甚至应充分尊重和保障公民该权力的合法、正当的行使。但事实上,国家执法机关并没有松绑该私权,而仍指定医疗损害鉴定的机构进行鉴定。也许是出于该鉴定机构本身具有完善的鉴定程序以及较高的专业性和法律严肃性的考虑。因为如果由一方当事人自行选择鉴定机构来进行举证,首先,不能保证案情、伤情、病情的真实性。被鉴定人为了自己的利益,可能会扭曲案情、夸大伤情、隐瞒病情,使鉴定结论的客观性不能得到保障。其次,一方自行选择鉴定机构鉴定也不能保证损伤与案件事实的因果关系,加上被鉴定人为了加大赔偿范围、增加对另一方的赔偿责任,把自己因意外、并发症或其他原因造成的伤害,以及原有的损伤或疾病一并进行鉴定,致使鉴定结论与实际损害行为产生偏差,这样一来鉴定结论的合法性也就不能得到很好的保障,可能还会严重侵犯另一方的权益。也许并没有那么多的原因,而只是因为方便、简单、经济。

但尽管如此,也并非任何时候的非法定鉴定都是毫无意义的。在医疗违约之诉中,若经医患双方当事人同意和认可的非法定鉴定,同样可以作为与法定鉴定相同的鉴定结论适用。这就表明了民事法律的主体为任意性规范,当事人的约定优先于法律的规定,这种规定尤其是在医疗合同之诉中体现的更为明显。此外,非法定鉴定的证人和鉴定人被作为与物证相对应的人证,在法庭或仲裁庭中接受质询和提问,以增强物证的真实性、客观性及可信度,仍具有积极、重要的作用。

二、我国常见的非法定鉴定

我国在医患纠纷处理过程中,常见的非法定鉴定有:

(一)医患纠纷人民调解委员会专家咨询鉴定小组的鉴定。

(二)医疗事故责任处理中心医疗专家鉴定评估小组进行的鉴定。

(三)医患双方当事人共同委托或仲裁机构委托具备资质的医疗损害鉴定机构的鉴定。仲裁程序中的鉴定机构,首先,是由双方当事人约定。只有当双方当事人约定不成时,仲裁庭才指定鉴定机构。医患双方当事人或仲裁机构可以委托国务院卫生计生行政部门(现为卫生健康行政部门)和国务院司法行政部门共同制定和设置的医疗损害鉴定机构(包括:医学会)进行法定鉴定,也可以委托其他具备资质但未通过设区的市级人民政府卫生行政部门和司法行政部门共同设立的医疗损害鉴定专家库的医疗损害鉴定机构进行的医疗鉴定,后一种鉴定属于非法定鉴定。

(四)医疗机构内部组织的鉴定。

(五)委托国务院卫生计生行政部门(现为卫生健康行政部门)和国务院司法行政部门共同制定和设置的医疗损害鉴定机构(包括:医学会)以外的其他鉴定机构或组织进行的鉴定。

三、医疗机构内部组织的鉴定

医疗机构内部组织的鉴定是医疗机构妥善解决医患矛盾的措施,也是管理方法。实行院内鉴定,有助于客观、公正、及时地处理医患纠纷,维护医患双方的合法权益,也为 MOD(Management Organization of DPT,医患纠纷管理组织机构)处理医患纠纷提供科学、合理的依据。医疗机构内部组织的鉴定除由 LMOD(Leading Management Organization of DPT,医患纠纷领导管理组织)确定院内专家组成员外,通常也会聘请院外专家参与。在这基础上,区域性医疗机构内部组织的鉴定,即:在二所及以上医疗机构之间形成的区域性、联盟性、共建性的专家组(库)形成,这也是医疗机构内部组织的鉴定范畴。但不管形式如何,最主要的仍是规范鉴定流程。鉴定程序一般分为:鉴定申请、提交材料、鉴定受理、组织鉴定和鉴定结论5个方面:

(一)鉴定申请的提出一般是由患者及其家属或当事人提出,也可以是 MOD 或当事科室提出。

(二)鉴定材料的提交也像所有的鉴定一样,需要医患双方当事人提交该医疗不良安全事件的相关证据材料,一般为复印件。

(三)鉴定申请的受理部门为 MOD。

(四)鉴定的组织安排应为接到鉴定申请后的10个工作日内组织院内专家进行鉴定。重大、特大、涉及患者死亡等特殊的医患纠纷当天或即时组织鉴定。鉴定过程中,医患双方当事人到场陈述情况。例如,患方因故缺席,则由 MOD 的专业技术人员介绍投诉情况及争议要点。陈述后应如实回答院内专家的调查提问,如有必要,可对患者进行查体。医患双方退场后,院内专家组应依据医患双方提供的病历资料、陈述情况及回答提问进行分析讨论,以参加鉴定专家半数以上的相同意见作为鉴定结论。

(五)鉴定结论的发出应参照《医疗纠纷预防和处理条例》、《中华人民共和国侵权责任法》等有关规定,对该类事件是否构成医疗损害;实施的诊疗护理用药行为有无过错;诊疗护理用药行为与损害后果之间是否存在因果关系以及原因力大小;医疗机构是否尽到了说明义务、取得患者或者患者近亲属书面同意的义务;医疗产品是否有缺陷、该缺陷与损害后果之间是否存在因果关系以及原因力的大小;患者损伤残疾程度;患者的护理期、休息期、营养期以及其他专门性问题。此外,在鉴定结束后5个工作日内发出鉴定意见或报告,并向当事科室和医患双方当事人通报,原件留存于 MOD。鉴定结论的报告书内容包括:患方的基本情况、医患双方当事人意见、科室意见、诊疗情况、存在的问题、结论等。报告书打印完成后由参加鉴定的专家签字确认。

虽然院内鉴定比不上法定鉴定那样严格,也不如其他非法定鉴定那样规范。但是在医患纠纷发生后,通过院内鉴定的方式在第一时间拿出了一个相对能让患方比较可信的认定结果,避免了法定鉴定或其他非法定鉴定在程序上耗费时间和精力的缺陷,有利于医患纠纷的解决,也为下一步的法定鉴定及其他非法定鉴定提供了有力的证据,为免除医疗侵权责任和赢得司法诉讼打下了良好的基础。此外,如果对院内鉴定心存疑虑的医患双方,完全可以通过医患纠纷人民调解委员会、医疗事故责任保险处理中心的专家咨询进行专业讨论,并依据其出具的咨询意见进行医患纠纷的处置。若医患双方仍对争议持怀疑态度,再通过医患纠纷人民调解委员会或医患双方共同委托医疗损害鉴定机构进行法定鉴定,甚至直接通过诉讼途径进行法定鉴定也未为迟也。其实在现今的司法实践过程中,大多数国家的法院、仲裁院、公证机关等对非法定鉴定也是有条件的承认,这也就说明在法律上非法定鉴定存在的客观现实依据。

聂平：作为自由、自治的人，是自己利益最佳的谋划者与追求者，每个人都力争以最小的付出获取最大的收益。所以就医患双方而言，经非法定鉴定，并依据非法定鉴定的鉴定意见签订协议书，如果说这是不公正的，那还有什么是公正的呢。当一个人就他人事务作出决定时，可能存在某些不公正，但当他就自己的实务作出决定时，则不可能存在不公正，契约自由能够体现私法自治，并能够充分保证个人法律关系的公正。根据自由经济理论，独立主体之间的自由竞争自发性地保护了所有权和社会经济之间的平衡，使供需之间的关系稳定发展。自由主义的支持者认为：整体利益表现为个别利益的总和，因此，在依照自己的意愿自由追求个人利益的同时，人们实际上也在不自觉地为社会服务[1]。

庄璘（Zorin Nikolaj）：私法自治以法秩序为前提，依据 New Free-law School of Law（新自由法学派）代表 Friedrich 的理论，社会秩序由"外在秩序"和"内在秩序"构成。"外在秩序"是指由立法者通过国家立法规制出的秩序，而"内在秩序"则是指作为私域内的社会主体通过自己的主体意识随历史演变形成的一种秩序。私法自治理念正是规制了这样一种"内在秩序"，这种秩序往往是以社会习俗、文化、礼节传统存在的，所以这种秩序一般更具有稳定性，并且已经获得了道德上的正当性，这对于形成安定有序、人与人、人与自然和谐相处的社会具有积极的影响。非法定鉴定就是如此，尤其是医疗机构内部组织的鉴定，它存在于医疗机构内部，并不断地适应医疗行业及其医院本身的变化，从而在不断持续改进中形成有序的医疗风险管理机制，为维护医患关系提供内部保障。此外，私法自治只有得到 Rechtsordnung（法秩序）承认，才能像法律那样具有妥当性[2]，所以在医疗行业内部，如果能有非法定鉴定的行业资质、标准和流程，那就能更好地提升整个行业的医疗安全管理水平和医疗服务质量，从而使整个医疗环境变得更加和谐与安宁。因为法律就是秩序，好的法律才有好的秩序。

[参考文献]

[1] 罗尔夫·克尼佩尔（朱岩 译）.法律与历史—论德国民法典的形成与变迁[M].北京：法律出版社，2005.
[2] [德]迪特尔·梅迪库斯（邵建东 译）.德国民法总论[M].北京：法律出版社，2001.

From：2015年欧洲丹麦医院管理理论坛会议论文节选：《医患纠纷管理方法和思路之院内鉴定》（英语翻译稿），因内容结合了我国的国情，摘录法条较多，仅供参考。

人们对医学的诊疗、护理、用药的功效以及给患者带来的利益深信不疑，
但对医疗本身的复杂性和医疗的未知性所带来的风险却认识不足。
其实，在医患双方都无过错的情况下，医疗风险同样频繁发生，
而社会错误的导向使得患者误认为只要来到医疗机构，就等于把自己由
疾病产生的风险转嫁到了医疗机构或医务人员身上，
在出现医疗风险发生时，要求卫生行政部门、司法部门、第三方组织等介入干预，
甚至因赔偿问题出现了"医闹"和"伤医"事件。
事实上，患者本是因诊疗护理用药的需要才来到医疗机构，希望借助医疗机构或
医务人员完备的专业知识、先进的医疗技术和资源来减少或
减轻自身因疾病所带来的损害，
而这种损害除医疗过错造成外，所带来的医疗风险都应由患者自行承担。

PART 6　医患纠纷赔偿

34　医患纠纷赔偿
有益性★★★☆☆　实用性★★★★☆

一、赔偿的权利人与义务人

（一）赔偿权利人

依《最高人民法院关于审理人身损害赔偿案件适用法律若干问题的解释》的有关规定，赔偿权利人包括：

1. 直接遭受人身损害的受害者；

2. 直接受害人伤残、死亡而蒙受生活资源损失的被抚养人以及直接受害人的近亲属。近亲属享有赔偿请求权的顺位依次为：第一顺位（配偶、父母、子女），无第一顺位的由第二顺位（兄弟姐妹、祖父母、外祖父母、孙子女、外孙子女）提出。

3. 财产赔偿中的死亡赔偿金，应按照《中华人民共和国继承法》（以下简称《继承法》）的有关规定，(1) 第一顺位（配偶、子女、父母）继承人共同继承；(2) 无第一顺位继承的，由第二顺位（兄弟姐妹、祖父母、外祖父母）继承。

4. 办理丧葬事宜的支出费用，实际支出费用的近亲属，按照《继承法》的有关规定享有赔偿请求权；近亲属以外的第三人支出的，依无因管理的规定处理，但第三人不享有损害赔偿请求权。

5. 精神损害赔偿抚慰金请求权，依《最高人民法院关于确定民事侵权精神损害赔偿责任若干问题的解释》中的有关规定来确定请求权人。

（二）赔偿义务人

赔偿义务人是指对造成受害人人身损害的损害事故，依法应当承担赔偿责任的自然人、法人或其他组织。在医疗损害赔偿和医疗事故损害赔偿中常见的赔偿义务人为：医疗机构、医务人员、与医疗机构及其医务人员存在连带责任或替代责任的自然人、法人或组织。

二、侵权之诉的赔偿与违约之诉的赔偿

从诉讼的角度，侵权之诉与违约之诉，两种诉讼有许多不同之处。具体到赔偿责任，二者的不同具体表现在：违约责任中的损害赔偿通常只针对财产损害，依据《中华人民共和国合同法》。而侵权责任在财产损失之外，依据《中华人民共和国侵权责任法》（以下简称《侵权责任法》），在侵犯人格权的情形下，加害人对被加害人非财产损害（例如，精神损害）也承担赔偿责任。另外，若患者提起的是违约之诉，则只有患者本人才能作为诉讼当事人，其主张赔偿的范围也只限于其自身的损害。侵权之诉却无此限制。

（一）由于《侵权责任法》的实施，越来越多的法律和医疗界人士把医疗行为引起的侵权看作是一种一般意义上的侵权行为，只有在受害一方能够证明存在某些事实的情况下，将行为认为是一种特殊侵权行为，才实行过错推定归责原则。

（二）从主张侵权一方的角度看，由于侵权人的某些行为，会使得被侵害人无法或无须对过错进行证明。那么，侵害人如果无法证明自己没有过错，则需要承担赔偿责任。

（三）通过卸除医疗机构的完全举证负担，来回避现有鉴定机制中的弊端。根据医疗机构承担无过错和无因果关系的举证责任来看，《侵权责任法》的实施，对医方而言，无论是否存在重大过错，或是医疗事故，患方均可依照《侵权责任法》的规定主张医方承担民事的医疗损害赔偿责任。同时也可以依据医疗鉴定结论对医疗机构或医务人员采取行政性的医疗制裁，这反而使患方取得了某种意义上的主动。

三、不属于医疗损害和医疗事故的情形

（一）根据《侵权责任法》的有关规定，患者有损害，因下列情形之一的，医疗机构不承担赔偿责任：

1. 患者或者其近亲属不配合医疗机构进行符合诊疗规范的诊疗。
2. 医务人员在抢救生命垂危的患者等紧急情况下已经尽到合理诊疗义务。
3. 限于当时的医疗水平难以诊疗。

（二）根据原《医疗事故处理条例》的有关规定，有下列情形之一的，不属于医疗事故：

1. 在紧急情况下为抢救垂危患者生命而采取紧急医学措施造成不良后果的。
2. 在医疗活动中由于患者病情异常或者患者体质特殊而发生医疗意外的。
3. 在现有医学科学技术条件下，发生无法预料或者不能防范的不良后果的。
4. 无过错输血感染造成不良后果的。
5. 因患方原因延误诊疗导致不良后果的。
6. 因不可抗力造成不良后果的。

（三）医疗机构及其医务人员的过错，应当依据法律、行政法规、规章以及其他有关诊疗规范进行认定，可以综合考虑患者病情的紧急程度、患者个体差异、当地的医疗水平、医疗机构与医务人员资质等因素。也许，医务人员在诊疗活动中本应当向患者说明病情和医疗措施而未尽到告知义务，在需要实施手术、特殊检查、特殊治疗时也未向患者说明医疗风险、替代医疗方案等情况，也未取得其书面同意（包括：不宜向患者说明的，也未向患者的近亲属说明，也未取得其书面同意），但是未造成患者人身损害，患者如果上诉法院请求医疗机构承担损害赔偿责任，法院是不予支持的。

四、人道主义补偿与公平补偿责任

人道主义补偿是指在法律上无赔偿责任和义务，仅是处于同情与关怀，予以一定的经济补偿。而公平补偿责任是法定的补偿义务。根据《中华人民共和国民法通则》、最高人民法院《关于贯彻执行〈中华人民共和国民法通则〉若干问题的意见（试行）》以及《侵权责任法》等法律法规的有关规定，公平补偿责任在民事侵权纠纷案件中基于过错责任原则，患方基于过错责任原则请求赔偿而未能证明医方的过错或在过错推定中无法证明自身没有过错时，依公平原则在医患之间分配损害的归责原则。通常，在医患纠纷案件中适用公平补偿责任的情形有3种：

（一）医患双方对造成损害都没有过错的，造成损害后果的医方对患方承担补偿责任。

（二）紧急避险行为中的受益人的公平责任，即：由因紧急避险而受到保护的较大利益的一方承担补偿责任。

（三）医患双方对造成损害都没有过错的，但医患中的一方在为了对方的利益或者共同的利益进行的活动中受到损害的，医患中受益的一方承担补偿责任。

案例：2010年1月，患者程某，男，57岁，在上海某A区医疗机构预行阑尾切除术。术前神志清晰，手术室护工将患者接入手术室后离开，患者并未接受麻醉，手术室医护人员在进行常规交班和手术前准备过程中患者坠床，导致颅骨及股骨颈骨折，多处软组织挫伤。患方及其家属要求医疗机构赔偿医疗费、营养费、误工费等共计人民币20万元。医患双方调解不成，患方诉至法院。法院委托C区医学会进行鉴定，经鉴定，医方未违反医疗常规，无过错，不构成医疗侵权，患者坠床实属意外事件。法院判决认为：虽经鉴定被告医疗行为不构成医疗侵权，没有过错，原告也没有申请再次鉴定，该鉴定结论成立且有效。根据鉴定结论，原告坠床实属意外事件，双方均无过错，但基于公平原则，法院仍判决被告承担赔偿原告3万元的责任。此后，医患双方均未上诉。

无过错，却依然要赔偿，这事落到哪个医疗机构及其医务人员的头上都会觉得很冤枉。不过进一步说，如果无过错和有过错承担的赔偿一样，那么，无过错又有什么意义呢？其实，无论在法律上，还是在人们的心中，公平都是个很难界定的概念，如果无过错方完全不赔偿，人们是不是也会觉得有显失公平呢？虽然弱者不是天然有理，公平补偿责任也不是包治百病的兜底之计，在法理和情理之间找一个平衡，在无责任的界定里细分相对无责任和绝对无责任（可参见前面章节《医疗鉴定》），是不是会更人性化一些！

五、医患纠纷赔偿的内容

《医疗纠纷预防和处理条例》删除了医疗事故赔偿的章节，不再规范民事责任的具体处理项目与标准，统一到《中华人民共和国民法通则》和《侵权责任法》的框架内，即：医疗损害赔偿与医疗事故损害赔偿达到了统一。换言之，医疗损害赔偿包含了医疗事故损害赔偿。原《医疗事故处理条例》是对构成医疗事故损害的医疗争议事件处理和赔偿的主要依据。2010年7月实施《侵权责任法》后，对医疗损害责任的有关内容做了相应的规定和调整。虽然，对具体的医疗损

害赔偿标准、项目、内容及支付方式等始终没有明确界定,仅提出适用于一般人身损害的规定;对无过错医疗损害补偿则无法律法规的规定。但是在诉讼实践过程中,各地均按照《最高人民法院关于审理人身损害赔偿案件适用法律若干问题的解释》的司法解释作为医疗损害赔偿的主要赔偿依据进行赔偿的计算。

(一)精神损害赔偿

1. 正确理解精神损害程度。若要正确理解医疗损害程度与精神障碍的关系,首先应了解和知悉其因果比例关系,即:了解和知悉医疗损害参与度。

医疗损害与精神障碍之间不存在因果关系,医疗损害参与度为0%;医疗损害与精神障碍之间存在间接因果关系,损害参与度为1%~30%;医疗损害与精神障碍之间存在临界型因果关系,医疗损害参与度为31%~69%;医疗损伤与精神障碍之间存在直接因果关系,医疗损害参与度为70%~100%。目前,依据现行的法律法规,尚未对精神损害程度提出鉴定标准,但是可以根据医疗鉴定实践,将精神损害程度从大到小大致分为八级:

表6-1 精神损害程度鉴定标准

等级	智商评估值	生活自理能力
1级	19以下	颅脑损伤导致日常生活完全不能自理,社会功能完全丧失,持续6个月以上;大小便失禁,持续3个月以上;精神活性物质导致精神障碍,社会功能完全丧失,持续3个月以上。
2级	20~34	颅脑损伤导致日常生活大部分不能自理,社会功能严重受损,持续6个月以上;精神症状致使经常出现危险或冲动行为,对自身或他人人身安全构成严重威胁,社会功能基本丧失,经系统治疗无效,持续6个月以上;精神活性物质导致精神障碍,社会功能基本丧失,持续3个月以上。
3级	35~49	颅脑损伤导致日常生活部分不能自理,社会功能明显受损,持续6个月以上;精神症状明显存在,日常生活部分不能自理,社会功能明显受损,经系统治疗无效,持续6个月以上;精神活性物质导致精神障碍,社会功能明显受损,持续3个月以上。
4级	50~55	颅脑损伤导致日常生活基本能自理,社会功能部分受损,持续6个月以上;颅脑损伤导致人格改变,社会功能明显受损,不能继续从事职业劳动,经常出现危险和冲动行为,持续6个月以上;精神活性物质导致精神障碍,社会功能部分受损,持续3个月以上。
5级	56~69	颅脑损伤导致日常生活基本能自理,社会功能受损,持续6个月以上;颅脑损伤导致人格改变,社会功能部分受损。情绪不稳,易激惹,不能保持正常人际关系,偶有危险或冲动行为,持续6个月以上;精神活性物质导致精神障碍,社会功能明显受损,持续3个月以上。
6级	70~84	颅脑损伤致边缘智障;颅脑损伤导致人格改变,社会功能受损,情绪不稳,易激惹,不能保持正常人际关系,持续6个月以上;精神活性物质导致精神障碍,社会功能部分受损,持续6个月以上。
7级	85~89	精神创伤后精神障碍日常生活完全不能自理,社会功能完全丧失,经系统治疗无效,持续3个月以上;精神创伤诱发精神分裂症、情感性精神障碍等重性精神障碍首次发作。
8级	90以上	精神创伤后精神障碍影响社会功能,持续3个月以上;外伤诱发精神分裂症、情感性精神障碍等重性精神障碍复发。

注:以上内容,仅供参考。

2. 精神损害赔偿。精神损害赔偿是权利主体因其人身权或某些财产权遭受不法侵害,使其人格利益受到损害或遭受精神痛苦,受害人本人、本人死亡后其近亲属要求侵害人通过财产赔偿等方法进行救济和保护的一种民事法律制度。

(1)除《最高人民法院关于精神损害赔偿的司法解释》中关于不予受理精神损害赔偿请求的情形外,可根据该法及《侵权责任法》的有关规定,请求精神损害赔偿。

(2)根据《最高人民法院关于审理人身损害赔偿案件适用法律若干问题的解释》的有关规定,侵权事实发生在死亡之前的,除赔偿义务人已经以书面方式承诺给予财产赔偿;赔偿权利人已向人民法院请求赔偿精神损害抚慰金以外,受害人本人的精神损害抚慰金的请求权原则上不得让与或继承。

(3)根据《最高人民法院关于确定民事侵权精神损害赔偿责任若干问题的解释》的有关规定,因侵权行为致死的,死者的近亲属就该自然人死亡遭受精神痛苦的,可以自己的名义起诉要求精神损害赔偿。

(4)侵权事实发生在死亡之后,如其人格或遗体遭受侵害的,可直接由死者的近亲属以自己的名义起诉,就其自己的精神损害要求精神损害赔偿。精神损害赔偿请求权属于债权,在权利人没有行使该请求权之前,其不像一般的金钱之债可以被让与,也不能作为债权代位继承。但是,一旦权利人行使精神损害赔偿的请求权,该权利可转化为一般的金钱之债,从而具有可转移性,并能够让与或继承。此外,后遗精神损害致残的,还可请求赔偿残疾赔偿金。

(5) 精神损害抚慰金赔偿金额计算方式虽没有固定公式,但考虑患者及其亲属的精神痛苦与其损害程度、医疗机构的过错责任程度,并结合当地平均生活水平予以确定。

(6) 精神损害抚慰金的审查。医疗机构对精神损害抚慰金的审查相对简单,主要是常规的死亡证明的审查、残疾证明的审查和医疗纠纷发生地居民平均生活费的证明审查。

精神损害抚慰金赔偿金额计算公式。公式1(适用于患者死亡的):精神损害抚慰金赔偿金额=医疗事故发生地居民年平均生活费×年限(最长不超过6年)。公式2(适用于患者残疾的):精神损害抚慰金赔偿金额=医疗事故发生地居民年平均生活费×年限(最长不超过3年)。

[备注] 原《医疗事故处理条例》有关规定认为,精神损害抚慰金是按照医疗事故发生地居民年平均生活费进行计算的。造成患者死亡的,赔偿年限最长不超过6年;造成患者残疾的,赔偿年限最长不超过3年。由于以前在《中华人民共和国民法通则》中并没有对精神损害作出过明确规定,而是在漫长的实践中才确立了这个概念,并参照《中华人民共和国国家赔偿法》相关规定,进行了精神损害赔偿。从司法实践可以看出,其实并非每例医疗赔偿都是按照最高限额计算的。

(二) 医疗费

1. 根据《最高人民法院关于审理人身损害赔偿案件适用法律若干问题的解释》的有关规定,医疗费根据医疗机构出具的医药费、住院费等收款凭证,结合病历和诊断证明等相关证据确定。赔偿义务人对治疗的必要性和合理性有异议的,应当承担相应的举证责任。医疗费的赔偿数额,按照一审法庭辩论终结前实际发生的数额确定。器官功能恢复训练所必要的康复费、适当的整容费以及其他后续治疗费,赔偿权利人可以待实际发生后另行起诉。但是,根据医疗证明或者鉴定结论确定必然发生的费用,可以与已经发生的医疗费一并予以赔偿。

2. 医疗费的范围不仅包括已经实际发生的诊疗、检查、药品、护理与康复训练等所必须支付的费用,还包括将来发生的医疗费用,如康复费、整容费以及其他后续治疗费用等。住院费包括床位费、水电费等费用。但是对住院费用的把关上,应根据受害人是否有住院指证,进住医院时病情的实际情况来确定受害人是否可以住院、住什么病房、需住多长时间等。缴费数额应依据收费凭证,并结合病历和诊断证明等相关证据来确定,费用的计算参照当地公费医疗的标准。医疗费计算的截止时间,可根据一审法庭辩论终结前实际发生的数额确定,对于将来发生的医疗费用可以待实际发生后另行计算。但是,根据医疗证明或鉴定结论确定必然发生的费用,可以与已经发生的医疗费一并计算。

3. 医疗费赔偿金额的计算公式。公式:医疗费赔偿金额=诊疗费+医药费+住院费+挂号费+其他医疗费用。计算方式与原《医疗事故处理条例》规定基本相同。

4. 医药费的审查主要是围绕以下方面:

(1) 相关票据单据的合法性审查。医疗费的各个项目,要凭合法医疗机构出具的医疗收费单据为依据。如患者及其家属擅自购买与损害无关的药品或者治疗其他疾病的费用不予赔偿。

(2) 医疗费不包括患者治疗原发疾病的费用。原发性医疗费用是指非医疗事故或侵权所致的、患者治疗本身原有疾病的医疗费用。一般可从两个方面加以审查:一种是通过审查医疗事故或侵权发生的时间来判断。医疗事故或侵权发生之前的医疗费用可以认为是原发病医疗费用。另一种可以通过处方药和治疗项目判断。凡是用于治疗患者本身原有疾病或损伤的药费、检查费、治疗费等为原发病医疗费用。

(3) 继续治疗费的计算。医疗鉴定时专家鉴定组就患者是否需要继续治疗和护理进行医学评估。医疗机构要审查该部分费用可以参照疾病的常规治疗和护理标准进行计算。例如,肿瘤患者化疗药物的选择应按国内普通化疗药物的价格进行计算,而不应按进口同类药物计算。

(4) 医疗费的审查。在计算核销医疗费时,为了防止重复报销,必须凭借原始发票或原始发票复印件。对于计费的时间应查对是否为医疗事故或侵权发生之日起至医疗事故人身损害治疗终结日止;对于医嘱和处方应认真核对,审核其医疗费支付是否因医疗事故或侵权造成人身损害而产生的医疗费用;对于多次重复的高额治疗和检查,应审查是否有医师申请,以及造成损害后是否有治疗检查的必要性;对于转院的患者应审核是否有转院手续等。

医疗费赔偿金额的计算公式:公式1:医疗费赔偿金额=已发生医疗费用(不含原发病医疗费用)+预期医疗费用。公式2:其中:(一)挂号费=普通门诊挂号费+专家门诊挂号费;(二)住院费=床位费+医疗机构的护理费+其他在住院期间医院收取的费用;(三)检查费=治疗所需的各种医疗检查费用(如X光透视费、血液检查费、彩超费、CT费用、B超费等);(四)治疗费=各项治疗费用(如打针费、换药费、手术费、理疗费、化疗费、矫正费、整容费等);(五)药费=购买治疗所需药品的费用(包括中药费、西药费);(六)其他=如器官移植费、聘请专家会诊费等。公式3:预期医疗费用=基本医疗费用。

[备注]原《医疗事故处理条例》有关规定认为,医疗费:按照医疗事故对患者造成的人身损害进行治疗所发生的医疗费用计算,凭据支付,但不包括原发病医疗费用。结案后确实需要继续治疗的,按照基本医疗费用支付。除上述外,医疗费不包括患者原发疾病的治疗费、患者发生医疗事故以前支付的医疗费用、未获该医疗机构批准擅自另找其他医疗机构治疗的费用、擅自购买与损害无关的药品或者诊疗其他疾病的费用。如果因医疗事故导致人身损害需要继续进行治疗的,医疗机构应该参照其所在地的省、自治区、直辖市城镇职工基本医疗保险范围加入预期医疗费用。

(三)误工费

1. 根据《最高人民法院关于审理人身损害赔偿案件适用法律若干问题的解释》的有关规定,误工费根据受害人的误工时间和收入状况确定。误工时间根据受害人接受治疗的医疗机构出具的证明确定。受害人因伤致残持续误工的,误工时间可以计算至定残日前一天。受害人有固定收入的,误工费按照实际减少的收入计算。受害人无固定收入的,按照其最近三年的平均收入计算;受害人不能举证证明其最近三年的平均收入状况的,可以参照受诉法院或仲裁院所在地相同或者相近行业上一年度职工的平均工资计算。

2. 误工费是指医疗侵权行为受到伤害的当事人在诊疗或休养期间,获得因医疗侵权行为而遭受的工资、奖金、津贴、其他补贴等损失的利益补偿。

(1)误工费根据受害人的误工时间确定是指:1)受害人提供其门(急)诊就诊的挂号单、病历、住院记录以及医疗机构出具的要求在家休养的证明等证据来证明受害人在这段时间里无法从事正常工作和劳动。2)受害人因侵权致残而导致的误工,误工时间可以计算至定残日前一天。3)定残日后因完全或部分丧失劳动能力而导致的误工费,应当在得出残疾标准后,以残疾赔偿金的方式给付,不再以误工费给予赔偿。

(2)误工费根据受害人的收入状况确定是指,1)受害人有固定收入的,误工费按照实际减少的收入计算,包括工资、奖金、津贴等减少的部分,但不包括企业经营者作为受害人时减少的企业经营利益的损失。2)受害人无固定收入的,按照其最近3年的平均收入计算,受害人不能举证证明其最近3年的平均收入状况的,可以参照受诉法院或仲裁院所在地相同或者相近行业上一年度职工的平均工资计算。是否属于无固定劳动收入,是以受害人是否具备劳动能力为标准,而并非以受害人实际获得的劳动报酬为标准。3)因医疗侵权行为当场死亡的,一般不发生误工费的问题,而是通过死亡赔偿金给予赔偿。4)护理人员的费用可参照误工费的规定计算。5)相关人员的误工费,如家属。

3. 误工费赔偿金额的计算。公式1:误工费赔偿金额=误工时间(天数)×固定收入(元/天)。公式2:误工费赔偿金额=误工时间(天数)×近3年平均收入(元/天)。公式3:误工费赔偿金额=误工时间(天数)×受诉法院所在地相同或者相近行业上一年度职工平均工资(元/天)。计算费用的人数不超过2人。

4. 误工费的审查。患者往往会夸大误工时间和提高收入标准,医疗机构要对误工费进行仔细审查。

(1)误工费用的审查。赔偿的患者如为已离退休的老年人、婴幼儿、儿童、尚未参加工作的在校学生等不能要求赔偿误工费。

(2)误工日期的审查。受害人的误工日期,应当按其实际损害程度、恢复状况并参照治疗医院出具的证明或者司法鉴定等认定。实践中,一般以治疗医院出具的医疗证明或法医鉴定确定的休养时间为依据。

误工费赔偿金额的计算:(一)有固定收入误工费赔偿金额的计算:1.一般收入者误工费的赔偿金额其计算公式为:误工费赔偿金额=误工时间×收入标准(患者因误工减少的固定收入)。2.高收入者误工费的赔偿金额其计算公式为:误工费赔偿金额=误工时间×收入标准(医疗事故发生地上一年度职工年平均工资的3倍)。(二)无固定收入误工费赔偿金额的计算其计算公式为:误工费赔偿金额=误工时间×收入标准(医疗事故发生地上一年度职工年平均工资)。

[备注]原《医疗事故处理条例》有关规定认为,误工费即患者有固定收入的,按照本人因误工减少的固定收入计算,对收入高于医疗事故发生地上一年度职工年平均工资3倍以上的,按照3倍计算;无固定收入的,按照医疗事故发生地上一年度职工年平均工资计算。需要说明的是,如果患者以医疗事故申请鉴定,又以医疗事故作为诉讼理由的,一旦发生赔偿可以按该条进行计算,但一般不超过2人。"对收入高于医疗事故发生地上一年度职工年平均工资3倍以上的,按照3倍计算"。在司法实践中,患者如果只凭借单位出具的证明或工资单来证明自己是高于医疗事故发生地上一年度职工平均工资3倍以上的,这样的证据不够充分,也很难得到医疗机构的认可。因此,在证明高收入时,应要求患者提供工资单和有关税单。如果无法提供这些高收入证明,就不能按3倍计算误工费。

(四)陪护费

1. 根据《最高人民法院关于审理人身损害赔偿案件适用法律若干问题的解释》的有关规定,护理费根据护理人员的收入状况和护理人数、护理期限确定。护理人员有收入的,参照误工费的规定计算;护理人员没有收入或者雇佣护工的,参照当地护工从事同等级别护理的劳务报酬标准计算。护理人员原则上为一人,但是医疗机构或者鉴定机构有明确意见的,可以参照确定护理人员人数。护理期限应计算至受害人恢复生活自理能力时止。受害人因残疾不能恢复生活自理能力的,可以根据其年龄、健康状况等因素确定合理的护理期限,但是,最长不超过20年。受害人定残后的护理,应当根据其护理依赖程度并结合配制残疾辅助器具的情况确定护理级别。

2. 陪护费是由于受害人受到损害,生活不能自理或不能完全自理造成的陪护依赖而发生的费用。对陪护的必要性应根据医疗单位或鉴定机构的证明,否则不予赔偿。

(1) 陪护费的数额根据陪护人员的收入状况和陪护人数、陪护期限来确定,一般原则上陪护人员为1人,但医疗机构或鉴定机构有明确意见的除外。

(2) 陪护期限从开始护理之日起算,到受害人恢复生活自理能力时终止,但是否恢复生活自理能力的确定,仍应当由医疗机构或鉴定机构出具体的意见。如果受害人因医疗侵权不能恢复生活自理的,可以根据年龄、健康状况等因素确定合理的护理期限,但最长不超过20年。

(3) 陪护人员有固定收入的,赔偿数额按照实际减少的收入计算。陪护人员无固定收入的,按照其最近3年的平均收入计算。陪护人员不能举证证明其最近3年的平均收入状况的,可以参照当地护工从事同等级别护理的劳务报酬标准计算。

(4) 受害人雇佣护工进行护理的,按照其当地护工从事同等级别护理的劳务报酬确定。

(5) 如果因侵权导致受害人残疾的,定残前的计算依照陪护人员的收入、人数和护理期限计算,定残后则根据其护理依赖程度并结合配置残疾辅助器具的情况确定护理级别。

3. 陪护费赔偿金额的计算公式:(1) 公式1:陪护费赔偿金额=陪护天数×陪护人数×陪护人员工资(元/天)。(2) 公式2:陪护费赔偿金额=陪护天数×陪护人数×陪护标准(元/天)。

4. 陪护费的审查。(1) 合法性审查。陪护费发生的前提是患者需专人陪护,例如患者生活无法自理等。需要以医师开具的陪护医嘱为前提条件,而不是以患者自认为需要陪护为准。(2) 陪护人员审查。一般以一人计算,特殊情况不超过两人。(3) 陪护时间审查。陪护可以是专门聘请的临时工(护工),也可以是患者家属,尤其是患者家属陪护,要严格审查其实际陪护时间。具体要根据患者疾病状况及医师诊断护理证明确定,且为实际发生时间,一般只计算到受害人恢复生活自理能力时止。

陪护费赔偿金额的计算公式:陪护费赔偿金额=陪护天数×陪护人数×医疗事故发生地上一年度职工日平均工资或同级别陪护人员工资标准。

[备注] 原《医疗事故处理条例》有关规定认为,陪护费:患者住院期间需要专人陪护的,按照医疗事故发生地上一年度职工年平均工资计算。陪护费不包括医疗机构因为医疗所需而进行护理的费用。计算标准按医疗事故发生地上一年度职工年平均工资计算。

(五) 交通费

1. 根据《最高人民法院关于审理人身损害赔偿案件适用法律若干问题的解释》的有关规定,根据受害人及其必要的陪护人员因就医或者转院治疗实际发生的费用计算。交通费应当以正式票据为凭;有关凭据应当与就医地点、时间、人数、次数相符合。交通费的赔偿采取全面赔偿原则,即按照实际发生的数额进行赔偿,赔偿费用包括:救治当日送往医院的交通费、转院治疗或到外地治疗时支付的交通费,既包括受害人及其必要的陪护人员的交通费,也包括参加救护人员的交通费。需要注意的是:

(1) 转院需要得到首诊医院的同意。

(2) 对于未就近择医的情况,应分析其选择的医疗机构是否合理和必要。

(3) 受害人去配置残疾用具而产生的交通费也应赔偿。

(4) 一般不超过2人。

2. 交通费赔偿金额的计算公式:交通费赔偿金额=就医、转院等实际发生的各项交通费用(单据)之和。

3. 交通费的审查。医疗机构对患方交通费的审查主要有两个方面:

(1) 真实性审查。法律要求患方应对详细说明每张票据发生的原因,包括乘坐交通工具的时间、起始地点、具体事项等,即该项赔偿必须以患者就医病历、时间、地点对应的实际交通支出凭据计算。医疗机构对此项进行审查时,患方如果无法说明或不能提供相吻合的票据,医疗机构可以抗辩剔除该赔偿。

(2) 合理性审查。法律规定交通工具一般应当地普通交通工具为限,因病情需要而使用出租车或其他交通工具而支出的高额交通费用,如与医疗事故无关的就医交通及自行扩大交通支出,如有公共汽车、火车等不坐而包车、乘飞机等,超过合理支出的部门医疗机构可以抗辩或拒付。

交通费赔偿金额的计算公式:交通费赔偿金额=实际必需的交通费用单据数额之和。

[备注]原《医疗事故处理条例》有关规定认为,交通费按照患者实际必需的交通费用计算,凭据支付。

(六)住院伙食补助费

1. 根据《最高人民法院关于审理人身损害赔偿案件适用法律若干问题的解释》的有关规定,住院伙食补助费可以参照当地国家机关一般工作人员的出差伙食补助标准予以确定。受害人确有必要到外地治疗,因客观原因不能住院,受害人本人及其陪护人员实际发生的住宿费和伙食费,其合理部分应予赔偿。

2. 住院伙食补助费是受害人因住院而超出自己日常生活中的伙食费的那部分,是区别于营养费的一种补偿。住院伙食补助费仅限于住院受害人,如果受害人没有住院,就没有这项补偿费用,且住院伙食补助费不包括护理人员的伙食补助费用。住院伙食补助费可以参照住院地国家机关一般工作人员的出差伙食补助标准(《关于中央国家机关、事业单位工作人员差旅费开支的规定》)予以确定。对于确有异地治疗的必要,而产生的住宿费和伙食费可以给予赔偿,但受害人必须举证证明该地医疗机构确实无法进行必要的治疗,才有去异地治疗的必要。客观原因不能住院是医院原因不能住院,如病床已满等,而并非受害人自己造成。

3. 住院伙食补助费赔偿金额的计算公式:住院伙食补助费赔偿金额=医疗机构所在地国家机关一般工作人员出差伙食补助标准×住院天数。

4. 住院伙食补助费的审查。医疗机构对住院伙食补助费的审查也有两个方面:

(1) 按照医疗机构出具的抢救或住院治疗期间的天数证明。

(2) 以当地国家机关一般工作人员的出差伙食补助标准的文件。

住院伙食补助费赔偿金额的计算公式:住院伙食补助费赔偿金额=住院时间×医疗事故发生地国家机关一般工作人员的出差伙食补助标准。

[备注]原《医疗事故处理条例》有关规定认为,住院伙食补助费:按照医疗事故发生地国家机关一般工作人员的出差伙食补助标准计算。

(七)营养费

1. 根据《最高人民法院关于审理人身损害赔偿案件适用法律若干问题的解释》的有关规定,营养费根据受害人伤残情况参照医疗机构的意见确定。营养费为通过正常饮食不能满足受损害身体的需求,而以正常饮食意外的营养品作为对身体补充而支出的一种辅助治疗费用,以提高其治愈率,缩短住院时间,促进受害人康复。但需要注意的是:

(1) 应依据受害人的伤残的鉴定情况和医疗机构的意见。但是对有异议的营养费赔偿,可通过对营养费数额过高进行举证,由法院或仲裁院作出裁决。

(2) 关于营养费的给付标准,虽然没有具体的规定,实践中一般参照受害人的伤残情况确定。

2. 营养费的审查。受害人的营养费审查,应当按其实际损害程度、恢复状况并参照治疗医院出具的证明或者司法鉴定等进行认定。

[备注]由于原《医疗事故处理条例》没有对营养费做具体规定。但患者如果有损害,只要是住院,就可以依据原《条例》向法院或仲裁院提出营养费的请求。法院或仲裁院是否采纳,应依据裁决。营养费的具体赔偿,可以按照医疗事故发生地居民平均生活费标准的40%~60%的比例计算。应赔偿的期限,可以委托法定的医疗技术鉴定机构进行鉴定,也可以在征求当事医疗机构的意见后酌定给予。

(八)残疾赔偿金

1. 根据《最高人民法院关于审理人身损害赔偿案件适用法律若干问题的解释》的有关规定,残疾赔偿金根据受害人丧失劳动能力程度或者伤残等级,按照受诉法院或仲裁院所在地上一年度城镇居民人均可支配收入或者农村居民人均纯收入标准,自定残之日起按二十年计算。但六十周岁以上的,年龄每增加一岁减少一年;七十五周岁以上的,按五年计算。受害人因伤致残但实际收入没有减少,或者伤残等级较轻但造成职业妨害严重影响其劳动就业的,可以对残疾赔偿金作相应调整。残疾赔偿金的赔偿前提是受害人劳动力丧失或部分丧失,才使得其就业及生活的来源丧失,在此基础上才给予损害性质的赔偿。丧失劳动能力或者伤残等级,需要通过专业机构进行鉴定,依据《人体损伤程度鉴定标准》、《职工工伤与职业病致残程度鉴定》、《职工非因工伤残或因病丧失劳动能力程度鉴定标准(试行)》等标准。但需要指出的是如果受害人因伤残而收入没有减少,那么残疾赔偿金可适当地减少。反之,如果伤残等级即便较轻,但造成了职业妨害严重影响其劳动就业的,对此残疾赔偿金可适当地增加。

2. 残疾赔偿金的计算标准:如果受害人年龄自定残之日起低于60岁的,残疾赔偿金=城镇居民人均可支配收入或者农村居民人均纯收入×20×伤残赔偿系数。如果受害人年龄自定残之日为60岁以上75岁以下的,残疾赔偿金=城镇居民人居可支配收入或者农村居民人均纯收入×(80-被害人年龄)。如果受害人年龄自定残之日高于75岁的,残疾赔偿金=城镇居民人居可支配收入或者农村居民人均纯收入×5。其中,对于伤残者丧失劳动能力或伤残的程度,以法医鉴定为准,即一级伤残丧失劳动能力100%,二级伤残丧失90%,三级伤残丧失80%,……十级伤残丧失10%。

3. 注意到:《最高人民法院关于审理人身损害赔偿案件适用法律若干问题的解释》的有关规定指出,可支配收入是指城镇居民可用于最终消费支出和其他非义务性支出以及储蓄的综合,通俗地讲就是公民可以用来自由支配的收入。城镇居民人均可支配收入是指城镇居民按照家庭常住人口平均的可支配收入。农村居民人均纯收入是指农村住户从各个来源得到的总收入相应地扣除所发生的费用后的收入总和。上一年度是指一审法庭辩论终结时的上一统计年度。

4. 残疾赔偿金的审查。医疗机构对患者提出的残疾赔偿金的审查内容:

(1) 医疗鉴定报告或伤残鉴定报告。

(2) 身份证、户籍证明以及医疗事故发生地的居民年平均生活费的官方统计数据。

残疾赔偿金的计算公式:残疾赔偿金=受诉法院所在地上一年度城镇居民人均可支配收入(或农村居民人均纯收入)×20年×伤残系数。

一、受害人在60岁以下:城镇居民残疾赔偿金=城镇居民家庭人均可支配收入×20年×伤残赔偿系数;农村居民残疾赔偿金=农民人均纯收入×20年×伤残赔偿系数。

二、受害人在60~74岁之间:城镇居民残疾赔偿金=城镇居民家庭人均可支配收入×[20年-(受害人实际年龄-60岁)]×伤残赔偿系数;农村居民残疾赔偿金=农民人均纯收入×[20年-(受害人实际年龄-60岁)]×伤残赔偿系数

三、受害人在75岁以上:城镇居民残疾赔偿金=城镇居民家庭人均可支配收入×5年×伤残赔偿系数;农村居民残疾赔偿金=农民人均纯收入 元×5年×伤残赔偿系数;

四、伤残赔偿系数为:一级:100%;二级:90%;三级:80%;四级:70%;五级:60%;六级:50%;七级:40%;八级:30%;九级:20%;十级:10%。

[备注] 原《医疗事故处理条例》有关规定认为,残疾生活补助费:根据伤残等级,按照医疗事故发生地居民年平均生活费计算,自定残之月起最长赔偿30年;但是60周岁以上的,不超过15年;70周岁以上的,不超过5年。这里的残疾必须是经过医疗事故技术鉴定为残疾等级的,才享有此项补助。根据残疾的严重程度,赔偿年限逐渐增多,反之逐渐减少。所以并不是只要构成残疾均按最高标准进行赔偿,但被抚养人生活费、精神损害抚慰金的赔偿可以另行计算。

(九) 残疾辅助器具费

1. 根据《最高人民法院关于审理人身损害赔偿案件适用法律若干问题的解释》的有关规定,残疾辅助器具费按照普通适用器具的合理费用标准计算。伤情有特殊需要的,可以参照辅助器具配制机构的意见确定相应的合理费用标准。辅助器具的更换周期和赔偿期限参照配制机构的意见确定。

2. 残疾辅助器具费是指因伤致残的受害人为补救其遭受创伤的肢体器官功能、辅助其实现生活自理或者从事生产劳动而购买、配制的具有辅助功能的器具。残疾辅助器具费用应由赔偿义务人根据一定标准进行赔偿,既可以采取一次性赔偿,也可以根据赔偿义务人的请求、给付能力和提供担保的情况,以定期金的方式赔偿。并按照普通适用器具的合理费用标准计算,但首先应是普通型,排斥奢侈型、豪华型;其次才考虑所配置器具应具备的适用性,既符合安全稳定标准又确实能起到功能补偿作用。

3. 对于伤情有特殊需要的,可理解为受害人的伤残异于常人,对配置的器具有特殊的要求或者普通型的器具不能达到正常使用的目的,须配置普通型以上的器具才能起到功能补救的目的。同时,在费用的计算上要将使用年限、维修、更新考虑在内,以便正确计算其费用。

4. 残疾用具费赔偿金额的计算标准:普通化用器具的合理费用。

5. 残疾辅助器具费的审查。医疗机构审查残疾辅助器具费主要是审查患者在医疗损害发生后有无提高标准购置高档残疾用具。

(1) 合法性审查。患者是否需要配置残疾用具,要查验当事人的情况是否符合相应前提,即配置残疾用具必须有医疗机构开具的证明。

(2) 费用合理性审查。残疾用具应以普及型器具为限。

(3) 更换周期审查。我国法律未对残疾辅助器具的更换周期做出明确规定,只是参照配置机构的意见确定。

残疾用具费赔偿金额的计算公式:残疾用具费赔偿金额=普及型器具的费用+安装费用+更换费用。

[备注] 原《医疗事故处理条例》有关规定认为,残疾用具费:因残疾需要配置补偿功能器具的,凭医疗机构证明,按照普及型器具的费用计算。配置残疾用具需要有医疗机构的证明,按照市场上普通型器具的价格计算,也可以参照城镇职工医疗保险报销范围的相关规定计算。

(十) 丧葬费

1. 根据《最高人民法院关于审理人身损害赔偿案件适用法律若干问题的解释》的有关规定,丧葬费按照受诉法院或仲裁院所在地上一年度职工月平均工资标准,以六个月总额计算。丧葬费是指安葬受害人及处理相关后事所需支付的费用,此项费用是在受害人死后才予以支付给受害人家属或其他为受害人料理后事的人。除此以外,受害人因侵权死亡的,赔偿义务人还应当赔偿其家属办理丧葬事宜支出的交通费、住宿费和误工费等其他费用(参考上述赔偿)。

2. 丧葬费赔偿金额的计算公式:丧葬费赔偿金额=受诉法院所在地上一年度职工月平均工资×6个月。

3. 丧葬费的审查。医疗机构对丧葬费的审查主要是对明显超出标准的部分,如死者家属无正当理由拒不执行有关部门限期殡葬决定的费用、明显超出标准的骨灰盒和寿衣费用等,对于常规性项目医疗机构不宜审查过严,以防止激化矛盾。

丧葬费赔偿金额的计算公式:丧葬费赔偿金额=按医疗事故发生地规定的丧葬费补助标准计算出的数额。丧葬补助费=本地上年度职工月平均工资×6个月。

[备注] 原《医疗事故处理条例》有关规定认为,丧葬费:按照医疗事故发生地规定的丧葬费补助标准计算。丧葬费包括存尸费、尸体运转费、尸体整容费、火化费、寿衣费等。计算标准均按医疗事故发生地民政部门和财政部门规定的收费标准进行计算。

(十一) 被抚养人生活费

1. 根据《最高人民法院关于审理人身损害赔偿案件适用法律若干问题的解释》的有关规定,被抚养人生活费根据扶养人丧失劳动能力程度,按照受诉法院或仲裁院所在地上一年度城镇居民人均消费性支出和农村居民人均年生活消费支出标准计算。被扶养人为未成年人的,计算至18周岁;被扶养人无劳动能力又无其他生活来源的,计算20年。但60周岁以上的,年龄每增加一岁减少一年;75周岁以上的,按5年计算。被扶养人是指受害人依法应当承担扶养义务的未成年人或者丧失劳动能力又无其他生活来源的成年近亲属。被扶养人还有其他扶养人的,赔偿义务人只赔偿受害人依法应当负担的部分。被扶养人有数人的,年赔偿总额累计不超过上一年度城镇居民人均消费性支出额或者农村居民人均年生活消费支出额。

2. 被抚养人生活费是指侵权人因医疗侵权,剥夺他人生命健康权和人身权而导致其死亡、丧失生活和劳动能力,致使被抚养人的法定抚养责任丧失,对抚养人和被抚养人都是利益的受害人,因此,赔偿人因赔偿其费用。具体确定其费用应注意:

(1) 承担抚养义务的受害人要以其死亡、伤残等级评定或劳动力丧失程度的鉴定作为依据。

(2) 支付标准为受理法院或仲裁院所在地的省、自治区、直辖市或者经济特区以及计划单列市上一年度城镇居民人均消费性支出或者农村居民人均年生活消费支出。

(3) 此费用既可以由抚养人主张,也可以由被抚养人主张。

3. 被抚养人生活费的审查。医疗机构对被抚养人生活费的审查主要围绕被抚养人范围和抚养费标准两个方面进行审查。

(1) 被抚养人范围的审查。被抚养人的确定标准有两种,一种是受到患者生前或者丧失劳动能力之前实际抚养,另一种是没有劳动能力。医疗机构要对患者诉求的被抚养人资格进行认真审查,通过身份证明、抚养证明等材料验证。此外,有些被抚养人有多个抚养人,而患者起诉时有时会忽略甚至故意隐瞒此信息,医疗机构要审查被抚养人的实际抚养人数,只按份数比例承担责任。

(2) 抚养费标准审查。审查户籍所在地或者居所地居民最低生活保障标准,医疗机构要通过身份证和户籍证明来审查患者能否适用该标准。

被扶养人生活费赔偿金额的计算公式:被抚养人生活费赔偿金额=被抚养人的人数×当地居民最低生活保障标准×抚养年限。公式1:(适用于被抚养人不满16周岁的) 抚养年限=16-实际年龄。公式2:(适用于被扶养人年满16周岁但无劳动能力的) 抚养年限=20年,其中:60周岁以上的=75-实际年龄。

[备注] 原《医疗事故处理条例》有关规定认为,被扶养人生活费:以死者生前或者残疾者丧失劳动能力前实际扶养且没有劳动能力的人为限,按照其户籍所在地或者居所地居民最低生活保障标准计算。对不满16周岁的,扶养到16周岁。对年满16周岁但无劳动能力的,扶养20年;但是60周岁以上的,不超过15年;70周岁以上的,不超过5年。赔偿对象该条作出了具体的规定,特指未成年子女和无经济来源的配偶。假如患者死亡或丧失劳动能力,且有2个子女需要抚养或有父母需要赡养,只按1人计算抚养费。此外,并非所有的被抚养人的生活费都是从高计算的,而是根据实际情况进行调整,一般是指提供必要的生活费为一定的认定标准。还需要注意的是实际抚养的人,如在医疗事故发生之前,患者本来就未承担过抚养义务、赡养义务,被抚养人有劳动能力但不愿意工作或有养老金等经济收入的,该赔偿费用不应被计算在内。

(十二)死亡赔偿金

1. 根据《侵权责任法》及《最高人民法院关于审理人身损害赔偿案件适用法律若干问题的解释》的有关规定,死亡赔偿金按照受诉法院所在地上一年度城镇居民人均可支配收入或者农村居民人均纯收入标准,按20年计算。但六十周岁以上的,年龄每增加一岁减少一年;七十五周岁以上的,按五年计算。

2. 死亡赔偿金的审查。医疗机构对死亡赔偿金的审查主要依据鉴定报告及身份信息的核对。

(1)医疗鉴定报告或伤残鉴定报告。

(2)身份证、户籍证明、死亡证明以及受诉法院所在地上一年度城镇居民人均可支配收入或者农村居民人均纯收入标准。

死亡赔偿金额的计算公式:受诉法院或仲裁院所在地上一年度城镇居民人均可支配收入或者农村居民人均纯收入×赔偿年限。

[备注]原《医疗事故处理条例》没有对死亡赔偿金做具体规定。死亡赔偿金是可继承的,因此,有继承关系的近亲属可以要求侵权人对受害人因死亡而导致未来收入的损失进行赔偿,并以一次性给付的方式解决该问题,不存在继续支付的情况。

(十三)住宿费

1. 虽然《最高人民法院关于审理人身损害赔偿案件适用法律若干问题的解释》没有对住宿费做具体规定,但是提到:受害人确有必要到外地治疗,因客观原因不能住院,受害人本人及其陪护人员实际发生的住宿费和伙食费,其合理部分应予赔偿。

2. 住宿费指患者因发生医疗事故而产生的必需的住宿费用,按照医疗事故发生地国家机关一般工作人员,特指处级以下工作人员出差住宿补助标准计算,凭据支付,但一般不超过2人。

3. 住宿费赔偿金额的计算公式:住宿费赔偿金额=住宿天数×医疗事故发生地国家机关一般工作人员的出差住宿补助标准。

4. 住宿费的审查。医疗机构对住宿费的审查主要围绕诊疗的必要性、客观性、合理性及真实性四个方面。

(1)必要性审查。外地诊疗护理须在当地没有足够的医疗条件或者没有先进的仪器等,赔偿权利人应当进行举证,提供具体的证明材料来证明本地确实无法进行必要的治疗,存在异地治疗的必要性。

(2)客观性审查。无法住院的结果应该是由于医疗机构的病床已满或者需要排号等待等非受害人或其陪护人员自身原因造成。

(3)合理性审查。住宿费的要求应符合合理要求,且标准相对固定。擅自居住高级宾馆超出的费用不在赔偿范围之内。医疗机构要对此予以审查。

(4)真实性审查。住宿的时间、票据和就诊的时间、地点等要相吻合,医疗机构要对患者是否真实发生了住宿费进行严格审查。

[备注]原《医疗事故处理条例》有关规定认为,住宿费:按照医疗事故发生地国家机关一般工作人员的出差住宿补助标准计算,凭据支付。

(十四)超过给付年限仍需给付的情况

1. 根据《最高人民法院或仲裁院关于审理人身损害赔偿案件适用法律若干问题的解释》的有关规定,超过确定的护理期限、辅助器具费给付年限或者残疾赔偿金给付年限,赔偿权利人向人民法院或仲裁院起诉请求继续给付护理费、辅助器具费或者残疾赔偿金的,人民法院或仲裁院应予受理。赔偿权利人确需继续护理、配制辅助器具,或者没有劳动能力和生活来源的,人民法院或仲裁院应当判令赔偿义务人继续给付相关费用五至十年(可参见前面关于"三期鉴定"的章节)。此外,建议残疾赔偿期限、医疗/护理依赖和残疾辅助器具年限的所谓后期医疗均应统一为止目前法定的国民平均寿命70周岁,其计算公式:相应期限=70周岁-医疗终结时年龄,对于70周岁以上的伤残患者,还可再加5年的后期医疗期[1]。

2. 超过给付年限仍需给付赔偿金的审查。超过给付年限仍需给付的主要是审查患者在医疗损害发生后有无必要继续护理,应当按其实际损害程度、恢复状况并参照治疗医院出具的证明或者司法鉴定等进行认定。

[备注]原《医疗事故处理条例》没有对超过给付年限仍需给付做具体的规定。但原《医疗事故处理条例》讲到了继续赔偿条款。继续赔偿条款是指在法院或仲裁院已经裁定赔偿年限且已经履行判决的情况下,实际年限超过确定的护理期限、辅助器具给付年限或残疾赔偿金给付年限。继续赔偿仅限于实际发生的护理费、辅助器具费和残疾赔偿金超过确定的护理期限、辅助器具给付年限或残疾赔偿金额给付年限的情形。护理期限、辅助器具给付年限或残疾赔偿金额给付年限,采用定型化的赔偿确定方式,为20年以下,并对于高龄的受害人有特殊规定。

(十五) 参与处理医疗不良安全事件的患者近亲属所需的赔偿

1. 《最高人民法院关于审理人身损害赔偿案件适用法律若干问题的解释》没有对患者亲属损失的赔偿费没有做具体规定,但提到:受害人死亡的,赔偿义务人除应当根据抢救治疗情况赔偿有关规定的相关费用外,还应当赔偿丧葬费、被扶养人生活费、死亡补偿费以及受害人亲属办理丧葬事宜支出的交通费、住宿费和误工损失等其他合理费用。本条既是对前条款的补充,又是间接赔偿范围和适度的限制。补充赔偿范围包括:

(1) 应卫生计生行政部门(现为卫生健康行政部门)、负责组织鉴定工作的鉴定部门或发生医疗纠纷争议的医疗机构邀请,参加法定的医疗事故处理的具有抚养、赡养义务的亲属、当事人或当事人授权的其他参加人员,在必经的法定程序过程中产生的交通费、住宿费、误工费三项可以作相应赔偿。

(2) 参加的人数一般不超过2人。

(3) 经鉴定不属于医疗事故的,其参加争议处理过程中的任何损失都不予以赔偿。

(4) 但在实际过程中,并非每次都会产生这些费用,所以,也应根据实际情况进行赔偿计算。另外,当事人从外地邀请的代理人参加医疗纠纷处理,这部分支出的费用不在赔偿范围内。

2. 患者亲属损失赔偿的审查。医疗机构对患者亲属损失赔偿的审查主要围绕人数费用项目。

(1) 人数的审查。一般以一人计算,特殊情况不超过两人。

(2) 其他审查参见交通费、住宿费、误工费的审查。

[备注] 原《医疗事故处理条例》规定认为,参加医疗事故处理的患者近亲属所需交通费、误工费、住宿费,参照本条例第五十条的有关规定计算,计算费用的人数不超过2人。医疗事故造成患者死亡的,参加丧葬活动的患者的配偶和直系亲属所需交通费、误工费、住宿费,参照本条例第五十条的有关规定计算,计算费用的人数不超过2人。

六、医患纠纷赔偿后向医务人员追偿的问题

虽然医疗损害责任的行为人是医务人员,但医务人员的行为属于执业行为,整合《中华人民共和国民法通则》、《最高人民法院关于审理人身损害赔偿案件适用法律若干问题的解释》以及《侵权责任法》等有关的规定可见:

(一) 医务人员因执行工作任务造成他人损害的,由医疗机构承担侵权责任。劳务派遣期间,被派遣的医务人员因执行工作任务造成他人损害的,由接受劳务派遣的医疗机构承担侵权责任;劳务派遣单位有过错的,承担相应的补充责任。可见,患者在诊疗护理用药活动中受到损害,医务人员有过错的,由医疗机构承担赔偿责任。

(二) 除医务人员因故意或者重大过失致人损害,才应当与医疗机构承担连带赔偿责任,医疗机构承担连带赔偿责任的,可以向医务人员追偿外,一般情况下,医务人员因执行工作任务造成他人损害的,医疗机构在为患方承担赔偿责任后,不得向医务人员追偿,即为终局性责任。原因其实很简单,即:目前医疗机构向医务人员追偿缺乏法律依据,即便在劳动合同中约定或在规章制度中规定,要求医务人员共担医患纠纷赔偿,也会因格式条款无效和规章制度不合法而无法向医务人员追偿。

七、诉讼费问题

(一) 诉讼费及其类型

诉讼费是指当事人进行民事/刑事/行政等诉讼依法应当交纳和支付的费用,本文仅以民事诉讼费为例进行介绍。根据《中华人民共和国民事诉讼法》(以下简称《民事诉讼法》)的规定,除法律另有规定外,诉讼费不仅体现出了国家税收的性质,而且同时也体现出由败诉方或者过错方承担惩罚性的性质。诉讼费可以分为案件受理费和其他诉讼费用两种:

1. 案件受理费用。案件受理费是人民法院决定受理民事案件时,按照有关规定依法向当事人收取的一定费用。因案件性质不同,人民法院收取案件受理费的征收标准和管理办法也截然不同。

(1) 财产案件的受理费是当事人因财产关系发生争执提起民事诉讼的案件。债务案件、损害赔偿案件等都是财产案件。由于我国民法将医患纠纷民事案件归类为损害赔偿案件,因此,医疗纠纷案件是一种财产案件,有关财产案件的受理费的管理办法和征收标准适用于医患纠纷案件。此外,财产案件的受理费一般按照当事人的请求价额或者金额征收。请求额与实际不符的,按照人民法院实际核定的争议数额计算收取。另外,财产案件需要人民法院强制执行的,也按照执行金额或价额,依比例交费,具体的收费比例和标准可以通过法院网站查询最新的《人民法院诉讼收费办法》等有关规定。

(2) 非财产案件的受理费是当事人因人身权利或者其他人身非财产权益发生争议提起民事诉讼的案件。

2. 其他诉讼费用。其他诉讼费用是在民事诉讼中实际支出的应当由当事人承担的费用。根据《民事诉讼法》的规

定,只有财产案件的当事人负担其他诉讼费用,非财产案件的当事人不负担费用。据此,医患纠纷案件的当事人既负担案件受理费、又负担其他诉讼费用。其他诉讼费用的具体数额应当根据实际支出情况来确定,实际支出多少,当事人即应负担多少。其他费用包括:

(1) 勘验费、鉴定费、公告费、翻译费。
(2) 证人、鉴定人、翻译人员出庭的交通费、住宿费、生活费和误工补贴费。
(3) 采取财产保全措施实际支出的费用。
(4) 执行人民法院判决、裁定或者调解书所实际支出的费用。
(5) 人民法院认为应当由当事人负担的其他诉讼费用。

(二) 诉讼费的负担

诉讼费用的负担是人民法院在民事诉讼终结时确定应由哪方当事人承担诉讼费用,包括:承担案件受理费和其他诉讼费用。在我国,诉讼费用一般是由有过错的当事人负担,这是诉讼费用负担的一般原则。因为正是由于过错的当事人导致了民事医患纠纷的发生和民事诉讼的进行。所以进行民事医患纠纷诉讼而开支的各种诉讼费用,应当由有过错的一方承担或分担。

1. 一审医患纠纷诉讼案件的诉讼费用的负担有以下基本情况:

(1) 全部诉讼费用由败诉方(医或患方)负担。例如,在医患纠纷诉讼案件中,患者败诉的,患者应当承担全部的诉讼费用;由多个患者共同诉讼而败诉的,由人民法院根据各个共同诉讼人责任的大小和对诉讼标的的利害关系,按比例确定他们各自应当负担的诉讼费用数额。

(2) 医患双方当事人按比例分担全部诉讼费用。例如,在医患纠纷诉讼案件中,医患双方都有过错,人民法院则会根据各自的责任程度和过错大小,按一定比例分担全部诉讼费用。

(3) 医患双方协商负担全部诉讼费用。例如,通过人民法院调解结案的医患纠纷诉讼案件,其全部诉讼费用应当由医患双方协商负担,医患双方就此问题协商不成的,由人民法院决定负担比例。

(4) 原告负担全部诉讼费用。例如,患方撤诉的医患纠纷诉讼案件的诉讼费用。应当由患方全部负担。这是由于患方的撤诉,人民法院没法判断到底是患方有过错还是医方有过错,但根据疑点利益归于被告的原则而推定患方有过错,从而确定由患方负担全部诉讼费用。

(5) 诉讼费用由不正当行为的当事人负责。例如,在医患纠纷诉讼案件中,患方故意逃避人民法院有关诉讼法律文书送达的,人民法院因此而公告送达,其费用由逃避送达的患方承担。

(6) 诉讼费用由被申请执行方负担。例如,人民法院对医患纠纷诉讼案件的一审判决生效后,作为判决义务人的医疗机构不履行义务,作为权利人的患方可以通过申请人民法院强制执行。这样,申请执行的费用和人民法院在执行中实际支出的费用,就由医疗机构负担,因为正是医疗机构不履行判决义务,从而导致了执行程序的发生。

2. 二审医患纠纷诉讼案件的诉讼费用的负担有以下基本情况:

(1) 诉讼费用由上诉人负担。对于医方或患方上诉的医患纠纷诉讼案件,第二审人民法院驳回上诉、维持原判的,诉讼费用由提起上诉的一方负担;医患双方都上诉的,由双方分担;若一方撤回上诉的,由撤回上诉的一方负担。

(2) 人民法院重新确定诉讼费用的负担。对于上诉的医患纠纷诉讼案件,第二审人民法院审理后改判的,应根据改判结果,按照诉讼费用的负担原则,重新确定诉讼费用的负担。

(3) 诉讼费用由医患双方协商负担。对于上诉的医患纠纷诉讼案件,经第二审人民法院调解结案的,第一审和第二审全部诉讼费用由医患双方协商负担;医患双方就此问题协商不成的由第二审人民法院决定负担比例。

3. 发回重审的医患纠纷诉讼案件的诉讼费用的负担有以下基本情况:

对于第二审人民法院发回原审人民法院重审的医患纠纷诉讼案件,上诉人预交的上诉案件受理费不予退回。原审人民法院根据重审结果重新确实诉讼费用的负担。

4. 再审的医患纠纷诉讼案件的诉讼费用的负担有以下基本情况:

再审案件一般不交纳诉讼费用。但是,人民法院再审后认为有新的证据足以推翻原判决、裁定而依法纪念性改判的医患纠纷诉讼案件的,人民法院应当按照诉讼费用的负担原则,对诉讼费用一并进行改判,医患双方都应当按照判决交纳诉讼费用。

(三) 诉讼费用的预交、缓交、减交或者免交

1. 诉讼费用的预交。一审医患纠纷诉讼案件的诉讼费用由主张方预交。在医患纠纷诉讼案件过程中,医疗机构提出反诉的,医疗机构应当预交反诉的诉讼费用。裁定、判决、调解书生效后,一方申请人民法院强制执行的申请执行费由提出申请的一方预交。在所有预交的诉讼费用中,案件受理费应当依规定的标准预交,其他诉讼费用则由人民法院

根据案件的具体情况决定预交的余额。此外,当事人预交诉讼费用也有一定的时间限制。根据有关规定,原告应当在接到人民法院预交诉讼费用通知的次日起7日内预交诉讼费用,被告提出反诉的,应当在提出反诉的同时预交反诉的诉讼费用。医患任何一方申请强制执行的,应当在提出申请时预交申请执行费。预交确有困难的,可以再预交期内向人民法院申请缓交、减交或者免交。在预交期内既不预交诉讼费用,也没有向人民法院提出缓交、减交、免交诉讼费用申请的,人民法院可以裁定按自动撤诉处理。二审案件诉讼费用的预交,与一审案件采用统一原则,由提起上诉的一方在预交期内预交。上诉人确有困难的,也可以在预交期内向人民法院申请缓交、减交或者免交诉讼费用。上诉人在预交期内既不预交诉讼费用,也没有向人民法院提出缓交、减交或者免交诉讼费用申请的,人民法院可以裁定按自动撤回上诉来处理。

2. 诉讼费用的缓交、减交或者免交。关于缓交、减交或者免交诉讼费用的规定是为了能更有利地去保障经济上确有困难的当事人的诉权。《民事诉讼法》规定,该权利只适用于公民,而不适用于法人和其他组织。因此,在医疗纠纷诉讼中,只有经济上确有困难的患者才可以申请缓交、减交或者免交诉讼费用,而医疗机构则不可以提出此类的申请。另外,以下两类案件可以免交诉讼费用:

(1) 依照《民事诉讼法》规定的特别程序审理的案件,当事人免交诉讼费用。依照《民事诉讼法》规定的特别程序审理的案件,包括选民资格案件、宣告公民失踪案件、宣告公民死亡案件、认定公民无民事行为能力案件、认定公民限制民事行为能力案件以及认定财产无主案件。这些案件属于非诉讼案件,其目的在于从法律上认定某些客观事实的存在,不存在当事人有过错或败诉的情况。因此,此类案件免交诉讼费用。

(2) 依照审判监督程序进行提审和再审的案件,当事人免交诉讼费用。这些案件之所以再一次由人民法院审理,通常是由于原审判决、裁定或者调解书在认定事实或适用法律上有错误,或者原审人民法院违反了法定程序进行审理及原审判人员在审理该案时存在违法犯罪行为。所有这些错误都是由于司法工作人员的过错造成,当事人自己并没有过错。因此,此类案件当事人免交诉讼费用。但是,人民法院依照《民事诉讼法》有关规定再审的案件,当事人应当交纳诉讼费用。

很多遭受过医患纠纷折磨的医务人员,在医疗赔偿后,都被生命询问过:是不是还要继续干这一行?原本可选择平坦磊落的路途,现在却选择了荆棘丛生、崎岖危险,值不值得?

这让我不禁想起了曾经读到过的一则小故事:一天晚上,城里的一个老实人开着车在乡间公路上行驶。突然,汽车撞上一头黑暗中跑出的野猪,野猪当场死了。这个老实人误以为这是乡下人养的家猪。他向四周看了看,发现不远处有一座透着灯光的农舍,他走过去,敲开了农舍的门,非常抱歉地向农夫解释了刚才发生的一切。"我感到非常抱歉,我撞死了您家的猪。不过,我会赔偿您的损失。"农夫感到很意外,不过他立刻就明白这个老实人误会了,但是他也乐得发一笔意外之财。农夫:"这是我养的猪,我。"老实人:"我开车把您的猪撞死了,我有责任;您养了猪却没把它管好,您也有责任;猪不往别的地方跑却往公路上跑,猪也有责任。我们三方应各承担1/3的责任,计算下来,我应该赔偿您100美元比较合理,您说呢?况且,车子的右前部也有损伤。"农夫乐了:"您说得完全合情合理,就照您说的办。"意外地得到100美元,农夫全家都很高兴,他们背地里笑这个老实人有点儿傻。两天以后,保险公司的两个业务员来农舍查证此事:"两天前的晚上,是否有人在公路上开车行驶时把你家的猪撞死了?"农夫:"千真万确,他赔偿了我们100美元。"、"那这场交通事故是真的喽?"、"当然是真的。"、"你可以在证明书上签上你的名字吗?"、"当然可以。"农夫在证明书上签上了他的名字。保险公司的业务员要走了,农夫好奇地问:"你们打算赔偿他多少钱?"、"1万美元。"、"1万美元!我的天啊!"农夫叫了起来,"做老实人一点儿也不吃亏!"(来源:www.xiaogushi.com《上门赔偿》)。

其实,我见过的所有成大事、定大局的人,最后靠的都不是投机取巧,更不是聪明。忍耐的过程是痛苦的,但结果却是甜蜜的,不论是逆境、内在的烦恼,还是外在的灾祸,忍耐是一种以退为进的生存智慧,是一种明心见性的处世哲学。忍耐不是软弱,不是逃避,而是一种心灵的超越。吃亏能养德,忍耐能养心。有时你不得不承认,在世界上永远存在着这么一条公理:当一个人付出的劳动没有得到金钱与物质的回报时,必定可以得到等值的精神愉悦。

此外,当患者的生命健康逝去而不得不用一个数字来衡量时,这个数字虽然代表着一个赔偿标准,但是它不是一个价格,因为生命健康是无价的。如果赔偿能给患者及其家属对逝去的生命健康有所补偿的话,至少是一种慰藉。医疗过错带给患者及其家属的伤害,赔偿仅仅是一个很小的方面,更重要的是医务人员对生命与健康的尊重,对责任与使命的反省,只有这样才能从根本上避免与减少医患纠纷的发生。

[参考文献]

[1] 王玉,于晓军,王典,等.伤残鉴定相关期限概念及其统一分类的建议[J]. 2014,3(74):103-109.

From：庄璘(Zorin Nikolaj)，2014年上海市医院协会召开关于"加强医疗质量管理，强化医疗安全意识"专题研讨会的发言材料节选：《医疗赔偿》，摘录法条较多，仅供参考。

35 医患纠纷调解/赔偿协议

实用性★★★☆☆　　有益性★★★★☆

一、医患纠纷调解/赔偿协议的特点

（一）协议主体适格

法律意义上的适格者是指具有相应的民事行为能力的人。也就是说，只有适格者才能有权对协议中，医患双方的权利和义务作出同意（选择）的意思表示。通常，在签署医患纠纷调解/赔偿协议过程中，所谓的主体不适格主要表现为：

1. 协议主体不合格。与无民事行为能力人、限制民事行为能力人订立协议，且其监护人或代理人不予以确认的，该协议无效。纯获利益的和与其年龄、智力、精神健康状况相适应而订立的协议，不需要追认，协议有效。但医患纠纷协议不属于纯获利益的协议。

2. 无论医患双方当事人或其代理人哪一方的主体不适格，即便相对人有过错而订立了协议，该协议无效。

3. 其他不适格的情况。(1) 当事人死亡，继承人作为新的当事人的诉讼；(2) 诉讼原告并非权利人，故无权利主张；(3) 诉讼被告与该案无利害关系，所以也不是适格者。

医疗机构与患者、其监护人或代理人签署解决医患纠纷的协议时，一方面，应着重审查其身份证明、户籍材料、授权委托书等资料，确保签订协议的患方当事人具有合法的主体资格。患方适格的签字主体因情况不同而有所差异。如果签字的主体不是患者本人，那么其监护人或代理人应向医方出示有效身份证明文件，并将其身份证复印件与委托书作为协议的附件一并存档，才能确保患方适格签字主体的有效性。

另一方面，医疗机构应注意自身资格的合法性。医方适格的主体是医疗机构的法定代表人，法定代表人当然也可以授权其代理人行使代理权，为其签署协议。但必须有经法定代表人签字（或盖章）且加盖公章的授权委托书。其实，无论是法定代表人还是委托代理人签字，协议书中医方签字处都要加盖公章。而且不管是法定代表人，还是授权委托的代理人签字，人数往往只有一个。同时，应当明确医疗机构内部的科、部、处不能作为对外独立承担民事责任的主体，即便有些医疗机构实行经济责任制，发生医患纠纷后，有些费用会落实到科、部、处，甚至医务人员个人。但未经法定代表人授权，不能以科、部、处的名义和患者签订协议，医务人员也不能以个人的名义与患者订立协议。此外，在签署协议或诉讼过程中，医疗机构发现患方的主体不适格，应立即提出，尤其在诉讼过程中应向法院提交诉讼主体不适格申请。

（二）协议内容真实

医患双方在协议中表述的内容应是协议双方内心真实的表达，即医患双方是在完全理解协议条款的基础上，不误导、不欺诈、不胁迫，不存在乘人之危的情况下自愿签订医患纠纷调解/赔偿协议书。对于意思表示不真实的协议，即意思表示有瑕疵的协议，协议效力：无效或部分无效。

（三）协议内容合法

医患双方在签订协议时，其协议内容不应存在：

1. 违反法律、行政法规规定的内容；
2. 违反社会公共利益的内容；
3. 违反有失公平原则和重大误解的内容；
4. 对于在协议中涉及因医疗事故、医疗过错等造成患者人身或财产损失的免责条款，医方又利用优势或患方没有经验，致使医患双方签订的协议中的权利和义务明显不对等，一旦患方向法院起诉，主张协议中存在不合法等法定可变更、可撤销的情形而行使其撤销权，协议很可能将被法院撤销而自始无效。但事后经权利人追认的和事后取得处分权的除外。

（四）协议内容完整

医患纠纷调解/赔偿协议需突出医患双方各自的权利和义务、承担责任的方式、赔偿的具体数额、给付方式和时限外，而且要根据《中华人民共和国民法通则》、《最高人民法院关于审理人身损害赔偿案件适用法律若干问题的解释》、

《中华人民共和国侵权责任法》以及《医疗纠纷预防和处理条例》等现行法律法规明确规定的赔偿项目进行罗列。如果遗漏了某项法定的赔偿项目,患方很可能以医疗机构未支付某项法定的赔偿为由主张其权利。此外,医疗机构按医患双方签订的协议向患方支付赔偿款时,必须要求患方填写收款单据,在收款单据上签字的收款人、收款账号应与签署协议的主体相同。其实,医患双方履行协议,医疗机构的主要履行义务是支付赔偿款,而患方书写的收款单据就能很好地证明医疗机构履行了协议的义务。

二、签订医患纠纷调解/赔偿协议的注意事项

根据《医疗纠纷预防和处理条例》有关规定,经调解双方当事人就赔偿数额达成协议的,制作调解书,双方当事人应当履行。经过医疗机构医患纠纷人民调解委员会(以下简称医调委)、卫生行政部门、医疗事故责任保险处理中心、仲裁院、法院等处理医疗损害后达成协议的,由上述机构或部门制作医患纠纷调解/赔偿协议书。在上述机构或部门处理过程中,若调解不成或达成协议后一方反悔,可根据《医疗纠纷预防和处理条例》等的有关规定,对调解不成或者经调解达成协议后一方反悔的,医疗机构医调委、卫生行政部门、医疗事故责任保险处理中心等可以不再进行调解。对于签署协议后,一方当事人反悔而不履行协议,另一方可以通过法院诉讼或仲裁机构仲裁解决。注意事项具体如下:

(一)医疗纠纷调解协议书的法律性质虽然是在医调委、卫生行政部门、医疗事故责任保险处理中心、医疗机构、仲裁院、法院等主持下,由上述机构或部门制定,但它却是建立在医患双方完全自愿的基础上、两个平等主体之间订立的民事合同。根据《中华人民共和国合同法》(以下简称《合同法》)有关规定,本法所称合同是平等主体的自然人、法定代表人、其他组织之间设立、变更、终止民事权利义务关系的协议。医患纠纷发生后,医患双方对已确定为医疗事故及其等级无异议的情况下,在自愿的基础上,由上述机构或部门就医患纠纷进行调解。医患双方的法律地位平等,完全自主表达意愿,行使合法的权利,任何一方不得将自己的意志强加给对方。依法成立的合同,受法律保护,对双方当事人均具有法律约束力。双方当事人都应当按照约定履行自己的义务,不得擅自变更或者解除合同。此外,双方当事人还应当履行发生法律效力的判决、仲裁裁决、调解书,拒不履行的,另一方可以请求人民法院执行。一般调解/赔偿协议签署后,医方均能按协议内容自觉履行协议条款,偶有出现医方反悔的情况,但患方可申请法院执行,这种情况通常较少见。常见的多为患方反悔诉至法院,此时,随着调解/赔偿协议的签署和履行,医方即便因医疗过错对患方造成侵权,但因协议的生效,原有的侵权事实就急告终结,患方也就不能再就此事实对医方提起侵权之诉。对于医方而言,在应诉时只要提出协议有效的抗辩,主审法官就会根据《合同法》的规定,按照当事人意思自治的原则,同时,根据我国《中华人民共和国民法通则》和相关司法解释的规定对调解/赔偿协议的有效性进行审查。如果协议有效,就会驳回患方的起诉;如果协议无效,就会撤销协议,然后再继续审理患方提出的诉讼请求。

(二)对于调解/赔偿协议的有效性问题,医方应引起足够的重视:

1. 有效的调解/赔偿协议应具备下列三个条件:(1)当事人具有完全民事行为能力;(2)意思表示真实;(3)不违反法律、行政法规的强制性规定或者社会公共利益。

2.《合同法》规定,有下列情形之一的,合同无效:(1)一方以欺诈、胁迫的手段订立合同,损害国家利益;(2)恶意串通,损害国家、集体或者第三人利益;(3)以合法形式掩盖非法目的;(4)损害社会公共利益;(5)违反法律、行政法规的强制性规定。人民法院在审查调解协议的过程中发现有以上情况的,可以确认调解协议书无效。

3.《合同法》规定,下列合同的当事人一方有权请求人民法院或者仲裁机构变更或者撤销:(1)因重大误解订立的;(2)在订立合同时显失公平的。一方以欺诈、胁迫的手段或者乘人之危,使对方在违背真实意思的情况下订立的合同,受损害方有权请求人民法院或者仲裁机构变更或者撤销。当事人请求变更的,人民法院或者仲裁机构不得撤销。

由此可见,调解/赔偿协议若符合法定有效条件的,法院就应当认定其有效,而不能仅凭一方当事人的申请而对调解/赔偿协议进行变更或者撤销,更不得确认调解/赔偿协议无效。换言之,如果调解/赔偿协议签署后患方反悔想撤销或者变更,就必须向法庭举证证明符合以上情形,如果被法院采信,患方的主张就有可能被法院支持,并撤销该调解/赔偿协议。否则,法院是不会支持患方的诉讼请求。此外,根据《合同法》规定,请求人民法院撤销协议的诉讼时效期间为具有撤销权的当事人自知道或者应当知道撤销事由之日起1年内没有行使撤销权。这一时效期间不适用中止和中断,如果超过1年再提起撤销协议的诉讼,法院则会驳回这一起诉。

(三)医方经常遇到调解/赔偿协议生效后,甚至是患方拿到医方的补偿款后,再次向法院提起诉讼,要求医疗机构承担赔偿责任。患方诉讼理由为此前给予的经济补偿与该医疗争议无关,医疗机构给付的经济补偿属于自愿赠予,不能计算在法院的判决额内。对此,如果调解/赔偿协议中有排除诉讼的规定,即使法院认定双方当事人的调解/赔偿协议是医疗机构的自愿赠予,也应属于附条件的赠予,根据《合同法》的有关规定,如果接受赠予的一方不能满足赠予方提出的条件和要求,赠予行为可以撤销。这样就可以为医疗机构减少不必要的损失。

（四）医患双方达成和解协议后，医方往往不愿意在协议书上记载存在过错的表述。事实上，医患双方在互谅互让、相互妥协的基础上达成意见后，患方反悔而向法院提起诉讼，即便医患双方签署的调解/赔偿协议合法、有效，人民法院也不能将调解/赔偿协议中医患双方当事人所确认的事项作为证明案件事实的根据。因为依据《中华人民共和国民事诉讼法》的规定，证据只能经过法院查证属实，才能作为认定事实的根据。法院不能将协商中医患双方的任何一方为实现达成协议的目的做出妥协所涉及的对案件事实的认可看作是自认。最高人民法院《关于民事诉讼证据的若干规定》在诉讼中当事人为达成调解/赔偿协议为目的而作出的妥协所涉及的对案件事实的认可，不得在其后的诉讼中作为对其不利的证据。

（五）调解/赔偿协议应当由医患双方当事人签字，医疗机构应当由法定代表人或其委托代理人签字并加盖公章或专用章。患者如果已经死亡或者丧失民事行为能力，应当由其近亲属代为签字。根据最高人民法院《关于贯彻执行中华人民共和国民法通则若干问题的意见》的规定，近亲属包括配偶、父母、子女、兄弟姐妹、祖父母、外祖父母、孙子女、外孙子女。如果顺序在前的近亲属是完全民事行为能力人且没有明确表示放弃权利的，排序在后的近亲属签字当属无效。因此，医疗机构在签字时问明对方身份，必要时要求患方以书面形式写明代理全部近亲属的保证，以防日后再引起纠纷。

（六）医方在医患纠纷调解/赔偿协议签署后，应上报卫生行政部门备案。根据《医疗纠纷预防和处理条例》等有关规定，医患纠纷自行协商解决的，医疗机构应当自协商解决之日起7日内向所在地卫生行政部门作出书面报告，并附具协议书。这里的报告标志着卫生行政主管部门对医疗争议事件的监督责任。

（七）一般情况下，医疗损害赔偿以一次性结算为原则，以定期金的方式定期结算为补充。一次性给付是以赔偿金为前提的，对于一审法庭辩论终结前已经发生的费用、死亡赔偿金和精神损害抚慰金等建议一次性给付赔偿权利人，这有利于一次性解决纠纷，避免再次滋生矛盾。而对于残疾赔偿金、被抚养人生活费和残疾辅助器具费建议以定期金的方式进行给付，但赔偿义务人请求一次性给付的除外。

三、医患纠纷调解/赔偿协议的公证

随着《中华人民共和国公证法》的颁布，公证已经成为防范民事纠纷，维护市场诚信，构建和谐社会不可或缺的一种重要法律手段，公证机关也因此成为社会公认的诚信机关。而医患纠纷调解/赔偿协议的公证正是公证机关根据当事人的申请，依照法定程序证明当事人双方之间签订医患纠纷调解/赔偿协议真实性、合法性的体现，是另一种代替司法确认，保持协议履行率的有效方法。但是，在医患纠纷发生后，经自行协商签订医患纠纷调解/赔偿协议，即便进行公证，也同样存在无法规避承担医疗责任的可能，原因如下：

（一）公证书并非是判决书，公证的作用只能证明在公证机关介入参与期间，协议的内容不会被篡改以及证明是由医患双方自愿签署的，而并不能保证患者在签订协议并得到赔偿后，仍不会以赔偿不足或签订协议意思表示不真实、不完整或存在瑕疵而再起诉，要求再赔偿。

（二）医患双方签订的协议中，常常出现表示患者不能再向该医疗机构要求赔偿和追究责任等条款。关于这一点，医疗机构显然有借助条款求推卸责任之嫌。根据《中华人民共和国合同法》的有关规定，对造成对方人身伤害的免责条款是无效的。因此，医疗机构的此种免责条款也应该是不具法律效应的。

（三）在办理此项公证中，患者始终是处于明显弱势。一般情况下，医患双方签订医患纠纷调解/赔偿协议公证往往是由于患者及其家属已与医疗机构周旋时间较长、身心疲惫，故患者及其家属顾前思后才选择与医方以协商的方式了解此事，哪怕少得到些赔偿，以便尽快从痛苦中摆脱出来。在这种情况下，患者都明显处于难以与医疗机构平等协商的劣势地位。很可能使患者违背其真实的意思表示，允诺免除医方在医疗损害或医疗过错上的法律责任。

（四）在医患纠纷调解/赔偿协议公证过程中，患方不可能提供有效的证据证明医疗方案的正规性，对公证内容的真实性与合法性，其识别能力也很难判定。而能向公证机关提供证据的主动性始终在医疗机构，而公证人员又欠缺医疗专业知识。因此，很难判定医患双方风险与责任的划分是否公平、合理。对当事人提供的证明是否完备或有疑义，只能被动地根据医疗机构提供的证据予以公证。因此，公证的作用仅为证明在公证机关介入参与期间，协议的内容不会被篡改或证明是由医患双方自愿签署。

四、医疗风险类协议的公证

与医患纠纷调解/赔偿协议的公证相比，医疗风险类协议的公证就更加不能最大限度地规避医患纠纷，但大多数医务人员却表示欢迎，他们认为，一方面，医务人员有了协议的公证就有了不用自己承担责任的认识，在一定程度上消除了其医疗过程中不敢大胆诊疗、护理、用药的顾虑，这为某些特殊患者提供了一定的治疗机会。另一方面，医务人员在患者事先清楚地了解医疗风险的前提下，集中精力，大胆尝试，制定最佳诊疗、护理和用药方案，预测可能出现的风险或并发症,并及时采取措施,严格遵守手术、麻醉、特殊检查等操作规程,这对患者无疑也是有利的(可参见前面章节《医疗公证》)。此外,在医疗风险类协议公证后,一旦发生医疗不良事件,具有法律效力的第三方进行调解或裁决,是更易于协调医患双方在该认识上的分歧。但事实上,医疗机构希望通过这种方式有效的减少医患纠纷、规避承担医疗责任的目的不一定能得到实现,原因主要为:

(一)患者在接受手术、麻醉、特殊检查等诊疗过程中,可能会因其病情的变化或不可抗力导致死亡,也有可能因医方的过失而导致。但医疗风险协议公证的目的是无论患者发生何种状况,医疗机构均可免责。这显然不合理也不合法。

(二)医疗风险类协议的公证会使医务人员认为在手术过程中不必担心因自己渎职、懈怠、过错等因素导致诊疗、护理和用药失败,而需要承担任何相应的法律责任,这势必造成了责任与道德的缺失。

其实,通过公证和担保等方式强化医患双方协商、达成协议的法律效力,在不违法和不影响公序良俗的情况下,即使一方反悔另行起诉,审判机关无特定事由应当认可协议内容有效,依法判决医患双方各自继续履行协议上的义务。因为达成和解协议严格来说是一种合同行为,应当按照合同法的相关原则执行。目前,医患纠纷调解/赔偿协议的公证和医疗风险协议的公证毕竟是公证实践中萌生的新鲜事物,也是规避医疗风险极端化的体现。公证书作为一种明确医患双方权利和义务、证明协议过程真实性与合法性的证据,在未来的医患纠纷处理过程中能否真正缓解医患矛盾,还需在公证实践中进一步去探索、总结和完善。不过,上海市闵行区公证处开展的《电子数据保全平台》(以下简称实时保[备注])在医疗风险告知等方面的证据保全,已被区内大多数医疗机构的外科系统科室证实是非常实用和有益的,其在规避医疗风险方面起到了积极、重要的作用。

上海市普陀区先后制定了《上海市普陀区人民调解协议书公证暂行办法》、《上海市普陀区人民调解协议书公证暂行办法实施细则》、《人民调解协议书公证须知》等法规规章,也形成了一套系统的运作规程。可是,从医患纠纷调解实践出发,全国皆在推行医患纠纷人民调解,加上医患纠纷人民调解协议书本身就可以进行司法确认。因此,其在医患纠纷理念上的意义远大于实际。但是公证机关公证,在提升医疗服务水平、帮助医患纠纷管理组织机构开展医疗安全管理和共同承担社会责任方面,例如,遗嘱的公证、病历的封存与保管、医疗风险告知书的证据保全等方面,仍不乏是一种预防和化解人民内部矛盾、维护社会稳定、倡导公民诚信的好方法。

[备注] 上海市闵行区公证处为建立信息化建设下的"互联网+公证"之创新发展,建立"实时保"公证证据保全平台,其包括:RDP远程自助取证;公证录音;中证通在线申办涉外公证系统;公证业务自助受理机;微信城市服务在线申办公证;无人机取证等业务。

From: 庄璘(Zorin Nikolaj),2010年德国罗斯托克大学医学社会学课程论文节选:《述中国医患纠纷非诉讼解决机制之调解协议》(德语翻译稿),因内容结合了我国的国情,摘录法条较多,略作修改,仅供参考。

36 医患纠纷成本分析与赔偿金的会计核算
前瞻性★★★☆☆　学术性★★★★☆

医患纠纷成本分析与赔偿金的会计核算

孟垂祥　姚剑锋　庄璘

上海市闵行区中医医院　上海市　中国

一、医患纠纷成本分析

(一)是否给予赔偿、如何给予赔偿。是否给予医患纠纷赔偿取决于三个因素:

1. 医患纠纷发生的概率(P)。
2. 因医疗行为而导致的损害或不利后果(L)。
3. 医患纠纷预防与处置成本(B)。

根据 The Hand Formula(汉德公式):B 小于 L*P,即只有医患纠纷预防与处置成本小于因医疗行为而导致的损害或不利后果与医患纠纷发生的概率之乘积时,才可以给予赔偿。在汉德公式的基础上,假设医患纠纷的预防与处置成本为 X 的函数 ab(a 为医患纠纷预防与处置成本,b 为预防与处置医患纠纷的水平),y 为医疗赔偿的费用,P 为医患纠纷发生的概率,L 为因医疗行为而导致的损害或不利后果,则预期赔偿成本为 P(b)y,因医疗行为而导致的损害或不利后果(L)=P(b)y+ab。若医患纠纷发生的概率(P),随着医患纠纷的预防与处置成本的 X 函数 ab 的增加而降低,预期赔偿成本 P(b)y 也会降低。

由此可见,在医患纠纷预防与处置水平较低的情况下,预防与处置成本微弱增加就会引起因医疗行为而导致的损害或不利后果(L)大幅度下降。而在预防与处置水平较高的情况下,医患纠纷的预防与处置成本微弱增加,因医疗行为而导致的损害或不利后果(L)不会大幅度下降,仅仅只会小幅度下降。因此,只有在因医疗行为而导致的损害或不利后果(L)无限接近于 0 时,成本最低,效益最大。但是在现实中不可能出现 L=0 的情况,也不能以低于预期赔偿成本 P(b)y 来避免医疗不良安全事件的发生[1]。

但是,医疗机构可以通过积极参保医疗机构综合责任保险,鼓励患者参加医疗意外保险,努力推动行业和个人医疗机构综合责任保险和意外保险的发展等举措,来增加医患纠纷预防与处置的成本,从而使因医疗行为而导致的损害或不利后果(L)大幅度下降。

(二)如何再降低投诉成本。由于医患纠纷是因诊疗护理用药服务过程中的过错,造成患者某种物质或精神上的损失为前提。因此,医疗机构可以通过对患者反映的投诉信息进行反馈,修正医疗过程中的过错作为解决办法,来消除患者进一步遭受损失的风险,并以此来提升医疗服务质量和医疗安全水平。同时,医患纠纷反馈的信息还能反映诊疗护理用药服务过程中所不能满足患者需求的方面,以及反映医疗机构投诉途径的优劣[2]。

医患纠纷反馈信息的来源,一种是源于医疗机构采取主动的问卷调查、回访调查或医患座谈会等方式,这需要耗费一定的时间、人力、财力和物力。另一种来源于患者及其家属的投诉。这是患者及其家属主动送上门的信息,相对于前者而言,在时间资源、物质资源和人力资源方面更节约成本。可见,医患纠纷反馈的信息是医疗机构有价值且低成本的信息来源,也表明医患纠纷反馈的信息是需要耗费时间、精力和金钱的。

医疗机构应将这种信息资源变为知识资产,从医患纠纷反馈的信息中发现服务的盲点,从医患纠纷反馈的信息中寻找服务的差错,从医患纠纷反馈的信息中找到服务的商机。因此,医疗机构一定要从医患纠纷反馈的信息中发现问题,找到原因、吸取教训、总结经验。如果我们不能从医患纠纷反馈的信息中挖掘出价值,将该信息资源变为知识资产,那么,实际上这就是一种奢侈的资源浪费。

在医患纠纷反馈的信息还没有出现之前,就要从蛛丝马迹中发现问题,及时处理,避免医患纠纷的产生。因此,正确认识医患纠纷反馈信息的价值,客观地分析患者的投诉,迅速准确地确定问题的症结,并从中捕捉到具有共性的、有管理价值的信息。并使之成为可以利用资源,对防范和减少医患纠纷、改进医疗机构管理水平、提高医疗机构服务竞争能力具有十分重要的作用和意义。医疗机构投诉多虽然不是一件好事,但不投诉也并不代表医疗机构没有问题。许多论文和研究都表明,患者及其家属投诉的举动是一种对医疗机构忠诚的表现。

二、医患纠纷赔偿金的会计核算

随着医患纠纷案件的日益增多,赔偿额也在不断攀升,以过往直接将医患纠纷赔偿金计入当期成本的账务处理方法已经不适应会计核算的要求。为了真实反映当期医疗机构成本支出,根据企业会计制度的谨慎性原则,应增加预计负债项目,并在此项目下再设置医患纠纷赔偿保证金。计提医患纠纷赔偿保证金时,借:其他支出—公用支出—医患纠纷赔偿金。贷:预计负债项目—医患纠纷赔偿保证金。当发生医疗安全质量不良事件时,借:预计负债项目—医患纠纷赔偿保证金。贷:银行账户存款或现金。这种会计核算处理方法的难点在于医患纠纷赔偿保证金的计提数额不容易确定。但可以根据往年历史理赔数据,估计一个医患纠纷赔偿金占医疗总收入的比例,一般为1%左右。但在实际操作过程中,各医疗机构是根据财政、卫生计生行政部门(现为卫生健康行政部门)核定的提取数额按照一定比例按月提取医患纠纷赔偿保证金,当提取数额达到核定的数额时就不再提取。当支付医患纠纷赔偿金或调整医疗机构预算收入而导致医患纠纷赔偿保证金的余额小于核定的数额时,支付医患纠纷赔偿金或调整医疗机构预算收入的当月起,将再次继续提取医患纠纷赔偿保证金(如果医疗机构从利润中加以支出,则无医患纠纷赔偿保证金一说)。

此外,MOD(Management Organization of DPT,医患纠纷管理组织机构)还应积极与院内财会部门沟通、联系,定期了解和分析医患纠纷赔偿金的报表数据,从而协助财会部门增强抗风险的能力,以此来进一步提升医疗管理的决策水平。否则,一旦发生严重的医疗不良安全事件,巨额的医患纠纷赔偿金必然会严重影响医疗机构正常的财务管理秩序。

[参考文献]
[1] Saaty TL. Decision making with the analytic hierarchy process[J]. Int J Ser Sci,2008,1(1):83-98.
[2] 陈有孝,亢泽峰,褚以德.现代医院全成本核算[M].人民卫生出版社,2009.

From：2016年全国医疗卫生单位会计制度改革研讨会会议论文节选：《医疗管理的成本控制与会计核算》,后收载于庄璘(Zorin Nikolaj)的新书《摩登医疗》,因内容结合了本书的主题,略作修改,仅供参考。

 医疗执业风险行业内分担机制的初步探讨
有益性★★★★☆　前瞻性★★★★☆

医疗执业风险行业内分担机制的初步探讨

程　佳[①]　沈雪生[①]　汪咏梅[①]　庄　璘[②]

① 上海市闵行区卫计委(现为卫健委)医疗事故处理办公室　上海市　201199
② 上海市闵行区中医医院　上海市　201103

在社会转型期医患矛盾凸现,成为社会的热点、焦点。《侵权责任法》的实施,淡化了医疗事故概念,强化侵权责任、经济救助、经济制裁以预防侵权行为。医疗机构及医务人员的医疗侵权损害责任范围明显扩大,赔偿数额大幅提高。在医疗管理实践中如何正确认知和管理医疗风险,完善医疗风险的分担与管理机制,有效规避和转移医疗风险,以解除医疗机构和医务人员的后顾之忧,从而维护社会和谐与稳定,已然成为亟待解决的问题。本文对我区历年医疗损害赔偿纠纷进行统计分析,结合多家医疗机构的300名在职临床医师小样本书面问卷,探讨设立与完善医疗执业风险分担机制的必要性和可行性。

一、医务人员的执业风险

（一）医疗行为是实践科学,医疗执业风险不可避免。目前仍有许多疾病不被人类认识,在不断攻克中。医务人员的医疗行为具有探索性,在临床实践中不断成熟成长。有些疾病虽有认知但缺乏有效治疗手段,临床上常依靠经验判断和施治,难免会对患者可能产生一定伤害。医务人员根据现有的医学发展水平,对疾病进行诊疗,对患者而言,获益和风险并存。医疗风险始终存在于诊治、康复和医学科研的全过程中,这种风险没有对与错的问题,只有总结经验与教训不断提高认识与救助受害者的问题。

（二）医疗行为和疾病本身固有风险。医疗服务行业的风险首先表现为医疗实践和疾病本身固有的风险,如体质的个体差异、药物本身的毒副作用、机体对治疗方法及技术的适应性;疾病的严重性、复杂性、多变性、不可预知性等均可导致医疗意外事件发生。而这些情况则被患者或其他非医务人员误认为是医疗事故和医疗侵权损害。

1. 医疗行为固有的医疗损害责任风险。患者除疾病本身固有的机体损害外,医务人员每次诊疗过程均存在正常和不可避免的医疗加害侵权行为,如手术本身的损害,注射引发的疼痛、皮肤血管及神经的损伤和皮下淤血等,又如对患者的诊断性治疗和诊断性试验等均会产生一定的医疗加害。

2. 药物不良反应致患者机体损害引发的侵权责任。"是药三分毒",这句中国古话说明了是药就有不良反应。轻者对人体造成损伤,重者对人的健康或生命造成严重的不可挽回的后果。闵行区历年统计结果,因药物不良反应引发的医疗损害责任纠纷占9%。

3. 服务对象的特殊性。医疗机构作为提供医疗行为的公共场所,容纳了特殊的人群——患者。每名患者的躯体疾病与心理改变具有潜在的不确定性易在在公共场所内发生变化,如患者的猝死、跌倒等残疾或致死现象;因家庭、社会矛盾的激化或各种利益驱动而导致患者在医院内的各种非正常死亡事件,如自杀和为谋取各种利益而诈病或者因车祸致残肇事者逃逸后转嫁医疗机构及医务人员等,使得医疗机构花费大量的人力、物力、财力来解决此类纠纷。

（三）医疗机构难以完全避免发生群体医疗损害侵权行为。例如,前段时间报道的某市第二人民医院输血致80余名患者感染艾滋病,医院借款800多万元进行赔偿,且承担终身免费治疗并发症。再如,因无过错输血而感染丙肝的群体性医疗损害纠纷至今未能完全结案。1998年某市的妇儿医院因配错消毒剂造成160多人术后长期反复感染的集体诉讼案,索赔总额超过1亿元人民币。某儿童医院多起新生儿死亡事件、某医院眼科用药不当引起群体性人身伤害事件、某医院因使用国家计划免疫或疫苗引发的医疗损害事件等。一旦出现巨额索赔案时,当事医务人员要承受巨大的心理和社会舆论,当事医疗机构也会有不能正常运营的状况发生。最终,在医疗机构无力承担赔偿金额时,那些国家公立医疗机构都不得不由政府出资解决纠纷(民营的医疗机构面临的只有倒闭)。

医务人员的执业活动要符合《侵权责任法》的要求。《侵权责任法》强化了侵权责任和经济救助,以过错责任为原则,兼采用过错推定规则,甚至采用公平与无过错责任归责原则。迄今为止人类仍有许多疾病不被认识,而医学是经验医学,更是实践科学,在医疗过错的推定诉讼中难于反证没有因果关系。如早年的"齐二制药"生产的亮甲菌素注射液导致急性肾衰竭,又如最近新闻报道的美国马萨诸塞州新英格兰化合中心生产的醋酸甲泼尼龙(甲基强的松龙)注射剂导致的罕见真菌性脑膜炎疫情。这些对患者群体的加害事件,如果呈现散发状态,医患双方都难以举证因果关系,但受害者理应得到经济救助。

二、完善医疗风险分担机制的必要性与可行性

(一)医疗服务领域面临两大风险。一是由于医疗侵权责任对患者造成医疗损害或相关医疗意外事件导致的索赔风险;二是医护人员因职业特殊性面临的职业固有的医疗服务风险[1]。这两种风险同时存在,在很大程度上制约了我国的医疗服务体系的发展。除了不断完善医疗法规和相关制度建设外,可以通过商业保险转移医疗侵权损害赔偿责任,这是一项符合现代医疗服务管理体系要求的财务处理方案。

1. 目前的医疗风险分担机制不尽合理,不能适应社会发展。2002年出台的《医疗事故处理条例》及上海市人民政府同意《关于本市实施医疗责任保险的意见》的批复,上海市推出医疗机构综合责任保险,采取政府推动、市场运作在公立医疗机构实施的模式。近十年的运作实践表明,其不能完全体现医疗风险的分担和医患纠纷的化解功能。

2. 《侵权责任法》实施淡化了医疗事故概念,强化了侵权责任与经济救助,打破《医疗事故处理条例》对高风险公益性医疗行业的适度保护,并使医疗侵权责任赔偿的概念、范围显著扩大、赔偿数额大幅提高。例如,一级甲等完全责任不考虑年龄和医疗费用支出,按《医疗事故处理条例》测算需赔偿12万元,但按《侵权责任法》测算需赔偿约80万元,相差约6.5倍。根据上海市统计局公布的2002年职工年平均工资1 623元/月、居民平均生活费用10 464元/年,至2012年本市职工平均工资4 331元/月、城镇居民人均可支配收入36 230元/年,分别提高比例为240.05%和221.71%。闵行区历年430例赔偿案例分析显示,其中产生死亡医疗损害结果的占60%。区保险机构的理赔额仅占医疗机构赔偿额的20%~25%,保险人与被保险人费率的承担存在较大的压力。所以目前医疗机构综合责任保险远远不能达到《侵权责任法》实施后的医疗损害责任赔偿的需求,更不能分担偶发性的群体性医疗损害事件的赔偿责任。为应对医疗侵权责任损害的高额赔偿,有的医疗机构投保低保障水平的医疗事故责任保险外,同时设立了医疗风险基金,以医院、科室、医务人员共同出资,作为赔偿的补充资金[2]。但少数医疗机构的"基金方式"毕竟势单力薄,达不到保险"大数法则",不仅有资金缺口问题,且不利于医患矛盾的及时化解及医疗风险管理,医务人员为此付出大量的精力并承受巨大的压力。

(二)为了解闵行区执业医师对医疗风险的认识和承受社会压力、对医疗责任商业保险的认可等基本情况,现对我区各级医疗机构在职临床医师300人调查,结果如下:

表6-2 医疗执业风险认知

风险很大	风险较大	风险一般	无风险	合计
208	79	13	0	300(人)
69.3%	26.4%	4.3%	0%	100%

表6-3 您认为现在医生是否受人尊重

受到社会尊重	没有受到社会尊重	合计
15	85	300(人)
28.3%	71.7%	100%

为应对医疗风险和执业压力,医师往往采取自卫性医疗措施,前五位是:97%医师会增加各种医疗转诊、会诊;88.7%医师会回避有风险的诊疗手段;84%医师回避收治高危患者或进行高危手术;72.7%医师会进行各种大化验、大检查;71.3%医师会开大处方;同时92.3%医师会因为为患者做更详细的解释工作而增加工作量。不可否认自卫性医疗措施的后果是导致患者"看病难、看病贵"的因素之一。

三、推动执业医师医疗责任保险的可行性

表6-4 为转移医疗执业风险,你是否愿意个人投保医疗责任商业保险

愿意投保医疗责任商业保险	不愿意投保医疗责任商业保险	合计
253	47	300(人)
84.33%	15.67%	100%

表6-5 个人投保商业保险,你认为合理的保费为年可支配收入比例

15%	10%	5%	2%	合计
3	16	40	201	260(人)
1.15%	6.15	15.38%	77.3%	100%

以上表6-4、表6-5说明执业医师对医疗风险有充分的认识和对医疗风险分担的渴望,在现有医务人员年可支配收入情况下,只要政府在财政或税收方面予以少量适当的支持和推动,政府以"出小钱办大事"理念,实现医疗风险行业内部分担,确确实实为医疗机构及医务人员解除后顾之忧,有效缓解医患矛盾。

(一)利用保险"大数法则"推进医疗行业内风险转移与分担。根据我区历年医疗损害责任纠纷分析,发生医疗损害赔偿责任的医务人员占我区医务人员总人数的1%,利用行业内99%医疗执业人员分担1%的可能出险责任人,使医疗风险在行业能有效分担。三级医疗机构吸纳基层医疗机构的疑难、复杂、危重病人,是"风险集中体现地",所以医疗机构根据其级别、业务量、高风险岗位等情况应适当缴纳不同的保险费;医务人员依据其从事诊疗活动发生医疗过失的概率,缴纳不同的保费。

(二)医疗风险行业分担应形成以全医疗行业投保医疗责任保险为主,私人投保医疗责任保险为辅的"双轨制"保险体系[3],以此来构建完全的医疗责任保险制度。

(三)推行医务人员执业风险行业内分担机制,可针对医务人员多开展多种执业培训,强化医务人员社会化管理及医疗卫生行业的管理,对执业医师流动或多点执业的管理和风险分担具有战略意义。

四、推进医疗风险社会分担,完善医疗风险管理

(一)由于公立医疗机构承担着公益性职责,不能完全市场化,虽然保险费支出可以纳入医疗成本,但医疗机构不能随意分摊到医疗收费中,增加患者的负担,这关乎民生问题;同样根据目前国内医务人员的工资收入水平而言,分摊到每位医务人员自身,确也难以承受,这也势必影响医疗队伍的长期稳定。同时医疗行业又难以避免地存在医疗损害责任风险,这一风险由同业者们分担有失公平原则,所以理应通过建立健全的社会保障机制来实际解决[4]。

(二)由于种种原因,目前我国医务人员所面临的各种风险基本无法得到有效化解,这不仅成为影响我国医疗队伍稳定的重要因素,也已成为制约我国医学事业发展的潜在危险。将医疗责任保险推向市场,按照《侵权责任法》要求维护医患双方的权益,医疗机构、医务人员支付部分同时结合国家财政的适度补贴,全体投保医疗责任保险,测算合理的保险费率,促使保险人与被保险人均能承受,最终由社会中介机构认定责任、以调解形式和保险公司的理赔程序来缓解医患矛盾,共同分担医疗风险。

(三)有了医疗责任保险,有了社会其他力量的介入,可强化医务人员的执业防范意识,规范整体医疗行为。医院在确定了一个岗位保险金额后,一般就不会再增加保费。如医生多次犯规,那么保险公司很自然就会要求院方增加这名医生的投保金额,医生将面临自付高额保险费,直至被有关部门和保险公司吊销行医资格或面临拒保风险,这就迫使医务人员不断提高自身的医疗水平[5]。同时,亦可将保险公司对医生医疗行为的监督与保险费率挂钩,监督其是否犯规、是否越位,这更有助于降低医疗事故的发生率。

五、医疗风险管理

医疗风险管理的关键在于还原纠纷事件的真相,分析事件(过失)环节,确认改进的事实,而不在于谴责哪一个人。

重点在于发现体制上、制度上、流程上的问题和漏洞,研究医院的管理是不是存在不科学的地方,以便从根本上杜绝问题。所以应选择能承担社会责任、有处理医患纠纷能力,同时对医务人员的诊疗行为有分析、评估力和对医疗机构的医疗风险有管控能力的保险公司。保险公司应以社会责任为重,旨在保本或微利,着重淡化商业利益。

六、结论

为适应《侵权责任法》的实施,更有利于医患矛盾的及时化解及医疗风险管理,不断推动医学领域的良性发展,应整合政府、保险公司、医疗机构、医务人员等各方面力量和资源,建立医疗行业内医疗责任商业保险机制。这一举措将使新技术和新业务的开展更加规范,将可能面临的风险也进行了行业内分担。有利于促进全民医疗保险制度的健全,提高全民的医疗健康水平。

[参考文献]
[1] 姜日进,魏鹏.医疗保险分担机制应用实践[J].中国医疗保险,2012,6:46-48.
[2] 陈野.德国医疗保险制度及对我国的启示[J].经济问题,2004,6:64-65.
[3] 郭小沙.德国医疗卫生体制改革及欧美医疗保障体制比较——对中国建立全面医疗保障体制的借鉴意[J].德国研究,2007,22(3):33-38.
[4] [德]埃森布莱特.新医改实行强制医疗保险[J].中国发展观察,2007,4:44-47.
[5] 刘长伟.医院深化医疗质量管理的实践[J].中国医院管理,2010,30(12):85-86.

From: 程佳,沈雪生,汪咏梅,等.医疗执业风险行业内分担机制的初步探讨[J].中国卫生法制,2014,22(3):50-53。

38 浅析医疗风险社会化分担机制模型的构建
学术性★★★☆☆ 前瞻性★★★★☆

浅析医疗风险社会化分担机制模型的构建

Andreas Heinz[①]　庄璘[①]　Navis Patrick[②]

① 德国罗斯托克大学附属医院　Mecklenburg　Germany
② 荷兰蒂尔堡大学附属医院　Tilburg　Netherlands

表6-6 世界各国医疗风险社会化分担机制比较

医疗风险社会化分担机制元素	美国	德国	瑞典	荷兰	英国	法国	日本	中国
赔偿法	√	√	√	√	√	√		
医疗风险社会化保险制度	√	√	√	√	√	√	√	√
限额赔偿制度	√	√				√	√	
医疗强制险制度	√	√		√				
医疗服务价格包含风险赔偿金	√			√				
医疗赔偿基金	√		√		√	√		

一、建立医疗风险社会化保险制度

国家公布的医改政策《关于公立医院改革试点的指导意见》中提出建立医患纠纷第三方协调机制,发展医疗机构综合责任保险和医疗意外伤害保险的举措。其实,建立医疗风险社会化分担机制最核心的问题有两个方面:一方面在于医患双方,即:患方在积极参加医疗意外伤害保险及其他医疗商业保险的同时,医疗机构及其医务人员也应积极投保医疗机构综合责任保险、医疗互助保险、医疗意外伤害保险和其他医疗商业保险。另一方面在于政府,即:人力资源社会保障部门以及医疗保险事务管理中心应积极探索将医疗意外伤害保险及其他医疗商业保险引入医保体系。

(一) 医疗机构综合责任保险

医疗机构综合责任保险(以下简称医责险)属于医疗职业责任保险分支,是指在保险期限或追溯期及承保范围内,被保险人在从事与其资格相符的诊疗护理用药工作中,发生医疗事故或医疗侵权,并造成患者损害。基于损害,由被保险人承担经济赔偿责任,或由保险人负责赔偿保险产品。其实,借助医疗责任保险方式来降低医疗行业的风险,分担医疗损害的赔偿责任,是许多国家和地区通行的做法。按照国际惯例,医疗损害的善后处理,主要依托医疗机构综合责任保险制度。以美国为例,约有10个州出台了强制医务人员参保医责险的法令,另外一些州,甚至将医责险作为医疗机构取得执照许可的考查依据。此外,有些州虽然没有强制要求医务人员投保医责险,但其法案仍提倡医务人员能积极参与。由于医责险在美国得到了立法支持,其缴纳的保费也比其他医疗机构综合责任商业保险的保费要低,且不会发生拒赔现象,承保范围也广,基本能覆盖医务人员在执业过程中发生的所有赔偿责任。因此,美国医疗机构综合责任保险基本得到全面覆盖。从投保额度分析,在美国,平均一个医师购买保险的支出占其年收入的20%~30%,而一旦出现医疗事故或医疗差错,保险公司基本可以实现全额理赔。

而在我国,医疗机构和医务人员投保医疗机构综合责任保险的数量和额度普遍过低,医务人员几乎又不投保医疗意外伤害保险和其他医疗商业保险。在发生医疗损害赔偿时,往往理赔不足,而导致医疗机构和医务人员需自行承担保险公司理赔外的差额。因此,建立一种强制投保、非商业运作、不拒赔、费率低的医疗责任保险很有必要。

医疗机构综合责任保险应实行投保强制,该保险为消费型医疗机构综合责任保险,其分为医疗机构的风险管理费与医务人员的医疗责任保费二部分。

1. 医疗机构的风险管理费。医疗机构的风险管理费包括医疗场所责任、医务人员人身损害责任等。其保费的高低是依据医疗机构类别、编制床位数、在岗医务人员数、上一年度门(急)诊量和出入院数,以及上一年度医患纠纷理赔情况等因素来决定。

2. 医务人员的医疗责任保费。医务人员医疗责任保费应根据医务人员从事的专业、医疗责任风险的概率大小,将投保对象依据保险费率从小到大划分为六类。

(1) 第一类适用于一般医技科室、药剂科室的医务人员及护士。
(2) 第二类适用于内科、特定专科及特殊医技科室的医务人员,如放射科、消化内镜室。
(3) 第三类适用于小外科学和大手术时担任助手的医务人员。
(4) 第四类适用于执行大手术的医务人员。
(5) 第五类适用于执行特定外科的医务人员。
(6) 第六类适用于麻醉科、神经外科、妇产科、整形科等高风险的医务人员。

医务人员的医疗责任保费应该是一种储蓄性质的风险储蓄,保费按年累计,在扣除因医疗损害应赔付的部分外,在医务人员退休或停止医疗执业活动后,将一次性返还其累计的个人风险储蓄(包括:利息)。

(二) 医疗互助保险

除医疗机构和医务人员投保储蓄型医疗责任保险外,还应建立一种医疗互助保险(以下简称医助险)。该保险也应为消费型医疗责任保险,由医疗学术团体或协会负责。保费由医务人员在执业注册、每年执业验证或继续教育时按年缴纳,作为医责险的补充。

医助险的保险人应对每位投保的医务人员建立详细的个人档案,内容应包括:个人身份、职称、学历、工作地点及医院级别,以及在参加医助险之前的医患纠纷或医疗事故发生情况等,据此来确定该医务人员的最低保险费率及保险范围。而投保人也可根据实际情况自行选择投保额。医助险的保险责任范围与医疗责任保险一样,既包括人身损害赔偿责任,又包括医疗精神损害赔偿责任。

另外,学术团体、协会或医务人员个人也可以直接向医疗商业保险公司购买储蓄型或消费型医疗责任保险,即:补充医责险或补充医助险,以填补医疗机构、医务人员投保医疗责任保险和医助险的不足[1]。

(三) 医疗意外伤害保险

从法律的界定上看,医患法律关系应为手段之债,而不是结果之债。也就是说,医患双方之间是不能承诺诊疗结果的,能承诺的只是诊疗手段。所以判断医疗机构及其医务人员的医疗行为是否有过错,不能仅凭借患者伤残或死亡,而应看医务人员在整个医疗过程中有没有过失。其实,高风险行业造成人身损害的结果无外乎两种原因:一种是不法行为的侵害,另一种就是意外事件的发生。而意外事件发生的比例相对较大。

根据原《医疗事故处理条例》的有关规定,有下列情形之一的,不属于医疗事故:

1. 在紧急情况下为抢救垂危患者生命而采取紧急医学措施造成不良后果的;
2. 在医疗活动中由于患者病情异常或者患者体质特殊而发生医疗意外的;

3. 在现有医学科学技术条件下,发生无法预料或者不能防范的不良后果的;
4. 无过错输血感染造成不良后果的;
5. 因患方原因延误诊疗导致不良后果的;
6. 因不可抗力造成不良后果的。

医疗意外是区别于医疗事故具有的人为因素、主观因素,而客观存在、受到种种客观条件限制、难以预料和防范的,或者是由于病情复杂或患者体质特殊而导致的不良影响。

医疗责任保险虽然已经涵盖了无责任赔偿,即:医疗意外,但赔偿数额较小。因此,有必要开展医疗意外伤害保险,以补充医疗责任保险的不足。就目前中国正处于推广阶段的医疗机构综合责任保险而言,由于其本质上属于过错保险,它的建立其实远远没有建立无过错性质的医疗意外伤害保险更为迫切。医疗意外伤害保险是全社会分担医疗意外损害的一种机制,但是,即便它能有效的解决医疗意外引发的医患纠纷,可是推动医疗意外伤害保险却并不容易,它不仅需要医患双方的理解和认同,更需要全社会的共同努力。因此,在开展医疗意外伤害保险过程中,应注意下列问题:

1. **应通过立法**,倡导或强制医患双方投保医疗意外伤害保险。

(1) 手术患者发生医疗意外的比例较高,但是,从建立医疗意外伤害保险避免医患纠纷的目的考虑,应将所有患者作为医疗意外伤害保险的对象。医疗行业属高风险行业,除患者签署投保知情同意书、自愿投保外,任何医疗机构都不能强制患者投保医疗意外伤害保险。其实,在现实的医疗收费中本就应该允许包含医疗机构为患者投保医疗意外伤害保险的费用。

(2) 医疗机构应将医务人员的安全放在医疗质量安全管理的首位,应将医疗意外伤害保险作为医务人员缴纳职工基本医疗保险附加基金的依据进行缴纳。

(3) 医疗意外伤害保险可像医疗责任保险一样,针对不同人群开发不同险种。根据中国的国情,医疗意外伤害保险宜采用低保费、低补偿、广覆盖的办法,根据门(急)诊、住院、手术或病种制订相应的保险金额、缴费标准和缴费方式。在此基础上,还可以推出一些高保费、高理赔、有针对性的特殊险种,比如麻醉意外险、无过错输血感染意外险、重大高风险手术意外险等,由患者以自愿方式在就诊疗前选择购买,以满足不同经济状况患者的需求。

2. **应明确医疗损害的赔偿原则**。患者在医疗过程中出现医疗损害,除了患者本身的过错行为导致医疗损害外或本属于医疗意外,则由保险公司对患者的医疗损害承担赔偿责任。如果患者的医疗损害是因医疗机构过错导致,医疗机构应依法承担赔偿责任,保险公司也可以拒赔意外险,但医疗机构仍可以依据医责险、医助险进行理赔。由于肯定了医疗损害或医疗事故承担的赔偿原则,有助于预防和减少医疗损害。同时,将医患双方之间由于医疗损害产生的经济关系转为保险公司与医疗机构之间的医疗经济关系,间接地避免了医患矛盾的升级与恶化。

3. **应确定医疗意外伤害保险赔偿责任的范围**。在医疗意外中,任何人都没有过错,而医疗意外伤害保险旨在一定程度上补偿医疗意外造成患者的损害,不能等同于侵权行为造成的损害。因此,其承担保险赔偿责任的范围也仅限于医疗意外的死亡补偿金、残疾补偿金(因伤残等级不同,残疾补偿金各异)、治疗费,而患者误工费、陪护费、交通费、住宿费、住院伙食补助费、被抚养人生活费、精神损害赔偿等,不应作为医疗意外伤害保险的责任范围,且补偿限额在医疗意外伤害保险合同中应明确规定。

4. **医疗意外风险基金的设立**。可以考虑由市区(县)的卫生计生行政部门(现为卫生健康行政部门)主办,市区(县)的医患纠纷人民调解委员会与医疗事故责任保险处理中心承办向医疗机构征收一定的费用,设立医疗意外风险基金,专门用于填补医疗机构因医疗意外所遭受的损失。医疗机构则可将此费用计入医疗服务成本中,从而向社会分摊。

(四) 医疗商业保险

医疗商业保险主要指的是健康险,其中最具有代表性的险种为重大疾病保险和住院医疗保险。

1. **重大疾病保险**。重大疾病保险是指由保险公司经办,以《健康险管理办法》、《重大疾病保险的疾病定义使用规范》等规定为标准,以患有恶性肿瘤、急性心肌梗死、脑中风后遗症、重大器官移植术或造血干细胞移植术、冠状动脉搭桥术、终末期肾病等重大疾病为保险对象,当被保险人患有上述疾病时,由保险公司对所花医疗费用给予适当补偿的商业保险行为,以弥补被保险人在患病期间因诊疗护理用药和康复支出的不足、因丧失劳动能力而造成的收入损失以及其他需要弥补的情况。疾病风险同其他风险一样,除具有可能发生的客观性、不确定性等共性外,还具有疾病风险的危害性和严重性、疾病发生的普遍性、疾病自然转归的复杂性以及疾病传播、扩散的社会危害性等特点。

重大疾病保险的分类及特点。对于重大疾病保险,无论是医务人员还是患者都应有一个清晰的概念,国际上将重大疾病保险的类型划分为给付型和独立型。

(1) **给付型**。给付型分为提前给付和增值给付。增额给付型较为多见,其又分为返还型和消费型。选择返还型的投保人一般资金充裕又有储蓄需求,并想为自己或家人提供医疗保障,故选择带可返还功能的重大疾病保险也较为适宜。而与之相反,若资金紧张,想以最低的保费得到最高的医疗保障,则可以选择消费型。但需要注意的是,无论是返还型,还是消费型,都带有附加险,而附加险却又只能在购买定期寿险后购买。返还型的总保费＝①风险保费＋②附加费用＋③储蓄保费,而消费型的总保费只有①＋②。而提前给付型没有附加险一说,仅单单是结合寿险的组合式保单,以被投保人是否患有重大疾病作为部分保额提前给付的标准,不用另外支付附加费用。

(2) 独立型。独立型顾名思义就是只针对重大疾病,不包含定期寿险。当患者患有重大疾病时,保险公司给付保险金,保险合同终止。若被保险人在合同期间死亡,则退还其缴纳的所有保费。由于独立型常以重大疾病保险为主险,因此,一般会把先天性的疾病导致死亡的情形排斥在理赔责任范围之外。而以定期寿险为主险的给付型,则将先天性一类的疾病导致的死亡纳入保障范围之内。若患者因发生合同约定的重大疾病,而又因该疾病导致死亡的,投保人、被保险人或受益人有权要求保险公司支付主险和附加险两份保险金,但附加的重大疾病,被保险人需经诊断为患有附加险中约定的重大疾病后,还须经过一段存活期,在存活期内,才能获得重大疾病保险金[2]。因此,在投保时需特别注意。此外,在投保长期性的重大疾病保险时,投保人的年龄对保费的高低影响很大。所以越早投保,保费就越便宜。

2. 住院医疗保险。住院医疗保险是指保险人对被保险人因医疗意外、损害或疾病需要住院而支出的各项费用负保险给负责任的健康保险。其保险责任包括:住院费保障和住院诊疗护理项目保障两部分。

住院费保障主要是指住院费保障金,其计算方法大多是按照被保险人实际住院床位费进行给付,并按照各保险公司的制定的不同规定给付每日限额或每次住院最长给付天数。而住院诊疗护理项目保障,包括:诊疗费、护理费、治疗费、化验费、功能检查费、手术费、材料费等,一般按照保险合同的约定比例计算给付保险金,当累计给付保险金达到保险金额全数时,合同效力终止。

如果说重大疾病保险的给付性质是提前给付的话,那么住院医疗保险是报销性质的定额给付,即患者就诊后去保险公司进行理赔,报销。两者的区别不仅如此,重大疾病保险一般为期较长,这是疾病本身的性质决定的。而住院医疗保险多为一年期的短期险,且随着年龄的增加,续保的限制也不断地增加,要达到终身保障基本不可能。

二、建立赔偿法的设想

根据《中华人民共和国立法法》的规定,国家卫生计生委(现为卫健委)作为行政主管部门并不适合对民事赔偿进行立法。由于立法权和行政权很难分开,势必导致行政部门在制定与其利益息息相关的法律法规时,在程序上就存在着极大的不公正性,因为很难有主体能真正站在公正的立场上来面对自己和他人的利益分配。因此,建议由全国人民代表大会及其常委会对医疗损害赔偿中的相关问题进行立法,妥善制定出一部《医疗损害赔偿法》。《医疗损害赔偿法》的制定可以从根本上调整一切因医疗损害而导致的赔偿行为,而且可以作为特别法广泛适用于医疗民事活动,同时,还可与《中华人民共和国侵权责任法》的内容形成一个合理统一的系统,有助于以特别法和普通法相结合的方式,构建一个功能合理、统一、完整的医疗损害赔偿体系。

三、建立限额赔偿和医疗强制险制度的设想

在中国,大部分医疗机构的性质属于非营利性医疗机构。在现有的经济形势下,医疗机构要生存和发展,仅仅依靠少量的财政拨款是无法达到可持续性发展的要求。而医疗机构福利型的低收费与社会市场经济环境下的高物价所形成的不等价交换的客观经济条件,决定了医疗赔偿责任完全由医疗机构来承担是不公平的。因此,国家除推进医疗机构综合责任保险建设外,还应该实行限额赔偿制度和医疗强制险制度,以保障医疗事业的正常有序的发展。正如车票、船票与机票中,均按票价总额的2%～9%作为强制性保险计入总费用内。

四、医疗服务价格涵盖医疗风险的设想

目前在中国,制定的医疗服务价格,既不能体现劳动价值,又不能体现使用价值,还不包含医疗赔偿导致的财务风险。随着各种法律法规的健全和人民群众法制意识的提高,医患纠纷会越来越多,赔偿金额也将趋于更高位。为此,建议在制定医疗服务价格时,应包含医疗赔偿的费用。

五、建立医疗赔偿基金的设想

可由慈善机构捐款、向特殊高利润行业征收所得税、发行医疗救助国债或彩票等渠道筹集补偿资金,来设立医疗赔偿基金。一旦需要时,只要动用基金的利息,就可用于适当补偿受到医疗损害的患者,以协调医患双方利益关系的平衡。

六、建立第三方支付方式的设想

大多数欧美国家的医疗体系是由医疗机构、医疗保险组织和医疗保险的参保者组成,他们通过由雇主或自行购买医疗保险,就医后的医疗费用由医疗保险组织向医疗机构支付。在该环节中,医疗付费方式以及医疗服务的管理方式在很大程度上左右着医疗资源的配置模式和使用率。中国的医保管理部门也已经感受到越来越大的经费压力,在这背景下开始重视对医疗支付方式的改革,就由此可达到控制医疗费用过快增长、提高医疗费用使用率的目的。实际上,这也是世界各国推进医疗付费方式改革的根本原因。但是支付方式改革只是其中的一个环节,更为基本和重要的是如何努力去提高医疗质量安全和医疗服务质量。

[参考文献]

[1] 黄长久,吴洪涛.医责险在处理医患纠纷中的作用[J].苏州大学学报(工科版),2007,27(5):84-86.
[2] 翟绍果,马妮娜.国外重大疾病保险概览[J].中国医疗保险,2012,10:69-71.

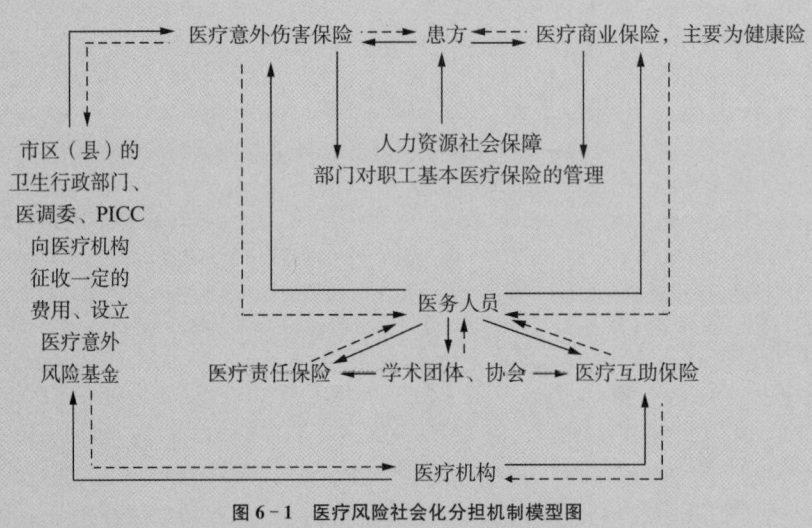

图6-1 医疗风险社会化分担机制模型图

From: 2012年德国杜塞尔多夫医疗展报告会会议参会论文节选:《浅谈各国医疗保险与医疗风险的社会化分担机制》(德语翻译稿),因内容结合了我国的国情,略作修改,仅供参考。

再长再曲折的路，一步步也能走完，
再短再平坦的路，不迈开双腿也无法到达。
一场激烈的医患纠纷可能告一段落，
但问题并没有消失，它们还在继续。
它们是妨碍我们进步的永远障碍，
做对的事情比把事情做对更重要，
任何的改进，都是来源于我们的内心。
持续改进必须坚持不懈地去做，又必须随时改善方法，提高效率，
成功不是未来才有的，而是从决定去做，并不断坚持去做的那一刻起，获得持续。

PART 7 医患纠纷的持续改进

39 医患纠纷的持续改进
学术性★★★☆☆ 前瞻性★★★★★

医疗安全不良事件速效管理实用模式研究

汪咏梅[①]　沈雪生[①]　庄 璘[②]　乔海红[③]

① 上海市闵行区卫计委(现为卫健委)医疗事故处理办公室　上海市　201199
② 上海市闵行区中医医院　上海市　201103
③ 上海市闵行区妇幼保健医院　上海市　201101

医疗安全不良事件的持续改进是针对医患纠纷处置后,在医疗机构内部展开对医疗安全不良事件暴露出的问题进行针对性的改进措施,以此来避免及预防医患纠纷的发生。其内容包括对医疗安全不良事件的事后惩罚以及预防医疗安全不良事件的发生这两大内容。惩罚是针对发生医疗安全不良事件,根据责任程度,对相关的责任人进行经济上或荣誉上的惩戒,从而迫使责任人加深对医疗安全不良事件的认识,指导未来的医疗质量安全行为,并起到警示作用。除惩罚外,医疗安全不良事件的持续改进更重要的功能是预防医疗安全不良事件的发生。惩罚并不是持续改进的最终目的,而能从医疗安全不良事件中吸取教训,预防医疗安全不良事件的再次发生,才是医疗安全不良事件持续改进的最终目的。医疗安全不良事件持续改进必须结合医患纠纷的事前预防,并在此基础上扩展事中、事后纠纷的预防与反馈。高效、速效的医疗质量安全管理模式是医疗机构质量安全管理的核心,尤其是在管理(重大、特大)医疗安全不良事件的问题上更应该追求速度和效率的原则。因此,本文通过对比和评价JCI、ISO9000、PDCA、5S品管圈管理、卓越绩效模式、六西格玛等医疗质量安全管理经验和实践数据,提出医疗安全不良事件"3C+3D"速效管理实用模式。

一、资料来源与方法

(一)文献检索。计算机检索《中国期刊网全文数据库》(CNKI)、《中文科技期刊数据库》(VIP)、《万方数字化期刊》(万方)、*Elsevier*(SDOS)、*Springer Link*、《维普中文科技期刊全文数据库》(维普)、*EBSCOhost*、*Wiley Blackwell*、*Taylor&Francis*(CRC)、*Elsevier ScienceDirect*、*Cambridge Books Online*、*CALIS*(CCC)、*NATURE*、*Emerald*、*CA*(*SciFinder Scholar*)、*Essential Science Indicators*(ESI)、《中文社会科学引文索引》、《JCR期刊分区数据在线平台》、《全国报刊索引》19个数据库。检索时间为:2005年1月年至2014年12月。检索词包括:JCI management organization、ISO9000 and medical quality、hospital PDCA management、hospital 5S quality control circle management、medical institutions high performance model、medical institutions Six Sigma model、JCI-Management-Organisation、ISO9000 und die Qualität der medizinischen Versorgung、Krankenhausmanagement PDCA、5S QCC Krankenhaus-Management、medizinische Einrichtungen Performance-Excellence-Modell、medizinische Modell von Six Sigma、JCI organisation、ISO9000 och kvaliteten på sjukvården、sjukhusledningen PDCA、5S QCC sjukhusledningen、medicinska institutioner förbättrings modell、medicinsk modell av Six Sigma、医院JCI管理、医院ISO9000、医院PDCA管理、医院5S品管圈管理、医疗机构卓越绩效模式、医疗机构六西格玛模型。

(二)收集上海市闵行区内实施医疗安全不良事件"3C+3D"速效管理前后的医疗质量安全数据。

(三)统计分析比较。应用Revman5.0软件进行统计分析。在管理前后对平均投诉发生率、平均满意度、平均赔偿率、预计负债的变化情况进行对比、分析和统计。

二、结果

(一) 平均投诉发生率、平均患者对医疗机构的满意度、平均赔偿率、平均预计负债率,管理前后指标都有显著性差别($P<0.05$),详见表 7-1。

(二) 医疗安全不良事件"3C+3D"速效管理实用模式在管理后的平均赔偿率、平均预计负债率与医院 JCI 管理、医院 ISO9000、医院 PDCA 管理、医院 5S 品管圈管理、医疗机构卓越绩效模式、医疗机构六西格玛模型相比指标都有显著性差别($P<0.05$)。

表 7-1 各种医疗质量安全管理模式管理前后主要统计指标对比

管理形式	案例数	管理前案例数	管理前(平均数)				管理后案例数	管理后(平均数)			
			投诉发生率	满意度(率)	赔偿率*	预计负债率**		投诉发生率	满意度(率)	赔偿率*	预计负债率**
JCI 管理	104	51.92%(54)	9.26%	72.07%	8.04‰	6.27%	28.08%(50)	6.00%	92.00%	2.79‰	16.35%
医院 ISO9000 管理	95	41.05%(39)	15.38%	79.49%	7.27‰	5.11%	58.95%(56)	5.36%	92.86%	3.62‰	19.23%
医院 PDCA 管理	73	43.84%(32)	18.75%	78.13%	10.30‰	7.83%	56.16%(41)	7.32%	95.12%	4.28‰	21.77%
医院 5S 品管圈管理	68	42.65%(29)	20.69%	72.41%	9.88‰	6.27%	57.35%(39)	12.82%	89.74%	3.71‰	19.48%
医疗机构卓越绩效模式	57	49.12%(28)	17.86%	78.57%	9.72‰	7.42%	50.88%(29)	6.90%	93.10%	4.83‰	21.02%
医疗机构六西格玛模型	51	47.06%(24)	16.67%	75.00%	8.58‰	5.39%	52.94(27)	7.41%	92.57%	3.45‰	18.71%
"3C+3D"速效管理	75	41.33%(31)	16.13%	77.42%	9.24‰	6.02%	58.67%(44)	6.82%	90.91%	0.89‰	33.90%

注: * 医患纠纷赔偿金占医疗总收入的比例。
** 预计负债项目指的是医患纠纷保证金。医疗机构常为医患纠纷的赔偿设立保证金,专用于医患纠纷的赔偿。上一年度赔偿的越少,下一年度的医患纠纷保证金就会按比例进行下调。预计负债率=(上一年度医患纠纷保证金-本年度医患纠纷保证金)/本年度医患纠纷保证金×100%。

三、讨论

(一) 什么是医患纠纷的"3C"预防与控制

1. Check

(1) 查房。医疗安全不良事件的管理部门应与院领导、医务、护理等相关部门一同进行行政综合查房。行政综合查房不仅可以及时发现医患纠纷管理工作中存在的重点、难点问题,确保各项医疗质量安全工作能得到有效开展和持续改进,而且,将行政综合查房和行政管理结合,一方面可以拉近与院级领导以及医务、护理等相关部门和临床科室的距离,发挥多方沟通作用,进一步增强医疗安全不良事件的管理部门的协调能力;另一方面也有利于倾听患者及其家属对医疗服务的意见,增进与患方的沟通,促进医疗质量安全的持续改进[1]。此外,在查房时需要特别注意"危急值"的报告情况。"危急值"即当这种检验结果出现时,说明患者可能正处于危险的边缘状态,当"危急值"信息出现,是否能够迅速给予患者有效的干预措施或治疗,是判断患者可能出现的不利后果与医疗机构的过错是否存在因果关系的依据。"危急值"从本质上来讲,就是一种医疗安全不良事件风险信号的指标,若不及时发现和控制,医患纠纷很可能出现。

(2) 查资质。医疗安全不良事件的管理部门应加强对医务人员执业资格准入和医疗技术准入两个方面的监督管理,才是确保医疗质量安全,预防医患纠纷的最基本的前提和保证。这不仅是对医务人员本身负责,也是对患者负责。

① 按照《中华人民共和国执业医师法》、《护士条例》、《执业药师资格制度暂行规定》等规定的要求,医务人员必须在严格的执业资格准入制度下,进行医疗行为。

② 根据卫生计生委(现为卫健委)已经出台并在逐步完善的相应技术准入标准及特殊医疗资格的规定,并结合医疗机构相应的级别来开展适宜的项目及医疗行为。

(3) 查病历。医疗安全不良事件的管理部门应坚持对病历进行质量抽查,尤其是医疗风险较高和医患纠纷发生率较高的科室。抽查内容主要为除死亡病例讨论记录、疑难病例讨论记录、上级医师查房记录、会诊意见、病程记录以外的所有客观病历的真实性、完整性和一致性。并时刻提醒医务人员要将每份病历都当作医患纠纷的病历去看待,防患于未然,才能始终警惕医患纠纷的发生。

(4) 查案例。医疗安全不良事件的管理人员应善于从过往的医患纠纷案例中,寻找预防与处置医患纠纷的方法与思路。其实,每个案例都是一个真实的医患纠纷事件,包含着极其复杂的因素,在任何一个细小的地方,只要细心发掘,总是可以找到许多规律性的东西,从而更有效地指导今后的实践,起到预防医患纠纷的作用。

(5) 查落实。医患纠纷的发生主要原因之一,是由于医务人员没有很好地执行医疗制度和规范,尤其是15项核心制度的执行与落实。因此,要通过对管理制度落实的检查来教育医务人员牢固树立依法执业的意识,把各项医疗制度和规定渗透到医疗活动的每个环节。并针对具体医患纠纷管理过程中暴露出的问题或存在的潜在风险,认真细致地去研究和落实,能整改的应立即整改,不能立即整改的,也应进一步征求意见后逐步整改。对于存在严重的医疗质量安全隐患以及经多次检查拒不整改的科室及其负责人或当事人,需给予相应的惩罚,而对于积极整改的科室及其个人也应给予一定的奖励。

2. Clear

(1) 现场座谈。由科室提出需求,医疗安全不良事件的管理部门根据科室的需求进行答疑,如咨询医疗法律法规、医患纠纷的预防与处置的技巧、方法以及其他需要该部门协调处理的事项等。这样的座谈形式对于医患纠纷专业技术人员是一种挑战,但却能从座谈中获得第一手的医疗质量安全信息,并能够有效的建立医患纠纷咨询的权威性,这将极其有利于医患纠纷管理组织机构进行医患纠纷的个性化管理,为有效地避免或杜绝医患纠纷的发生提供保障。其实,对于提出的问题进行事前的征询和探讨,正是医患纠纷预防的核心。

(2) 医患纠纷事件讲评。医患纠纷事件讲评针对每个医务人员,可充分利用早晚交班、查房、现场座谈、培训课和会议的机会,对本院或其他医疗机构发生的医患纠纷事件进行讲评与解析,这不仅能提高医务人员医疗质量安全意识和维权意识,规范医疗服务流程,增强医患沟通技巧,而且,以案说法,畅谈预防与处置医患纠纷的亲身体会,更能让每个医务人员提升认识,强化责任,提高技能,真正担当起为生命保驾护航的神圣使命。其实,走访式的医患纠纷事件讲评(早晚交班、查房、现场座谈)比固定式的医患纠纷事件讲评(培训课、会议)效果要好得多,尤其是针对高风险科室进行小范围的医患纠纷事件讲评,收效明显。

3. Comprehend

(1) 学管理。医务人员应学习现代医疗管理方法,切实改进医疗作风,优化诊疗护理用药流程,利用医疗信息技术,优化网络设置,加强医疗服务质量内涵及服务过程的质量安全管理,始终坚持医疗质量安全教育,注重全员安全质量意识的普遍提高,以细节体现人文精神,以优质的医疗管理满足患者的需求,减少医患纠纷的发生。

(2) 学法律。法律是人们行为规范的准则,医务人员要认真学法、守法、用法、积极主动地运用法律手段维护医患双方的合法权益。因此,医疗机构加强医务人员的法制教育,严格按照法律、法规和规章制度、操作规程行事,排除不良因素的影响,形成良好的医疗服务环境和氛围,就能够有效地提高医疗服务水平和医疗质量安全,预防医患纠纷的发生。

(3) 学心理学。过去,在医疗过程中,虽然十分强调医疗质量安全,但往往会忽视心理因素对医疗质量安全带来的影响。其实各种结果表明,心理因素与医患纠纷有着千丝万缕的联系,它确实是新形势下发生医患纠纷的一个极其重要因素。它涵盖了医患的道德追求和生命价值观、心理需求和行为动机、情感认知与认识转化、意志力量与语言艺术等。因此,对医务人员进行心理学培训,能使医疗质量安全提高,医患关系改善,有效地降低医患纠纷的发生率,对医患纠纷的预防管理起到积极的推动作用。

(二) 什么是医患纠纷的"3D"控制与持续改进

1. Discover

(1) 来源于患者及其家属的投诉。患者及其家属对医疗(服务)产生不满,就会通过一定的途径表达自己的情绪。这种途径包括向医疗机构的管理部门及其医务人员投诉、向卫生计生行政部门(现为卫生健康行政部门)投诉、向医患纠纷人民调解委员会申请调解、向人民法院起诉、向新闻媒体及其他投诉部门投诉、曝光等。根据2014年博思智联咨询公司对投诉数据的分析与统计显示:86.22%的医疗安全不良事件都是来源于患者及其家属的投诉。

(2) 来源于卫生计生行政部门(现为卫生健康行政部门)定期或不定期的检查。卫生计生行政部门(现为卫生健康行政部门)作为医疗机构的主管部门,对医院的医疗质量安全有监督和管理之责。卫生计生行政部门(现为卫生健康行政部门)通过对管辖区域内的医疗机构定期或不定期的医疗质量安全检查,对医疗质量安全的各个环节进行监督和管理。

(3) 来源于社会舆论及其他有关部门的监督。近年来,医疗质量安全越来越受到媒体的注意,尤其是重大、特大的医疗安全不良事件,新闻媒体频繁曝光,引发社会关注,成为焦点。社会舆论因传播速度较快,能够在极短时间内快速引发较大范围的社会关注,成为医疗质量安全非常重要的外部监督力量。社会舆论监督能够有效督促医疗安全不良事件的解决和改进。同时也因为其具有较大的社会影响力,对事实的报道稍有偏差就很可能引发较大的社会性不良事件。根据国家卫生计生委(现为卫健委)关于医患纠纷的统计数据分析与统计显示:源于社会舆论曝光的医疗安全不良事件投诉率仅为 0.018‰,但虚假报道医疗安全不良事件、夸大医疗安全不良事件事实与性质的却占社会舆论曝光的医疗安全不良事件的 67.21%。

(4) 来源于科室及其医务人员的自查自纠和医院管理部门的监督管理。科室及其医务人员、医院管理部门发现医疗安全不良事件后,应主动向上级主管部门报告(详见前章医患纠纷的处置之上报,此不赘述)。此外,医院管理部门的日常监督管理是一种针对全院临床与非临床科室和医疗质量安全全过程的一种监督检查措施,通过一定的监管手段和检查方法,寻找存在于医疗行为过程中的医疗质量安全隐患(参见前面章节《医患纠纷预防方法和思路》,此不赘述)。

2. Determine

(1) 如何确定问题。确定问题,首先,应弄清问题是否真实存在,由于患者及其家属、社会舆论等所反映的问题往往因带有一定的立场和主观性,对事实的描述大多可能片面、失真、扭曲。医疗安全不良事件的管理部门(医患纠纷管理组织机构,MOD)的专业技术人员应本着客观公正的立场,公平地对待医务人员。其次,在还原医疗行为的过程中,经常会遇到患者及其家属的自述与医务人员的陈述不一致,甚至截然相反。但这也似乎很好理解,由于立场和看待问题的角度不同,医患双方的说法都会有所出入,这是正常的。即便在发生医疗安全不良事件后医务人员主动报告或者在医疗质量安全检查中被医患纠纷管理组织机构的专业技术人员检查发现,也可能因各自的立场和看待问题的角度不同与客观事实大相径庭。确定问题必须通过调查医疗行为的整个过程及医疗安全不良事件发生的具体细节情况,以全面客观地还原医疗行为的事实。如通过约谈医患当事人、询问非利益第三人、查阅病历资料等书证物证、调取监控录像等方式与该医疗安全不良事件建立联系性构架,以此来弄清事实的真相。当无法通过上述方式获取信息时,也可以通过专家咨询、鉴定、诉讼等方式去认定事实。再次,在判断出问题真实存在并还原了客观事实之后,就要对问题进行系统性的分析,如首先按纠纷的性质不同分为医源性纠纷(IMT)和非医源性纠纷(NMT)。然后再分析该起医疗安全不良事件是偶然事件还是规律事件。偶然事件,是指医疗安全不良事件的发生带有一定的偶然性,与患者的个体差异密切相关,也与医疗行为中的各种偶发性风险因素相关,如患者的个体差异、难以预计的合并症等。而规律事件,是因相同或相似的原因重复出现医疗安全不良事件,它有一定的规律性和重复性,一般是可以预见的。虽然医疗安全不良事件对任何一个医务人员来说都可能是偶然事件,但是如果同样原因导致的医疗安全不良事件在不同的医务人员身上重复发生,这也说明医疗机构的内部质量安全管理存在严重的风险问题,应引起管理层的重视。

(2) 确定问题的步骤。医患纠纷管理组织机构可以通过以下步骤进行分析:首先,判断医务人员是否预见到了医疗风险发生的可能性。其次,针对可能发生的医疗风险,是否采取了预防措施,措施是否得当。再次,在风险发生后,是否采取了有效的补救措施,补救措施是否恰当。如果其中一个环节存在缺陷或瑕疵,然后再去判断是否造成了损害后果、有无因果关系、损害后果的程度是多少等。

3. Dispose

(1) 惩罚。惩罚仅仅是种手段,而并非目的。对发生医疗安全不良事件并造成医疗机构经济损失及社会评价降低的科室及其医务人员,可以根据医疗安全不良事件的性质、严重程度、关联程度及损害后果等进行追责,包括经济上处罚和降低社会评价两种形式,但并不提倡此类做法,因为,此类做法不仅不合法,而且经济处罚仅仅是弥补损失,降低当事科室及医务人员的社会声誉,对医疗机构本身的声誉也有少许影响。因此希望医疗机构通过轮岗培训或让当事科室及医务人员接受医疗质量安全培训等方式,使当事科室及当事人吸取教训。同时,惩罚与奖励机制并举,如设立医疗质量安全奖,对医患纠纷发生较少的科室及医务人员予以奖励等。严厉的处罚政策是对医疗质量安全的保障,有效的激励政策也能激发对医疗质量安全管理的热情,只有奖罚分明,才能够最大限度地调动医务人员的积极性,保证医疗行为的安全、有效和经济。

(2) 预防。除惩罚责任科室及医务人员外,还应当吸取教训,采取预防措施,防范医疗安全不良事件的再次发生。医患纠纷持续改进的目的并不在于惩罚,而是在于预防。针对医疗安全不良事件的处理其实对任何一个医务人员而言都是个案,即使再严厉的惩罚措施,培训、教育的也主要是当事科室及医务人员,对其他科室及医务人员只能起到警示作用。因此,在对责任科室及医务人员进行惩罚后,要进一步采取预防措施。如医疗安全不良事件的管理部门(医患纠纷管理组织机构,MOD)针对医疗安全不良事件中发现的问题,应与责任科室负责人及医务人员进行医疗警示谈话并登记,告知其所存在的问题,要求其限期整改并上报整改结果;如果是医疗行为流程不完善而出现的环节漏洞,应完善容易发生医疗安全不良事件的环节和流程;建立和完善医疗预警和重大医疗纠纷及医患纠纷过激行为应急处置预案和演练预案等预防措施。

(3) 反馈。反馈是针对医患纠纷持续改进措施的落实情况及实施效果进行分析评价,进一步完善相关制度和措施的过程。医患纠纷持续改进措施的落实情况是指所采取的惩罚及预防措施是否得以施行及落实。医患纠纷持续改进措施的实施效果则是指针对医疗安全不良事件所采取的惩罚和预防措施是否达到了预期的效果。反馈应当具有一定的持续性,医疗安全不良事件刚发生后,责任科室及医务人员对过错的认识比较深刻,但随着时间的推移,措施所产生的影响力会逐渐地消退,整改措施也会逐渐被忽视。因此,对整改措施的检查应定期、多次、反复地进行,直至措施成为一种医疗习惯。

[参考文献]
[1] 肖建军.论奖惩制度与医疗机构行政管理[J].社会研究,2012,29:79-80.

From: 德国公共卫生管理研究学会年会会议论文节选:《医患纠纷持续改进的方法与思路》(德语翻译稿),因内容结合了我国的国情,略作修改,仅供参考。2017年该文经修改以《医疗安全不良事件速效管理实用模式研究》发表于2017年《中国卫生法制》,2017(2):58-62。(备注:其中"3C"内容来源于欧洲医院质量安全管理年会会议论文:《医患纠纷预防与控制》英语翻译稿。)

40 医疗质量安全指标的评价与评价指标的筛选
学术性★★★★☆　　前瞻性★★★★☆

一、医疗质量安全指标的评价方法

据不完全统计,2009年5月~2016年5月,国内外期刊发表有关医疗质量安全评价的相关学术论文约1 823多篇,其研究范围涉及临床及医疗质量安全管理的每个环节,但重点针对医疗质量安全指标的专项研究论文暂无。在医疗质量安全评价过程中,如果从医疗不良安全事件的根源入手,应用控制图法、层次分析法、TOPSIS法、综合指数法、RCA分析法(根本原因分析法)、因果关系分析法(例如,头脑风暴分析法、鱼骨图法)等来建立模型、确定医疗质量安全指标可能更容易达到提高医疗质量安全和防范医疗风险的目的。但是在具体建模过程中,常由于缺乏严格优选评价指标及权重的方法和程序,往往容易出现同一的评价对象给出多种相差甚远的评价指标。因此,迫切需要对医疗质量安全评价体系的构建方法进行研究。研究依据主要来源于在世界各国收集的上万份专家问卷调查(Delphi Method,德尔菲法),该问卷大多已经经过了医疗专家、科研团体及咨询公司的论证和评价。

首先,根据评价层级来确定评价对象和原理,以此来反映医疗质量安全方面的状况。如果评价体系不完全,就无法对评价对象做出客观的判断。其次,评价指标之间可能会有交叉,但不应过多重叠,过多重叠将导致评价结果的失真,即便评价指标的数据可以进行处理和修正,但是这也将大大增加计算的难度和加重不必要的工作量。因此,设计调查表格和收集基本数据很重要。最后,才是设计或遴选评价指标的定义、方法、公式以及计算评价指标及其权重。计算评价指标所需要的数据应是容易采集的、评价指标是容易计算的、计算公式也应相对简单的,否则评价体系就无法得到实际的应用。

常用的评价方法有:主成分分析法(PCA)、TOPSIS法、综合指数法、功效系数法、秩和比法及模糊综合评判法等。这些评价方法虽然均存在一定的不足,但由于医疗质量安全关乎医患双方,参与度高,控制过程也就相对简单,因而使用单一的评价方法进行评价,并运用另一种评价方法对该评价结果的一致性和相关性进行检验和证明,基本可确保评价结果的稳定性和合理性。本文所介绍的评价方法正是以TOPSIS法为主要评价方法,以综合指数法为校正方法的评价模型。

其实,任何一个评价的前提并不是方法,而是评价目标的正确把握,只有科学的评价体系,才能得到科学的评价结论。在构建医疗质量安全评价体系框架时,初选的评价指标可以尽可能全面,而在优化时却需要考虑指标体系的系统性、科学性、典型性、动态性、可操作性、可比性、可量化性、目的性等特点。

二、医疗质量安全指标的操作步骤

（一）本文依据医疗不良安全事件产生的根源、医患纠纷预防、处置与管理的流程、国内外期刊数据库中涉及医疗质量安全评价相关的文献材料，结合世界各国收集的上万份专家问卷调查（德尔菲法）和上海市闵行区内各级医疗机构医患纠纷统计数据报告，利用层次分析法（AHP）、TOPSIS法、综合指数法等筛选评价指标。

（二）采用评价问卷法、层次分析法（AHP）、TOPSIS法等方法确定评价指标权重系数和评价指标等级。若评价指标权重系数的计算采用层次分析法（AHP），应根据给定的数字标度，利用1-9标度法对各层指标的相对重要性做出判断，并依据判断计算出各层指标的权重系数或组合权重。一般情况下，指标数量应控制在5~10个，每个指标的权重系数一般不应超过30%。

（三）通过建立评价指标与指标权重系数的关系公式，来最终确定医患纠纷综合评价指数及其下各评价指标与指标权重系数的关系。假设，若综合评价指数（P）下有3个一级评价指标分别为A、B、C，其对应的指标权重系数为E、F、G。那么，评价指标间的关系公式：$K=(A*B*C)^{1/3}$；指标权重间的关系公式：$W=(E*F*G)^{1/3}$。医疗质量安全的综合评价指数与其下各评价指标和指标权重系数的关系公式：$P=(K*W)^{1/2}$。通过以上公式就可以在预定的范围内确定P值的上下限[1]。

由于医疗质量安全综合评价指数其下的各评价指标是依据医疗不良安全事件产生的根源、医患纠纷预防、处置与管理的流程建立起关联矩阵，且常受到多种因素的影响。因此，只要相对分级和量化其下的各评价指标，就可以对医疗质量安全综合评价指数进行计算。同时，如果某一个分级和量化因素在医疗质量安全评价过程中无意义，也可以将该因素去除，这就是医疗质量安全评价体系实用性和开放性的优点。但是，如果加入次要因素过多，就会直接影响到评价的公正性和客观性。所以，在区域性使用该方法时，通过专家评估后的综合评价指数及其下各评价指标与指标权重系数应相对固定，这样就可以保证在计算时其结论不会有太大的出入，并且还能通过建立评价制度，使医疗质量安全指标的评价常态化，以此来引导医疗质量安全管理行为向规范化、程序化和标准化的方向发展。此外，在整个医疗质量安全评价指标的数据处理过程中，由于一些复杂的量化指标的影响，其建立起来的评价数据也越来越庞大。因此，借助SPSS、BMDP、SAS、STATA等统计软件进行统计分析处理，不仅能适应目前复杂的评价系统计算要求，而且十分利于分析和使用。

（四）最后，在实际应用医疗质量安全评价指标时，应按照"5W1H"的方式来明确评价的目的。

1. 医疗质量安全的评价是做什么（WHAT）——做医疗质量安全的综合评价指数。

2. 谁来做综合评价指数（WHO）——涉及医疗质量安全的管理人员，具体为医患纠纷预防与处置管理的人员。

3. 为什么做综合评价指数（WHY）——为了让医疗质量安全的综合评价指数成为医疗质量安全预警、反馈、评价的标准。

4. 哪个部门做综合评价指数（WHERE）——涉及医疗质量安全的管理的机构或部门，主要为医患纠纷预防与处置管理的机构或部门。

5. 什么时候做综合评价指数（WHEN）——按照医疗质量安全评价的要求，一般每6个月做一次综合评价。

6. 如何做综合评价指数（HOW）——对经筛选的医疗质量安全的综合评价指数进行等级划分，通常情况下可分成5个级别，五级为理想目标值；四级为现实目标值；三级为最低目标值，也可以认为是预警阈值（the Warning Threshold, WT）[2]，二级、一级为不合格的目标值。

在医疗质量安全评价过程中，对医疗不良安全事件产生的根源及医患纠纷预防与处置管理的分析，都是通过医疗质量安全的综合评价指数来进行的。医疗质量安全的综合评价指数是医疗质量安全评价的载体，是综合评价内容的外在表现和基础，也是医疗质量安全管理实践和历史经验的总结，它可以围绕医疗不良安全事件产生的根源和医患纠纷预防与处置管理流程来建立评价结构，也可以通过组合综合评价指数来反映医疗质量安全管理的漏洞。即便如此，医疗质量安全的综合评价指数却始终只是一种经验产物，它可以作为医疗质量安全的预警、反馈和评价的参数，但不要过于教条主义，因为根本没有万能的公式和完美的指标，有的只是尽量让医疗质量安全的综合评价指数成为一种医疗风险信号，并不断深化应用，从而使得医疗质量安全的综合评价指数更具有可操作性和实用性。

三、评价指标的筛选方法及权重系数

（一）加权TOPSIS法

TOPSIS（Technique for Order Preference by Similarity to an Ideal Solution）意为"逼近理想值的排序方法"。这种方

法是通过计算各评价对象指标值与最优方案和最劣方案之间的加权欧氏距离,获得各评价对象与最优方案的相对接近程度,并以此作为评价对象优劣的依据。该方法具有真实、直观、可靠的优点,而且其对样本资料无特殊要求。但是该法的权重必须事先给定,其结果往往具有一定的主观性,而且在加入新方案时容易产生逆序问题,而使得评价结果不太稳定。因此,这时就需要一种或两种以上的综合评价方法对其数据进行一致性检验和相关性分析。其中以综合指数法进行校正最为实用[3]。计算步骤如下:

1. 建立以 m 列(m 个评价指标)与 n 行(n 个评价对象)的原始数据矩阵模型。其数学描述: $Z=\max/\min\{Z_{ij}|i=1,2,\cdots n,j=1,2,\cdots,m\}$。

2. 由于各指标可能存在的量纲的差异,所以对同趋势化的原始数据矩阵进行归一化处理:

$$Z=\begin{bmatrix} z_{11} & z_{12} & \cdots & z_{1m} \\ z_{21} & z_{22} & \cdots & z_{2m} \\ \vdots & \vdots & \vdots & \vdots \\ z_{n1} & z_{n2} & \cdots & z_{nm} \end{bmatrix}$$

(1) $Z_{ij}=\dfrac{x_{ij}}{\sqrt{\sum_{i=1}^{n}x_{ij}^{2}}}$ 的数据为正向指标,$(i=1,2,\cdots,n,j=1,2,\cdots,m)$。

(2) $Z_{ij}=\dfrac{x'_{ij}}{\sqrt{\sum_{i=1}^{n}(x'_{ij})^{2}}}$ 的数据为负向指标,$(i=1,2,\cdots,n,j=1,2,\cdots,m)$。

3. 根据归一化矩阵获得评估目标的正理想解 Z^{+}(评价对象在第 j 个指标的最大值)和负理想解 Z^{-}(评价对象在第 j 个指标的最小值):

(1) 正理想解:$Z^{+}=(Z_{i1}^{+},Z_{i2}^{+},\cdots,Z_{im}^{+})$,$(i=1,2,\cdots,n,j=1,2,\cdots,m)$。

(2) 负理想解:$Z^{-}=(Z_{i1}^{-},Z_{i2}^{-},\cdots,Z_{im}^{-})$,$(i=1,2,\cdots,n,j=1,2,\cdots,m)$。

(四)计算各评价对象指标值与正理想解 Z^{+} 和负理想解 Z^{-} 之间的加权欧氏距离 D_{i}^{+} 和 D_{i}^{-}(W_{j} 表示第 j 项指标的权重系数):

(1) $D_{i}^{+}=\sqrt{\sum_{j=1}^{m}[w_{j}(z_{ij}-z_{j}^{+})]^{2}}$,$(j=1,2,\cdots,m)$。

(2) $D_{i}^{-}=\sqrt{\sum_{j=1}^{m}[w_{j}(z_{ij}-z_{j}^{-})]^{2}}$,$(j=1,2,\cdots,m)$。

5. 计算各评价对象指标值与 D_{i}^{+} 和 D_{i}^{-} 的相对贴近度 C_{i}^{*}:$C_{i}^{*}=\dfrac{D_{j}^{-}}{D_{i}^{+}+D_{i}^{-}}$,$(i=1,2,\cdots,n)$。

6. 依照相对贴近度的大小进行排序,作为评价对象优劣的依据。

(二)加权综合指数法

综合指数法(Synthetical Index Method, SI)是以各指标的实际值和计划值为基础,通过计算两者的比率,将各指标的综合值作为评价的尺度,进行衡量评价的一种方法。综合指数法能定量地反映几个指标的综合平均变动程度,评价变动对监测结果的影响。此外,综合指数法求得的结果可以直接反映整体水平,不仅有利于与其他综合评价方法作质量优劣的比较,而且其计算方法容易、计算步骤少、易于操作、实用性强。故把综合指数法作为医患纠纷综合评价的校正方法,是非常合适的。计算步骤如下:

1. 建立以 m 列(m 个评价指标)与 n 行(n 个评价对象)的原始数据矩阵模型。

2. 对同趋势化的原始数据矩阵进行归一化处理,同加权 TOPSIS 法。

3. 由于 n 个评价对象的性质不同、计量单位不同,因此就需要将指标指数化。将 m 个评价指标的平均值作为标准值,然后用各指标的实际值与相应的标准值进行比较。正向指标=实际值/标准值进行指数化,负向指标=标准值/实际值进行指数化。

4. 计算每个评价对象的综合指数 I,然后按照综合指数 I 的大小进行排位。同类指标指数相乘,异数指标指数相加的方法可以得到综合指数 I。综合指数 I 的公式为:$I=\sum_{i=1}^{m}w_{i}y_{i}$,$W_{i}$ 为第 i 个指标的权重,y_{i} 为第 i 个指标无量纲化数值。

5. 对加权综合指数法计算得到的每个评价对象的综合指数与加权 TOPSIS 法计算得到的每个评价对象的综合指

数进行 P 值与显著性判断和检验。一般情况下，P 值大于 0.05，差异无统计学意义，在给出显著性检验结果的同时，通过点估计量构造或假设检验构造，再给出置信水平 0.90 上的置信区间是（50%，65%）。这些均可以说明综合指数法可作为医患纠纷综合评价的校正方法使用。但如果 $P\leqslant0.05$，差异有统计学意义，可以通过增加第三种评价方法如主成分分析法（PCA）、功效系数法、秩和比法及模糊综合评判法等等来校验数据即可。

（三）层次分析法确定评价指标权重系数

层次分析（Analytic Hierarchy Process，AHP）是一种把定量与定性结合在一起的实用决策方法，这种方法采用数字标度的形式，将人们主观判断用数量的形式进行表达和处理，以此来提高决策的有效性、可靠性和可行性。层次分析法具有系统性和实用性强的特点。但是评价指标的选取数量会随着解决问题的增多而随之增加，如果评价指标过多，数据统计量就会变的很大，而不利于对每个指标之间的重要程度的判断。因此，除使用 Matlab、Excel、Yaahp 等软件进行权重计算外，还应从评价的问题本质、要素的理解出发，在分析和判断定性指标的基础上，更多的总结和归纳定量指标。

常用的标度方法有：1-9 标度、1-5 标度、1-15 标度、X^2 标度等。在实际应用中，采用不同的数字标度，得到的决策结果虽然有很大、很明显的差异。但是，我们仍然坚信一种数字标度只适用一个应用。因此，在实际的决策过程中选择合适的标度是层次分析法（AHP）使用过程中的关键。根据医患纠纷案例进行的分析和研究，认为 Saaty 的 1-9 标度具有一定的优势。Saaty 的 1-9 标度[补充1]计算步骤如下：

1. 对设计和建立的评价指标进行专家问卷调查和评价。例如：假设评价指标有 4 项，随机抽取专家问卷调查或评价 100 份。A 指标（相等=0、稍微=10、明显=40、强烈=30、极端=20）；B 指标（相等=0、稍微=20、明显=30、强烈=40、极端=10）；C 指标（相等=0、稍微=20、明显=40、强烈=30、极端=10）；D 指标（相等=0、稍微=10、明显=30、强烈=40、极端=20）。

2. 计算评价界限。评价界限可以根据综合评价系统的实际情况自由设定，一般以 65%～70% 为界限。大于评价界限的评价指标保留，小于评价界限的评价指标删除。该例如果设定"明显"、"强烈"和"极端"的比例合计大于 70% 为评价保留界限的话：A 指标=90%；B 指标=80%；C 指标=80%；D 指标=90%，4 个指标皆大于 70%，均应保留。

3. 计算赋值。赋值是将某一数值赋给某一变量的过程。相等的赋值=1、稍微的赋值=2、明显的赋值=3、强烈的赋值=4、极端的赋值=5。如果选择"明显"以上数据进行统计，则三种选项的权重为：3÷（3+4+5）=0.25；4÷（3+4+5）=0.33；5÷（3+4+5）=0.42。

4. 计算权重。A 指标的权重=（40×0.25+30×0.33+20×0.42）÷[（40×0.25+30×0.33+20×0.42）+（30×0.25+40×0.33+10×0.42）+（40×0.25+30×0.33+10×0.42）+（40×0.25+30×0.33+20×0.42）]=0.266；B 指标的权重=0.234；C 指标的权重=0.226；D 指标的权重=0.274。

四、医疗质量安全指标的评价

表 7-2 医疗质量安全指标

	评价项目名称	依据或来源	评价方法[补充2]	项目评价等级（风险评分）	权重（风险系数）
组织的管理能力	认知度[解释1]	美国 BearingPoint 咨询公司对全球医疗机构组织结构评价问卷调查的相关报道	评价问卷法、三角校正法、头脑风暴法、专家问卷调查（德尔菲法）	分为 5 个级别：一级：0.1～40.0 分（差）需要改变；二级：40.1～65.0 分（一般以下，不合格）需要改进；三级：65.1～70.0 分（合格，预警阈值）需要防范；四级：70.1～85.0 分（良好）可以提高；五级：85.1～100.0 分（优秀）继续保持。	
	美誉度[解释2]				
	和谐度[解释3]				
	组织形象定位[解释4]				
人员资格及能力	德、能、勤、绩、廉（2∶2∶1∶4∶1）	《公务员考核规定（试行）》第 4 条	评价问卷法、三角校正法、头脑风暴法、专家问卷调查（德尔菲法）	同上。（注意：在实际管理工作中，以考绩为主的原则才是国内外人力资源管理学者共同接受的原则。在绩效评价之外，辅以三级考评，即上级、同级和下级的主观评价，以此来为人员的综合评价指数打分）。	

(续表)

	评价项目名称	依据或来源	评价方法[补充2]	项目评价等级（风险评分）	权重（风险系数）
人员资格及能力	职业准入率[解释5]	德国 Rolandberger 咨询公司对员工培训的部分相关数据报道	专家问卷调查（德尔菲法）、RCA 分析法（根本原因分析）	分为 5 个级别：一级：0.1%～60.0%，即 0.1～60.0 分（差）需要改变；二级：60.1%～70.0%，即 60.1～70.0 分（一般以下，不合格）需要改进；三级：70.1%～80.0%，即 70.1～80.0 分（合格，预警阈值）需要防范；四级：80.1%～90.0%，即 80.1～90.0 分（良好）可以提高；五级：90.1%～100.0%，即 90.1～100.0 分（优秀）继续保持。	
		计算公式：职业准入率＝从事医疗服务及医疗相关工作符合岗位要求的劳动者人数÷所有在院从事医疗服务及医疗相关工作的劳动者人数×100%。（对不同岗位人群可再进行细分）			
医疗场所安全风险管理	制度时间利用率[解释6]	德国 SAP 咨询公司对医疗管理制度的相关数据报道	评价问卷法、专家问卷调查（德尔菲法）、RCA 分析法（根本原因分析法）、鱼骨图法	分为 5 个级别：一级：0.1%～60.0%，即 0.1～60.0 分（差）需要改变；二级：60.1%～70.0%，即 60.1～70.0 分（一般以下，不合格）需要改进；三级：70.1%～80.0%，即 70.1～80.0 分（合格，预警阈值）需要防范；四级：80.1%～90.0%，即 80.1～90.0 分（良好）可以提高；五级：90.1%～100%，即 90.1～100.0 分（优秀）继续保持。	
		计算公式[补充3]：制度时间利用率＝实际工作时间÷制度工作时间×100%。			
	质控频率[解释7]	德国 SAP 咨询公司对医疗管理制度的相关数据报道	评价问卷法、专家问卷调查（德尔菲法）、RCA 分析法（根本原因分析法）、鱼骨图法	分为 5 个级别：一级：0.1%～5.0% 或 85.1%～100.0%，即 1 分（差）需要改变；二级 5.1%～10.0% 或 65.1%～85.0%，即 2 分（一般以下，不合格）需要改进；三级：10.1%～15.0% 或 45.1%～65.0%，即 3 分（合格，预警阈值）需要防范；四级：15.1%～20.0% 或 30.1%～45.0%，即 4 分（良好）可以提高；五级：20.1%～30.0%（优秀）继续保持，即 5 分。（经统计分析，质控频率超过 30.0%，每增加 1.0%，管理成本增长 5.0%，而且每提高 20.0%，管理效率仅增长 0.5‰）	
		计算公式：质控频率＝某一时间段内完成医疗质量安全控制的次数÷质控总次数。			

(续表)

评价项目名称		依据或来源	评价方法[补充2]	项目评价等级（风险评分）	权重（风险系数）
医疗场所安全风险管理	培训覆盖率[解释8]	德国 Rolandberger 咨询公司对员工培训的部分相关数据报道	专家问卷调查（德尔菲法）、RCA 分析法（根本原因分析）	分为 5 个级别：一级：0.1%～60.0%，即 0.1～60.0 分（差）需要改变；二级：60.1%～70.0%，即 60.1～70.0 分（一般以下，不合格）需要改进；三级：70.1%～80.0%，即 70.1～80.0 分（合格，预警阈值）需要防范；四级：80.1%～90.0%，即 80.1～90.0 分（良好）可以提高；五级：90.1%～100.0%，即 90.1～100.0 分（优秀）继续保持。	
		计算公式：培训覆盖率＝某一时间段内参加医疗质量安全管理培训的人员数÷计划中应培训的医务人员数×100%。			
	奖惩比率[解释9]	博思智联咨询公司对奖惩制度部分的相关数据报道	评价问卷法、头脑风暴法、RCA 分析法（根本原因分析）	分为 5 个级别：一级：0.1～1.0 或 9.0～10.0，即 1 分（差）需要改变；二级：1.1～2.0 或 8.1～9.0，即 2 分（一般以下，不合格）需要改进；三级：2.1～3.0 或 7.1～8.0，即 3 分（合格，预警阈值）需要防范；四级：3.1～4.0 或 5.6～7.0，即 4 分（良好）可以提高；五级：4.1～5.5，即 5 分（优秀）继续保持。	
		计算公式：奖惩比率＝某一时间段内奖励件数÷惩罚件数×100%。			
	公示率[解释10]	德国 Rolandberger 咨询公司对服务管理部分的相关数据报道	专家问卷调查（德尔菲法）、RCA 分析法（根本原因分析）	分为 5 个级别：一级：0.1%～80.0%，即 0.1～80.0 分（差）需要改变；二级：80.1%～85.0%，即 80.1～85.0 分（一般以下，不合格）需要改进；三级：85.1%～90.0%，即 85.1～90.0 分（合格，预警阈值）需要防范；四级：90.1%～95.0%，即 90.1～95.0 分（良好）可以提高；五级：95.1%～100.0%，即95.1～100.0 分（优秀）继续保持。	
		计算公式：公示率＝某一时间段内实际公示医疗质量安全管理信息的数量÷计划公示数量×100%。			
	医疗预警和重大医疗纠纷及医患纠纷过激行为应急处置率[解释11]	上海市卫生计生委（现为卫健委）关于医患纠纷的统计数据	头脑风暴法、控制图法、层次分析法、综合评价法	可分为 5 个级别：一级：0.1%～80.0%，即 0.1～80.0 分（差）需要改变；二级：80.1%～85.0%，即 80.1～85.0 分（一般以下，不合格）需要改进；三级：85.1%～90.0%，即 85.1～90.0 分（合格，预警阈值）需要防范；四级：90.1%～95.0%，即 90.1～95.0 分（良好）可以提高；五级：95.1%～100.0%，即 95.1～100.0 分（优秀）继续保持。医疗预警和重大医疗纠纷及医患纠纷过激行为应急处置率一般可以达到100%。	
		计算公式：医疗预警和重大医疗纠纷及医患纠纷过激行为应急处置率＝某一时间段内按照医疗不良安全事件预警级别和应急处置预案进行预防和处置的件数÷所有构成医疗不良安全事件的件数×100%。			

(续表)

评价项目名称		依据或来源	评价方法[补充2]	项目评价等级（风险评分）	权重（风险系数）
医疗服务过程安全风险管理[补充]	重症监护室使用医疗器械使用天数	美国绩效科学研究中心（CPS）对重症监护室使用中心静脉导管的天数的部分统计数据	专家问卷调查（德尔菲法）、RCA分析法（根本原因分析）、层次分析法、综合评价法	分为5个级别：一级：大于10.1‰，即1分（差）需要改变；二级：5.1‰～10.0‰，即2分（一般以下，不合格）需要改进；三级：1.1‰～5.0‰，即3分（合格，预警阈值）需要防范；四级：0.1‰～1.0‰，即4分（良好）可以提高；五级：小于0.1‰，即5分（优秀）继续保持。	
		计算公式：(1) 导管留置天数对投诉的影响率＝某一时间段内在重症监护室使用中心静脉导管发生投诉的总数×平均导管留置天数÷在重症监护室使用中心静脉导管的总导管留置天数×1 000‰。 (2) 平均导管留置天数＝($\sum a_1$（重症监护室使用中心静脉导管的天数）$+a_2+\cdots+a_n$)÷n			
	重症监护室使用医疗器械相关的医院感染发生率	美国绩效科学研究中心（CPS）对重症监护室使用中心静脉导管相关的血液感染发生率的部分统计数据	专家问卷调查（德尔菲法）、RCA分析法（根本原因分析）、控制图法、层次分析法、综合评价法	分为5个级别：一级：大于20.1‰，即1分（差）需要改变；二级：15.1‰～20.0‰，即2分（一般以下，不合格）需要改进；三级：8.1‰～15.0‰，即3分（合格，预警阈值）需要防范；四级：3.1‰～8.0‰，即4分（良好）可以提高；五级：小于3.0‰，即5分（优秀）继续保持。	
		计算公式：CRBSI感染发生率＝重症监护室使用中心静脉导管发生相关的血液感染数（CRBSI）÷在重症监护室使用中心静脉导管的总导管留置天数×1 000‰。			
	手术部位感染率	美国绩效科学研究中心（CPS）的部分统计数据	专家问卷调查（德尔菲法）、RCA分析法（根本原因分析）、层次分析法	分为5个级别：一级：大于30.1‰，即1分（差）需要改变；二级：15.1‰～30.0‰，即2分（一般以下，不合格）需要改进；三级：10.1‰～15.0‰，即3分（合格，预警阈值）需要防范；四级：5.1‰～10.0‰，即4分（良好）可以提高；五级：小于5.0‰，即5分（优秀）继续保持。	
		计算公式：Ⅰ类切口手术部位感染率＝某一时间段内某临床科室发生Ⅰ类切口手术部位感染数÷同期接受Ⅰ类切口手术患者总数×1 000‰。			
	手术前预防性使用抗菌药物的时间	美国绩效科学研究中心（CPS）对手术前2 h内预防性使用抗菌药物的比例的部分统计数据	专家问卷调查（德尔菲法）、RCA分析法（根本原因分析）、层次分析法、综合评价法	分为5个级别：一级：大于40.1%，即1分（差）需要改变；二级：30.1%～40.0%，即2分（一般以下，不合格）需要改进；三级：20.1%～30.0%，即3分（合格，预警阈值）需要防范；四级：10.1%～20.0%，即4分（良好）可以提高；五级：小于10.0%，即5分（优秀）继续保持。	
		计算公式：Ⅰ类切口患者手术前2 h内预防性使用抗菌药物的比例＝Ⅰ类切口患者手术前2 h内预防性使用抗菌药物的手术数量÷同期接受Ⅰ类切口手术患者总数×100%。			

(续表)

	评价项目名称	依据或来源	评价方法[补充2]	项目评价等级（风险评分）	权重（风险系数）
医疗服务过程安全风险管理[补充1]	住院患者死亡率	美国绩效科学研究中心（CPS）对心脏衰竭和休克抢救失败率的部分统计数据	RCA分析法（根本原因分析）、控制图法、层次分析法、综合评价法	分为5个级别：一级：大于95.1‰，即1分（差）需要改变；二级：85.1%～95.0%，即2分（一般以下，不合格）需要改进；三级：75.1%～85.0%，即3分（合格，预警阈值）需要防范；四级：65.1%～75.0%，即4分（良好）可以提高；五级：小于65.0%，即5分（优秀）继续保持。	
		计算公式：心脏衰竭和休克抢救失败率＝抢救失败人次数÷同期抢救患者总人次数×100%。			
	新生儿死亡率	美国绩效科学研究中心（CPS）的部分统计数据	RCA分析法（根本原因分析）、层次分析法、综合评价法	分为5个级别：一级：大于40.1‰，即1分（差）需要改变；二级：30.1‰～40.0‰，即2分（一般以下，不合格）需要改进；三级：20.1‰～30.0‰，即3分（合格，预警阈值）需要防范；四级：10.1‰～20.0‰，即4分（良好）可以提高；五级：小于10.0‰，即5分（优秀）继续保持。	
		计算公式：新生儿死亡率＝某一时间段内不满28天新生儿的死亡数÷同期活产总数×1000‰。			
	围手术期死亡率	美国绩效科学研究中心（CPS）对充血性心力衰竭围手术期死亡率（按ASA分类为Ⅳ级）的部分统计数据	RCA分析法（根本原因分析）、控制图法、层次分析法	分为5个级别：一级：大于20.1%，即1分（差）需要改变；二级：15.1%～20.0%，即2分（一般以下，不合格）需要改进；三级：10.1%～15.0%，即3分（合格，预警阈值）需要防范；四级：5.1%～10.0%，即4分（良好）可以提高；五级：小于5.0%，即5分（优秀）继续保持。	
		计算公式：充血性心力衰竭围手术期死亡率＝某一时间段内充血性心力衰竭围手术期死亡人数÷同期围手术期病人总数×100%。			
	剖宫产率	世界卫生组织（WHO）对总剖宫产率的部分统计数据	RCA分析法（根本原因分析）、层次分析法	分为5个级别：一级：大于20.1%，即1分（差）需要改变；二级：15.1%～20.0%，即2分（一般以下，不合格）需要改进；三级：10.1%～15.0%，即3分（合格，预警阈值）需要防范；四级：5.1%～10.0%，即4分（良好）可以提高；五级：小于5.0%，即5分（优秀）继续保持。	
		计算公式：总剖宫产率＝某一时间段内剖宫产数÷同期总产数×100%。			

(续表)

评价项目名称		依据或来源	评价方法[补充2]	项目评价等级（风险评分）	权重（风险系数）
医疗服务过程安全风险管理[补充]	因相同或相关疾病非计划再入院率	美国绩效科学研究中心（CPS）对关键病种出院31天内因相同或相关疾病非计划再入院率的部分统计数据	专家问卷调查（德尔菲法）、RCA分析法（根本原因分析）、层次分析法、综合评价法	分为5个级别：一级：大于20.1%，即1分（差）需要改变；二级：15.1%～20.0%，即2分（一般以下，不合格）需要改进；三级：10.1%～15.0%，即3分（合格，预警阈值）需要防范；四级：5.1%～10.0%，即4分（良好）可以提高；五级：小于5.0%，即5分（优秀）继续保持。	
		计算公式：因相同或相关疾病非计划再入院率=关键病种出院31天内因相同或相关疾病非计划再入院人数÷31天内的总住院人数×100%。			
	门诊诊疗后非计划入院率	美国绩效科学研究中心（CPS）对门诊诊疗后非计划入院率的部分统计数据	专家问卷调查（德尔菲法）、RCA分析法（根本原因分析）、层次分析法、综合评价法	分为5个级别：一级：大于18.1%，即1分（差）需要改变；二级：13.1%～18.0%，即2分（一般以下，不合格）需要改进；三级：8.1%～13.0%，即3分（合格，预警阈值）需要防范；四级：3.1%～8.0%，即4分（良好）可以提高；五级：小于3.0%，即5分（优秀）继续保持。	
		计算公式：门诊诊疗后非计划入院率=某一时间段内门诊诊疗后非计划入院人数÷同期住院总人数×100%。			
	非计划重返重症监护室发生率	美国绩效科学研究中心（CPS）对从重返重症监护室转出48 h内非计划重返重症监护室发生率的部分统计数据	RCA分析法（根本原因分析）、层次分析法、综合评价法	分为5个级别：一级：大于18.1%，即1分（差）需要改变；二级：13.1%～18.0%，即2分（一般以下，不合格）需要改进；三级：8.1%～13.0%，即3分（合格，预警阈值）需要防范；四级：3.1%～8.0%，即4分（良好）可以提高；五级：小于3.0%，即5分（优秀）继续保持。	
		计算公式：从重返重症监护室转出48 h内非计划重返重症监护室发生率=某一时间段内从重返重症监护室转出48 h内非计划重返重症监护室的人数÷同期重症监护室的总人次数×100%。			
	非计划重返手术室发生率	美国绩效科学研究中心（CPS）对手术后48 h内非计划重返手术室发生率的部分统计数据	RCA分析法（根本原因分析）、层次分析法、综合评价法	分为5个级别：一级：大于15.1%，即1分（差）需要改变；二级：10.1%～15.0%，即2分（一般以下，不合格）需要改进；三级：5.1%～10.0%，即3分（合格，预警阈值）需要防范；四级：1.1%～5.0%，即4分（良好）可以提高；五级：小于1.0%，即5分（优秀）继续保持。	
		计算公式：手术后48 h内非计划重返手术室发生率=某一时间段内手术后48 h内非计划重返手术室人数÷同期手术总人次数×100%。			

(续表)

	评价项目名称	依据或来源	评价方法[补充2]	项目评价等级（风险评分）	权重（风险系数）
医疗服务过程安全风险管理[补充]	患者身体约束使用率	美国绩效科学研究中心（CPS）对因认知障碍而使用身体约束的部分统计数据	专家问卷调查（德尔菲法）、RCA分析法（根本原因分析）、层次分析法、综合评价法	分为5个级别：一级：0.1%～5.0%和75.1%～100%，即1分（差）需要改变；二级：5.1%～30.0%和65.1%～75.0%，即2分（一般以下，不合格）需要改进；三级：30.1%～40.0%和60.1%～65.0%，即3分（合格，预警阈值）需要防范；四级：40.1%～45.0%或55.1%～60.0%，即4分（良好）可以提高；五级：45.1%～55.0%，即5分（优秀）继续保持。	
		计算公式：(1) 因认知障碍而使用身体约束率＝某一时间段内因认知障碍而使用身体约束的人数×平均约束持续时间÷同期因认知障碍而住院人数×100%。(2) 平均约束持续时间＝($\sum a_1$（因认知障碍而使用身体约束持续的天数）+a_2+⋯+a_n)÷n。			
	患者在医院内跌倒发生率及其损害程度分级	美国绩效科学研究中心（CPS）对患者在医院内跌倒发生率的部分统计数据	RCA分析法（根本原因分析）、层次分析法、综合评价法	分为5个级别：一级：大于15.1‰，即1分（差）需要改变；二级：5.1‰～15.0‰，即2分（一般以下，不合格）需要改进；三级：0.51‰～5.0‰，即3分（合格，预警阈值）需要防范；四级：0.11‰～0.50‰，即4分（良好）可以提高；五级：小于0.10‰，即5分（优秀）继续保持。	
		计算公式：患者在医院内跌倒发生率＝某一时间段内患者在医院内跌倒的人数÷同期住院总人数×1 000‰。			
	重症监护室中镇静、镇痛药物使用率	美国绩效科学研究中心（CPS）对患者在重症监护室中镇静、镇痛药物使用率的部分统计数据	专家问卷调查（德尔菲法）、RCA分析法（根本原因分析）、层次分析法、综合评价法	(1) 镇痛药物：分为5个级别：一级：大于50.1%，即1分（差）需要改变；二级：40.1%～50.0%，即2分（一般以下，不合格）需要改进；三级：30.1%～40.0%，即3分（合格，预警阈值）需要防范；四级：20.1%～30.0%，即4分（良好）可以提高；五级：小于20.0%，即5分（优秀）继续保持。(2) 镇静药物：分为5个级别：一级：大于60.1%，即1分（差）需要改变；二级：50.1%～60.0%，即2分（一般以下，不合格）需要改进；三级：40.1%～50.0%，即3分（合格，预警阈值）需要防范；四级：30.1%～40.0%，即4分（良好）可以提高；五级：小于30.0%，即5分（优秀）继续保持。	
		计算公式：(1) 患者重症监护室中镇痛药物使用率＝某一时间段内患者重症监护室中镇痛药物使用数÷同期重症监护室中药物使用总数×100%。(2) 患者重症监护室中镇静药物使用率＝某一时间段内患者重症监护室中镇静药物使用数÷同期重症监护室中药物使用总数×100%。			

(续表)

评价项目名称		依据或来源	评价方法[补充2]	项目评价等级（风险评分）	权重（风险系数）
医疗服务过程安全风险管理[补充]	压疮发生率	美国绩效科学研究中心(CPS)对患者在住院中出现Ⅰ期压疮发生的部分统计数据	RCA分析法（根本原因分析）、层次分析法、综合评价法	分为5个级别：一级：大于40.1%，即1分（差）需要改变；二级：30.1%～40.0%，即2分（一般以下，不合格）需要进，三级：20.1%～30.0%，即3分（合格，预警阈值）需要防范；四级：10.1%～20.0%，即4分（良好）可以提高；五级：小于10.0%，即5分（优秀）继续保持。	
		计算公式：Ⅰ期压疮发生率=某一时间段内患者出现压疮的人数÷同期住院总人数×100%。			
	因相同或不相关疾病非计划重返急诊科发生率	美国绩效科学研究中心(CPS)对患者急诊治疗离院后48h重返急诊科发生率的部分统计数据	专家问卷调查（德尔菲法）、RCA分析法（根本原因分析）、层次分析法、综合评价法	分为5个级别：一级：大于18.1%，即1分（差）需要改变；二级：13.1%～18.0%，即2分（一般以下，不合格）需要进，三级：8.1%～13.0%，即3分（合格，预警阈值）需要防范；四级：3.1%～8.0%，即4分（良好）可以提高；五级：小于3.0%，即5分（优秀）继续保持。	
		计算公式：患者急诊治疗离院后48h内重返急诊科发生率=某一时间段内患者急诊治疗离院后48h内重返急诊科÷同期急诊科治疗总人数×100%。			
	已挂号患者在急诊科的停留时间及处置	美国绩效科学研究中心(CPS)对已挂号患者在急诊科的停留时间的部分统计数据	专家问卷调查（德尔菲法）、RCA分析法（根本原因分析）、层次分析法、综合评价法	分为5个级别：一级：大于10.1‰，即1分（差）需要改变；二级：5.1%～10.0‰，即2分（一般以下，不合格）需要改进；三级：1.1%～5.0‰，即3分（合格，预警阈值）需要防范；四级：0.1%～1.0‰，即4分（良好）可以提高；五级：小于0.1‰，即5分（优秀）继续保持。	
		计算公式：已挂号患者在急诊科的停留时间对投诉的影响率=某一时间段内已挂号患者在急诊科的发生投诉的总数×患者平均停留时间÷同期患者在急诊科总停留时间×1 000‰。(2)患者平均停留时间=($\sum a_1$(患者在急诊科的停留时间)$+a_2+\cdots+a_n$)÷n			
	因急诊科医师与放射科医师X线报告差异导致急诊患者调整诊疗的比例	美国绩效科学研究中心(CPS)对因急诊科医师与放射科医师X线报告差异导致急诊病人调整诊疗的比例的部分统计数据	专家问卷调查（德尔菲法）、RCA分析法（根本原因分析）、层次分析法、综合评价法	分为5个级别：一级：大于20.1%，即1分（差）需要改变；二级：15.1%～20.0%，即2分（一般以下，不合格）需要进，三级：10.1%～15.0%，即3分（合格，预警阈值）需要防范；四级：5.1%～10.0%，即4分（良好）可以提高；五级：小于5.0%，即5分（优秀）继续保持。	
		计算公式：因急诊科医师与放射科医师X线报告差异导致急诊病人调整诊疗率=某一时间段内因急诊科医师与放射科医师X线报告差异导致急诊患者调整诊疗的数量÷同期急诊科医师开具X线报告检查总数×100%。			

(续表)

	评价项目名称	依据或来源	评价方法[补充2]	项目评价等级（风险评分）	权重（风险系数）
医疗服务过程安全风险管理[补充]	已挂号患者完成诊疗前离开急诊科比例	美国绩效科学研究中心（CPS）对已挂号患者完成诊疗前离开急诊科比例的部分统计数据	专家问卷调查（德尔菲法）、RCA分析法（根本原因分析）、层次分析法、综合评价法	分为5个级别：一级：大于40.1‰，即1分（差）需要改变；二级：30.1‰～40.0‰，即2分（一般以下，不合格）需要改进；三级：20.1‰～30.0‰，即3分（合格，预警阈值）需要防范；四级：10.1‰～20.0‰，即4分（良好）可以提高；五级：小于10.0‰，即5分（优秀）继续保持。	
		计算公式：已挂号患者完成诊疗前离开急诊科率＝某一时间段内已挂号患者完成诊疗前离开急诊科数量÷同期急诊科挂号总数×1 000‰。			
	已挂号患者取消当日门诊诊疗安排发生率	美国绩效科学研究中心（CPS）对已挂号患者取消当日门诊诊疗安排发生率的部分统计数据	专家问卷调查（德尔菲法）、RCA分析法（根本原因分析）、层次分析法	分为5个级别：一级：大于10.1‰，即1分（差）需要改变；二级：5.1‰～10.0‰，即2分（一般以下，不合格）需要改进；三级：1.1‰～5.0‰，即3分（合格，预警阈值）需要防范；四级：0.1‰～1.0‰，即4分（良好）可以提高；五级：小于0.1‰，即5分（优秀）继续保持。	
		计算公式：已挂号患者取消当日门诊诊疗安排发生率＝某一时间段内已挂号患者取消当日门诊诊疗安排数量÷同期门诊诊疗挂号总数×1 000‰。			
持续改进	有效答复率[解释12]	上海市卫生计生委（现为卫健委）关于医患纠纷的统计数据	评价问卷法、头脑风暴法、控制图法、层次分析法、综合评价法	分为5个级别：一级：0.1%～60.0%，即0.1～60.0分（差）需要改变；二级：60.1%～70.0%，即60.1～70.0分（一般以下，不合格）需要改进；三级：70.1%～80.0%，即70.1～80.0分（合格，预警阈值）需要防范；四级：80.1%～90.0%，即80.1～90.0分（良好）可以提高；五级：90.1%～100.0%，即90.1～100.0分（优秀）继续保持。	
		计算公式：医患纠纷有效答复率＝某一时间段内医疗机构对患者及其家属提出的具体问题给予回复或回答并办结的件数÷患者及其家属向医疗机构提出具体问题的总件数×100%。			
	报告率[解释13]	上海市卫生计生委（现为卫健委）关于医患纠纷的统计数据	评价问卷法、头脑风暴法、控制图法、层次分析法、综合评价法	分为5个级别：一级：0.1%～60.0%，即0.1～60.0分（差）需要改变；二级：60.1%～70.0%，即60.1～70.0分（一般以下，不合格）需要改进；三级：70.1%～80.0%，即70.1～80.0分（合格，预警阈值）需要防范；四级：80.1%～90.0%，即80.1～90.0分（良好）可以提高；五级：90.1%～100.0%，即90.1～100.0分（优秀）继续保持。（医患纠纷报告率应达到80.0%以上。对于一般医疗质量安全事件、重大医疗质量安全事件、特大医疗质量安全事件报告率应达到100.0%）	
		计算公式：医疗不良安全事件报告率＝某一时间段内报告医疗不良安全事件的件数÷同期发生医患纠纷的总件数×100%。			

(续表)

评价项目名称		依据或来源	评价方法[补充2]	项目评价等级（风险评分）	权重（风险系数）
持续改进	有效举证率[解释14]	上海市卫生计生委（现为卫健委）关于医患纠纷的统计数据	评价问卷法、控制图法、层次分析法、综合评价法	分为5个级别：一级：0.1%～80.0%，即0.1～80.0分(差)需要改变；二级：80.1%～85.0%，即80.1～85.0分(一般以下，不合格)需要改进；三级：85.1%～90.0%，即85.1～90.0分(合格，预警阈值)需要防范；四级：90.1%～95.0%，即90.1～95.0分(良好)可以提高；五级：95.1%～100.0%，即95.1～100.0分(优秀)继续保持。	
		计算公式：有效举证率＝某一时间段内拿出或出示调查核实正确无误的证据来证明医疗质量安全情况的件数÷同期发生医患纠纷总数×100%。			
	非诉讼解决率与诉讼解决率[解释15]	(1)医患纠纷非诉讼解决率参考上海市医患纠纷人民调解办公室对医患纠纷的部分统计数据。(2)医患纠纷诉讼解决率根据医患纠纷非诉讼解决率推算而得。	评价问卷法、层次分析法、综合评价法、RCA分析法（根本原因分析）	(1)医患纠纷非诉讼解决率，其分为5个级别：一级：0.1%～50.0%，即1分(差)需要改变；二级：50.1%～60.0%，即2分(一般以下，不合格)需要改进；三级：60.1%～70.0%，即3分(合格，预警阈值)需要防范；四级：70.1%～80.0%，即4分(良好)可以提高；五级：80.1%～100.0%，即5分(优秀)继续保持。(2)医患纠纷诉讼解决率根据医患纠纷非诉讼解决率推算，分成5个级别：一级：50.1%～100.0%，即1分(差)需要改变；二级：40.1%～50.0%，即2分(一般以下，不合格)需要改进；三级：30.1%～40.0%，即3分(合格，预警阈值)需要防范；四级：20.1%～30.0%，即4分(良好)可以提高；五级：0.1%～20.0%，即5分(优秀)继续保持。	
		计算公式：(1)医患纠纷非诉讼解决率＝某一时间段内通过非诉讼方式解决医患纠纷的件数÷发生医患纠纷的总件数×100%。(2)医患纠纷诉讼解决率＝某一时间段内通过诉讼方式解决医患纠纷的件数÷发生医患纠纷的总件数×100%。			
	反悔率/反诉率[解释16]	上海市人民法院关于医疗诉讼的部分统计数据	专家问卷调查（德尔菲法）、RCA分析法（根本原因分析）	分为5个级别：一级：50.1‰～100.0‰或大于100.0‰，即1分(差)需要改变；二级：10.1‰～50.0‰，即2分(一般以下，不合格)需要改进；三级：5.1‰～10.0‰，即3分(合格，预警阈值)需要防范；四级：1.1‰～5.0‰，即4分(良好)可以提高；五级：0.1‰～1.0‰或小于0.1‰，即5分(优秀)继续保持。	
		计算公式：反悔率/反诉率＝某一时间段内通过医患纠纷非诉讼解决机制/诉讼解决机制解决后患方反悔或起诉的件数÷同期发生医患纠纷的总件数×1 000‰。			

	评价项目名称	依据或来源	评价方法[补充2]	项目评价等级（风险评分）	权重（风险系数）
持续改进	鉴定率[解释17]	上海市医学会关于医疗鉴定的部分统计数据	评价问卷法、层次分析法、综合评价法、RCA分析法（根本原因分析）	分为5个级别：一级：0.1%~15.0%和60.1%~100.0%，即1分（差）需要改变；二级：15.1%~25.0%和50.1%~60.0%，即2分（一般以下，不合格）需要改进；三级：25.1%~30.0%和45.1%~50.0%，即3分（合格，预警阈值）需要防范；四级：30.1%~35.0%或40.1%~45.0%，即4分（良好）可以提高；五级：35.1%~40.0%，即5分（优秀）继续保持。	
		计算公式：鉴定率＝某一时间段内申请医疗鉴定的医患纠纷件数（不包括非法定鉴定）÷同期发生医患纠纷的总件数×100％			
综合评价指标	投诉发生率[解释18]	德国Rolandberger咨询公司对员工培训的部分相关数据报道	专家问卷调查（德尔菲法）、RCA分析法（根本原因分析）	分为5个级别：一级：21.0‰~100.0‰和100.1‰以上，即1分（差）需要改变；二级：10.1‰~20.0‰，即2分（一般以下，不合格）需要改进；三级：5.1‰~10.0‰，即3分（合格，预警阈值）需要防范；四级：1.1‰~5.0‰，即4分（良好）可以提高；五级：0.1‰~1.0‰和0.1‰以下，即5分（优秀）继续保持。	
		计算公式：投诉发生率＝某一时间段内因医患纠纷而产生投诉的件数÷同期就诊患者数（门急诊＋住院）×1 000‰。（某一时间段内因医患纠纷而产生投诉的件数是指由于医源性和非医源性原因产生的所有纠纷的数量）			
	有效投诉处理率[解释19]	美国Gallup咨询公司对服务管理部分的相关数据报道	评价问卷法、头脑风暴法、专家问卷调查（德尔菲法）	分为5个级别：一级：0.1%~60.0%，即0.1~60.0分（差）需要改变；二级：60.1%~70.0%，即60.1~70.0分（一般以下，不合格）需要改进；三级：70.1%~80.0%，即70.1~80.0分（合格，预警阈值）需要防范；四级：80.1%~90.0%，即80.1~90.0分（良好）可以提高；五级：90.1%~100.0%，即90.1~100.0分（优秀）继续保持。	
		计算公式：有效投诉处理率＝某一时间段内通过解释或赔偿（补偿）处理的医患纠纷有效投诉件数÷同期医患纠纷总数×100％			

(续表)

	评价项目名称	依据或来源	评价方法[补充2]	项目评价等级（风险评分）	权重（风险系数）
综合评价指标	赔偿率/赔付率[解释20]	(1) 赔偿率参考上海市卫生计生委（现为卫健委）关于医疗赔偿的统计数据；(2) 赔付率参考上海市PICC处理中心关于医疗赔付的部分统计数据	评价问卷法、头脑风暴法、控制图法、层次分析法、综合评价法	(1) 分为5个级别：一级：5.1‰～10.0‰或大于10.0‰，即1分（差）需要改变；二级：1.1‰～5.0‰，即2分（一般以下，不合格）需要改进；三级：0.6‰～1.0‰，即3分（合格，预警阈值）需要防范；四级：0.1‰～0.5‰，即4分（良好）可以提高；五级：小于0.1‰，即5分（优秀）继续保持。(2) 分为5个级别：一级：0.1%～5.0%和75.1%～100%，即1分（差）需要改变；二级：5.1%～30.0%和65.1%～75.0%，即2分（一般以下，不合格）需要改进；三级：30.1%～40.0%和60.1%～65.0%，即3分（合格，预警阈值）需要防范；四级：40.1%～45.0%或55.1%～60.0%，即4分（良好）可以提高；五级：45.1%～55.0%，即5分（优秀）继续保持。	
		计算公式：(1) 赔偿率=某一时间段内医患纠纷赔偿总金额÷医疗机构总收入×1000‰。(2) 赔付率=某一时间段内医患纠纷赔偿金额总数÷同期保费收入总数×100%。(3) 医疗机构/医务人员保费=去年保费*保费调整系数。医疗机构保费（医务人员个人保费）占医疗机构总收入（医务人员总收入）的比例=某一时间段内医疗机构保费总数（医务人员个人保费总数）÷某一时间段内医疗机构总收入（医务人员总收入）×100%。			
	患者/医务人员对医疗质量安全服务的满意率[解释21]	上海市卫生计生委（现为卫健委）关于医患纠纷的统计数据	评价问卷法、头脑风暴法、控制图法、层次分析法、综合评价法	分为5个级别：一级：0.1%～60.0%，即0.1～60.0分（差）需要改变；二级：60.1%～70.0%，即60.1～70.0分（一般以下，不合格）需要改进；三级：70.1%～80.0%，即70.1～80.0分（合格，预警阈值）需要防范；四级：80.1%～90.0%，即80.1～90.0分（良好）可以提高；五级：90.1%～100.0%，即90.1～100.0分（优秀）继续保持。	
		计算公式：患者/医务人员对医疗质量安全服务的满意率=某一时间段内患者/医务人员对医疗质量安全服务满意的件数÷实际发生医疗安全不良事件总件数×100%。			
...	...	......			...
评价总分=Σ项目评价等级（风险评分）×权重（风险系数）。					
最终评价等级					

注：以上内容仅供参考，数据大多来自国内外咨询公司的商业计划书。其中，所罗列指标大多已经过《中国期刊网全文数据库》(CNKI)、《中文科技期刊数据库》(VIP)、《万方数字化期刊》(万方)、Elsevier(SDOS)、Springer Link、《维普中文科技期刊全文数据库》(维普)、EBSCOhost、Wiley Blackwell、Taylor&Francis(CRC)、Elsevier ScienceDirect、Cambridge Books Online、CALIS(CCC)、NATURE、Emerald、CA(SciFinder Scholar)、Essential Science Indicators(ESI)、《中文社会科学引文索引》、《JCR期刊分区数据在线平台》、《全国报刊索引》等中外数据库中的文献报道所验证，参考价值较高，未罗列其中的指标数据仍在加紧验证，不久将公布于Zorin Nikolaj 庄璘的微信/微信公众平台。

医疗质量安全的评价指标涉及医疗质量安全的每一个环节，是按照医疗风险因素和程度建立起来的，是判断一个案例或一个时期内医疗质量安全管理工作是否存在风险的评价标准，可根据上表的风险因素的具体内容，客观的地记录和计算项目评价等级(风险评分)和权重(风险系数),将风险因素累加,便得到了评价总分。不同的分数对应的最终评价等级不同和相应的防范措施也截然不同。评价总分＝∑项目评价等级(风险评分)×权重(风险系数)。

其实,任何一个用于预警、反馈或评价的指标,其建模方法的主观因素其实是非常强烈的,评估的客观性就会大打折扣,而且建立和维持有效地评价体系需要相当高的费用,在维持这一体系的过程中要特别指出的是:评价过后的等级提升将意味着额外的支出。因此,为降低管理成本,实现"简单管理"的理念,是未来医疗管理重点研究的方向。但是,我们也深深地意识到医疗质量安全指标的理论研究和探讨,是神圣而崇高的,是简洁而朴实的,是执着而艰难的。

如果20世纪是生产率的世纪,那么21世纪就是质量率的世纪,无法评估,就无法管理。所以我们要去创新,创新是唯一的出路,可持续竞争的唯一优势也来自于超越竞争对手的创新能力,否则竞争将淘汰我们。当然,我们也可以装傻,但装傻也是需要才情的,窥视那些取笑我们的人的心情,了解他们的身份,揣摩他们的动机,还得看准时机,然后像窥视眼前每一只鸟雀的猎鹰一样,每个机会都不放松,这是一种和聪明人的艺术一样艰难的工作。

[解释1] Awareness(认知度)是衡量组织最重要的指标之一,它是公众对该组织及其行为的概括性认识,其包含被认识的深度和广度,深度主要包括组织名称、行业归属、规模级别、组织业绩、技术与服务质量、组织领导力、管理经验、组织文化等。广度主要分为国际级、国家级、省市级、区县级和院级五类。

[解释2] 如果认知度反映的是组织形象的"量",那么Reputation(美誉度)反映的就是其"质",美誉度是组织获得公众肯定和赞誉的程度,主要指赞美(肯定)评价度、公信力、知名度等。

[解释3] Harmonious(和谐度)是指组织与其上下级和平行组织的互相制衡的程度,是美誉度是公众心目中形象的延伸,其内容包括组织结构和谐、高层状况(组织体制和谐)、满意度、参与度、亲和力、宣传力等。认知度、美誉度、和谐度构成了组织形象的指标体系。

[解释4] Tissue Image Positioning(组织形象定位)是组织在公众心目中确定自身形象特定位置的评价尺度或识别办法,如战略计划、战略管理、组织和人员风格等。

[解释5] OAR(Occupation Admittance Rate,职业准入率)是依据《医疗机构管理条例》、《中华人民共和国执业医师法》、《护士条例》、《执业药师资格制度暂行规定》、《劳动法》、《职业教育法》等法律法规的要求,在严格的执业资格及职业准入制度下,从事医疗服务及医疗相关工作符合岗位要求的劳动者与所有在院从事医疗服务及医疗相关工作的劳动者的比率。尤其需要指出:医疗质量安全管理(特别是医患纠纷预防与处置管理的管理)岗位是医疗机构中具有高风险、高压力,同时还需具备医疗、法学、沟通等综合能力的工种。该岗位设置目的不仅是为了提高医患纠纷预防与处置管理人员的技能水平,而更多是为了能增强医疗机构的医疗质量安全、和谐医患关系、促平安医院建设,为构建化解社会矛盾纠纷的大协调机制提供技术保障[4]。

[解释6] STU(System Time Utilization,制度时间利用率)是指某一时间段内,医疗质量安全管理一系列制度工作用时的实际利用程度,它可以反映医疗质量安全管理人员,即医患纠纷预防与处置管理人员的用工时间的利用情况,也可以有针对性地解决影响制度时间利用率的主要问题(人员的水平、责任心、积极性等),以起到提高医疗质量安全管理效率的目的。

[解释7] QCF(Quality Control of Frequency,质控频率)是指某一时间段内,完成医疗质量安全控制的次数与质控总数的比率,是描述医疗质量安全管理频率程度的量。在一定程度上,医疗质量安全的质控频率的大小能反映出进行医疗质量安全管理的力度的大小,即质控频率越大,管理力度就越大。

[解释8] TCR(Training Coverage Rate,培训覆盖率)是指某一时间段内,参加医疗质量安全管理(包括医患纠纷预防与处置管理)培训的人员与计划中应培训的医务人员数的比率,是反映医务人员参加医疗质量安全管理培训所达到的范围,是评估医疗质量安全管理培训效果的指标之一,也是医患纠纷预防与处置管理培训质量的体现。

[解释9] RRP(Ratio of Reward and Punishment,奖惩比率)是指某一时间段内因医源性和非医源性纠纷引发医患矛盾,但由于预防与处置管理得当受到奖励的件数与预防与处置管理不得当受到惩罚件数的比率。在医疗质量安全管理过程中,奖惩比率应从心理学、法学和行为学的角度去理解,它是一种引导行为,是引发医疗质量安全管理动机、强化管理行为、筛选管理方案、体现管理价值取向的重要信号。奖惩比率所产生的推动作用以及形成效应,正是医疗行为强化或医疗不良行为弱化的效应表现。因此,奖惩的比例不应过高或过低,过高或过低都会消弱激励效果,从心理学的研究结果看,一般为5:1效果最好[5]。

[解释10] PR(Publicity Rate,公示率)是指某一时间段内,实际公示医疗质量安全管理相关信息的数量与计划公示医院信息数量的比率。调查研究发现医疗质量安全公示率降低,投诉数量、管理成本会随之增加,有效投诉率也会随之降低。由此可见,提高医患纠纷公示率,能有效提升医患纠纷预防与处置管理的实际工作效率。为进一步统一医疗质量安全管理思想,提高医患纠纷预防与处置管理认识,为将来建立医患纠纷的SA(System of Accountability,责任追究制度)提供指标依据。此外,为能积极、有效地开展医疗质量安全管理工作,大力推行医疗质量安全公示制度,并将公示内容制作成册,向患方免费发放,同时,对医疗机构公示栏中公示的内容根据公示需要及时变更和规范。医疗质量安全管理信息的公示率应根据医疗法律、法规、规章和政策实现100%公示率。

[解释11] EWED(Emergency Medical Early Warning,Major Medical Dispute or Aggressive Behavior Emergency Disposal Rate,医疗预警和重大医疗纠纷及医患纠纷过激行为应急处置率)是指某一时间段内,按照医疗不良安全事件预警级别和应急处置预案进行预防和处置的件数与所有构成医疗不良安全事件的件数的比率。它不仅是卫生计生行政部门(现为卫生健康行政部门)和各级医疗机构执行医疗法律、法规、规章和政策的重要表现,也是医疗机构预防医疗不良安全事件、保障医疗安全、强化医疗管理质量、保护医患双方合法权益、优化医患纠纷预防

与处置管理模式的具体措施。

[解释12] ERR(Effective Response Rate,有效答复率)是指某一时间段内,医疗机构对患者及其家属提出的具体问题给予回复或回答并办结的件数与患者及其家属向医疗机构提出具体问题的总件数的比率。它不仅是衡量医疗质量安全管理的重要标准,而且也是评价医患纠纷预防与处置管理机构或部门处理医患纠纷能力的考评指标。在医患纠纷回复或答复过程中,常常会出现医患纠纷的答复率很高,而医患纠纷有效投诉处理率、医患纠纷处置的满意率相对较低的情况。除由于医患纠纷本身的复杂因素造成外,更多的是受到人为因素的牵绊。因此,在医患纠纷回复或答复过程中,应从方便于解决医方所提问题入手,把医患纠纷预防与处置管理制度和流程公开,并努力建立便捷的回复或答复渠道,以达到医患纠纷有效答复率、医患纠纷有效投诉处理率和医患纠纷处置的满意率统一的目的。在回复或答复患方提出的具体问题时应注意如下事项:

(一)应对医患纠纷的发生原因、经过、争议焦点、医疗机构何处在理、何处存在过错进行充分调查和分析,以便于在医患双方交换意见时,掌握好有理有节的答复/调解节奏。

(二)面对患方要尽可能消除医患对立的情绪,要换位思考设身处地为患方着想,并让患方了解医务人员的难处。

(三)在答复/调解时,应耐心倾听患方的意见,中间不要插话,即便患方出现强词夺理或过激的言行,也应保持冷静,和颜悦色地进行说明解释,尽可能表示出关心和体贴,十分同情的态度,来取得对方的谅解和信任,切忌争辩,更不应唇枪舌剑,避免答复/调解陷入僵局和激化矛盾。

(四)在答复/调解时,面对无礼的患方,要向患方灌输法制观念和相关政策,详细分析本案例的情况,实事求是地使对方重新认识该事件的性质。

(五)在答复/调解时,对非原则问题,应听之任之,不要计较,明显的过错可以主动承认,但必须把问题说明,语言不要刻薄,态度尽可能温和,用词谨慎,千雕万琢,经得住推敲论证。

(六)医疗机构必须始终由一人出面接待/答复患者或其家属,其他人员尽可能不要介入,以免口径不一致,再生枝节。

(七)面对来自卫生计生行政部门(现为卫生健康行政部门)、信访部门、12345市民热线等投诉的回复或答复,应以事实为依据,据实向受理部门回复或答复,并及时向投诉人反馈院方的意见和处理结果,并尽可能得到患方的谅解和认同。

(八)面对社会媒体应坦诚地拿出证据、讲明事实的真相,以积极、谦虚的态度对待社会媒体善意的批评,认真处理由社会媒体转入医疗机构的各种负面信息,并以此来取得公众的认可。

[解释13] MER(Medical Adverse Event Report Rate,医疗不良安全事件报告率)是指某一时间段内,医疗质量安全部门(医患纠纷预防与处置管理部门)向上级部门和上级主管部门报告医疗不良安全事件的件数与医疗机构发生医患纠纷的总数的比率,是医疗机构积极、主动、自觉上报医疗不良安全事件的重要考核指标。医患纠纷的上报应根据医疗质量安全报告的有关法律法规规定,遵循逢疑必报的原则进行上报。

[解释14] EPR(Effective Proof Rate,有效举证率)是指某一时间段内,拿出或出示调查核实正确无误的证据来证明医疗质量安全情况的件数与医患纠纷发生的总件数的比率。它是评价证据收集、认定和运用质量的重要指标。其中,主要体现在医疗不良安全事件病史合格率。医疗安全年不良事件病史合格率是某一时间段内涉及医疗不良安全事件的合格病史件数与涉及医疗不良安全事件的病史总数的比率。在医患纠纷处置过程中,绝大多数的医患纠纷案件都是围绕病史合格率及诊疗护理用药的合理性与合法性展开的。因此,通过医疗不良安全事件病史合格率基本可以反映举证的大部分情况。

[解释15] ADRR(Alternative Dispute Resolution Rate,医患纠纷的非诉讼解决率)是指某一时间段内,通过非诉讼方式解决医患纠纷的件数与发生医患纠纷的总件数的比率,是反映非诉讼解决机制在所有医患纠纷解决机制中所占的份额,评价医患纠纷非诉讼解决机制处理医患纠纷的能力,为寻找最合适的非诉讼解决方案提供依据。根据医患纠纷非诉讼机制的不同表现形式,可以再分为医患纠纷自行协商解决率、医患纠纷人民调解解决率、PICC处理中心解决率、医患纠纷行政调解处理率、医患纠纷仲裁解决率、公证机关公证率、医患纠纷律师调解服务机构解决率等。

LSMR(Litigation Settlement Mechanism Rate,医患纠纷的诉讼解决率)是某一时间段内,通过诉讼方式解决医患纠纷的件数与发生医患纠纷的总件数的比率,是反映诉讼解决机制在所有医患纠纷解决机制中所占的份额,评价医患纠纷诉讼解决机制处理医患纠纷的能力,其内容包括法院调解处理率、诉讼率等。

与医患纠纷诉讼解决机制相对而言,医患纠纷非诉讼解决机制虽然存在随意性较大,缺乏公正性、权威性、强制性等弊端,但其调解手段多样、形式灵活、依据广泛,可以很好的弥补医患纠纷诉讼解决机制的不足。因此,医患纠纷非诉讼解决的件数与医患纠纷诉讼解决的件数的比例应控制在7:3范围较为适宜,这样的比例不仅在医患纠纷预防与处置管理实践过程中便于进一步认识和提升工作效率的空间,而且还能有效体现大协调机制的优越性。为制定医患纠纷预防与处置管理的绩效考核管理方案提供依据。

[解释16] Break/Counterclaim Rate(反悔率/反诉率)都是评价医患纠纷预防与处置管理质量和风险的指标,是评价医患纠纷非诉讼解决机制/医患纠纷诉讼解决机制的评价指标。通过该类指标可预测医患纠纷非诉讼解决机制/医患纠纷诉讼解决机制的风险成本,为制定医患纠纷非诉讼解决机制/医患纠纷诉讼解决机制的成本分析方法提供依据。

[解释17] Identification Rate(鉴定率)是指某一时间段内,申请医疗鉴定的医患纠纷件数(不包括非法定鉴定——Non Legal Identification,NLI)与发生医患纠纷总件数的比率,是合理评价医患纠纷预防与处置管理质量和成本相互关系的重要指标,是确定医患纠纷赔偿合理性的核心依据。

医患纠纷的鉴定率可以按照鉴定的效力分为法定鉴定率和非法定鉴定率。也可以按照鉴定性质分为医疗损害鉴定率、重新鉴定率、医疗鉴定无过错率、尸检率等。通常情况下所说的鉴定率是指法定鉴定率,其控制在30.1%~45.0%的范围内较为适宜。而医患纠纷非法定鉴率应达到80%以上。

Medical Damage Assessment Rate(医疗损害鉴定率)是指某一时间段内鉴定结果为医疗损害的医患纠纷件数与发生医患纠纷总件数的比率,医疗损害鉴定率大于50.0%。

Re Identification Rate(重新鉴定率)是某一时间段内重新进行鉴定的医患纠纷件数与发生医患纠纷总件数的比率,重复鉴定率应小于30.0%。

医疗损害鉴定件数与医疗损害以外事件的鉴定件数的比值应1:100。

No Fault Rate(医疗鉴定无过错率)是指某一时间段内鉴定结果为无过错的医患纠纷件数与同期鉴定总件数的比率,医疗鉴定无过错率应努力超过25.0%。

The Autopsy Rate(尸检率)是指某一时间段内死者家属申请尸检的件数与同期死亡争议事件的总件数的比率。在医患纠纷预防与处置管理实践过程中,由于死因不明导致医患双方严重争议,甚至矛盾激化演变成恶性事件的医疗纠纷越来越多。通过尸检,可以确定死因,弄清许多疾病发生、发展的过程,可查明原因不明或猝死患者的病因,验证临床诊断的准确性及实施的治疗措施是否合理等。因此,提高尸检率是有效预防医疗死亡争议事件发生的重要手段。尸检率应控制在50%~80%的范围内。

[解释18] CCR(Customer Complaint Rate,投诉发生率)是指某一时间段内,因医疗质量安全而产生投诉的件数与整个医疗机构就诊患者数量的比率。投诉发生率从总量的角度评价医疗不良安全事件发生的情况,是医疗质量安全评价的核心指标之一,其包括医疗过错/医疗事故/有效投诉发生率、重复投诉发生率等。该一系列指标不仅是反映医疗服务质量水平的重要依据,而且也是医患纠纷预防与处置管理过程中调整重大医疗纠纷及医患纠纷过激行为应急处置预案和医疗安全预警机制的重要指标。

(一) Medical Negligence/Medical Accident/Effective Complaint Rate(医疗过错/医疗事故/有效投诉发生率)是某一时间段内,医疗过错/医疗事故/有效投诉的件数与整个医疗机构就诊患者数量的比率,是从总量的角度评价医疗过错/医疗事故/有效投诉发生情况及医疗质量安全水平的重要指标,该类指标常作为卫生计生行政部门(现为卫生健康行政部门)评价医疗机构医疗质量安全的重要监督管理指标之一。通常情况下,医疗过错/医疗事故/有效投诉发生率应小于1.0‰。

(二) RC(Repeated Complaints,重复投诉率)是某一时间段内,医疗机构受理患方重复投诉的医患纠纷件数与整个医疗机构就诊患者数量的比率,是评价医患纠纷预防与处置管理质量及效果的核心指标之一。其中,还可以通过计算医疗机构受理患方重复投诉的医患纠纷件数与医患纠纷解决的总件数的比率,来验证医患纠纷预防与处置管理的工作效率(一般应小于5.0%),为医患纠纷预防与处置管理部门全面分析产生重复投诉问题的规律和特点提供依据,重复投诉率应控制在0.1‰以下。

[解释19] ECH(Effective Complaint Handling Rate,有效投诉处理率)是指某一时间段内,处理医患纠纷有效投诉的件数与医患纠纷发生的总件数的比率,是考核医患纠纷预防与处置管理部门及其人员处理医患纠纷有效投诉完成情况、评价医患纠纷工作效率的核心指标。在该指标基础上可进行延伸:如医患纠纷无效投诉处理率、医患纠纷有效投诉平均处理时间、医患纠纷有效投诉与无效投诉数量的比值(一般应控制在1:7范围内)、医患纠纷非诉讼解决率、医患纠纷诉讼解决率等。

[解释20] FC(Rate of Freight Compensation,赔偿率)是指某一时间段内,医患纠纷的赔偿金额总数与整个医疗机构总收入的比率,它不仅是评估在医患纠纷发生后根据医患双方约定或法律法规规定履行赔偿义务的数量统计指数,而且是医患纠纷成本分析的重要指标。

LR(Loss Ratio,赔付率)是指某一时间段内,医患纠纷赔偿金额总数与同期保费收入的比率,是投保人根据保险合同的规定,对保险事故的发生以及造成的物质损失或人身伤害向保险人索要赔付费用的统计指数。赔付率不仅直接体现了保险职能,而且为建立和完善医患纠纷赔偿分担机制提供依据。赔付率的评价需要考虑来年保额递增的影响,应此控制赔付率是调节保费的主要途径。

[解释21] 患者/医务人员对医疗质量安全服务的SR(Satisfaction Rate,满意率)是指某一时间段内,患者/医务人员对医疗质量安全服务满意的件数与实际发生医疗不良安全事件总件数的比率,是衡量患者/医务人员对医疗质量安全服务的满意程度的指标,其高低可以直接反映医疗质量安全管理的效果。

[补充1] Saaty的1-9标度等级及意义

表7-3 Saaty的1-9标度等级

Saaty的1-9标度	意 义
1	表示两个因素相比,具有同样重要性,即相等。
3	表示两个因素相比,一个因素比另一个因素稍微重要,即稍微。
5	表示两个因素相比,一个因素比另一个因素明显重要,即明显。
7	表示两个因素相比,一个因素比另一个因素强烈重要,即强烈。
9	表示两个因素相比,一个因素比另一个因素极端重要,即极端。
2、4、6、8	上述两相邻判断的中值,即中间值。
倒数	因素i与j比较的判断a_{ij},则因素j与i比较的判断$a_{ji}=1/a_{ij}$。

[补充2] EQ(Evaluation Questionnaire,评价问卷法)是一种传统和广泛采用问卷进行评价的方法,它是根据所限定的因素来对组织进行

综合评估。其优点是调查范围广、收效快、能对资料进行量化处理、经济省时。但是,对评价问卷作答的真实性和客观性几乎很难保证。因此,做好问卷设计对取得合理的评价结果具有重要意义。

(一)若要设计一个合理的组织评价问卷,首先,应请管理专家对认知度、美誉度、和谐度及组织形象定位4个方面下设的指标内容及其重要性进行设计和打分。4个方面的指标(包含其下设的指标)应限定调查范围和关联公众对该医疗机构或科室的满意程度,如性别、年龄、文化、职业、婚姻、健康状况、参与医患纠纷的情况、对医疗机构或科室的知晓或赞许情况、对该医疗机构或科室的医疗质量安全的认知情况、满意情况和对医疗机构或科室未来发展和演变的期望等内容进行调查,分值总和可设定为100分。

(二)用评价问卷法计算和确定4个方面指标(包含其下设的指标)的均值和权重。如假设专家A评价某医疗机构或科室的评分结果(包含其下设的指标):认知度总分=30,美誉度总分=20,和谐度总分=40,组织形象定位总分=10;专家B的评分结果:认知度总分=40,美誉度总分=20,和谐度总分=10,组织形象定位总分=30;专家C的评分结果:认知度总分=20,美誉度总分=40,和谐度总分=20,组织形象定位总分=20。三个专家的评分均值及权重通过计算可得:认知度的均值=(30+40+20)÷3=30,权重=30÷100=0.30;美誉度的均值=(20+20+40)÷3=26.67,权重=26.67÷100=0.27;和谐度的均值=(40+10+20)÷3=23.33,权重=23.33÷100=0.23;组织形象定位的均值=(10+30+20)÷3=20,权重=20÷100=0.20。按上述方法就可以依次确定组织的综合评价指数中认知度、美誉度、和谐度及组织形象定位(包含其下设的指标)的均值及权重。一旦认知度、美誉度、和谐度及组织形象定位(包含其下设的指标)的均值及权重被确定,然后再通过对组织的综合评价指数问卷的广泛调查和打分,就可以确定组织的综合评价指数等级。如按照上述评分均值及权重对被调查者A进行组织的综合评价指数问卷调查,可得认知度打分=26,美誉度打分=20,和谐度打分=15,组织形象定位打分=15,其对该组织的综合评价指数的最终得分=26+20+15+15=76分。

[补充3] 制度的综合评价是考察制度本身质量、制度资源配置、运行效果及效率的综合性评估的指标。运用评价指数对制度进行综合评价可以更好地找出制度本身的可实施性、了解制度的运行情况以及在实施过程中发现制度中的不足和偏离情况等。但是,由于同一对象采用不同的标准就会有不同的评价结果,如经济上的标准(效率、效益、效能等);政治性的标准(公平、正义、合法性、合理性等);社会性的标准(社会的稳定和发展,社会问题的回应等);制度运行本身的标准(合法性、技术合理性、现实性等)等,这些评价指数都是制度综合评价的参照系。医疗质量安全管理的一系列制度大多是按照制度运行本身的标准来建立和设计的。

在制度评价实践中,医疗质量安全制度的评价方法,(一)要直接针对医疗质量安全管理及医患纠纷预防与处置的流程设计综合评价指数;(二)要采用能够提供清晰并容易解读的数据进行评价;(三)尽量选用适宜定量和定性的评价方法进行评价;(四)制度的评价方法要收集那些可以由医疗质量管理机构或部门,即医患纠纷预防与处置管理机构或部门直接提供的信息和数据。正如,医患纠纷预防与处置管理制度的评价方法是通过资料收集、调查调研、统计分析等手段来确定量化指数,量化指数的确定并没有明确一致的标准,而是需要医患纠纷管理者在医患纠纷的预防与处置管理过程中具体情况具体分析,进而使得医患纠纷一系列制度的综合评价指数满足评估操作的要求[6]。

实际工作时间,包括加班时间、缺勤时间、非工作时间等。而制度工作时间是根据《关于修改〈国务院关于职工工作时间的规定〉的决定》以及《中华人民共和国劳动法》等有关规定来确定。此外,可能存在实际工作时间>制度工作时间的情况,即制度时间利用率大于100%,此时可记为100%,但出于效率成本的考虑,不提倡过度加班。

[补充4] 医疗服务过程安全风险管理的综合评价源于IQIP(国际医疗质量指标体系),是CPS(美国绩效科学研究中心)编制的专门用于评价医疗机构医疗质量的临床指标体系,该指标体系以医疗质量安全结果为主要特征进行医疗质量安全评价。IQIP用于评价医院质量安全的指标共有21类267项,根据现有文献和咨询情报为大家介绍21类21项评价指标。其实,美国JCI中对患者的医疗服务过程安全风险管理的内容也是来源于IQIP。

[参考文献]

[1] Bates DW,Coben M,Leape LL,et al.Reducing the frequency of errors in medicine using information technology[J].J Am med Inform A Soc,2001,8;398-399.
[2] 陈钰,吕力琅,周正荣,等.多维度联系临床体系在医院管理中的应用及体会[J].中国医院管理,2013,33(7);26-27.
[3] 韩震霖,金志权,张秋月.医疗安全质量管理绩效考评办法的应用[J].中国医院管理,2004,24(4);27-28.
[4] 孟祥村.医院质量管理程序[M].军事医学科学出版社,2009.
[5] 娄苗苗,张浩,刘丹红.医疗质量测量指标基础数据的标准化方法[J].中国卫生质量管理,2013,20(2);53-56.
[6] 王培承,王培茜,丁霞云.加权TOPSIS法在医院医疗质量综合评价中的应用.中国卫生统计[J].1999,16(3);160-161.

From: 庄璘(Zorin Nikolaj),2015年澳大利亚医疗信息年会演讲稿节选:《医疗质量与安全风险管理主要统计指标的对比与分析》(英语翻译稿),因内容结合了我国的国情,略作修改,仅供参考。

41 医疗质量与安全风险管理主要统计指标的对比与分析

实用性★★★☆☆　前瞻性★★★★★

医疗质量与安全风险管理主要统计指标的对比与分析

沈雪生[①]　汪咏梅[①]　庄　璘[②]　乔海红[③]

① 上海市闵行区卫计委（现为卫健委）医疗事故处理办公室　上海市　201199
② 上海市闵行区中医医院　上海市　201103
③ 上海市闵行区妇幼保健医院　上海市　201101

一、资料与方法

（一）研究设计

纳入 RCT。文种为英语、德语、瑞典语、中文。

（二）文献检索

计算机检索《中国期刊网全文数据库》(CNKI)、《中文科技期刊数据库》(VIP)、《万方数字化期刊》(万方)、*Elsevier*(SDOS)、*Springer Link*、《维普中文科技期刊全文数据库》(维普)、*EBSCOhost*、*Wiley Blackwell*、*Taylor&Francis*(CRC)、*Elsevier ScienceDirect*、*Cambridge Books Online*、*CALIS*(CCC)、*NATURE*、*Emerald*、*CA*(*SciFinder Scholar*)、*Essential Science Indicators*(ESI)、《中文社会科学引文索引》、《JCR 期刊分区数据在线平台》、《全国报刊索引》19 个数据库。检索时间为：2005 年 1 月年至 2014 年 12 月。检索词包括：Medical Disputes、Medical Quality、Medical Safety、Medical Indicators、Der Streit、Medicinsk Behandling、Medicinsk Kvalitet och Sakerhet、Die Medizinische Qualitat Sicherheit、Die Medizinische Bewertung der Sicherheit、Medical Safety Evaluation、Medical Safety Standard、Medizinische Standards、Medicinska Sakerherhetsnormer、医疗纠纷、医疗安全质量、医疗安全、医疗安全标准。

（三）质量评价

以美国医疗机构联合评审委员会(JCI)发布的《医疗质量与医疗安全管理标准》、美国绩效科学研究中心(CPS)编制的专门用于评价医疗质量的临床指标体系为参考标准，结合我国医疗质量与安全现状进行文献检索、筛选和信息摘录，出现疑问或意见不一致时，通过集中讨论或咨询第三方专家来解决，但仍需大样本、高质量的 RCT 进一步进行证实。

（四）统计分析。应用 Revman5.0 软件进行统计分析。在管理前后对平均投诉发生率、平均满意度、平均赔偿率的变化情况进行了对比分析和统计。

二、结果

（一）管理后比管理前组织认知度提高 38.94%，平均投诉发生率降低 7.58%、平均患者对医疗机构的满意度提高 22.25%、平均赔偿率下降 0.79‰。

（二）管理后比管理前组织形象定位提升 29.24%，平均投诉发生率降低 6.97%、平均患者对医疗机构的满意度提高 12.81%、平均赔偿率降低 0.36‰。

（三）管理后比管理前职业准入率提高 5.32%，平均投诉发生率降低 7.58%、平均患者对医疗机构的满意度提高 9.08%、平均赔偿率降低 0.48‰。

（四）管理后比管理前医务人员沟通能力提高 30.30%，平均投诉发生率降低 26.38%、平均患者对医疗机构的满意度提高 46.93%、平均赔偿率降低 15.22‰。

（五）管理后比管理前质控频率提高 6.54%，平均投诉发生率降低 7.70%、平均患者对医疗机构的满意度提高 19.64%、平均赔偿率降低 5.49‰。

（六）管理后比管理前培训覆盖率提高 36.60%，平均投诉发生率降低 13.59%、平均患者对医疗机构的满意度提高 11.35%、平均赔偿率降低 0.93‰。

（七）管理后比管理前公示率提高 37.08%，平均投诉发生率降低 3.61%、平均患者对医疗机构的满意度提高 8.27%、平均赔偿率降低 0.38‰。

（八）管理后比管理前重症监护室使用医疗器械相关的医院感染发生率降低16.34%，平均投诉发生率降低3.73%、平均患者对医疗机构的满意度提高12.81%、平均赔偿率降低3.31‰。

（九）管理后比管理前手术部位感染率降低41.78%，平均投诉发生率降低27.83%、平均患者对医疗机构的满意度提高19.36%、平均赔偿率降低20.44‰。

（十）管理后比管理前住院患者死亡率降低18.36%，平均投诉发生率降低17.84%、平均患者对医疗机构的满意度提高5.09%、平均赔偿率降低4.13‰。

（十一）管理后比管理前新生儿死亡率降低30.08%，平均投诉发生率降低25.88%、平均患者对医疗机构的满意度提高18.08%、平均赔偿率降低29.54‰。

（十二）管理后比管理前围手术期死亡率降低26.28%，平均投诉发生率降低20.06%、平均患者对医疗机构的满意度提高10.87%、平均赔偿率降低3.25‰。

（十三）管理后比管理前非计划重返手术室发生率降低36.46%，平均投诉发生率降低12.04%、平均患者对医疗机构的满意度提高4.40%、平均赔偿率降低6.03‰。

（十四）管理后比管理前患者在医院内跌倒发生率降低38.32%，平均投诉发生率降低7.91%、平均患者对医疗机构的满意度提高8.16%、平均赔偿率降低1.68‰。

（十五）管理后比管理前已挂号患者取消当日门诊诊疗安排发生率降低45.62%，平均投诉发生率降低21.32%、平均患者对医疗机构的满意度提高7.75%、平均赔偿率降低1.34‰。

（十六）管理后比管理前有效举证率提高31.68%，平均投诉发生率降低4.72%、平均患者对医疗机构的满意度提高5.49%、平均赔偿率降低0.15‰。

（十七）管理后比管理前报告率提高16.44%，平均投诉发生率降低1.41%、平均患者对医疗机构的满意度提高24.66%、平均赔偿率降低0.08‰。

（十八）以上结果显示：

1. 管理后比管理前的组织认知度、组织形象定位、职业准入率、医务人员沟通能力、质控频率、培训覆盖率、公示率、有效举证率、报告率提高，平均投诉发生率降低，平均患者对医疗机构的满意度提高，平均赔偿率下降。管理前后指标都有显著性差别（$P<0.05$），详见表7-4。

2. 管理后比管理前的重症监护室使用医疗器械相关的医院感染发生率、手术部位感染率、住院患者死亡率、新生儿死亡率、围手术期死亡率、非计划重返手术室发生率、患者在医院内跌倒发生率、已挂号患者取消当日门诊诊疗安排发生率降低，平均投诉发生率降低，平均患者对医疗机构的满意度提高，平均赔偿率下降。管理前后指标都有显著性差别（$P<0.05$）。

表7-4 医疗质量与安全风险管理主要统计指标对比表

管理范围	管理指标	案例数	管理前案例数	管理前（平均数）			管理后案例数	管理后（平均数）		
				投诉发生率	满意度（率）	赔偿率		投诉发生率	满意度（率）	赔偿率
组织的管理能力	认知度	357	30.53%(109)	12.91%	62.81%	1.41‰	69.47%(248)	5.33%	85.06%	0.62‰
	组织形象定位	472	35.38%(167)	10.17%	77.32%	0.55‰	64.62%(305)	3.20%	90.13%	0.19‰
人员资格及能力	职业准入率	826	47.34%(391)	15.05%	89.18%	0.63‰	52.66%(435)	7.47%	98.26%	0.15‰
	沟通能力	1 389	34.85%(484)	36.62%	59.75%	19.36‰	65.15%(905)	10.24%	83.55%	4.14‰
医疗场所安全风险管理	质控频率	1 483	46.73%(693)	13.36%	69.43%	7.74‰	53.27%(790)	5.66%	89.07%	2.25‰
	培训覆盖率	2 893	31.70%(917)	21.88%	82.57%	1.86‰	68.30%(1 976)	8.29%	93.92%	0.93‰
	公示率	782	31.46%(246)	6.17%	85.79%	0.82‰	68.54%(536)	2.56%	94.06%	0.44‰
医疗服务过程中的医疗质量安全管理	重症监护室使用医疗器械相关的医院感染发生率	1 829	58.17%(1 064)	9.11%	72.46%	4.04‰	41.83%(765)	5.38%	85.27%	0.73‰
	手术部位感染率	2 738	70.89%(1 941)	37.39%	63.06%	28.37‰	29.11%(797)	9.56%	82.42%	7.93‰
	住院患者死亡率	1 923	59.18%(1 138)	28.57%	78.20%	9.21‰	40.82%(785)	10.73%	83.29%	5.08‰

(续表)

管理范围	管理指标	案例数	管理前案例数	管理前(平均数)			管理后案例数	管理后(平均数)		
				投诉发生率	满意度（率）	赔偿率		投诉发生率	满意度（率）	赔偿率
医疗服务过程中的医疗质量安全管理	新生儿死亡率	4 722	65.04%(3 071)	39.21%	62.11%	48.77‰	34.96%(1 651)	13.33%	80.19%	19.23‰
	围手术期死亡率	765	63.14%(483)	27.53%	75.34%	7.59‰	36.86%(282)	7.47%	86.21%	4.34‰
	非计划重返手术室发生率	3 771	68.23%(2 573)	21.28%	79.06%	15.30‰	31.77%(1 198)	9.24%	83.46%	9.27‰
	患者在医院内跌倒发生率	4 893	69.16%(3 384)	13.63%	82.08%	3.43‰	30.84%(1 509)	5.72%	90.24%	1.75‰
	已挂号患者取消当日门诊诊疗安排发生率	5 218	72.81%(3 799)	37.05%	77.45%	1.78‰	27.19%(1 419)	15.73%	85.20%	0.44‰
医疗质量安全的持续改进	有效举证率	1 824	34.16%(623)	17.64%	90.22%	0.41‰	65.84%(1 201)	12.92%	95.71%	0.26‰
	报告率	1 228	41.78%(513)	5.03%	62.53%	0.21‰	58.22%(715)	3.62%	87.19%	0.13‰
总计		37 113								

三、讨论

（一）组织的管理能力

长期以来，世界各国的医疗机构无论大还是小、综合还是专科、农村还是城市、公立还是私立，都致力于提高医疗质量安全，"怎样医疗才算安全"一直是所有医疗管理者苦苦寻找、尝试、面临的问题。做好医疗质量安全工作并不是一件容易的事情，它需要内部环境和外部环境的配合、所有医疗风险管理者的共同参与以及高层、中层和基层领导者为医疗质量安全管理所做出的承诺。内部环境主要依赖于医务部门、护理部门、临床的科室主任以及各级业务骨干的配合。外部环境主要依赖于卫生行政部[1]、医疗协会与保健组织。但医疗质量安全的核心却是依赖于高层、中层和基层领导者为医疗质量安全管理所做出的承诺，尤其是医疗机构高层是否真正地是在为医院提高医疗质量安全、降低医疗风险而努力着[1]。领导组织的管理能力决定了医院最终医疗质量安全的好坏。

（二）医务人员的执业资格和能力

世界各国的法律法规都明确规定，取得执业资格的医务人员，可以在合法的医疗机构从事诊疗、护理、用药、预防、保健等业务工作。但这只是表明行为人具备了从事医疗服务业务的最基本的知识，并不代表行为人因此可以从事医疗服务业务。对取得执业资格的医务人员，必须经过一定的考核期，由相关的医疗机构出具医疗服务业务水平的鉴定，并申请取得医务人员执业证书，这时行为人才可以根据执业类别和范围等依据所有适用的法律和法规从事诊疗、护理、用药、预防、保健等业务活动。医疗机构实行执业准入后将不合格的医务人员剔除，切实保证了医务人员的业务水平能力，又保障了广大患者的生命与健康安全。此外，医疗机构有责任对所有院内执业的医务人员进行充分监督和管理，将医疗质量安全的内容整合到对他们日常的培训教育工作中去，加强医患沟通的培训和医疗质量安全相关问题的预防与处置能力，以确保他们的医疗行为符合岗位医务人员的要求，从而避免医患纠纷及职业性伤害的发生。

（三）医疗场所安全风险的管理

医务人员是遭受医院工作场所暴力的高危人群。医患纠纷的暴力化趋势正严重威胁着医务人员的健康与生命。据美国国家职业安全卫生研究院调查发现，绝大部分的医患纠纷并非由源性的事故和差错引发，主要是医患沟通不充分、患者及其家属对医疗缺乏客观认识以及患者不切实际的医疗预期没有得到实现后心理失衡所致。因此，医疗机构除在医疗专业操作过程中减少、避免不当或过失等医源性因素外，在医疗建筑卫生、卫生工程、消毒隔离、环境卫生、营养卫生、作业劳动卫生、医院各项组织管理措施的落实和运行机制的畅通等方面都应加强管理，降低对患者和医务人员健康和安全的潜在威胁，保证医务人员在提供医疗服务和患者及其家属在接受卫生服务的过程中，不受医疗机构内与外不良因素的影响和伤害。

（四）医疗服务过程中的医疗质量安全管理

医疗服务过程中的医疗质量安全是指医务人员在实施医疗行为、患者在接受医疗服务过程中，患者不会发生法律法规允许范围以外的心理、机体结构或功能损害、障碍、缺陷或死亡。国内外的研究发现，医疗服务过程中如果缺乏一个质量管理体系的检查和纠正机制,医疗服务过程很可能会带给患者伤害甚至死亡[2]。因此,建立医疗机构及科室的医疗质量安全管理指标,将医疗服务中的关键环节(如手术部位感染率、住院患者死亡率、围手术期死亡率、非计划重返手术室发生率等医疗质量安全的核心指标)作为加强医疗管理,提高医疗质量安全,防范医疗风险的抓手,这对医疗服务过程中的医疗质量安全管理具有重要意义,常用的医疗质量安全标准,如美国医疗机构联合评审委员会(JCI)发布的《医疗质量与医疗安全管理标准》、美国绩效科学研究中心(CPS)编制的专门用于评价医疗质量的临床指标体系、中国卫生计生委(现为卫健委)的《等级医院评审标准》等。

(五)医疗质量安全的持续改进

如果医疗机构不能对医疗质量安全进行持续改进,遇到医疗安全不良事件后又不能从中汲取经验教训,那么,这对于医疗机构和患者而言都具有极大的风险。医疗质量安全的持续改进就是在开展全面质量管理活动中,收集和分析医疗质量安全数据,并区分和确定医疗质量安全问题,控制和改进医疗质量不安全因素,从而达到医疗质量改进的目的。其实,大部分医疗管理者都知道在提高医疗质量安全方面应该做哪些工作,但是他们往往做不到持续性的医疗质量安全改进,因为医务人员在管理分工上的差异,客观上降低了医疗质量安全的实施效率,这对医疗管理者而言无疑是一种挑战,评价医疗质量安全工作的标准重点就是执行[3],不能通过执行去持续性改进医疗质量安全,那么,医疗质量安全只能是一个永远不能实现的"童话"。

[参考文献]

[1] DJ Collis. Research Note:How Valuable are Organizational Capabilities? [J].Strategic Management Journal,1994,15:143-152.
[2] M.Makinen,H.Waters,et.Inequalities in health care use and expenditures:empirical data from eight developing countries and countries in transition[J].Bulletin of the World Health Organization,2000,78(1):55-65.
[3] 郭晓杰.医院优质服务质量持续改进背景下品管圈作用及效果评析[J].当代医学,2015(20):120-121.

From: 2015年澳大利亚医疗信息年会演讲稿节选:《医疗质量与安全风险管理主要统计指标的对比与分析》(英语翻译稿),因内容结合了我国的国情,略作修改后以《医疗质量与安全风险管理主要统计指标的对比与分析》发表于《中国卫生法制》,2016(5):54-57,仅供参考。

42 反馈医疗安全不良事件信息
学术性★★★☆☆ 前瞻性★★★★☆

医疗质量安全监控系统的现在与未来

万里涛[①] 庄 璘[②] 孙建国[②]

① 上海市卫生和计划生育委员会监督所 上海市 中国
② 上海市闵行区中医医院 上海市 中国

借鉴美国、日本病人安全报告系统、英国国家上报和学习信息系统、澳大利亚医疗不良事件监控系统和我国台湾地区病人安全自愿报告系统经验,由上海市卫生局卫生监督所与复旦大学公共卫生学院合作研究和建立了国内首个医疗质量安全监控系统,从2007年开始在全市8个区(县)的19家医疗机构内进行试点。2008~2009年通过InFopath数据库收集上报资料的医疗机构达到71家,至今,医疗质量安全监控系统(V3.0网络版,http://ylzl.hs.sh.cn)已成熟运用于上海市各级各类医疗机构(不向社会开放的内设医疗机构、诊所除外)。

一、医疗质量安全监控系统的运行模式

医疗质量安全监控系统(Medical Safety Monitoring System,MSS),是以主动上报、内容保密、无行政处罚、提高医患纠纷防范与处理能力为基础,并通过信息收集系统、信息分析系统、信息预警系统、信息反馈系统、信息发布系统以及系统首页和系统设置七个部分构建形成的系统运行模式,前五个部分为主要系统[1]。

(一)信息收集系统

信息收集系统源于医疗机构和卫生计生行政部门(现为卫生健康行政部门)对医疗质量安全信息的收集,并经过网络传输汇总到监控系统的数据库内。在监控系统运行中,选择性的将医院医患纠纷管理组织机构、信访投诉部门、各区

(县)卫计委(现为卫健委)医疗事故处理办公室作为监测点,通过对投诉人反映的问题和医疗机构自身对投诉事件的原因分析来实现信息的收集。信息收集系统要保证医疗机构上报的医疗质量安全信息真实、可靠、有效,就要确保医疗机构上报的信息不能作为行政处罚的依据,并保障该信息的保密性,从根本上消除医疗机构担忧有损名誉、处罚影响晋升和评奖等顾虑[补充1]。

(二) 信息分析系统

信息分析系统是监控系统的核心部分,也是监控系统中的信息管理的核心内容。它主要负责对收集到的医疗质量安全信息进行统计学分析,并做出定量和定性分析报告。定量和定性分析报告的主要包括投诉高发科室、投诉事由、投诉地点、投诉对象、监测指标数值、缺陷成因分析、疾病诊疗、药物使用、并发症预防、事件处理等。

(三) 信息预警系统

信息预警系统负责定期或不定期的向医疗机构发布预警信息,包括全市有关信息动态、各级医疗机构信息动态和医疗机构自身信息动态。按照纠纷的发生频率、发生数量结合数学模型预警和典型个案分析的形式定期或不定期的发布医疗质量安全专题简讯,并提出有效的工作意见和指导建议。为医疗机构的医疗安全管理提供及时有效的预警和信息指导服务,也为卫生计生行政部门(现为卫生健康行政部门)执法监督提供决策依据。

(四) 信息反馈系统

信息反馈系统主要通过定期反馈、专家咨询、专题调研的方式,反映监测点收集和发布医疗质量安全信息的利用和评价情况[补充2]。

1. 定期反馈。定期反馈主要针对信息预警的形式和内容,在反馈表中常将预警形式和内容分成不同的模块,由监测点如实填报。

2. 专家咨询。专家咨询是邀请相关专家,通过个人深入访谈、焦点团体访谈等形式,对信息预警系统的利用度、有效性、可行性及监测指标、预警形式、内容等进行评价和信息反馈。

3. 专题调研。专题调研主要针对监测指标,监测指标是医疗过失行为和投诉问题进行定性、定量分析的标准,以此来实现医疗质量安全的动态监测,为进一步提高追踪医疗质量安全问题提供有力保证,并有效节省管理成本。

(五) 信息发布系统

信息发布系统是针对监测指标、系统运行的有效性、可行性等数据进行的评价与论证,以决定采纳程度。一般分为内部信息评估和外部信息评估。

1. 内部信息评估。内部信息评估常以阶段性的听取监测点和不同层面的专家对监控系统运行方式的评价意见后,再进一步评估监控系统五大主要系统运行模式的可行性、有效性以及可持续发展性而形成的最终评估意见。

2. 外部信息评估。外部评估是社会对监控系统的功能和效益进行评估,例如,设立医疗质量安全系统论坛,以此来广泛听取社会和专家的意见。

总而言之,信息本身是不会给医疗机构的医疗风险管理带来帮助。但是由于不良医疗质量安全事件信息的收集、分析、预警、反馈和评估,可进一步对医疗质量安全的全过程进行修正和完善,从而起到提高医疗风险管理效率的效果。

二、控制图

上海市医疗质量安全监控系统使用了Shewhart控制图[解释1]来对医疗质量安全不良事件发生频率进行预警,用来区分引起医疗质量安全波动的原因是偶然的还是系统的,从而为卫生计生行政部门(现为卫生健康行政部门)和医疗机构判断医疗质量安全管理的过程是否处于受控状态提供科学准确的统计信息支持。控制图按其用途分为两类:一是供分析用的控制图,用于分析医患纠纷预防与处置过程中有关医疗质量安全特征变化的情况;二是供管理用的控制图,用于发现医疗医患纠纷预防与处置过程是否出现了异常情况。

对于影响医疗质量安全的任何环节都需要进行控制,也都可以用控制图进行分析和管理。控制图的横轴是时间(一般以月或天为单位),纵轴是医疗质量安全指标,在图上有三条平行于横轴的直线,即CL(中心线,样本统计量的平均值)、UCL(上控制线)和LCL(下控制线),通常上、下控制线与中心线距离设定为$\pm 3\sigma$。当医疗质量安全指标能够被定量时,用计量型控制图[解释2];当医疗质量安全指标不能被定量描述时,只能用计数型控制图[解释3](除一次性或少数的医疗质量安全涉及的环节难以应用控制图进行分析外)。此外,医疗质量安全指标的确定和标准化可能已经成为全球医疗质量安全系统最迫切需要解决的问题。

用医疗质量安全不良事件控制图判断是否出现医疗质量安全异常现象的准则:

(一) 点出上、下控制线为异常信号;

(二) 点在上、下控制线内,但排列不随机也是异常信号。

1. 点在上、下控制线内,但连续九点排列在中心线之上或之下,或者大多数点再中心线的一侧;

2. 点在上、下控制线内,但多数点靠近上或下控制线(① 连续 3 个点至少 2 个点接近控制线;② 连续 7 个点至少 3 个点接近控制线;③ 连续 10 个点至少 4 个点接近控制线);

3. 点在上、下控制线内,但连续不少于 6 个点有上升或下降趋势;

4. 点在上、下控制线内,但连续 14 个点中相邻点交替上下;

5. 点在上、下控制线内,但点集中在中心线附近(非常接近中心线)。

对于医疗质量安全而言,控制图起到的仅仅是报警铃的作用,而不能告诉我们这种报警究竟是由于什么异常因素造成的。要找出异常因素的原因,除根据医患纠纷的分类及应用(详见前面章节《医患纠纷的分类》)来解决外,还应强调方法的诊断(验证),例如,应用两种质量诊断理论进行度量。

方法1:应用医疗质量安全不良事件控制图进行度量,总质量[解释4]用全控制图进行度量,分质量[解释5]用分(选)控图进行度量。通过两种控制图的比较来进行诊断,称为两种控制图的诊断,也称为实时诊断。分质量越是等于或接近总质量,说明医疗处于安全稳定的状态,影响医疗质量安全的因素很少。

方法2:应用过程能力指数[解释6]进行度量,总质量用总过程能力指数总C_P[解释7]进行度量,分质量用分C_P进行度量。分C_P越是等于或接近总C_P,说明医疗处于安全稳定的状态,影响医疗质量安全的因素很少,并可利用总C_P和分C_P的差值进行医疗质量安全不良事件的预测。

其实,全球医疗质量安全的监控系统无外乎是通过医疗质量安全不良事件发生频率、危险后果、产生的原因以及预防措施等这几个方面进行分析、研究、建立模型,运用控制图法、层次分析法、TOPSIS法、综合指数法、RCA分析法(根本原因分析法)、因果关系分析法(如头脑风暴分析法、鱼骨图法)等方法来确定医疗质量安全指标,从而通过分析、预警、反馈和评估,来有效地提高医疗质量安全,减少医患纠纷的发生。医疗质量安全指标虽然目前并没有一个很明确的标准,但很多医疗专家却始终认为中国的医疗质量安全指标应该依据美国联合委员会国际部的《医院评审标准》美国绩效科学研究中心的《国际医疗质量指标体系》和中国国家卫计委(现为卫健委)原有的《医院管理评价指南》等质量标准要求来确定医疗质量安全指标和指标权重系数。

三、数据库

从建设和最终应用的角度,无论是医疗物联网,还是医疗云,决定其是否能被大规模应用的关键是数据库。不管医疗技术如何发展,移动设施设备升级、万物联网、混合云还是智能机器,都需要依靠合理地储存于存储介质中的数据得以实现,但数据结构的变化给存储系统带来新的挑战,非结构化数据[解释8]在存储系统中所占比例已经接近80%。医疗质量安全和最终结果的因素在很大程度上是主观的、是大量的非结构化数据的集合。所以"智慧医疗"产业的竞争,其实就是医疗数据库的竞争。

医疗数据中心的数据库建设主要是数据存储,设计和规划也应围绕政府应用(上流程设计)、医务人员应用(中心设计)和患者应用(下流程设计)三个方面进行思考。当然数据库的设计并不简单,设计过程包括:

(一)总体设计过程:包括设计步骤、设计描述、不同阶段形成的各级模式及设计特点等;

(二)需求分析:包括分析和表达用户需求、任务、需求分析过程、数据流程说明、数据字典(数据项、数据结构、数据流、数据存储、处理过程)等;

(三)概念结构设计:包括特点、方法、E-R图、视图集成、验证概念结构等;

(四)逻辑结构设计:包括E-R图与关系模型转换、E-R图实体型的联系、优化数据模型的方法、设计用户子模式、任务、逻辑结构设计等;

(五)数据库物理设计:包括步骤、索引存取、聚簇等;

(六)数据库实施、数据库运行和维护:包括数据装载方法、功能/性能测试、DBA维护数据工作、重组织、重构造等。

简单地讲,数据库设计是根据用户的需求建立数据库及其应用系统的技术设计,是数字信息系统开发和建设中的核心,在设计时首先应考虑数据库的架构,例如,用什么平台、什么数据库,然后再设计好数据表,分析好数据结构,把数据库服务器搭建起来,最后把数据库的IP、用户、数据结构告诉程序员,数据库就建好了。数据库=硬件+软件+干件(干件=技术+管理),三分技术,七分管理。作为管理者需要设计数据库框架或结构,而对于设计应用程序、事物处理等就留给技术工程师去做。

医疗行业是一个数据密集型的行业,但大多数EHR[解释9]系统产生的数据都没有得到有效的存储和分析,这是由于数据从EHR系统中提取出来困难,将多功能技术嵌入到EHR系统同样困难的原因。IT工程师着重于技术模块的划分,习惯从每个模块的构建和相互之间的技术衔接去探讨系统的开发,侧重于系统与系统之间的衔接与整合。而医疗管理者更愿意把EHR系统作为一个整体来看,从整个系统的角度去考虑医疗质量安全管理、临床/非临床质量管理以及科研教学质量管理等功能,侧重于医疗质量安全管理流程与系统的衔接与整合。但不同的系统相互之间的衔接与整合的根本目的并不是信息化本身的应用,而是在于更好地提高医疗质量安全和工作效率。

就目前而言,各级医疗机构的HIS系统[解释10]其实都已经趋于完善,但不同系统相互之间的对接却比较混乱,即使拥有表面上的技术接口以及可以达到相关技术指标,但也无法进一步整合各端系统和资源来真正实现对医疗质量安全管理、临床/非临床质量管理以及科研教学质量管理等有效优化、质量提升和二次应用。所以,现在的医疗系统需要一个空间,一个可以将HIS与其他系统进行标准化衔接与整合的数据库或平台,来实现数据的互联互通,以此作为基础进行优化整合,并将整合后的数据实现二次,甚至多次应用。医疗质量安全监控系统的衔接与整合亦如此。

医疗数据库标准化建设是"智慧医疗"产业必须直接面对的问题,没有标准就没有改善,也就不可能实现数据的二次应用,但标准的确定是需要对医务人员的需求进行准确判断和定位,但我们发现医务人员与IT工程师或者HIS供应商的沟通是非常困难和琐碎的,IT工程师无法深度地去理解医务人员的临床需求,从而使得医务人员的需求很难在系统中得以实现,这其中有管理上的问题,但更多的是因为跨界导致的思维方式的差异。

四、医疗质量安全监控系统的未来

医学是一门极端保守的学问,数字革命并不能激活它原有的僵化,生命科学的产品和商业模式即便有政府监管机构的扶持也很难从瘫痪的状态中挣脱出来,但是医疗预防、健康保健、医疗风险管理的成本却远高于物价指数呈倍数级增长,使医务人员处于医患矛盾及人道主义危机之中,为此,我们需要"越狱",需要创新。病理生理学将基础医学和临床医学联系在了一起,但我们却找不到一个可以联系医疗和时代的桥梁。无论是政府监管机构、保险产业、数字技术产业,还是生命健康产业,都无法成为这场变革的催化剂。创新是不能用从外部加于数据的影响来说明的,而是从体系内部自发形成变化,即便投入的资本和劳动力数量的变化也能够导致医疗经济的变化。在医疗体系内部,唯一可以依赖的是医务人员的积极推进和患者的积极参与,只有医患共同的推动,才能使医疗线上和线下的服务结合在一起,我们认为医疗信息出现在数字信息平台其实并不重要,重要的是医疗质量安全应得到保证。德国医疗质量管理评估认证委员会在比较了世界13个国家的医疗质量安全管理系统后发现:任何一个医疗质量安全管理系统都必须经历三个阶段:

第一阶段是医疗质量安全信息化阶段。主要建设内容:信息的管理系统(组织结构、人员管理等);

第二阶段是医疗信息利用阶段。主要建设内容:电子纠纷档案数据中心(信息的收集、信息的分析、信息的预警、信息的反馈以及信息的评估等);

第三阶段是区域医疗管理服务阶段。主要以"一网一云",即:医疗物联网、医疗云等技术来推动医疗质量安全信息化,实现互联互通,满足政府监管机构、医疗机构、社区、医疗保险部门/机构、科研院校、区域协作单位(医疗损害鉴定部门、医学会、人民调解、法院等)、大众媒体、家庭、个人的需求。

(一) 医疗物联网

"物"就是对象,即:医务人员、患者、各种设施设备等;"联"就是互联互通;"网"就是流程、协议,是基于标准的流程或法律依据的协议。医疗物联网最初的雏形是移动医疗,是围绕患者建立身份识别、移动办公、安全跟踪及整合服务等为一体的业务模型,后来才慢慢地开始围绕医务人员及各种设施设备等建立物联系统,成为全对象、全功能、全空间、全过程的管理。医疗物联网在医疗质量安全管理和服务中,主要应用于医患纠纷预防与处置流程的优化、人员的管理、医疗风险的管理(包括:手术麻醉、药品、医疗耗材、消毒器具、医疗设施设备、输血输液、血液、财务等)、医疗质量安全远程监控及管理(包括:门禁的安防、防盗追踪、监控报警等)等。

(二) 医疗云

"云"是互联网的一种比喻的说法,是一种模式。"云计算"是一种按照使用量付费的模式,是一种运营模式,它整合的是资源,建立的是环境,降低了储存设备和服务器的采购成本,增加了资源的利用率。"医疗云"在医疗质量安全领域的应用主要为:电子纠纷档案数据中心、医疗质量安全数据中心、医疗质量安全服务交流平台等。

1. 电子纠纷档案数据中心。电子纠纷档案数据中心主要采用云计算技术,根据上海市医疗质量安全监控系统中的信息收集系统来建立数据中心,并不断扩大信息收集的范围,逐渐延伸至上海以外的其他医疗机构,乃至整个中国,整个世界。该数据中心将汇集医患投诉和纠纷的各种各样数据信息,形成一个基于电子纠纷档案数字化的信息集合。

2. 医疗质量安全数据中心。医疗质量安全数据中心的范围将在电子纠纷档案数据中心的基础上再延伸至医疗质量安全管理服务的每一个流程、标准和医疗质量安全控制点,以云计算技术和ICT[解释11]技术为依托,通过集中与整合,实现数据信息共享、医疗质量安全管理诊断、医疗风险管理的目的。

3. 医疗质量安全服务交流平台。医疗质量安全服务交流平台直接面向于卫生计生行政部门(现为卫生健康行政部门)、医疗机构、社区、医疗保险、科研院校、区域协作单位(医疗损害鉴定部门、医学会、人民调解、法院等)、大众媒体、家庭、个人,并在医患纠纷的远程咨询、远程调解、远程鉴定、远程培训、医疗风险知识宣教、交流互动等方面提供一站式的医疗质量安全服务。

上海市医疗质量安全监控系统(以下简称监控系统)最终将逐渐走出监测点,面向广大医务人员、患方,甚至普通民众。同时,监控系统也将脱离单纯的信息收集上报模式,发挥其分析、预警、反馈、评估、交流等作用,使其成为整合卫生计生行政部门(现为卫生健康行政部门)、医疗机构、社区、医疗保险部门/机构、科研院校、区域协作单位(医疗损害鉴定部门、医学会、人民调解、法院等)、大众媒体、家庭、个人,综合运用云计算、物联网、大数据、移动互联等技术的医疗质量安全信息管理平台[2]。以物联网、云计算、大数据、移动互联为代表的新一代数字信息技术在医疗领域的应用潜力巨大,它们已经开始初步尝试对人的智能化医疗和对物的智能化管理,并提供医疗信息、设备信息、药品信息、人员信息、管理信息的数字化采集、处理、存储、传输、共享等功能,从而满足医疗设施设备物资管理可视化,医疗过程数字化,医疗流程科学化,医疗服务人性化,医疗健康信息化,公共卫生安全以及医疗质量安全管理与监控的智能化等需求。在医疗质量安全与医疗信息化、医疗智能化相交融的今天,"一网一云"将为区域化的医疗质量安全管理的互联互通奠定良好基础,为整个智慧医疗质量安全信息管理平台提供保证,实现医疗质量安全管理信息智能化引领医疗质量安全管理的目的。

五、医疗数据的开放

一个国家的医疗数据开放程度直接决定了该国医疗技术水平、医疗保障水平、医疗消费水平、医疗服务水平的能力。而且不同的国家因医疗体系结构、司法环境、政治历史环境的不同,开放数据的策略也各有不同。据法国医疗卫生开放数据委员会统计:丹麦医疗卫生开放数据率达到37.33%,位于世界医疗卫生数据开放程度最大国家,其次依次为荷兰33.02%、西班牙30.60%、美国29.11%、德国24.46%、法国22.41%、加拿大18.39%、中国仅为9.86%。尽管各国医疗卫生数据开放程度各有侧重,提高医疗监管部门执法透明度;提高医疗机构质量安全管理水平;为患者提供经济、便利、快捷的医疗服务;鼓励和推动医疗技术研究和创新等目的似乎基本相同,但实际上各国公开数据、信息的步骤较慢,且更愿意公开简略、不具有商业应用价值的信息和数据。其原因有七:

(一) 意愿严重不足

虽然各国政府都认识到开放医疗数据将对医疗预防、健康保健都具有重要意义,但担心数据开放后将严重制约政府部门履行行政管理职责的自由度,以及因数据开放而引发更多地舆论质疑和批评,从而不愿意主动开放数据,同时也不愿意医疗行业和医疗健康产业开放数据。此外,免费的数据开放也会严重削弱政府部门利益和部门在行业及公众心目中的地位和形象。

(二) 区域利益集中

医疗物联网、医疗云汇集起来的数据库具有重要的社会和商业价值,很多地方政府希望通过把控区域数据实现商业开发,做成区域统一的数据集合库。这样的数据库需要较高的开发成本,但建成后势必会出现一个区域性地信息垄断机构,凭借这些信息的优势就可以向企业、个人或社会主体收取费用。而企业、个人或社会主体获取信息的成本不仅大幅度提高,而且长此以往还将彻底抑制医疗行业和医疗健康产业应用数据挖掘分析理念的商业创新能力。

(三) 无法权衡利弊

医疗质量安全信息有相当一部分是医疗监管信息,其中包括:医疗机构在环境保护、劳工保护、患者权益维护等方面的医疗安全不良记录,这些对于看重区域医疗服务市场声誉、产值、创造和拉动医疗健康产业发展、医疗税收等政绩的地方政府而言,这些信息的公开,将让医疗机构和监管部门同时陷入困境。此外,数据质量很差的医疗信息,不仅不能带来收益,反而会造成损失,严重误导公众,对公共医疗质量安全造成危害。

(四) 管理能力有限

政府各部门间的信息化建设参差不齐,虽然管理制度、质量标准、管理部门间的互动很多,但是在很多情况下,能将数据采集和梳理形成完整数据库的政府或部门却不多,他们并不清楚有什么数据资源,甚至都搞不清楚该数据资源有什么利用价值。加上开放数据的过程中会涉及很多管理、政策和技术问题,开放数据还需要更多管理和技术精英的加入。

(五) 法律法规模糊

要搞清是否涉及侵犯国家安全、个人隐私和商业秘密,这并非是一个简单的工作,法律法规有时就是比较模糊的,甚至是会有冲突的。例如,2013年美国一个印第安小部落向法院提出诉讼,状告亚利桑那州立大学的研究人员未经知情同意便采集其DNA样品,而当时只是被告知其DNA样品将用于糖尿病研究。事实上,这些数据后来被用于更广泛的研究[3](如精神分裂症研究)。所以对政府部门而言,不开放数据就意味着不会犯错。

(六)安全无法保证

在医疗大数据时代,随着社交媒体Twitter、移动APP、远程医疗等在医患之间的广泛应用,患者的诊断信息、具体病症、生活习惯等隐秘信息都在互联网上留下痕迹。现有的隐私保护技术主要基于静态数据集,医疗大数据的海量、动态、共享、交叉检索等典型特征,增加了个人信息泄露的危险。据美国卫生部民权办公室统计,仅2015年第一季度全美就发生87起数据泄露事件,受影响医疗机构达500多家,共计9 230万个人信息泄露。国内媒体也曾曝出医药信息外泄事件,例如,温州多家医院的信息系统遭黑客入侵,罗维邓白氏公司非法买卖公民个人信息事件等。此外,由于医疗大数据进行二次利用后能产生无法估量的价值,所以一旦暴露,其危害往往是无法预知和控制的[4]。

(七)去人性化

由于疾病的诊疗与医疗事务的管理被各种数据所标记成为一个没有思维、意识和情感的数字符号,患者的疾苦以及医疗管理者的工作也变成了一堆数字与影像,人的主体性丧失。这样一来,医患交往时,医务人员的诊疗护理用药以及医疗管理者关注点由患者转向各种大数据分析。在就诊过程中、在医患纠纷处理过程中,患者难免对医务人员通过敲击键盘、盯着电脑屏幕就能诊疗或处理纠纷感到疑惑,感觉自己没有被真正倾听与理解。那么,医患之间的接触与倾听、沟通与交流、关爱与抚慰等人文关怀都会受到毁灭性的蚕食[5]。

在数据开放过程中,相应法律法规的配套、管理组织的完善、数据平台的开发水平,决定着政府数据开放的水平,而数据开发后的利用方式和能力也将直接影响数据的效应。Data(数据)经过加工处理成了Information(信息),当Information(信息)又被用于决策指导时转化成了Knowledge(知识),它们是金字塔型结构,数据本应是原始的,在金字塔的最底层。而政府开放的数据并不是原始数据,而应该说是信息,它们是一些文件,是已经被加工处理后的数据,其被再利用率是非常低的。美国是世界上首个推出国家级政府数据平台的国家(data.gov),该平台开放了包括:商业、农业、教育、卫生、金融、科研、气候、生态、军事等多个领域的13万个数据集,虽然有很多商家围绕该数据平台推出了很多APP应用,但总的分析发现原始数据仍然较少。也许政府公开信息的目的仅仅是为了保障公众的知情权,因为这是政府的职责,他们收了纳税人的钱,就应该让纳税人知情、参与和监督,这是政府的工作,也是他们希望看到的结果。

但是,难道开放数据仅仅是为了知情吗?我们认为让公众和社会根据自己的需求来使用数据,更能有利于社会和整个时代的发展。政府有责任开放数据,因为政府开放的数据本身就处于利用层,它不是不能开放,而只是对开放的授权范围比较特定而已。

开放数据并不等同于开放政府数据,开放数据还包括开放科学数据、商业数据等。但大多数数据来源于政府及政府相关部门,其核心数据占有率达到85%以上,开放数据应该是平等地向全世界开放,不是要因为靠拥有资源获得竞争,而是要鼓励资源的再开发利用和创新能力,使其产生更大的社会价值、经济价值、公共价值。美国政府开放部分数据后,很快形成了一个对政府数据进行加工、创新和利用的产业,以前依靠政府投入去发展产业,现在政府只需要开放数据就可以让市场活跃、社会自由参与和利用,这就是"空麻袋背米"效应,即"云效应"。社会已经越来越个性化,传统模式已经无法满足那么多的个性化需求,开放数据,让市场需求去决定,让民众自己去选择和分析,只要是不侵犯国家安全、个人隐私和商业秘密的,政府就不必自己去做。

[解释1] Shewhart控制图是由美国Bear电话实验所的W.A.Shewhart博士在1924年首先提出按时间先后顺序来判断流程、产品品质是否稳定、有无机会或特殊变异原因的统计分析管理工具,现运用广泛,据说美国的NSA和CIA,英国的MI5、中国的MSS等对暴力恐怖事件发生频率的预警都是在该模型的基础上建立起来的。

[解释2] 计量型控制图的最初的雏形为:(1) IX-MR(单值移动极差图,用于对每一个产品进行检验,但是判断过程的灵敏度较差);(2) Xbar-R(均值极差图,用于各种计量值,但只适用于样品数小于10以下的抽样分析,以观察分布的变化);XBar-S(均值标准差图,适用于样品数大于10以上的抽样分析)。

[解释3] 计数型控制图最初的雏形为:(1) *P(用于可变样本量的不合格品率);(2) *Np(用于固定样本量的不合格品数);(3) *U(用于可变样本数的单位缺陷数);(4) *C(用于固定样本量的缺陷数)。

[解释4] 总质量是医疗质量安全管理的综合质量,总质量=分质量+医疗质量安全管理中上流程对下流程的影响因素,上流程对下流程无影响仅为特例。

[解释5] 分质量是医疗质量安全管理流程本身的固有质量。

[解释6] 过程能力指数是指过程满足质量标准要求的程度。但是,医疗质量安全管理全球没有统一的标准。

[解释7] C_P 是过程能力指数,是过程满足技术要求的能力。常用患者满意的偏差范围(T = 允许最大值 − 允许最小值)除以6倍的西格玛来表示,即 $C_P = T/6\sigma$。

[解释8] 非结构化数据可以理解为个人所产生的图片、文档、视频以及企业管理流程通过计算机网络实现的表单、票据、文本等非结构化为主的数字化存档。

[解释9] EHR(Electronic Health Record,简称 EHR)是指患者电子医疗信息搜集系统,它记录患者在所有医疗机构产生的数据,并通过数字化方式存储的信息在不同的医疗机构、保险公司,甚至国家之间,共享该患者的医疗记录。而 EMR(Electronic Medical Record,简称 EMR)EMR 是 EHR 的数据来源之一,它只包含患者在某一家医疗机构进行诊疗护理用药时的数据信息。因此,EMR 中的数据是 EHR 中数据的一部分。

[解释10] 医疗信息系统(Hospital Information System,简称 HIS 系统)也称为医院管理信息系统,是利用计算机和网络通信技术设备等现代化手段,为医院所属各部门提供病人诊疗信息和行政管理信息的收集、存储、处理、提取和数据交换的能力并满足所有用户的功能需求的平台。通常包含门诊和住院两部分,而管理的主线是药品和收款金额。从系统上分为医院管理信息系统(HMIS)和临床信息系统(CIS)两部分。

[解释11] ICT 是信息、通信和技术三个英文单词的词头组合(Information Communication Technology,简称 ICT),它是信息技术与通信技术相融合而形成的一个新的概念和新的技术领域。

[补充1] 医疗质量安全监控系统上报信息的完善。涉及医疗安全不良事件争议的医疗质量安全事件,应当按照《医疗纠纷预防和处理条例》等相关规定进行处理。医疗机构除按照前面章节上报所述报告外,还应当按照本条例要求作出书面报告,并通过医疗质量安全监控系统补充填报以下内容:

(一)医疗事故基本信息。
(二)医疗事故鉴定分析意见。
(三)医疗机构整改措施。
(四)医疗机构对事故处理讨论意见。
(五)其他相关信息。

[补充2] 反馈医疗安全不良事件信息。

(一)医疗事故争议未经医疗事故技术鉴定,由双方当事人协商认定的,医疗机构应当自协商解决之日起7日内向所在区县卫生计生行政部门(现为卫生健康行政部门)作出书面报告。报告的内容包括:

1. 双方当事人签订的协议书,载明双方当事人的基本情况和医疗事故的原因、双方当事人共同认定的、医疗过失行为责任程度以及协商确定的赔偿数额等。
2. 协议执行计划或执行情况。
3. 医疗机构对当事医务人员的处理情况。
4. 医疗机构整改措施。
5. 对当事医务人员的行政处理建议。

(二)医疗纠纷经医疗损害鉴定确定为医疗损害,双方当事人协商或医患纠纷人民调解解决的,医疗机构应当在协商(调解)解决后7日内向所在区县卫生计生行政部门(现为卫生健康行政部门)作出书面报告。报告的内容包括:

1. 医疗损害鉴定书。
2. 双方当事人签订的协议书或行政调解书,载明协商确定的赔偿数额。
3. 双方当事人签订的或行政调解达成的协议执行计划或执行情况。
4. 医疗机构对当事医务人员的处理情况。
5. 医疗机构整改措施。
6. 对当事医务人员的行政处理建议。

(三)医疗纠纷经人民法院调解或者判决解决的,医疗机构应当自收到生效的人民法院调解书或者判决书之日起7日内向所在区县卫生计生行政部门(现为卫生健康行政部门)作出书面报告。报告的内容包括:

1. 人民法院的调解书或判决书。
2. 人民法院调解书或判决书执行计划或者执行情况。
3. 医疗机构对当事医务人员的处理情况。
4. 医疗机构整改措施。
5. 对当事医务人员的行政处理建议。

[参考文献]

[1] 杨波,王乙红,徐天强,等.医疗安全监控系统运行模式探讨(2)[J].中国卫生资源.2008,11(5):243-245.
[2] Cred.M, Chemyshenko. O.S, Bagraim.J, Sully. M. Hum. Perform[J]. 2009,22,246-272.
[3] COUZIN-FRANKELJ. Ethics. DNA returnedtotribe, raisingquestionsaboutconsent[J]. Science,2010,328(5978):558-559.

[4] 亚琪.温州多家医院系统遭黑客侵入[EB/OL].(2012-05-10)[2016-08-31].http://www.zj.xinhuanet.com/df/2012-05/10/content_25207105.htm.
[5] 王灵芝,郝明.医疗大数据的特征及应用中的伦理思考[J].医学与哲学,2017,4(38):32-35.

From: 2015年美国医疗信息管理协会年会会议论文节选:《医疗质量安全监控系统的现在与未来》(英语翻译稿),因内容结合了我国的国情,略作修改,仅供参考。智慧医疗是全新的理念与实践尝试,它没有框架,没有定义,更没有边界,只有技术+创新的无穷想象,需要说明的是,以上并非是完全的医疗质量安全监控系统及其未来的发展,在此仅作列举。如需了解更多信息,则可以稍后关注庄璘(Zorin Nikolaj)的新书《摩登医疗》。

43 医疗机构服务外包实践
前瞻性★★★☆☆　学术性★★★★☆

医疗机构服务外包实践

孟垂祥[①]　庄璘[②]

① 上海万众医疗投资股份有限公司　上海市　中国
② 上海市闵行区中医医院　上海市　中国

随着中国医疗体制改革的深入,不论公立医疗机构被民营医疗机构或专业化的医疗服务外包公司托管、经营,还是民营医疗机构被公立医疗机构或专业化的医疗服务外包公司托管、经营,社会资本和国有资产都显示出一种蓬勃发展的态势。同时也造就了所有权不变、体制不变、身份不变,仅管理团队变化、技术力量变化、运作方式变化的医疗服务外包式托管、经营模式[1]。这种模式不仅有利于医疗服务体系趋于市场化,而且更有利于形成一种社会非盈利性医疗机构为主(包括:社会办医的非营利医疗机构),营利性医疗机构为辅的新型医疗卫生体制构架。但是,近几年来中国很多被民营医疗机构或公立医疗机构托管、经营的医疗机构,尤其是被公立医疗机构托管、经营的民营医疗机构在发展过程中遇到了诸多实际困难,显现出一条极为曲折的发展道路。

一、对象和方法

(一)研究对象

对2010年1月至2015年12月全国范围内,实际床位数≥200张,被公立医疗机构托管的民营医疗机构(12家)、被民营医疗机构托管的公立医疗机构(4家)以及被专业化的医疗服务外包公司托管、经营的医疗机构(3家)进行资料收集整理,从中随机抽取被公立医疗机构托管、经营的民营医疗机构(A)、被民营医疗机构托管、经营的公立医疗机构(B)以及被专业化的医疗服务外包公司托管、经营的医疗机构(C)各2家。

(二)研究方法

根据本研究需要,通过访谈法、文献法、问卷法等方法,对A、B、C被托管、经营前后,连续12个月的医疗质量安全数据(医患纠纷发生率、治愈好转率、患者满意率)和经济效益数据(营业收入增长率、医务人员工资增长率、人力资源收入支出比)以及其他数据(医务人员净流动率和病床周转率),采用SPSS17.0软件进行统计对比分析:

表7-5　连续12个月三种经营管理方式托管前后评价指标对比

评价指标	经营管理方式		A	B	C
医疗安全质量	托管前	医疗纠纷发生率	0.34%	0.56%	0.89%
	托管后		1.01%	1.48%	0.09%
	托管前	治愈好转率	67.4%	72.9%	69.3%
	托管后		45.8%	57.5%	81.2%
	托管前	患者满意率	84.5%	83.1%	80.4%
	托管后		69.3%	71.8%	94.7%

(续表)

评价指标		经营管理方式	A	B	C
经济效益	托管前	营业收入增长率	6.22%	8.75%	6.09%
	托管后		3.67%	4.91%	11.37%
	托管前	医务人员工资增长率	3.1%	7.7%	4.6%
	托管后		0.0%	0.0%	9.2%
	托管前	人力资源收入支出比	1.05%	2.47%	0.93%
	托管后		0.41%	0.96%	1.78%
其他	托管前	医务人员净流动率	14.31%	8.67%	13.52%
	托管后		27.64%	15.12%	5.29%
	托管前	病床周转率	77.5%	82.6%	79.4%
	托管后		52.2%	71.0%	91.3%

二、结果评价

统计数据分析显示：被公立医疗机构托管的民营医疗机构和被民营医疗机构托管的公立医疗机构，被托管前后连续12个月的医患纠纷发生率、人力资源收入支出比和医务人员净流动率上升，差异有显著性($P<0.05$)；治愈好转率、患者满意率、营业收入增长率、医务人员工资增长率、病床周转率不同程度下降，差异有显著性($P<0.05$)。而被专业化的医疗服务外包公司托管、经营的医疗机构在医疗质量安全数据、经济效益数据和其他数据上，与上述情况相反，呈现出医患纠纷发生率、人力资源收入支出比、医务人员净流动率下降趋势，差异有显著性($P<0.05$)；治愈好转率、患者满意率、营业收入增长率、医务人员工资增长率、病床周转率出现不同程度的上升，差异有显著性($P<0.05$)。

表7-6 连续12个月三种经营管理方式托管前后评价指标增减情况

托管前后评价指标增减情况		A	B	C
医疗安全质量	医疗纠纷发生率	+0.67%	+0.92%	-0.80%
	治愈好转率	-21.6%	-15.4%	+11.9%
	患者满意率	-15.2%	-11.3%	+14.3%
经济效益	营业收入增长率	-2.55%	-3.84%	+5.28%
	医务人员工资增长率	-3.1%	-7.7%	+4.6%
	人力资源收入支出比	-0.64%	-1.51%	+0.85%
其他	医务人员净流动率	+13.33%	+6.45%	-8.23%
	病床周转率	-25.3%	-11.6%	+11.9%

三、讨论

由此次调查可以看出，被专业化的医疗服务外包公司托管、经营的医疗机构与被公立医疗机构托管的民营医疗机构和被民营医疗机构托管的公立医疗机构相比，医疗质量安全和经济效益都得到了有效的提升，发挥出了专业化的医疗服务外包公司第三方托管、经营应有的价值，并结合被公立医疗机构托管的民营医疗机构和被民营医疗机构托管的公立医疗机构在托管、经营中暴露出来的问题，提出思考与建议：

（一）健全运作机制

无论是公立医疗机构托管、经营民营医疗机构或民营医疗机构托管、经营公立医疗机构，还是由专业化的医疗管理公司来托管，都必须建立起一套实用、科学、灵活且可监督的运作系统，以此来杜绝股东人人想参与，个个投资方和共建单位想当家，而导致决策形不成，相互又制约，干什么都不成的局面。运作机制不健全是现阶段市场经济逐利行为在医疗卫生行业的体现，这是现状。社会资本的投资方和大多数公立医疗机构的院长也许对企业管理、对医疗业务技术上堪称精悍，但对了解医疗行业规律以及如何管理好一个医院其实并不在行。经不完全统计，有九成的投资方和公立医疗机构负责人认为:"内控制度和财务制度是一致的,只要管好了财务和人事就可以把医院管理好,对于制度,完全对我没有约束力。"其实,整个医疗机构良好的控制环境被破坏,不仅会直接影响医疗机构内部各项制度发挥作用,而且会严重威胁到医疗机构的治理结构、内部质量安全控制、风险管理和财会制度等环节的衔接[2]。

(二)稳定医疗质量安全

医疗质量安全不但是患者的生命,也是医疗机构的生命,患者到医疗机构就诊,首选医疗机构的条件就是医疗质量安全。因此,保证医疗质量安全才是托管、经营单位工作的重中之重。作为医疗托管、经营单位,医疗质量安全贯穿于医疗管理工作的始终,并依赖于全体员工共同参与执行。所以,对于管理制度的标准,除符合国家法定要求外,应简单易行,并兼顾全体员工的共同利益。只有这样才能切实、有效的实现管理制度与执行机制的一致性。

(三)重视人才储备

根据德国SAP咨询公司对全球部分民营/私营医疗机构的医务人员净流动率统计分析显示:净流动率大于3.0%,小于8.0%的医疗机构不但能保持较好的企业活力,而且营业收入增长平稳。而相反,净流动率大于25.0%的医疗机构,九成都出现工作效率低下,营业收入下降的情况[3]~[5]。由此可见,要稳定医务人员净流动率,不仅需要医疗机构决策者建立一个留住人才的政策,而且更重要的是要长期积极储备人才,并有任人唯贤的科学态度。

(四)诚信可塑品牌

据不完全统计,在主营业务亏损的医疗机构中,有76.31%的医疗机构存在诚信问题,尤其是民营和私营医疗机构[6]。由于民营和私营医疗机构长久以来以广告宣传作为其生存和发展的一种战略手段,也正因为广告的虚假宣传,使得公众从意识上产生了一种不信任的危机和偏见,这种危机和偏见已经严重关乎医疗机构的生死存亡。因此,民营和私营医疗机构必须改变观念、留住市场、重塑品牌。民营和私营医疗机构可以通过申请医院等级评定、技术准入、机构准入、制度准入及设备准入等管理方法提升医院内涵、拒绝虚假宣传、提高自身技术水平、建立特色服务项目等来增强医疗机构知名度和口碑。

(五)改变盈利性医疗机构观念

民营和私营医疗机构要发展,多半会选择公立医疗机构较薄弱的学科作为突破口,采用差异化发展的方式,其实,这已经不符合时代发展的要求。因为姓"私"、姓"公",都会最终发展为姓"社",即:社会非盈利性医疗机构为主(包括:社会办医的非营利医疗机构),营利性医疗机构为辅的新型医疗卫生体制构架。未来,民营和私营非营利性医疗机构可能将占据整个医疗机构比例的85%以上,而纯粹的公立医疗机构可能不足15%[7]。这些社会非盈利性医疗机构大多由社会资本参与或由公立医疗机构股份制改革后的医疗机构组成,每所社会非盈利性医疗机构都将在能够承担社会80%以上的普通诊疗护理用药项目的基础上,实现医疗机构的品牌化建设与价值,并运用品牌力量不断拓展与延伸高端医疗、国际医疗、医疗健康旅游、医疗房地产、医疗商业文化等医疗相关产业。

总而言之,在中国"医改"提出多种形式的办医背景下,无论是以联合体形式,还是股份制形式,其办医始终应坚持差级合作、优势互补、互利多赢,为广大群众提供更安全、更优质、更方便的就医环境为原则[8]。尤其是社会资本办医机构,由于其投资规模大,刚性强,所带来的投资风险也必然更高。所以,投资方更应在经营管理中脚踏实地,避免急功近利,切忌试图通过广告效应和表面的附加服务来实现短期赢利,而忽视本身的医疗质量安全和医疗人才团队的建设。正如上述数据显示,被公立医疗机构托管的民营和私营医疗机构,即便冠以"某某附属医院或大学"字样,轰动效应带来的短期繁荣,也不足以维持因医疗质量安全和公众信任度下降而导致的繁荣之后的经济效益的严重滑坡。

对于去托管、经营民营和私营医疗机构的公立医疗机构本身而言,面对一家社会资本办医的医疗机构,由于经营理念和所有制方式的截然不同,仅生搬硬套公立医院模式,只会导致内部控制乏力、财会信息失真、医疗质量安全管理散乱、医疗机构发展受阻、社会效益和经济效益下降等不利后果。而专业化的医疗服务外包公司却可以平衡投资方和共建单位之间的利益,一方面它可以帮助投资方建设和改造医疗机构;代管和兼并医疗机构;参股新建医疗机构;医疗管理咨询和培训;医疗技术、服务和品牌的管理;医疗用品供应链的建立以及营销、采购、上市等其他与医疗有关的业务服务。另一方面,专业化的医疗服务外包公司又服务于共建单位,其能帮助去托管、经营民营和私营医疗机构的公立医疗机构重塑民营医疗机构的学术权威性;增加民营医疗机构的文化沉积;提升托管、经营的公立医疗机构品牌知名度和竞争力。

四、医疗服务外包举例之医患纠纷的服务外包

在我国,例如:太平间清洁、日用品售卖、勤务工作、医院信息软件设计与维护、物资仓储、救护车、交通车、停车场管理、警卫、专业设施保养与维修、被服洗缝、餐饮(一般饮食)、污水处理与污水设备维护、园艺、一般废弃物清运、环境保洁等医疗后勤服务外包正趋于完善,而医患纠纷的服务外包在不经意间也正悄无声息地被慢慢酝酿。在德国、新加坡

等欧美发达国家,医疗机构虽设有专门的医患纠纷管理组织机构对医疗事故、医疗侵权纠纷和患者投诉进行预防、处置与管理。但是,在实际处理过程中,大多数仍为医疗保险机构与患者律师之间的事。因此,中国的医疗机构也开始探索,并寄希望于将大量的医患纠纷处理事务转移给保险公司,可经多年的运作,大多数医疗机构发现,自己交给保险公司的保费远远高于自己的实际赔偿,而且医患纠纷发生后还要自己处理,似乎得不偿失。这样的模式是对,还是错?

美国著名的管理学者Duroc曾预言:"在十年至十五年之内,任何企业中仅做后台支持而不直接创造营业额的工作都应该外包出去。"因此,当医院的医患纠纷管理成本居高不下、管理机构跟不上医院战略需要、工作人员流动频繁时,选择"外包服务"可使问题迎刃而解,帮助医疗机构赢得竞争优势。

中国的医疗保险机构或第三方管理机构应积极主动地与各级医疗机构签订战略合作协议,医院将医患纠纷管理事务全部或部分打包给医疗保险机构或第三方管理机构,医疗保险机构或第三方管理机构并根据医院的需求组织人力,指派1~2名工作人员或组织医疗保险团队,为医院提供"一个接口"(医疗保险机构或第三方管理机构与医疗机构)、一个平台(共享医患纠纷预防与处置管理服务的外包平台)。另外,医疗保险机构或第三方管理机构还应该根据医疗机构状况或应医疗机构的要求,在服务期间为医疗机构安排1~2名的常驻工作人员,进行现场医患纠纷的管理。

医疗保险机构或第三方管理机构一般由三个部门构成,即医患纠纷咨询部(由医学专家、法学专家、医院管理专家、医患纠纷调解专家和保险理赔专家组成)、医患纠纷管理部(由医院管理专家和医患纠纷调解专家组成)、保安部。

(一)预防

在预防医患纠纷方面,医疗保险机构或第三方管理机构会定期给出风险提示、为医务人员提供医患纠纷的相关咨询和风险讲座,并以报表的形式将患方的投诉内容和处理结果等信息反馈给医疗机构相关部门和领导。

(二)处置

在处置医患纠纷方面,医疗保险机构或第三方管理机构将第一时间介入,受理立案、调查取证、定性评估、沟通解释、调处方案、签订协议。反复调解未达成协议的,入司法程序进行处理,整个过程医院的有关部门(领导)始终不与患方见面。

(三)赔付

在医患纠纷赔付方面,调解赔付方案由医疗保险机构或第三方管理机构定性评估后进行赔偿,欧美较多国家都是由保险公司亲自担任。

(四)保障

在医患纠纷保障方面,医疗保险机构或第三方管理机构内设保安部,管理和组织各常驻医院的安保人员的日常工作,并统一指挥协调医疗不良安全事件的应急处理。

(五)公信

医疗保险机构或第三方管理机构在处理投诉过程中,相对处于中立的立场,缓解了医患双方直接对抗的状态,并以专业的服务,提升了患方对投诉结果的公信力,有利于引导整个调解过程向和谐、平稳处理的方向发展。

(六)衔接

医疗保险机构或第三方管理机构与医疗机构相关部门的配合和衔接是制约该受理与处置模式广泛推广的最大问题。如何解决该问题,除了完善医疗风险分担机制外,第三方管理机构应增强自身管理水平、业务水平的提高,从而得到医患双方,乃至整个社会、整个行业的认可。

(七)持续改进

由于目前我国对医疗保险机构或第三方管理机构从事医患纠纷的服务外包缺乏法律法规的依据及标准,不同的"供应商"其本身的水平也存在较大的差异,可能现阶段还无法达到医院服务的要求。加上医院缺乏完善的考核机制与评估机制,缺少良好的经验借鉴等,使得医疗质量安全管理的风险、财务风险、市场风险、经营风险、合同风险等都有不同程度的增加。因此,要重视医患纠纷的服务外包的质量问题,医疗机构首先要制订针对医疗外包服务的规章制度,健全医疗外包服务的监督控制的方式与手段,完善医疗外包服务的质量监管和全程监管。其次,要完善医疗外包服务质量评估制度,促进外包企业服务质量的提高,对此可以成立针对性的医患纠纷服务质量评估小组或者质量监督与管理委员会,邀请经验丰富的专家进行参与,提高评估的科学性与权威性。最后,还应安排专人收集医患纠纷服务外包的信息,根据投诉人对外包企业服务的满意度进行服务质量评定。同时,要制定严格的奖惩制度,促进外包企业服务质量的持续改进[9]。

(八)管理

医疗机构应加强体系管理,做到"横向到边,纵向到底",用一套制度支持全方位管理,例如,实用、可操作的《质量手册》《程序文件》《操作标准》等,并融合运用JCI标准和ISO质量管理体系。其实,这两者的融合将有利于医院管理建设标准的完善。JCI标准的宗旨是以"医疗质量和患者安全持续改进"为原则,符合我国卫生方针"以人为本"的服务理念。同时,ISO质量管理体系的内容与医院管理体制和模式较接近。因此,两者融合并用到医疗管理中,能较好地体现对现代医疗管理实践的科学指导。

中国的"医疗服务外包"刚起步,专业性承接医疗服务的企业还是非常的少,例如,上海力推的"医安保外包模式"还不够成熟。但是,随着中国各级政府推进、医疗改革的深入,应用医疗信息技术、借鉴国外医疗机构将某些医疗服务从其内部分离,通过互联网等手段发包给其他医疗机构或其他专业性组织机构,从而降低成本、提高运营效率,将是未来中国医疗产业发展的必然趋势。

[参考文献]

[1] 热孜万古丽·买买提,姚华,姜小明,等.新疆民营医院现状与经营方式的实践探索[J].世界最新医学信息文摘,2013,13(11):5-7.
[2] 周宜强.民营医院的兴旺之路[J].中医药管理杂志,2005,6(13):3-6.
[3] 张奎力.外国医院产权制度改革及启示[J].外国医学(卫生经济分册),2007,24(1):1-6.
[4] Shleifer and Vishny.The limits of arbitrage[J].The Journal of Finance,vol.52,No.1(Mar.1997):35-55.
[5] 杜颖.股份制改造对医院综合绩效的影响[J].外国医学(卫生经济分册),2014,31(122):76-80.
[6] 陈城,吴均林.民营医院人才流失的影响及其对策分析.医学与社会,2008,21(6):32-33.
[7] 顾丽虹.对民营医院发展现状的分析与思考[J].卫生经济研究,2006,1:44-45.
[8] Vivian Grace Valdmanis.Ownership and technique efficiency of hospitals[J].Medical care,1990,28(6):552-561.
[9] 曹玉鸣,夏韦,陈瑶.医疗危险行为法律救济制度研究[J].贵阳中医学院学报,2014,(2):452-453.

From:2016年德国医院协会年会会议论文节选:《医疗机构服务外包实践》(德语翻译稿),因内容结合了我国的国情,略作修改,仅供参考。

知道医患纠纷应该是什么样子的，说明你是聪明的人。
知道医患纠纷实际上是什么样子的，说明你是有经验的人。
经验是最好的论证方法，不经一事，难长一智，积累越多，对待医疗安全就越谨慎，
就像积累的学识多了就会博学一样。
但是，对自己负责的人都明白，经验的积累需要方法，
如果方法得当，积累经验的速度会很快，所取得的经验价值也会更大。
从归档的档案中寻找过往医患纠纷事件的经验与总结，
有意识地借用他们的经验教训，让自己少走弯路，
在日后的工作中，做那些减少医患纠纷发生的事，而不是仅仅去做
那些自己认为自己可以做的事。
在这样的努力过程中，我们的经验积累才会越来越有价值。

PART 8 医患纠纷档案的归档管理

44 医患纠纷档案的归档
实用性★★★☆☆　　有益性★★★★☆

一、医患纠纷档案归档的管理范围

医患纠纷档案并不是病历资料,但它属于卫生档案的范畴,根据《卫生档案管理暂行规定》,各级卫生计生行政部门(现为卫生健康行政部门)和各医疗、疾病预防控制、卫生监督、科研、血站、妇幼保健和社区卫生服务中心等机构(以下简称各卫生机构),在工作中形成的,具有保存价值的各种形式和载体的文件材料。医患纠纷档案作为一种业务档案为领导决策提供了有效的参考、为医务人员解决医患矛盾提供了借鉴和指导、为医疗机构处置医患纠纷提供了有利的证据、为医学人文课题研究提供了素材、为医学事业的进步及国内外交流提供了渠道。

可是,各卫生机构对医患纠纷档案的归档管理重视不够、对档案收集、整理工作认识不足、对医患纠纷档案的范围、内容及管理流程认识不清、档案管理队伍力量不足和人员不稳定、管理手段落后以及利用率低下等问题。加上医患纠纷档案专业性强、材料杂而多、形成周期长等特点,给医患纠纷档案的归档管理和档案的利用带来不便及严重的影响。

医疗的创新治理,是推进国家医疗管理治理能力现代化的重要内容。而"补短板"的过程正是上海医疗创新治理、实现医疗管理善治的重要体现。医疗管理治理聚焦于激发医疗组织管理活力、预防和化解医患矛盾、健全医疗公共安全体系,更强调医院本身管理作用的发挥而非卫生行政部门的管控,也更加强调制度建设。因此,要巩固"补短板"的效果,最好的方法就是形成机制、规范制度。

我国医疗机构应根据《中华人民共和国档案法》(以下简称《档案法》)、《医药卫生档案管理暂行办法》、《卫生档案管理暂行规定》等有关法律法规,结合本单位档案管理工作实际,逐步完善医患纠纷档案管理的归档、保管、借阅、移交、保密、销毁及库房管理等各项规章制度,将医患纠纷档案纳入医疗机构的日常档案管理之中,并在医患纠纷管理组织机构按年进行专册整理后,交医院文件(档案)管理部门/机构统一装订、编号、归档、扫描成电子文档。扫描文件需加密,只允许MOD(Management Organization of DPT,医患纠纷管理组织机构)的负责人在需要时调取查阅,以保证文件的保密性和安全性。例如,需借阅,由借阅人提出书面申请,MOD的负责人及文件(档案)管理部门/机构负责人审核,主管领导签字批准,履行医患纠纷档案登记手续后,在指定地点进行档案查阅,不得复印、拍照、外借。医患纠纷档案归档的管理范围包括:

(一)患者及其家属因医患纠纷来信来访的投诉书(信)或医疗机构的上级主管部门及信访投诉部门转交的投诉书(信)等投诉材料。

(二)与患者及其家属沟通的谈话记录(包括电话沟通笔录等),建议用录音方式保留并按照日期进行编号。

(三)医患纠纷处置过程中形成的证据材料主要包括:

1. 反映诊疗护理用药过程的病历资料,尤其是患者在就诊期间所做的各种检查、检验的记录以及诊断报告。
2. 其他与诊疗护理用药相关的书证、物证、视听资料和电子数据等。

(四)医疗机构及其上级主管部门对医患纠纷调查过程中形成的文件材料,如当事医务人员及科室情况、科室讨论意见、当事人谈话记录、相关人员提供的证据等。

(五)医患纠纷的鉴定材料,例如,各级鉴定机构对医疗安全不良事件作出的具体鉴定意见书等。

(六)医患纠纷的处理材料主要包括:

1. 医疗机构及其上级主管部门对该起医患纠纷的调查、分析结论及处理意见。
2. 医疗机构及其上级主管部门对该起医患纠纷的有关责任人的调查、分析结论及处理意见等。

(七)医患纠纷的调解材料主要包括:

1. 医疗机构与患者及其家属协商解决医患纠纷的谈话记录、达成的协议书及办理的公证书。
2. 医患纠纷调解的原始记录等。
（八）医患纠纷的诉讼材料主要包括：
1. 法院传票。
2. 患者及其家属的民事起诉书。
3. 医疗机构委托代理人的授权委托书。
4. 答辩状。
5. 患者整个诊疗护理用药情况的说明以及患者疾病相关的病历资料和相关人员的证人证词。
6. 法院的调解、判决、上诉、执行文书等。
（九）医患纠纷结案材料主要为医患双方协议或法院判决结果以及其执行情况。
（十）解决该起医患纠纷的法律依据。如解决该起医患纠纷过程中所依据的法律、规章制度等。
（十一）医患纠纷总结材料主要是指医疗机构主管部门的负责人对整个医疗安全不良事件进行回顾性的总结以及向上级主管部门做的报告等，如经验教训的总结、相应的整改意见与措施、重新修订的规章制度、对当事科室及个人的处罚意见、对全院医务人员的教育培训等。
（十二）特大、重大、突发事件、传染病暴发流行事件等工作记事、照片、录像、总结等文件材料。
（十三）医疗机构及其上级主管部门对医疗质量安全调查和监督检查中形成的文件材料。
（十四）卷宗封面和卷底、卷内目录。
（十五）其他反映医疗安全不良事件过程的原始材料。

二、医患纠纷档案归档管理的程序

医患纠纷档案归档的管理工作是文件（档案）管理部门/机构直接对医患纠纷档案实体和档案信息进行管理并提供利用服务的各项工作的总称，而建立一个完善的医患纠纷档案归档管理流程是做好档案管理工作的前提，也是医患纠纷预防与处置工作的最后一个环节。合理的医患纠纷档案归档管理流程，必须是建立在维护档案完整、安全以及便于利用[解释]的基础上的，尤其是为了能更好地适应医患纠纷预防与处置管理工作的需要。医患纠纷档案归档管理的流程如下：

（一）收集

医患纠纷档案资料收集是医患纠纷档案归档管理的基础，也是整个文案管理流程中重要的一环，凡是因医患关系而形成的一切有保存价值的文件材料均应收集，以确保医患纠纷档案的完整性，具体资料如下：
1. 患者及其家属因医患纠纷来信来访的投诉书（信）或医疗机构的上级主管部门及信访投诉部门转交的投诉书（信）等投诉材料。
2. 与患者及其家属沟通的谈话记录（包括电话沟通笔录等），建议用录音方式保留并按照日期进行编号。
3. 医患纠纷处置过程中形成的证据材料主要包括：
（1）反映诊疗护理用药过程的病历资料，尤其是患者在就诊期间所做的各种检查、检验的记录以及诊断报告。
（2）其他与诊疗护理用药相关的书证、物证、视听资料和电子数据等。
4. 医疗机构及其上级主管部门对医患纠纷调查过程中形成的文件材料，如当事医务人员及科室情况、科室讨论意见、当事人谈话记录、相关人员提供的证据等。
5. 医患纠纷的鉴定材料，如各级鉴定机构对医疗安全不良事件作出的具体鉴定意见书等。
6. 医患纠纷的处理材料主要包括：
（1）医疗机构及其上级主管部门对该起医患纠纷的调查、分析结论及处理意见。
（2）医疗机构及其上级主管部门对该起医患纠纷的有关责任人的调查、分析结论及处理意见等。
7. 医患纠纷的调解材料主要包括：
（1）医疗机构与患者及其家属协商解决医患纠纷的谈话记录、达成的协议书及办理的公证书。
（2）医患纠纷调解的原始记录等。
8. 医患纠纷的诉讼材料主要包括：
（1）法院传票。
（2）患者及其家属的民事起诉书。
（3）医疗机构委托代理人的授权委托书。

(4) 答辩状。
(5) 患者整个诊疗护理用药情况的说明以及患者疾病相关的病历资料和相关人员的证人证词。
(6) 法院的调解、判决、上诉、执行文书等。
9. 医患纠纷结案材料主要为医患双方协议或法院判决结果以及其执行情况。
10. 解决该起医患纠纷的法律依据。如解决该起医患纠纷过程中所依据的法律、规章制度等。
11. 医患纠纷总结材料主要是指医疗机构主管部门的负责人对整个医疗安全不良事件进行回顾性的总结以及向上级主管部门做的报告等,例如,经验教训的总结、相应的整改意见与措施、重新修订的规章制度、对当事科室及个人的处罚意见、对全院医务人员的教育培训等。
12. 特大、重大、突发事件、传染病暴发流行事件等工作记事、照片、录像、总结等文件材料。
13. 医疗机构及其上级主管部门对医疗质量安全调查和监督检查中形成的文件材料。
14. 卷宗封面和卷底、卷内目录。
15. 其他反映医疗安全不良事件过程的原始材料(以上列举内容,仅供参考)。

(二) 整理归档

1. 医患纠纷档案应以时间顺序进行整理归档,医患纠纷档案应长期保管,一般按年度立卷,跨年度的案卷应在办结年立卷。
2. 医患纠纷档案的立卷实行"一案一卷、一卷一号"的原则。同一案件经过多级司法机关审理的,应合并立卷,但同一案件以不同案由分别起诉的除外。
3. 归档纸质文件与归档电子文件两者编为一致的档号和著录信息,并做好数据备份。

(三) 立卷归档

文件(档案)管理部门/机构将医患纠纷相关的文件材料收集整理,录入机读目录,然后将医患纠纷档案编制页码、装订,排序、盖档案号章、档案装盒、入库、上架、打印目录,最后制作出检索工具。

(四) 保管

医患纠纷档案的保护和管理是对整理好并存入库房及其柜架中的档案进行日常的维护、保护性管理工作。档案保管工作的基本内容:

1. 维护医患纠纷档案实体的秩序状态,使档案在存放和使用中始终有序。
2. 保护档案实体的理化状态,使其在存放和使用中不受或少受人为的或自然因素的损害,并尽量延长档案的原始形态。主要表现为:档案的库房管理、档案的流动管理以及档案的保护措施等。

(五) 利用

医患纠纷档案的利用是医患纠纷档案归档管理的根本目的,其内容主要包括:准备档案的检索工具(档案案卷目录、全引目录、归档文件目录、现行文件目录、专题索引等)和通过各种方式手段提供档案资料。主要表现为:提供档案原件或复印件、提供电子档案、建立医患纠纷档案索引、建立专门的档案信息查询场所和检索系统、出版或印发医患纠纷案例汇编、解答借阅人咨询等。根据《医药卫生档案管理暂行办法》、《卫生档案管理暂行规定》等有关法律法规,将医患纠纷管理文件和记录按年进行专册整理,并交由医院文件(档案)管理部门/机构统一装订、编号、归档、扫描成电子文档。扫描文件需加密,只允许MOD的负责人在需要时调取查阅,其他任何组织及个人都不得查阅,以保证文件的保密性和安全性。如需借阅应由借阅人提出书面申请,MOD的负责人及文件(档案)管理部门/机构负责人审核(可参见后面章节《医患纠纷的相关文件与记录》),主管领导签字批准,履行医患纠纷档案登记手续后,在指定地点进行档案查阅,不得复印、拍照、摄像、外借。

(六) 销毁

医患纠纷档案应与病历的保管同步,门急诊的医患纠纷档案保存不少于15年,住院的医患纠纷档案保存不少于30年。到期准备销毁的医患纠纷档案应经MOD的负责人及文件(档案)管理部门/机构负责人审核,主管领导签字批准,并在档案销毁记录上登记后,须经两人及以上监销,方能销毁。医患纠纷档案的销毁应严格执行涉密文件的销毁规定,在上级主管部门指定的专业报废公司进行文档销毁。

三、电子病历的归档管理

根据《电子病历应用管理规范》的有关规定:电子病历应当设置归档状态,医疗机构应当按照病历管理相关规定,在患者门(急)诊就诊结束或出院后,适时将电子病历转为归档状态。电子病历归档后原则上不得修改,特殊情况下确需修改的,经医疗机构医务部门批准后进行修改并保留修改痕迹。由于医疗过程属于一个系统性的过程,很难确定从哪一时刻就彻底终结医疗行为,进入归档状态又要求无法进行修改和操作。所以,有特殊情况、其他病历材料需要另行制作和后补以及其他病历尚未制作完毕时,可以适当延后归档状态,按时延后的时间也必须按照其他医疗规范的要求进行。此外,医疗机构因存档等需要可以将电子病历打印后与非电子化的资料合并形成病案一同保存。具备条件的医疗机构可以对医疗知情同意(选择)书、植入材料条形码等非电子化的资料进行数字化采集后纳入电子病历系统管理,原件另行妥善保存。

由此可见,电子病历原则上归档后应当采用电子数据的方式保存,但是,在必要时也可以进行打印纸质版本并于非电子化的病历进行整合、和并保存,对于需要患者及其家属签字的医疗知情同意(选择)书、植入材料条形码等非电子化的病历材料,也可以通过 PDF 电子化扫描等技术,转化为电子病历进行归档保存,无论是纸质版病资料、电子病历还是电子化的实物材料均应保证在归档之后无法修改和操作,以确保上述病历材料的真实性、有效性、同一性。

在欧美国家以及我国很多三级医疗机构出现的第三方保管业务,应理性看待。医疗机构自行保管(住院/电子)病历是合法的,委托第三方托管(住院/电子)病历并非属于法律的强制性规定,有条件的医疗机构可以根据自身的实际情况委托第三方托管,但是,医疗机构自行保管的也符合规范性文件的要求,并不因自行保管而否定(住院/电子)病历的真实性与有效性。

表 8-1 各国医患纠纷档案基本内容

基本情况	美国	德国	英国	瑞典
有无医患纠纷档案管理的相关法律法规或部门规章	√	√	√	√
有无制定医患纠纷档案管理的相关标准与制度	√	√	√	√
有无医患纠纷档案管理的组织、分工及权限			√	√
有无医患纠纷档案收集、整理、归档、组卷的专属性规定	√	√	√	√
有无对医患纠纷档案及其文件材料的统计与分析	√			
有无医患纠纷档案归档时间的要求	√	√	√	√
有无医患纠纷档案保密等级的规定或要求	√	√	√	√

注:有的打上"√",以上内容,仅供参考。

[解释](一)维护医患纠纷档案的完整性。1. 从数量上保证医患纠纷档案的完整性;2. 从质量上保持医患纠纷档案的内在联系性。(二)维护医患纠纷档案的安全性。1. 从档案本身的属性出发保证档案不受损坏(完整性);2. 从保护医患纠纷档案免遭人为的破坏、修改、盗窃、泄密等。(三)医患纠纷档案具有服务的利用性。医患纠纷档案具有服务的利用性主要表现为:1. 为各卫生机构及其上级主管部门进行医疗质量安全管理提供依据;2. 为科学地管理医患纠纷信息,以达到资源共享的目的;3. 为医疗科研教学和为更好地服务于社会提供实践论依据。

From: 庄璘(Zorin Nikolaj),2012 年挪威医院质量安全管理年会会议论文:《医患纠纷的管理之档案管理》(英语翻译稿),因内容结合了我国的国情,摘录法条较多,仅供参考。

世界正在发生着微妙的转变,财富、资产变得越来越无形。过去重要的、有形的服务和消费、无形的服务和医疗机构形象,正慢慢地被现代商业、现代技术和观念所取代,医疗正进入一个质量纪元,医务人员面对的将是看不见的战线、没有国界的竞争和危险。全球医院的门急诊量、住院数量都在增加,医患纠纷发生的数量也随之攀升。据不完全统计,全球有78.21%的医务人员连续2年内持续12个月没有带薪休假,91.07%的医务人员感觉下班后状态糟糕,59.43%的医务人员感觉很累,38.48%的医务人员感觉非常累。在中国,63.27%的医疗机构都曾经发生过殴打、威胁、辱骂医务人员等一系列事件;79.11%的医疗机构出现过患者在诊疗护理用药后拒绝付费、出院等情况;各地区卫生行政部门的信访投诉案件中90%以上的是医疗投诉案件。医患纠纷在医务人员的生活中其实已经不是一件稀奇的事情,发生纠纷,虽然会给心理和生理带来痛苦,甚至觉得活的很累,但不幸压力之下增长的智慧,与在幸福之下成熟的智慧有着天壤之别,不幸的经历比幸福的经历更能唤起医务人员更多的力量。

PART 9 医患纠纷统计专题

45 外科系统常见纠纷原因分析
有益性★★★☆☆　实用性★★★★☆

外科系统常见纠纷原因分析

周晓辉[①]　庄璘[②]　万焕真[②]　高磊[②]

① 上海交通大学附属第六人民医院　上海市　中国
② 上海市闵行区中医医院　上海市　中国

外科系统的医患纠纷与其业务范围和诊疗护理用药特点有着密切的关联。首先,外科系统以手术作为主要治疗手段,是非外科诊疗无效或并发症不可或缺的后线支持。但手术又不可避免存在有创性、复杂性、并发症、难掌握其适用症及禁忌证、手术意外(常见:器官、组织、功能损伤等)、术后伤口感染、手术操作复杂分工精细明确、手术前后护理要求高、麻醉风险大等特点。其次,外科系统的患者普遍病情复杂危重、诊断困难,对手术时机的判断时常也不易掌握,极易出现延误治疗的情况[1]。最后,术前、术中、术后的告知与沟通是重要问题,往往会出现患者及其家属不配合手术治疗或对治疗的期望值过高,而产生主观意愿与实际治疗效果的偏差,从而导致医患纠纷的产生。

一、研究对象与方法

(一) 数据来源

1. 国外数据来源:德国 Rolandberger 咨询公司对 2011～2015 年美国、德国、瑞典、日本、荷兰、中国六国的外科系统纠纷中各二级科室纠纷统计数据,以及 2015 年上述六国外科系统纠纷赔偿原因统计数据。

2. 国内数据来源:随机抽取 2005 年 1 月至 2015 年 12 月,浦东、闵行、长宁、普陀、静安五区外科系统医患纠纷、医疗事故案卷各 200 份,总计 1 000 份,并按纠纷、事故案卷的结果进行筛选、分类、分析和统计。

(二) 研究方法

主要采用调查研究法与案例分析方法,并自行设计表单。数据使用:应用 Revman5.0 软件进行统计分析。

二、结果

(一) 2011～2015 年美国、德国、瑞典、日本、荷兰、中国六国的外科系统纠纷中各二级科室纠纷统计数据显示:2011～2015 年,除其他外科纠纷外,美国、德国、瑞典、日本、荷兰、中国六国的普外科、骨科、神经外科、胸心外科、泌尿外科纠纷几乎占了外科系统纠纷的 2/3 以上。

表 9-1　2011～2015 年六国外科系统中各二级科室纠纷统计

外科系统分类	年份/国家	美国	德国	瑞典	日本	荷兰	中国
普外科	2011	11.93%	13.65%	10.50%	13.99%	10.17%	15.05%
	2012	13.04%	12.52%	9.08%	15.81%	11.45%	13.68%
	2013	12.76%	10.88%	10.36%	12.53%	11.26%	16.01%
	2014	10.45%	12.03%	11.78%	13.95%	13.84%	15.73%
	2015	10.98%	11.21%	13.53%	14.03%	12.96%	14.44%

(续表)

外科系统分类	年份/国家	美国	德国	瑞典	日本	荷兰	中国
骨科	2011	12.47%	14.75%	10.37%	13.72%	10.25%	14.08%
	2012	12.33%	12.53%	11.24%	11.50%	11.28%	13.25%
	2013	14.52%	10.01%	10.88%	14.03%	10.30%	12.11%
	2014	11.80%	9.49%	9.07%	12.46%	9.91%	13.37%
	2015	10.19%	9.74%	8.61%	13.12%	8.43%	12.34%
神经外科	2011	15.56%	11.26%	12.47%	16.54%	16.83%	19.32%
	2012	14.15%	13.22%	10.27%	15.67%	14.65%	20.65%
	2013	14.91%	14.39%	10.33%	15.35%	15.28%	17.37%
	2014	13.73%	13.53%	9.88%	14.47%	13.42%	15.02%
	2015	12.46%	11.82%	10.06%	16.74%	12.25%	13.65%
胸心外科	2011	21.25%	18.07%	20.83%	23.68%	22.25%	11.57%
	2012	19.28%	18.63%	21.64%	20.44%	20.66%	13.33%
	2013	18.93%	20.99%	20.46%	21.92%	17.72%	11.05%
	2014	19.74%	20.03%	20.13%	24.65%	19.05%	12.37%
	2015	18.52%	19.75%	21.95%	23.78%	18.36%	11.74%
泌尿外科	2011	19.85%	18.63%	21.77%	21.52%	18.73%	15.04%
	2012	18.34%	18.34%	21.76%	19.47%	17.08%	13.73%
	2013	19.72%	18.31%	20.93%	18.42%	17.39%	15.15%
	2014	20.88%	19.04%	20.27%	19.05%	19.71%	13.48%
	2015	17.45%	17.97%	18.68%	19.17%	18.54%	12.68%
其他外科	2011	18.94%	23.64%	21.06%	10.55%	21.77%	24.94%
	2012	22.86%	24.76%	26.01%	17.11%	24.88%	25.36%
	2013	19.16%	26.38%	27.04%	17.75%	28.05%	28.31%
	2014	23.40%	25.88%	28.87%	15.42%	24.07%	30.03%
	2015	30.40%	29.51%	27.17%	13.16%	29.46%	35.15%

(二) 2015年美国、德国、瑞典、日本、荷兰、中国六国外科系统纠纷赔偿原因统计数据显示：手术时机和方式把握不当在六国的外科系统纠纷赔偿原因中的占比相对较高(表9-2)。

表9-2 2015年美国、德国、瑞典、日本、荷兰、中国在外科系统中因下列情况引起医患纠纷赔偿的占比

项目/国家	美国	德国	瑞典	日本	荷兰	中国
手术时机和方式把握不当	16.73%	15.09%	19.42%	11.17%	13.84%	13.23%
术前沟通、告知不到位,夸大手术效果	14.51%	11.62%	9.28%	13.55%	9.26%	19.11%
手术技术缺陷(不规范)	5.84%	7.83%	10.39%	16.13%	13.45%	9.65%
术前诊断不明确	7.63%	8.18%	11.27%	14.04%	12.82%	7.79%
病情观察不仔细,延误手术时机	13.75%	9.61%	11.82%	7.13%	10.59%	11.46%
非计划再次手术引发纠纷	7.98%	11.43%	8.35%	6.29%	9.21%	7.25%
误诊误治,导致不良后果	9.41%	11.20%	7.18%	13.44%	8.43%	9.37%
抢救不及时	6.27%	8.54%	4.94%	5.28%	6.26%	6.20%
基础疾病处理不足、不当	5.43%	7.21%	8.55%	5.49%	7.97%	5.82%
其他	12.45%	9.29%	8.80%	7.48%	8.17%	10.12%

(三) 2005年1月至2015年12月,浦东、闵行、长宁、普陀、静安五区外科系统医患纠纷、医疗事故案卷统计显示：

除其他外科纠纷外,普外科、骨科、神经外科、胸心外科、泌尿外科纠纷累计纠纷826例,占82.60%,与表9-1中所得结论基本一致,也从而验证了普外科、骨科、神经外科、胸心外科、泌尿外科纠纷是外科系统纠纷的主要组成类型。

表9-3 2005年1月至2015年12月,浦东、闵行、长宁、普陀、静安五区外科系统医患纠纷、医疗事故案卷统计

外科系统分类	浦东新区	闵行区	长宁区	普陀区	静安区
普外科	(29)14.50%	(37)18.50%	(30)15.00%	(27)13.50%	(25)12.50%
骨科	(34)17.00%	(41)20.50%	(39)19.50%	(40)20.00%	(43)21.50%
神经外科	(36)18.00%	(30)15.00%	(27)13.50%	(34)17.00%	(37)18.50%
胸心外科	(39)19.50%	(27)13.50%	(43)21.50%	(29)14.50%	(25)12.50%
泌尿外科	(27)13.50%	(34)17.00%	(28)14.00%	(35)17.50%	(30)15.00%
其他外科	(35)17.50%	(31)15.50%	(33)16.50%	(35)17.50%	(40)20.00%
总计	(200)100%	(200)100%	(200)100%	(200)100%	(200)100%

(四)2005年1月至2015年12月,浦东、闵行、长宁、普陀、静安五区外科系统常见问题环节统计分析显示:手术问题、病史问题、告知问题排名位于前三。居于首位的是手术问题,271例(27.10%),与表9-2中所得结论一致。

表9-4 外科系统常见问题环节统计分析

常见纠纷问题环节		例数(例)	百分比
	诊断问题	113	11.30%
	告知问题	142	14.20%
	技术问题	86	8.60%
手术问题(271)	术前	123	12.30%
	术中	95	9.50%
	术后	53	5.30%
病史问题(145)	真实性	21	2.10%
	完整性	49	4.90%
	规范性	75	7.50%
职业道德问题(65)	服务态度	32	3.20%
	责任心	21	2.10%
	医德	12	1.20%
其他问题	疲劳	43	4.30%
	体制、机制	31	3.10%
	患者	69	6.90%
	其他	35	3.50%
合计		1 000	100.00%

注:有些医患纠纷、事故案卷涉及多个问题,但本表中仅体现主要问题,具有唯一性,特此说明,仅供参考。

三、外科系统常见疾病引发医患纠纷原因分析

(一)普外科纠纷

普外科是以手术为主要方法治疗肝脏、胆道、胰腺、胃肠、肛肠、血管疾病、甲状腺和乳房的肿瘤及外伤等其他疾病的临床学科,是外科系统中最大的专科,因普外科常见疾病引发医患纠纷的原因:

1. 肝硬化门脉高压症的外科治疗是在患者有食管静脉曲张破裂出血、脾功能亢进及腹水时的对症治疗。由于外科治疗只是针对肝硬化出现的并发症进行治疗,而并不能治疗肝硬化这一原发疾病,而且措施不当又很容易使肝受损加剧。因此,有关肝硬化外科治疗的适应证应严格掌握[补充1],并明确告知患者及其家属,以免不必要的纠纷的发生。

表 9-5　2005 年 1 月至 2015 年 12 月,浦东、闵行、长宁、普陀、静安五区普外科常见疾病引发医患纠纷、医疗事故统计

普外科疾病	浦东新区	闵行区	长宁区	普陀区	静安区
肝硬化门脉高压症	(3)10.34%	(3)8.11%	(2)6.67%	(3)11.11%	(2)8.00%
肠梗阻	(3)10.34%	(6)16.22%	(4)13.33%	(3)11.11%	(2)8.00%
急性阑尾炎与急性化脓性胆囊炎、急性胰腺炎并存	(6)20.69%	(6)16.22%	(5)16.67%	(5)18.52%	(4)16.00%
肠粘连或肿瘤	(3)10.34%	(3)8.11%	(3)10.00%	(2)7.41%	(3)12.00%
腹壁闭合性损伤	(2)6.90%	(2)6.67%	(2)6.67%	(4)14.81%	(3)12.00%
以上腹痛为主诉的急腹症	(4)13.79%	(6)16.22%	(6)20.00%	(3)11.11%	(4)16.00%
胆石症	(4)13.79%	(5)13.51%	(3)10.00%	(3)11.11%	(2)8.00%
胃或胰腺	(3)10.34%	(3)8.11%	(4)13.33%	(3)11.11%	(4)16.00%
其他	(1)3.45%	(2)5.41%	(1)3.33%	(1)3.70%	(1)4.00%
总计	(29)100%	(37)100%	(30)100%	(27)100%	(25)100%

注:有些医患纠纷、事故案卷涉及多个问题,但本表中仅体现主要问题,具有唯一性,特此说明,仅供参考。

2. 在普外科疾病中肠梗阻,尤其是绞窄性的肠梗阻,医患纠纷发生率相对较高。因为该疾病不仅仅是肠道有失通畅,而且水电解质、酸碱平衡都存在不同程度的紊乱,并伴随着感染、中毒,甚至生命危险。对于肠梗阻患者科室要密切观察患者病情变化,适时准确地把握手术适应证,及时行手术治疗。因为外科疾病的保守观察比手术更难,保守治疗可能更能体现出外科医师的技术和责任心。这也是医学会鉴定的一个重要依据。

3. 急性阑尾炎虽然是"小病",但其转归也不一定就是痊愈,因而产生的医患纠纷投诉数量也是惊人。因此,普外科医师在就诊之初对患者是否存在急性阑尾炎与急性化脓性胆囊炎、急性胰腺炎并存的诊断应谨慎判断,在行阑尾切除术时对腹腔感染处置除仔细认真外,还应充分了解腹腔内的情况。从很多阑尾切除术后又并发胆囊炎、胰腺炎的纠纷案例表明:医师在发现急性胆石性胆囊炎、急性胰腺炎后,对手术选择时机往往欠妥当而导致医患纠纷的发生。例如,阑尾切除术中腹腔存在黄色渗液,应进一步扩大探查的指征,但也不能就此草率地确认是胆囊炎或胰腺炎引发,在发现腹腔感染明显时应冲洗腹腔,使腹腔感染得到真正控制(对腹膜炎进行全身和局部的治疗,全身治疗包括抗生素治疗,监测和维持内环境稳定,外科营养治疗等;局部治疗则为在手术中大量生理盐水冲洗腹腔,特别注意膈下、肝下等处及放置有效的、充分的引流)。阑尾切除术多日后发现急性胆石性胆囊炎或急性胰腺炎,若只凭借 B 超示胆囊体积有所增大就行胆囊切除术或术后腹部 CT,手术指征其实是不明确的。循证医学数据显示:在阑尾切除术后且原来腹腔内存在明显感染的情况下,短期内又行胆囊切除术或胰腺全切术,其术后并发症的发生率分别上升 35.82% 和 28.33%。此外,腹腔镜胆囊切除术[解释1]后胆瘘是最容易出现的严重并发症,临床医师应严密观察患者术后情况,及时发现及早处理。

4. 临床考虑肠粘连或肿瘤时,虽然可以保守治疗一段时间,但不应过分追求明确肠梗阻发生的原因,而忽略及时解除肠梗阻。对于肠梗阻患者,一旦明确是机械性肠梗阻,就应首先考虑手术治疗,不应过度估计高龄患者手术风险,若保守治疗与观察时间太长,后果可能很严重。如果患者出现肠套叠所致的肠梗阻,应以空气灌肠复位。但由于空气灌肠是一种相对盲目的治疗方法,且存在肠管穿孔、出血等并发症可能。同时,套入的肠管也可能已坏死,复位后容易引起腹腔感染,所以,灌肠术后 1 小时内是严密观察患者的重点时段。其实,手术以及其他创伤性诊治技术并不以手术结束而结束,术后观察的重要性并不亚于手术过程。某一手术即使过程很完善,术后观察不仔细,未能及时发现可能出现的并发症,也可能导致不良后果,甚至导致患者死亡,产生医患纠纷。

5. 普外科医师要重视腹壁闭合性损伤的处理,除借助 B 超、CT 等辅助检查方法进行明确诊断外,还要注意患者血压、脉搏的变化,一旦脉搏增快,腹腔穿刺不凝血,则提示内出血,应该尽快剖腹探查[补充2]。医师必须充分认识腹部外伤的复杂性,术前的各种检查,其实都不能非常准确地反映伤者的全部情况,所以,普外科医师仍应把剖腹探查作为明确诊断和正确了解腹部外伤真实情况并进行针对性处理的重要手段。外伤后剖腹探查前应仔细分析受伤机制,探查过程应细致、全面,避免遗漏隐匿的伤口,术后仍应严密观察病情变化,以便及时发现问题,及时补救。但是,如果患者出现以渗血形式出血,加上有些患者存在凝血功能障碍,那么医师必须及时采取更积极的止血措施,即便无效(例如,再次手术行碘仿纱布填塞,虽不一定能防止患者死亡,但处理措施必须得当)。同时还应积极请上级医师或医院会诊,建立抢救外伤的绿色通道,平时抓好抢救外伤的训练,形成一个熟练掌握抢救程序的团队,避免措手不及影响抢救。另外,120 急救车在接诊患者时应对伤情有初步的诊断和处理,并将患者送往有抢救条件的医院进行救治。

6. 以上腹痛为主诉的普外科急腹症,不论有无明确的胆道系统疾病,都要提高警惕胰腺病变,例如,急性胰腺炎的存在。因为胰腺器官位于腹膜后,在腹部的体征表现不典型,有时腹膜后炎症病变已经较严重,但从腹部体征来看并不严重,有时反而腰背部相应部位有皮肤皮下组织水肿、叩击痛等。因此,医师在接诊急性腹症患者时,不要因已明确了一种疾病(例如,胆囊炎)而满足。同时,要作血、尿淀粉酶的检查,B超检查和CT检查,这都对急性胰腺炎有较大的诊断价值。此外,据有关数据统计显示:对隐匿性的肿瘤如胰腺癌的漏诊而导致的医患纠纷,每年以5.21%的速度在上升。由于该病程比较长(8个月以上),临床多因黄疸而发现,如果患者没有临床症状,手术前后多次B超、腹部CT检查也很难发现胰腺癌病变,手术中就更不可能探查到胰腺。所以,对此类复杂的病例,医师的确难以鉴别,但也应更加仔细,因为一点点疏漏都会给患者造成一定的损害,而医务人员也会因此陷入医患纠纷的麻烦。

7. 胆石症是普外科常见的疾病,即胆道系统的任何部位发生结石的疾病,约有70%的胆囊炎患者胆囊内有结石存在。在普外科中,虽然单纯的胆囊切除是比较安全易行,但是胆石症的病因却是复杂的。对于胆道疾病医师万万不可以只依靠B超检查进行诊断,一定要重视临床表现,如症状和体征的分析、发热的类型、有无畏寒、有无黄疸、小便的颜色以及有无泡沫、腹痛的部位、压痛的位置、肝区有无叩击痛、肝功能中相关酶谱的变化等。此外,患者因胆石症伴化脓性胆囊炎行胆囊切除术后出现黄疸,再次手术时发现胆总管在肝总管与胆总管交界处横断损伤,在行胆肠吻合后反复出现高热、黄疸等急性梗阻性胆管炎表现,显然这是由于胆肠吻合术狭窄引起的,这是一例典型的胆道损伤后处理不当而造成的反复发作胆管炎的病例。其实,在行胆囊切除术时发生医源性胆道损伤,是该手术的并发症,其愈后与损伤发现的早晚、治疗的合理性有着密切的关系,就此类情况有以下几个问题值得医师注意:

(1) 在胆囊没有急性炎症的情况下行胆囊切除术,术中造成胆总管横断伤,在鉴定过程中很可能会被认定是医师技术性原因造成。一般结石较大(3 cm以上)时才有胆囊切除指征,无结石的急性化脓性胆囊炎治疗,一般也是以保守治疗为主。特别要指出的是,由于B超检查的普及,真性息肉与假性息肉(胆固醇在胆囊壁的沉积,在B超中往往出现慢性胆囊炎的表现)术前其实很难准确辨认。目前以息肉大小作为是否手术的指标,息肉10 cm以上才有胆囊切除术的指征。

(2) 胆囊切除术后发现患者黄疸,若进行再次手术,应该说还是比较及时,但在此时如何进行处理其实有不同的方法:① 比如,在胆管上端放置引流管,等局部炎症吸收后再手术,可以使二次手术野清晰,组织愈合良好,但是较长时间的胆汁外引流会造成电解质紊乱、消化不良,也可能引起胆道内感染。② 另一种方法是若局部炎症不严重,组织水肿不严重,解剖关系清楚,也可以立即行胆总管对端吻合或胆肠吻合术,此时,要求吻合方法应采用减少吻合口狭窄的方法,例如,一层缝合法。若胆肠吻合的方法不规范,例如,胆管过度置入肠管内,再行两层缝合,必然造成日后的吻合口狭窄。同时,如果不放置内支撑管,吻合口也必然狭窄。其实,这都是医疗鉴定中常常容易忽略的小失误,但造成的后果却非常严重,故应谨慎、尽量避免。

8. 由于胃和胰腺解剖位置在腹部体表投影的位置相同(胃位于上腹部正中部位,而胰腺却藏于上腹部胃的后下方),当胃或胰腺有病变时,又都可能会影响到营养吸收,出现上腹部不适、上腹痛、消化不良产生的腹胀、嗳气、食欲不振、消瘦等相同症状。因此,即便无条件腹部CT检查,也应按急性胰腺炎对待,暂停进食、补液、观察腹痛变化和再次复查淀粉酶。对于长期反复上腹痛,应考虑慢性胰腺炎和肿瘤,及时进行腹部胰腺B超、CT、磁共振检查、超声内镜或CT引导下穿刺病理检查、结合血液肿瘤标记物CEA、CA199等检查来确诊。当不能排除慢性胰腺炎或肿瘤时,特别要注意定期反复B超、CT对胰腺部位分层薄层增强扫描、磁共振胰胆管显影等检查(必要时可进行PET-CT检查鉴别检查),以免因漏诊误诊而导致医患纠纷的发生。

(二) 骨科纠纷

骨科是医学的一个专业或学科,专门研究骨骼肌肉系统的解剖、生理与病理,运用药物、手术及物理方法保持和发展这一系统的正常形态与功能,以及治疗这一系统的伤病。因骨科常见疾病引发医患纠纷的原因:

表9-6 2005年1月至2015年12月,浦东、闵行、长宁、普陀、静安五区骨科常见疾病引发医患纠纷、医疗事故统计

骨科疾病	浦东新区	闵行区	长宁区	普陀区	静安区
颈椎综合征	(3)8.82%	(4)9.76%	(3)7.69%	(3)7.50%	(4)9.30%
脊柱病	(5)14.71%	(4)9.76%	(5)12.82%	(6)15.00%	(6)13.95%
多发性腰椎间盘突出伴椎管狭窄症	(4)11.76%	(6)14.63%	(6)15.38%	(5)12.50%	(6)13.95%
人工关节置换	(3)8.82%	(3)7.32%	(4)10.26%	(4)10.00%	(4)9.30%
肱骨髁上骨折	(3)8.82%	(5)12.20%	(4)10.26%	(4)10.00%	(4)9.30%

(续表)

骨科疾病	浦东新区	闵行区	长宁区	普陀区	静安区
股骨转子间骨折	(3)8.82%	(2)4.88%	(3)7.69%	(2)5.00%	(2)4.65%
膝关节周围骨折或膝关节脱位	(2)5.88%	(3)7.32%	(3)7.69%	(3)7.50%	(3)6.98%
大血管及血管内膜损伤	(3)8.82%	(4)9.76%	(3)7.69%	(2)5.00%	(3)6.98%
四肢内、外翻畸形矫治	(2)5.88%	(2)4.88%	(1)2.56%	(2)5.00%	(3)6.98%
手术后并发伤口感染	(5)14.71%	(6)14.63%	(5)12.82%	(7)17.50%	(6)13.95%
儿童的孟氏骨折	(1)2.94%	(2)4.88%	(2)5.13%	(1)2.50%	(1)2.32%
其他	(0)0%	(0)0%	(0)0%	(1)2.50%	(1)2.32%
总计	(34)100%	(41)100%	(39)100%	(40)100%	(43)100%

注：有些医患纠纷、事故案卷涉及多个问题，但本表中仅体现主要问题，具有唯一性，特此说明，仅供参考。

1. 颈椎综合征是一种退行性病理改变为基础的疾患，是颈椎骨关节炎、增生性颈椎炎、颈神经根综合征、颈椎间盘脱出症的总称。主要由于颈椎长期劳损、骨质增生，或椎间盘脱出、韧带增厚，致使颈椎脊髓、神经根或椎动脉受压，出现椎节失稳、松动；髓核突出或脱出；骨刺形成；韧带肥厚和继发的椎管狭窄；刺激或压迫了邻近的神经根、脊髓、椎动脉及颈部交感神经组织等一系列功能障碍的临床表现。此外，由于颈椎椎管为一细小而狭长的管道，其内壁与颈髓直接贴合紧密，基本无多余的空间。同时，颈髓又是支配四肢及躯干部位的神经通道。因此，颈椎手术不仅难度大，而且风险也极高，术中即使出现一点细微的意外，都有可能使患者严重致残，甚至死亡。加上接受手术治疗的颈椎病患者大多颈髓受压严重，往往已出现了不同程序的损伤。所以，颈椎病手术治疗的目的仅仅是通过减压，使颈髓已出现的可逆性损伤得以恢复而消除临床症状，而对于颈髓因长期受压而导致的不可逆性损伤所产生的临床表现是否能够获得改善或不再继续加重，那可能只是希望而已。所以，鉴于该类手术的手术风险，医师必须进行认真、细致的术前告知，还必须将可能出现的各种医疗风险向患者及其家属讲深讲透，以免因患者的期望值与手术的实际效果相差甚远、心理准备不足而产生医患纠纷。

2. 脊柱病是脊柱的骨质、椎间盘、韧带、肌肉发生的病变，进而压迫、牵引刺激脊髓、脊神经、血管、植物神经从而出现复杂多样的症状。骨科纠纷中脊柱手术引发的纠纷较多。尤其是因内固定物发生断裂或松动引发的纠纷较为常见。据不完全统计，全美每年因脊柱骨折内固定术发生医疗诉讼的案件为18 347件，占医疗诉讼的12.38%。争议焦点中：关于脊柱骨折内固定术中是否需要同时行植骨融合的问题鉴定部门的争论也较大。对于不稳定型或腰4以下脊柱骨折，一般都主张在内固定术中同时行植骨融合术，以增强骨质部位愈合后的稳定性。但脊柱内固定术后发生断钉的概率又是非常的高（通常为15%～20%），而且，大多数是下位钉断裂，断钉的时间一般出现在术后3个月以上。很多权威机构认为：断钉主要与脊柱活动过程中所产生的应力作用直接相关，且此并发症在目前现有的医学科学技术条件下还没有较好的预防办法。如果仅单纯排除产品质量问题（医方需提供该产品的合格证明），应与医疗机构的医疗行为无关（属于无法预料或不能防范的不良后果的，不属于医疗事故）。至于术中为避免不必要的医源性损害而放弃强行取钉的做法其实也是符合医疗原则的。但是医疗机构有义务在临床工作中，加强对患者的术前告知的力度，详细交代并签字确认，术后一旦发生内固定物松动、滑脱或断裂现象，应及时采取相应措施，告知患者再次手术调整，并不断向患者宣教，使其充分认识到医学科学是存在着很大的局限性和不确定性，以避免患者及其家属将原始创伤的后遗症认定为医疗过失。

3. 对于多发性腰椎间盘突出伴椎管狭窄症的患者，大多数医师会选择采用腰椎多段开窗摘除突出的椎间盘髓核，并扩大狭窄椎管的手术方案，这也是目前最常用的手术方法之一。虽然针对此类疾病的手术方法还有很多，但就目前为止，尚无哪一种术式被一致公认为是疗效非常确切可靠的方法。由于此类疾病病变范围广，手术创伤大，周围的软组织遭受的损伤严重，加上术中出血较多，因此，术后常出现椎管内软组织粘连[解释3]及炎性反应，椎板切除和椎管扩大术以及椎间盘突出髓核摘除等都对脊柱的稳定性有较大影响，而椎间盘髓核摘除术是在完全不能直视的条件下进行的，是否摘除彻底完全凭借经验，一旦术后有残留的髓核，随着腰部活动增多，仍可能再次突入椎管内而造成所谓的"术后复发"。此外，关于椎管扩大的问题，过度扩大则对脊柱稳定性有影响，扩大不够则导致减压不彻底。所以上述诸多情况是造成此类疾病疗效差异的主要原因，也是医患纠纷产生的主要原因。对此，医疗机构应充分估计手术的难度和疗效，对术中及术后可能发生的问题要反复向患者及其家属进行告知，履行签字手续，建议录音录像。如果患者或其家属对疗效及手术风险存在顾虑，医师宁愿选择推迟或放弃手术，也不能勉强和随意夸大手术效果，以免不必要的纠纷产生。

4. 利用腰椎牵引治疗腰椎间盘突出症是临床上较常用的保守疗法之一,其原理是通过牵引来加大椎间隙的宽度和后纵韧带的紧张度,促使突出的椎间盘有所回纳,以减轻其对脊髓或神经根的压迫,达到缓解疾病的目的。但是,腰椎牵引也具有一定的风险性,并不是所有腰椎间盘突出症患者都适宜用牵引疗法。因此,医师必须让患者认识到牵引只是有可能使突出的椎间盘部分回纳到椎间隙内,但绝对不可能保证所有被牵引的患者突出的椎间盘都能有所回纳。其实,通过牵引能使突入椎管内的椎间盘完整回纳到椎间隙内的病例至今尚未见报道。相反,牵引的同时,增加了脊髓和神经根的紧张度,如果突出的椎间盘不能有所回纳,则脊髓和神经根遭受的相对压力将明显加大。所以,对于那些突出特别巨大的椎间盘、脊髓或神经根受压及水肿本已非常严重的患者,若牵引力过大且又不能促使椎间盘有所回纳时,则可能使脊髓及神经根遭受不可逆性损伤。因此,牵引前应完善相关检查(脊柱 X 线、CT、MRI 等),严格把握适应证,并向患者讲明牵引术可能存在的风险。同时,在牵引过程中应根据患者的年龄、性别、体征等设定合适的牵引力度,严格按操作规范进行,循序渐进、缓慢加力,并严密观察患者的病情变化,特别是下肢症状,如疼痛、麻木情况的变化,以不增加患者明显的痛苦为度。一旦患者腰部或下肢症状加剧,应立即减力或放弃牵引。此外,每次牵引后还应再次检查患者下肢感觉及运动情况,若出现脊髓或神经根损伤,应立即进行有针对性的治疗,避免医患纠纷的发生。其实,就目前普遍认为,脊髓损伤的最佳治疗方案仍是手术减压加大剂量激素冲击治疗,同时,辅以脱水、神经营养剂、高压氧等综合治疗。而对于用牵引、针灸、推拿、药物治疗等临床上较常用的保守疗法,可能效果较差。

5. 目前,行人工关节置换术的投诉每年平均按 6.97% 的速度在不断地增长。按照人工关节置换术操作常规要求,在安装假体柄时,如遇阻力过大,应暂停安装并查找阻力过大原因,一般是要求重新扩髓或更换小一型号的假体柄,以防股骨上端劈裂或柄尖穿破股骨皮质(穿透骨皮质毕竟还是需要一定的力量)。此外,术后的复查必须能看到人工假体的全貌为标准,以便于观察手术的满意程度及可能存在的问题。

6. 肱骨髁上骨折属不稳定型骨折,用手法复位的方式不仅难度较大,而且结果往往不满意,还容易出现纠纷。因此,临床上常采用切开复位内固定等方法进行治疗。该骨折虽不属关节内骨折,但手术创伤大多要涉及肘关节囊和关节腔,加上术后辅以外固定使肘关节制动,直到复查显示有明显骨痂生长后才允许肘关节僵直,同时在除去外固定后能够及时进行功能锻炼,关节功能的恢复大多数是满意的。如果肱骨髁上骨折同时合并有肘关节周围软组织严重损伤,则无论如何功能锻炼,肘关节的活动功能障碍可能都无法彻底恢复。因此,对于关节部位或临近关节部位的损伤,医师应特别注意掌握螺钉的长度及进入方向,防止其进入关节腔内,一旦发生必须立即调整或更换螺钉,并将术后可能出现的关节功能障碍等情况及时向患者交代清楚,并签字确认,以避免不必要的医患矛盾的发生。此外,采用切开复位内固定治疗前臂尺、桡骨双骨折,要求必须将两处骨折同时都给予内固定,如果仅固定一侧[解释4],则不能保证未固定一侧的骨折始终保持对位对线满意,而一旦该处骨折移位明显,手法复位将相当困难,通常需再次手术复位内固定来完成,否则有可能影响前臂旋转功能。肱骨髁上骨折多于 10 岁以下的儿童。根据受伤机制不同,临床上将其分为伸展型和屈曲型,伸展型居多。在临床治疗上由于伤者年龄小,在接受手法整复治疗的过程中与医师配合大多较差,常常因此而影响复位效果。加上靠近肘关节部位,手术整复难度大,且复位后因两断端间接触面较少而极不稳定,常发生再移位。最重要的是肘内翻畸形[解释5]发生率高,常以此引发纠纷。此外,该骨折本身或在治疗过程中易导致血管神经损伤及发生前臂缺血性肌挛缩。考虑到手术治疗存在血管神经损伤、切口感染等风险,所以,在临床上有时先试行手法整复,再考虑手术治疗。对此,术前医师应与患者及其家属进行充分沟通和告知可能出现的并发症,并对疾病的自然转归有正确的认识和期待,从而减少医患纠纷的发生。

7. DHS 内固定治疗股骨转子间骨折由于其稳固性好、疗效确切,已成为目前主要的治疗手段之一。DHS 内固定关键取决于术中导针钻入的角度,如果角度稍有偏差,就很可能造成 DHS 系统中的加压滑动螺钉穿出股骨头、颈的骨皮质外,导致手术失败或严重影响疗效。因此,该类手术的操作规范明确要求在导针钻入后,须先利用 C 臂 X 线机作旋转透视,从正位和轴位两个不同平面中确认导针的角度及其在股骨头内的位置都基本满意后,方可开始 DHS 内固定。为防止医疗意外的发生,在完成 DHS 固定后,还要再次重复上述透视,以证实加压滑动螺钉位置满意后才能关闭切口。在没有术中透视条件的医院,不宜开展此类手术。否则,一旦出现医患纠纷,赔偿将在所难免。此外,股骨交锁钉内固定也最好在 C 臂 X 线机透视下操作,遇远端锁钉锁入困难时,要避免盲目过多地钻孔调整。如在骨骼同一部位钻孔较多,在随后的术中操作及术后搬动患者时,应动作轻柔,并要用外固定加以保护,术后要常规拍片复查,一旦发生医源性骨折,应立即予患者沟通,并在其签字同意的情况下及时给予对症处理,以免给患者造成更大的伤害和引发不必要的医患纠纷。

8. 骨科患者内固定术后发生内固定材料断裂的现象在医患纠纷中屡见不鲜,患者常常认为这是由于医师在手术中为其使用的内固定材料质量不合格或操作不当而造成的。其实上,能导致内固定材料断裂的原因除产品质量外,还有很多。据不完全统计,真正因为质量问题而发生内固定材料断裂的病历仅占6.37%。研究证实,在发生内固定材料断裂的各种原因中,79.28%的断裂属于"疲劳性断裂",即反复磨损而导致的断裂。因此,医疗机构在购进植入性医疗器械时除保存好相关的质量合格证明等资料外,还应加强医患沟通,向患者及其家属反复交代出院后的后续治疗和复查问题。医师对术前病历资料的收集与整理过程也应尽可能详细,如体检及辅助检查要全面,对病情讨论分析与统计应反复且深入,适当时还应邀请相关学科专家进行会诊,同时,严格执行医疗法律法规及诊疗护理用药规范,只有这样才能最大程度地减少医患纠纷的发生。需要注意的是,如果将不同厂家、不同材质的钢板和螺钉组合成一套对骨折作内固定则是绝对禁止的。

9. 腘动脉由于紧贴股骨下端的腘面和胫骨平台后缘的唇状突起处,位置比较固定。因此,当发生膝关节周围骨折或膝关节脱位时,腘动脉就很容易遭受损伤。在医疗鉴定中,常见的腘动脉损伤的类型有:① 骨折断端直接刺伤血管或压迫血管;② 骨折后由于肌肉的牵拉引起血管撕裂伤;③ 暴力使血管震荡,造成挫伤或痉挛。并以此来判断是患者自身原因还是医疗过失。

10. 对大血管伤的患者,在抗休克等对症处理的同时应尽快安排手术修复已断裂的大血管以恢复伤肢远端的有效血供,重建伤肢血循环。大肢体组织对缺血缺氧的耐受性极差,一般认为在缺血后4～6小时内为安全期,如果缺血超过8小时以上,组织将遭受严重的不可逆性损害,重建血循环后的效果是极差的。而对于血管内膜损伤的患者,由于早期该伤情对肢体远端血供影响不明显,但随着损伤血管内局部血小板积聚逐渐增多,导致血栓形成,肢体远端缺血的临床表现逐渐明显。当伤肢一旦出现缺血表现时,应立即行血管造影、超声多普勒等相关检查,确定损伤或血栓形成的部位,及时行血管探查并根据具体情况作相应处理。

11. 对于四肢内、外翻畸形矫治术前一定要仔细分析导致畸形的因素和原因,如未软组织因素所造成,应先解除软组织因素或截骨矫形术中同时松解导致畸形的软组织,那就应该先将瘢痕作彻底松解,然后再考虑择期行截骨矫形。对于在四肢内、外翻畸形实施截骨矫形术后的患者中有相当一部分患者存在复发倾向,甚至复发超过术前程度,这一情况必须在术前向患者及其家属进行详细的告知并履行签字手续。

12. 手术后并发伤口感染的问题始终是医疗界一大难题。据不完全统计,在20世纪中期以前开放性损伤的伤口感染率最高时期可达到40%以上。随着现代医学水平的不断提高以及抗生素的广泛应用,术后感染率已有明显下降,但仍未能达到令人满意的程度。一般情况下,严重创伤和伤口在术前已被污染是发生术后感染的主要原因,而在同样条件下,下肢发生感染的概率又高于上肢三倍。骨折术后一旦发生感染,对患者来讲无疑是一大灾难,不仅感染难以控制,而且致残率极高。对于低毒性、迟发性感染的问题同样也应引起足够重视,除在术前谈话记录中给予告知和记录外,还应积极作分泌物细菌培养及药敏试验,从而选择有效抗生素控制感染,这也是医疗鉴定中常会出现的医疗过失问题。此外,对于闭合性骨折,在患者身体条件允许的情况下,应尽量完善术前准备,不要急于手术,为了防止漏诊漏治现象发生,除术中要仔细探查外,在关闭伤口前应透视或拍片检查手术效果,如无术中透视或拍片的条件的,则应在术后尽早复查,降低漏诊误诊率,减少医患纠纷的发生。

13. 儿童的孟氏骨折的治疗比较复杂,特别是在桡骨小头脱位的治疗上存在争议,目前大多数学者主张只对尺骨骨折作坚强内固定,桡骨小头自行复位后辅以外固定保护,无须手术重建环状韧带。而对于陈旧性桡骨小头脱位,只要对前臂旋转功能影响不大,则最好接受这个现实,除非尺骨骨折处存在明显的成角畸形,否则不要再轻易接受手术治疗。儿童的桡骨下头脱位如对前臂旋转功能有部分影响,可待其成年后再行桡骨小头切除术。

(三) 神经外科纠纷

神经外科是外科学中的一个分支,是在外科学以手术为主要治疗手段的基础上,应用独特的神经外科学研究方法,研究人体神经系统,例如,脑、脊髓和周围神经系统,以及与之相关的附属机构,例如,颅骨、头皮、脑血管脑膜等结构的损伤、炎症、肿瘤、畸形和某些遗传代谢障碍或功能紊乱疾病,如:癫痫、帕金森病、神经痛等疾病的病因及发病机制,并探索新的诊断、治疗、预防技术的一门高、精、尖学科,因神经外科常见疾病引发医患纠纷的原因。

表9-7　2005年1月至2015年12月,浦东、闵行、长宁、普陀、静安五区神经外科常见疾病引发医患纠纷、医疗事故统计

神经外科疾病	浦东新区	闵行区	长宁区	普陀区	静安区
输血问题	(4)11.11%	(3)10.00%	(3)11.11%	(4)11.76%	(5)13.51%
脊髓椎管手术	(7)19.44%	(5)16.67%	(5)18.52%	(6)17.65%	(6)16.22%
脑外伤	(9)25.00%	(8)26.67%	(6)22.22%	(10)29.41%	(11)29.73%
颅内感染	(10)27.78%	(8)26.67%	(9)33.33%	(8)23.53%	(10)27.03%

(续表)

神经外科疾病	浦东新区	闵行区	长宁区	普陀区	静安区
三叉神经痛	(5)13.89%	(4)13.33%	(4)14.81%	(4)11.76%	(4)10.81%
其他	(1)2.78%	(2)6.67%	(0)0%	(2)5.88%	(1)2.70%
总计	(36)100%	(30)100%	(27)100%	(34)100%	(37)100%

注：有些医患纠纷、事故案卷涉及多个问题，但本表中仅体现主要问题，具有唯一性，特此说明，仅供参考。

1. 输血过程的血型检查及查对制度是防止该类纠纷发生的一项最重要，也是最基本的防范措施，医务人员必须严格遵守、认真执行查对制度，以保证用血安全。例如颅内脑膜瘤，它是神经外科中常见的颅内良性肿瘤，由于其供血丰富，手术危险性大，一旦发生较大的出血，除了规范的止血措施外，输血也是必不可少的救治措施。若在治疗过程中，给患者输错了血型，那就应该从医院的管理过程上寻找问题。因为在医疗核心制度中，对输血的核查是非常严格的，它需要医务人员核查输血单与血袋标签上的供血者姓名、血型、血袋号及血量是否相符以及患者床号、姓名、住院号、血型是否一致，并经过输血前二人核对无误后方可执行。此外，输血过程中应严格观察患者输血反应，如发生输血反应，应立即停止输血，并给予相应的对症措施。

2. 在过去，对于大多数骶尾部脊膜膨出、脊髓脊膜膨出或椎管内皮样囊肿等疾病的诊断，临床往往习惯使用注射造影剂的方式进行诊断，其实，造影后的并发症及不良反应等异物反应对患者具有一定的风险。根据全美不完全统计报道：2005年因注射造影剂引发的医患纠纷占放射科纠纷的37.92%，2010年下降至14.26%，2015年仅为5.79%。随着时代的进步，明确诊断的方法越来越多，比如，布局穿刺检查、磁共振检查等都可以明确脊椎裂及脊髓、神经的畸形以及局部粘连等病理情况。因此，造影的方法已被越来越多的替代检查所取代，医患纠纷也随之下降。在很多欧美国家，脊髓椎管手术归属于神经外科手术范围，甚至包括椎间盘手术，而我国将此类手术常归属于骨科（可能是考虑到教学的系统性和教科书、外科参考书等来确定的）。对于此类手术，如果患者术后截瘫，寻找问题时除详细询问病史、检查结果、诊断依据外，若磁共振检查发现手术后的改变为脊髓内空洞形成，仍不能完全用肿瘤压迫来解释（术前磁共振检查无此改变），即便肿瘤压迫是主要原因。在临床工作中，其实初步诊断错误是很常见的，也是正常的，但发现错误后，应及时完善相关检查，明确诊断，绝对不可在诊断未明的情况下，盲目制定诊疗护理用药方案，特别是有创的诊疗项目，这时就更需要医师在修正诊疗方案时及时与患者及其家属进行沟通，以取得其理解和配合，以便于下一步诊疗护理用药可以顺利实施，减少不必要的纠纷发生。

3. 对于脑外伤患者行头颅CT检查当然是首选的检查方式，在CT检查中，颅内血肿与颅内脑膜瘤的影像学诊断虽然有许多可鉴别之处，但是，鉴别不仔细也比较容易会出现将脑膜瘤误诊为颅内血肿。在手术过程中，脑膜瘤与颅内血肿就更难鉴别，即便行该类手术不是非常困难，但是，由于医师缺乏经验，先行左颞部斜形切口，以后再开骨窗，而不是开骨瓣开颅，更何况医师在术前可能已经误诊，后经骨窗来切除脑膜瘤，此法不但给手术带来很大困难，而且也会引起不必要的脑组织损伤，这也是术后引起多种并发症的主要原因。颅脑外伤后发生迟发性颅内血肿是常见问题，WHO所公布的发生率为2.75%~8.34%。其发生的主要原因可能是患者头部外伤时存在硬膜外出血源，加上伤后脑组织水肿、血肿及某些颅内压增高，从而形成的填塞效应因对出血源起到了一定的压迫作用。但随着颅内血肿的清除、减压手术的实施等处理后，颅内突然失去了填塞作用，而造成硬膜自颅骨剥离，遂而引起迟发性硬膜外血肿。因此，在术前、术中发现误诊后应及时向患者及其家属说明手术可能带来的并发症，而不仅限于向患者及其家属交代手术的必要性，因为家属在某种情况下只能唯命是从，而没有太多的选择余地，任何不明确告知都可能涉嫌医疗机构未履行医疗告知义务而引发医患纠纷。

4. 通常术后使用切口外引流管是常见的方式，切口外引流管在术后24~72小时后通常应该拔除，因为时间越长，所产生的颅内感染的概率也越高。颅内感染其实对于患者来说可能就是致命的并发症，也是重大特大医疗事件引发的最主要原因之一。因此，手术后应严密观察病情变化，发现异常情况，及时给予处理，并充分告知患者及其家属，避免医患纠纷的发生。

5. 在临床上通常将三叉神经痛分为原发性和继发性。原发性三叉神经痛的原因不明，怀疑是由于异常位置的血管压迫所致，而继发性的三叉神经痛与疼痛发作的器质性病变有关，例如肿瘤等。因此，术前应明确诊断是原发性三叉神经痛还是继发性三叉神经痛，以便于术前手术方法的选择。还需要注意的是，目前尖锐复杂的医患环境，不能重复不必要的检查，但也不能为患者节约诊疗费用而减少一些必要的检查项目。

(四)胸心外科纠纷

心胸外科还包含了心脏外科和普胸外科的疾病,因胸心外科常见疾病引发医患纠纷的原因,如表9-8:

表9-8 2005年1月至2015年12月,浦东、闵行、长宁、普陀、静安五区胸心外科常见疾病引发医患纠纷、医疗事故统计

胸心外科疾病	浦东新区	闵行区	长宁区	普陀区	静安区
胸外伤后的气胸	(6)15.38%	(5)18.52%	(7)16.28%	(6)20.69%	(5)20.00%
喉返神经损伤	(9)23.08%	(5)18.52%	(9)20.93%	(7)24.14%	(6)24.00%
心室间隔缺损修补	(6)15.38%	(5)18.52%	(6)13.95%	(4)13.79%	(4)16.00%
贲门失迟缓症	(4)10.26%	(3)11.11%	(4)9.30%	(4)13.79%	(3)12.00%
左心房黏液瘤	(5)12.82%	(4)14.81%	(8)18.60%	(3)10.34%	(4)16.00%
自发性食管破裂	(6)15.38%	(4)14.81%	(7)16.28%	(4)13.79%	(3)12.00%
其他	(3)7.69%	(1)3.70%	(2)4.65%	(1)3.45%	(0)0%
总计	(39)100%	(27)100%	(43)100%	(29)100%	(25)100%

注:有些医患纠纷、事故案卷涉及多个问题,但本表中仅体现主要问题,具有唯一性,特此说明,仅供参考。

1. 对于胸外伤后提示存在张力性气胸而呼吸困难的患者,抢救时,若在没有做胸腔减压(穿刺留滞针头或插管闭式引流)的情况下,而采用呼吸面罩或气管内插管加压通气,常常会因为破损的肺漏气而增加患侧胸腔内压力,加重对双侧肺的压迫及循环障碍。因此,术后医疗机构应充分重视肺动脉高压的处理,减少医疗投诉的发生。

2. 动脉导管切断缝合术、动脉导管结扎术、动脉导管钳闭术等,是一种高风险、高难度、精密度的手术,其最大的风险是致命性的大出血和左侧喉返神经损伤。由于纤细的左侧喉返神经位于动脉导管的下后方,手术时,医师要在狭小如指缝的大血管间隙区域内进行剥离、牵拉,钳夹血管钳、切开、缝合等复杂的操作,有时会造成对该神经的意外损伤(包括过度牵拉、切断等)。因此,喉返神经损伤是该类手术难以完全避免的并发症。此外,术前医疗机构应对患者的病情、诊疗方案、并发症与不良后果,向患者及其家属进行详细地告知和解释,使其得以充分理解与配合,这才是减少医患纠纷最重要的一环。

3. 体外循环下心室间隔缺损修补术是胸心外科常见的手术,其中,由于"补片"排异反应而移位的事件常有发生,对于手术中异物残留其实是一种失责的行为,应杜绝发生。预防与杜绝手术中异物残留,术者一定要树立高度的责任心,认真负责地对待每一台手术,手术结束前认真核对器械、纱布和其他用品,做到准备无误。手术中易于疏漏的小物品,如棉球、缝针、线等,用完必须立即移开,以免残留而难以寻找,引发医患纠纷。

4. 贲门失迟缓症,有80%~95%以上的贲门失迟缓症患者会出现咽下困难、疼痛、食物反流现象。其病变除贲门部肌肉呈痉挛状而造成狭窄外,还有食管肌的运动障碍、蠕动减弱、排空功能障碍等。为此,食管黏膜外贲门肌层切开术或贲门扩张术,只能改善狭窄问题,术后仍会存在不同程度的食管扩张,当食管中食物充盈时,其重力引流轴线偏离了贲门口,加上食管肌层蠕动排空乏力,食物郁积于食管内,并发炎症、膈疝及食管下段憩室等,都属于手术并发症。

5. 心脏机械瓣膜置入机体后,为防血栓栓塞并发症,必须终身应用抗凝剂。在抗凝治疗的情况下,每年仍有大约1.68%发生血栓栓塞的并发症,出血的并发症高达5.33%。抗凝出血可表现为牙龈出血、鼻衄、皮下出血或女性的月经过多,一般易于处理且预后良好。若有消化道出血或脑出血者则病情危重,尤其脑出血者,甚至危及生命或留下残疾。一方面,预防抗凝出血并发症,关键在于合理、正确地应用抗凝剂,包括药品种类、剂量、使用时间、方法等;另一方面,加强抗凝程度的监测,包括测定凝血指标:凝血酶原时间(PT)及国际标准比值(INR),并密切观察有无出血的表现。如出现凝血指标高于要求或临床表现有出血现象,应及时调整用药,并根据不同情况,采用减量、停药,甚至应用维生素K1拮抗抗凝药物。如凝血指标低于治疗要求,则应酌情增加抗凝药的用量。在施行这种具有相当风险性的抗凝治疗中,更多地应考虑每个具体患者的病情与特点,密切观察凝血检测指标的变化,及时正确地调整抗凝剂的用量,是预防与减少出血与血栓栓塞并发症的重要措施。此外,换瓣前最好请心内科会诊,共同研究是否存在风湿等问题,以帮助外科医师确定最佳的手术时机。其实许多疾病的诊疗都需要多科室的共同协作,这样不但更有利于患者,也同时可以规避医师的医疗风险。

6. 自发性食管破裂是一种罕见而凶险的疾病,由于其临床表现很不典型,因此,极易被误诊为心肌梗死、胸膜炎、液气胸、胰腺炎、胃穿孔、胆道感染等,有的被误诊为急腹症而施行剖腹探查。据全美资料统计报告,167例食管自发性破裂,误诊率尽高达79.36%。自发性食管破裂,如能及时正确诊断,在发病24小时内施行手术,一期修补食管,治愈率提高58.28%。因此,医师除详细询问病史、全面细致地体格检查、合理地应用各种特殊检查(例如,影像学、胸腔穿刺等)外,还

应加强沟通,向患者及其家属详细交代病情、告知风险,以取得患者及其家属的理解与配合,减少医患矛盾的出现。

7. 左心房黏液瘤是胸心外科常见疾病,它是一种起源于左心房的良性肿瘤,从黏液瘤到栓塞再到神经系统损坏直至后遗残疾,是该疾病发展与演化的过程和结果。因此,医疗机构应加强业务学习,认识和考虑到该疾病的演变过程,加强相关的心脏检查(如超声心动图或其他影像检查),重视鉴别诊断,不断提高诊治水平,以免造成漏诊,延误患者治疗而导致医疗侵权事件的发生。

(五) 泌尿外科纠纷

泌尿外科主要治疗范围有:各种尿结石和复杂性肾结石;肾脏和膀胱肿瘤;前列腺增生和前列腺炎;睾丸附睾的炎症和肿瘤;睾丸精索鞘膜积液;各种泌尿系损伤;泌尿系先天性畸形如尿道下裂、隐睾、肾盂输尿管连接部狭窄所导致的肾积水等,因泌尿外科常见疾病引发医患纠纷的原因,如表9-9:

表9-9 2005年1月至2015年12月,浦东、闵行、长宁、普陀、静安五区泌尿外科常见疾病引发医患纠纷、医疗事故统计

泌尿外科疾病	浦东新区	闵行区	长宁区	普陀区	静安区
外伤造成实质脏器的严重损伤	(2)7.41%	(4)11.76%	(3)10.71%	(4)11.43%	(3)10.00%
阴茎短小行整形手术	(5)18.52%	(6)17.65%	(6)21.43%	(5)14.29%	(5)16.67%
输尿管的手术损伤	(5)18.52%	(5)14.71%	(4)14.29%	(5)14.29%	(5)16.67%
睾丸扭转	(3)11.11%	(4)11.76%	(3)10.71%	(5)14.29%	(3)10.00%
阴道囊肿	(3)11.11%	(3)8.82%	(3)10.71%	(4)11.43%	(4)13.33%
尿石症	(3)11.11%	(4)11.76%	(2)7.14%	(3)8.57%	(3)10.00%
前列腺摘除术后	(2)7.41%	(3)8.82%	(3)10.71%	(4)11.43%	(2)6.67%
肾外伤伤后	(2)7.41%	(2)5.88%	(2)7.14%	(2)5.71%	(3)10.00%
肾肿瘤(肾癌)	(2)7.41%	(2)5.88%	(2)7.14%	(2)5.71%	(1)3.33%
其他	(0)0%	(1)2.94%	(0)0%	(1)2.86%	(1)3.33%
总计	(27)100%	(34)100%	(28)100%	(35)100%	(30)100%

注:有些医患纠纷、事故案卷涉及多个问题,但本表中仅体现主要问题,具有唯一性,特此说明,仅供参考。

1. 一般外伤造成实质脏器的严重损伤,往往伴随着原发的一些基本疾病。在抢救过程中,抢救生命是头等大事,入院观察时间不应过长,在足量扩容(包括输血)下,如果血压不能维持,要毫不犹豫地进行手术。在以往的医疗鉴定中,急诊患者重在"急"上,积极、及时、有效的救治处置,才是减少医疗侵权责任的关键。

2. 现在社会由于阴茎短小行整形手术的男性不乏少数,小阴茎的诊断标准其实没有国际标准,不同国家和组织也存在不同的诊断标准。所以,此类问题往往会从单纯的疾病转化为社会问题、心理问题,因此,发生医患纠纷的概率较高。此类手术其实风险不大,但也可能出现一些并发症,例如,淋巴性水肿等,对此只要有一些有力的防治措施即可,如手术结束后使用弹力绷带等。其实,一个男人的阴茎尺寸比大多数人的短一点,通常心里都会有些担忧,但从美国性医学专家的统计数据来看,拥有短一点阴茎的男子,性能力不弱反强,较长的阴茎大多不够厚实,所以也就不够硬挺。即使阴茎长且硬,也容易在猛烈的性生活中出现折断或弯曲的问题,增加男性性安全隐患,同样影响快感。阴茎较短,一般就会比较粗,从而增加了性生活的安全性,在性生活中一般不影响性功能、性快感和性高潮(若要了解更详细的性科学信息,可关注庄璘(Zorin Nikolaj)的新书《言而有"性"》)。

3. 输尿管的手术损伤多发生在较复杂的手术,例如,巨大肿瘤、盆腔内有严重粘连、输尿管变位等。为了预防此类损伤,除术者要求细心、有高度的责任心外,必须熟悉输尿管的解剖特点,特别是在疾病时输尿管易移位,对复杂的腹膜后、盆腔手术有必要术前输尿管内先插管保护,术中易识别。有时输尿管不是直接损伤而是手术引起输尿管的供血障碍而引发输尿管坏死、尿漏,这些情况都要主动向患者说明,取得理解,减少医患纠纷的发生。

4. 睾丸扭转是泌尿外科中少见的病症,常发生于先天性睾丸系膜过长,睾丸系带发育不良,阴睾,睾丸下降不全,附睾与睾丸接合不全,附睾与不法精索过度活动,精索过长,阴囊过大等情况。65.93%发生在青春发育期,且多发生在春秋交替季,此时昼夜温差大,外界温度下降使精索过度活动或痉挛,容易诱发睾丸扭转。剧烈运动也可能是一个诱因。但是,睾丸扭转是否会引起睾丸坏死或者萎缩,主要看两个因素:一是睾丸精索扭转的程度,二是扭转的持续时间,这也是医疗鉴定判断有无过失的依据。据全美医学文献的统计报告显示:睾丸扭转时间<12小时者有4.28%患者出现睾丸坏死,>12小时者则75.02%的患者需行睾丸切除术,而睾丸扭转>360°,且>24小时的患者最终都导致了睾丸的切

除。因为睾丸扭转发生后的表现与睾丸炎(并发腮腺炎者多见)、附睾炎、嵌顿性疝等疾病相似,容易误诊误治。目前认为彩超对睾丸扭转具有肯定的诊断价值,为首选的诊断方法。在睾丸扭转的处理上,理论上可以行手法复位,但操作很难,所以,主张一经诊断就积极手术探查,争取时间挽救睾丸。

5. 阴道囊肿是阴道良性肿瘤中最常见的一种,正常阴道没有腺体存在,但偶见孤立的迷走的隐窝,并由此形成含有液体的潴留性囊肿,在阴道侧壁或下段的前壁可见到,呈成串或多发。对此类疾病的确诊很重要的一个步骤是挤压肿块,看尿道口是否流出分泌物(脓或脓血),必要时还得进行尿道镜检查看尿道内是否有开口来确定。

6. 泌尿系统的结石,又称尿石症,是非常多见的,结石可以引起尿路的梗塞,发生感染,并可导致肾功能的损害,急性梗阻还可发生肾绞痛需急诊处理。对尿石症的处理,除小的结石可以自然排石或药物排石外,一旦发生梗阻(发生扩张、积水)都要积极地用 ESWL(体外冲击波碎石)以及各种腔镜技术来碎石治疗。当然任何技术,即使再先进的技术,也都不是万能的,有的患者还是需要手术取石,有的因腔镜手术或 ESWL 不能碎石的也还是要手术取石,这时就需要对患者及其家属履行告知义务,以取得患者及其家属的理解与配合,从而减少不必要的医患纠纷的发生。

7. 近年来,关于前列腺摘除术后发生尿路感染、排尿困难、尿失禁等情况的投诉和赔偿在不断地增加。医学会在鉴定过程中,对于手术后并发症是否发生在术前难以预料的情况下,是判断责任程度的关键,另外因病因的不同,病情的严重性不一样,术中的手术技巧、客观的条件与环境等各异,也会影响着责任程度的估判。因此,加强医患沟通,对可能发生的并发症应向患者及其家属详细告知,以取得患者及其家属的理解与配合,才是减少医患矛盾的基础。

8. 肾外伤后有腰痛、血尿应考虑到肾外伤的可能。有时肾外伤可与其他外伤同时发生,如颅脑、肝、脾、小肠损伤,则称为多发性损伤。肾外伤因损伤的情况不同又可分为肾挫伤、肾挫裂伤和肾蒂伤(可以没有血尿),对肾挫伤多数可以保守治疗(非手术),但严重的肾外伤则需立即手术。有的患者因肾外伤后经过积极的保守治疗出血可以停止,但也有保守治疗过程中病情仍可发展,特别是出血不停则需手术治疗。在这里也需指出:保守治疗要严格观察,若病情变化不能控制,就得要当机立断地改为手术救治。

9. 就肾肿瘤(肾癌)而言应用 CT 检查,仍有 10%的漏诊率,再加上 MRI 仍有 5%是不能正确诊断的。影像检查异常只是一个表象,还要根据病史、体格检查、相关的辅助检查及主管医师的经验等来综合判断,有的还需要手术探查,再根据探查的情况作相应的处理。切除病灶(例如,肿瘤),需要先将其从其他器官旁、血管旁分离出来,有时肿瘤就紧贴或是侵犯到其他相近的器官,在切除时有时难以避免不发生相邻器官、血管的损伤(引起异常出血),有的因病情需要还必须切除受侵犯的相邻器官或组织,以达到病变根除的目的,称为根治术。这些情况在术前都必须向患者及其家属告知清楚,与取得其理解,并签订知情同意(选择)协议。很多解剖专家认为腹膜后的手术,肾脏虽未直接损伤,但分离邻近组织时可使肾血管强烈收缩,导致肾缺血而萎缩,也可能是手术范围内的组织纤维化影响肾动脉造成肾缺血萎缩。萎缩的肾脏可以很小,又失去了原来肾的形态,所以在肾脏萎缩的情况下影像学资料是不能准确判断肾脏是否缺如的。德国医学中心曾遇到了一个肾萎缩的患者,手术探查时在腹膜后脂肪中找到的肾脏仅有乒乓球大小。

四、防范外科系统纠纷实用性对策

(一) 诊断问题的实用性对策

在术前的诊断中,有经验的外科医师有时能根据患者的临床表现作出正确的诊断,其比例仅为 8.11%。但 91.89%的情况却是因病情复杂、病程发展不确定而无法明确诊断,即便依赖于最高医学水平的专家和最先进的诊疗设施设备,也不能确保术前诊断100%正确。术前诊断只是一种具有一般客观依据的临床假设诊断,而不是最终的诊断,其所导致的术前与术后诊断不一致的情况,事实上,在临床实践中较为常见,这也是因术前诊断的不确定性而涉及医患纠纷的最常见原因之一。因此,当术前与术后诊断不统一时,为避免此类纠纷的发生,应在初诊时就及时告知患者及其家属,术前诊断与术后诊断可能会出现不一致的情况,甚至可能出现截然相反的诊断[2]。若涉及修改诊疗方案,应重新向患者及其家属进行告知,并详细说明与解释诊疗方案修正的必要性,以取得患者及其家属的支持与理解。值得注意的是,有些患者因病情急危重,疾病症状、体征及辅助检查都很难明确诊断,只有通过各类探查才能确诊,此时术前诊断与术后诊断不一致且未向患者及其家属进行知情告知也不属于误诊。此外,医疗机构还应加强临床医师诊断能力的培训,使其充分了解检查、辅助检查的目的和特点(包括临床意义、方法、方式、程序、优缺点、灵敏度、特异度等),甚至可以在医疗管理中规定医师晋升职称前必须经过检验、功能、放射科、病理等科室的轮转,这样临床医师在开具检查、辅助检查时才会做到心中有数。同样,在各类检查申请单上将典型的、重要的原则、告知、危急值及联系方式加以注明,也是预防医疗风险及科室间良好沟通的重要途径。

(二) 告知问题的实用性对策

手术及相关医疗文书的告知,其目的是让患者及其家属充分理解患者所患疾病的危害、手术治疗的必要性及技上的可能性、手术可能遇到的危险与困难、手术拟采取的方案与措施、可能出现的并发症等。大多数的医疗机构对医疗风险的告知缺乏经验,加上程序化的告知模式常常无法让患者真正听懂和理解告知的内容与目的。例如,医疗机构通常会按照格式化的手术知情同意(选择)书中列出的项目内容向患者宣读,患者称其为"生死朗读",因为医师的术前告知过于简单、用语过于专业,患者及其家属很难从医师的告知中迅速理解手术的严重性和危险性,告知后的患者签名也只是流于形式。这样的告知常常会出现医疗风险,例如,术后结果与患者的预期不一致,一旦出现不利后果或意外的情况,患者及其家属往往会因缺乏心理准备和与其实际预期不符而发生医患纠纷。因此,对于术前、术中及术后可能出现的问题、需要注意的事项以及可能产生的并发症、后遗症都要明明白白地向患者及其家属告知清楚,尤其是疗效不佳、预后不良的疾病,必须术前对其反复说明,不要使患者及其家属错误地认为只要做了手术就一切都会好。

另外,手术知情同意(选择)书可以采用通稿,但不建议每个科室自行在通稿下手写特殊告知和个性化告知的内容。若患者手术后出现了手写部分的并发症,而患者家属对手写部分提出质疑,主张手写部分为双方发生医疗纠纷后由医方添加的且不在同一页上,该风险并未被事先告知,亦未被预见,否则患者就不会选择做该手术。对此,医方无法有效证明手写部分与术前签字时的内容为同一页,甚至可能因此将面临举证不能的风险而导致医疗赔偿。通常手术知情同意(选择)书都是使用打印的版本,患者签字时写明:"以上共×××条本人已经充分阅读和理解",以证明告知范围。对于手术时需要更改原手术方案或治疗方法,甚至需要切除部分脏器或器官的,此时一定要请相关专家会诊,在确定方案后如患者清醒则应向患者告知并签字;若患者不清醒则直接向家属说明,重新告知病况,并重新签字;或者由患者和家属都签字表示同意更改此方案后,才能继续手术,否则应中止手术。其实,从预防医疗纠纷的角度,除取得患者本人的签字外,取得患者亲属的签字不是为了减轻责任,而是让家属对风险有充分的了解和预估。此外,口头的应许或承诺都不能作为证据在法庭上使用。例如,患者许某,女,因颈部肿物收住于某市中心医院。术前考虑为甲状腺肿大、结节,拟行甲状腺次全切除术。术中见甲状腺质硬,与周围组织粘连严重,难以分离,出血较多,考虑恶性的可能性较大。术中行冰冻检查,病理报告为"甲状腺癌"[3]。术中则向患者及家属告知,行甲状腺全切除术,患者及家属表示同意。但由于医师疏忽没有让患者或家属签字,患者及家属只是口头承诺。手术继续,将甲状腺全部切除,术后石蜡切片病理报告为"恶性浸润性甲状腺炎"。出院后患者以误诊为由将医院告上法庭,法庭上就患者是否同意行甲状腺切除一事进行辩论,病历上虽然记载了该手术的全过程,但患者不予承认其当时的口头承诺,而医院也拿不出证据,只好被判赔偿。此外,面对急危重症患者,更应及时下病危通知,使患者及其家属有心理准备,并将记录详细记载于病程记录上。对于死亡的患者,不论生前是否明确诊断,也不论是否存在医患纠纷,都应当向死者家属告知尸检的相关事由,并积极争取尸检。

(三)技术问题的实用性对策

因技术原因在术中损伤组织、血管、脏器等而引发医患纠纷的案例其实不乏少数。除医师本身技术水平问题外,该类纠纷多与没有较好地贯彻、执行各项医疗制度和规范,尤其是核心制度、临床资格准入和临床技术准入等问题有关。因此,在医疗管理中,一要严抓各项医疗制度和规范,尤其是核心制度的落实。如首诊负责制,三级医师查房制度,疑难、危重病例讨论制度,危重病人抢救工作制度,死亡病例讨论制度,术前讨论制度,分级护理制度,核对制度,交接班制度,医院输血管理制度,医疗会诊管理制度,病历书写与管理制度,手术分级管理制度,新技术准入制度,医患沟通制度,转院、专科制度,三级转诊制度,医患纠纷预防与处理制度等。二要教育医务人员牢固树立依法执业的意识,把各项医疗制度和规定渗透到医疗活动的每一个环节,并逐步养成遵循法律程序和循证医学原则的良好行医习惯。三要加强临床资格准入和医疗技术准入两个方面的监督管理[4]。对于医务人员,没有执业资格不得独立从事医疗护理用药工作。对于医疗机构,也应完善院内相应的技术准入标准,按照医疗机构相应级别开展适宜的诊疗护理用药项目。

(四)手术问题的实用性对策

从外科系统常见问题分析来看,因手术本身引起医患纠纷的占外科系统常见问题的比例也较大。因此,规范外科系统的管理,减少医患纠纷的发生必须从术前、术中、术后三个阶段入手。

1. 把好术前关。要把好术前关必须做好术前准备,因术前准备不足而导致医患纠纷,在术前问题中尤为突出。

(1) 由于手术根据轻重缓急分为择期手术、亚急症手术和急症手术三类。一般情况下,择期手术要求术前准备充分;急症手术因患者就诊时病情已十分急危重,如不及时手术将危及生命,此时术前准备有些项目可能会被省略;对于亚急症手术,原则上也是需要在最短的时间内尽可能做好准备。但事实上,即便择期手术也很难保证术前已经对患者的病情做了全面的评估和了解,门诊诊断明确后在住院部几乎没有问诊和查体过程,住院病历直接复制粘贴模板,早已司空见惯、不足为奇。不规范的医疗行为是医患纠纷产生的温床,其很容易将患者的病情遗漏,以至于因病情评估不充分而导致术中、术后意外事件的出现。例如,门诊手术没有血常规、凝血四项等最基本的检查项目,若患者有出血倾向,如白血病、血友病等,则手术必酿成大祸。又如,糖尿病患者需要手术,术前应将空腹血糖控制在安全的范围内,否则术后很有可能诱发酮症酸中毒、昏迷或切口感染,甚至手术失败而死亡[5]。

(2) 术前准备一定要做的充分,除常规检查外,还需要根据患者病情做其他个性化诊疗项目的检查,并及时将这些结果进行收集、汇总、分析和全面评估。对于存在心、肝、肺、肾等疾病的患者要及时请院内、外相关专家进行会诊和指导,提出诊疗护理用药建议,将患者的体质调整至最佳状态后再进行相关手术,这样才能使手术的风险降低至较低的水平。

(3) 做好术前讨论及术前小结是有效防范医患纠纷的措施,同时,又是提高医疗水平、培养年轻医务人员的重要方法。其内容包括:患者的全身状态,有无手术禁忌证;有无手术指征,手术方式的选择,麻醉方式的选择;术中及术后可能出现的情况,如何预防及处理、是否需要会诊等项内容。如果医师没有进行上述前准备,贸然手术而出现不良后果,则应对此承担相应的法律责任。

2. 把好术中关。术者应具有一定的判断力和预测能力,对在术中可能出现的意外及并发症需采取必要的措施,其他手术人员须服从术者的指挥,并主动配合术者充分显露术野、配合止血、结扎、缝合等操作。手术结束时,术者要提醒护士清点手术器械、纱布等。从上文中95例纠纷案件进一步分析显示:术者和助手的配合不够、沟通不够引发的纠纷占17.43%,术者判断错误造成的医疗损害纠纷占26.21%,手术中对出现的意外及并发症难以采取措施而导致纠纷的占32.57%。此外,还需注意的是,术前术者均不应过度劳累(因术者疲劳而导致医患纠纷的占4.30%),尽可能充分休息,以便有充沛的精力去完成手术。

3. 把好术后关。手术后的处理是治疗成功的重要环节。无论手术完成的多么完美,术后治疗、护理和用药不当,同样可能出现不良后果。因此,一定要重视术后管控。

(1) 术后病情观察。一般的手术可直接回病房;较大的手术,在有条件的医疗机构中建议进入重症观察室或术后复苏室,病情严重者还应在危重症监护病房(ICU)进行观察。没有监护条件的医疗机构也应配备专人进行观察、安排特护病房,同时应将急救人员配齐、抢救药品及器械设备等准备妥当,以免因人员不足[补充4]、药品缺失、器械设备性能不良而造成医患纠纷。此外,在二、三级医院普遍存在主刀医师术后不看患者,将此项工作留给实习医师和下级医师的情况,导致术后观察不到位而造成医疗过失。

(2) 术后常规检查。凡全麻和硬膜外等麻醉的术后患者,一般情况下都有麻醉师和医师护送回病房。回病房后应对患者的血压、呼吸、脉搏、气道通畅等情况进行检查,以确保引流管通畅,各种输液通路正常。

(3) 术后等级护理。术后不同等级的护理对防止不同程度的并发症具有重要的作用和意义,尤其是对于各种引流管及输液管道的管理,国外统计数据证明,每提高一个护理等级,引流管脱落或滑落进入体内的概率降低13.36%[6]。此外,对于术后患者如需卧床的,一定要定时翻身,预防压疮的发生;对于不能按时翻身的,也要有软垫或气圈保护受压部位。医务人员应教会患者及其家属如何合理地变换体位,讲解清楚其目的、意义,争取配合和理解。对于卧床时间较长的患者,多饮水,多吃蔬菜、水果,有利于大便通畅,按摩腹部也有助于大便的排出,多排尿有助于预防泌尿系统感染,拍背排痰有助于减少肺部感染。这些预防措施并没有深奥的理论,只是需要仔细地观察和悉心的照料。

(4) 术后病情处理。术后病情处理不及时引发医患纠纷的案例其实也不少。例如,许多患者和医务人员对止痛药物的使用心存疑虑,不敢使用,结果患者疼痛难忍,辗转不安、烦躁,甚至出现自行拔出气管插管、尿管等情况。这给医疗安全质量带来了极大的隐患,同时也容易引发医患纠纷。此外,作为医务人员有责任,也有义务将那些简单易懂的医疗常识及道理告知患者及其家属,这不仅能避免并发症的发生,也能密切医患关系,减少医患矛盾。

(五) 病史问题的实用性对策

病历不仅是医务人员通过问诊、查体、辅助检查、诊断、治疗、护理、用药等医疗活动获取信息并归纳、分析、整理形成的医疗活动记录,而且法律赋予了其在医疗侵权案件争议中具有原始证据作用的重要意义。外科系统中常见的病史问题主要是病历记录的真实性、完整性、规范性。

1. 真实性问题。病历记录被随意涂改的现象在临床上普遍存在,当然,运用正确的方式修改病历其实也无可厚非。但是也应注意到修改后病历的整洁性,勿因病历中的多处涂改影响病历在鉴定和诉讼中病史的真实性,正确的修改方式应由上级医师在审查修改处注明修改日期、修改人签名,并保持原纪录清晰可辨。此外,由于计算机打印病历的普及,复制粘贴而出现甲患者的病历改写成乙患者的病历,导致内容出错的发生率居高不下。甚至在一些医务人员中由于法律意识淡薄出现随意捏造病史的情况也在不断地增加。例如,术前没有对患者进行仔细的问诊和查体,而仅凭主观想象,在病历中编写病史[7]。病历作为可以证明一段时间内患者病情、医务人员诊疗护理用药工作情况的唯一文字记录将在鉴定和诉讼中起到至关重要的作用,存在真实性问题的病史,最终导致的是提供的法律事实与当时的客观事实不相符的结论,医方无法证明自己医疗行为没有过错,反而帮助了患方证实了医方工作中确实存在问题,其结果必然不利于医院,也不利于医务人员,同时也影响到鉴定机构和法院对事实的认定。

2. 完整性问题。病历材料不完整是各国外科系统中常见的病史问题。如对患者采取了某项诊疗护理用药措施，无相应的记录；对患者进行了特殊检查或治疗，未向患者及其家属进行告知和签字；未在规定的时间内完成各项病历记录的书写和归档等。医患纠纷的发生往往是在医疗过程的后期（结果阶段），对于当时患者的病情及诊疗护理用药情况、当时的医务人员的医疗活动情况，特别是在事隔数月、数年后凭借医务人员回忆当时患者病情、医务人员诊疗护理用药行为很可能都是不正确的[8]。所以，病历里记录的内容越完整就越能真实、客观的还原当时医疗活动的全过程，从而也避免因记录不完整而导致医疗机构承担举证不能的不利后果。

3. 规范性问题。在外科系统中出现的病历不规范性问题主要有：病历记录的内容不准确，出现错字、漏字、笔误、字迹潦草等情况；遗漏重要体征而导致医疗过失；不同医务人员之间填写的病历记录不一致；缺签字、冒他人签字的现象也比较突出。加强病历质控检查和监督工作，加强病历书写基础教育、形成过程、终末质量等环节的质控，加大对医疗质量安全相关制度执行情况的检查工作，发现问题及时反馈、及时纠正，确保病历质量。

（六）职业道德问题的实用性对策

实践证明大多数医患纠纷的发生与医务人员的职业道德行为有着密切的关联。具体表现在服务态度、责任心及医德上。

1. 服务态度。服务态度是医院内涵质量的外在表现，是完成一切医疗活动的重要保证。改善服务态度、提高医疗质量是医院精神文明建设的重要内容，也是医院管理教育工作的中心和归宿。医务人员的服务态度可以说无不在医疗过程、医疗行为中得到具体体现。作为医务人员应当本着服务患者为中心的行为准则，做到一切为患者、一切方便患者、一切服务于患者，从而才能减少日常医疗工作中服务纠纷的产生[9]。

2. 责任心。医务人员是否竭尽所能、忠于职守、以极端负责的工作态度去履行自己救死扶伤的崇高使命，这不仅仅是一个工作责任心的问题，也是关乎患者生命是否能得到及时、良好救治的大事。数据显示，由于医务人员责任心不强造成误诊、漏诊、漏治、错治，甚至延误患者救治的情况不乏其例。作为医务人员应该自觉培养自己的责任意识，提高自己的责任心，认真负责地做好每项诊疗护理用药工作，严格执行各种规章制度，例如，交接班要能够使接班的人清楚了解前一班人员的诊疗活动（包括：一级开具的检查，已经进行的处置等），值班时处理由他人主管的患者，一定要阅读病历，全面了解患者情况后才能给予合理处置。建议施行第一责任人制度，由第一责任人负责监督全部环节的落实，避免环节过多出现的疏漏，以对得起患者的托付和信任，从而体现个人价值，减少医患纠纷的发生。

3. 医德。在市场经济条件下，人生观和价值观都发生了极大的变化，金钱让人格产生了严重的扭曲，在部分医务人员中出现了利用职权谋取私利的现象，个别人把技术当商品，把工作职权做条件，看有无交换条件作为服务好坏的前提。还有的按个人所得实惠来处理医疗中的问题，吃请受礼、收受红包、能沾就沾、能得就得，加重了患者不应有的负担，败坏了医务人员的形象。此外，还有些医疗机构及其医务人员，忽视了社会效益第一的原则，只讲经济效益，为了增加收入，不顾损害患者利益，开大处方、贵重药。用可用可不用的药，做可做可不做的检查，甚至做不必要的高档仪器检查或重复性检查。为了增加收入，还把不该收住院的患者收住入院治疗，而该出院的患者又不让其及时出院，致使许多患者因害怕医院收费而不敢到医院就诊，从而导致极其恶劣的社会影响[10]。医疗机构应深化改革，进一步更新服务观念，改善服务态度，提高服务质量，优化服务结构，调整服务方向，转变服务方式，美化就医环境，简化就医流程，降低医疗成本，确保医疗安全，减少医疗投诉。

4. 其他。其实，造成外科系统纠纷除上述原因外还有很多，有体制、机制的问题，也有患者本身的问题。但这些问题背后都有着深层次的矛盾根源。例如，医疗资源供需不平衡，医疗服务能力偏低与人民群众日益增长的健康需求之间的矛盾；公立医院的公益性弱化，公立医院医务人员追求自身价值与医疗服务价格补偿机制不合理之间的矛盾；医疗费用过高，医疗保障制度不健全与医疗成本增加之间的矛盾；政府对"恶性事件"处置不力，严格执法与片面的"和谐观"之间的矛盾；医患双方对医疗风险的分担比例不公平，医疗行业的高风险性与缺乏有效的医疗风险分担机制之间的矛盾；医患纠纷处理困难，医患纠纷处理机制不健全与医患纠纷解决诉求之间的矛盾；患者对诊疗结果的期望值过高，医疗技术发展的局限性和患者期望值无限性之间的矛盾；医方人文、伦理和法律素质欠缺，传统医学教育模式与医疗模式转变之间的矛盾；医患之间信任度低，医患信息不对称和社会诚信缺失的矛盾；媒体不实报道，医患纠纷的复杂性和媒体认识的片面性之间的矛盾；相关法律法规不完善，法律的滞后性与社会发展之间的矛盾[11]。加上随着时代的进步网络的普及，越来越多的医务人员通过网络查询信息、掌握资料、与人交往，使得其语言感悟能力、运用能力、表达能力和独立思考能力下降，从而导致与患者缺乏沟通而产生纠纷。

万焕真：外科系统手术分为两类，一类是很规范的手术，例如，腹股沟疝[解释2]、甲状腺手术等。由于该类手术解剖变异少，病情变化少，因此，手术方式往往按部就班、循序渐进。而另一类手术则术中病变复杂，解剖关系不清，解剖变异现象频发，例如，急性阑尾炎、腹腔脏器损伤等。这类手术则需要医师在术中随机应变、临场发挥。但是，看似没有规律的操作，其实，每一种手术、每一项操作、每一个步骤都是有规范可循。对于外科医师而言，一定要精研局部解剖学，手术前应认真分析病情，充分考虑综合治疗措施，适时的选择手术时机，而不可盲目手术，因为手术的根本目的是去除疾病的同时，最大限度地保留或恢复器官的功能，这是做好任何一种手术的基础，只有这样才能减少不必要的并发症的发生，并将可能造成的(严重)不利后果降到最低。例如，急性胆囊炎的治疗原则就比较具有代表性。医师在确诊急性胆囊炎后一般首选采用非手术治疗(包括：卧床休息；禁食；输液；胃肠减压；纠正水、电解质及酸碱平衡失调；解痉止痛；使用广谱抗生素；维生素K；全身支持疗法等)。这样做既能控制炎症，又能作为术前准备，减少不必要的纠纷发生。但在非手术治疗期间，应密切观察患者全身和局部的变化，以便随时调整治疗方案。大多数患者经上述治疗后，病情可能已经得到了控制，待以后再择期进行手术治疗[补充3]。对于手术治疗时机的选择及其手术原则需要严格把握以下几点：

(1) 采用非手术治疗后症状未缓解或病情反而加重可选择手术治疗。

(2) 有如胆囊坏疽或胆囊穿孔、弥漫性腹膜炎、急性化脓性胆管炎、急性坏死性胰腺炎等并发症出现的，应立即选择手术治疗。

(3) 手术原则：首先，明确手术目的，确定治疗原则。其次，选择合理的术式。最后，选择创伤小而最利于病情的术式。同时，满足以上发病在48~72小时以内。此外，在医疗过程中各个环节均有可能出现因操作本身而带来的并发症，有的甚至是难以避免的并发症，因此，要严格执行医疗告知义务，做好术前沟通，出现并发症后也要及时处理，对尚未发生却有可能出现的不良后果应向患者及其家属解释清楚，以取得家属的理解和配合，减少患者损害，从而减少医患矛盾的发生。例如，结肠镜检查出现肠穿孔，这是该项检查本身可能出现又无法预料的并发症。所以，医师在术前应明确告知患者可能出现的不利后果并履行签字手续，术后严密观察，出现此类并发症后及时处理，减少医患纠纷的发生。

周晓辉：需要注意的是，术前诊断必须明确而具体，尤其是对恶性肿瘤的诊断，不能仅凭推测而定。因为恶性肿瘤的手术通常手术范围较大、并发症多、对患者生活质量及心理都会产生巨大的冲击。因此，对可疑的结论不要盲目判断，尽可能进行多次病理活检、复查来证实，必要时还可以组织专家会诊和讨论。例如，患者腹痛、腹部包块待查，一定要排除恶性肿瘤。对于在术中发现的实质性包块，即使该包块为炎性包块的可能性较大，术中快速冰冻切片病理检查或切除后送病理检查都应是100%(手术切除的标本不送病理检查是临床外科大忌)。在医学诊断学中，鉴别诊断是非常重要的，是决不能忽略的步骤。如果因错误的诊断而导致错误的治疗，给患者造成不必要的损害，医疗机构就应承担其相应的责任。此外，患者在门诊可以明确手术指征的，应当尽量在门诊进行检查，确有指征再收入院，除非患者自己要求入院检查。入院前医师应向患者告知清楚：必须住院检查后才明确是否手术。无论门诊医师、住院部医师，还是年轻医师或资深专家，基本的收治原则、手术适应证的把握尺度应当一致，由医疗机构或科室统一标准，避免不同医师对同一患者采取显著不同的治疗方案，造成不必要的纠纷发生。

总而言之，医患纠纷近年来一直是我国医疗卫生行业的一个热点话题，并有愈演愈烈的趋势，已成为严重危害和谐医患关系的主要因素。虽然医患纠纷的原因复杂，有社会和医患自身的原因，但作为外科系统的医师，则应严格执行术前讨论等相关制度，对术中可能发生的情况以及术后可能出现的并发症等不利后果应有相应的处理措施，并在术前谈话中充分将其告知。同时，医疗机构应加强会诊制度、三级查房制度、手术分级管理制度、术前讨论制度、出院总结制度的管理和执行力度，强化医师"三基"培训，慎重对待每一位患者，对临床表现较复杂、病情不太明确，又不在自己级别处理范围内的手术患者，要按规定转至上级医院就诊，而鉴于当时病情危重，采取先救治患者生命和保全功能为主，而处理局部伤情为辅的方法，同样是符合当今"损伤控制性外科"的理论要求。

[补充1] 肝硬化门脉高压症的各种分流术，其最基本的指征是食管静脉曲张破裂出血或预防再出血。目前，就内科治疗的方法也已经完全可以对门静脉的高灌注进行控制。所以，预防性分流术一定要充分了解门静脉系统血液动力学指征以及食管下段静脉曲张分级。此外，肝硬化门脉高压症的外科治疗，主张个体化治疗方案，即：在充分了解门静脉系统血液动力学以及充分评估患者全身各器官功能的基础上，针对患者个体的具体情况采取最合理的手术方案。该类患者术后由于发生并发症的概率较高，一旦出现并发症，处理起来又非常困难，恢复时间也较长。如果医师对术后外科抗感染的认识不足，未引流脓液、消化道漏出液或渗液，而只使用高效、长效抗生素，效果肯定不好，医患纠纷也容易发生。

[补充2] 如果是单纯的脾破裂术后又还在出血或术后出现腹腔引流管有大量血液引流出来等情况，都说明手术在止血方面存在缺陷(在没有证据证明有凝血障碍的情况下)，同时，也反映出医师对多发性外伤的复杂性认识不足，在鉴定中可能因此将承担一些责任。

[补充3] **手术方法一般有三种：**

1. 胆囊切除术：一般发病在3天内，病变胆囊黏膜水肿不严重时，应作胆囊切除术。

2. 胆囊造瘘：对发病时间较长，胆囊炎症状严重，与周围组织粘连紧密，术中渗血多，组织明显水肿，解剖关系不清或患者全身情况较差时,则暂作胆囊造瘘,取出结石,置伞状导管外引流,待炎症控制,全身情况好转后再做择期手术,切除胆囊;其中最常见的为胆总管-十二指肠吻合术,其作为胆肠内引流术中最常见的一种,虽然有引起肠内容物逆流入胆总管的缺点,但如果吻合口够大,逆流的食物也容易再排出来,而且此术较简单易行。临床上,由于医师技术原因,吻合口不够大,吻合口缝合技术也不够好,术后逐渐出现吻合口狭窄,胆总管结石再发生而引发的医患纠纷也时有所见。

3. 胆总管探查、T管引流:在作胆囊切除术时,如出现术前有梗阻性黄疸病史;术中发现胆总管有结石、肿瘤或蛔虫;术中胆管造影提示有胆管结石;术中发现胆总管扩张,直径在1.5 cm以上,管壁炎变、增厚;术中胆管穿刺抽出脓性胆汁、血性胆汁或胆汁内有泥砂样胆色素颗粒等情况应作胆总管切开探查,并放置T管引流,以免术后残留胆道结石而再次手术。

[补充4] 对医务人员来说,如果值班人员不足,已经正在忙着处理患者A,不可能将A患者缝一半扔下不管,去处理患者B。这种情况在很多医院中是常见的事。这时医师应当向上级医师要求支援,立即叫护士电话通知总值班或医院领导,调派邻近科室的二线、三线医务人员支援,而不是自己干到底,让患者等待而都得不到救治。

[解释1] 腹腔镜胆囊切除术(laparoscopic cholecystectomy, LC)是胆道外科常用的手术,分为顺行性(由胆囊管开始)切除和逆行性(由胆囊底部开始)切除两种。传统的开腹胆囊切除术针对性差、创伤大、伤口愈合慢、易出现并发症,导致患者痛苦大、术后恢复不良的问题。

[解释2] 腹股沟疝的手术是一种很规范的手术,因为腹股沟区的变异比较少。施行腹股沟疝手术(其他手术亦然)必须熟悉局部解剖。熟悉解剖的含义有三:

1. 熟悉血管、组织、系统在身体的位置。
2. 认识血管、组织的形态。
3. 了解其解剖变异。医师如果在正确的位置寻找疝囊,是不会损伤膀胱的。只有在寻找疝囊时,分离的位置过高,过于向内侧,才会误把膀胱切开。膀胱的充盈可能使误伤容易发生,但关键不在此,一旦疝囊找到,在剥离疝囊的过程中,一般不会伤及膀胱。所以该类病例的误伤膀胱是在寻找疝囊时位置过于向内造成的。

[解释3] 但大多数损伤与椎管内广泛粘连有关。行椎管开放手术后和溶核术后以及椎管狭窄症是导致椎管内组织广泛粘连的最常见的原因。正常情况下,硬脊膜及神经根外膜的表面均为疏松脂肪组织,手术分离比较容易,当有广泛粘连时,疏松脂肪组织则被纤维瘢痕组织所替代,与硬脊膜及神经根外膜紧密粘连形成一个整体,由于界限不清,术中要想将纤维瘢痕组织分离并切除是相当困难的,尽管手术医师技术很好也十分谨慎小心,但造成脊髓或神经根损伤的现象仍难以完全避免。

[解释4] 单侧固定的另一缺点是,由于得不到对侧稳定的支撑而使固定侧的坚固性降低,易发生钢板松动、断裂,骨延迟愈合或不愈合,而未固定侧由于受固定侧的影响有可能使骨折间隙增宽,加上不稳定,因此,骨不连的发生率较高。

[解释5] 在伸展尺偏型肱骨髁上骨折的患者中,肘内翻畸形发生率高达50%,而且无论是行手法复位外固定,还是切开复位内固定,在以后的骨生长过程中,都有发生肘内翻畸形的可能。

[参考文献]
[1] 吴崇其.当前我国医患纠纷的解决途径[J].医学与法学,2015,7(1):16-19.
[2] 刘振虎.51例医疗纠纷事故原因分析及防范对策[J].中国医学伦理学,2010,23(3):22-23.
[3] 石喜华.健康体检中心医患纠纷的原因及处理[J].实用心脑肺血管病杂志,2012,20(8):1400.
[4] 陈平.医患纠纷的常见原因及处理方法[J].咸宁学院学报(医学版),2004,18(5):371.
[5] 王萍,李文喆,刘月辉.医院门诊科室医患纠纷的原因与对策[J].解放军护理杂志,2011,28(6):62-63,68.
[6] 张捷,徐继红,向卉.综合性医院医患纠纷的原因及处理方法的探讨[J].转化医学电子杂志,2015,2(5):160-161.
[7] 郑力,金可,颜雪琴等.111例医疗纠纷调查分析[J].中华医院管理杂志,2006,22(4):250-252.
[8] 刘俊荣.防御性医疗的成因及其对医关系的影响[J].中华医院管理杂志,2003,8:494.
[9] [美]罗斯科庞德.法理学[M].廖德宇译.北京:法律出版社,2007.
[10] 方奎宁.目前我国医院医患纠纷原因分析及防范对策[J].法制博览,2014,7.
[11] 罗才贵,孟昭蓉.构建和谐医患关系减少医疗纠纷的思考[J].中国医院管理,2006,9.

From: 2016年匈牙利医院质量安全管理年会(Hungary Budapest)会议论文节选:《浅谈外科系统常见纠纷原因分析》(英语翻译稿)、2016年国际外科学院世界大会参会论文节选:《浅谈外科系统常见纠纷原因分析》(英语翻译稿),因两篇论文合并,并有所修改与补充,内容稍有冗长,仅供参考。

46 常见的护理纠纷防范

有益性★★★☆☆ 实用性★★★★☆

规范中医护理技术,防范护患纠纷

汪桂霞[①]　庄璘[①]　周咏梅[①]　长谷川一[②]

① 上海市闵行区中医医院　上海　中国
② 日本新百合丘综合医院　川崎　日本

中医护理学是以中医理论为指导,自然科学和社会科学理论为基础,着重体现辨证施护和整体护理,其任务是将中医学的精华内容充实实践于临床护理之中,使中医学与护理学更贴近生活、贴近社会、贴近人民群众,从而发挥维护、促进、恢复人类生命健康的使命。其理论体系和实践体系都与中医药学密切相关,但又有别于中医学、中药学。近年来,中医护理学与西医的医学、护理学、药学齐头发展,新技术、新方法、新设备、新工艺、新材料等不断地引入到了中医护理管理过程中。同时,中医护理模式也已由单纯的生物医学模式转变为赋权模式,这些变化都给中医护理人员提出了新的问题和挑战。此外,中医护理纠纷问题也越来越引起护患双方的关注。

一、研究对象与方法

(一)数据来源：中国上海市卫生计生委(现为卫健委)、马来西亚吉隆坡卫生署、日本川崎卫生署内 2005 年 1 月至 2015 年 12 月的护理纠纷案卷各 1 000 份,并按纠纷分类进行筛选、分析和统计。

(二)中马日 3 000 份中医护理纠纷案卷,涉及了穴位贴敷、中药肛滴与熏洗、拔罐、中药换药、艾灸、蜡疗、穴位注射、中药湿敷、刮痧、涂药、中药硬膏热贴、中药化腐清疮、水针注射、推拿按摩等几十个中医护理治疗项目。

(三)统计方法：数据使用 Execl 2007 软件建立数据库,双录纠错,并进行统计分析及图表统计汇总(表 9 - 10)。

表 9 - 10　国内外各地区常见护理纠纷原因统计

常见护理纠纷原因		中国上海	马来西亚吉隆坡	日本川崎
服务态度问题		—	(90)9.00%	(75)7.50%	(53)5.30%
医嘱执行问题		—	(40)4.00%	(45)4.50%	(57)5.70%
中医知识缺乏		—	(101)10.10%	(133)13.30%	(85)8.50%
过敏等药物不良反应问题	皮试问题	(86)8.60%	(92)9.20%	(81)8.10%
	中药制剂的不良反应问题	(108)10.80%	(75)7.50%	(73)7.30%
注射、输液操作等技术质量问题	神经损伤、功能障碍、器官衰竭	(51)5.10%	(98)9.80%	(47)4.70%
	病情加重、损害程度增加	(67)6.70%	(81)8.10%	(63)6.30%
	导致低血糖	(49)4.90%	(60)6.00%	(88)8.80%
	导致感染	(80)8.00%	(92)9.20%	(61)6.10%
责任心问题	观察不仔细	(59)5.90%	(73)7.30%	(42)4.20%
	发生意外事件	(75)7.50%	(54)5.40%	(89)8.90%
其他问题	医疗文书问题	(72)7.20%	(58)5.80%	(80)8.00%
	社会因素	(68)6.80%	(29)2.90%	(92)9.20%
	其他问题	(54)5.40%	(35)3.50%	(89)8.90%
总计		—	(1 000)100%	(1 000)100%	(1 000)100%

二、结论

(一)服务态度问题。由于医疗机构长期人员配置不足,中医护理人员更是稀缺,因此,长期处于超符合状态,工作量较大。在工作繁忙时,多多少少会因为沟通上的不足、语言的生硬、讲话的随意及不谨慎,而造成患者及其家属的不满与误解,导致一些护患纠纷的发生。服务态度问题引发的中医护理纠纷占纠纷的7.26%。

(二)医嘱执行问题。中医护理人员在执行医嘱时要严肃细致,认真执行"三查七对"制度。禁止随意篡改或无故不执行医嘱的行为出现[1],例如,发现医嘱错误或疑问须立即向主管医师提出并纠正,核对准确后再予以执行(除在抢救患者特殊情况下外,原则上不执行口头医嘱),因为执行医嘱是医护人员对患者实施治疗和护理的法律依据,执行医嘱不到位发生的护患纠纷占纠纷的4.73%。

(三)缺乏中医知识。由于大部分护理人员接受的是西医教育,所以没有经过系统的、规范化的中医基础知识的培训与学习,对人体的经脉走向不熟,对中药的常识认识也不够,尤其是对中医的诊断以及症候属性和治疗了解的比较少。实践证实:在中医渐长的医疗机构中,也仅有8.11%的护士能运用中医整体观和辨证施护的方法,对患者进行临床护理等方面的指导,因此,在中医护理过程中出现护理差错再正常不过的事了。统计显示:因中医知识缺乏引发护患纠纷的占护理纠纷的10.63%。

(四)患方诉丹参、鱼腥草等注射液产生过敏反应,但使用前并未作皮试或更换了批号未重新做皮试,甚至是显示皮试阳性仍在继续使用等问题,从而导致患者发生过敏、休克、甚至死亡的纠纷占护理纠纷的8.63%。

(五)患者诉在中医护理过程中,因使用中药制剂而产生药物不良反应,给患者带来痛苦,造成经济和精神损失,其比例占护理纠纷的29.90%。

(六)注射、输液操作等技术质量问题。患方诉护士给患者注射、输液时操作不当,技术操作不熟练,护理等级不达标,基础护理落实不到位,医疗健康教育跟不上等护理质量、技术因素,而导致的不良后果的发生,例如,注射部位产生硬结,损伤了患者的神经,影响了日常生活,硬结长期存在发生变异,引起了患者的功能障碍;盲目、错误地使用高渗输液,导致患者病情恶化加重;在低血糖情况下应用胰岛素,用药后出现严重低血糖,违反医疗原则,给患者带来痛苦、负担和风险;因操作不规范,留置导尿多次发生尿路感染等感染情况;因保留灌肠水温过高,烫伤肠黏膜,增加了患者的痛苦,增加了病变的损害程度,增加了日后治疗的复杂性,还给患者增加了经济和精神负担;盲目快速补液,致发生脏器衰竭,救治又不及时,导致患者损害或死亡等的占护理纠纷的6.53%。

(七)责任心问题。患方诉护士责任心不强,观察不仔细,严重损害患者的健康利益,并要求医疗机构赔偿的占护理纠纷的13.07%。

(八)医疗文书问题。护理记录是临床治疗和护理工作的重要医疗文件,是患者接受治疗的法律依据。但由于护理记录不真实、不及时、不全面等情况,造成临床上漏诊、误诊、误治而引发护理纠纷占7.00%。

(九)社会因素。随着社会经济体制的不断发展,患者对中医护理的要求也越来越高,因此,不乏在治疗和护理过程中有提出某些无理要求,得不到满足就迁怒于护理人员、部分社会舆论与媒体对医疗机构的护理服务的不真实的宣传与评价等引发的护理纠纷的占6.30%。

三、国内外常见护理纠纷对策

(一)以服务患者理念为指导

护理服务的好坏直接反映出医院的形象,并为医院竞争赢得市场,塑造护理品牌对医院的生存和发展具有重要意义。护理服务态度不好,往往是引发护患纠纷的导火线。据WHO统计,全球因护理服务问题最终造成护患纠纷的数量占护患纠纷总数的1/3,该数值相当惊人[2]。由此可见,护理服务不主动,解释工作不细致、不耐心,语言、情绪不适宜,护理人员缺乏,护理工作量递增而导致超负荷运行,甚至是值班擅离职守,患者出现急危重症情况时找不到护士等一系列现象都极易造成难以处理的护患矛盾。对此年轻护士应积极主动地向有经验的高年资护士学习,努力掌握沟通技巧,讲究语言艺术,说话恰到好处,避免刺激性及强硬的语言、口吻和语调。另外,注意行为沟通和肢体语言的运用,与患者交谈时面带微笑,是赢得患者及其家属好感,避免护患纠纷的最佳途径。

(二)以制度的有效落实为抓手

护士常因执行医疗卫生法律法规和护理规章、规范不认真、不严格而造成医疗过错,导致护患纠纷,例如,违反技术操作常规,在静脉、肌内等注射时常规检查注射针头是否完好,以免出现断针;执行查对制度不严格、不认真,造成发错药、用错药;不按时查房而延误患者抢救或治疗等。预防此类纠纷,在个人上,只有杜绝麻痹思想,增加护理责任心,在管理上,对法律法规、部门规章、护理规范与常规及院内制度的落实常抓不懈,制定切实有效地考核措施,未雨绸缪,才能防患于未然[3]。护士对于医师所下的医嘱除查对并按时执行以外,还应检查医嘱是否正确,对于错误的医嘱,护士是有义务和责任提醒医师纠正,否则患者出现不利后果,护士仍难辞其咎。

(三)以"精业务,强素质"为基础

护理人员的业务素质高低,会直接影响患者及其家属的思想情绪和疾病的医治效果。因此,提高护理人员的业务素质非常重要。但是，由于目前护理人员大多为大、中专毕业，工作经验不足，对患者的询问难以做出正确的解答，在护理工作中又"怕脏、怕苦、怕累"，劳动强度大，工资待遇低，工作积极性不高，专业意识淡薄，主动学习不够，表现出不情愿的思想情绪和冷漠、麻木的不良态度等，从而引起患者及其家属的不满。对此，护理人员应加强学习，团结合作，不断进取，提升业务素质，学会在不同的临床实践中解决复杂的问题，从而增强工作的积极性、主动性和专业技能、专业素质和业务水平。而医疗机构也应加大服务性投入，严格管理，例如，对临床科室的各个护理环节进行指导和检查，同时，对易出现差错的时间（如夜间2~5时）和科室等进行重点监控。同时，加强对护理人员职业道德、思想信念、心理素质的培养，增强其责任感、使命感和自豪感，并不断提升护理人员待遇水平，鼓励其利用业余时间锻炼身体，做到休班时休息好，工作时精力饱满、心情愉快，以减少差错的发生，只有这样才能适应不断提高的社会医疗需求，减少护患矛盾的发生[4]。

（四）以风险告知和优化流程为重要防范与控制措施

由于医患之间对疾病及诊疗护理用药信息掌握量的不对称，加上我国现阶段护理风险告知工作又缺乏健全的制度和标准（如护理工作中具体哪些项目需要风险告知，何时告知，如何告知，预期效果如何等）。因此，在疾病的认识上，医患其实存在着非常严重的分歧，比如，中药丹参注射液试验阴性，却在经脉滴注时发生严重的过敏反应而引发护患纠纷；在中医护理中因拔罐、艾灸、蜡疗等引发患者烫伤等。对此类纠纷应提前对患者及其家属履行风险告知义务，即便医疗常规认为中药注射液发生过敏的概率很低，是否需要皮试都未做明确规定，风险告知是否有必要？现已通过实践证明，近年来被认为没有必要进行风险告知而引发护患纠纷的数量正呈数倍的增长[5]。其实，履行风险告知，既能取得相对免责的条款，又能取得患者及其家属的理解，在互相理解和信任中，就更加容易避免此类纠纷的发生。即便医疗风险告知可能会因泛滥而成为未来医疗告知方面的一个新问题。此外，制定相应策略，优化服务流程，并最大程度地通过信息技术和网络设置的优化来加大宣教力度，以满足患者的护理需求，也能从根本上减少护患纠纷的发生。此外，对于那些昏迷患者、瘫痪患者、老年人、婴幼儿进行上述中医护理时，更应该加强对此类患者的监护和观察，杜绝不必要的纠纷发生。

（五）以强化法制观念为先导

加强法律知识的学习，强化护理行为中的法律意识。例如，护理记录是病历记录的重要组成部分，并以客观资料作为法律性文件，为医患双方提供法律上的保护及举证依据。护理记录的书写得规范、准确、及时、有效、清晰，才是杜绝由护理记录引起护患纠纷的关键。同时，也要兼顾中、西护理记录中的差别，比如，中医护理操作记录还应记录选择的穴位、皮肤情况等。对此，加强病历书写等法律法规的学习，进一步提高认识，懂得运用法律武器进行自我保护，提高遵法行事处理护患纠纷的能力。此外，保护患者隐私、尊重患者人格尊严，也是有利于建立和谐的医患关系，减少护患纠纷发生的重要根本。

（六）以良好的职业礼仪来体现护士形象

护士礼仪是一种职业礼仪，已有一百多年的历史，是护士在职业活动中所遵循的行为标准，也是护士素质、修养、行为、气质的综合反映，具体包括护士仪表、语言艺术、人际沟通技巧、护士行为规范、文化修养、审美情趣及知识内涵等。职业礼仪可以创造出一个友善、亲切、健康的向上的医疗环境，从某种意义上讲，医务人员尤其是护理人员的形象往往代表着医院的整体形象，也同时影响着社会公众。因此，护理礼仪在护理工作中不可或缺，对建立和谐的医患关系起到推波助澜的作用（首因效应[解释1]）。

（七）关注中医护理中的药物不良反应与风险问题

很长时间里，人们在对比中药和西药时，常常认为中药没有不良反应，所以在很长一段时间里各大医疗机构经常使用静脉注射中药制剂，直到"鱼腥草注射剂事件"发生后，才慢慢意识到使用中药注射制剂前也必须做皮试，即便既往无过敏反应史，即便只是间断1日。同一个患者在不同的时间使用不同批号的中药注射制剂，也都有可能发生过敏反应。此外，在中医护理过程中，常常会因穴位贴敷、中药换药、穴位注射、中药湿敷、涂药、中药硬膏热贴、水针注射等出现一些局部反应，甚至可能出现轻微的全身反应，这些反应大多都是短暂的。中药具有一定的不良反应，这是医疗界特别是中医药界早已有的认识。因此，中医护理和其他西医治疗一样，通常应避免连续或同时使用多种中药制剂，使用前护士应加强护患沟通，向患者及其家属告知中药注射制剂可能发生的情况，例如，局部疼痛肿胀；形成硬结；对肌内注射药物量大时，还应注意可能引起药液弥散，即使注射部位正确，但也可能伤及坐骨神经等。对长期肌内注射患者还应告知对注射局部进行热敷或局部按摩等措施，以减少硬结的发生。硬结一旦出现其实很难消失，局部硬结为肌肉组织，一般不会恶变，也应向患者告知清楚。此外，还应进一步加强业务学习，对中药（注射）制剂产生不良反应（包括过敏反应[解释2]）的救治应做到及时、熟练、规范，并不断强化对皮试与不良反应患者的管理，例如，使用定位手环来监控皮试时间和患者位置等。皮试及不良反应后的观察期应当在护理人员的监护下进行，不能让患者自行观察，避免发生不测，从而减少护患纠纷的发生。

(八) 注射、输液操作等技术质量问题

输液反应系静脉输液时由致热原、药物、杂质、输液温度过低、药液浓度过高或输液速度过快等因素引起。2013～2015年我国在护理纠纷中因输液反应导致护患纠纷赔偿的占12.18%、14.39%、15.72%。对一些高龄且既往有慢性支气管炎、肺气肿、肺心病等患者的补液必须谨慎,既要控制输液量,又要控制滴速,还应注意液体中的电解质和渗透压[6]。脱水时补液量和速度要视患者具体情况而定,特别要重视病史与临床表现。液体以等渗为主,电解质要慎重补充,补液速度要根据病情及时调控,并重视血糖的监测,严防出现低血糖现象,这样就又涉及临床观察义务。此外,护士应严格执行查对制度,用药前必须认真询问病史,静脉用药应严格选择适应证,液体种类的选择也应综合考虑,严格遵守操作规范。补液使用前要认真查看瓶签是否清晰,是否过期,输液瓶是否有裂纹、破损、漏气等。治疗室要按常规消毒,保持合格的治疗环境。

(九) 加强后勤管理

在现在的医疗机构中,护工大多由第三方的护工公司进行管理,但其作为医疗管理的一部分,护工公司的选聘、管理又与医疗机构的医疗质量安全密不可分。护工对患者造成医疗损害,患者往往会通过投诉医疗机构疏于管理来进行救济。鉴于医疗机构很难举证分清护工公司与医疗机构之间的责任。因此,医疗机构的护理部门对护工有必要进行适当的归口管理,例如,通过对护工的培训与指导,使其能胜任对患者的生活护理与简单的临床观察,告知护工不能涉及的仪器、设备、器械,并向护工介绍患者的护理要点、难点、易于出问题的关键点等,从而减少不必要的侵权行为。

(十) 加强中西医护理技术的有机结合

中医和西医护理各自都有护理的特色,但也具有一定的不足和局限性,但是其目的都是为了能够减轻患者的痛苦,促进患者早日康复。例如,穴位注射法就是典型的中西医结合护理技术,其主要是患者的经络穴位上实施药物注射,并通过药物渗透和针刺对穴位的双重刺激达到护理的目的。中医护理和西医护理相互结合,不断吸取西医先进科学的护理内容和护理方法,大力发扬中医护理的优点,从而使中医护理和西医护理技术达到相互补充、相互融合[7]。

随着社会的不断发展,中医护理优势将更加显现,在临床实施中医护理的过程中应不断挖掘中医古籍以及经典的中医护理技术,以正确指导临床实践,并加大开展中医护理科研研究,从而总结出中医护理技术的作用机制,以达到不断提升护理质量,减少护患纠纷的发生的目的。

[解释1] 首因效应,又称首次效应、优先效应或第一印象,是人与人第一次交往中给人留下的印象,在对方的头脑中形成并占据着主导地位的效应。

[解释2] 根据超敏反应的发生机制和临床特点,分为四型:Ⅰ型超敏反应,即速发型超敏反应;Ⅱ型超敏反应,即细胞毒型或细胞溶解型超敏反应;Ⅲ型超敏反应,即免疫复合物型或血管炎型超敏反应;Ⅳ型超敏反应,即迟发型超敏反应。

[参考文献]
[1] 黑熙胜.常见护理纠纷的原因分析及防范措施.全科护理[J],2013,11(8):738-739.
[2] 梁淑英,李桂琴,石慧.我院内科常见护理纠纷及防范[J].包头医学,2006,30(1):58-58.
[3] 王赛君,刘晶.护患沟通不当引发护理纠纷的原因与防范对策[J].实用中医内科杂志,2007,21(8):79-80.
[4] 李秀梅.借鉴国外护理管理经验降低医疗护理纠纷[J].基层医学论坛,2012,30:4054-4056.
[5] 贺晓,高峰,冯秉华.常见护理纠纷原因分析及防范对策[J].辽宁医学杂志,2011,25(4):212-213.
[6] 陈红,赵体玉.美国医院手术室护理记录单的记录现状与借鉴意义[J].中国临床护理,2015,7(5):456-458.
[7] 蔡丽月,曾梅玉,魏彩虹.影响我院中医护理技术应用与发展的因素与对策[J].当代护士(专科版),2012(4):89-90.

From:2014年中国护理质量大会会议论文节选:《常见护理纠纷的原因分析与防范》,略作修改后发表于《系统医学》2018(9),仅供参考。

47 医患纠纷案例分析
实用性★★★☆☆　学术性★★★★☆

上海市闵行区456例发生理赔的医疗纠纷分析及管理对策

汪咏梅[①]　沈雪生[①]　庄　璘[②]　乔海红[③]

① 上海市闵行区卫计委（现为卫健委）医疗事故处理办公室　上海　201199
② 上海市闵行区中医医院　上海　201103
③ 上海市闵行区妇幼保健医院　上海　201101

近年来，各类医疗纠纷事件发生呈逐年上升趋势目前已成为社会各界关注的热点话题[1]。如何从既往的案件中汲取经验教训，改善医患关系？如何更加行之有效地预防、处理医疗纠纷？不仅关系到医院和患者双方的切身利益，还关系到人心的安定和社会的稳定，这也是卫生行政部门和医疗机构共同面临的重要问题。本研究采集了456例保险公司出险理赔的纠纷案件（即医疗机构医疗责任险、医疗机构场所责任险、医务人员伤害责任险），从出险理赔发生的医院、科室、场所分布、责任主体、引起医患纠纷的过失行为进行了统计学分析，试图为医疗纠纷的防范及医疗质量管理及行政管理策略提供科学的依据。

一、研究对象与方法

（一）资料来源

某区医疗事故处理办公室统计的2002～2014年各医疗机构的发生理赔的456例医疗纠纷资料，并对资料进行回顾性分析。

（二）研究方法

主要采用案例分析方法。查阅2002～2014年收集的医疗机构出险理赔案卷，自行设计调查表，主要收集当事人基本情况、责任发生医院、科室及责任主体、纠纷案由、发生过失原因等。数据使用Execl2007软件建立数据库，双录纠错，并进行统计分析及图表统计汇总。

二、结果（医疗纠纷发生的特点及原因分析）

（一）医疗纠纷发生的分布情况及原因分析

区内有综合性医院有5家，发生医疗纠纷占57.24%，社区医院13家，大部分医疗纠纷占28.73%，专科医院六家占13.38%。该数据表明医疗纠纷发生率与医院床位和住院病人数呈正相关的发展趋势，综合性医院科室多，就诊人数多，医务人员工作量大，诊疗责任相对较重，环节疏漏的风险较高，引起的医疗纠纷相应占多数。

表9-11　医疗纠纷发生医疗机构的分布情况

医疗机构	纠纷例数	构成比
综合医院	261	57.24%
社区医院	131	28.73%
专科医院	61	13.38%
其他	3	0.66%
合计	456	100.00%

（二）医疗纠纷发生的科室分布及原因分析

对2002～2014年医疗纠纷发生科室分布统计情况来看，手术科室（外科、骨科、妇产等）医疗纠纷发生率最高，占纠纷总数的41%。说明手术科室的工作具有人为不可控、手术风险高、突发事件多、技术要求精准等专业岗位特点，提醒医院管理方应特别重视手术科室应作为医院质量和安全管理的重点,这与国内其他文献资料结果基本相似[2]。非手术科室非急诊临床科室,因为涉及的科室比较多,医疗纠纷总发生率也比较高,占36%,但是具体细化到每个专业来讲,由于岗位性质的区别,医疗纠纷发生率还是相对较低。

在456例医疗纠纷中,45例发生在行政管理科室,大多是由于医院管理不当(后勤为主)导致发生相应的医疗纠纷,如水温失控导致烫伤、突发停电导致呼吸机工作暂停、地面湿滑导致骨折等等;但值得重视的是,其中有14例为伤医事件,这提醒目前仍存在体制机制不完善、医患之间缺乏有效沟通、医院管理不善服务不佳等,值得社会各界深思。

表9-12 医疗纠纷发生的科室分布情况表

发生科室	纠纷例数	构成比
手术科室	187	41.01%
非手术非急诊临床科室	165	36.18%
行政管理科室	45	9.87%
急诊科室	34	7.47%
医技科室	25	5.48%
总计	456	100.00%

(三)医疗纠纷发生的责任主体及原因分析

本研究我们对医疗纠纷发生的责任主体进行了分类,其结果与上述医疗纠纷发生的科室分布有一定的关联,临床医护人员占绝大部分83.7%,其中临床医生75.88%,护士7.89%,这与诊疗过程中的医患两大主体直接关系,这与其他研究结果一致[3]。我们也注意到在医疗纠纷发生责任主体中,医技医生占4.61%,药剂占1.32%,其中医技科除了医学技术局限性的客观原因,更多的是医技人员诊疗的不规范;而药剂科的医疗事故主要发生在两个环节:药品的调剂与药品的制剂,这也充分提示在患者的诊疗活动中,医技、药剂等辅助科室的重要性。另外,发生在医疗机构后勤的比例高达7.23%(具体上述已分析,不再赘述),患方有责任者,占3.07%,主要涉及医疗机构处理医患纠纷中出现的伤医事件,严重干扰了医院的正常诊疗程序,给医务人员带来了身心伤害,这也为医疗管理部门提出重大挑战——如何解决与防范暴力伤医事件。

表9-13 医疗纠纷发生的责任主体分布情况表

发生责任主体	例数	构成比
临床医生	346	75.88%
护士	36	7.89%
后勤	33	7.23%
医技医生	21	4.61%
药剂	6	1.32%
患方	14	3.07%
总计	456	100.00%

(四)医疗机构存在的过失行为及原因分析

在2002~2014年发生的理赔的456例医疗纠纷中,按照医疗机构存在的过失行为大体分为九大类,排在前三位的为诊疗缺陷(27.41%)、病情评估不足(18.42%)、护理不当(14.69%),不难看出,在医疗行为发生的各个环节均可能存在缺陷而导致医疗纠纷,因此基于医疗纠纷发生的医方、患方、社会等综合性因素,在加强医疗纠纷调解和处理的前提下,必须建立行之有效的医院风险防控机制,重视医疗纠纷的防范工作,从根本上消除医疗纠纷的不良影响,目前有很多专家学者提出建立"点、线、面、效"四结合、全方位的医患纠纷防范机制及时解决医疗纠纷[4]。

表9-14 医疗机构存在的过失行为分布情况表

过失行为	赔偿例数	构成比
诊疗缺陷	125	27.41%
病情评估不足	84	18.42%
沟通告知不足	67	14.69%
手术缺陷	37	8.11%
操作不当	35	7.68%
管理缺陷	33	7.24%
护理不当	29	6.36%
其他缺陷	32	7.02%
无缺陷(患方因素)	14	3.07%
总计	456	100.00%

三、讨论与建议

本研究通过对发生理赔的医疗纠纷案例汇总分析，了解其发生医院、科室、责任主体以及过失行为分布情况，为制定医疗治疗管理制度与医疗纠纷防范对策提供科学的依据。

（一）加强全面全程管理

全面全程管理，就是进行全部医院、全部科室、全部人员的全程质量管理。本研究数据提示综合性医院的医疗纠纷高于社区医院及专科医院，大多发生内外科临床科室，其中手术科室比例最高，纠纷发生的责任主体以临床医生、护士为主。如上数据提示在区卫计委（现为卫健委）层面制定相关质量管理策略侧重于综合性医院高风险科室，以临床为主，加强其规范诊疗，规范操作，同时也应关注其他专科、社区医院的辅助科室人员的医疗、行政安全质量管理，把关医疗活动中的各个环节，以减少医疗纠纷的发生。

在全面管理中，在规范执业管理，优化监管流程同时，注重完善风险管理模式。目前我区部分医疗机构已初步探索性的建立风险管理委员会网络，由临床、护理、医技、药房、手术麻醉、行政、保卫等科室设立的安全员共同参与，通过科室联动，从医疗安全管理制度、目标分解、工作流程、环节管理、激励机制等方面着手，实现一体化管理，目前从投诉纠纷发生率、患者满意度方面观察初显成效。区卫计委（现为卫健委）也计划近期启动全区范围内，建立区域风险管理体系，启动一体化风险管理模式，做好医疗风险及医疗纠纷的前馈控制，做到防患于未然，打造更加和谐发展的医疗环境。

（二）加强医疗质量管理

医疗质量和安全的管理是医院永恒的主题，是一个长期、复杂、变化的系统工程，为进一步促进医疗质量和医疗安全，切实防范医疗纠纷、事故的发生，近几年，卫计委（现为卫健委）始终重视医疗质量的安全管理与监督，一方面通过把握规范诊疗、规范护理、医技检查、药剂管理、窗口服务以及后勤保障等各个环节质量，同时加强病案的管理，把关病历的书写、管理、复印、封存等环节，抓好病案质量管理。另一方面，充分利用强大的信息平台、各种形式的督促机制，加强医疗机构的质量管理，对于发现的问题要求及时整改，并与绩效考核机制整合，提高整体行政管理部门对医疗质量管理的重视程度于责任心。

（三）建立良好医患沟通机制

据报道，有70%～80%的医疗纠纷是由于医患沟通不良引起的，医务人沟通技巧和手段的匮乏，导致医生和患者之间信任的缺失，一定程度上导致了医患关系的紧张。良好的医患沟通能力，可以有效提高患者对于医生的信赖度以及依存感，有助于诊断与治疗的顺利开展，对于缓和医患关系、解决医疗纠纷都有关键的作用[5]。医患沟通是一种双向性的信息传递过程，医患沟通中的互动、互补和互谅是和谐医患沟通的前提条件。作为管理层面，侧重从法律意识、知识结构、继续教育、规章制度、医疗质量管理等多方面构建成功的医患沟通体系，广泛提高医务人员的沟通能力，从而实现医患之间的有效沟通，进一步改善医患关系，以提高医疗质量。

（四）注重社会原因的影响

从部分医疗纠纷案件处理分析中，尤其是发生的14例伤医事件中，我们深刻意识到目前比较严峻的医患关系，随着社会经济的发展，患方对医保体制的不满、对服务质量要求高，再加上部分媒体舆论的影响等社会不良因素的影响，导致纠纷案件乃至伤医事件的频繁发生。这也启示管理层面人员,可以从加强法律法规的普及教育、医院安全管理制度的健全、医务人员职业素养的提高等方面来规范诊疗行为,同时我们也呼吁国家要加强医疗调解中心的建设,提高医疗纠纷结案率;社会新闻媒介应遵循客观报道的原则,加强正面新闻的报道,树立医院为民服务的良好形象,从而构建和谐的医患关系[6]。

[参考文献]
[1] 常健殷,向杰近.十五年来国内医患纠纷及其化解研究[J].天津师范大学学报(社会科学版),2014,233(2):67-71.
[2] 周英丽,冯利,张少君,等.440例医疗纠纷案例回顾调查分析及防范对策探讨[J].中国医学伦理学,2016,29(3):397-400.
[3] 石镁虹,章桦,程琴.5 012例医疗损害纠纷的成因、分布及赔偿情况分析[J].医学与法学,2015,7(6):42-48.
[4] 杨红玲,薛文娟,梁向辉.某院建立医疗纠纷防范机制的探讨[J].中国医疗管理科学,2016,6(5):58-61.
[5] 白厚喜,林鹂鸣,黄敬敬,等.加强医患沟通技巧防范医疗纠纷[J].实用医药杂志,2016,33(8):17-19.
[6] 李华蕊.探讨医疗纠纷产生的原因及处理方法[J].法制与社会,2016(1)60-61.

From:医疗事故技术鉴定总结汇报暨医疗纠纷防范学术论坛参会论文节选;修改后以《上海市闵行区456例发生理赔的医疗纠纷分析及管理对策》发表于《中国卫生法制》2017(5),仅供参考。

48 常见急救中心纠纷统计与思考
学术性★★★☆☆　有益性★★★★☆

各国急救中心纠纷常见原因分析与思考

Sten Gerhard[1]　徐中杰[2]　庄璘[3]

① 厄勒布鲁大学附属医院　厄勒布鲁市　瑞典
② 上海市闵行区医疗急救中心　上海市　中国
③ 上海市闵行区中医医院　上海市　中国

一、各国常见的急救中心纠纷统计分析

(一) 数据来源与方法

1. 数据来源1。美国绩效科学研究中心(CPS)对2014年美国、德国、瑞典、日本、荷兰、中国六国中常见的急救中心纠纷赔偿原因的统计与分析[2]。

2. 数据来源2。统计2014年瑞典厄勒布鲁市医疗急救中心与中国上海市医疗急救中心,对医患纠纷赔偿原因进行回顾性分析。

3. 统计方法。数据使用Execl2007软件建立数据库,双录纠错,并进行统计分析及图表统计汇总。

(二) 统计分析

1. 根据美国绩效科学研究中心(CPS)对2014年美国、德国、瑞典、日本、荷兰、中国六国中常见的急救中心纠纷赔偿原因的统计与分析显示:除其他问题外,呼救、接听问题是各国急救中心引起医患纠纷赔偿的主要原因,平均赔偿占比为16.31%;急救设施设备问题平均赔偿占比为11.82%;病历记录问题平均赔偿占比为13.34%;技术操作不规范等质量问题平均赔偿占比为12.25%;服务态度问题平均赔偿占比为9.07%;医患沟通问题平均赔偿占比为11.17%。

表9-15　2014年美国、德国、瑞典、日本、荷兰、中国在急救中心纠纷中,因下列情况引起医患纠纷赔偿的占比分析

项目/国家	美国	德国	瑞典	日本	荷兰	中国
呼救、接听问题	18.27%	15.33%	17.18%	15.05%	13.29%	18.72%
急救设施、设备问题	12.10%	9.36%	13.29%	15.27%	11.31%	9.60%
病历记录问题	12.11%	10.48%	14.24%	14.38%	13.53%	15.29%
技术操作不规范等质量问题	8.19%	8.18%	9.53%	21.72%	9.84%	16.01%

(续表)

项目/国家	美国	德国	瑞典	日本	荷兰	中国
服务态度问题	11.28%	13.25%	7.22%	3.11%	12.27%	7.29%
医患沟通问题	9.16%	14.38%	9.21%	15.43%	10.68%	8.17%
其他问题	28.89%	29.02%	29.33%	15.04%	29.08%	24.92%

注：有些急救中心纠纷案卷涉及多个问题，但本表中仅体现主要问题，具有唯一性，特此说明，仅供参考。

2. 根据2014年瑞典厄勒布鲁市医疗急救中心与中国上海市医疗急救中心，因表9-15中所列的医患纠纷赔偿原因进行回顾性分析显示：除其他问题外，呼救、接听问题瑞典厄勒布鲁市与中国上海市均低于各国平均赔偿占比4.04%、1.78%；急救设施设备问题瑞典厄勒布鲁市低于各国平均赔偿占比3.17%，而中国上海市均高于各国平均赔偿占比0.19%；病历记录问题瑞典厄勒布鲁市与中国上海市均高于各国平均赔偿占比1.54%、9.30%；技术操作不规范等质量问题瑞典厄勒布鲁市低于各国平均赔偿占比5.69%，而中国上海市均高于各国平均赔偿占比1.20%；服务态度问题瑞典厄勒布鲁市高于各国平均赔偿占比0.90%，而中国上海市均低于各国平均赔偿占比2.89%；医患沟通问题瑞典厄勒布鲁市高于各国平均赔偿占比0.23%，而中国上海市均低于各国平均赔偿占比2.61%。

表9-16 2014年瑞典厄勒布鲁市医疗急救中心与中国上海市医疗急救中心，因下列情况引起医患纠纷赔偿的占比分析

项目/国家地区	瑞典厄勒布鲁市	中国上海市
呼救、接听问题	12.27%	14.53%
急救设施、设备问题	8.65%	12.01%
病历记录问题	14.88%	22.64%
技术操作不规范等质量问题	6.56%	13.45%
服务态度问题	9.97%	6.18%
医患沟通问题	11.40%	8.56%
其他问题	36.27%	22.63%

注：有些急救中心纠纷案卷涉及多个问题，但本表中仅体现主要问题，具有唯一性，特此说明，仅供参考。

二、问题讨论与思考

(一) 呼救、接听问题

急救电话是急救中心的重要组成部分，直接关系到能否及时、有效地完成急救任务。接听时询问不详细是常见引发纠纷的原因，例如，询问患者地址、联络方式、主要病情、需急救人数有误等。同时，由于一些患者家属心情急切，多名家属或多次使用不同号码连续拨打急救电话，加重了急救中心出错的概率，从而导致延误救治时间而引发医患纠纷。此外，由于错误的急救信息以及通讯设施、设备的故障等原因而引发的呼救、接听问题的投诉也时有发生。对此，急救电话应保持线路完好，调度也应坚持"就近就急"原则，以便于随时接听与服务，服务时必须问清患者的详细地址、联络方式、主要病情以及需急救人数等，并向患者及其家属交代等候急救车的具体地点和标志物，为救治患者赢得时间[3]。同时，急救中心要借助媒体力量加大宣传力度，使广大民众认识急救信息、了解急救流程、简单操作急救设备来实施自救等，以避免不良事件的发生。有条件的急救中心，还应配备专职的急救电话接线员，并经常检查呼救系统，以保持其畅通与完好，从而减少医患纠纷的发生。

(二) 急救设施、设备问题

急救用的设施、设备、药品等引发的医患纠纷，在近几年的急救投诉中处于高发位。例如，救护车、救援飞机的设施、设备配置不足、设施、设备未保持完好状态、设备不齐、药品不全、药品过期变质等。因此，在加强急救设施、设备、药品等管理和使用的同时，急救车、救援飞机的设施、设备应保持良好的待用状态，药品要准备齐全、充分、完好，且要定人、定期检查急救设施、设备、药品有效期等，排除安全隐患，确保医疗安全。此外，还应加大对救护车、救援飞机的设施、设备的投入，提高患者救治率，减少死亡率，避免因急救设施、设备问题引发医患纠纷。

(三) 病历记录问题

救治过程的记录书写不及时、不详细、记录缺失、错记、涂改等问题均可能造成医患纠纷的发生。医疗机构应加强

医疗管理和岗位职责,完善病历记录(包括:急救电话的接听时间、出诊时间、返回时间、患者的病情、院前急救过程以及途中交代的注意事项等),并保持病历记录的及时、完整、有效、规范。

1. 病历记录的完整性。(1)一般情况应记录完整,例如,姓名、性别、年龄、住址、职业、出诊地点(比如,居民家中、事故现场等)、转运方式(比如,市内短途转、送还是长途转送)、有无目击者等。同时,为了减少不必要的纠纷发生,还应注明是否属于"三无"患者(即:无姓名、无家属、无交费能力)。(2)临床表现及救治情况也应记录完整。初诊方面应明确主诉、现病史和既往史,突出患者主观上求救的主要目的等;查体方面应以常规的四大生命体征(T、P、R、BP)为主,详细描述神志、瞳孔、心脏及双肺情况,注明明显突出的阳性体征;诊断与评估方面应相对明确患者病因,应用创伤指数等评估方法快速评估预后,不能明确的也必须要与主诉相呼应;急救处理方面要求详细记录所进行的急救措施及对症处理方法,对于明显影响患者生命体征或转运的应就地处理,例如,给予药物(包括:含化、肌注、静脉用药等)、CPR术、针刺、外科止血、包扎、固定、搬运(注意所采用的体位,比如,平卧位、半卧位、头低足高位等)、气管插管、除颤术等救治项目以及其他急救相关措施[4];急救效果方面应增加病情变化记录,及时记录病情经抢救后的表现(例如,显效、有效、无变化、恶化、死亡);急救升级方面应通过信息互动,及时向上级医师/医院汇报情况,并通知急救中心使之提前调动与诊断相符的科室人员参加进一步的救治。

2. 病历记录的有效性。从接诊患者开始到将患者送达目的地为止,为举证责任及证据保全的目的和需要,应让患者及其家属签署病情告知单、收费标准单、接诊医院医护签字单、病历或病情记录确认单等相关医疗文书,以应对可能的投诉、纠纷和医疗诉讼。此外,病历记录原则上要求由医护执笔完成,详细记录该次出诊情况,再经其他随行工作人员检查后,并最终签上各自的名字。

3. 病历记录的及时性。急救其实最讲究时间性,包括:接电话时间、派车时间、出车时间、到达现场时间、事件发生时间、现场抢救时间、病情变化记录时间、送达医院时间、返回待命时间以及病历记录时间等。急救接诊患者接诊时间短,人次多,如不及时记录,遗漏的可能性较大,所以,在处理完患者后应及时完成病历记录的书写,防止与事实相冲突,造成不必要的医患纠纷的发生。

4. 病历记录的规范性。病历原件由急救中心保存与管理(按照病历管理的法律法规及规范要求),严格禁止出现伪造、隐匿、销毁急救病历的情况发生,例如,需修改,应签有修改医师的姓名及修改日期、修改原因,除涉及对患者实施医疗活动的医务人员及医疗质量监管人员外,其他任何机构和个人不得擅自查阅该患者的病历。

(四)技术操作不规范等质量问题

医疗机构应不断提升自身医疗业务水平,加强自身业务学习(例如,"三基"等知识的学习),加强专科理论知识以及急救技能的训练与考核,避免急救时惊慌失措,而引发患者及其家属对抢救工作的置疑;在执行医嘱时,要正确、及时,执行口头医嘱,应重复一遍无误后再执行,并督促急救医师及时补充书面医嘱,从而起到有效地防范医患纠纷发生的目的。

(五)服务态度问题

改善医疗服务态度,提供优质医疗服务是各级医疗机构一贯的服务宗旨。在患者病情急危重的情况下,对患者家属急躁的心情,要理解和包容,接诊时用语得体、态度温和、礼貌待人,掌握医患沟通技巧,避免因言语不当造成不必要的纠纷发生。此外,规范医疗服务还应严格执行现行医疗法律、法规及诊疗护理用药常规的规定,未经注册的医护人员不能单独出车出诊。

(六)医患沟通问题

在调度过程中,医疗机构需要远程监控救护车、救援飞机的停车位以及途中情况,密切观察医务人员与救护车、救援飞机应急反应的状况。同时急救人员应充分掌握沟通交流的重点,并嘱咐患者及其家属注意医疗相关事项,必要时做好心理安抚,提高患者战胜疾病的自信心。

(七)关心职业安全问题

急救的医务人员是医疗职业高危人群,为保障急救人员的职业安全,医疗机构应加强安全管理,积极防范各种危害因素,例如,生物因子危害(被携带各种病原微生物的血液、体液、分泌物、排泄物等污染了皮肤或黏膜,或者被污染的针头、玻璃片等锐器刺破皮肤,发生医疗锐器损伤等)、物理化学危害(例如,皮肤炎症、支气管哮喘、流感等)、暴力危害等[5]。同时,坚持预防为主的方针,医务人员应结合医疗机构/科室的具体情况,进行预防职业感染、防范理化危害、防范社会暴力、化解医患纠纷、合理配置人力和安全保卫等职业安全意识和技能的培养,改善医疗环境,规范医疗行为,健全医疗规章制度,从而提高医疗机构信誉和窗口形象,使急救工作更安全、快捷、有效。

[参考文献]

[1] 吴志敏,翟梅兰.120急救常见医疗纠纷隐患与防范措施[J].中国社区医师,2007,14(9):149.

[2] FJ Jr.American Academy of Pediatrics:Technical report:Alternative dispute resolution in medical malpractice[J].Pediatrics,2001,107(3):602-607.

[3] 杨丽娜,濮永杰,何剑.医疗质量安全管理与医患关系学组在防范医疗纠纷中的实践探讨[J].中国病案,2015,21(07):32-33.

[4] WM Sage.Medical liability and patient safety[J].Health Aff,2003,22(22):26-36.

[5] 陈祖辉,王声涌,卢业成,等.医院工作场所暴力的流行病学特征及危险因素分析[J].中华流行病学杂志,2004,25(1):3-5.

From：2016年亚太国际急诊论坛(海南海口)参会论文节选：《各国急救中心纠纷常见原因分析与思考》(英语翻译稿),因内容结合了我国的国情,略作修改,仅供参考。

49 常见精神科纠纷统计与思考
学术性★★★☆☆　实用性★★★★☆

各国常见精神科纠纷原因分析与思考

Navis Patrick[①]　庄　璘[②]　曹艺苧[③]

① 蒂尔堡大学附属医院　Tilburg　Netherlands
② 罗斯托克大学附属医院　Rostock　Germany
③ 上海市闵行区精神卫生中心　Shanghai　China

一、各国常见的精神科纠纷统计分析

(一)数据来源：美国BearingPoint咨询公司对2008～2012年六国(美国、德国、瑞典、日本、荷兰、中国)在因精神疾病(包括精神卫生中心发生的纠纷)引起医患纠纷赔偿的占比。

(二)统计方法：数据使用Execl2009软件建立数据库,双录纠错,并进行统计分析及图表统计汇总。

(三)统计分析结果

1.2008～2012年各国因精神疾病引起医患纠纷赔偿的平均占比依次：2008年7.97%、2009年7.67%、2010年7.60%、2011年8.05%、2012年8.13%。2008～2012年美国因精神疾病引起医患纠纷赔偿的平均占比为6.96%、德国6.11%、瑞典5.69%、日本10.67%、荷兰7.50%、中国10.35%。

表9-17　2008～2012年各国因精神疾病引起医患纠纷赔偿的占比表

年份(年)	美国	德国	瑞典	日本	荷兰	中国
2008	6.84%	5.36%	7.21%	10.25%	8.67%	9.46%
2009	7.35%	6.12%	5.17%	10.12%	7.89%	9.35%
2010	6.79%	6.26%	4.34%	10.94%	7.35%	9.92%
2011	6.23%	6.77%	6.06%	11.21%	7.26%	10.79%
2012	7.58%	6.05%	5.69%	10.85%	6.34%	12.24%
平均	6.96%	6.11%	5.69%	10.67%	7.50%	10.35%

注：以上数据,仅供参考。

2.根据2012年美国、德国、瑞典、日本、荷兰、中国在精神科(包括精神卫生中心)中,患方投诉医疗机构事由的占比统计显示：除其他违反法律、法规、部门规章和诊疗护理规范及常规外,对疾病认识不足；采取措施不当(虽干预和防范计划合理,但没有认真执行)；医务人员不负责任,未尽到注意义务等是患方投诉医疗机构排名居前的主要投诉事由。

表 9-18　2012 年美国、德国、瑞典、日本、荷兰、中国在精神科（包括精神卫生中心）中,患方投诉医疗机构事由的占比统计

投诉事由	美国	德国	瑞典	日本	荷兰	中国
对疾病认识不足	15.36%	14.28%	15.93%	21.37%	15.14%	17.40%
采取措施不当（虽干预和防范计划合理,但没有认真执行）	11.73%	15.07%	16.41%	17.88%	9.25%	16.18%
延误治疗时机	13.26%	9.79%	10.28%	11.04%	8.33%	9.63%
涉嫌伪造、篡改病历	3.69%	1.42%	1.05%	6.17%	2.10%	5.59%
未履行告知义务	9.01%	12.55%	8.27%	3.16%	12.98%	7.12%
医务人员不负责任,未尽到注意义务	10.48%	9.30%	11.53%	5.09%	14.36%	10.57%
误诊误治、漏诊漏治	8.17%	5.41%	9.02%	7.94%	6.05%	10.37%
服务态度差	5.39%	9.16%	7.23%	3.78%	8.20%	12.38
不尊重患者隐私权和人格尊严	10.71%	5.96%	3.88%	8.57%	4.24%	0.75
其他违反法律、法规、部门规章和诊疗护理规范及常规	12.2%	17.06%	16.40%	15.00%	19.35%	10.01%

注：有些纠纷案卷涉及多个问题,但本表中仅体现主要问题,具有唯一性,特此说明,仅供参考。

3. 根据 2012 年美国、德国、瑞典、日本、荷兰、中国在精神科（包括精神卫生中心）中,患者死亡原因评估统计分析显示：合并躯体疾病而死亡是精神科（包括精神卫生中心）中患者死亡的最主要原因之一。

表 9-19　2012 年美国、德国、瑞典、日本、荷兰、中国在精神科（包括精神卫生中心）中,患者死亡原因评估统计分析

死亡原因	美国	德国	瑞典	日本	荷兰	中国
合并躯体疾病而死亡	78.27%	80.06%	75.99%	71.53%	82.11%	73.50%
医疗性死亡	7.41%	5.29%	8.18%	10.46%	6.63%	8.92%
意外死亡	2.95%	1.88%	2.12%	1.14%	1.27%	6.83%
被害死亡	0.82%	1.35%	0.68%	2.57%	1.11%	0.30%
自杀死亡	5.17%	4.72%	5.90%	8.89%	3.59%	1.21%
其他死亡原因	5.38%	6.70%	7.13%	5.41%	5.29%	9.24%

注：有些纠纷案卷涉及多个问题,但本表中仅体现主要问题,具有唯一性,特此说明,仅供参考。

4. 根据 2012 年美国、德国、瑞典、日本、荷兰、中国在精神科（包括精神卫生中心）中,患者伤害与被伤原因统计分析显示：在精神科（包括精神卫生中心）中患者伤害与被伤的原因主要是自伤、自残（包括病态支配）。

表 9-20　2012 年美国、德国、瑞典、日本、荷兰、中国在精神科（包括精神卫生中心）中,患者伤害与被伤原因统计分析

伤害与被伤害原因	美国	德国	瑞典	日本	荷兰	中国
自伤、自残（包括病态支配）	47.78%	51.21%	49.44%	53.02%	47.98%	46.23%
被害受伤（伤害别人）	18.03%	15.84%	16.58%	15.35%	16.40%	15.05%
医疗性伤害	7.04%	6.29%	8.77%	9.08%	8.61%	11.24%
意外伤害	8.20%	10.74%	10.05%	10.17%	8.55%	8.48%
外逃失踪	3.75%	2.99%	4.72%	2.59%	3.43%	4.71%
后勤保障	9.52%	7.86%	6.39%	6.30%	9.51%	11.03%
其他伤害或被伤原因	5.68%	5.07%	4.05%	3.49%	5.52%	3.26%

注：有些纠纷案卷涉及多个问题,但本表中仅体现主要问题,具有唯一性,特此说明,仅供参考。

二、问题讨论与思考

（一）对于精神疾病患者而言,自伤、自杀、外逃失踪等的预防与处置是医疗机构（包括：精神卫生中心、精神科等）

一项非常重要的工作任务。处理地正确与否、结局的好坏都会直接关系到患者的生命、关系到医疗机构的医疗质量安全。如果处置不当，存在过错而导致患者不利后果，还常常会引发医患纠纷，甚至法律诉讼。对于因医疗意外遭受不幸的患者，医疗机构应耐心解释意外事件的不可预料性和不可抗拒性，以消除患者及其家属在思想上的疑虑，尽力达成共识，并从人道主义角度出发，对医疗意外遭受的精神和财产损失或因特殊经济困难的患者给予减免费用等经济补偿（据有关数据表明，真正由于医疗事故或责任事故所引起的医患纠纷仅占整个纠纷的5%，而95%以上的医患纠纷都是由医疗过错以外的原因造成[3]）。对于无理取闹、殴打医务人员、打砸医疗机构等恶性事件，要严格按照法律法规追究当事人的法律责任，拿起法律武器，维护医务人员自身权益。

但值得注意的是，在《民法通则》上虽然未规定精神卫生中心或医疗机构（精神科）对住院的精神疾病患者有监护责任，且我国尚未有任何一部有关的法律法规明确规定该责任，然而，在精神疾病患者住院期间，患者的监护人不在身边，那么，对患者本身的人身安全的保护和监护实际上在不得已的情况下就被迫地落在医务人员的身上，加上《中华人民共和国侵权责任法》特别强调了医务人员的注意义务。医疗机构虽然不是精神疾病患者的监护人，且对于有偿服务的医疗机构，其收费也并不包括对精神疾病患者的保护和监护的费用。但在没有相应的法律法规规定下，医疗机构在收治患者时，对住院的精神疾病患者的安全监护一直是主动承担，无偿地与医疗责任合并实现，加上对于有医疗意外可能的精神疾病患者的保护和监护，确实是一项有高度危险性的工作，这显然又加重了医疗机构的医疗风险。

（二）经治/主管医师在监护人要求带患者请假或离院前，应把患者目前的病情、诊疗护理用药等情况以及请假、离院期间应注意的医疗、监护措施详细告知家属并在书面资料上签字确认。如果患者病情的诊疗护理用药处于必须留院观察状态，应劝阻家属不要提出请假或离院的要求，如家属不听嘱咐与说明解释，坚持要求办理请假或出院手续，应请家属在医疗知情告知书上或病历中履行签字手续，并要求患者家属亲笔写下："本人已理解患者病情未愈，出院后患者可能会发生诸种不良后果，但仍决定带患者出院，并对其承担全都责任"等，这样患者在请假或离院期间出现任何问题，家属也无理由责备医疗机构（包括精神卫生中心和精神科）[4]。但是，如果医师明知患者病情及诊疗护理用药情况不应被许可请假或离院，却又未对患者家属进行疾病情况的说明及履行必要的告知和签字手续，那么，患者在请假或离院期间发生的一切问题，医疗机构都应承担一定的责任。此外，还应加强入院告知、病情告知、医疗费用告知等告知力度，每一项医疗行为都应记录，病历应规范书写，严格执行医嘱，并注意记录的连贯性、准确性，避免语法错误，无涂擦、修改痕迹，确保原始病历的真实性、完整性、有效性。对于过去有过强烈的自杀念头或自杀史的患者，在决定允许患者请假或离院前，医师不仅应通过出院/离院风险评估加强医疗管理力度，而且应运用信息化技术手段对患者的生理状况进行远程监测，以减少不必要的纠纷发生。

（三）精神疾病患者应比其他疾病患者更应得到隐私权的保护和重视。精神疾病本身就属于隐私保护的范围，即使病情好转出院后还是会因怕人知晓而受到歧视和误解。因此，精神疾病的患者出于对医务人员的信任而向其透露属于个人隐私范围内的事情，对于这些隐私的内容，医务人员必须严加保密，禁止泄露。同时，医疗机构需规范医疗行为，提高医疗质量，加强医疗硬件建设，加强医患沟通，增强法律观念，完善日常管理工作和管理制度，加强业务学习和操作技能的培训，努力提高医院整体的医疗水平，严格执行法律、法规、规章及诊疗护理用药操作规程，以适应当前医疗技术的发展和满足人民群众的医疗需求。

（四）建立良好的医患关系，坦诚地与精神疾病患者进行沟通（即便是精神疾病患者，也应当作一般患者来尊重），重视他们的需求，发现他们的心理问题，并及时予以安抚、干预。对其不切实际的无理要求，委婉拒绝，消除其不安和抵触的情绪，以专业的医疗知识、过硬的技术与耐心来赢得患者及其家属的信任、理解与支持，以减少医患纠纷的发生。此外，应加强患者生命体征的随访、躯体疾病和精神疾病的诊疗、护理、用药的监测力度及在岗期间的巡视力度，尤其是对于患者服药的监护，发药后应目视患者服下并仔细检查口腔，确实咽下方可离开，严防患者藏药或积攒后一次性吞服，保持依从性良好。同时，呼吁建立有医疗、社区、患者家属共同参与的精神疾病患者诊疗与康复的医疗网络系统，完善精神疾病患者的医疗安全保险（意外保险）保障机制。

（五）在处理自杀患者时，只对自杀风险进行评估通常是不够的，还须考虑诊疗护理用药会带来什么益处。风险-收益分析可以为诊疗护理用药方式、方法的各种利弊提供系统的权衡与评估，并为医务人员提供规避医疗风险的空间，因为医务人员常会害怕担心失职而过度地约束患者，而不敢采取一些合理的诊疗护理用药。欧美专家建议，如果对一些特殊的干预措施没有把握，就应该进行风险-收益分析，并作好记录。在临床病历资料中使用风险-收益分析记录单是目前一种较客观、经济、有效的评估办法之一。如果经过合理的检查和评估之后，医务人员认为某种治疗给患者的康复带来的好处胜过其危害，那么就应将这些判断与分析记录在这种分析记录单上。例如，在考虑假出院或患者请假离院时，患者离开医疗机构的风险与好处以及留在医疗机构里的风险与好处均应考虑到，同时记录应反映出参考资料的来源、左右临床决定的因素、这些因素是如何通过风险-收益评估来加以平衡的等[5]。

[补充]
一、《卫生部关于加强对精神病院管理的通知》附件：精神病患者入院收治指征：(一)临床症状严重，对自己和(或)周围构成危害者；(二)拒绝接受治疗或门诊治疗困难者；(三)严重不能适应社会生活者；(四)伴有严重躯体疾病的精神病人应视躯体疾病的情况协调解决收治问题；原则上应视当时的主要疾病决定收治医院和科室；(五)其中对出现严重自伤、自杀、拒食或严重兴奋、冲动伤人、外跑等，可危及生命或危害社会治安者应属紧急收治范围，并应给予特级护理。

二、《精神卫生法》：精神障碍的住院治疗实行自愿原则。诊断结论、病情评估表明，就诊者为严重精神障碍患者并有下列情形之一的，应当对其实施住院治疗：(一)已经发生伤害自身的行为，或者有伤害自身的危险的；(二)已经发生危害他人安全的行为，或者有危害他人安全的危险的。

[参考文献]
[1] 韩建生,文素荣.浅谈关于精神科医疗意外的医疗纠纷[J].医学创新研究,2006,3(5).
[2] 贾谊懒.对住院精神病人若干法律问题的探讨[J].上海精神医学,1998,10(1)：6.
[3] 马斌芳,罗忠恫.消费者权益保护办法与精神病院的医疗纠纷[J].中国神经精神疾病杂志,2003,1：71-72.
[4] 周小英.精神科医疗纠纷原因分析及护理防范[J].中国民康医学,2007,19(3)：207-208.
[5] 王立伟.精神疾病患者的自杀问题[J].上海精神医学,2002,14(4)：242-246.

表9-21 [应用列举]ISO自杀风险-收益评估表

危险因素	评分	自杀风险	干预措施					备注
			继续目前诊疗方案	经常复诊、随访	复核、变更诊疗方案	考虑住院	立即住院	
惊恐发作								
酒精依赖								
情绪低落								
严重失眠								
无望感								
精神病诊断								
既往自杀史								
自杀观念								
家族史								
……								

编号	考虑的问题	评分	是否允许离院/出院		备注
			同意	不同意	
1	患者功能是否良好				
2	情感和认知功能是否良好				
3	能否在门诊得到处理				
4	残留症状如何				
5	能耐受药物副作用吗、在院外能否得到处理				
6	…………				

注：评分：0=无危险；1=低危险；2=中度危险；3=高度危险。风险评估的风险预警模式是一种随时间变化的评价方法。因为随着时间的推移，评估的准确性也会随之减弱，所以这种模式在一定程度上可适用于评价有自杀、自残可能的患者。按低、中和高来评定总体的自杀风险是以合理的临床判断为基础的，从而确定是否允许患者离院/出院也具有一定依据。但实际上，对自杀行为的预测其实是没有什么临床标准的，只是人为的去规定作出评估就必须采取正确的临床干预措施，以起到"补漏洞"的效果。对超过24小时的预测，其准确性就会逐渐减弱，甚至无效。要知道的是，每次自杀、自残等行为都是一个独特、独立的事件，管理者很难对此作简单的分析，即使是回顾性的分析。

From：2013年欧洲精神病学(EPA)年会(Austria Vienna)参会论文节选：《各国常见精神科纠纷原因分析与思考》(德语翻译稿)，因内容结合了我国的国情，略作修改，仅供参考。

50 常见中医纠纷统计与思考
有益性★★★☆☆ 前瞻性★★★★☆

中、日、马三国常见中医纠纷原因分析与思考
加藤智久[①]　庄璘[②]　付香莲[③]　李文顺[②]

① 圣路加国际医院　东京　日本
② 上海市闵行区中医医院　上海市　中国
③ 上海市第一人民医院(分院)　上海市　中国

一、研究对象与方法

（一）资料来源

中国卫生计生委（现为卫健委）、日本卫生署、马来西亚卫生署统计的 2013~2014 年各医疗机构发生理赔的中医纠纷资料，并对资料进行回顾性分析。

（二）研究方法

主要采用案例分析方法。一手资料来源于 RolandBerger 咨询公司查阅 2013~2014 年收集的中日马三国医疗机构发生理赔的中医纠纷理赔案卷各 100 份，总计 300 份，自行设计调查表，主要收集责任主体、纠纷案由、过失原因等。数据使用：应用 Revman5.0 软件进行统计分析。

二、结果

医疗机构存在的过失行为及原因分析。在 2013~2014 年中日马三国发生的中医纠纷理赔的各 100 例纠纷（总计 300 例，其中 7 例无法区分原因）中，按照医疗机构赔偿原因大体分为如下九类（表 9-22），除患者因素外，中、日、马三国排在前三位的分别为：（中）操作不当（17.00%）、用药不当（13.00%）、诊疗缺陷（12.00%）；（日）操作不当（19.00%）、用药不当（15.00%）、诊疗缺陷（11.00%）；（马）用药不当（19.00%）、操作不当（16.00%）、诊疗缺陷（16.00%），不难看出，在中、日、马三国中医纠纷理赔中存在医疗过错，排名前三的原因基本相同，即：操作不当，用药不当和诊疗缺陷。

表 9-22　2013~2014 年中、日、马三国发生的中医纠纷赔偿原因统计

赔偿原因	中国		日本		马来西亚	
	赔偿例数	构成比例	赔偿例数	构成比例	赔偿例数	构成比例
诊疗缺陷	12	12.00%	11	11.00%	16	16.00%
病情评估不足	7	7.00%	6	6.00%	9	9.00%
沟通、告知不足	10	10.00%	4	4.00%	7	7.00%
手术缺陷	5	5.00%	7	7.00%	8	8.00%
用药不当	13	13.00%	15	15.00%	19	19.00%
操作不当	17	17.00%	19	19.00%	16	16.00%
管理缺陷	8	8.00%	5	5.00%	9	9.00%
护理不当	6	6.00%	8	8.00%	3	3.00%
其他缺陷	7	7.00%	10	10.00%	5	5.00%
无缺陷(患方因素)	13	13.00%	11	11.00%	7	7.00%
无法区分原因	2	2.00%	4	4.00%	1	1.00%
总计	100	100%	100	100%	100	100%

注：有些纠纷案卷涉及多个问题，但本表中仅体现主要问题，具有唯一性，特此说明，仅供参考。

三、讨论

(一) 合理用药,确保安全

很多医务人员认为中药药性缓和,临床使用安全,也有相当多的患者也同样认为中药安全、无不良反应,能起到有病治病,无病保健的作用。但是,中药本身的不良反应、用法用量不准确、药材炮制工艺缺乏可控的质量标准、中西药物配伍不当、剂型和给药途径的改变等等都极易产生医疗隐患,导致医患纠纷的发生。再加上患者基于年龄、性别、病理因素等个体差异,均会导致中药不良反应的出现,特别是孕妇、婴幼儿、老人等尤其应慎重。防范用药失当,首先,要重视配伍禁忌。中医配伍遵循本草的"十八反、十九畏"原则,药典也有明确的规定,应严格遵守;其次,对于重金属如汞(轻粉、水银、升丹、殊砂)、砷(信石、砒霜)、铅(铅丹、胡粉、铅霜)对人有害,不论内服还是外用,都应尽可能避免,如果因病情需要非用不可,也应严格遵守药典的规定,注意药物不良反应,避免中毒;再次,对于有毒药物如马钱子、洋金花、川乌、草乌、附子、蟾酥、斑蝥等,不论内服或是外用都要明确生熟、掌握剂量、配伍、煎煮时间等,防止引起毒性反应;最后,还是希望中医医师在诊疗过程中,即便其讲究个性化和用药喜好也应注意患者的用药安全,例如,使用如雪山一枝蒿、万年青、雷公藤、八角枫、马兜铃、关木通、钩吻等毒性药物时要特别小心,不明药理,决不使用[1]。

(二) 规范操作,服务临床

针刺、推拿属于微损伤或无损伤治疗,一般意外损伤的概率比骨伤治疗要小很多。但是,疏忽大意、粗暴操作也会发生严重的不良后果。在2013~2014年中、日、马三国发生的中医针灸、推拿纠纷理赔中,随机抽取的各50件针灸、推拿案件进行统计分析,一些问题令人震惊。因此,作为医务人员应做到以下几点:

1. 统一思想,树立"防患于未然"的意识,时刻警惕,尽量把医疗风险限制在可控的范围内,认真履行告知义务,不与患者及其家属发生不必要的冲突与矛盾。

2. 严格执行核心制度和诊疗护理用药规范,加强"三基三严"培训和学习,不断提高医疗技术水平,增强证据意识和风险意识,加强医德医风建设,适时沟通,提高医疗服务质量。

3. 在窗口服务、检查治疗、处方用药、诊断查房、查对处置、手术审批、病案书写、谈话告知等每一环节都要遵守医疗法律法规、部门规章、诊疗护理用药规范以及医疗机构各项规章制度,对各级医务人员的职责、各项医疗工作制度、各项技术操作规范、各项技术标准都要严格管理,狠抓落实,使科室的各项工作制度化、标准化、规范化[2]。

4. 不断深入研究中医经典,深入浅出地弘扬我国中医药文化,提高中医药的基础研究,使之更好地服务于医疗临床工作,并依靠国家及社会的力量不断发展壮大中医药事业。

表9-23 2013~2014年中日马三国中医针灸、推拿纠纷理赔中,存在的医疗过错原因的数据统计

医疗过错原因	中国		日本		马来西亚	
	赔偿例数	构成比例	赔偿例数	构成比例	赔偿例数	构成比例
晕针、滞针、断针	7	14.00%	9	18.00%	5	10.00%
烫伤	8	16.00%	7	14.00%	5	10.00%
骨折	3	6.00%	2	4.00%	8	16.00%
急性感染	4	8.00%	5	10.00%	2	4.00%
出血	5	10.00%	3	6.00%	5	10.00%
疾病传播	1	2.00%	2	4.00%	3	6.00%
神经组织损伤	6	12.00%	7	14.00%	4	8.00%
损伤重要器官	3	6.00%	2	4.00%	1	2.00%
高位截瘫	1	2.00%	1	2.00%	1	2.00%
其他损害	5	10.00%	7	14.00%	8	16.00%
无缺陷(患方因素)	7	14.00%	5	10.00%	8	16.00%
总计	50	100%	50	100%	50	100%

注:有些纠纷案卷涉及多个问题,但本表中仅体现主要问题,具有唯一性,特此说明,仅供参考。

(三) 减少误诊误治、漏诊漏治率,提高医疗安全质量

传统中医依靠"四诊合参"的方式进行诊疗,以辨证论治为主,很少辅助于体检、化验和影像学检查,因而在疾病的

诊断上就易造成误诊误治、漏诊漏治的发生。现代中医提倡"辨病和辨证相结合、科学技术与传统相结合"的诊疗理念。据研究，内科疾病靠问诊与外部望诊可以确诊的患者约占54.38%；需加体检才能确诊的约占20.49%；需加检验、内镜、影像学检查等能确诊的约占20.33%；其余4.80%属于疑难病症(即便通过各项检查仍一时不能明确诊断)。因此，中医诊疗质量的提高，一方面需要发挥中医原有的优势，使辨证论治更完善、客观，指标也更具有针对性。另一方面需要充分运用现代科学技术和方法对疾病进行鉴别和筛查[3]，从而减少误诊误治、漏诊漏治的发生率，提高医疗质量安全，降低医患纠纷的发生。

(四) 加强医疗风险告知力度

医疗机构及其医务人员应尊重患者及其家属的医疗知情同意(选择)权，首诊时要明确告知患者及其家属中医诊疗的局限性、在诊疗过程中可能会发生的不利后果以及限于诊疗条件不能发现的疾病等。同时，还应告知患者及其家属可能发生的单纯中医诊疗疗效不确定或病情加重的可能，绝对杜绝大包大揽。中医骨伤科、针灸推拿科、中医康复理疗科等中医科室的患者，应参照外科系统对患者的风险告知形式进行书面的医疗知情同意(选择)。

(五) 发挥中西医结合诊疗的优势

积极开展中西医相结合的诊疗模式，对不能单纯中医诊疗或治疗一段时间效果不佳、甚至反而加重的患者应及时请西医进行会诊或转诊，避免延误患者病情。同时，重视诊疗过程中意外情况及突发事件的应急处置，例如，有意外情况及突发事件发生应及时向有关部门报告，并组织抢救，以免因延误救治而引发医患纠纷。

(六) 规范病历与处方的书写

规范病历与处方的书写是防范医患纠纷的重要措施之一。病历与处方是诊疗过程中的原始记录，是书证，是发生医患纠纷时，医疗鉴定、赔偿、调解、诉讼的主要依据。因此，各种医疗文件应严格按照《病历书写基本规范》、《中医病历书写基本规范》的要求进行记录与完成，尤其是抢救、麻醉、手术、上级医师查房、交接班、会诊等记录。此外，在书写过程中出现错字时，应当用双线划在错字上，不得采用刮、粘、涂等方法掩盖或去除原来的字迹，以保证病历与处方的真实和有效性[4]。

(七) 注意措辞，减少承诺

医务人员在解释病情时，应站在患方的立场上去告知与解释，并确认他们已经正确了解和知悉了医务人员所要传达的讯息与信息。对于病情诊疗的愈后状况和不良后果的措辞应谨慎之，千万不要向患者及其家属保证能治愈、根治或避免哪些不良后果的产生，也不要让患者及其家属有错误的期待，即便对于一个可能会有较好预期的患者，也不要轻易给出承诺，以免因预期失衡而导致医患纠纷的发生。

医患纠纷的发生不是突发的、偶然的、小概率的事件，而是来自政策、管理、人员、物质、设施设备等每一环节中可能出现的、又极易造成严重医疗过错的组成因素。对待医患纠纷，预防是根本，医务人员在保持规范的医疗服务行为的同时，应善于识别医患纠纷的隐患，学会"治病"的同时"治人"，不断加强医患沟通，掌握患者的心理动态，尊重患者权利，帮助患者解决心理问题，化解医患矛盾。在处理医患纠纷时，应注意倾听患方诉求，切忌无"裁判"情况下的争议，以免激化矛盾，注意保护自身权益不受侵犯和证据的收集与整理，学会在患方冷静的时候沟通，尽可能使医患纠纷能在患方理智的时候处理。

纵观国内外中医纠纷的源头，对引发中医纠纷的主要原因进行罗列、归纳与总结，才能做到对症下药，有的放矢。传承和发扬中医文化，不仅仅需要将"大医精诚"的理念融入医德医风建设中，更需要医务人员注重人文关怀，多和患者沟通交流，减少信息不对称造成的负面影响[5]。当然，发挥中医特色还需要加强行业的规范化与标准化，对辨证论治的结果要有足够的辅助检查依据，从而才能真正减少医患纠纷的产生。

[参考文献]
[1] 郭永松,李秀央.医患纠纷的处理意愿调查与分化[J].中国医院管理,2010,30(5):10-20.
[2] 王丹凤.北京市医疗纠纷人民调解与诉讼衔接现状及典型案例研究[D].北京中医药大学,2014.
[3] 靳士英.认真防范中医医疗事故纠纷[J].现代医院,2002,2(6):52-53.
[4] 应强.医患关系之处理对策[J].中医药管理志,2010,18(4):305-307.
[5] 高晓飞,周维燕,孙忠河.我国医疗纠纷原因的Meta分析[J].中国医药导报,2012,9(6):160-161.

From：2015年国际医疗质量与安全亚洲论坛(HongKong)参会论文节选:《中、日、马三国常见中医纠纷原因分析与思考》(英语翻译稿)，内容因结合我国国情，略作修改，仅供参考。

51 常见急诊科纠纷思考

有益性★★★☆☆　实用性★★★★☆

各国急诊科常见疾病的纠纷防范与思考

庄璘[①]　Navis Patrick[②]　Andreas Heinz[③]

① 格赖夫斯瓦尔德大学　Greifswald　Germany
② 蒂尔堡大学附属医院　Tilburg　Netherlands
③ 罗斯托克大学附属医院　Rostock　Germany

一、研究对象与方法

(一) 一般资料

德国科学基金会(DFG)与德国 Greifswald 大学合作项目,选取 2014 年德国、美国、瑞典、日本、中国,床位 300 张以上医疗机构急诊科中发生的且赔偿金额超过 1 000 美元的医疗案件各 1 000 例,男性患者 3 150,占 63.0%;女性患者 1 850,占 37.0%;患者年龄 15～75 岁;1 367 例死亡,占 27.34%;251 例伤残,占 5.02%;医疗鉴定案件 56 例,占 1.12%;赔偿案件 476 例,占 9.52%;在 1 367 例死亡案例中,尸检 856 例,尸检率 62.62%。

表 9-24　2014 年各国急诊中,患者一般资料统计分析

一般资料		德国	美国	瑞典	日本	中国	总计
性别	男	(677)13.54%	(514)10.28%	(657)13.14%	(613)12.26%	(689)13.78%	(3 150)63.0%
	女	(341)6.82%	(468)9.36%	(350)7.0%	(358)7.16%	(333)6.67%	(1 850)37.0%
年龄段		18～75	21～68	15～71	17～73	16～72	15～75 岁
死亡病例		(252)5.04%	(258)5.16%	(272)5.44%	(284)5.68%	(301)6.02%	(1 367)27.34%
伤残病例		(40)0.8%	(38)0.76%	(46)0.92%	(54)1.08%	(73)1.46%	(251)5.02%
医疗鉴定		(14)0.28%	(15)0.3%	(11)0.22%	(9)0.18%	(7)0.14%	(56)1.12%
赔偿案件		(74)1.48%	(89)1.78%	(73)1.46%	(102)2.04%	(138)2.76%	(476)9.52%
尸检率(1367)		(230)16.82%	(248)18.14%	(237)17.34%	(84)6.14%	(57)4.17%	(856)62.62%

(二) 方法

主要采用案例分析的方法对资料进行回顾性分析,自行设计表单来进行整理和归纳。数据使用:应用 SAS 9.0 软件进行数据分析与统计。

表 9-25　2014 年各国急诊科中,容易产生医患纠纷的常见疾病统计分析

国家	蛛网膜下隙出血(SAH)[解释1]	猝死(SD)[解释2]	多发伤[解释3]	急性自发性硬脊膜外血肿[解释4]	农药中毒[解释5]	其他
德国	(207)20.7%	(126)12.6%	(129)12.9%	(126)12.6%	(145)14.5%	(267)26.7%
美国	(217)21.7%	(150)15.0%	(126)12.6%	(122)12.2%	(134)13.4%	(251)25.1%
瑞典	(185)18.5%	(133)13.3%	(119)11.9%	(113)11.3%	(168)16.8%	(282)28.2%
日本	(230)23.0%	(118)11.8%	(104)10.4%	(143)14.3%	(148)14.8%	(257)25.7%
中国	(216)21.6%	(140)14.0%	(122)12.2%	(127)12.7%	(114)11.4%	(281)28.1%

二、结果

（一）2014年各国急诊科中,容易产生医患纠纷的常见疾病统计分析数据显示:蛛网膜下隙出血、猝死、多发伤、急性自发性硬脊膜外血肿、农药中毒均排名靠前,是急诊科中容易产生医患纠纷的常见疾病。

（二）2014年各国急诊科中,容易产生医患纠纷的常见原因统计分析数据显示:观察与查体问题、诊断问题、救治问题、操作问题、告知问题,是急诊科中容易产生医患纠纷排名靠前的常见原因。

表9-26 2014年各国急诊科中,容易产生医患纠纷的常见原因统计分析

纠纷原因	德国	美国	瑞典	日本	中国
观察与查体问题	(328)32.8%	(206)20.6%	(193)19.3%	(202)20.2%	(228)22.8%
诊断问题	(248)24.8%	(289)28.9%	(167)16.7%	(255)25.5%	(165)16.5%
救治问题	(160)16.0%	(266)26.6%	(320)32.0%	(199)19.9%	(193)19.3%
告知问题	(50)5.0%	(45)4.5%	(47)4.7%	(50)5.0%	(57)5.7%
病历问题	(31)3.1%	(48)4.8%	(58)5.8%	(72)7.2%	(93)9.3%
设备仪器问题	(30)3.0%	(11)1.1%	(18)1.8%	(35)3.5%	(31)3.1%
管理问题（包括:制度）	(11)1.1%	(9)0.9%	(15)1.5%	(23)2.3%	(27)2.7%
操作问题	(47)4.7%	(27)2.7%	(64)6.4%	(50)5.0%	(63)6.3%
患者原因	(76)7.6%	(81)8.1%	(92)9.2%	(84)8.4%	(110)11.0%
其他问题	(19)1.9%	(18)1.8%	(26)2.6%	(30)3.0%	(33)3.3%
总计	100%	100%	100%	100%	100%

注:有些纠纷案卷涉及多个问题,但本表中仅体现主要问题,具有唯一性,特此说明,仅供参考。

三、思考与讨论

（一）规范医疗转诊

患者的抢救措施应以未违反诊疗护理用药常规为基础,在患者病情急危重的情况下,除有效、安全地采取转上级医院诊治外,对急危重患者进行深入检查或请院内、外专家会诊以便于进一步明确诊断为前提而给予保守治疗,同样符合医疗原则。若采取转诊,转诊的医疗机构需注意转诊的过程,并把握合法转诊的三个条件,以免医患纠纷的产生:

1. 客观医疗技术条件受限,确有转诊的现实需求。我国卫生部的《医院工作制度》规定:医院因限于技术和设备条件,对不能诊治的病员,由科内讨论或由科主任提出,经医务科报请院长或主管业务副院长批准,提前与转入医院联系,征得同意后方可转院。

2. 履行说明告知义务,确保患者知情同意（选择）。《中华人民共和国侵权责任法》规定:医务人员在诊疗活动中应当向患者说明病情和医疗措施。需要实施手术、特殊检查、特殊治疗的,医务人员应当及时向患者说明医疗风险、替代医疗方案等情况,并取得其书面同意;不宜向患者说明的,应当向患者的近亲属说明,并取得其书面同意。因抢救生命垂危的患者等紧急情况,不能取得患者或者其近亲属意见的,经医疗机构负责人或者授权的负责人批准,可以立即实施相应的医疗措施。此外,在临床急诊科的工作中,应加强医患沟通,让患者充分了解病情及预后,了解部分特殊的医疗措施可能会带来一些严重的不良后果,以取得患者及其家属的理解与支持。

3. 患者并非急危重症,符合转诊的临床指征。卫生部的《医院工作制度》规定:病员转院,如估计途中可能加重病情或死亡者,应留院处置,待病情稳定或危险过后,再行转院。较重病人转院时应派医护人员护送。病员转院时,应将病历摘要随病员转去。此外,各级医疗机构不能把救护车当成简单的交通工具,而应以节约有效的医疗资源为原则。

（二）快速确定猝死标准,规范诊疗行为

从患者到医疗机构就诊,到病情突然变化,再到出现呼吸衰竭心跳骤停大约多少时间,是否符合WHO规定的猝死标准,猝死是否属于难以预料的医疗意外等。医疗机构都应根据有关的医疗法律法规及诊疗规范与常规明确猝死标准[备注],以此来规范诊疗行为。据2011年WHO不完全数据统计显示,德国、美国、瑞典、中国在SD中因诊疗过程不规

范导致医患纠纷赔偿的各占0.85％、0.96％、0.71％、4.33％。其中,各国在分析SD中因诊疗过程不规范产生的原因以及在判断医疗行为与患者损害或死亡有无因果关系的分析报告中,也均提到了以下5点:

1. 需要医务人员仔细观察患者病史、体征,认真对待各项体格检查及必要的辅助检查,以明确诊断。
2. 改进优化就诊流程,使急诊通道更加快速、有效、安全。
3. 严格遵循医疗规范与常规,除医疗核心制度外,巡视制度和病历书写规范需要特别注意,即:凡是在医疗机构急诊科中接受诊疗护理用药的患者,不仅仅是急危重患者,都应当纳入巡视的范围,以便于及时发现问题,解决问题;对于急诊病历的书写也必须严格遵循"及时、准确、真实"的原则。
4. 在整个诊疗护理用药过程中应给予必要的告知,强化医患沟通,以建立和谐的医患关系,在出现突发情况时及时处理,若无法处置,应及时会诊转诊。
5. 抢救操作规范、及时,不断加强对急诊医务人员的业务培训,从而使医务人员急危重症的识别能力和救治能力逐步提高。

（三）提高尸检率,加强尸检告知与沟通

无论是由于多发伤后出现的创伤性休克、失血性休克而导致的患者死亡,还是因为蛛网膜下隙出血、猝死等引发的死亡,都应通过尸检来明确死因。如果仅给予尸体体表检验其实是很难认定患者死亡原因的,或做出的认定依据也往往缺乏足够的依据。因此,对于此类死因不明的急诊科纠纷,建议通过提高尸检率来规避该类医疗风险的发生。其实,尸体检验是目前明确患者死亡原因的主要方式,欧美各国也都认同将尸检结果作为证据在法庭上使用。据统计,因SAH确切病因不明确而进行尸体解剖的概率,2011年我国仅为0.039％,而德国、美国、瑞典分别为3.89％、6.73％、2.32％;我国因多发伤导致患者死亡后进行尸体解剖的概率每年也不足0.1％。此外,由于部分医疗机构在考虑到服务质量问题时不会主动进行尸检;患方对治疗效果过分追求而导致的期望值落差;受部分传统文化与宗教信仰的影响等也都会严重削弱医患的尸检意识。针对以上问题,提出以下几点:

1. 医疗机构在诊疗护理用药过程中,对于患者死亡后又无法明确死亡原因的,医务人员应当及时向死者家属提出尸解的要求,并及时履行告知义务。尸检的告知不应当以存在死亡原因争议为前提,医疗机构有义务在患者死亡后第一时间告知死者家属有关尸检的相关事宜,是否尸检由其家属决定,尸检相关事项的告知其实也是患者家属知情权的重要组成部分。因此,医疗机构应正确履行尸检告知义务,规范尸检告知流程,这对于维护医疗机构及其医务人员的正当权益具有积极的作用。
2. 在委托尸检方面,医疗机构应加强学习,将委托尸检当作一种学习通道,对临床解剖经验进行不断提升。
3. 医疗机构应加强急诊人才的培训与培养,让急诊医疗队伍更加稳定,并经常组织科室学习,分析与讨论死亡案例,从而使医疗水平与临床经验不断提升。
4. 加强急诊管理,坚持以患者为中心的服务理念,关注高危疾病患者和高危人群,加强沟通,让医务人员的医疗风险防范意识提高,让社会矛盾有效减少。

（四）加强急诊管理,规范病历书写

医疗机构必须进一步提高和加强应急处置能力和相关科室临床医务人员的诊疗护理用药技能及救治水平与能力,并在法律法规规定的时间里,及时完善病历的书写,以防范因病历书写不规范而导致医患纠纷赔偿案件的发生。据WHO不完全数据统计,2011年瑞典、日本、中国在SD中因医疗机构的急诊病历记录不全面而导致急诊科赔偿的占11.74％、28.03％、36.91％;未能在规定时间内及时补记而导致败诉的占17.05％、34.52％、47.38％。由此可见,强化急诊管理,规范病历书写很有必要。此外,除病历资料、各类检验报告、各收费单据等证据的收集外,对可能灭失或者以后难以取得的证据保全也是急诊管理中必不可少的工作,例如,输血、输液、剩余液或包装袋;手术患者组织切除物;疑似的输液、输血、注射的器物与液体、药物的收集及其他证据保全。

（五）加强组织协调与科室协作

对于如多发复合伤等疾病的救治各医疗机构中均存在较多的问题,科室之间的协作非常困难,尤其是多科室之间的协作。例如,一个急危重患者的多科室动态协作治疗,它需要全方位的病情监测,器械、设备、各医学领域的专业医护的组织、协调与配合,并蕴含着非常巨大的工作量。加上医疗资源的限制,尚且不能保证各科室在满足自身科室治疗必须的前提下,可以随时抽调出人手来保障其他科室的救治。所以,医疗机构只能从院级组织协调入手,建立完善的保障机制来应对诸如多发复合伤之类的患者,能在紧急情况下得到有效、及时的救治,不能仅依靠一线医务人员自己去找科室沟通来解决科室协作的问题。

（六）加强物品检查,明确职责

1. 对急救设施设备、药品仪器等应及时补充、检查、维修,避免应准备不足或性能问题导致无法正常使用、延误救治而产生纠纷。

2. 很多医疗机构的输液室不配备管理医师,护士更是只忙于注射、换药,患者不催喊就不去处理,这些似乎都是司空见惯的事,但也正因如此,简单的医疗行为将成为了急诊科中医疗质量安全与患者生命安全的隐患。因此,优化急诊就诊程序、严格规范医务人员自身行为、提供个性化及多方位服务、坚持"以人为本"、注重医护安全,可有效减少医患纠纷的发生。

3. 通过手术分级审批来明确急诊科各级医师的实施范围,并对其进行有效约束,让手术控制在合理的范围内,不能进行越级性的处理。例如,针对重大手术可能容易导致的医患纠纷,所以,在事前应进行上报、讨论、分析和审批,并在实施常规检查、病情讨论、家属签字后,才能开展相关手术。此外,通过制定科学与合理的讨论制度,能有针对性的对医疗安全隐患与医患纠纷进行专家讨论,并对其中的引发原因进行分析与探讨,以明确相关责任及改进措施,也是预防医患纠纷发生的防范技巧之一。

综上所述,在医疗机构的各个临床科室中,急诊科是最容易发生医疗安全不良事件的一个科室,在紧急情况下,医疗行为稍有不慎就很容易导致医患纠纷,例如,胸外按压常常发生肋骨骨折、肝破裂、肺出血、气胸等。因此,针对各国急诊科常见疾病的纠纷原因进行统计与分析,并采取有效的应对措施,对于急诊科工作的顺利开展具有重要的意义。此外,随着人们对急救需求的提高和维权意识的增强,关于急诊科纠纷的报道也屡见不鲜,也许急诊科纠纷的发生较多的与患者过度维权、医患缺乏有效沟通、医务人员综合素质偏差和急救准备不足有关,但基于预防为先的原则,医务人员仍应不断强化法律意识与服务意识,高度重视急诊工作的每一个细节,减少和杜绝可能导致纠纷的成因与隐患,防范医患纠纷的发生。

[解释1] Subarachnoid Hemorrhage(SAH,蛛网膜下隙出血)是脑底部或脑表面的病变血管破裂,血液直接流入蛛网膜下隙引起的一种临床综合征,又称为原发性蛛网膜下隙出血,约占急性脑卒中的10%。而因脑实质内、脑室出血、硬膜外或硬膜下血管破裂,血液穿破脑组织流入蛛网膜下隙,则称为继发性蛛网膜下隙出血,但无论是原发性还是继发性,SAH都是一种非常严重的常见疾病。WHO调查显示中国发病率约为1/5万人(年)。临床多见于患有颅底动脉瘤、脑血管畸形、脑动脉硬化、夹层动脉瘤、血管炎、颅内静脉系统血栓形成、结缔组织病、血液病、颅内肿瘤、凝血障碍性疾病、抗凝治疗并发症等疾病的患者,因血管破裂血液流入蛛网膜下隙而发病。

[解释2] Sudden death(SD,猝死)是人类的最严重的疾病。WHO(世界卫生组织)的猝死定义为平素身体健康或貌似健康的患者,在出乎意料的短时间内,因自然疾病而突然死亡即为猝死,时间一般为6小时内,但这仅仅是WHO的一家之言。目前公认的是发病1小时内死亡者多为心源性猝死[备注2]。根据WHO的数据调查统计显示:死者家属述患者原本身体非常健康,每年一直受健康体检,曾未发现过能导致其死亡后果的疾病,死者家属诉患者死亡源于医方过失,而引起医患纠纷的占23.67%。

[解释3] Multiple Injuries(多发伤)是指同一致伤因素同时或相继造成一个以上部位的严重创伤。多发伤组织、脏器损伤严重,死亡率高。现场救护要特别注意呼吸、脉搏及脏器损伤的判断,防止遗漏伤情。临床常见的多发伤大多由车祸、爆炸、高处坠落、塌方等所致。

(一)头颅伤。2014年德国、美国、瑞典、日本、中国颅骨骨折合并颅脑损伤(如颅内血肿、脑干挫裂伤等)的纠纷占急诊多发伤纠纷的17.47%、21.18%、16.03%、15.21%、17.50%。

(二)颈部伤。2014年德国、美国、瑞典、日本、中国颈部伤(如颈椎损伤、大血管损伤等)的纠纷占急诊多发伤纠纷的10.31%、13.54%、9.89%、11.07%、12.35%。

(三)胸部伤。2014年德国、美国、瑞典、日本、中国胸部伤(如多发性多段肋骨骨折、心包损伤、血气胸、肺挫裂伤、大血管损伤、气管损伤、膈肌破裂等)的纠纷占急诊多发伤纠纷的12.06%、16.44%、10.37%、7.98%、10.39%。

(四)腹部伤。2014年德国、美国、瑞典、日本、中国腹腔大出血或内脏器官破裂(如肝破裂、脾破裂、肾破裂等)的纠纷占急诊多发伤纠纷的11.13%、13.82%、12.01%、11.47%、14.24%。

(五)骨盆等多处骨折。2014年德国、美国、瑞典、日本、中国由于骨折导致大出血而危及生命(如骨盆骨折伴休克、四肢骨折伴休克、椎体骨折伴神经系统损伤等)的纠纷占急诊多发伤纠纷的8.53%、7.30%、10.35%、8.09%、11.84%。

(六)软组织伤。2014年德国、美国、瑞典、日本、中国软组织伤(如四肢或全身广泛撕裂伤等)的纠纷占急诊多发伤纠纷的18.40%、20.53%、20.68%、18.49%、21.13%。但一般来说,对生命不构成严重威胁的伤情如单纯的四肢骨折不伴随休克或单纯的椎体压缩性骨折等都不属多发伤。

[解释4] Acute spontaneous spinal epidural hematoma(ASSEH,急性自发性硬脊膜外血肿)是一种临床上少见的神经外科急症。临床表现为相应部位的硬脊膜外血肿、椎管梗阻及不明原因的急性硬脊膜外自发出血。发病无明显年龄及性别的差异,有少量文献报道:急性自发性硬脊膜外血肿与硬脊膜外血管畸形、高血压病、抗凝治疗、妊高症等并发因素有关,但大多数病例仍无明确病因。若临床表现为原因不明的急性脊髓压迫症而无感染病史者应考虑本病可能,再结合CT及MRI检查可明确诊断。同CT相比,MRI矢状面成像和血肿内血红蛋白顺磁性改变不仅是本病特异性的检查手段,而且可清楚显示血肿部位、范围以及脊髓受压情况,从而指导治疗。此外,ASSEH应与硬脊膜外脓肿、急性脊髓炎、椎间盘破裂、椎管内硬脊膜外肿瘤卒中等区别鉴别以免误诊误治。

[解释5] 随着现代农药的长期、广泛和大量使用,环境污染已日益严重,由农药中毒而引发的医疗不良事件也逐渐增多,甚至已经成为目前中毒和意外死亡的主要病因之一。农药中毒是在接触农药过程中,农药进入机体的量超过了正常人的最大耐受量,使人的正常生理功能受

到影响,引起机体生理失调和病理改变,表现出一系列中毒的临床症状。按照农药化学结构可分为无机农药和有机农药,有机农药又可分为有机氯、有机砷、有机硫、有机磷(如敌敌畏、百草枯、乐果、草甘膦、杀灭灵、久效磷)等。

[备注1]心源性休克的猝死。对心源性休克的猝死导致医患纠纷的问题排查及处置思路同上,各国心源性休克的猝死占猝死的近50%。心源性休克是心脏功能极度减退,导致心输出量显著减少并引起严重的急性周围循环衰竭的一组综合征。心源性休克是心泵衰竭的极期表现,由于心脏排血功能衰竭,不能维持其最低限度的心输出量而导致血压下降,重要脏器和组织供血严重不足,引起全身微循环功能障碍,从而出现一系列以缺血、缺氧、代谢障碍及重要脏器损害为特征的病理生理过程。心源性休克的死亡率和猝死率极高,国内报道称其已经达70%~100%,对该疾病应及时、有效、规范的综合抢救,这才是预防此类纠纷发生的最好方法。

[备注2]临床判断猝死的三个要素为:

(一)患者已经死亡。若患者没有死亡的,不能认定为猝死。猝死是终结性诊断。只能预防,不能治疗,任何能够治疗甚至治愈或复苏成功的情况都不能称之为猝死。

(二)患者因自身疾病自然死亡。而不是死于溺水、触电、自缢、中毒、低温、高温、暴力、失血、外伤、麻醉、手术等非自然原因。

(三)猝死是突然发生的,其发生时间短暂且不可预料。凡能预料的死亡都不属于猝死。临床最常见的就是终末期疾病的患者,如晚期癌症以及各种疾病的晚期等,患者的生命逐渐走向尽头,临床上的相关表现有目共睹,一旦患者离去,此种死亡就不能被认定为猝死。

From:2015年欧洲神经学会年会及展览会参会论文节选,《各国急诊科常见疾病的纠纷防范与思考》(德语翻译稿),本文部分数据来源于德国科学基金会(DFG)与德国Greifswald大学合作项目:Greifswald大学研究课题《全球常见医疗纠纷排查统计分析和研究》,因内容结合了我国的国情,略作修改,仅供参考。

 常见五官科纠纷思考
有益性★★★☆☆ 实用性★★★★☆

各国五官科常见疾病的纠纷防范与思考
庄 璘[①] Sten Gerhard[②] Andreas Heinz[③]

① 格赖夫斯瓦尔德大学 Greifswald Germany
② 厄勒布鲁大学附属医院 Orebro Sweden
③ 罗斯托克大学附属医院 Rostock Germany

一、研究对象与方法

(一)一般资料

德国科学基金会(DFG)与德国Greifswald大学合作项目,选取2014年德国、美国、瑞典、日本、中国,床位300张以上的医疗机构,其五官科中发生的且经过医疗鉴定、赔偿金额超过500美元的医疗案件分别为:284件,299件,308件,298件,311件;男性患者824例,占54.93%;女性患者676例,占45.07%;患者年龄17~86岁,平均年龄69岁;在1 500件医患纠纷案件中,眼科纠纷657件,占43.80%;耳鼻喉科535件,占35.67%;口腔科308件,占20.53%;实施五官科手术的案件937件,占62.47%。

(二)方法

主要采用案例分析的方法对资料进行回顾性分析,自行设计表单来进行整理和归纳。数据使用:应用SAS 9.0软件进行数据分析与统计。

二、结果

2014年在各国五官科中,容易产生医患纠纷的常见疾病及原因统计分析数据显示。

(一)手术次数

在实施五官科手术的案件937件中,产生手术1 757台次,平均每件1.88台次手术;其中186件纠纷手术次数≥3;最多的1件纠纷,手术7次。

(二)鉴定结论及参与度

医源性纠纷1 361件,占90.73%;非医源性纠纷139件,占9.27%。在1 361件医源性纠纷中,211件鉴定次数≥

2,有9件经重新鉴定得出相反结论:首次鉴定为疾病自然转归7件、并发症2件,重新鉴定意见均为医方与患方现情况存在因果关系,承担相应责任。医疗损害与精神障碍之间存在直接或间接因果关系,损害参与度为≥30%的,1 435件,占95.67%。

(三)引发医患纠纷的常见原因

引发医患纠纷的常见原因主要有:手术适应证选择问题(110)7.33%;病情认识不足,漏诊漏治、误诊误治问题(110)7.33%;手术操作问题(149)9.93%;知情同意(选择)问题(99)6.60%;问诊及检查不仔细(110)7.33;救治不及时、不规范问题(102)6.80%;医疗意外、并发症(135)9.00%等。

表9-27 2014年各国五官科纠纷常见疾病统计分析

	五官科纠纷常见疾病	德国	美国	瑞典	日本	中国
眼科	铜绿假单胞菌性角膜炎	(9)7.44%	(7)5.30%	(11)7.86%	(5)4.00%	(12)8.63%
	虹膜囊肿	(5)4.13%	(9)6.82%	(7)5.00%	(3)2.40%	(7)5.04%
	葡萄膜炎	(8)6.61%	(11)8.33%	(13)9.29%	(7)5.60%	(9)6.47%
	眼外伤	(17)14.05%	(21)15.91%	(19)13.57%	(17)13.60%	(20)14.39%
	动眼神经麻痹	(5)4.13%	(8)6.06%	(7)5.00%	(7)5.60%	(9)6.47%
	角膜移植	(9)7.44%	(15)11.36%	(11)7.86%	(13)10.40%	(11)7.91%
	白内障	(13)10.74%	(7)5.30%	(11)7.86%	(13)10.40%	(15)10.79%
	激光近视矫治	(11)9.09%	(9)6.82%	(13)9.29%	(15)12.00%	(13)9.35%
	视网膜病变	(11)9.09%	(10)7.58%	(15)10.71%	(12)9.60%	(13)9.35%
	眼内炎	(12)9.92%	(9)6.82%	(13)9.29%	(11)8.80%	(9)6.47%
	全身疾病眼部表现	(15)12.40%	(18)13.64%	(17)12.14%	(15)12.00%	(17)12.23%
	其他	(6)4.96%	(8)6.06%	(3)2.14%	(7)5.60%	(4)2.88%
	总计	(121)42.61%	(132)44.15%	(140)45.45%	(125)41.95%	(139)44.69%
耳鼻咽喉科	药物性耳聋	(13)12.26%	(11)10.19%	(9)8.41%	(15)13.64%	(18)17.31%
	爆震性听力损失	(5)4.72%	(8)7.41%	(11)10.28%	(18)16.36%	(12)11.54%
	中耳炎	(9)8.49%	(7)6.48%	(9)8.41%	(12)10.91%	(9)8.65%
	慢性鼻炎	(10)9.43%	(11)10.19%	(13)12.15%	(6)5.45%	(5)4.81%
	鼻息肉	(6)5.66%	(7)6.48%	(4)3.74%	(5)4.55%	(6)5.76%
	鼻(腔)出血	(12)11.32%	(15)13.89%	(11)10.28%	(14)12.73%	(9)8.65%
	呼吸道堵塞、异物	(9)8.49%	(13)12.04%	(13)12.15%	(10)9.09%	(11)1.58%
	气管切开	(5)4.72%	(3)2.78%	(7)6.54%	(3)2.73%	(5)4.81%
	鼻咽癌和喉癌	(9)8.49%	(6)5.56%	(5)4.67%	(5)4.55%	(7)6.73%
	扁桃体炎切除术	(6)5.66%	(5)4.62%	(3)2.80%	(4)3.64%	(5)4.81%
	急性会厌炎	(13)12.26%	(12)11.11%	(16)14.95%	(13)11.82%	(12)11.54%
	其他	(9)8.49%	(10)9.26%	(6)5.61%	(5)4.55%	(5)4.81%
	总计	(106)37.32%	(108)36.12%	(107)34.74%	(110)36.91%	(104)33.44%
口腔科	口腔白斑	(6)10.53%	(5)8.47%	(5)8.20%	(6)9.52%	(4)5.88%
	根管治疗	(10)17.54%	(11)18.64%	(11)18.03%	(9)14.29%	(15)22.06%
	拔牙(如拔错牙)	(11)19.29%	(13)22.03%	(12)19.67%	(13)20.63%	(12)17.65%
	牙髓炎	(7)12.28%	(6)10.17%	(9)14.75%	(11)17.46%	(11)16.18%
	种植牙	(10)17.54%	(9)15.25%	(11)18.03%	(9)14.29%	(10)14.71%
	正牙正颌	(8)14.04%	(11)18.64%	(9)14.75%	(10)15.87%	(13)19.12%
	其他	(5)8.77%	(4)6.78%	(4)6.56%	(5)7.94%	(3)4.41%
	总计	(57)20.07%	(59)19.73%	(61)19.81%	(63)21.14%	(68)21.86%

表 9-28　2014年各国五官科纠纷常见原因统计分析

编号	五官科纠纷常见原因	德国	美国	瑞典	日本	中国
1	病历与就诊情况不符、隐瞒真相、伪造篡改病历资料问题	(19)6.69%	(15)5.02%	(13)4.22%	(16)5.37%	(21)6.75%
2	问诊不仔细、遗漏问题	(22)7.75%	(19)6.35%	(23)7.47%	(21)7.05%	(25)8.04%
3	未检查或盲目检查问题	(13)4.58%	(17)5.69%	(19)6.17%	(24)8.05%	(18)5.79%
4	病情认识不足,漏诊漏治、误诊误治问题	(17)5.99%	(21)7.02%	(25)8.12%	(20)6.71%	(27)8.68%
5	未护理或未按照规定护理问题	(8)2.82%	(12)4.01%	(14)4.55%	(9)3.02%	(11)3.54%
6	医疗知情同意(选择)及告知问题	(16)5.63%	(14)4.68%	(16)5.19%	(22)7.38%	(31)9.97%
7	手术、麻醉等医疗过失及操作技术问题	(21)7.39%	(23)7.69%	(26)8.44%	(38)12.75%	(41)13.18%
8	医疗资格与技术资质问题	(7)2.46%	(6)2.01%	(3)0.97%	(7)2.35%	(9)2.89%
9	手术室卫生不达标,缺乏基本手术条件和必要的消毒灭菌措施、违反术前操作常规问题	(15)5.28%	(18)6.02%	(13)4.22%	(7)2.35%	(2)0.64%
10	救治不及时、不规范问题	(16)5.63%	(20)6.69%	(26)5.44%	(19)6.38%	(21)6.75%
11	药物使用不合理问题	(13)4.58%	(15)5.02%	(17)5.52%	(15)5.03%	(19)6.11%
12	手术适应证选择不当问题	(29)10.21%	(18)6.02%	(21)6.82%	(19)6.38%	(23)7.40%
13	查对制度及手术安全核查执行不到位问题	(14)4.93%	(11)3.68%	(13)4.22%	(5)1.68%	(3)0.96%
14	医用材料质量问题	(13)4.58%	(12)4.01%	(12)3.90%	(6)2.01%	(7)2.25%
15	服务态度与沟通问题	(16)5.63%	(12)4.01%	(5)1.62%	(3)1.01%	(9)2.89%
16	收费问题	(9)3.17%	(7)2.34%	(4)1.30%	(1)0.34%	(2)0.64%
17	医疗意外、并发症	(25)8.80%	(26)8.70%	(27)8.77%	(30)10.07%	(27)8.68%
18	其他问题	(11)3.87%	(33)11.04%	(31)10.06%	(36)12.08%	(15)4.82%
	总计:(1 500)100%	(284)18.93%	(299)19.93%	(308)20.53%	(298)19.87%	(311)20.73%

Sten Gerhard:关于眼科纠纷,需要注意以下问题:

(一)角膜创伤问题。对角膜创口应及时处理,谨防二次污染。对污染较重的眼球钝挫伤、穿通伤,原则上在患者就诊时完成伤口处理。对已自然闭合或经处理闭合后的伤口,可以进行相关检查,但不应进行接触性检查。当伤口局部感染加重或出现全身感染,应更换抗生素。必要时根据细菌培养、药敏试验选用抗生素。此外,由于眼球钝挫伤常伴随外伤性青光眼、眼球穿通伤常伴随外伤性白内障,对伤口局部感染症状持续存在的,不宜行人工晶状体植入等手术。

(二)角膜移植术后发生排斥反应的问题。只要诊断正确、手术指征明确、手术操作规范,即便:角膜移植术后出现排斥、严重的视力障碍等不良后果,医疗机构也不应承担侵权责任。因为这是现代医学中可以预见而不能避免的并发症之一。换言之,即便医疗机构规范、正确地使用了抑制免疫反应发生的药物,用法用量也符合诊疗规范,但患者仍然可能因为个体差异,例如,对移植片排斥、抗排斥药物作用力的大小等因素造成严重的医疗损害。此外,在大量的角膜移植纠纷中发现:一些医疗机构行"穿透性角膜移植术"后很快又行"超声乳化+人工晶状体植入术",其失败率较多,因为这样可能影响移植角膜的成活率,而导致医患纠纷的发生[1]。

(三)关于白内障的治疗。先天性白内障是婴幼儿发育过程中,晶状体发育生长障碍的结果。先天性白内障的治疗应区别于成人白内障的治疗。而老年性白内障因尚无疗效肯定的药物,常以手术治疗为主。医疗机构在诊疗过程中,在诊断老年性白内障正确的前提下,应完善相关检查,给予手术治疗也具有明确的指征,对病情的认识应全面详细,手术方案设计合理,并严格把握好手术时机,术后使用散瞳治疗,严格观察病情变化,发现并发症后应及时请上级医师或上级医疗机构会诊与治疗,以规范医疗行为,减少医患纠纷的发生[2]。例如,"白内障摘除+人工晶状体植入术"在眼科白内障手术中为择期、相对无菌性常规手术。医疗机构在术前通过血常规检验排除患者身体内存在感染的可能,实施手术时通过各种灭菌手段尽可能消除眼球表面、手术者体表及手术器械上存在的细菌,术后通过抗感染治疗而预防眼内炎的发生等。

(四)增强糖尿病患者术前的风险评估。术前应调整患者血糖至正常(或基本正常),术中继续关注患者血糖变化,并严格规定住院患者血糖检查的方式。因为患者血糖高或波动异常下实施手术,会大大增加术后发生并发症的概率,从而导致医患纠纷的发生。

(五)关于激光近视矫治。若行激光近视矫治手术的指征应为:年龄18~50岁,近视度数在500~1 000范围,近视度数稳定在2年以上,无其他眼病及全身性疾病等,若符合以上要求方能实施激光近视矫治。

(六)关于视网膜病变。医疗机构应根据《早产儿治疗用氧和视网膜病变防治指南》的规定加强业务学习,对具有眼病高危因素的新生儿早期进行眼病筛查,对确诊的患儿,采取适当的治疗与干预,从源头减少盲目和视力损伤的问题。同时,加强宣教力度,提高患方对"持续、较高浓度的吸氧可以加重或加速早产儿视网膜病变发生或发展过程"的认识,充分履行告知义务,告知家属早产儿视网膜血管不成熟的特点和早产儿用氧的必要性和可能对早产儿视网膜造成的危害。据2013年国内文献报道,在早产儿中,视网膜病变患病率达2.2%,而有吸氧史的低出生体重的早产儿视网膜患病率高达29.2%。对早产儿应在出生后4~6周,定期眼底筛查,对早产低体重儿(小于37周,出生体重小于2 500 g)应当密切观察,严格掌握氧疗指征,按规定实施氧饱和度检测,在治疗有效、患者无发绀情况下,应及时将持续给氧改为间断给氧,但一般也不宜超过3日[3]。此外,对给氧方式、用量等医疗机构必须明确记录,以免纠纷发生后导致举证不能的结果。

庄璘(Zorin Nikolaj):耳鼻咽喉科纠纷,需要注意以下问题:

(一)耳毒性药物的使用。此类药物使用前应在严格把握适应证的前提下、在向患者及其家属告知,并征得患者及其家属同意的情况下谨慎使用该类药物。在使用该类药物的过程中,还需严密观察与监测,出现耳毒性,应及时停用。对于老人、听力障碍者、儿童、孕妇等不易使用耳毒性药物的人群,更加应该掌握用药原则,并对不易使用耳毒性药物的人群强化医疗宣教,以免此类人群因引发耳聋等不良反应而产生医患纠纷。

(二)警惕慢性鼻炎。对于那些如慢性单纯性鼻炎等常被认为是"小毛病"的疾病,因患者对治疗此类疾病心存较高的期望值,但治疗效果又差强人意,故产生医患纠纷,即便医疗机构及其医务人员的诊疗行为符合法律法规、部门规章及诊疗规范与常规。因此,在临床工作中,医疗机构及其医务人员应加强医患沟通,耐心、细心地向患者交代病情和用药注意事项,特别是疾病的转归,不确定的不良后果及损害更应让患者充分交代,并详细记录于病历资料上(特别是在患者拒绝某些检查和治疗时),以此来减少因信息不对称而引发的医疗争议。

(三)急性会厌炎诊疗应得当。急性会厌炎是会厌的急性感染。起病较急,疼痛剧烈,吞咽困难,甚至唾液也不能咽下,常伴有发热,说话声音含糊不清,少数患者可发生吸气性呼吸困难。急性会厌炎治疗主要为抗感染。在应用抗生素同时,使用肾上腺素皮质激素可防止喉部水肿。对会厌形成脓肿且引流不畅的患者,可在直接喉镜下做切开排脓。例如,出现明显喉梗阻等急危重症状,应及时做气管切开手术,以免发生窒息死亡,酿成医患纠纷。

(四)急性喉水肿。急性喉水肿常可因急性喉炎、急性会厌炎、急性喉软骨膜炎、喉部脓肿、喉结核、喉梅毒、急性化脓性炎症所引起过敏等所致。医方在诊疗过程中,往往因来不及抢救患者,而导致患者窒息死亡,死亡率极高。抢救此类患者对急诊科医师来说应分秒必争,以免因延误治疗而引发医患纠纷。

Andreas Heinz:口腔科纠纷,需要注意以下问题:

(一)拔牙。拔牙不询问病史,不查(出)凝血时间、血小板,几乎成了很多口腔科室的通病。因拔牙后出血、肿胀、疼痛、血压波动、体温波动、脉搏波动等医疗赔偿的案例也屡见不鲜。因此,医务人员在给患者实施诊疗时,应充分尊重患者的知情同意(选择)权,严格把握拔牙的适应证,加强医患沟通,避免医患纠纷的发生。除此以外,拔阻生牙引起下颌骨骨折、拔牙时劈冠、拔除埋伏牙时去骨时敲锤过多或用力过猛造成患者牙齿损坏等引发医患纠纷的数量,在口腔纠纷中的占比也相对较高。

(二)残根残冠的保留。桩核设计的正确与否与冠修复体的固位有很大的关系,设计不当会造成修复体固位不良而经常脱落,患者由于经常、反复就诊、复修等容易导致医患纠纷的发生。

(三)牙髓炎的治疗。在牙髓炎治疗开髓时未穿通髓顶患者症状未减轻,根管治疗时未能找到所有根管而遗留病灶导致重新治疗而引起医患纠纷的发生。

(四)根管治疗。在对患者进行根管治疗的操作过程中,由于医师的操作缺乏必要的指导与告知,从而在引起根管旁穿、牙冠折断或根管器械分离时产生医患矛盾。

三、讨论与思考

(一)加强医疗质量和安全管理

1. 完善医疗管理体系。严格落实各项医疗管理制度,严格遵守各项诊疗护理用药常规与操作规范,主管医疗的职能部门根据有关部门的规定制定严格的质控标准并进行监督考核,发现隐患问题及时采取处理措施,并建立与完善相应的医疗责任追究制。

2. 强化麻醉、手术操作规范。上述数据显示,2014年德国、美国、瑞典、日本、中国五官科纠纷常见原因统计分析中,患方诉医方因手术、麻醉过失及操作技术问题引发医患纠纷的分别占7.39%、7.69%、8.44%、12.75%、13.18%。对此,在诊疗过程中医师必须要有整体治疗观念,术前认真进行讨论与分析,必要时可请院内、外专家进行会诊。在麻醉与手术过程中,严格执行麻醉与手术的规范化步骤,完善相关的术前准备工作,防止接错患者,防止摔伤碰伤患者,减少因麻醉、手术操作等问题引起的医患纠纷。此外,还应加强手术标本的管理,对手术中切下的任何组织,须认真保管,及时送检,防止遗失。因为病理切片的结果是手术患者重要的诊断依据之一,尤其是在一个巡回护士同时应对多台手术时,千万不能因为工作繁忙而弄错标本,病理标本送检应专人负责,送检和接受标本的人都应做好记录登记。

3. 规范病历书写。医患纠纷处理的依据是医患双方共同认可的病历记录等资料,因此,病历的真实性是处理医患纠纷工作顺利开展的基础,但是在许多医患纠纷的案件中,患方因怀疑医方伪造、篡改病历以及隐瞒医疗行为过程中一些真实发生的情况,而引发医患矛盾的不乏少数。数据显示:2014年德国、美国、瑞典、日本、中国五官科纠纷常见原因统计分析中,患方诉医方病历与就诊情况不符、隐瞒真相、伪造篡改病历资料问题,发生率分别为6.69%、5.02%、4.22%、5.37%、6.75%。除此以外,医疗机构还应当对急诊抢救的病历进行严格管理,尤其是在抢救过程中,记录的准确、及时、完整,例如,抢救过程、处理方式、时间等都应详细记录。

4. 妥善处理并发症、手术意外。并发症、手术意外一旦发生应尽全力进行妥善处理,争取将损失和不良后果降至最低。

5. 严格执行手术分级制度,加强监督管理。手术医师应按级别进行相应级别的手术,不得越级手术,以保证手术的质量、安全和效果。此外,由于手术适应证范围的扩大使得接受手术治疗的人群变得越来越多,治疗过程中要严格筛选适应证,并以此制定严格的标准,将可能影响到治疗效果的因素量化,同时消除患者由于认知差错对于医疗效果的过度期望值与落差。

6. 印制诊疗护理用药的注意事项。将诊疗护理用药的注意事项印制出来后,分发给每位临床医务人员,并定期更新补充,起到提示、防患于未然的作用。

7. 严格消毒隔离制度及器械物品的质量管理。手术室的消毒隔离一定要严格,定期作空气、台面、消毒液、手指、手术灭菌器械等的细菌培养,结果存档保存。手术室内物品摆放整齐,保持清洁无灰尘、无血迹,避免不必要移动,尽量减少人员流动。此外,手术所需器械物品的功能与保证供给对手术的进行及手术质量有着很大的关系。因此,对特殊器械、精密仪器等应实行定点放置,专人管理以保障供给,对每一器械的功能也应定期检修,对已消毒的无菌物品应统一放置无菌储藏室,定期更换、消毒,手术室常备的各种急诊手术包及抢救器材、器械不得外借。

8. 规范医疗实习与培训。在指导医学院校实习生、见习生、规培生时,患者往往对学生的临床实践表示不理解、不接受,进而对学生临床实践采取了不配合的态度,常常说他们不懂治疗而引发医疗争议与矛盾。这种情况使学生对临床实践产生了畏惧之心,严重影响到学生临床实践的积极性与效果。为了有效地减少此类医患纠纷的发生,应从掌握专业技能、加强医患沟通、学习高年资医务人员经验等多个方面入手,并学会根据患者的具体情况,选择患者易于接受的语言、形式和内容进行交流沟通。与患者沟通中要做到让患者信任,不但要掌握患者各个阶段的病情变化和诊疗情况,还要掌握患者的医疗费用及患者家属的思想情况。同时,带教老师也应认真负责,在临床工作中高标准严要求自己和学生,避免在临床工作中因疏忽大意、缺乏责任心而出现医疗事故,引发医患纠纷。

(二)强化医疗告知与医患沟通

由于五官科纠纷的患者普遍年龄偏高,一部分患者有较多的全身性疾病症状,例如,高血压、糖尿病等。加上五官科疾病的特殊性,大多数疾病并非致命性疾病,只是对生活质量的一种追求,处于可做、可不做治疗的边缘。而且很多患者简单的以手术后的效果(正常时)作为比较。而五官科治疗的结果并非单纯的追求效果,往往还有很多是以控制病情的发展,缓解疼痛等为目的而开展的治疗。因此,医疗机构应充分尊重患者的知情权、治疗方案的选择权,充分履行告知义务,例如,在术前、术中和术后向患者详细告知并详实记录发生并发症的可能、手术风险、疾病的表现、病情变化、治疗的注意事项、术后护理、缓解期的注意事项等,并告知患者有选择医疗机构、手术医师、手术方式等权利,尤其是在发生并发症及需要转诊时,还应当征求患者及其家属意见,耐心与患方沟通,并注意自身的服务态度,减少医患纠纷的发生。同时,提高患者对自身疾病转归、发展的认识,不要将任何的病情变化都看做治疗失败。此外,医务人员还应设身处地的为患者着想,结合实际病情、经济水平和接受能力等来选择科学的治疗方案;加强医患沟通的培训与教育,耐心、详细地向患者解释病情,特别是发生医疗争议时,以取得患者的理解和配合为处理争议的首选方法;在自我保护方面,应对告知全过程进行现场录音、录像,这种方式的证据保全能产生很好的预防效果,可有效避免很多潜在的纠纷发生。

(三) 树立良好的医德医风,规范医疗服务行为

1. 医务人员应团结协作,互相补台而非互相拆台、互相贬低,绝不允许以损害患者健康利益为代价进行打击报复。
2. 重视医德医风、职业道德教育。医务人员良好的服务态度在某种程度上能弥补技术上的不足与差错,也容易得到患者的理解。增强医务人员责任心,真正做到以"病人为中心"。
3. 五官科手术多数为局部麻醉,手术中医务人员一定注意语言表达,一旦发生问题,千万别说"坏了"、"别慌"等易引发纠纷的话语,可通过眼神或手势等肢体语言表达。
4. 医护人员不仅要精通扎实的医疗、护理基础理论和专业知识,熟练掌握专业的技术操作,也要加强职业道德修养,要树立以"病人为中心"的服务理念,学会与患者沟通交流的方式方法,根据实际情况灵活掌握说话的分寸与语言艺术。

(四) 宣传教育及培训

1. 在诊疗过程中应对疾病的严重性有足够的认识,术前准备充分,手术方案严格遵循手术原则。若未能明确诊断应请上级医师或医院专家指导诊疗,以避免更严重的后果发生。此外,在诊疗过程中,应给予患者必要的、有针对性的治疗,以延缓其病情的发展。因此,医疗机构及其医务人员应加强专业知识的培训与学习,严格遵守操作规范,明确诊断,检查仔细、到位,治疗合理、规范,从而避免延误诊治、操作不当、检查不细致、治疗不彻底等医疗质量不良事件的发生。
2. 加大五官科疾病的普及与宣传力度,提高患者、群众对五官科疾病诊疗常识的认知水平,这有利于更好地进行医患沟通,避免医患矛盾的出现。
3. 加强医务人员的医疗法律法规、医疗质量安全意识的教育与培训,以便于在处理医患纠纷时能做到有理有节,避免医患矛盾的升级[4]。

(五) 注意患者的心理治疗与护理

由于五官科疾病发生在患者五官重要位置,若有不慎极易对患者的嗅、听、视、说及美观产生影响。因此,五官科患者大多存在不同程度的心理问题。对此,医务人员应在注重治疗护理的同时,也要关注患者的心理治疗与护理,有条件的医疗机构应开展、实施针对性的心理辅导,以稳定患者的情绪,在协助治疗护理的同时,提高患者满意度,减少医患纠纷的发生。

综上所述,五官科纠纷的预防与处置是一个不断研究、总结、提高的过程,无论什么国家、什么疾病、什么类型的纠纷,我们都要通过共性与个性相结合的方法去处理,从细节上解决医患矛盾。经过我们共同的努力,虽然不能够杜绝纠纷的产生,至少可以在很大程度上缓解、减少纠纷的发生,并且为已经发生的纠纷的后续处理工作做一个很好的铺垫。随着人们法律意识与自我保护意识的不断增强,人民群众对医疗服务质量的要求与医疗行为的审视程度也越来越高,医务人员在工作中可能会面临责任与风险,可能在新形势和新规则下会感觉不适应,但是无论如何,在重视医疗知识与技能的同时,加强法律意识和自我保护意识的提升,做好医患之间医疗行为与医患关系的规范与协调,那么,就能在这个混沌的医疗时代里,远离医患纠纷,减少因医患矛盾而带给自己不必要的纠缠与烦恼。

[参考文献]

[1] Kim J E,Weber P,Szabo A. Medical malpractice claims related to cataract surgery complicated by retained lens fragments(an American Ophthalmological Society thesis) [J].Trans Am Ophthalmol Soc,2012,110: 94 - 116.

[2] Santos W,Solari H P,Ventura M P. Litigation in ophthalmology: analysis of possible trigers[J].Arq Bras oftalmol, 2010,73(6): 501 - 504.

[3] Insler M S.Liability for intraocular lens calculations[J].Am J Ophthalmol,1990,110(5): 578 - 579.

[4] 张新升,张勇,朱子昱.眼科医疗纠纷的原因及防范[J].医院管理论坛,2013,30 (6): 23 - 26.

From: 2015年美国耳鼻喉科医师学会年会(AAO-HNSF)送选论文节选,《各国五官科常见疾病的纠纷防范与思考》(英语翻译稿),本文部分数据来源于德国科学基金会(DFG)与德国 Greifswald 大学合作项目: Greifswald 大学研究课题《全球常见医疗纠纷排查统计分析和研究》,因内容结合了我国的国情,略作修改,仅供参考。

53 常见皮肤科纠纷思考

有益性★★★☆☆ 阅读性★★★☆☆

江浙沪皮肤科常见疾病的纠纷防范与思考

庄 璘[①] Sten Gerhard[②]

① 上海市闵行区中医医院 Shanghai China
② 瑞典厄勒布鲁大学附属医院 Orebro Sweden

一、研究对象与方法

资料来源于：查阅江苏、浙江、上海卫生计生委(现为卫健委)统计的2012年二级以上医疗机构皮肤科医患纠纷赔款案件各300例，总计900例，并对该类案件资料进行回顾性分析，研究主要采用案例分析方法，统计后自行设计调查表进行汇总，主要收集责任主体、纠纷案由、过失原因等。数据使用：应用Revman3.0软件进行统计分析。

二、结果

(一) 基本情况

江苏、浙江、上海卫生计生委(现为卫健委)统计的2012年二级以上医疗机构皮肤科医患纠纷赔款案件各300例，总计900例，经过医疗鉴定的有352例，占39.11%，其中鉴定次数≥2次的有128例，占14.22%；赔偿金额在3万元以内的医疗案件600例，占66.67%；赔偿金额在3万～10万的医疗案件226例，占25.11%；赔偿金额超过人民币10万元的医疗案件74例，占8.22%；男性患者481，占53.44%；女性患者377，占41.89%；患者年龄范围在7～86岁。

表9-29 2012年江浙沪皮肤科纠纷赔偿案例基本情况统计分析

一般情况		江苏	浙江	上海
性别	男	(121)40.33%	(119)39.67%	(137)45.67%
	女	(179)59.67%	(181)60.33%	(163)54.33%
年龄范围(岁)		(9～86)%	(11～84)%	(7～83)%
鉴定率		(101)33.67%	(75)25.00%	(176)58.67%
赔偿金额	$X\leqslant 3$万(RMB)	(216)72.00%	(203)67.67%	(181)60.33%
	$3<X\leqslant 10$万	(65)21.67%	(76)25.33%	(85)28.34%
	$X>10$万	(19)6.33%	(21)7.00%	(34)11.33%

(二) 疾病分布

2012年江浙沪皮肤科纠纷赔偿案件中，常见疾病的分布显示：

1. 江苏：排名前三的疾病分别是急性荨麻疹、银屑病、湿疹；
2. 浙江：排名前三的疾病分别是毛囊炎、急性荨麻疹、湿疹；
3. 上海：排名前三的疾病分别是银屑病、急性荨麻疹、皮炎。

急性荨麻疹是江浙沪三地皮肤科纠纷赔偿案件中较容易出现的疾病之一，AU(急性荨麻疹)是一种临床常见病，多由食物因素、动物及植物因素、药物因素(例如，青霉素、磺胺类、痢特灵、血清疫苗、阿司匹林、吗啡、阿托品、维生素B_1等)、病毒感染(例如，肝炎病毒等)、细菌感染(例如，金黄色葡萄球菌等)、真菌和寄生虫感染(例如，蛔虫等)及某些自身免疫性疾病、胃肠疾病、代谢障碍，内分泌障碍和精神因素等引起所致。临床常表现为急性发作，全身有瘙痒及大小不一的风团发生。风团可相互融合成片，口唇可肿胀，或咽峡部肿胀而造成喉头水肿，致使呼吸困难，甚至窒息。皮损往往在数小时内消退，但此起彼伏，不断发生新的损害。全身可伴有发热，呼吸道症状可有哮喘和呼吸困难。肠道可有腹痛或腹胀，甚至可伴有腹泻。严重患者还可有低血压、头晕、胸闷等症状，极少数还可能发生休克。但大多数患者仅有风团、瘙痒，而无其他症状，所以鉴别诊断非常困难。其中以药物过敏性急性荨麻疹引起医患纠纷的比例最高。

表9-30 2012年江浙沪皮肤科纠纷赔偿案件中，常见疾病分布情况

编号	皮肤科纠纷常见疾病	江苏	浙江	上海
1	皮炎	(32)10.67%	(29)9.67%	(31)10.33%
2	毛囊炎	(37)12.33%	(43)14.33%	(25)8.33%
3	湿疹	(45)15.00%	(41)13.67%	(23)7.67%
4	痤疮	(26)8.67%	(30)10.00%	(29)9.67%
5	急性荨麻疹	(48)16.00%	(41)13.67%	(49)16.33%
6	银屑病	(45)15.00%	(28)9.33%	(51)17.00%
7	红斑狼疮	(17)5.67%	(19)6.33%	(28)9.33%
8	淋病	(19)6.33%	(27)9.00%	(23)7.67%
9	梅毒	(24)8.00%	(31)10.33%	(28)9.33%
10	其他	(7)2.33%	(11)3.67%	(13)4.33%
	总计	(300)100%	(300)100%	(300)100%

表9-31 2012年江浙沪皮肤科纠纷赔偿案件中，药物过敏性急性荨麻疹引起纠纷的统计

编号	皮肤科纠纷常见疾病	江苏(48)	浙江(41)	上海(49)
1	药物过敏性急性荨麻疹	(29)60.41%	(25)60.98%	(33)67.35%

（三）原因分析

对900例皮肤科医疗赔偿案例的疾病类型及纠纷原因进行统计分析，除其中9例无法区分原因及44例患方因素外，其他纠纷均按照皮肤科纠纷的主要原因进行统计罗列(表9-32)，江浙沪三地排在前五位的纠纷原因分别为：

1. 江苏：手术问题(16.33%)、操作问题(14.67%)、诊疗问题(11.67%)、用药问题(11.67%)、技术准入问题(9.33%)。

2. 浙江：手术问题(19.67%)、操作问题(15.67%)、技术准入问题(11.67%)、用药问题(9.33%)、沟通与告知问题(9.00%)。

3. 上海：操作问题(13.67%)、手术问题(13.00%)、诊疗问题(9.33%)、沟通与告知问题(9.33%)、管理问题(9.00%)。

以上数据不难看出，在江浙沪三地中，皮肤科纠纷赔偿的主要原因为：操作问题、手术问题、诊疗问题、用药问题、技术准入问题、沟通与告知问题与管理问题。

表9-32 2012年江浙沪三地中，皮肤科纠纷赔偿的主要原因统计分析

医疗过错	江苏		浙江		上海	
	赔偿例数	构成比例	赔偿例数	构成比例	赔偿例数	构成比例
诊疗问题	35	11.67%	18	6.00%	28	9.33%
病情评估问题	13	4.33%	26	8.67%	19	6.33%
沟通、告知问题	24	8.00%	27	9.00%	28	9.33%
手术问题	49	16.33%	59	19.67%	39	13.00%
用药问题	35	11.67%	28	9.33%	25	8.33%
操作问题(除手术操作外)	44	14.67%	47	15.67%	41	13.67%
管理问题	19	6.33%	22	7.33%	27	9.00%
护理问题	23	7.67%	13	4.33%	21	7.00%

(续表)

医疗过错	江苏		浙江		上海	
	赔偿例数	构成比例	赔偿例数	构成比例	赔偿例数	构成比例
技术准入问题	28	9.33%	35	11.67%	15	5.00%
其他问题	19	6.33%	16	5.33%	24	8.00%
无问题(患方因素)	8	2.67%	5	1.67%	31	10.33%
无法区分原因	3	1.00%	4	1.33%	2	0.67%
总计	300	100%	300	100%	300	100%

注：有些纠纷案卷涉及多个问题，但本表中仅体现主要问题，具有唯一性，特此说明，仅供参考。

三、对策与思考

(一) 加强医疗质量安全管理

1. 遵守诊疗规范，注意鉴别诊断。对于不具备诊断标准的应在疾病名称后加"?"；诊疗计划应适宜、合理，杜绝超原则、超范围、超剂量用药；对淋病、梅毒、艾滋等疾病的诊断治疗必须严格执行国家标准；对一些不典型的病症应注意鉴别诊断，特别是在观察期间，一旦发生疗效不佳时，应多加思考，以便及时调整诊疗方案；对并发症、药物不良反应也应有一定的预见性。

2. 问诊详实具体，用药安全有效。接诊医师必须认真询问病史，尤其在选用药物时应充分考虑患者可能产生的毒副作用等不良反应，特别在反复应用时，更应告知清楚、谨慎施治；对于如育龄女性，尤其是未婚的女患者，也应认真询问月经史，并考虑到是否可能已存在妊娠情况或将要有妊娠准备等；对工伤事故、伤害案件的伤情证明，要客观、实事求是地反映疾病真实的情况。

3. 病历书写应规范。病历是证明医疗行为有无过错的最重要的证据，医务人员要认真学习、领会《病历书写基本规范》(以下简称《规范》)的精要，严格按照《规范》的要求用专业的术语、准确的语言进行书写，并注意自身专业能力与自我保护能力的提高，例如，"否认既往有药物过敏史"、"不适时复诊"、"拒绝进一步检查"等主观性表述，以防范医患纠纷的发生。

4. 注意隐私权的保护。医务人员严禁向无关人员泄露患者的病情及隐私，例如，有关性病、艾滋病等的检验申请单和报告单应妥善保管，严禁存放于公共场所和向无关人员泄露内容。

(二) 加强医患沟通与告知力度

医患双方交换意见时，要做到认真倾听患者陈述，耐心解答患者及其亲属提出的质疑。特别是在患者对医疗工作存在意见时，更应注意谈话的方式方法。同时强化医患沟通，应将病情、治疗方案、可能发生的情况及预后充分告知患者，以期患者正确认识疾病和有效配合治疗。如果患者不遵从医嘱，医疗机构应加强对该类人群健康教育的宣教与管理力度，增强该疾病人群的防病意识，从根本上杜绝该类人群发生医患矛盾的概率。同时，还应做好病历记录，如实记录患者情况，保全证据，以减少因医疗机构举证不能而产生的不利后果。

(三) 加强重点人群的关注与管理

重点人群包括如下十种：① 新入院患者；② 急危重症患者；③ 有手术并发症的患者；④ 涉及重大手术的患者；⑤ 具有纠纷倾向的患者(包括：技术要求高、心理特殊、检查费用高等)；⑥ 入院两周诊断不明确，治疗无效果的患者；⑦ 死亡患者；⑧ 住院超时的患者；⑨ 需要输血及特殊检查治疗的患者；⑩ 在具有纠纷倾向的医务人员(包括：综合素质欠佳、责任心不强、服务态度差等)及时间段(包括：工作人员少，如交接班，值班的时间及节假日时间)里照看过的患者等。

(四) 严把临床准入关

进入临床工作的医务人员必须是依据《中华人民共和国执业医师法》、《中华人民共和国护士管理办法》、《执业药师资格认定办法》和中央职称改革工作领导小组发布的《卫生技术人员职务试行条例》取得执业资格和执业注册的医、药、护、技人员。开展新业务、新技术以及临床实验性项目，必须先组织论证，方可实施。药品、制剂、试剂、医疗器械必须符合国家有关的法律法规要求，严格审核、把关，确保证照齐全、质量可靠。杜绝假劣药品、制剂、试剂、器械进入医院[1]。

(五) 关注特殊疾病，防范医患矛盾

1. LE(红斑狼疮)是一种典型的自身免疫性结缔组织病，可分为盘状红斑狼疮、亚急性皮肤型红斑狼疮、系统性红斑狼疮、深在性红斑狼疮、新生儿红斑狼疮、药物性红斑狼疮等亚型。为明确诊断常给予血、尿、粪常规检查、免疫学检

查、皮损病理等检查。红斑狼疮在临床上有多种表现,可累及全身任何脏器的自身免疫性疾病,是一种终身性疾病,其发作与缓解常交替出现,严重者能并发狼疮性肾炎、狼疮性脑炎等。针对红斑狼疮患者的抗感染治疗,在临床中有两类抗生素在选用时应特别注意,一类是可引起皮损加重的药物(例如,青霉素类、头孢菌素类等)。另一类可引发红斑狼疮发作的药物(例如,磺胺类等),应尽量避免使用。

2. 淋病是淋病奈瑟菌(以下简称淋球菌)引起的以泌尿生殖系统化脓性感染为主要表现的性传播疾病。其发病率居我国性传播疾病第二位。淋球菌为革兰阴性双球菌,离开人体不易生存,一般消毒剂就容易将其杀灭。临床一般分为为无合并症的淋病、有合并症的淋病、泌尿生殖器外的淋病和播散性淋病四类。2012年美国、德国、瑞典、日本、新加坡、中国在皮肤科中因这四类引起医患纠纷的如下表(资料源于RolandBerger咨询公司):

表9-33 2012年各国在皮肤科中因四类疾病引起纠纷的占比

国家/2012年份	无合并症的淋病	有合并症的淋病	泌尿生殖器外的淋病	播散性淋病
美国	3.07%	2.95%	1.83%	0.41%
德国	3.58%	3.02%	4.75%	1.62%
瑞典	4.55%	3.27%	3.02%	2.41%
日本	6.89%	4.10%	6.38%	1.04%
新加坡	5.36%	2.64%	3.29%	2.87%
中国	8.91%	6.26%	5.44%	4.05%

3. 梅毒是由苍白(梅毒)螺旋体引起的慢性、系统性性传播疾病。主要通过性途径传播,临床上可表现为一期梅毒、二期梅毒、三期梅毒、潜伏梅毒和先天梅毒(胎传梅毒)等。是《中华人民共和国传染病防治法》中,列为乙类防治管理的病种,故应按照规定进行处理。

(六)加强医疗培训力度

认真开展继续教育、医疗质量安全和法律法规教育培训,做到懂法、守法和依法执业,并不断地提高医务人员的专业技术水平,增强医疗卫生的法律法规、部门规章及操作常规的认知能力。同时,通过加强对每一名医务人员高度职业责任感和敬业精神的培养,可有效改善医疗服务质量,减少医患纠纷的发生。

(七)加强疑难病症的会诊

皮肤科疑难重症患者由于病情危重,患方极其渴望得到更多的关注与治疗,如果按照常规处理往往会引起不必要的医患纠纷。对该类重症患者,皮肤科医师不能仅局限于本领域专业知识,应当建立多学科联合诊疗模式,邀请相关科室专家,甚至外院专家共同讨论、制定诊疗方案[2]。

(八)合理收费,提高服务

在很多医患纠纷中,医疗机构大多都不存在多收费的问题,而是患者对收费的内容与项目不了解而产生的误解,其中,包括一部分患者是对国家制定的一些医疗费用价格政策不了解而产生的。价格矛盾通常引发的诱因是患者对治疗效果不满意或未达到患者满意的期望。对此,医疗机构应加强医疗价格宣传,尤其应公示医疗收费标准,杜绝多记乱记的现象发生,有条件的医疗机构还可以实行医疗消费"一日清单"手机短信明细送达与提醒,以方便患者每日查询,从而保证医疗价格透明公开,减少医疗价格纠纷的发生。此外,通过加强医疗风险告知,以及常见皮肤科疾病宣传,可有效降低患者期望值,间接地降低医疗价格纠纷的发生。

(九)加强与媒体的沟通与协调

由于新闻媒体对医疗缺乏深入的了解,常因片面、不实、扭曲、负面的报道与炒作,严重误导患方,同时,也给医方带来极大的困扰。所以医疗机构应加强对新闻媒体的沟通,与他们保持良好的关系,并通过深入细致的工作,去赢得广大公众的认可与理解,为医疗机构营造一个良好的外部舆论环境提供保证。

(十)加强危机管理意识

医疗机构应加强医务人员应对各类危机、应急或异常情况的培训与训练力度(规划决策、动态调整、化解处理、应急训练等),以消除或降低其所带来的威胁。在危机、应急或异常情况发展的潜伏期、发作期、善后期、重建期都应密切关注患者动态及切身利益,一旦发生此种情况,应及时给予干预,以起到预防医疗安全不良事件发生的目的,切实减少医患纠纷的发生[3]。

[参考文献]

[1] 李永振.皮肤科医疗纠纷防范中应采取的对策[J].广西医学,2006,28(3):441-443.
[2] 张学军.皮肤性病学[M].北京:人民卫生出版社,2013,3.
[3] 周慧.皮肤科护理纠纷的分析及预防对策[J].内蒙古中医药,2013,27:94-95.

From：2013 欧洲皮肤病性病学会(European Academy of Dermatology and Venereology, EADV)参会论文节选:《中国区域性皮肤科常见疾病的纠纷防范与思考》(英语翻译稿),略作修改,仅供参考。

54 常见麻醉科纠纷思考
阅读性★★★☆☆　有益性★★★☆☆

德日麻醉科纠纷的防范与管理

庄　璘[①]　　加藤智久[②]　　Andreas Heinz[③]

① 格赖夫斯瓦尔德大学　Greifswald　Germany
② 圣路加国际医院　Tokyo　Japan
③ 罗斯托克大学附属医院　Rostock　Germany

一、研究对象与方法

(一) 一般资料

德国科学基金会(DFG)与德国 Greifswald 大学合作项目,选取 2014 年德日两国,床位 300 张以上的医疗机构,其麻醉科中发生的且经过医疗鉴定、赔偿金额超过 5 000 欧元的医疗案件各 500 例;男性患者 651,占 65.10%;女性患者 349,占 34.90%;患者年龄 21～73 岁;全麻 637 例,占 63.70%;硬膜外麻醉 289 例,占 28.90%。

(二) 方法

主要采用案例分析的方法对资料进行回顾性分析,自行设计表单来进行整理和归纳,数据使用:应用 SAS 9.0 软件进行数据分析与统计。

二、结果

(一) 数据显示:赔偿金额在 5 万欧元以内的医疗案件 659 例(65.90%),赔偿金额超过 5 万欧元的医疗案件 341 例(34.10%)。

1. 德国,赔偿金额在 5 万欧元以内的医疗案件例 325 例(32.50%),赔偿金额超过 5 万欧元的医疗案件 175 例(17.50%)。

2. 日本,赔偿金额在 5 万欧元以内的医疗案件 334 例(33.40%),赔偿金额超过 5 万欧元的医疗案件 166 例(16.60%)。

3. 德国麻醉纠纷赔偿原因排名前三的分别为:麻醉意外与并发症、操作问题、药品问题;日本麻醉纠纷赔偿原因排名前三的分别为:麻醉意外与并发症、操作问题、麻醉监护问题;其中,麻醉意外与并发症、操作问题在德日麻醉纠纷赔偿案件中都呈现较大比例。

(二) 统计显示:在麻醉意外与并发症而引发赔偿的案件中,德国排名前三的是:因呼吸抑制、反流;心脑血管意外;喉、支气管痉挛。而日本前三的为:心脑血管意外;呼吸抑制、反流;苏醒延迟。巧合的是,德日在麻醉意外与并发症而引发赔偿的案件中因呼吸抑制、反流;心脑血管意外都排名居于前列(表 9-35)。

(三) 数据显示:在麻醉纠纷赔偿案件中,德国全身麻醉(209 例)41.80%,局部麻醉(207 例)41.40%,复合麻醉(74 例)14.80%。而日本全身麻醉(220 例)44.00%,局部麻醉(215 例)43.00%,复合麻醉(63 例)12.60%。统计数据发现:椎管内麻醉(硬膜外、蛛网膜下隙)283/1 000,静脉麻醉 192/1 000,吸入麻醉 136/1 000,因临床使用广泛而排名居前。

表 9-34 2014 年德日麻醉科纠纷赔偿主要原因统计分析

编号	麻醉纠纷赔偿原因	德国		日本	
		赔偿：$X \leq 5$ 万美元	赔偿：$X > 5$ 万美元	赔偿：$X \leq 5$ 万美元	赔偿：$X > 5$ 万美元
1	人员不足问题	(9)0.90%	(3)0.30%	(7)0.70%	(2)0.20%
2	技术问题	(37)3.70%	(13)1.30%	(28)2.80%	(15)1.50%
3	仪器设备问题	(11)1.10%	(7)0.70%	(9)0.90%	(5)0.50%
4	操作问题	(33)3.30%	(30)3.00%	(37)3.70%	(38)3.80%
5	药品问题	(44)4.40%	(18)1.80%	(21)2.10%	(21)2.10%
6	制度的落实与规范问题	(31)3.10%	(11)1.10%	(26)2.60%	(15)1.50%
7	执业准入问题	(3)0.30%	(1)0.10%	(11)1.10%	(5)0.50%
8	告知问题	(35)3.50%	(18)1.80%	(36)3.60%	(12)1.20%
9	麻醉监护问题	(38)3.80%	(17)1.70%	(51)5.10%	(19)1.90%
10	麻醉意外与并发症	(55)5.50%	(36)3.60%	(58)5.80%	(22)2.20%
11	沟通问题	(7)0.70%	(5)0.50%	(29)2.90%	(3)0.30%
12	麻醉记录与书写问题	(12)1.20%	(9)0.90%	(18)1.80%	(7)0.70%
13	其他问题	(10)1.00%	(7)0.70%	(3)0.30%	(2)0.20%
总计		(325)32.50%	(175)17.50%	(334)33.40%	(166)16.60%

注：有些纠纷案卷涉及多个问题，但本表中仅体现主要问题，具有唯一性，特此说明，仅供参考。

表 9-35 2014 年德日麻醉科纠纷中，因麻醉意外与并发症引发赔偿的统计分析

编号	麻醉意外与并发症	德国	日本
1	呼吸抑制、反流	(16)1.60%	(11)1.10%
2	误吸综合征	(8)0.80%	(9)0.90%
3	吸入性肺炎、急性肺不张、急性肺水肿、急性肺栓塞	(9)0.90%	(7)0.70%
4	苏醒延迟	(7)0.70%	(10)1.00%
5	低氧血症与二氧化碳蓄积	(6)0.60%	(4)0.40%
6	喉、支气管痉挛	(12)1.20%	(7)0.70%
7	心脑血管意外(包括低血压、心律失常、高血压、恶性高热)	(14)1.40%	(13)1.30%
8	气管插管损伤	(4)0.40%	(3)0.30%
9	药物过敏	(6)0.60%	(9)0.90%
10	其他意外与并发症	(9)0.90%	(7)0.70%
	总计	(91)9.10%	(80)8.00%

表 9-36 2014 年德日麻醉科赔偿案件中，麻醉类型统计分析

麻醉类型		德国	日本
全身麻醉	吸入	(61 例)12.2%	(75 例)15.00%
	静脉	(103 例)20.60%	(89 例)17.80%
	基础	(45 例)9.00%	(56 例)11.20%
局部麻醉	椎管内(硬膜外、蛛网膜下隙)	(131 例)26.20%	(152 例)30.40%
	神经丛阻滞	(32 例)6.40%	(19 例)3.80%
	神经干阻滞	(17 例)3.40%	(10 例)2.00%

(续表)

	麻醉类型	德国	日本
局部麻醉	区域神经阻滞或局部浸润	(13例)2.60%	(20例)4.00%
	表面	(7例)1.40%	(9例)1.80%
	局部经脉	(7例)1.40%	(5例)1.00%
复合麻醉	静脉-吸入复合	(26例)5.20%	(13例)2.60%
	局麻-全身复合	(32例)6.40%	(24例)4.80%
	全静脉复合	(11例)2.20%	(18例)3.60%
	低温麻醉及神经安定镇痛	(5例)1.00%	(8例)1.60%
其他	—	(10例)2.00%	(2例)0.40%
总计	1 000例	(500例)100%	(500例)100%

三、思考与讨论

(一) 提高医疗技术水平,落实管理制度

麻醉属于高风险专业,也是一个医患纠纷较多的科室,作为麻醉师只有努力提高专业技术水平,不断学习专业理论知识及新技术、新方法,熟练掌握各项麻醉操作技能、用药及处理方法,才能不断提高麻醉质量,降低麻醉意外与并发症,从而减少医疗过错、防范医患纠纷的发生。医疗机构在管理过程中,应加强对麻醉意外与并发症的预防与处理等相关知识技能的培训,有时可以通过简单的数据统计报告或非正常事件的分析讨论来强化医疗风险教育的力度,以提高医务人员对制度、规范与标准的遵从。同时,医务人员还应学法、知法、守法,强化服务意识与风险意识,严格遵守医疗法律法规、部门规章及麻醉操作规范,并在麻醉操作的每一个环节规范自己的言行,明确职责与义务,时刻防范医疗风险及医患纠纷的发生。此外,医疗机构应积极引进与开展新技术、新方法,例如,开展纤支镜引导气管插管、全麻加硬膜外阻滞麻醉、硬腰联合阻滞麻醉、术后镇痛、无痛流产、无痛分娩、心脏功能监测等多项麻醉技术,对提高麻醉质量,防止麻醉意外与并发症,确保患者诊疗安全,均有非常重要的作用与意义[1]。

(二) 加强医患沟通与风险告知

麻醉医师应该在思想上高度重视医患沟通的作用。一般在明确医务人员职责和义务,理解和尊重患者知情同意(选择)权和监督权的前提下,通过医患沟通可以达到友好交流、和谐相处、共战疾病的目的,从而树立以患者为中心的服务理念,避免或减少麻醉纠纷的发生。同时,有效的医患沟通需要注意沟通的技巧,例如,精神饱满的形象、积极救治的态度、合适恰当的言行等。并在术前访视中尽可能亲自与患者及其家属进行交谈,用通俗易懂的语言阐明拟实施的麻醉方案以及可能存在的风险,对不同的患者及其家属采用不同层次的解释、相同的麻醉方式也采用相对固定的深入浅出的比方,使其对麻醉情况有所了解并取得知情同意(选择)的签署。另外,还要进一步强化麻醉知识的宣传,让麻醉行业与知识能深入人心,从而减少医患矛盾的产生。

(三) 懂法守法,依法执业

各国医疗机构都应在遵守如《执业医师法》等医疗法律法规的前提下,规范医疗行为,严格执业准入,杜绝聘用无任职资格的从业人员开展麻醉业务,并重视对麻醉从业人员的素质、技术的培养与训练,注重知识的更新、经验的积累和学术的交流(包括:重视日常的科普讲座与病例讨论),这些经验教训的总结,能在提高学术水平的同时,提高麻醉质量和抗风险能力,对预防医患纠纷起到积极有力的作用。

(四) 严格麻醉监护,保证设备运行

1. 在围麻期间,对患者中枢神经系统、循环系统、呼吸系统、麻醉深浅状况以及体内环境(比如:体温、血容量、尿量、血气分析和电解质)等重要生理参数都应严密监测。麻醉监测能及早发现某些重要生理指标的异常,并及时给予纠正,预防一些医疗意外与并发症的发生。监测项目,包括:血压、心电图、脉搏血氧饱和度、呼吸末二氧化碳分压等。

2. 高度重视麻醉管理全过程,由于麻醉状态下患者病情变化一旦被忽略而未及时处理,那么,很可能导致严重的不良后果,甚至医患纠纷的发生。因此,要谨记"只有小手术,没有小麻醉"的道理[2]。

3. 在选购麻醉设备时,尽可能选择同一品牌的麻醉机、监护仪。这样无论在各手术间都是同一操作界面,能最大限度地避免和减少操作失误。再者零部件可互换使用、维修保养等方面都利于提高设备使用完好率。

4. 麻醉仪器设备应经常由麻醉科技术人员进行检测、维护,使之随时处于正常的可使用状态,以避免由于仪器设备引发的意外与并发症的出现。同时,麻醉仪器设备和药品要有专人保管,定期检测、维护、清点、补充,并做好记录。

5. 对于急危重症患者在麻醉前已处于高风险状态,风险评估属ASA 4级或5级。虽然医师对此已充分做好麻醉前准备和应急处置的预案,但仍可能会发生事前已估计的麻醉意外与并发症,此种情况不应归咎于麻醉过错,但有时也很难避免责任承担。

6. 麻醉恢复后,患者安全返回病房,这时要向床位医师和护士交代患者病况,并做好交接记录,同时,给患者及其家属告知麻醉后的注意事项。

(五) 注重环节管理,病历书写规范

1. 麻醉诱导、气管插管、麻醉复苏、硬膜外穿刺等环节最易发生意外,操作时尽可能有两人在场。对于年轻医师与进修医师应严格要求,做到放手不放眼。疑难、急危重、高龄或预计有困难的患者,需进行术前讨论并做好充分的准备,一般安排有经验的上级医师负责麻醉。对于重大手术,麻醉要求往往较高,例如,大血管手术、颅内手术等,更需要严密监测与管理,并和手术医师默契配合,人员相对固定,并实行准入制[3]。

2. 麻醉记录与其他病历资料一样,是法律证物,是法院裁判及维护麻醉医师自身权益的重要证据,其客观反映着患者在手术麻醉期间生命体征变化及诊疗的全过程。保持麻醉记录的真实、完整、详细、及时能为麻醉医师维护自身权益提供有效依据,反之,则会带来纠纷与烦恼。例如,遭遇重大麻醉意外事件时,应该积极抢救患者,并做好记录,即使来不及记录,也要在事后规定的时间内补记。此外,麻醉记录、麻醉日志、麻醉前访视单、收费单、病例讨论、会诊等记录都应妥善保存。

3. 对于麻醉患者的安全以及医疗运营的效率,可以通过监测麻醉不良事件指标来考核与评估麻醉质量管理的好坏。

加藤智久:硬膜外麻醉常用于除头部以外的任何手术和术后镇痛。但从安全角度讲,硬膜外麻醉主要用于腹部及以下的手术,包括:泌尿、妇产及下肢手术。但是对于低血容量、休克的患者;穿刺部位感染或者菌血症导致硬膜外感染的患者;凝血状态,近期使用抗凝药物未停用足够长时间的患者;穿刺部位术后、外伤、畸形的患者;腰背部疼痛在麻醉后可能加重的患者;精神病、严重神经官能症以及不合作的婴幼儿等均不宜使用硬膜外麻醉。医疗机构操作不慎,插入过深,直接刺激患者脊髓神经,会导致下肢神经源性损伤。因此,如果发现患者"硬膜外血肿"等先兆也应立即采取有效的防范措施以防止损害的扩大。从临床统计资料分析显示,硬膜外血肿的发生率较低,但一旦发生硬膜外血肿,医患纠纷导致的赔偿发生率又较高,尤其是硬膜外麻醉并发硬膜外血肿压迫脊髓而引发的截瘫。就目前为止,大多数专家依然确信,在确诊后尽快手术减压清除血肿为首选治疗方案(在8~24小时内手术预后效果较好)。其实,即使受压时间较长,手术效果越差,在临床治疗过程中,也应争取手术,尽一切可能解除压迫以恢复患者的部分功能,但医疗机构在选择做还是不做时,应根据患者具体病情,谨慎视之。

Andreas Heinz:全身麻醉简称全麻,是指麻醉药经呼吸道吸入、静脉或肌内注射进入体内,产生中枢神经系统的暂时抑制,临床表现为神志消失、全身痛觉消失、遗忘、反射抑制和骨骼肌松弛等。对中枢神经系统抑制的程度与血液内药物浓度有关,并且可以控制和调节。这种抑制是完全可逆的,当药物被代谢或从体内排出后,患者的神志及各种反射逐渐恢复。因此,全身麻醉被认为是最安全的麻醉方式,也因为全身麻醉的普遍应用,其他麻醉方式已经被替代或几乎很少被使用。但也不意味着全麻完全安全,因全麻导致呼吸道梗阻、通气量不足、低氧血症、低血压、高血压、心律失常等意外与并发症而引发的医患纠纷也不乏少数。

庄璘(Zorin Nikolaj):在医患纠纷处理过程中,患者及其家属(包括:其诉讼代理人)习惯地把麻醉风险的主要来源于归结为麻醉药物的不良反应和麻醉医师的操作过失。但事实却恰恰相反,统计数据显示,在实际的麻醉操作过程中,这两种因素所引起的麻醉风险仅为13.57%,而86.43%的麻醉风险却恰恰源于患者的特异性体质对某种麻醉药物产生的特异性反应(例如,遗传的原因),以及患者自身的疾病程度与身体状况,特别是夹杂的心、脑、肺、肝、肾等疾病的情况,增加了麻醉操作的难度与风险。因此,对于麻醉医师而言,工作绩效与医疗操作行为风险并存,对择期手术患者的术前检查(例如,血压、血糖、心肺功能等各项指标)与访视不能省略,只有这些指标符合手术与麻醉的要求才方能手术与麻醉。对于患者而言,享受医疗服务与承担医疗风险并存。医学实践中不可避免的存在医疗风险,也不可避免的产生医患纠纷,但幸运的是,现代医学的发展经历与统计经验,使麻醉的安全性大大提升,但风险意识势必与风险概率并存,怎么强调、何时强调都不过分,即便麻醉纠纷只是医患纠纷中的小概率事件。

[参考文献]
[1] 税春玲,杨建平.浅谈麻醉科住院医师如何防范医患纠纷[J].中国现代医生,2011,49(5):68-69.
[2] VRPatle. Advantages of a same-day postoperative visit[J].British Journal of Anaesthesia,2012,108(3):534.
[3] MC Robert, P Harasymowycz. Intraocular lens position following in-the-bag implantation of single-piece versus three-piece acrylic intraocular lenses[J]. Ophthalmic Surg Lasers Imaging,2012,43(6):472-478.

From：2015年医学会议暨欧洲第34届欧洲局部麻醉协会年会参会论文节选,《中德麻醉科纠纷的防范与管理》(英语翻译稿),本文部分数据源于德国科学基金会(DFG)与德国Greifswald大学合作项目：Greifswald大学研究课题《全球常见医疗纠纷排查统计分析和研究》,因内容结合了我国的国情,略作修改,仅供参考。

 常见放射科纠纷思考
实用性★★★☆☆　有益性★★★★☆

德荷中三国放射科医患纠纷常见原因与防范思考

庄　璘[①]　Navis Patrick[②]　杨鸿超[③]

① 格赖夫斯瓦尔德大学　Greifswald　Germany
② 蒂尔堡大学附属医院　Tilburg　Netherlands
③ 上海市闵行区中医医院　shanghai　China

一、研究对象与方法

(一) 资料来源

德国卫生部、荷兰卫生部、中国卫生计生委(现为卫健委)统计的2015年各医疗机构发生理赔的放射科纠纷资料,并从中随机抽取床位300张以上医疗机构放射科中发生的,且赔偿金额超过5 000美元的医疗案件各1 000件,总计3 000件作为本次回顾性分析的资料。

(二) 一般情况

2015年,德荷中三国放射科医患纠纷赔偿案例3 000件;男1 220件,占40.67%;女1 780件,占59.33%;年龄范围在12~91岁,其中38~45岁的2 159件,占71.97%;鉴定案件1 775件,鉴定率59.17%,鉴定次数≥2的1 136件,占37.87%;赔偿$X\leqslant3$万美元的1 715件,占57.17%,赔偿$3<X\leqslant10$万美元的990件,占33.00%,赔偿$X>10$万美元的295件,占9.83%。

(三) 研究方法

主要采用案例分析方法,自行设计调查表,主要收集责任主体、纠纷案由、过失原因等。数据使用：应用Revman5.0软件进行统计分析。

表9-37　2015年三国放射科医患纠纷赔偿案例基本情况统计分析

一般情况		德国	荷兰	中国
性别	男	(376)37.60%	(451)45.10%	(393)39.30%
	女	(624)62.40%	(549)54.90%	(607)60.70%
年龄范围(岁)		18~86	13~91	12~87
鉴定率		(627)62.70%	(733)73.30%	(415)41.50%
赔偿金额	$X\leqslant3$万(美元)	(555)55.50%	(626)62.60%	(534)53.40%
	$3<X\leqslant10$万	(371)37.10%	(280)28.00%	(339)33.90%
	$X>10$万	(74)7.40%	(94)9.40%	(127)12.70%

二、结果

2015年,德荷中三国放射科医患纠纷常见赔偿原因数据统计分析显示(表9-38):

(一)德国放射科医患纠纷常见赔偿原因排名前三的依次为:检查部位不准确、意外与并发症、患方原因。

(二)荷兰放射科医患纠纷常见赔偿原因排名前三的依次为:患方原因、意外与并发症、检查部位不准确。

(三)中国放射科医患纠纷赔偿常见原因排名前三的依次为:患方原因、意外与并发症、告知问题。

(四)统计显示:患方原因、意外与并发症在德荷中三国放射科医患纠纷常见赔偿原因排名前三中均有体现。因此,提醒广大放射科医务人员重视与关注。

表9-38 2015年三国放射科医患纠纷赔偿常见原因数据统计分析

纠纷原因	德国		荷兰		中国	
	赔偿例数	构成比例	赔偿例数	构成比例	赔偿例数	构成比例
服务态度问题	85	8.50%	82	7.20%	15	1.50%
医患沟通问题	77	7.70%	91	8.10%	41	4.10%
责任心问题	91	9.10%	54	5.40%	113	11.30%
检查部位不准确问题	254	25.40%	101	10.10%	74	7.40%
设备故障延误检查	53	5.30%	88	8.80%	97	9.70%
技术问题	39	3.90%	71	5.10%	101	10.10%
操作问题	68	6.80%	89	8.90%	42	4.20%
告知问题	73	7.30%	87	8.70%	127	12.70%
意外与并发症	115	11.50%	133	13.30%	149	14.90%
患方原因	100	10.00%	158	15.80%	172	17.20%
其他原因	36	3.60%	36	3.60%	65	6.50%
无法确认	9	0.90%	10	1.00%	4	0.40%
总计	1000	100%	1000	100%	1000	100%

注:有些纠纷案卷涉及多个问题,但本表中仅体现其主要问题,具有唯一性,特此说明,仅供参考。

三、对策与思考

(一)知情同意(选择),和谐医患沟通

1. 尊重患者的知情同意(选择)权。对于放射科行介入治疗或其他侵袭性治疗,除要准确选择适应证外,更重要的是尊重患者的知情同意(选择)权。行介入或侵袭性治疗在操作前必须告知患者诊治的基本方法和可能出现的并发症以及治疗费用等,并在反复宣教过程中,告知患者在现有的医学条件下也有可能出现难以预测的意外情况,从而使患者及其家属在充分了解病情及治疗方法的情况下深思熟虑后签署知情同意(选择)书。

2. 在严格执行告知制度的同时,强化健康宣教。大多数患者担心辐射对身体有害而惧怕放射性诊疗。因此,对患者做好相关医疗知识的健康宣教,消除患者检查的顾虑是很有必要的,例如,胸部X透视在一周内总剂量累计时间小于12 min、胃肠检查小于10 min对人体是安全的。此外,在检查前做好相应的告知与注意事项的提醒,也是减少医患矛盾发生比较重要的一个环节,例如,腹部平片或静脉肾盂造影检查,需要患者前一晚做肠道准备,第二天禁食进行检查;做过钡餐检查后不能接着做腰椎、腹部平片及腹部CT检查,以免因钡剂阻挡病灶及产生伪影;拍片检查时去除膏药及带有金属的衣物,例如,头饰、发夹、耳环、项链、钱币、皮带、钥匙等,以免影响检查的准确性;腹盆部检查前4 h禁食,前3 d不服含金属的药物;胃肠造影检查后3 d不宜做腹部CT检查;做CT增强的患者,要预先向患者询问有无有关禁忌证,以便采取措施,预防造影剂的不良反应等[1]。

3. 特殊告知。对于一些特殊检查与治疗的告知,通常科室会因顾忌患者的心理负担,而采取隐瞒的办法。其实,这对于医患双方都无益处。除在告知患者家属外,给予婉转的解释更有助于患者正视自身疾病,积极配合医务人员进行治疗,并在保证患者知情同意(选择)权以及不违背保护性原则的前提下,明确告知才是首选原则。此外,知情同意(选择)书上应写明检查对一般人群与特殊人群的危害及不良后果,且患者本人自愿检查的书面声明及注意事项。例如,CT增强注射的造影剂因个体差异可能会发生过敏性休克或其他意外。因此,在检查前需告知患者,并签署"碘造影剂使用知情同意(选择)书",检查结束后要求患者不要马上离开医院,需自觉接受留观30 min后无异常方可离开。

4. 加强医患沟通与科室间协作。在检查时或检查后患者如有不适或发生异常情况,应及时告诉医师。老人、儿童、神志不清醒、急危重症等患者的检查,应有相关临床科室的医务人员陪同,不合作的患者也应由相关科室的医务人员给予安抚、镇静后再做检查,轻柔地安置好患者的体位,妥善地固定好各种管(腔)道,保持静脉通道通畅,呼吸、血压、心率平稳,并防范坠床、抓扯输液管、强行拔管等意外事件的发生。若出现异常,应按照操作规程及应急处置的流程进行处理。此外,在检查、诊断和随访等各个环节,还应加强放射科与各职能部门、临床科室之间的交流与协作。放射科的医务人员按照申请单正确领会临床医师的医嘱,做好准确的检查,帮助临床医师达到正确诊断的目的,避免诊断错误而发生医患纠纷。同时,也建议放射科医师定期下临床,向临床医师介绍影像学知识,了解临床需求,积极参与临床查房、会诊与疑难病例的讨论,增强自己的临床知识,提高诊断水平。

5. 良好的语言沟通和细致耐心的解释是医患关系的基础。在日常工作中,实行人性化管理,对待患者一视同仁,认真履行"准确、及时、优质"的服务宗旨,主动与患者沟通、交流,理解、宽容、体谅患者的心情与痛苦,避免生硬语气和冰冷表情,及时细致地解释患者的问题,从患者的切身利益出发,用实际行动和服务态度感动患者,以取得患者的信任与配合。据WHO不完全统计显示,50%以上的医患纠纷并不属于医疗事故,而是由于沟通引起的服务纠纷。各国医疗体制改革都将患者利益放在首位,其实,在检查过程中最需要的是关心、体贴和被重视,而医务人员的服务意识与患者的期望值之间却始终存在着较大的差异,少部分医务人员在工作中只注重诊断和技术操作,而忽视了医疗原本服务于大众的功能,特别是当候诊人流增加、等候时间延长,医务人员因繁忙顾不上患者的情绪,但同时又需要患者在检查时积极配合,此时,如果缺乏良好的沟通,就极易造成患者及其家属的不理解与不快,甚至导致医患矛盾与纠纷的产生[2]。

6. 严格按物价标准收费,公示项目价格。医疗机构应公示各检查项目及收费标准,患者若有疑问,科室或有关部门应给予合理解释,特别是一些特殊检查和介入用品,例如,导管、导丝、造影剂等费用要明码标价,让患者安心使用。并杜绝私收费、乱收费、漏收费、和个人私收现金等现象的出现。

(二) 加强责任心,减少差错率

放射科误诊、漏诊的发生很大一部分源于医务人员缺乏责任心,以及在工作中不遵守操作规程而导致的过错。例如,登记时将患者姓名、年龄、号码写错;未仔细认真地读片,疑难病例也未能提交读片会集体讨论,就轻率地写出诊断意见,导致漏诊、误诊等,从而使得患者对医务人员的权威性与诊断的准确性产生质疑,引发医患纠纷。因此,医疗机构应认真研究,严格把关,严谨用词,报告准确。对于原因不明确的病变占位,特别是在治疗效果不理想的情况下,更应慎之又慎,必要时应及时请专家会诊、读片等。此外,在放射诊疗过程中,尽可能采用"高电压、低电流"的方式,对临近照射野的敏感器官和组织进行屏蔽保护,减少患者身体伤害。

(三) 确保设施设备的正常运行与使用

医疗设施设备老化、图像分辨率和清晰度下降,不仅会造成日常工作缓慢、停顿而延误患者的诊断和治疗,而且也容易造成漏诊、误诊,甚至造成患者意外伤害等情况的出现。因此,在日常工作中,医务人员应有计划的定期对设施设备的性能、指标、参数等进行检测、校正,并做好检测记录,及时处理使用过程中的问题,及时发现故障隐患,确保其正常运行与使用,避免因设施设备问题引发医患纠纷。

(四) 简化就诊流程,方便患者就医

患者本身的不适给其带来不便的同时,又因复杂的检查流程以及长时间的排队等待,加上检查前交代不清楚,以致延误患者检查时间或影响检查质量,从而使其心情不佳而产生不满与怨恨。此时,医务人员稍有急慢,患者的不良情绪就会被泄发到医务人员的身上,甚至引发暴力"伤医"事件。所以,在日常管理过程中,应减少中间环节,缩短等候时间,集中预约与取报告(例如,安装叫号系统)来缩短检查和取报告时间,建立老、弱、残、孕、军人、急危重症患者等优先检查制度,并在患者流量较大时设立放射科巡诊医师或导医服务,切实提升服务质量,赢得人民群众对医务人员的尊重与认同,从而减少医患纠纷的发生。

(五) 规范医护行为,确保制度落实

1. 认真执行查对制度。无论门急诊患者,还是住院患者都可能涉及放射科的检查。因此,为保证各种检查能准确、快速、安全,就必须认真查对(包括,仔细核对患者姓名、性别、年龄、检查号、床号、检查部位、有无过敏史、有无用药禁忌以及其他需要注意的事项等),从而确保患者检查安全、有效、及时,杜绝此类医患纠纷的发生。

2. 严格执行消毒隔离制度,搞好环境卫生。放射科由于患者集聚,通常人多病杂,合并症多,且患者免疫功能低下,易发生医院感染。因此,降低或消除感染因素至关重要。在医院采用综合性消毒措施,切断各方感染途径(例如,做好空气消毒、器械消毒等），严格终末消毒，认真执行一次性物品的使用与销毁制度、洗手制度、无菌操作规程等，以预防交叉感染，确保医务人员与患者的安全[3]。

3. 建立健全阅片制度。放射科应坚持实施集体阅片制度，充分发挥集体的力量，以此将诊断意见达到最佳化状态。同时，坚持医院内外三级医师阅片、院内二级医师签名复核的制度，双签字法是减少错诊、漏诊、误诊的有效办法。对于疑难杂症、刑事案件、交通事故、劳动鉴定等诊断应坚持集体讨论、专家会诊制度。对于迟显病变的报告一定要注意医患之间的沟通及报告的书写用词，例如，"建议一周后复查、结合临床诊断"等之类用词应常在报告上出现。

（六）加强意外情况的处理，保障医患人身安全

放射科在遵循"迅速报告，主动抢救，生命第一，科学施救，控制危险源，防止事故扩大，保护现场，证据保全"的原则基础上，建立放射科突发紧急情况应急预案及应急救援预案。并不断加强放射科医务人员的培训与教育力度，使其掌握一些常见的突发性疾病的临床症状、诊断要点和抢救措施，科室内还应常备一些抢救器械及常用的抢救药品，一旦在放射科诊疗过程中出现突发的紧急状况，就可就地抢救。倘若，遇到处理不了的事，例如，发生停电或火灾意外、与患者及其家属发生争执等，应尽快通知医院有关部门或总值班进行及时处理，从而保证患者及医务人员的安全。

（七）加强学习培训，操作规范到位

1. 放射科的医务人员需要有很强的专业知识，因此，医务人员应牢固掌握专业知识和操作技术，认真学习医疗相关的法律法规及操作规范，不断提升自己的业务水平与技术能力，不断更新专业知识、丰富内容，同时，提高自我防范医患纠纷的能力和应变思维能力。在工作中如果遇到问题，应加强同事之间或行业之间的沟通与交流，要学会运用讨论、请教、查阅医学书籍等方式提升自身业务能力。报告出具的医师要严格遵循医疗原则及核心制度的要求，意见明确、诊断准确，并做好对患者的解释工作，必要时，做好诊断复核工作。技师同样也要严格按照操作规范使用CT、MR等设施设备进行扫描，做到位置准确、不遗漏，图像要清晰，符合诊疗规范与要求[4]。

2. 放射科的医务人员在实际工作中，需要仔细复查每项检查的申请是否合理，对不合理的检查在提出质疑后有权拒绝检查。例如，对于育龄妇女和孕妇的放射检查，应对末次月经、妊娠情况填写不清的情况应仔细询问，若确认没必要做的，有权退回或拒绝，但应与患者保持良好沟通，以免纠纷的产生。育龄妇女进行放射检查应严格使检查控制在月经来潮后的10天内进行，对过期月经未来潮者，除非有证据证明未怀孕，否则均按孕妇对待，同时，在检查室周围应有电离辐射及接受放射检查防护知识的醒目标志与宣传，并在进行医疗设施设备诊断时，要做好辐射相关的保护工作。此外，针对特殊病患，例如，幼儿、女性要设立专用的更衣室，以保护患者的隐私权。

（八）患者自身原因

许多患者及其家属对医学、法律知识了解甚少，对正确的诊疗程序也理解有限，因此，出现了很多干涉医务人员工作及医疗秩序的事情，甚至极少数患者及家属为达到个人非法的目的，而故意纠缠医疗机构及其医务人员。常见的因素有：

1. 由于个别患者文化较低、经济状况较差，因而对检查费产生质疑，想以纠纷为借口谋求经济赔偿。

2. 由于目前相关法律法规的滞后，一部分患者及其家属对放射科工作不了解，对检查顺序的安排不满意，而故意为难医务人员，以弱者身份进行无理取闹，以此来谋求经济赔偿。

总之，患者的投诉不完全代表医疗中存在过错，对于此类投诉，应给予回绝，毫无道理的让步有时也往往会给其他医患纠纷种下祸根。

放射科的医患纠纷是由多种原因造成的，但医患的目标是高度一致的，即：治疗疾病、恢复健康。通过对德荷中三国放射科医患纠纷赔偿的原因进行统计与分析，并采取相应的防范措施，力求使每一位放射技术人员都能通过一些统计数据来对科室工作进行持续改进，以此来加强科室与设施设备的管理，更新服务理念与服务意识，强化医患沟通与交流，加强工作责任心，促进业务提高，保障科室医疗安全。此外，经济的发展带动着医疗技术的不断提升，放射技术开始朝着数字化、信息化、智能化的方向发展。为了能更准确的判断疾病，增加患者的康复率，放射技术人员必须不断学习相关知识，提高自身素质，熟练掌握相关操作技术，从而减少误诊、漏诊率，有效减少医患纠纷的发生。

[参考文献]

[1] 童宏桥.放射科医疗纠纷防范对策的探讨[J].中国高等医学教育,2011,25(5)：117-121.
[2] 曹为炜,刘秀梅,夏勤军等.医患沟通在医院平安生存中的作用[J].中外医学研究,2012,10(3)：162-163.
[3] 冯玉莲.放射科护士如何防范医疗纠纷[J].当代护士,2015,2：180-183.
[4] 綦向.医院放射科医疗纠纷常见原因及对策探析[J].中国卫生产业,2015,2：192.

From：2016年国际计算机辅助放射学和手术大会暨展会参会论文节选，《德荷中三国放射科医患纠纷常见原因与防范思考》（英语翻译

稿),本文部分数据来源于德国科学基金会(DFG)与德国 Greifswald 大学合作项目：Greifswald 大学研究课题《全球常见医疗纠纷排查统计分析和研究》,因内容结合了我国的国情,略作修改,仅供参考。

56 常见病理科纠纷思考
有益性★★★☆☆ 实用性★★★☆☆

各国病理科医患纠纷常见原因与防范措施

庄 璘[1] 加藤智久[2] Andreas Heinz[3]

[1] 上海市闵行区中医医院 Shanghai China
[2] 圣路加国际医院 Tokyo Japan
[3] 罗斯托克大学附属医院 Rostock Germany

病理诊断是通过研究疾病的发生原因、发病机制以及疾病演变过程中,患病机体形态结构、功能代谢情况等来为患者诊疗提供依据的诊断方式。尽管现代医学中各种影像学诊断技术飞速发展,但病理诊断仍是各种检查方法中最可靠的一种。甚至在某些医学领域病理诊断是疾病的最终诊断方法。但事物往往总存在其两面性,有些时候病理诊断也不是绝对权威,更不是万能,它和其他学科一样,有其固有的主、客观的局限性。因此,提高病理检验人员的检验技术水平,加强一线临床医务人员和病理检验人员的相互沟通,对于杜绝或减少因漏诊、误诊而产生医患纠纷具有积极的作用与意义。

表 9-39 2010～2012 年各国在病理科中因漏诊、误诊引起纠纷的占比

年份(年)	美国	德国	瑞典	日本	新加坡	中国
2010	59.30%	64.88%	57.05%	75.81%	60.53%	87.41%
2011	61.74%	57.29%	50.92%	73.20%	64.38%	75.33%
2012	56.41%	54.67%	43.58%	72.07%	69.65%	70.27%

表 9-40 2010～2012 年各国在病理科投诉中,患方投诉医疗机构病理诊断错误或拖延,导致治疗错误,延误了病情,错过了最佳的治疗时机,因而医疗机构对患者承担损害赔偿责任的占比

年份(年)	美国	德国	瑞典	日本	新加坡	中国
2010	71.28%	63.54%	68.06%	81.45%	71.37%	83.01%
2011	81.35%	69.48%	64.37%	88.21%	74.66%	87.53%
2012	69.44%	75.10%	57.05%	76.53%	74.29%	80.82%

一、研究对象与方法

(一) 资料来源

美国、德国、瑞典卫生部,日本、新加坡卫生署,中国卫生计生委(现为卫健委)统计的 2012 年各医疗机构发生理赔的病理科纠纷资料,并对随机抽查的资料进行回顾性分析。

(二) 研究方法

主要采用案例分析方法。查阅 2012 年六国医疗机构病理科发生理赔的纠纷理赔案卷各 300 份,总计 1 800 份,自行设计调查表,主要收集责任主体、纠纷案由、过失原因等。数据使用：应用 Revman5.0 软件进行统计分析。

二、结果

医疗机构存在的过失行为及原因分析：在 2012 年六国医疗机构病理科发生理赔的纠纷理赔案卷各 300 份,总计

1 800份,除其中患方原因外(129份,占7.17%),病理诊断的局限性问题689份,占38.28%;标本、报告延误、错误、丢失或张冠李戴问题243份,占13.50%;管理、操作、技术导致制片质量差问题60份,占3.33%;与临床缺乏沟通或报告不及时问题24份,占1.33%;医患沟通与告知问题20份,占1.11%;设施、设备问题6份,占0.33%;其他病理问题29份,占1.61%。在六国医疗机构病理科发生理赔的纠纷理赔案中病理诊断的局限性问题与标本、报告延误、错误、丢失或张冠李戴问题排名居前,应引起广大病理科医务人员重视与关注。

表9-41　2012年六国在病理科纠纷赔偿原因统计

赔偿纠纷原因	美国	德国	瑞典	日本	新加坡	中国
病理诊断的局限性问题	(113)37.67%	(121)40.33%	(111)37.00%	(108)36.00%	(119)39.67%	(117)39.00%
标本、报告延误、错误、丢失或张冠李戴问题	(47)15.67%	(39)13.00%	(41)13.67%	(45)15.00%	(43)14.33%	(28)9.33%
管理、操作、技术导致制片质量差问题	(8)2.67%	(5)1.67%	(7)2.33%	(15)5.00%	(12)4.00%	(13)4.33%
与临床缺乏沟通或报告不及时问题	(5)1.67%	(9)3.00%	(4)1.33%	(1)0.33%	(2)0.67%	(3)1.00%
医患沟通与告知问题	(4)1.33%	(3)1.00%	(1)0.33%	(1)0.33%	(3)1.00%	(8)2.67%
设施、设备问题	(1)0.33%	(0)0%	(0)0%	(3)1.00%	(1)0.33%	(1)0.33%
其他病理问题	(4)1.33%	(3)1.00%	(12)%	(1)0.33%	(2)%	(7)%
患方原因	(18)6.00%	(20)6.67%	(24)8.00%	(26)8.67%	(18)6.00%	(23)7.67%
总计	(300)100%	(300)100%	(300)100%	(300)100%	(300)100%	(300)100%

三、思考与讨论

(一)病理诊断的局限性问题

1. 取样问题。临床通过内镜、穿刺、取活检组织等其实有时很难做到取样100%有病变代表性。例如,组织学确认大肠腺瘤是否恶变,须检见癌变腺体突破黏膜肌层,因此,若内镜活检组织仅取到黏膜固有层,势必影响病理诊断结果,从而无法指导临床下一步诊疗行为,漏诊误诊的发生率就会增加,从而可能导致医患纠纷的发生。此外,对于送检标本的大小、病变范围与区域的大小、不同组织的肿瘤等因素都可能造成诊断的偏差。例如,内镜医师肉眼观确定为胃窦癌,而活检标本镜下观察却未检见癌变依据,那是因为肉眼无法判断内镜钳取的小组织是否含有癌变组织的缘故[1]。

2. 送检信息问题。大部分临床科室认为病理诊断就是利用显微镜对组织细胞进行分析的一种检验方法,只要把组织器官切取下来送检即可,而忽略了送检报告信息的详细、全面、真实的填写,因为病理诊断除了依靠镜下观察,还要结合患者年龄、性别、病变部位、累及范围、临床及影像学检查等多方面信息后,才能综合性进行分析与判断。例如,骨肿瘤,必须结合临床症状、X线检查、病理镜下观察,才能做出确切、可靠的临床诊断[2]。

3. 认识问题。也许是市场经济的节奏过快,也许是医疗绩效压力过重,从而导致大多数临床医师在观念上对常规病理切片结果过慢而心存疑虑,而更倾向于冰冻切片,但冰冻切片虽出具报告快,但切片质量较石蜡切片差,准确率也较石蜡切片低,医疗风险增加,误诊漏诊率上升,从而医患纠纷发生率增加。因此,在快速活检前,一定要让患者及其家属在《手术中快速切片病理检查知情同意(选择)书》上签字,使患者及其家属了解快速活检的局限性,以免与常规结果不符时引发医患纠纷[3]。此外,临床医师在阅读、参考病理检查报告时应认真结合临床诊断,有疑问时应及时会诊或求助上级医师或医疗机构,降低漏诊、误诊发生率。同时,也应加强院内、院外媒体对病理科工作流程的宣传,使临床医师与患者都能清楚地了解到病理诊断的重要性与局限性,从而减少医际、医患纠纷的发生。

(二)病理管理的规范性问题

1. 送检样本及资料登记、核对、保管不仔细,容易导致资料、标本的丢失或张冠李戴,纠纷发生后因无力举证而承担本不应当承担的责任。因此,病理检验人员应严格执行操作规程,认真做好查对工作,使每一个程序与环节都能准确无误地按照规定的要求进行执行,有效杜绝各种失误的发生。

2. 对于送检未固定或固定不当的标本未作适当及时的处理,或取样制片过程中标本被污染、试剂更换不及时、未按操作规范操作等,导致制片质量差而导致漏诊误诊情况的发生。针对此类问题,应通过完善各环节的具体工作来改进医疗质量（包括：样本的采集与固定、切片的制作和各种试剂的配制等），并通过不断教育与培训。提高病理检验人员的技术状况与熟练程度，以此来避免因差错而引发医疗安全不良事件的发生。

3.病理报告不及时，书写不规范或打印错误等原因，也容易导致延误临床诊疗，甚至导致临床医疗差错，而引发医患纠纷的发生。因此，医疗机构应加强科室得管理，可通过制定细致的岗位工作制度，做到大事小事均有专人负责管理，即：从接收标本、取样、制片到发出病理诊断报告、病理档案资料的管理以及借阅制度等，都能严格遵循临床病理技术操作规范的要求进行操作，并定期开展质控自查与督查，规范操作行为，减少因病理管理不规范而导致医患纠纷的发生。

4.病理检验单的登记、保存对医疗案件的举证具有非常重要的意义。因此，通过扫描、刻录到光盘等方式将病理报告的有关内容永久保存，有利于在出现医疗案件后能随时查阅，方便取证，为医疗案件的举证、质证、认证提供了有力的保证。

（三）病理诊疗技术的水平问题

由于病理检验人员缺乏专业知识，无法对相似病变作出鉴别诊断；不能对恶性肿瘤作出准确区分；忽视病情、不重视临床病史的提供或不结合患病部位，仅根据镜下病理形态学特征的改变去判断病变性质，以偏概全，是大部门病理检验人员容易出现的问题，从而导致漏诊误诊的发生。例如，结节性筋膜炎，若忽略短期内快速生长的肿块、肿块部位浅表等临床特征，很容易误诊为软组织肉瘤。此外，由于一些病理检验人员的缺乏工作经验，切片过厚、挤压、变形、染色差、核质着色不良、有刀痕、折叠等制片质量的问题，同样也会导致病理诊断的偏差，而引发医患纠纷的发生。因此，临床医师应提高综合分析各种辅助检查结果的能力，诊疗计划的制定应充分考虑到患者的病情可能发展的变化与方向。病理检查报告虽然能为临床医师提供较多的参考，但术前讨论也应引起广大医务人员的高度重视，建议术前请病理科医师参加讨论与会诊，以避免医疗过错的产生。因此，病理检验人员应该坚持学习，夯实基础，不断完善自身的知识结构，更新服务理念，特别是对一些新的诊断标准、新的分类系统、新的病种描述等都必须及时学习与掌握。并正确应用诊断方法，勤于实践，不断总结与提高，这才是提高诊疗技术水平的关键[4]。

（四）临床交流、医患沟通与告知问题

1.加强与临床科室的沟通与交流。对于病理与临床不符或因某些原因可能需要延长报告时间的病理检查，应马上与临床科室沟通，并查明原因，以口头或书面形式告知临床医师或患者，例如，出现需重取样、重包埋、重切片等情况的，应及时告知、尽快处置，不拖延、不敷衍，以免因延误报告而引发医患纠纷。同时，通过与临床医师共同探讨疾病的预后、形态学指标所反映的临床意义，有助于病理科检验人员在检查过程中，全面、准确地了解临床送检的目的与要求，使其能更好的服务于临床科室，增加诊断的准确率。此外，病理科检验人员也希望临床医师能详细、正确、真实的，并按照规定填写病理申请单，如实提供相关病史与检查结果，以便于病理科检验人员在检查过程中提高检查的准确率。例如，妇科患者应提供月经史，这有助于镜下准确分析子宫内膜的组织学改变。

2.加强与患者及其家属的沟通与交流。病理医师应配合临床医师向患者及其家属告知患者目前的诊疗情况、疾病未来的演变情况、送检样本所代表的临床意义等，特别是样本的局限性问题可能会与所检的结论有所偏差。此外，对于恶性肿瘤的患者或良性但复发率比较高的肿瘤患者，在沟通与交流的用词与用语上要更佳谨慎，既要让患者重视自己的病情，配合临床医师积极治疗，又不能令患者产生过大的心理压力，使其绝望而放弃治疗或忽视自己的病情。与此同时，还应加强随访制度的落实与完善。

3.加强科室内部的沟通与交流。对于有些疑难病例在高层次的读片会上都可能存在数个诊断结果。所以，在日常工作中，科室内部必须团结协作共同讨论，从而做出恰当的诊断。在相互会诊或上下级会诊过程中，会诊医师必须十分注意用言用词的准确性。对于已经形成医患纠纷的病理会诊，更要慎之又慎[5]。

4.需要注意的是，必须是患者的身体状况无法取得病理依据时，才可以通过签署医疗知情同意（选择）来选择疑诊放疗。如果患者存在取得病理诊断的可能性，即使患方签字也不能采取疑诊放疗。

（五）学习培训与依法执业问题

加强病理检验人员的专业能力、学习能力与交流沟通能力的培养。可通过专业文献与书籍的购买与查阅、学术交流讨论会与培训班、专家讲座等教育与培训方式，提高病理检验人员的专业能力、学习能力与交流沟通能力，并应用新方法、新技术（免疫组化等）使病理诊断变得更加准确、科学[6]。此外，强化服务观念的培养，加强病理队伍职业道德与医德医风的教育，牢固树立一切"患者为中心"的服务理念，可最大限度地提高医疗质量安全与服务水平，有效减少医患纠纷的发生。

综上所述，病理科常见的医患纠纷与矛盾往往是多种因素与原因造成的，但从实际出发，要把医患纠纷与矛盾降低到最低限度，除要在工作中尽量避免差错的发生外，更要以积极的工作态度与规范的医疗操作行为为基本准则，并将病

理科应有的作用竭尽所能地发挥。此外,针对已发生的医患纠纷更需要寻找矛盾发生的原因、明确责任、总结教训,改进工作,公平、公正地处理好医患关系[7],努力把医患纠纷消灭在萌芽状态。

[参考文献]
[1] 胡艳玲,周军.基层病理科产生医疗纠纷的原因与防范[J].当代医学,2009,15(19):35-36.
[2] 中华医学会.临床技术操作规范(病理学分册)[M].北京:人民军医出版社,2004.
[3] 张黎,李小霞.病理科临床工作中医疗纠纷的预防[J].中国误诊误治杂志,2005,5(18):3574.
[4] 孙荣超,杨树东,周志毅.加强基层医院病理科管理与医疗纠纷的防范的探讨[J].价值工程,2013,28:180-181.
[5] 王银萍,牛春波,邹亚斌.加强病理学课建设,防范医疗纠纷[J].临床与实验病理学杂志,2006,22(5):619-620.
[6] TroxelDB(黄文斌,周晓军,摘译).外科病理诊断中的医疗法律问题[J].临床与实验病理学杂志,2004,20(4):513-515.
[7] Silverman J F. Recenttrendsin quality, patientsafety, and errorreducitoninnongyncytology[J]. Advances in anatomic pathology,2010,17(6):437-444.

From:2013年北欧五校联盟(Nordic Five Tech)医疗伦理学研讨会参会论文节选,《各国病理科医患纠纷常见原因与防范措施》(德语翻译稿),因内容结合了我国的国情,略作修改,仅供参考。

57 常见功能检查科纠纷思考
实用性★★★☆☆　有益性★★★☆☆

德瑞中三国功能科常见疾病的纠纷防范与思考

庄　璘[①]　Sten Gerhard[②]　Andreas Heinz[③]

① 格赖夫斯瓦尔德大学　Greifswald　Germany
② 厄勒布鲁大学附属医院　Orebro　Sweden
③ 罗斯托克大学附属医院　Rostock　Germany

一、研究对象与方法

(一)一般资料

1. 德国科学基金会(DFG)与德国 Greifswald 大学合作项目,选取2014年德国、瑞典、中国三国床位300张以上的医疗机构,其功能科中发生的,且经过医疗鉴定、赔偿金额超过300美元的医疗案件各500件,总计1 500件;超声波检查[解释]纠纷646件,占43.07%;胃肠镜纠纷616件,占41.07%;心电图纠纷238件,占15.87%;男性患者678人,占45.20%;女性患者822人,占54.80%;患者年龄15~86岁。

2. 2014年德国、瑞典、中国,床位300张以上的医疗机构,其功能科中发生的,且经过医疗鉴定、赔偿金额超过300美元,但同时赔偿金额≤1 000美元的576件,占38.40%;1 000<X≤1万美元的680件,占45.33%;赔偿金额>1万美元的244件,占16.27%(表9-42)。

(二)方法

主要采用案例分析的方法对资料进行回顾性分析,自行设计表单来进行整理和归纳,数据使用:应用SAS 9.0软件进行数据分析与统计。

二、结果

(一)2014年,德国、瑞典、中国三国医疗机构功能科发生赔偿纠纷的原因,除患方原因(96份,占6.40%)与其他原因(35份,占2.33%)外,流程不合理、等候时间过长问题579份,占38.60%;医患沟通与告知问题120份,占8.00%;意外与并发症67份,占4.47%;漏诊误诊310份,占20.67%;设施设备问题27份,占1.80%;隐私权问题37份,占2.47%;技术问题24份,占1.60%;费用问题48份,占3.20%;病历、报告书写问题126份,占8.40%;操作问题22份,占1.47%;院内感染9份,占0.60%。其中,流程不合理,等候时间过长问题以及漏诊误诊排名居前,应引起广大功能科医务人员重视与关注。

表9-42 2014年三国功能科医患纠纷赔偿案例基本情况统计分析

一般情况		德国	瑞典	中国
超声波检查		(218)43.60%	(239)47.80%	(189)37.80%
胃肠镜检查		(203)40.60%	(188)37.60%	(225)45.00%
心电图检查		(79)15.80%	(73)14.60%	(86)17.20%
性别	男	(211)42.20%	(224)44.80%	(243)48.60%
	女	(289)57.80%	(276)55.20%	(257)51.40%
年龄范围(岁)		19~71	15~80	21~86
鉴定率		(373)74.60%	(331)66.20%	(128)25.60%
赔偿金额	X≤1千	(237)47.40%	(188)37.60%	(151)30.20%
	1千<X≤1万	(195)39.00%	(213)42.60%	(272)54.40%
	X>1万	(68)13.60%	(99)19.80%	(77)15.40%

表9-43 2014年三国功能科纠纷赔偿原因统计

编号	赔偿纠纷原因	德国	瑞典	中国
1	流程不合理,等候时间过长问题	(219)43.80%	(177)35.40%	(183)36.60%
2	医患沟通与告知问题	(47)9.40%	(32)6.40%	(41)8.20%
3	医疗意外与并发症	(23)4.60%	(19)3.80%	(25)5.00%
4	漏诊误诊	(91)18.20%	(111)22.20%	(108)21.60%
5	设施设备问题	(9)1.80%	(13)2.60%	(5)1.00%
6	隐私权问题	(11)2.20%	(25)5.00%	(1)0.20%
7	技术问题	(7)1.40%	(5)1.00%	(12)2.40%
8	费用问题	(14)2.80%	(19)3.80%	(15)3.00%
9	病历、报告书写问题	(38)7.60%	(41)8.20%	(47)9.40%
10	操作问题	(11)2.20%	(8)1.60%	(3)0.60%
11	院内感染	(5)1.00%	(3)0.60%	(1)0.20%
12	患者原因	(13)2.60%	(39)7.80%	(44)8.80%
13	其他原因	(12)2.40%	(8)1.60%	(15)3.00%
	总计	(1 500)100%	(500)100%	(500)100%

(二)胃肠镜检查是通过胃肠镜顺次、清晰地观察食管、胃、十二指肠球部甚至降部的黏膜状态,从而进行活体的病理学、细胞学检查和治疗。但也应注意其禁忌证,例如:严重的心脏病患者(比如,严重心律失常、心肌梗死活动期、重度心力衰竭等);患有严重肺部疾病的患者(比如,哮喘、呼吸衰竭不能平卧者);严重高血压患者;精神病及意识明显障碍又不能合作的患者;食管、胃、十二指肠急性穿孔的患者;急性重症咽喉部疾患胃镜不能插入患者等。此外,对于急性或慢性病急性期发作的患者(比如,腐蚀性食管损伤、急性扁桃腺炎、咽炎、急性哮喘发作期等)也应避免行胃肠镜检查。2014年德国、瑞典、中国在功能检查科中因胃肠镜检查引起医患纠纷的各占(203)40.60%;(188)37.60%;(225)45.00%。其中,包括:因心脏意外、肺部并发症、穿孔、感染、出血、下颌关节脱臼等引起医患纠纷。此外,胃肠镜检查可作为在急诊情况下对原有不明确的上消化道出血作快速诊断处理的重要检查方法,但在诊疗前必须进行有效的医患沟通,履行告知义务,并让患者及其家属履行知情同意(选择)的签字手续。若用胃肠镜进行消化道的恶性肿瘤治疗无效时,应及时检测肿瘤标准物,必要时应请外科等相关科室会诊后进一步处理。

表9-44 2014年各国在胃肠镜检查中因心脏意外、肺部并发症、穿孔、感染、出血、下颌关节脱臼引起纠纷的占比

项目	德国	瑞典	中国
心脏意外	17.44%	16.07%	24.12%
肺部并发症	19.07%	18.29%	11.59%

(续表)

项目	德国	瑞典	中国
穿孔	11.52%	15.06%	19.88%
感染	7.81%	7.39%	15.47%
出血	18.74%	19.23%	16.06%
下颌关节脱臼	2.40%	2.53%	5.81%
其他	23.02%	21.43%	6.07%

备注：有些纠纷案卷涉及多个问题，但本表中仅体现主要问题，具有唯一性，特此说明，仅供参考。

三、思考与讨论

（一）流程不合理，等候时间过长问题

一般因患者等候时间过长或因医疗管理流程不合理而引起的功能科服务性投诉的占比较多。加上随着超声技术的发展与广泛应用，开展的诊疗项目越来越多，但医务人员的数量却并没有随着就诊人次及项目数量的增加而得到补充，大多数医疗机构的功能科仍以边操作边诊断的方式在开展工作，费时相对较长。因此，在功能科诊疗中，患者排队的情况也就越发严重。由于排队的患者人流过于密集、等候时间自然冗长，这势必也就容易引发患者的不良情绪，诱发和加重精神障碍。若再出现插队、人情医疗的现象，除了患者之间会引起矛盾外，患者也可能迁怒于医务人员而引发医患纠纷。对此，医疗机构应改善医疗管理流程，严把操作规程，以患者为中心、尊重患者生命、认同"生命的价值高于经济价值"，切实关注患者的健康与生命，需求与权利，人格与尊重，从而降低医患纠纷的发生。与此同时，尊重患者的权利也是医务人员要遵守的职业道德与准则，更是医务人员应当履行的法定义务与责任。例如，尊重、保障患者的知情同意（选择）、收费划价的告知、医保项目的告知、尊重与保障患者的隐私等。

（二）沟通与告知问题

据不完全统计，医患沟通与医疗告知不当所导致的医患纠纷最多时可达总纠纷50%以上，故应引起医务人员的足够的重视。原因很简单，因为功能科医患沟通与医疗告知有其区别于其他科室的特殊地方。例如，在分诊时没有问清检查项目，没有妥善安排检查顺序，没有妥善告知患者相关事宜（比如，腹部检查患者须憋尿及憋尿程度、阴道检查患者须排尿等）。另外，功能科遇到一些特殊情况，例如，黄体破裂、宫外孕、阴道出血等，患者病情急危重症，若不及时处理还容易产生一些无法挽回的后果，但若安排此类患者插队就诊，在没有与其他患者进行良好沟通的情况下，就很容易引起其他排队患者的不满，引发医患纠纷。因此，加强医患沟通，正确履行告知义务，例如，功能科检查与诊断前，应该对患者及其家属明确告知功能检查及诊断技术的安全性、有效性与风险性，使患者及家其属充分理解功能检查结果的不确定性与局限性[1]。例如，超声检查不能发现所有的胎儿畸形，因为产前医师通过超声波（比如，B超）检查来发现肢体发育异常其实在现实中存在一定的困难，这不仅要求功能科医师仔细观察，而且还与患者羊水的多少、胎儿的体位等因素有着密切的关系。通过示波屏显示胎儿在宫腔内蜷屈，四肢汇聚在一起，要分辨出肢体有无缺损实属不易。加上晚期妊娠羊水量相对较少时肢体更不易分散，而且往往汇聚更集中，在肢体相互重叠下要发现胎儿肢体发育异常就更加困难了。所以，临床上肢体发育异常的漏诊现象并不少见，这当然也不是漏诊导致的医疗事故。因此，医疗机构应通过媒体或其他途径向大众进行超声常识、医疗法律法规的宣传与教育，让大众知道，超声诊断既不能在诊疗范围方面无所不能，也不能在准确率方面做到100%。此外，产前超声检查是分层次进行的，医院一般只开展Ⅰ、Ⅱ级产前超声检查。Ⅰ级产前超声检查主要对胎儿的生长发育进行大致评估，为产科临床提供一些有意义的诊断依据，不以检测胎儿畸形为目的。Ⅱ级产前超声检查（即：超声产前筛查）主要对胎儿严重的畸形进行检查。

（三）设施设备与费用问题

由于医疗机构功能科检查的设施设备陈旧老化，硬件配套不到位，出现问题又不能及时维护及计量检测，从而无法满足与适应临床运转的需求。另外，因功能科检查设施设备的厂家不同、型号不同而出现的质量、清晰度偏差与伪像（伪像的原因是与功能检查的物理特性有关，有的与仪器设计性能及调节有关，有的与人体生理或病理等情况有关）等情况，从而造成诊断差错，可以通过加强设施设备的维修与管理来杜绝此类纠纷的发生。此外，在日常管理工作中，常出现因检查单的项目与划价收费的项目不一致而需要患者再补费或退费，或者由于医保对检查项目的限定，而患者又想超范围、超额度进行检查，此时，医务人员若沟通不顺畅、解释不到位，就极易引发医患矛盾。对此，医务人员应做好咨询、登记、预约及结果发放等工作。让患者对检查项目、费用心中有数，减少患者顾虑，避免此类纠纷的发生。

(四)法律意识与医疗行为规范问题

1. 医疗机构应加强对医务人员行政责任、民事责任和刑事责任的法律法规宣传与教育力度,加强对院内规章制度与规范性管理意识的培养,赏罚分明,绝不袒护与姑息医疗过错行为,以严格的管理规程促使医务人员责任意识的养成。

2. 科室、设施设备、人员资质应符合国家法律法规规定的条件,操作符合规定的程序,对发现存在超范围的诊疗,应立即转诊到经合法开展此类诊疗技术的医疗机构进行下一步的检查与诊断。同时,履行好转诊及随访义务。

3. 加强报告书写的规范性,不要把未发现问题报告为"正常"或"未见异常",否则,就容易引发纠纷。对诊疗过程中可疑的情况不宜草率下结论,应建议:"不适随访"或"进一步上级医院检查"。只有技术水平符合要求,才能从根本上防范诊疗结果型的医患纠纷的发生。

4. 加强医务人员证据意识的培养与教育,尤其是功能检查资料(图像资料等)、知情同意(选择)书等,都是事后评判诊疗是否得当的关键证据,必要时可通过录音录像来保全证据,以此来维护医务人员的合法权益。但需要注意的是,在录音录像时不得侵害患者的隐私权,对暴露患者隐私部位的诊疗过程,除非征得患者同意,一般是不可录像的。若出现医患纠纷(存在过错),应积极主动地与患者进行沟通,承担相应责任。反之,也不要一味迁就患者的无理取闹,可通过医院纠纷处理人员或聘请医疗纠纷方面的专业人士协助处理。

(五)医疗意外与并发症问题

绝大多数来功能科检查的患者病情都较稳定,只有极少数患者仍可能发生医疗意外与并发症的情况,例如,心跳骤停、抽搐、晕厥、跌倒、过敏等而引发患者投诉与纠纷。因此,医疗机构可通过制定医疗安全不良事件的应急预案及处理流程,强化各科室之间及医务人员之间的协作与配合,严格抢救设施设备及药品的管理及抢救措施的培训,完善检查前评估及密切观察病情变化,改善候诊环境、保持空气流通、减少道路拥挤、注意保持候诊区域地面干燥,从而缓解候诊区拥挤、营造整洁有序的就诊环境,降低医疗意外及并发症的发生[2]。

医患纠纷是医疗实践的共生体,有医疗行为就会出现医疗风险,就势必不可能避免医患纠纷的发生。医学不是纯科学,是自然科学、社会科学与人文科学的结合体,是人类情感与人性的一种表达。市场经济条件下的医学模式的转变对医务人员提出了更高的要求与挑战,要求医务人员要将医学与人文有机地融合在一起,既要人文素养的提升,又要懂医懂病、懂伦理懂法律。

综上所述,尽管功能科纠纷在总纠纷的发生率不高,却影响较大。因此,切实提高功能科医务人员的素质和诊疗水平,努力消除引发的各种原因,对现代功能科的管理有其重要意义,为建设和谐社会,改善医患关系,树立新时期医者形象具有深远影响。

[解释]超声波检查是利用超声产生的波在人体内通过示波屏显示体内各种器官和组织对超声的反射和减弱规律来诊断疾病的一种方法。超声波具有良好的方向性,当在人体内传播过程中,遇到密度不同的组织和器官,即:有反射、折射和吸收等现象产生。根据示波屏上显示的回波的距离、强弱多少以及衰减是否明显,可以显示体内某些脏器的活动功能,并能确切地鉴别出组织器官是否含有液体或气体,或为实质性组织。

(一)超声波检查和许多辅助诊断方法一样,受许多客观因素的影响,例如,腹壁肥胖程度、膀胱充盈程度、腹腔内肠腔积气程度等干扰,会有一定的误诊概率。所以,临床上出现超声波检查结果与手术中所见不符合的现象是可以理解的。

(二)超声波检查需要空腹检查:上腹部(如肝脏、胆囊、胆管、胰腺、肾上腺、肾动脉、左肾静脉、腹部血管、腹膜后、上腹部肿块等)的检查需要空腹检查,通常在前一日晚饭后开始禁食,次日上午空腹检查(下午检查者中午禁食),以保证胆囊、胆管内胆汁充盈,并减少胃肠道食物和气体的干扰以免影响检查结果(腹胀或便秘的患者最好检查前服用促消化药物,帮助其排气或使用开塞露或一些轻泻剂等帮助排便)。

(三)超声波检查需要充盈膀胱(俗称憋尿)检查:检查盆腔、膀胱、前列腺、精囊腺、输尿管下段、下腹部包块、子宫、附件、早孕等,需充盈膀胱。可在检查前1~2小时喝水(或各种饮料)1 000~1 500毫升,喝水后不要排尿,使膀胱充盈以利于检查。怀孕3个月以上者无需特殊准备,但妊娠中晚期疑有前置胎盘者仍需饮水充盈膀胱后再做检查。

(四)胆囊、胆管附近胃肠道内残存有钡剂(钡剂是超声波的强反射吸收剂),会影响超声波检查,应在X线胃肠造影三日后,胆系造影两日后再做超声波检查。而胃镜、结肠镜检查者需两天后再做超声波检查。心脏、肢体血管、甲状腺、乳腺、胸水及妇科经阴道检查和经颅多普勒超声检查的患者均无特殊要求。

[参考文献]

[1] 余莉青,胡伟为,胡凯为.超声科医疗纠纷原因及防范探讨[J].医学与社会,2014,27(1):21-23.
[2] 徐琍,陈卫华,葛贻珑,等.超声科常见意外事件的处置与防范[J].赣南医学院学报,2014,34(5):802-803.

From:2014年世界妇产超声研讨会参会论文节选,《德瑞中三国功能科常见疾病的纠纷防范与思考》(英语翻译稿),本文部分数据来源于德国科学基金会(DFG)与德国Greifswald大学合作项目:Greifswald大学研究课题《全球常见医疗纠纷排查统计分析和研究》,因内容结合了我国的国情,略作修改,仅供参考。

58 常见检验科纠纷思考
实用性★★★☆☆　有益性★★★☆☆

中日临床输血纠纷的防范与思考

庄　璘[①]　加藤智久[②]　马丽娟[③]

① 德国格赖夫斯瓦尔德大学　Greifswald　Germany
② 日本圣路加国际医院　TonKin　Japan
③ 上海市闵行区中医医院　Shanghai　China

一、研究对象与方法

(一) 一般资料

一手资料来源于RolandBerger咨询公司对2013～2014年中国卫生计生委(现为卫健委)、日本卫生署,床位在300张以上的医疗机构血库(输血科)发生的且经过医疗鉴定,赔偿金额超过5 000美元的医疗案件各50例,总计100例。男性患者67例,占67.00%;女性患者33,占33.00%;患者年龄在37～69岁,平均年龄51岁。

(二) 研究方法

主要采用案例分析的方法对资料进行回顾性分析,自行设计表单来进行整理和归纳。数据使用:应用SAS 9.0软件进行数据分析与统计。

二、结果

2013～2014年中日两国医疗机构输血赔偿纠纷的主要法律责任统计与分析显示:输血适应证问题占31.00%、告知与沟通等服务问题占20.00%、血液的检验问题占17.00%、输血过程的核对问题占28.00%、其他问题占4.00%。

表9-45　2014年中日输血赔偿纠纷主要法律责任统计分析

编号	输血纠纷法律责任	日本	中国
1	输血适应证问题	(16)32.00%	(15)30.00%
2	告知与沟通等服务问题	(11)22.00%	(9)18.00%
3	血液的检验问题	(8)16.00%	(9)18.00%
4	输血过程的核对问题	(13)26.00%	(15)30.00%
5	其他问题	(2)4.00%	(2)4.00%
	总计5大项,100份	(50)100%	(50)100%

注:有些纠纷案卷涉及多个问题,但本表中仅体现主要问题,具有唯一性,特此说明,仅供参考。

三、思考与讨论

(一) 严管输血适应证

临床科室及血库(输血科)工作人员必须严格执行《临床输血技术规范》。血库(输血科)工作人员在临床用血方面应当认真、负责,严格管理输血的适应证,督促临床科室做到科学合理的输血,杜绝浪费血源。[1]此外,血库(输血科)工作人员还应不定期地深入临床,听取临床对输血治疗的评价、解释临床医师的疑问,对临床医师的用血提供技术指导,以便于及时进行持续改进。并将输血治疗的相关知识和要求当面告知临床医师,做到相互沟通,共同协作,建立起良好的团队合作关系,从而切实提升输血质量,提高医疗服务质量,杜绝"人情血"和"安慰血",防范医患纠纷的发生。

(二) 严格履行告知义务

输血含有一定的风险,医务人员在为患者决定输血治疗前,主管医师应当向患者及其家属告知输同种异体血的不良反应和经血传播疾病的可能性,在征得患者及其家属同意并签署《输血治疗知情同意选择书》后,方能开展输血治疗,并做好患者及其家属的咨询服务等工作,从而有效减少医患纠纷的产生。同时医务人员服务应热情,杜绝"生、冷、硬"的服务态度,做到"首问负责"、"首诊负责"、"首诉负责",并且医务人员不得直接指责患者的不是,要注意工作方式和工作方法。

(三)规范操作行为

血库(输血科)应健全科室规章制度和操作规范,例如,交叉配备操作应规范、结果应准确、报告应及时。每次交叉配血均须用正、反定型法、Rh(D)测定、不完全抗体检测,若有不符要求的情况出现应进一步检查,不得自行发血。

(四)贮血应规范、安全

贮血冰箱应依规程进行消毒、检测,全血、血液成分分别贮于血库专用冰箱不同层内或不同专用冰箱内,且标识明显。安排用血时,应执行"先储先用"的原则,合理搭配,避免血液超过保存有效期。此外,通常的受检标本应放置冰箱保存七天备查。

(五)加强核对制度的落实

严把血液入库关。全血、血液成分入库前要认真核对验收,认真做好血液出入库。收取输血申请单及标本时,应认真核对受血者的姓名、性别、年龄、床号、住院号、诊断血型、用血时间、既往受血、妊娠等情况等。输血时:发血者、取血者也应再次核对患者姓名、血型、病区、床号、住院号、血量、献血者姓名血型、血袋号、血量等,严格执行"三查三对"制度。同时严格检查血液质量、血袋有无破损,封口是否严密,有无污损不清等,确定无误双签名发血。若有任何异常情况,一律不得出库并向有关部门汇报。此外,血液一经出库,原则上不得退还。若出库时间在30分钟内,未做其他处理,经血库(输血科)鉴定同意,方可考虑重新储存[2]。

(六)加大宣传,服务大众

医疗机构应大力宣传无偿献血,努力推广成分用血,积极开展自体输血、互助输血、光量子用血疗法等服务。对急危重症患者的用血应优先处理、及时供给。此外,根据《侵权责任法》的有关规定,对于因输入不合格血液导致患者损害的医疗损害责任,将采用无过错责任原则。如此规定的结果,使医疗机构和血站的责任明显加重,民事赔偿风险明显增加。为了分散和化解此类风险,除了平时加强管理,加强血源安全外,另外一项有效的措施就是参加医疗责任保险,把采供血机构的血液质量管理纳入社会保险部门的监督与管理中[3],这样,血液投保既可以保障受血者的权益,也可以促使社会保险部门参与血液质量的监督与管理,对医疗机构的用血安全是大有益处的。

(七)保证仪器设备与室内质量环境良好

医疗机构应严格按照输血相容性实验室检测的室内质量控制(IQC)和室间质评(EQA)构建输血管理体系(QMS),保证血库(输血科)良好的运行环境,并定时检查各种仪器设备运行情况,发现异常及时处理。

(八)注意血库(输血科)纠纷的免责条件

血库(输血科)纠纷的免责条件包括:

1. 由于供血辐射范围及运输方式上的变化,而未能及时到达,或由于供血数量不足出现的"血荒",以致造成患者不良影响或严重后果的可以免责。

2. 血站过错如血站的合法性、血站献血者档案缺失、血站采集未经检测的血液、血站使用试剂不合格、献血者化验检测与采血间隔超过安全时限等非医疗机构原因造成的患者不良影响或严重后果的可以免责。

3. 输血所具有的客观危险因素如血液检测的"窗口期",由于试剂和仪器性能限制引起的客观存在的"漏检"等原因造成患者不良影响或严重后果的可以免责。

4. 输血过程中发生的同种异体抗原引起的输血反应造成患者不良影响或严重后果的可以免责[4]。

(九)保护患者隐私

隐私权是患者的基本权利之一,医疗机构及其医务人员应遵守《医务人员医德规范》,尊重患者的隐私,对患者的隐私有义务进行保密。泄漏患者隐私或未经患者同意公开其病历资料,造成患者损害的,应当承担相应的侵权责任。更何况《中华人民共和国侵权责任法》已经明确了医疗机构及其医务人员对患者的隐私保护责任,所有的检验结果都属于该患者隐私权的一部分,未经过患者本人同意,不得公开。

(十)其他

除上述可能出现的法律责任外,输血病例质量(包括输血原始记录的管理)、废弃物及医院感染、职业准入、患者因素、媒体舆论报道等问题虽然在输血纠纷中所占比例较小,但也应引起血库(输血科)工作人员的注意。加上大部分医疗机构在处理医患纠纷上或多或少地抱有息事宁人的主观思想,因此,通过制造医患矛盾来获得医疗机构的减免或赔偿已经成为广大老百姓心中的一种不能言语的共识,就像房屋动迁,老百姓普遍认为耗到最后的一定比早签约的要获得的利益大。所以,需求造就了职业"医闹"的出现,这也对医患纠纷起到了推波助澜的作用。在经济利益的驱使下,患者把自己的权利交给了"医闹",本来和谐的医患关系在"无理也闹,闹就有赔,小闹小赔,大闹大赔"的恶性循环上越来越紧张[5]。此外,患者冒名顶替、借用他人医保卡就医的情况也时有发生。对此,医疗机构应加强医疗质量安全管理的力度,不断提升医疗质量安全。同时,对于职业"医闹"绝不迁就,以法律为准绳,依法处理医疗安全不良事件,维护医疗机构及其医务人员的合法权利。

医患纠纷虽然是当今社会较为普遍的现象,或者说输血风险引发的输血纠纷虽然无法彻底杜绝,但临床科室及血库(输血科)作为医疗行为中的重要一环,通过规范的操作、良好的沟通、人员素质的提升、加强对整个输血过程的监管,其实还是可以有效减少或避免医患纠纷的发生[6]。医患纠纷的防范任重而道远,全体医务人员都要积极迎接挑战,在工作中不断发现自己的不足,拾遗补漏,防微杜渐,尽可能地把医患纠纷扼杀在摇篮中。

[参考文献]
[1] 郭超群,王林,来祝檩.浅谈医院在预防和应对输血纠纷中应注意的问题[J].中国医药指南,2011,11(9):466-467.
[2] 张楠.加强基层医院输血科质量管理建设确保临床输血安全[J].中国现代药物应用,2014,8(22):209-211.
[3] 李瑞玲,高菁.防范输血医疗纠纷,规范临床输血技术的探讨[J].医药卫生,2015,1(13):14-15.
[4] 冯筱敏,刘丽华.关于加强输血科管理与防范临床输血纠纷[J].当代医学,2009,15(32):71-72.
[5] Ralph CJ,Sullivan I,Faulds J.Intraoperative cell salvaged blood as part of a blood conservation strategy in Caesarean section: is fetal red cell contamination important[J].Br J Anaesth,2011,107(3):404-408.
[6] Kumar N,Lam R,Zaw AS,et al.Flow cytometric evaluation of the safety of intraoperative salvaged blood filtered with leucocyte depletion filter in spine tumour surgery[J].Ann Surq Oncol,2014,21(13):4330-4335.

From: 2015年国际输血大会参会论文节选,《中日临床输血纠纷的防范与思考》(英语翻译稿),本文部分数据来源于德国科学基金会(DFG)与德国 Greifswald 大学合作项目:Greifswald 大学研究课题《全球常见医疗纠纷排查统计分析和研究》,因内容结合了我国的国情,略作修改,仅供参考。

59 常见妇产科纠纷思考
实用性★★★★☆ 学术性★★★★☆

各国妇产科常见纠纷防范与思考

乔海红[①]　庄璘[②]　StenGerhard[③]

① 上海市闵行区妇幼保健院　Shanghai China
② 格赖夫斯瓦尔德大学　Greifswald Germany
③ 厄勒布鲁大学附属医院　Orebro Sweden

一、研究对象与方法

(一)一般资料

本研究为德国科学基金会(DFG)与德国 Greifswald 大学合作项目,选取2014年美国、德国、瑞典、日本、荷兰、中国六国床位300张以上的医疗机构,且经过医疗鉴定、赔偿金额超过1000美元的医疗案件分别为216例、195例、202例、264例、189例、269例,总计1335例,患者年龄范围:17~53岁,平均年龄32.55岁,妇科纠纷345例(25.84%),产科纠纷990例(74.16%)。

(二)方法

主要采用案例分析的方法对资料进行回顾性分析,自行设计表单来进行整理和归纳,数据应用 SAS9.0 软件进行数据分析与统计。

二、结果

(一)一般情况

在2014年各国妇产科医患纠纷赔偿案件中,容易产生医患纠纷的常见疾病及原因统计分析数据显示:妊娠合并症、IUGR(胎儿宫内发育迟缓)、孕妇分娩产程出血、剖宫产术、新生儿肺炎是妇产科容易产生医患纠纷的常见疾病;而在纠纷争议环节,除患者原因外,主要集中在诊疗问题、手术问题、沟通与告知问题、药物问题、管理问题(包括:资质问题、护理问题)等方面引起的医疗争议频次最高。

(二)手术次数

521例手术操作存在争议。其中,62例手术次数≥3,最多1例手术5次,死亡23例,不同程度伤残29例,赔偿金额均≥10 000美元。

(三)鉴定结论及参与度

医源性纠纷1 083例,占81.12%;非医源性纠纷252例,占18.88%。在1 083例医源性纠纷中,683例鉴定次数≥2,有43例经重新鉴定得出相反结论(首次鉴定为疾病自然转归16例、并发症27例,重新鉴定意见均为医方与患方现情况存在因果关系,承担相应责任),医疗损害与精神障碍之间存在直接或间接因果关系,损害参与度为≥30%的946例,占87.35%。

(四)解决方式

非诉讼解决机制处理的案件368例,占27.57%,诉讼解决机制处理的案例967例,占72.43%。

(五)研究发现

医疗纠纷投诉率高的范围为住院患者(854例,占63.97%),而医师则是首要被投诉人群,这些均与患者的病情和诊治过程有关。在整个住院诊疗护理用药过程中,由于患者病情相对复杂,一旦病情恶化,医患沟通又存在缺失,病情及风险告知不充分,就极易引起医患矛盾。

表9-46 2014年美国、德国、瑞典、日本、荷兰、中国在妇产科中因下列疾病引起医患纠纷的占比

项目/国家	美国	德国	瑞典	日本	荷兰	中国
妊娠合并症	27(12.50%)	24(12.31%)	22(10.89%)	31(11.74%)	28(14.81%)	35(13.01%)
IUGR(胎儿宫内发育迟缓)	19(8.80%)	23(11.79%)	17(8.42%)	21(7.95%)	13(6.88%)	21(7.81%)
脐带脱垂	9(4.17%)	6(3.08%)	11(5.45%)	12(4.55%)	7(3.70%)	10(3.71%)
复合先露	6(2.78%)	11(5.64%)	8(3.96%)	12(4.55%)	9(4.76%)	5(1.86%)
阴道助产术	8(3.70%)	10(5.13%)	5(2.48%)	8(3.03%)	5(2.64%)	7(2.60%)
孕妇分娩产程出血	17(7.87%)	15(7.69%)	19(9.41%)	15(5.68%)	19(10.05%)	24(8.92%)
头盆不称	15(6.94%)	12(6.15%)	21(10.40%)	14(5.30%)	12(6.35%)	17(6.32%)
胎儿畸形	11(5.09%)	8(4.10%)	9(4.46%)	16(6.06%)	11(5.82%)	14(5.20%)
缺氧缺血性脑病	13(6.02%)	10(5.13%)	7(3.46%)	13(4.92%)	11(5.82%)	15(5.58%)
剖宫产术	23(10.65%)	15(7.69%)	19(9.41%)	25(9.47%)	12(6.35%)	22(8.18%)
新生儿肺炎	19(8.80%)	25(12.82%)	17(8.42%)	22(8.33%)	16(8.47%)	18(6.69%)
新生儿颅内出血	8(3.70%)	4(2.05%)	12(5.94%)	14(5.30%)	11(5.82%)	17(6.32%)
输卵管妊娠、异位妊娠	7(3.24%)	9(4.62%)	10(4.95%)	11(4.17%)	9(4.76%)	6(2.23%)
其他产科疾病	3(1.39%)	3(1.54%)	2(0.99%)	1(0.38%)	2(1.06%)	1(0.37%)
月经不调	2(0.93%)	1(0.51%)	1(0.50%)	1(0.38%)	1(0.53%)	2(0.74%)
不完全流产	3(1.39%)	1(0.51%)	2(0.99%)	4(1.52%)	1(0.53%)	7(2.60%)
妇科炎症	3(1.39%)	3(1.54%)	2(0.99%)	9(3.41%)	3(1.59%)	12(4.46%)
性病	1(0.46%)	1(0.51%)	1(0.50%)	4(1.52%)	2(1.06%)	6(2.23%)
不孕不育	2(0.93%)	1(0.51%)	1(0.50%)	3(1.14%)	2(1.06%)	5(1.86%)
妇科整形	13(6.02%)	9(4.62%)	10(4.95%)	17(6.44%)	11(5.82%)	13(4.83%)
妇科肿瘤	5(2.31%)	3(1.54%)	4(1.98%)	9(3.41%)	3(1.59%)	11(4.09%)
其他妇科疾病	2(0.93%)	1(0.51%)	2(0.99%)	2(0.76%)	1(0.53%)	1(0.37%)
总计	216(100%)	195(100%)	202(100%)	264(100%)	189(100%)	269(100%)

注:有些病例涉及多个疾病,但本表中仅体现主要疾病,具有唯一性,特此说明,仅供参考。

表 9-47 2014年美国、德国、瑞典、日本、荷兰、中国在妇产科中因下列原因引起医患纠纷的占比

项目/国家	美国	德国	瑞典	日本	荷兰	中国
诊疗问题	30(13.89%)	19(9.74%)	24(11.88%)	47(17.80%)	27(14.29%)	38(14.13%)
手术问题	43(19.91%)	37(18.97%)	39(19.31%)	45(17.05%)	31(16.40%)	53(19.70%)
沟通与告知问题	21(9.72%)	17(8.72%)	15(7.43%)	19(7.20%)	11(5.82%)	31(11.52%)
服务态度问题	19(8.80%)	16(8.21%)	11(5.45%)	8(3.03%)	9(4.76%)	17(6.32%)
病历书写问题	10(4.63%)	15(7.69%)	21(10.40%)	16(6.06%)	25(13.23%)	26(9.67%)
药物问题	25(11.57%)	28(14.36%)	23(11.39%)	36(13.64%)	20(10.58%)	18(6.69%)
管理问题(包括资质问题、护理问题)	27(12.50%)	25(12.82%)	28(13.86%)	38(14.39%)	26(13.76%)	23(8.55%)
患者原因	39(18.06%)	31(15.90%)	37(18.32%)	50(18.94%)	37(19.58%)	58(21.56%)
其他	2(0.93%)	7(3.59%)	4(1.98%)	5(1.89%)	3(1.59%)	5(1.86%)
总计	216(100%)	195(100%)	202(100%)	264(100%)	189(100%)	269(100%)

注：有些医患纠纷、事故案卷涉及多个问题，但本表中仅体现主要问题，具有唯一性，特此说明，仅供参考。

三、讨论与思考

(一) 妇产科常见疾病引发医患纠纷的原因

随着人们对健康要求的越来越高和法律意识的不断加强，加上对现有医疗体制和医疗管理模式、医疗服务环境与社会需求的不适应的状况，致使各种常见妇产科疾病所带来的医疗风险不可避免地发生，并给患者及其家属、医疗机构及其医务人员造成一定的伤害和损失。而妇产科纠纷因常涉及产妇、胎儿、家属、医疗机构、医务人员之间的关系，就显得特别的复杂与特殊，多年来各国医疗机构都将其列为最高频率发生医患纠纷的科室。

1. 妊娠合并心脏病，尤其是肺动脉高压症是非常严重的器质性心脏病，在孕期，尤其是分娩期，极易发生心力衰竭。通常应于妊娠早期进行人工流产，否则随着孕周期的增加，血容量及心率等负担的加重，极易诱发右心衰竭。进入分娩期，患者屏气用力及产后血液动力的改变，也易诱发心衰。对此，医师应对孕产妇女在妊娠前进行孕期检查，尤其是患有某种疾病或某些症状(例如，有咯血史)的孕妇，通过有关检查，可确诊疾病及严重程度，从而判定能否妊娠，以及对孕期中的注意事项等提出合理化建议，为避免因违反诊疗规范、未尽到注意义务等原因而引发医患纠纷的不良事件提供有效依据。

2. AFLP是妊娠期特发性疾病，一旦发其死亡率高达85%以上。患者发病初期有急性剧烈上腹痛，淀粉酶增高，似急性胰腺炎。有时虽黄疸明显，血清胆红素增高，但尿胆红素常为阴性。在肝功能衰竭出现前有严重的出血及肾功能损害、ALT升高，但胺浊常正常。超声波(比如B超)检查为脂肪肝波形有助于早期诊断，确诊则需要依靠病理检查。病理学检查是确诊AFLP的唯一方法，可在超声波(比如B超)定位下行肝穿刺活检。医疗机构在进行AFLP诊疗过程中应不断加强疾病认识，当妊娠晚期出现消化道症状、出血倾向、黄疸等一些不能用常见病解释、常规治疗无效的症状时，应想到AFLP，并加强医务业务的培训。由于保守治疗母婴死亡率极高，因此，应尽可能早期行肝穿刺确诊，若脏器衰竭后有出血倾向则不宜行肝穿刺，确诊后应迅速终止妊娠或分娩和给予最大限度的支持治疗来挽救母婴的生命。此外，孕期进入36～37周是妊娠肝内胆汁淤积症孕产妇的胎儿窘迫及猝死的高发期。孕产妇入院后，不宜进行过度观察，应在促胎肺成熟处理后，及时终止妊娠；对曾有异常分娩史、羊水过少等患者应选择剖宫产术结束妊娠。对于合并有难产倾向的患者也应放宽剖宫产术指征。此外，孕妇在做产前检查时，医师应建议孕妇做血清胆酸测定，因胆酸升高早于临床症状的出现，及早治疗有助于缓解病情。病情的有效控制有利于分娩的安全，这才是杜绝医患纠纷发生的根本。

3. 在很多妇产科纠纷中患者在孕早期检查时肝功能正常，可能也仅仅是肝炎病毒携带。但随着孕期的增加，加重了患者的肝脏负担，如果没有护肝的诊疗就更容易导致肝炎的急性发作，从而使肝损伤加重甚至死亡。因此，医疗机构应加强对肝炎病毒携带者妊娠的管理，重视保肝护肝的诊疗，对于孕期检查，尤其是在孕早期、孕中期发现的孕妇异常情况，并发症、合并症等应给予及时的处理。对于妊娠合并慢性乙型肝炎、肝硬化、失代偿的患者更应高度警惕其预后，必要时应果断终止妊娠。同时，医疗机构要高度重视孕前患有严重器质性疾病的孕妇，加强孕期监测，对孕妇及其家属要反复告知其有关的注意事项，以减少此类纠纷的发生。

4. 产后感染往往会导致肝功能损害，医疗机构在治疗时应选择对肝功能损害较少的广谱抗生素，避免采用四环素及红霉素。对重症肝炎合并不同程度的肝昏迷或者弥漫性血管内凝血的患者，应在积极输血、保肝，果断进行剖宫产术，减少因延误患者的诊疗时间而导致医患矛盾的发生。

5. 妊娠合并卵巢肿瘤在临床上并不少见,其处理难度的确很大,在处置卵巢囊肿的同时要顾及腹中胎儿的安危。因此,医师应谨慎处置,通常临床上多采取保胎治疗,以免在妊娠早期,因手术切除肿瘤发生流产而引发纠纷。此外,探查过程始终应以谨慎、小心、仔细的态度进行,尤其是粘连明显时,要确定病灶的性质和完善病理诊断后,才能再行决定手术切除的部位,以免切除正常组织,以为其合法的医疗行为提供依据。

6. 在羊水栓塞的后期可继发播散性血管内凝血,常出现出血性凝血功能障碍及有关纤溶活性的增高,胸部X线检查可见双飞圆形成或密度高低不等的片状影。肺动脉造影术是诊断肺动脉栓塞的最可靠的方法,阳性率可高达90%,但大多数患者来不及或不宜行此检查。在大多数羊水栓塞的尸体解剖中以特殊染色在肺小动脉或毛细血管内找到羊水中有形物质来确诊羊水栓塞死因。因此,在羊水栓塞前期就建议对有关凝血功能障碍及有关纤溶活性进行检测,以规避不必要的医患纠纷的发生。

7. 在妇产科患者发生肺栓塞导致急性呼吸窘迫综合征其实并不多见,但死亡率却可达80%以上。因此,医务人员应加强业务学习水平和添置抢救设备,基层医疗机构要认真对待会诊,必要时立即请上级医院协助抢救,做到分秒必争,减少因抢救不及时而引发的医患矛盾。

8. 孕产妇血压应用基础压相进行比较,并加强妇产科业务学习,正确鉴别子痫与癫痫,慎防产后子痫等。对于剖宫产后血压仍升高者,则仍需继续服用降压药物进行治疗,以免因产后子痫而引发医患纠纷。

9. 医务人员在妇产科工作中,对低体重儿的诊断应严格,并详细记录患者孕期羊水情况。若显示羊水少,患儿在宫内发育常为不良,此类胎儿在分娩过程中也易发生窒息,分娩后则更易发生脑瘫、死亡等情况。因此,医疗机构在孕期检查中发现羊水少、脐带绕颈、胎儿宫内发育不良等情况时,除应及时给与患者充分的指导和处理外(例如,发生产后新生儿皮肤有粪染,则提示胎儿存在慢性宫内窘迫,羊水中有粪胎,医疗机构应及时对孕产妇进行胎儿心电监护、行剖宫产术等措施),还应加强孕检宣教,严格医疗管理及病历书写规范。对于出生时有过窒息史的新生儿,更要仔细观察,以便及时发现异常情况,以减少医患纠纷的发生。

10. 医务人员在妇产科工作中,观察产程、处理产程中发现的情况是一件艰苦辛劳的工作,需要消耗妇产科工作人员大量的脑力和体力。因此,妇产科工作人员应对孕期检查中发现的不良因素加强重视,在待产期间对胎膜早破的患者应及时巡查处理(胎膜早破可以增加宫内感染及产褥感染的机会,一旦感染,延长孕期的期待疗法就不可能被实施,早产则在所难免。因此,预防性抗生素使用则是预防感染诸多措施之一。一般要求破膜12小时以上者即应立即使用抗生素预防感染。再则,保持外阴清洁也十分重要,应每天2次及便后外阴用浸渍有消毒液棉球擦拭,以保持外阴清洁;入院当时及定期进行C反应蛋白检测,有助于早期诊断绒毛膜羊膜炎,以便适时终止妊娠)。此外,针对高危产妇,若不选择剖宫产术,而选择经阴道分娩其实是不合适的,是严重违反妇产科医疗原则的行为。对于剖宫产术,术前应严格掌握剖宫手术指征,全面检查了解患者的身体状况,并给予必要的支持治疗;术中操作动作准确、细微,避免粗暴操作,若出现出血情况,输血、输液等抢救措施应及时、得当;接产时若需行胎吸术、产钳术等,要及时向孕产妇家属告知清楚,并取得患者及其家属的理解,做好医患沟通工作;若孕产妇在严重休克的状态下,是否需要进行剖腹探查或者如何进行剖腹探查,则需讨论后进行处置,尽可能不要进行任何的宫腔内手术,以避免子宫破裂创口的扩大;出现转动胎头矫正胎头位置虽说是一个很小的操作,但胎头颅骨骨化程度差,局部受力稍大就容易造成内陷性骨折,严重者还可能累及脑组织。因此,术者用手握住胎头转动时,倘若助手在腹部轻压宫底,使胎头下降,也有助于胎头的矫位。总之,对孕产妇及其胎儿的情况应准确评估,充分准备,不能简单地根据病史来判断病情,尽可能避免在观察、处理产程过程中不良事件的发生。

11. 医疗机构发现脐带脱垂后,应即时行剖宫产术,抢救胎儿,切勿延误剖宫产时间,以免加剧了胎儿宫内缺氧,导致胎儿重度窒息。如果剖宫产术发现子宫收缩差,出血多,缩宫素应用无效等情况,可采取双侧子宫动脉上行支结扎或子宫动脉结扎。若行人工破膜以促进产程时,一定要先行阴道检查,证实胎头已入盆固定,才能行人工破膜术。医疗机构应严格执行《中华人民共和国执业医师法》、《中华人民共和国护士管理办法》等法律法规和诊疗护理用药常规,落实产前教育的行政管理措施,加强监管,加强"三基"培训,提高医师的业务素质和职业技术能力。同时,产房、新生儿室应加强基本设施建设,保证母婴医疗安全,减少医患纠纷的发生。

12. 对于复合先露,医务人员要提高警惕。对复合先露可能引起的臂丛神经损伤的并发症,要对患方提前告知,特别是遇到因胎儿举手抱颈时,必须立即向患方家属实事求是介绍病情,以求得患方配合。对于复合先露分娩发生的肩难产纠纷也不乏少数,肩难产是巨大儿分娩的一个并发症,对巨大儿的诊断其实尚存一定难度,如宫高+腹围≥140 cm时巨大儿发生率为57.34%,可作为参考筛选指标之一使用。此外需重视妊娠图,产前检查测量宫高、腹围的手法要正确,并注意孕期体重的变化。同时还要向孕产妇及其家属详细解释与告知:"预测巨大儿目前尚有难度,常规检查仅供参考而已",以免引发纠纷。

13. 孕妇分娩产程出血是妇产科常见的并发症之一,尤其是产后出血。在进行孕妇分娩产程出血性休克等抢救时,除正确判断失血量、评估病情程度、针对原因控制出血(例如,由于胎盘滞留而引起出血,及时取出胎盘则是控制出血的主要措施)外,对措施的选择及药物的使用也至关重要。对于通过结扎髂内动脉来制止子宫出血、采用纱条填塞压迫止血、子宫动脉结扎术等,以保全子宫,这是一种即止血又保全子宫的好方法,但在实际生产中能否实施,则还需要根据当时的具体情况而定。患者在上述止血方法无效时(例如,前置胎盘剥离后,子宫下段留下了较大的创面,容易发生大出血,而且止血较困难),及时选择剖腹行子宫次全切除术,以保全患者生命(例如,患者若因子宫收缩乏力引起产后大出血,经按摩子宫、应用宫缩剂等处理,阴道出血仍未得到控制,应及时采取子宫次全切除术,切断产后出血的源头,以挽救患者生命)这一原则是正确的。此外,血容量严重不足,不仅可以引起急性肾衰竭,还可以引起希恩综合征等严重的并发症。因此,抢救时应认真核实出血量,不能只看到引流出的血液量,还应考虑到残留与腹腔脏器间隙中的血液量,并充分有效地补充血容量。晚期产后出血并感染的清宫手术也要严格掌握指征和时机。与此同时,在手术中,切除子宫前,应再次征得患者及其家属的医疗知情同意(选择),并履行签字手续,以其形式上履行医疗知情告知义务。

14. 在见到黏膜擦伤时,应进行全面的产道检查,尽可能找到出血原因。在使用对组织有刺激性的药物时,尤其是在静脉推注或滴注时仍需慎行,不要发生药物渗漏等不良事件。并同时加强基层医疗机构的"三基"(基础理论、基本知识和基础技能)训练、加强业务知识的学习、加强对抗生素等孕产妇禁忌的药物应用、适应证、禁忌证及正确选用的培训。但是最主要的还是要加强医患之间的沟通,避免医患纠纷的发生。

15. 对于多胎或双胎妊娠中一胎或多胎损害的案例,需要注意的是,入院后孕产妇B超检查中是否提及胎儿多双顶径、胎心率及羊水量等有关胎儿生长发育及有无宫内缺氧等信息。倘若,发现第二、三……个胎儿存在羊水过少时,应及时做剖宫产术,以免产生不必要的医患纠纷。

16. 孕产妇在孕期B超检查过程中,未提示胎盘位置异常且孕期中又无出血等不适症状,虽然状况较少见,但是,作为妇产科医师仍然还应考虑前置胎盘会随诊疗时期不同而改变的情况出现。因此,妇产科医师对于无论是经产妇还是初产妇先露未入盆,决定分娩前都应该于膀胱中度充盈下作B超检查,全面了解胎盘位置,减少不良事件的发生率。对于其他的妇产科诊疗,也都应完善相关检查,例如,在B超检查下作出宫内妊娠的诊断,要在子宫腔内见到孕囊的同时,还需在孕囊中见到卵黄囊、胚芽及其心脏搏动。而对于可疑的陈旧性异位妊娠的患者,应作β-HCG测定,以进一步明确诊断,减少医患矛盾的出现。

17. 妇女年龄达到或超过35岁,妊娠后胎儿患先天愚型的概率明显增高,有资料显示,其发生率为1/200~1/300,远远超过30岁前孕妇的1/2 000。因此,高龄孕妇应进行唐氏筛查,以便及时发现与处理。围生期检查时,医务人员应提请孕产妇作此项检查。此外,依据《中华人民共和国母婴保健法》等有关规定,医疗机构应做好新生儿疾病筛查与宣传的工作,以便于及时发现、及时干预,减少不必要的纠纷发生。

18. 瘢痕子宫破裂可发生于妊娠后期,但更多地发生于分娩过程中。瘢痕子宫破裂与正常子宫破裂有区别,正常妊娠子宫破裂大多有先兆破裂阶段,如常有产程延长,先露下降受阻,患者烦躁不安,子宫出现病理性缩复环,子宫下段膨隆,有明显压痛,甚至可能出现解尿困难或血尿等症状,通常有时间发现和处理。而瘢痕子宫破裂的征象常常不明显,常在短时间内发生,但若观察仔细还是有可能被发现。因此,医疗机构应加强对育龄妇女关于剖宫产及瘢痕子宫的宣传与教育,同时在产前还应加强医患之间的沟通,减少不必要的医患纠纷和不良事件的发生。

19. 新生儿肺炎主要指新生儿吸入性肺炎和新生儿感染性肺炎,前者又可分为羊水吸入肺炎、胎粪吸入性肺炎、乳汁吸入性肺炎等。虽然大多数新生儿从孕妇宫内来到宫外部环境都能很快适应,但也有部分不能适应,或不能很好适应。因此,在分娩后的1周内,随时都有可能出现异常情况,纠纷也可能随之发生。所以在这1周中,应认真观察(包括:吃奶、大小便、体温,以及肤色、呼吸等),彻底处理呼吸道,给予有效的预防和抗感染措施(羊水中有胎粪的污染者,胎儿娩出后应立即用吸痰管吸净胎儿鼻咽部的分泌物,以免分泌物吸入气管内。对于胎粪经过声带者还应以喉镜直视下吸出气管内物),并在实行母婴同室的情况下,按诊护理用药常规进行巡视、检查,主动观察和重视患儿变化情况。对有手术、难产异常产史的新生儿应缩短巡视间隔时间,增加观察次数,做到及时发现问题、及时处理,减少医患矛盾的出现。

20. 胎儿脐带偏短,在产前较难发现,大多数患者都是在分娩过程中被发现的。如产程中出现胎头迟迟不下降,第二产程延长,胎心率改变,严重的甚至可引起胎盘剥离。但是,若在产程中进行胎儿心电监护,了解胎儿有无宫内缺氧存在,则有助于早期发现胎儿窘迫,就能及时采取相应抢救措施,就很有可能避免或减轻胎儿缺氧所造成的不良后果。因此,在产程中全程或间断性地进行CST,有助于早期发现胎儿宫内缺氧,尽到注意义务,减少医患纠纷的发生。

21. 过期妊娠患者属于高危妊娠,胎盘功能减退和新生儿成熟障碍都容易引起胎儿宫内缺氧,发生胎儿窘迫。若胎盘功能没有发生减退,胎儿可以继续生长,但也容易发育成为巨婴,由于颅骨钙化明显,不易变形,导致经阴道分娩困难,极易引起产伤或新生儿窒息。但是通过B超检查羊水量可以了解胎儿有无宫内慢性缺氧存在,并及时选择合适的分娩方式,助以积极与患者及家属沟通,可有效减少该类医疗安全不良事件的发生。

22. 无论是输卵管妊娠,还是异位妊娠都是生育年龄妇女的常见病,停经、腹痛,阴道流血是其三大症状,症状典型的很容易诊断,症状不典型的往往却很容易被误诊误治,一旦误诊轻者延误时机增加患者痛苦,重者可因腹腔出血而导致失血性休克,造成死亡,引发医患纠纷。对于难免流产应及时清宫,不宜行药流。刮宫时,应检查刮出物是否为妊娠物,可疑时应送病理检查。如果医疗机构仅根据 B 超,判断难免流产而给予药物流产。特别是在服用米非司酮后,又给予米索前列醇,极容易发生输卵管妊娠破裂而对患者产生不利影响。此外,在使用依沙吖啶羊膜腔内注射时也应特别注意,常规用于中期妊娠引产,并一次性向宫腔内注入 50~100 μg 依沙吖啶,注射后观察宫缩情况,不允许再加用其他的子宫收缩药物,以免引发不必要的医患纠纷。

23. 妇女闭经是妇产科常见的病症,它可由子宫、卵巢、脑垂体、下丘脑、肾上腺、甲状腺等器官的病变、手术(如卵巢切除)等原因引起。如果想明确闭经的原因,若只是进行 B 超检查是不够的。绝大多数闭经与内分泌激素失调有关。其中,垂体和卵巢激素的检测就显得尤为的重要。即便 B 超检查提示为"多囊卵巢",也还是需要检测内分泌激素,以了解 FSH、LH 水平及相关关系、雄激素是否升高、有无胰岛素抵抗等。因此,对闭经等月经疾病患者进行内分泌激素检测是必要的,它对闭经原发疾病的诊断具有重要意义,而且还关系到诊疗措施的选择和疗效的观察,以规避因涉嫌违反诊疗常规而导致医患纠纷的发生。

24. 肺动脉栓塞是指体静脉或右心系统栓子脱落随血液漂流,阻塞肺动脉或其分支而引起肺循环障碍的临床综合征,特别是在妊娠期,血液处于高凝状态,若警惕不足,容易引发栓子脱落而突发肺栓塞致死。除肺动脉栓塞外,预防下肢静脉血栓等并发症也非常有必要,尤其对高龄孕妇更须重视。对此,主管医师不仅要对患者交代注意事项,护士还应督促、协助患者早期活动,尤其是下肢活动,以减少医疗安全不良事件的发生。

25. 人工流产手术是一种肉眼看不到,全凭术者手感的手术,造成不全流产的现象其实并不少见。医务人员发现人工流产后较长时间仍出现反复阴道出血,应高度警惕不全流产的可能,应及时行 B 超和 CT 检查,发现残留应及时行清宫术,以免发生阴道大出血、生殖器官感染等严重并发症,而引发不必要的医患纠纷。

26. 各种宫内节育器多有各自的使用年限,超过使用年限,不仅影响避孕效果,而且还会影响节育器的质量。因此,医务人员在给已生育妇女放置宫内节育器时应交代节育器种类及放置年限。此外,无论是不锈钢圆形节育环,还是 T 型节育器等高分子材料制成的节育器,在宫腔液的长期作用下,容易出现节育器"老化、锈蚀"现象。所以,发生节育器字节断裂、残留,其实与术者的手术操作并没有什么因果关系,但每年定期的节育环复查可考虑从 X 线检查改为超声检查,这不仅因为 B 超环位检查比 X 线检查准确,更不会损害受检妇女的健康,以减少不必要的医患矛盾的产生。

27. 医疗机构对患者的即便诊断成立,手术指征也符合诊疗常规,剥除肿瘤,尤其是卵巢肿瘤,在术前谈话中,应告知术后可能存在(例如,闭经等)不利后果的可能性,使患者及其家属在术前就有思想准备。对于剥除卵巢肿瘤,建议在医务人员的监护下,采取性激素补充治疗,使患者因卵巢早衰对身心健康造成的不良影响减少到最低水平,以改善患者的健康状况和生活质量,提高患者满意度,缓解医患矛盾的加剧。

(二)防范妇产科医患纠纷的对策

通过 2014 年各国妇产科医患纠纷赔偿案件中,容易产生医患纠纷的常见疾病及原因统计分析数据,我们可以看出,大多数妇产科医患纠纷的出现是可以避免的,故对表 9-47 中导致妇产科医患纠纷频发的疾病及原因做如下总结:

1. 完善诊疗,规范手术。医疗机构若能在患者入院观察的 3 日内就患者的主诉、症状体征详细做好全面检查,作好诊断及鉴别诊断、病情分析,以及术前讨论后再确定(探查)手术,术中能更仔细地对病灶进行观察、寻找原因,或避免反复的(探查)手术操作,就能减少或避免医患纠纷的发生。此外,医疗机构对术前讨论的重要性应加倍重视,充分考虑术前各方面因素,尽量减少或避免术中临时改变手术方案的情况出现。万一术中需改变手术方案,除术中立即征求患者及其家属意见,以及获得其医疗知情同意(选择)的意见外,术后还应不断地与患者及其家属沟通,反复、详细地介绍改变手术方案的理由和重要性、修改后的手术方案对患者的利弊得失等内容,以争取得到患者及其家属的充分理解和肯定,从而减少医患纠纷的发生。

2. 规范服务,强化告知。医学能够发现的异常其实是有限的,有些缺陷即使存在也无法被发现。常规产前检查只是母体的常规血液检查和定期 B 超,母体身体健康,其检查就不会异常;胎儿体位、姿势不同,就会有很多部位 B 超看不到,例如,蜷曲的四肢、内贴的面部等,无法发现相关的异常。一旦新生儿异常,而之前的常规检查都正常,产妇及其家属就会认为医疗机构存在过失。但事实上,新生儿异常的根本原因却来源于胎儿的父母,而不是医疗机构。医疗机构没有诊断出胎儿异常,并不意味着医疗机构应当承担胎儿异常的全部责任,因为没有任何的医疗常规规定医疗机构对产妇腹中胎儿的检查要达到何种程度,就目前的产检只要求进行血检、B 超、胎心监护等,这些检查是为了胎儿的存活设计的,而不是为了胎儿的"质量"选择设计的。更何况,没有任何法律法规规定胎儿有轻度、中度异常,产妇就有终止妊娠的权利,也没有任何法律法规规定胎儿一旦异常,医疗机构有终止妊娠的义务。医疗机构对产妇产前检查时,常规检查发现显示不清的,应该向孕妇讲明情况,书面告知[补充]其可以选择做进一步检查以免遗漏,但是,进一步检查有相应的放射风险、有创风险等,由孕妇自行选择是否进一步检查,以尊重患者的医疗知情同意(选择)权,减少医患纠纷的发生。

3. 加强管理,护患和谐。防范护理纠纷的发生就必须首先改善孕产妇容易情绪波动的问题。护理人员可以通过一些辅助方式让孕妇保持较为愉快的心情。同时也应该时刻提醒孕产妇配合护理工作的重要性,让孕产妇自身形成一定的自控能力。其次,就是强调孕产妇家属方面的配合问题。为了整个生产活动能够顺利进行,孕产妇家属应该多加陪伴,让孕产妇体会到安全感与幸福感,这比任何的开导都来得有效,以避免孕产焦虑或抑郁。最后,就是妇产科医疗技术方面的改革,这也是解决妇产科护理纠纷的核心问题。妇产科应该及时引进医疗设备,优化医疗配置,为护理人员提供完善的护理设施设备,以便护理人员更好地为患者进行护理服务[1],减少和杜绝护患纠纷的发生。

4. 改进态度,强化道德。在妇产科的日常工作中,医务人员容易在繁重的工作压力下,出现对患者不够耐心、细心和热心的问题,从而使患者在接受医疗服务过程中产生误解,导致医患纠纷的出现。对此,医务人员应该采取积极的态度和患者进行耐心、细心的沟通,合理解释患者所提出的问题,并通过改进医疗质量、提高工作效率,来减少医患纠纷的发生频率。此外,由于职业道德精神是一种无法被外部标准衡量的东西。经验主义、侥幸心理、利益驱动都会在一定程度上影响到医务人员的职业道德精神,而在具体的诊疗护理用药过程中的不负责任,更是导致医患纠纷发生的重要原因[2]。所以,妇产科的医务人员必须要有对生命的敬畏精神及高尚的职业道德,这才是防范医患纠纷的基础,也是调节医患关系的杠杆和准则。

5. 增强举证,保护隐私。医务人员在临床工作中,往往只注重提升自己的专业业务水平,而忽略学习和增强法律意识。在我国法律日益健全的今天,当医患纠纷出现时,通过合理举证可有效地保护医务人员自身安全。在临床工作中,医务人员应通过履行告知义务、签署医疗知情同意(选择)书、规范病历书写等方式,做到举证有据,以此来避免不必要的医患纠纷的发生。此外,保护患者隐私权,不泄露、不谈论患者的个人隐私,维护患者的相关权利,这也是防范妇产科纠纷的关键之处。

6. 加强沟通,强化宣教。患者及其家属原因导致的医患纠纷在当前诸多的妇产科纠纷中也是不容忽视的,特别是在某些特定的情况下,患者及家属的因素占据了很大比例。例如,当前的医疗保障体系中,很多的孕产妇家属也无法支付相对高昂的医疗费用,部分经济条件相对较差的产妇家庭对于一些常规检查"能省则省"。而大多数医疗机构及其医务人员见此状况,也并不具备强制要求孕产妇检查的权力,更无法对孕产妇家属的手术选择做出更改。另外,部分孕产妇家属由于疏忽了孕产妇的过敏史或其他病情,导致医务人员出现误判也会造成医患纠纷的产生[3]。加上在妇产科中,孕产妇家属的心情往往较为紧张、激动,而作为能够决定孕产妇手术进程的人,其关键性抉择或提供的信息尤为重要,一旦其向手术医师提供了错误的信息,极有可能导致医疗差错,引发医患纠纷。所以,从国家层面需要加快推进孕产妇知识的宣传普及与教育。各级医疗机构也都应与卫计委(现为卫健委)联合进行区域性的孕产妇知识宣传普及与教育推广工作。对于相关医疗机构及其医务人员,要让孕产妇及其家属明白妇产科诊疗护理用药的一般性程序、孕产妇在分娩前后所需要注意的事项等等。而作为孕产妇及其家属,也应该在妊娠期间进行妇幼保健知识的学习,对于孕产妇的身体变化进行一定的记录与了解。在医院分娩时,更要如实向医务人员提供其身体的信息、既病史、过敏史等关键性信息,从而确保医疗安全不良事件能得到最大程度的控制与避免[4]。

7. 规范制度,接受监督。各级医疗机构应制定严格的规章制度以及对应的奖惩办法,严格要求医务人员按时上下班,认真完成任务,对于工作中散漫的医务人员应给予警告。院级领导或是相关职能部门不定时检查医务人员的工作,发现错误时应立即报告、指出,并要求其及时整改。可以在医院的醒目区域设置匿名意见箱、信息意见平台等,让医务人员或患者能够为医院的医疗工作提出意见。对于举报事件应正面回应,若医务人员存在过失或不足,医疗机构应对当事医务人员做出相应的处理,接受公众的监督,从而提升医务人员及患者的满意度。

在任何时代的医疗体系中,医务人员都是最为宝贵的医疗资源,其医疗水平与能力的高低能对患者的人身安全与健康产生最直接的影响。倘若,医务人员并不具备扎实的理论基础,也没有积累出能够指导医疗正常行为的有效经验,而其相对拙劣的医疗技能必将成为医患纠纷的直接诱因。妇产科作为医疗高风险学科,往往关系到新生命及多个家庭,而每个医患纠纷的出现都是医疗机构及其医务人员和患者及其家属所不愿意看到的。虽然妇产科纠纷的发生率明显高于其他科室,但是,只要医务人员多一份责任心,能认真贯彻"以病人为中心"的服务理念,不断创新工作模式,落实三级预警制度,积极推进急危重患者重大治疗风险告知及第三方见证制度,增进医患沟通,提高医疗服务质量,重视医疗风险培训与教育,加强医疗安全及风险环节管理,努力建立医患纠纷防范长效机制,就能有效降低医患纠纷的发生率[5]。

[补充]

(一)《中华人民共和国母婴保健法》节选:经产前诊断,有下列情形之一的,医师应当向夫妻双方说明情况,并提出终止妊娠的医学意见:

1. 胎儿患严重遗传性疾病的;2. 胎儿有严重缺陷的;3. 因患严重疾病,继续妊娠可能危及孕妇生命安全或者严重危害孕妇健康的。

(二)《母婴保健法实施办法》节选:孕妇有下列情形之一的,医师应当对其进行产前诊断:1. 羊水过多或者过少的;2. 胎儿发育异常或者胎儿有可疑畸形的;3. 孕早期接触过可能导致胎儿先天缺陷的物质的;4. 有遗传病家族史或者曾经分娩过先天性严重缺陷婴儿的;5. 初产妇年龄超过35周岁的。

(三)《超声产前诊断技术规范》节选:超声产前诊断应诊断的严重畸形:妊娠16周~24周应诊断的致命畸形包括无脑儿、脑膨出、开放性脊柱裂、胸腹壁缺损内脏外翻、单腔心、致命性软骨发育不全等。

(四)《产前诊断技术管理办法》节选:在发现胎儿异常的情况下,经治医师必须将继续妊娠与终止妊娠可能出现的结果以及进一步处理意见,以书面形式明确告知孕妇,由孕妇夫妻双方自行选择处理方案,并签署知情同意书。若孕妇缺乏认知能力,由其近亲属代为选择。涉及伦理问题的,应当交医学伦理委员会讨论。

[参考文献]

[1] ZX Zhou, SY Zhang, SZ Guo. Improvement of Emotional Concern to Doctor-patient Relationship During Signing of Informed Consent Paper[J]. Medicine & Philosophy, 2007.
[2] 邓亚丽,李晓玲. 妇产科常见医疗纠纷的原因分析与防范对策[J]. 医学临床与研究,2007,24(1):156-157.
[3] 王秀英. 妇产科护理常见安全隐患及防范对策[J]. 大家健康(学术版),2014,(22):190-191.
[4] NN Sawicki, The Abortion Informed Consent Debate:More Light, Less Heat[J]. Cornell Journal of Law & Public Policy, 2011, 21.
[5] 高连娣,孙纽云,许苹等. 妇产科医疗纠纷影响因素的调查与分析[J]. 中国卫生质量管理,2011,(7):43-45.

From: 2015年欧洲人类生殖和胚胎学协会年会(ESHRE)参会论文节选,《各国妇产科常见纠纷防范与思考》(德语翻译稿),部分数据来源于德国科学基金会(DFG)与德国Greifswald大学合作项目:Greifswald大学研究课题《全球常见医疗纠纷排查统计分析和研究》,后因内容结合了我国的国情发表于《湖南中医药大学学报》2018(7),仅供参考。

60 常见内科纠纷统计与思考
实用性★★★☆☆   有益性★★★☆☆

东亚三国内科常见纠纷防范与讨论

加藤智久[①]   庄璘[②]   MohdChin[③]   王国芝[④]   高磊[④]

① 本圣路加国际医院   Tokyo   Japan
② 格赖夫斯瓦尔德大学   Greifswald   Germany
③ 吉隆坡中央医院   Kuala Lumpur   Malaysia
④ 上海市闵行区中医医院   Shanghai   China

随着内科医学本身及其相关学科的发展,新的诊疗技术和方法层出不穷,已解决了许多以往无法克服的难题,为"医"与"患"都提供了更多的空间与选择。例如,冠心病监护病房(CCU)的建立使急性心肌梗死的住院患者死亡率由30.74%降至15.28%,静脉溶栓开展之后又降至9.86%以下,而经皮腔内冠状动脉成形术(PTCA)的应用再次使住院的内科患者死亡率进一步下降至4.71%左右。这是内科医学发展史上的重大进步。但是仍不能否认还有许多内科的常见疾病容易引发医患纠纷,其发生率始终未随着死亡率的降低而减少。内科作为各级医疗机构中收治患者最多、急危重患者比重最高、病情变化性最强、年龄跨度最大、检查项目最多、治疗费最高、护理风险最大的学科之一,为构建和谐的医患环境,减少日益尖锐的医患矛盾,降低重大医患冲突事件、恶性事件的发生率,内科医务人员应重视医疗质量安全,知法守法,树立良好的服务意识,在查找引发内科医患纠纷的常见疾病与赔偿原因的探索过程中,不断分析、总结、改进防范措施,从而降低医患纠纷的发生。医患之间本没有矛盾,他们共同的敌人是疾病。

一、研究对象与方法

(一)资料来源

马来西亚卫生署、日本卫生署、中国卫生计生委(现为卫健委)统计的2015年各医疗机构发生理赔的内科纠纷资料,并从中随机抽取床位300张以上医疗机构内科中发生的且赔偿金额超过3 000美元的医疗案件各1 000件,总计3 000件作为本次回顾性分析的资料。

(二)一般情况

2015年马日中三国内科医患纠纷赔偿案例3 000件;男1 526件,占50.87%;女1 474件,占49.13%;年龄范围在17~88岁,平均年龄65.53岁,鉴定案件1 059件,鉴定率35.30%,鉴定次数≥2的410件,占13.67%。

表9-48 2015年三国内科医患纠纷赔偿案例基本情况统计分析

一般情况		马来西亚	日本	中国
性别	男	(532)53.20%	(483)48.30%	(511)51.10%
	女	(468)46.80%	(517)51.70%	(489)48.90%
年龄范围(岁)		21~85	17~88	19~83
鉴定率		(477)47.70%	(389)38.90%	(193)19.30%
鉴定次数≥2次		(204)20.40%	(155)15.50%	(51)5.10%

(三)研究方法

主要采用案例分析方法,自行设计调查表,主要收集责任主体、纠纷案由、过失原因等。数据使用:应用Revman 5.0软件进行统计分析。

二、结果

(一)2015年马日中三国引发医患纠纷的内科常见疾病数据统计分析显示:

表9-49 2015年三国引发医患纠纷的内科常见疾病数据统计分析

科室	疾病	马来西亚	日本	中国
呼吸内科 (377例)12.57%	气管炎/支气管炎	(38)1.27%	(33)1.10%	(35)1.17%
	肺心病	(25)0.83%	(27)0.90%	(26)0.87%
	哮喘病	(19)0.63%	(26)0.87%	(27)0.90%
	慢性阻塞性肺病	(37)1.23%	(35)1.17%	(39)1.30%
	其他呼吸内科疾病	(8)0.27%	(10)0.33%	(12)0.40%
心血管内科 (362例)12.07%	心律失常	(26)0.87%	(21)0.70%	(23)0.77%
	心肌梗死	(29)0.97%	(33)1.10%	(35)1.17%
	心肌病	(16)0.53%	(20)0.67%	(14)0.47%
	心衰134	(43)1.43%	(45)1.50%	(46)1.53%
	其他心血管内科疾病	(3)0.10%	(6)0.20%	(2)0.07%
肾内科 (365例)12.16%	尿毒症	(25)0.83%	(27)0.90%	(31)1.03%
	肾病综合征136	(40)1.33%	(45)1.50%	(51)1.70%
	慢性肾炎	(27)0.90%	(28)0.93%	(23)0.77%
	糖尿病肾病	(21)0.70%	(17)0.57%	(15)0.50%
	其他肾内科疾病	(4)0.13%	(6)0.20%	(5)0.17%
消化内科 (372例)12.40%	腹痛、腹水、消化道出血127	(39)1.30%	(43)1.43%	(45)1.50%
	食管疾病	(27)0.90%	(31)1.03%	(25)0.83%
	胃肠疾病	(19)0.63%	(16)0.53%	(20)0.67%
	肝胆胰腺、腹膜肠系膜疾病	(21)0.70%	(23)0.77%	(17)0.57%
	其他消化内科疾病	(16)0.53%	(17)0.57%	(13)0.43%
内分泌科 (335例)11.17%	糖尿病/糖尿病足130	(35)1.17%	(44)1.47%	(51)1.70%
	月经不调/闭经	(29)0.97%	(25)0.83%	(27)0.90%
	高尿酸血症肾病	(17)0.57%	(21)0.70%	(15)0.50%
	单纯性肥胖	(15)0.50%	(20)0.67%	(23)0.77%
	其他内分泌科疾病	(3)0.10%	(6)0.20%	(4)0.13%

(续表)

科室	疾病	马来西亚	日本	中国
血液内科 (353 例)11.77%	白细胞疾病	(33)1.10%	(37)1.23%	(35)1.17%
	红细胞疾病	(35)1.17%	(39)1.30%	(32)1.07%
	出血/凝血	(25)0.83%	(23)0.77%	(29)0.97%
	淋巴瘤	(11)0.37%	(15)0.50%	(18)0.60%
	其他血液科疾病	(7)0.23%	(9)0.30%	(5)0.17%
神经内科 (369 例)12.30%	脑梗死、脑出血 131	(43)1.43%	(47)1.57%	(41)1.37%
	脑炎、脑膜炎	(31)1.03%	(29)0.97%	(25)0.83%
	神经系统变性病	(25)0.83%	(21)0.70%	(23)0.77%
	坐骨神/三叉/周围神经病	(25)0.83%	(20)0.67%	(17)0.57%
	其他神经内科疾病	(6)0.20%	(9)0.30%	(7)0.23%
感染科 (338 例)11.27%	肝炎	(34)1.13%	(33)1.10%	(31)1.03%
	流感/伤寒/流脑	(31)1.03%	(30)1.00%	(30)1.00%
	艾滋病	(27)0.90%	(28)0.93%	(25)0.83%
	冠状病毒感染	(19)0.63%	(15)0.50%	(20)0.67%
	其他感染科疾病	(3)0.10%	(5)0.17%	(7)0.23%
其他内科(129 例)4.30%		(40)1.33%	(45)1.50%	(44)1.47%

注：有些纠纷案卷涉及多个问题，但本表中仅体现主要问题，具有唯一性，特此说明，仅供参考。

1. 在马来西亚引发医患纠纷的内科常见疾病排名前三的依次为：心衰；脑梗死、脑出血；肾病综合征（除其他内科疾病外）。
2. 在日本引发医患纠纷的内科常见疾病排名前三的依次为：脑梗死、脑出血；心衰；肾病综合征（除其他内科疾病外）。
3. 在中国引发医患纠纷的内科常见疾病排名前三的依次为：肾病综合征；糖尿病/糖尿病足；心衰（除其他内科疾病外）。
4. 2015 年马日中三国引发医患纠纷的内科常见疾病排名前三的依次为：肾病综合征；心衰；脑梗死、脑出血（除其他内科疾病外）。

（二）2015 年马日中三国内科医患纠纷常见赔偿原因数据统计分析显示：

表 9-50　2015 年三国内科医患纠纷常见赔偿原因数据统计分析

编号	赔偿纠纷原因	占比	马来西亚	日本	中国
1	流程不合理，等候时间过长问题	(128)4.27%	(59)5.90%	(31)3.10%	(38)3.80%
2	医患沟通与告知问题	(234)7.80%	(83)8.30%	(57)5.70%	(94)9.40%
3	医疗意外与并发症	(575)19.17%	(195)19.50%	(191)19.10%	(189)18.90%
4	漏诊误诊	(428)14.27%	(101)10.10%	(163)16.30%	(164)16.40%
5	设施设备问题	(150)5.00%	(45)4.50%	(57)5.70%	(48)4.80%
6	隐私权问题	(201)6.70%	(104)10.40%	(70)7.00%	(27)2.70%
7	技术问题	(152)5.07%	(55)5.50%	(46)4.60%	(51)5.10%
8	费用问题	(115)3.83%	(43)4.30%	(19)1.90%	(53)5.30%
9	病历、报告书写问题	(249)8.30%	(70)7.00%	(85)8.50%	(94)9.40%
10	操作问题	(262)8.73%	(74)7.40%	(93)9.30%	(96)9.60%
11	院内感染	(116)3.87%	(45)4.50%	(31)3.10%	(40)4.00%
12	患者原因	(282)9.40%	(93)9.30%	(103)10.30%	(86)8.60%
13	其他原因	(107)3.57%	(33)3.30%	(54)5.40%	(20)2.00%
	总计	(3 000)100%	(1 000)100%	(1 000)100%	(1 000)100%

注：有些纠纷案卷涉及多个问题，但本表中仅体现主要问题，具有唯一性，特此说明，仅供参考。

1. 在马来西亚内科医患纠纷常见赔偿原因排名前三的依次为：医疗意外与并发症；隐私权问题；漏诊误诊(除患者原因外)。

2. 在日本内科医患纠纷常见赔偿原因排名前三的依次为：医疗意外与并发症；漏诊误诊；操作问题(除患者原因外)。

3. 在中国内科医患纠纷常见赔偿原因排名前三的依次为：医疗意外与并发症；漏诊误诊；病历、报告书写问题(除患者原因外)。

4. 2015年马日中三国内科医患纠纷常见赔偿原因排名前三的依次为：医疗意外与并发症；漏诊误诊；操作问题(除患者原因外)。

(一)气管支气管巨大症，原为罕见病，但随着时代的不断发展，此病发生率越来越高，它是一种黏膜纤毛功能障碍，以及气道难以排出内分泌物，而导致反复出现下呼吸道感染的呼吸内科疾病，常伴有慢性反复呼吸道感染以及气管和大支气管的显著扩张。由于患者久治不愈，继发性炎症及支气管扩张反复发作，从而导致医患纠纷的发生。医疗机构对此首先应完善相关检查、明确诊断，例如，CT检查；例如，主支气管直径男性＞27 mm，女性＞23 mm，可考虑为气管扩张，但支气管镜和活检仍是此病的金标准。其次，在发现气管支气管巨大症后，仍以药物治疗来控制感染，以及以气道支架和气管支气管成形术的支气管镜为主，但也不要把注意力全部集中到肺部非特异性感染的治疗上去，而忽视合并与交叉感染等其他症状的观察和治疗。其实，对于一个原因不明的感染性疾病，医务人员始终要保持高度警惕，并严密观察病情发展，跟踪检查、认真会诊讨论，采取积极应对与防范措施，对其预后要从重、从坏，充分估计，并向患者及其家属履行告知义务，减少纠纷的发生。

(二)所有药物均存在不同程度的不良反应、变态反应，比如，抗结核药物，其不良反应较多，而且患者还需长期服用；再如，抗生素类药物，可累及多种不同器官、系统的过敏症状。因此，除临床治疗过程中，医务人员要对药物的不良反应、变态反应进行密切观察、及时应对，用药方法和用药剂量也必须符合用药规范，例如，对药物的不良反应和变态反应可能对人体造成的损害后果，应向患者及其家属进行相应的告知，加强医患之间的沟通与交流，从而减少医患矛盾的产生。

(三)在临床工作中，要注意警惕肺结核病肺癌。40岁以上的肺结核患者，在长期随访中会出现与结核病灶不相称的呼吸系统症状、体征以及在充分抗结核治疗下X线上出现新病灶，都应该考虑合并肺癌的可能(即行经皮肺穿刺活检和纤维支气管镜活检都呈阴性)，以免因漏诊及延迟诊断而产生不必要的医患矛盾。

(四)大咯血的致命性威胁是窒息，预防和抢救窒息是挽救患者生命的重要举措。具有窒息潜在威胁时，例如，患者为年老体弱、慢性心肺功能不全、气道疾患、咯血量大且速度快等，均应给予监护，尽可能消除和减轻医疗风险因素。尽早发现窒息先兆征象，例如，咯血过程突然中断后出现呼吸急促、发绀、烦躁不安、精神紧张、有濒死感或口中有血块等，一旦发现应立即抢救。畅通气道和生命支持是主要措施。气管内插管是常用的保持气道通畅和有效施行机械通气的重要方法。应用指征为：急性呼吸道梗阻、呼吸衰竭引起低氧血症和高碳酸血症等。在实施气管插管过程中，如果患者病情危重、年老体衰、气道高度抵抗，就容易出现皮下气肿、气胸等并发症，很有可能导致抢救措施不理想，没能有效达到改善通气、纠正呼吸衰竭的目的，若患者还存在反复出血，医疗机构没有考虑有效的止血措施，例如，手术、纤维支气管镜下止血等方法，且没有及时输血，也都可能应医疗救治措施不到位，未尽到相应的注意义务，而被迫承担侵权责任。

(五)支气管哮喘的发病常常以吸入特异性或非特异性物质、感染、饮食、气候变化、精神因素、运动以及一些药物为诱因。对于支气管哮喘的患者，若进行其他医疗活动时，要随时做好支气管哮喘发作的准备，并详细告知患者病情及不良后果。对于长期卧床，长期保留有气管切开套管及鼻饲管的患者，即便最后发生感染及多器官功能衰竭而死亡，则仍属于疾病的自然转归。但是如果重复使用一次性医疗器械，那就是严重违反医疗器械监督管理条例、违反感染管理规范的行为。对此，医疗机构应当加强院感管理，提高医务人员的法律意识，减少此类纠纷的发生。

(六)肺动脉栓塞是栓塞物经静脉嵌塞在肺动脉及其分支中，导致组织血液供应受阻所引起的疾患。肺动脉栓塞的临床表现与受累的肺动脉范围、有无肺梗死及基础疾病有关。小范围的肺动脉栓塞可无明显症状。大的肺动脉栓塞可表现为面色苍白、冷汗、恶心、呕吐、少尿、心悸(心电图异常改变)和呼吸困难等。体格检查可见发绀、呼吸浅快、肺部湿啰音或哮鸣音、肺血管杂音、心动过速、P2亢进、动脉血压降低甚至休克和肺心病的体征。出现肺梗死后，患者可突然发生胸痛，呼吸困难，咯血。约10%的肺动脉栓塞患者在发病1小时内死亡，有30%左右的患者得不到明确诊断而死亡。因此，有静脉血流缓慢的患者，并伴难以解释的呼吸困难应考虑到肺动脉栓塞的可能性。X线检查对肺动脉栓塞的诊断具有重要价值，肺动脉造影是诊断肺动脉栓塞最特异的方法，所以，履行注意义务，强化检查力度，可有效减少漏诊误诊所导致的医患纠纷的发生。

(七)心源性猝死临床上常有表现不典型者，尤其是既往无心脏病史，这也是死者家属不理解的主要原因。如果能通过尸检证实心脏存在病理改变,那就能明确死因,但事实上,最终能通过尸检来证明死因的情况其实并不多。当心电图显示患者心电图改变,如急性广泛前壁心肌梗死[补充1]时,主管医师应及时向患者及其家属告知病情,告病危,甚至提出转院或请上级医师/医院会诊。此外,首诊医师检查应力求细致、认真,询问病史也应仔细、全面、详实。同时,禁止非注册执业医师独立诊治疾病以及单独值急诊班,加强院内管理,加强心脏急诊有关知识的学习,对不明原因的胸痛应常规检查心电图、心肌酶谱(病情变化后应及时复查心肌酶谱,动态观察心肌酶的变化对诊断有帮助),着实增强基层医务人员处理急症的能力,以杜绝漏诊、误诊而导致不必要的纠纷发生。不可忽视的是:冠心病与心肌梗死之间存在极大的相关性;而糖尿病、低血糖昏迷也可诱发或加重心肌梗死的可能;心绞痛反复发作,应考虑冠状动脉造影,根据造影结果选择进一步治疗方案(例如,PTCA、CABG等),可有效减少漏诊误诊所导致的医患纠纷的发生。

(八)高血压性脑出血是由于患高血压而导致脑血管破裂而引起的脑出血,大量脑出血病情凶险,进展迅速,死亡率高,及时手术有时可挽救生命,但常留有后遗症。出血多见于大脑中动脉的深支破裂、脑叶的皮质下白质、脑干及小脑。同时伴随着情绪波动,体力活动劳累,饮酒后突然发病,不同程度的意识障碍、头痛、呕吐、偏瘫、失语等颅内高压症状及脑局部体征,CT可帮助明确诊断,可有效减少漏诊误诊所导致的医患纠纷的发生。

(九)病毒性心肌炎的特点为心肌细胞中有局限性或弥漫性的炎症或变性坏死,常表现为亚临床型、心律失常型、心力衰竭型和猝死型。心律失常与心肌酶谱改变是其特点,心肌活检可确诊。重症病毒性心肌炎病情危重(例如,急性弥漫性全心炎等),死亡率较高。而对于亚急性感染性心内膜炎,它是由致病微生物引起的心内膜炎或心瓣膜的炎症,该病患者常伴有基础性心脏病、心内膜、心瓣膜内皮细胞受损等,还极易引起栓塞症状(尤其是脑栓塞),若不及时治疗,可危及生命。亚急性感染性心内膜炎使用抗生素,要注意选择敏感抗生素,疗程要充分,剂量要足,最好联合用药。因此,患者入院后应诊断明确、及时处置、严密监护、随时告知患者及其家属病情变化,并请患者及其家属签字,以减少不必要的医患纠纷的发生。

(十)安装起搏器一般是不会导致心肌穿孔的,但当心肌出现广泛病变时,因导管移位可引起心肌穿孔,所以,术前应加强医患沟通,充分介绍可能发生的病情变化,以求得患者及其家属的理解。对于糖尿病患者安装起搏器前必须采取积极措施预防感染,不能因血糖暂时控制到正常范围而不使用抗生素,对此,在鉴定过程中,医学会不会只注意术后感染是否属于并发症,而更多会对感染后医疗机构有无采取积极的措施进行有效控制作为评价有无过失的依据;对于介入治疗室间缺损是近年治疗先天性心脏病的常用方法,效果较为理想,手术修补有明显的优点,但少数患者术后可能并发左前分支传导阻滞和不完全右束支传导阻滞,所以,术后应及时复查心电图、心肌酶等,减少不必要的医患纠纷的发生。

(十一)多发性大动脉炎为主动脉及其分支的慢性进行性非特异性炎症,引起血管不同部位的狭窄或闭塞,少数患者可形成动脉瘤。早期有全身性非特异性症状,如发热、食欲不振、盗汗等;晚期可有主动脉弓及其分支狭窄,如脑供血障碍引起的视觉障碍,甚至上肢供血障碍引起的肢体无力、无脉症等。治疗以糖皮质激素为主,并酌情增加扩张血管、改善微循环或抗凝治疗。对内科治疗无效者,医务人员应及时告知患者进行血管介入治疗或外科手术来进行人工血管重建血流,以减少不必要的医患纠纷的发生。

(十二)主动脉夹层是由于主动脉壁中层变性、囊性坏死或内膜撕裂,血液穿透病变中层,导致夹层血内膜剥离,主动脉瓣关闭不全。DeBakey等根据主动脉内膜撕裂的部位以及夹层动脉血肿的广泛程度,将本病分为三型,Ⅰ型和Ⅱ型内膜撕裂位于升主动脉且据主动脉瓣仅数厘米。Ⅰ型血肿超越升主动脉,可扩展至降主动脉、胸主动脉及腹主动脉;Ⅱ型血肿局限于升主动脉;Ⅲ型内膜撕裂位于降主动脉且常在左锁骨下动脉开口处后方,病变常向远端扩展。心电图、超声心动图、CT、MRI可帮助明确诊断,以减少漏诊误诊所导致的医患纠纷的发生。

(十三)肥厚型心肌病是以心肌非对称性肥厚、心室腔大小正常或缩小为特征,以左心室血液充盈受阻,舒张期顺应性下降为基本病变的心肌病。根据左心室流出有无梗阻,又分为肥厚型梗阻和肥厚型非梗阻性心肌病,肥厚型梗阻患者常有眩晕、晕厥、心绞痛等症状,甚至猝死。体检时可发现在胸骨左缘第3、4肋间听到较粗糙的喷射样收缩期杂音,心尖期全收缩期杂音,心电图常表现为左心室肥大,ST-T改变,Ⅱ、Ⅲ、aVF或V4、V5上病理性Q波,因此,超声心电图是无创伤诊断本病的最佳方法。虽然患者及其家属有可能出现拒绝做如心电图检查、拒绝住院等不配合情况。但医疗机构在初步诊断后的处理仍应有针对性和及时性,向患者及其家属告知病情也应清楚和详细(如对方拒绝,必须要对方签字),并表明坚持进一步诊治的建议和决心。同时将情况进行完整的记录,以免在患者出现不良后果后被反告延误治疗、处理不力,抢救不及时等。医疗机构还应加强自身业务学习,加强病历质量管理,加强医德教育,加强人性化管理,提高沟通能力,减少医患纠纷的发生。

(十四)慢性肾小球肾炎是由多种原因所致、多种病理类型组成的原发于肾小球的一类疾病,大多数患者的发病病因不明,有时无明显的临床症状和表现,有些仅表现为程度不等的高血压,仅少数是由急性肾小球肾炎发展而来。而对于急性肾小球肾炎合并上呼吸道感染的患者,抗生素的选用上应慎重,尽量避免选用肾毒性抗生素,以免在发生急性肾小球肾炎时不能排除是肾毒性抗生素引起的急性肾损害,如果必须选用肾毒性抗生素,那应向患者及其家属告知清楚,并履行签字手续,以减少医患纠纷的发生。此外,高血压性肾病、肾性高血压等的鉴别诊断都是比较困难的,但如果患者出现腰酸、尿量减少、肾区叩击痛、水肿等临床表现,应进行免疫项目的检测(即便有时免疫的检查结果无法用高血压病解释),医疗机构仍应该对治疗效果不佳的原因进行认真和细致的分析,注意病情的观察,避免应未尽到必要的注意义务而承担侵权责任。

(十五)急性肾盂肾炎是由于大量致病微生物繁殖而引起的上尿路急性感染。致病微生物主要为大肠杆菌、副大肠杆菌、变形杆菌、铜绿假单孢菌等,常发生于育龄妇女。治疗上要求"剂量足、疗程足",即抗菌药物在尿内和血液内有较高的浓度,疗程一般至少2周,避免反复发作。同时应注意休息,多饮水,勤排尿一级碱化尿液,加强肾功能的保护。此外,在治疗过程中,使用有异于常规药物剂量时,应与患者及其家属充分沟通,说明原因及可行性。临床诊疗过程中常会遇到患者及其家属不配合的情况,这时仍应加强沟通与告知力度,充分解释可能发生的不利后果等,以减少不必要的医患纠纷的发生。

(十六)肾病综合征是由多种不同病理类型的肾小球疾病引起的一组症状群,其诊断标准是:24小时尿蛋白定量超过3.5克;血浆白蛋白低于30g/L;水肿;血脂升高等。其中尿蛋白和血浆白蛋白的指标是诊断所必需的,同时还应行肾活检。通常情况下,肾病综合征的治疗效果一般是不理想的,最终可能导致肾衰竭。因此,对于此类患者应注意加强医患沟通,充分解释和告知病情及可能发生的不利后果,完善病历书写和记录,以减少因医患信息不对称而引发的医患纠纷。

(十七)经十二指肠镜从壶腹开口处插入导管做ERCP(经内镜逆行性胰胆管造影术),对胰腺癌的诊断率为85.90%,较B超或CT高,可较早地发现胰腺癌,尤其对胆道下端和胰管阻塞有较大的临床意义。但术后出现的注射性胰腺炎属于ERCP的并发症,为提高对ERCP并发症的认识,应加强术前、术后的预防措施。如果需要再次进行第二次ERCP及ENBD(经内镜鼻胆管引流术,在ERCP的基础上建立起来的引流方法)之前,应与患者及其家属进行详细的告知与沟通,并让患者及其家属签署知情同意(选择)书。此外,对于高龄患者胃镜检查应常规做活检,尤其是在发现病变的情况下更应该做活检,避免因漏诊漏治、误诊误治而导致不必要的医患纠纷发生。

(十八)低血糖对机体的影响以神经系统为主,尤其是脑部及交感神经。症状的严重程度取决于:血糖下降的程度、低血糖持续的时间、机体对低血糖的反应性。初期表现为交感神经系统及自主神经系统相继累及,最终中枢及延脑活动受影响。当波及延脑时已进入严重昏迷阶段,有去大脑性强直,各种反射消失,瞳孔缩小,呼吸减弱,血压下降,常时间较久,不易逆转。因此,医疗机构应对患者低血糖脑病的严重性及其预后进行有效和充分的评估,并向患者及其家属进行有效的告知与沟通。虽然有些患者产生不利后果与用降血糖药物并没有直接的因果关系,但医师应尽可能仔细观察患者病情的变化,正确使用降糖药物,同时,医疗机构应加强对医务人员的业务培训,提高常见病、多发病的诊断水平,以减少医患纠纷的发生。

(十九)甲状腺功能减退是内分泌系统常见的疾病,尤其是60岁以上的女性,但老年甲状腺功能减退患者特异性的症状和体征较少,且不典型,因此,对可疑者要常规测定促甲状腺激素(TSH),这样才能明确诊断,减少医患纠纷的发生。

(二十)对于恶性肿瘤的诊断应谨慎,如急性淋巴细胞白血病预后极差,如不能进行配型干细胞骨髓移植,最终总难免死亡,其死亡原因大都为免疫力下降而导致的感染,即使积极使用抗生素,也常难以幸免,即便部分患者经骨髓配型干细胞移植治疗后治愈,但其复发率也在20%以上。治疗此类疾病的各种放化疗方案中的大多数药物也都具有较强的毒副作用和不良反应。因此,在处理此类疾病时,应与患者及其家属加强沟通与交流,履行应尽的告知义务,并与患者及其家属签署特殊治疗知情同意(选择)书,如患者及其家属拒绝治疗,也应签字保留证据,避免医患纠纷的发生。此外,对于无典型症状的急性白血病,因缺少贫血、发热、出血、心脏症状等外,病情发展迅速,且早期鉴别困难,所以,常规的辅助检查(血、尿、粪三项常规检查)不能被忽视,即时患者病情急危重,也要保证在一定条件下能完成必要的检查,以明确诊断,这样治疗才有针对性,从而避免应误诊误治、漏诊漏治而承担不必要的侵权责任。

(二十一)高血压患者手术前应严格控制血压,术中、术后亦需严密监测。手术可成为高血压患者出现脑血管外的诱因。针对脑血管意外,应尽快完善相关检查(如CT、MRI等检查),明确疾病性质。因为脑出血与脑梗死的治疗原则有很大的不同。脑梗死与脑出血的病因可能都基于脑血管硬化,与高血压有关,但其病理机制与治疗方法则相去甚远,前者以稀释血液粘稠度、降低凝血因素、溶栓措施为主,后者则以控制血压、防止脑水肿,适当应用抗纤溶药物,早期如有适应证可考虑外科手术治疗等。需要注意的是,颅内占位性病变仅凭影像学检查其实并不能确诊,手术探查是首选方法,医务人员应及时告知患者,以避免不必要的医患纠纷的发生。

（二十二）患者如果存在颅内动脉瘤或血管畸形，在情绪剧烈波动、运动、暴力等时，血压升高，可能会引起瘤体破裂出血。该病病情进展迅速，预后凶险，急性期如经检查确定出血量较大、出血部位较浅表，可早期争取外科手术治疗，否则宜内科保守治疗，进展期要绝对卧床休息，不能搬动或更改体位，造影或转院风险很大。如经治疗后病情一度稳定后又再恶化，则往往预示再出血，此时可引起颅内高压、脑疝、脑水肿等严重后果，随时可发生死亡，这时预示保守治疗已不能奏效，若有手术条件，立即开颅止血，清除积血及减压，但往往死亡或致残率均极高。所以，医疗机构应及时向患者及其家属告知疾病的严重性、治疗的困难性及预后不利后果等情况，避免因患者及其家属不理解而引发纠纷。同时，如果有手术条件，应适时请神经外科会诊，把握手术时机，以免错过最佳的治疗时机而再次加剧矛盾。

（二十三）输血或进行血透治疗时感染丙型肝炎病毒。如果医疗机构有证据证明血源无问题、血透治疗过程规范、同期治疗的其他患者均未感染丙型病毒性肝炎，那就不能确定为医源性感染。医疗机构在血透前应做好相应的检查工作，如肝功能检查、病毒性肝炎相关指标的检查等。因为血透的患者普遍免疫功能低下，可能血透前已有感染存在。此外，病毒性肝炎在黄疸出现前常缺乏典型的肝炎症状，但如果近期出现持续数日的无其他原因的乏力、食欲减退、恶心、肝区钝痛等症状，应及时检查肝功能，并谨慎用药，密切观察病情变化，以免应漏诊误诊而引发医患纠纷。

（二十四）狂犬病又称恐水症，是有狂犬病毒引起的一种急性、进行性、几乎不可逆转的中枢神经系统的人畜共患的急性传染病。根据WHO 2014年公布的数据显示：狂犬病的死亡率达63.28%。预防接种对防止发病有显著性差异，在犬咬伤后第1、3、7、14、30、90、180、360、720日分别肌肉注射人用浓缩狂犬疫苗（地鼠肾疫苗）、人二倍体细胞疫苗、精制抗狂犬病血清（或血清制品）等可有效预防狂犬病。此外，各级各类医院应加强对狂犬病的业务学习，包括预防、伤口处理、治疗及抢救等。特别需要注意的是，犬咬伤伤口不能缝合这是一条基本原则，应向患者告知清楚，并取得患者理解，以此减少医患矛盾的产生。

（二十五）流行性腮腺炎是有腮腺炎病毒引起的急性呼吸道传染病，多见于儿童与青少年，常在与有传染病的患者密切接触后8～30日内发病。流行性腮腺炎发病初期为一侧，继为双侧，腮腺肿大以耳垂为中心，向前、后即下方发展，边缘不清，疼痛明显，进食酸性食物时可使疼痛加剧，部分患者可并发脑膜炎、脑膜脑炎、睾丸炎、卵巢炎、胰腺炎等。医疗机构应对腮腺炎病毒IgM抗体进行测量，由于该抗体对流行性腮腺炎有较高的特异性，故能帮助作出早期诊断。流行性腮腺炎近些年发病率已显著减少，早期诊断应注意流行病学资料，加强鉴别诊断，并特别注意与化脓性腮腺炎的鉴别诊断，以免应漏诊误诊而引发医患纠纷。

三、防范与讨论

（一）依法执业，严守制度与规范

医务人员从事医疗行为活动必须依法执业(包括：医疗机构执业许可证及校验、卫生技术人员资质、从事专项诊疗技术人员资质、特殊诊疗技术准入等)，以及严格遵循医疗核心制度及诊疗护理用药规范。医疗核心制度是医疗行为的底线，每个医务人员不但要熟读，更要理解，而且还要将其应用到临床工作中去，并按医疗核心制度自觉、规范地开展医疗行为。同时恪守诊疗护理用药规范，将制度落到实处，不能流于形式，只有这样才能做到有条不紊，避免医疗差错，减少医患纠纷的发生。

（二）强化沟通与告知力度

医患沟通是建立融洽、友好医患关系的重要渠道，也是减少医患纠纷和投诉的关键因素。同时对患者的身心康复也有着极其重要的意义与影响。因此，医务人员要针对患者的情况，多次、反复地与患者及其家属进行沟通（包括：疾病的诊断、治疗方法、相关需要的检查、费用、风险、预后、并发症、有无替代的治疗及相关费用、有无转上级医院的必要与可能等），特别是在内科系统，因多为老年患者，接受信息的能力比年轻人差，且注意力不易集中，部分患者可能有认知功能障碍，所以，医务人员应主动与患者进行沟通，对患者提出的问题，要耐心地倾听与解释，语速不宜过快，必要时运用身体语言，以免引起误解[1]。此外，在诊疗护理用药工作中，语言交流技巧也十分重要，医务人员要讲究语言的艺术性与技巧性，使用文明的语言与患者及其家属进行沟通和交流，态度诚恳、仪表大方，绝不能语调生硬、敷衍了事，并注重人性化管理，建立与完善医患沟通监督机制、投诉处理机制、诉讼鉴定机制等。同时对医务人员的人身与财产的保护力度也应不断加强，以减轻医务人员的心理压力，为共建和谐、融洽的医患关系提供有力保障。

（三）加强医务人员法制观念及职业责任感的教育与培训

医务人员应加强对《医疗纠纷预防和处理条例》、《中华人民共和国侵权责任法》、《医务人员道德规范及实施办法》等相关法律法规知识的学习，增强法制观念和职业责任感，规范诊疗护理用药行为，履行医务人员的职责与义务，尊重患者的权利。同时，医务人员也应运用法律手段来维护自己和患者的合法权益以及医院的正当权利。并能在发生医患纠纷时采用法律武器捍卫自己的权利。医疗机构应经常对医务人员进行医疗安全的教育，做到警钟长鸣，使其学法、知法、懂法、守法。此外,医疗事业是一门崇高的事业,医务人员也应该具备高尚的职业道德。因此,要加强医务人员的职业道德教育与培养,提高自身素质,工作中做到换位思考,尊重、关心、理解和爱护患者,增加患者的信任感,切实做到"以患者为中心"的服务理念,建立提倡医务人员要用同理心来对待患者,而不是用同情心来照顾患者。所谓同理心是站在患者的角度去理解他们的感受,同情心是站在个人的角度去理解他们的感受。从而改善医疗服务态度与质量,建立和谐的医患关系,避免医患纠纷的发生[2]。

(四)积极参加业务学习,提高专业技术水平

高度的责任心、敏锐的洞察力、过硬的技术、及时果断的处理是架起患者对医务人员理解与信任的桥梁。为了彻底杜绝内科中的不安全因素,最关键的措施就是提高医务人员的医疗技术水平。对此,应制定严格的培训计划,尤其应加强对新上岗医护人员的业务培训,使之熟练掌握内科疾病诊疗护理用药等方面的基本知识,提高其观察问题、分析问题、解决问题的能力。这些医务人员可以每天通过查房、业务听课、定期组织内科常用仪器的使用与维护培训等形式学习新知识、新技术、新进展,并不断加强基本功训练,熟练掌握各项技术操作规程,规范病历书写,提高告知能力,使每位新上岗的医护人员都能熟练掌握内科操作以及各种内科疾病的手术适应证,做到工作井井有条,抢救患者忙而不乱,从而提高自身的综合素质,以此来杜绝科室中医疗安全不良事件的发生[3]。

(五)严格执行收费标准,避免费用纠纷的产生

医疗机构应严格按照物价部门额定的收费标准每日向患方发放收费清单,对患方提出的疑问,要耐心地解释。主管医师、护士应根据患者的实际经济情况制定可行的诊疗护理用药方案和措施,做到医疗服务和收费相符。在诊疗护理用药过程中,医务人员应避免因医疗费用问题而引起的医患纠纷,尽量为患者提供高校、低耗、优质的医疗服务。

(六)规范病历书写,避免纠纷发生

医务人员应充分认识病历书写的重要性,它不仅能反映医务人员的专业理论水平,还是维护医患双方合法权益的重要依据。医务人员必须从法律高度严肃对待医疗文书的书写,禁止涂改、伪造、潦草等医疗行为,对疾病名称及药物描述等还应严格使用医学术语。需要注意的是,病历的及时性、客观性、真实性、有效性才是杜绝医疗安全隐患、保护医务人员自身执业安全的根本。

(七)其他

因信息不对称、治疗效果不佳而导致患者及其家属主观上对诊疗护理用药的效果期望值过高、对病情恶化心理缺乏准备,以及媒体舆论对医患纠纷倾向性的炒作与报道等等,都是导致医患纠纷产生的原因之一。面对此情此景,医疗机构及其医务人员应按照医疗法律法规规定的流程依法处理医患矛盾,并耐心听取患者投诉要点,有理有据地给予答复,也可引导患者通过医患纠纷人民调解、鉴定、仲裁、诉讼等途径来处理医患矛盾。如果能够预先评估医疗风险,在实施诊疗护理用药行为(特别是有创的操作)前,挂靠相应的保险种类,建立与医疗风险密切相关的保险机制,不仅能够减轻医疗机构及其医务人员的经济负担,而且还能缓解医患双方的冲突与矛盾。因此,医疗机构不仅应该积极购买医疗责任保险,医务人员个人也应该根据医疗风险的级别选择性地购买医疗商业保险,以此来分担医疗风险[4]。

综上所述,内科是一个涵盖疾病谱相当广的学科,这就要求从事内科的医务人员知识面也要广,不但要熟练本专业的医疗知识,还要掌握相关医疗专业的基本知识和技能,最重要的是要让医务人员从思想上重视医疗质量安全,懂法、知法、守法、树立良好的服务意识,以人为本,根据内科的特点,组织医务人员学习交流,苦练内功,多角度思考,逐一排查工作中可能存在的问题,并进行分析、查找、研究原因、制定防范措施,然后进行持续改进,对一时无法解决的问题,也应以 PDCA 循序渐进的方式逐步加以完善,然后再进行总结、改进,以形成个性化科室管理机制。对于医患关系,应始终坚持"互相尊重、配合依存"的原则,面对恶劣的医疗环境,医务人员也要有信心、有信念、有信仰,要相信我国随着法制体制体系的改善与健全,医患纠纷调解机制、医疗损害赔偿机制、医务人员伤害赔偿机制等都将不断地建立与完善,人们的道德水平也会得到不断地提升,医患纠纷的发生率会缓慢地下降,医患之间的关系也会变得越来越和谐。

[补充1] 急性心肌梗死的诊断:(1)持续性胸痛常超过30分钟;(2)心电图呈心肌缺血或坏死的动态图形;(3)心肌酶谱升高且具有动态变化。以上3项若具有2项即可诊断心肌梗死。对于急性心肌梗死应加强心电监护,随时监测生命体征变化,并根据病情变化不断调整救治方案。

[参考文献]

[1] 陈丽芳.护理告知与知情同意制度在心血管内科的应用[J].包头医学院学报,2016,32(3):107-109.
[2] 卜亚洲.2011—2016我院消化内科医疗纠纷分析[J].中国卫生标准管理,2016,7(8):19-20.
[3] 张亨爱.心血管内科防范护患纠纷的措施及效果[J].中西医结合心血管病杂志,2015,3(1):159-161.
[4] 王娟,刘晓艳等.心血管内科常见纠纷成因及对策[J].中国循证心血管医学杂志,2015,7(5):721-722.

From：2016年欧洲内科联合会(EFIM)参会论文节选：《东亚三国内科常见纠纷防范与讨论》(英语翻译稿)，本文部分数据来源于德国科学基金会(DFG)与德国Greifswald大学合作项目：Greifswald大学研究课题《全球常见医疗纠纷排查统计分析和研究》，因内容结合了我国的国情，略作修改，仅供参考。

61 常见儿科纠纷统计与思考
实用性★★★☆☆ 有益性★★★★☆

中德日三国儿科常见纠纷防范与讨论

庄 璘[①]　长谷川一[②]　Andreas Heinz[③]

① 上海市闵行区中医医院　Shanghai　China
② 新百合丘综合医院　Kawasaki　Japan
③ 罗斯托克大学附属医院　Rostock　Germany

儿科的工作范围包括：从新生儿至青春前期儿童所有疾病的诊疗护理用药,特别是处于不断生长发育、机体迅速变化的动态过程中的新生儿,其病情发展迅速、疾病变化快、机体对疾病的防御能力不像成年人那样稳定和耐抗,这就决定了儿科临床的特殊性,同时也决定了儿科临床工作的风险性。所以,发生医患纠纷的概率就比较高。据德国Rolandberger咨询公司对2009～2013年各国儿科纠纷统计数据显示,儿科纠纷的数量随着每年患病人数的增加也在不断地缓慢上升,约占总纠纷的15.18%[1]。

表9-51　2009～2013年各国儿科纠纷在医患纠纷中的占比

年份(年)	美国	加拿大	瑞典	比利时	荷兰	马来西亚
2009	12.37%	14.07%	12.24%	17.74%	16.25%	18.29%
2010	13.82%	13.45%	12.64%	16.53%	16.03%	17.05%
2011	13.04%	13.70%	12.81%	18.02%	16.33%	19.64%
2012	12.58%	12.32%	13.46%	16.52%	16.31%	20.02%
2013	13.69%	12.44%	12.50%	16.63%	15.26%	19.47%
平均	13.10%	13.20%	12.73%	17.09%	16.04%	18.89%

一、研究对象与方法

(一) 研究对象

中国卫生计生委(现为卫健委)、德国卫生部、日本卫生署统计的2013年各医疗机构发生理赔的儿科纠纷资料,并从中随机抽取床位300张以上医疗机构儿科中发生的且赔偿金额超过5 000欧元的医疗案件各1 000件,总计3 000件作为本次回顾性分析的资料。其中,男2 102件,占70.07%；女898件,占29.93%；年龄范围在0～13岁,平均年龄3.63岁,鉴定案件2 643件,鉴定率88.10%,鉴定次数≥2的1 885件,占62.83%。

(二) 研究方法

主要采用案例分析方法,自行设计调查表,主要收集责任主体、纠纷案由、过失原因等。数据使用：应用Revman5.0软件进行统计分析。

二、结果

(一) 2013年中、德、日三国儿科医患纠纷常见赔偿原因数据统计分析显示：除患者及其家属的原因676例,占(22.53%)外,排名依次为：诊疗护理用药等医疗技术问题1 006例,占33.53%；沟通与告知问题329例,占10.97%；病历问题297例,占9.90%；其他原因279例,占9.30%；管理问题222例,占7.40%；责任心、风险意识与法律意识问题191例,占6.37%。

(二) 2013年中德日三国儿科医患纠纷常见赔偿原因数据统计分析显示：中德荷三国在儿科医患纠纷常见赔偿原

因中,诊疗护理用药等医疗技术问题均占比最高。

表9-52 2013年中德日三国儿科医患纠纷常见赔偿原因数据统计分析

编号	赔偿纠纷原因		中国	德国	日本
1	诊疗护理用药等医疗技术问题		(313)31.30%	(365)36.50%	(328)32.80%
		诊疗问题	(98)9.80%	(81)8.10%	(79)7.90%
		护理问题	(70)7.00%	(84)8.40%	(83)8.30%
		用药问题	(145)14.50%	(200)20.00%	(166)16.60%
2	沟通与告知问题		(156)15.60%	(93)9.30%	(80)8.00%
3	管理问题(包括制度问题)		(81)8.10%	(66)6.60%	(75)7.50%
		医院感染问题	(53)5.30%	(35)3.50%	(41)4.10%
		制度问题	(8)0.80%	(6)0.60%	(9)0.90%
		其他管理问题	(20)2.00%	(25)2.50%	(25)2.50%
4	责任心、风险意识与法律意识问题		(70)7.00%	(59)5.90%	(62)6.20%
5	病历问题		(95)9.50%	(118)11.80%	(84)8.40%
6	患者及其家属原因		(247)24.70%	(221)22.10%	(208)20.80%
7	其他原因		(38)3.80%	(78)7.80%	(163)16.30%
	总计		(3,000)100%	(1,000)100%	(1,000)100%

注:有些纠纷案卷涉及多个问题,但本表中仅体现主要问题,具有唯一性,特此说明,仅供参考。

三、预防与讨论

(一)提高医务人员的业务能力

为了有效减少儿科纠纷的发生,医疗机构首先要加大对医务人员的业务技能及素质方面的教育与培训,提高医务人员的工作技能及综合素质水平,使得医务人员可以从思想上认识到其重要性,用精湛的临床治疗手段来减少患儿的身心痛苦,争取达到最大程度的临床治疗效果,有效地避免不必要的医患纠纷的发生[2]。此外,配备专业、资深的医务人员来做抽血扎针等诊疗护理用药,可以减少患儿的痛苦,同时也会让患儿家长更加信赖医院,再加上对患儿家长做相应的心理辅导与健康教育,更能让患儿家长更好地了解疾病及临床治疗护理用药的过程,从而保证临床诊疗护理用药工作的顺利开展,最大限度地减少医患纠纷的发生。

(二)提高用药合理性与合法性

对于患儿,不仅是青霉素类药物,即便是头孢菌素类药物,在使用前也应做皮试,以防止过敏而导致医疗安全不良事件的发生。若恰巧发生了过敏性休克,除分析可能发生的原因外,还应及时采取有力的救治措施,以防止病情进一步恶化。其实,在儿科中因药物过敏问题引发的医患纠纷时有发生。对原发病的预后及并发症的发生在诊疗过程中应进行有效评估,遇到急危重患儿应及时请上级医师/医院会诊,以便进行正确、合理的诊治,减少误诊和漏诊率。同时,加强医患之间沟通,及时告知患儿家长关于本疾病可能发生的并发症与不良后果,以取得患儿家长的理解与配合。对于腹泻患儿,确属细菌性腹泻可以使用抗生素,但应考虑患儿为特殊人群,使用药物时需注意药物的毒副作用和不良反应,例如,庆大霉素、阿米卡星等,并了解药物可能会对患儿生长发育带来的不利影响。若遇到疑难、急危重患儿应请上级医师/医院会诊,共同制定诊治方案。同时,加强医患之间沟通,及时将药物的毒副作用和不良反应向患儿家长告知清楚,并在应用该类药物时密切观察临床变化,以减少药物毒副作用和不良反应的发生,以此来降低医患纠纷的发生率。

(三)培养医务人员良好的医德医风

在医疗行为工作中,应加强医务人员的医德医风的教育与宣传,帮助医务人员确立良好的医德品行,确保建立正确的价值观、人生观和世界观。医务人员要尽可能地以平常心来看待医患纠纷,同时以诚挚的心态与真诚的服务态度来换取患儿及其家属的理解和信任。此外,医务人员要有良好的心态,不能受患儿家长的不冷静情绪影响而过分烦躁或冲动,善于换位思考,大度待人,以诚达人,克己制怒,以慎处事,提高自身综合素质[3],减少医患矛盾的产生。

(四)加强医患之间及时有效的沟通与告知

常有患儿家长提出各种要求与建议的情况,对此,要耐心倾听他们的心声,重视他们的意见和诉求,对其合理的要求尽量满足,对不合理的要求耐心解释,不要态度生硬地拒绝,尽最大努力取得患儿家长的理解,创造互相信任、互相尊重的和谐的服务氛围。对于医学知识贫乏的家长,要有足够的耐心把患儿的疾病用通俗易懂的话语讲清楚,把整个治疗过程中可能出现的病情变化、并发症、最终转归、检查的必要性与利害关系等解释透彻,从而建立良好、稳定的医患关系,避免医患纠纷的发生。例如,新生患儿颅内出血主要因缺氧、产伤、先天性脑血管畸形等引起。由于少数的先天性脑血管畸形可引起新生患儿颅内出血,故也就较容易被忽视。先天性血管畸形的胎儿出生时可以表现为正常,但出生以后出现颅内出血的症状与体征,并同时伴随如瘫痪、听力障碍、智力障碍等后遗症状[4]。因此,在临床工作中,医疗机构不仅应高度重视新生儿缺氧、缺血性脑病和颅内出血的早期诊断和治疗,以减少后遗症的发生。同时,更应将原发病、并发症与后遗症如实向患儿家长告知清楚,当患儿家长要求主动出院、放弃治疗时,医疗机构仍应进一步加强医患之间的沟通,动员患儿家长将患儿继续留院治疗,以争取最佳的治疗时机,从而提升患儿及其家长战胜疾病的信心,从而规避日后可能产生医患纠纷的风险。

(五)提高医务人员的责任心

医务人员对患儿病情变化注意度不高、责任心不强、观察处理不认真,也是引发儿科医患纠纷常见的赔偿原因之一。在很多纠纷的产生过程中,如果经治医师能对患儿加强观察分析,充分认识儿科疾病的特点,明白儿科疾病的发展变化规律,或是护理人员发现病情变化时,能加强与医师之间的沟通与交流,及时报告一些疾病的进展过程及异常症状,那么,对经治医师及时正确判断和处理疾病,预防和减少纠纷的发生,都是具有实际意义的[5]。此外,在急危重症抢救过程中,尽量做到忙而不乱、急而不躁,对于病情不稳定和诊断不清的病例,要把各种医疗风险因素不厌其烦地反复交代清楚,并说明观察与检查计划,这样才能让患儿家长放心,才能把纠纷的诱发因素消灭在萌芽之中。

(六)加强病房的管理,做好消毒隔离

各级医疗机构常出现住院患儿多、床位紧张的情况,因此,有时也很难做到各类疾病分类管理,例如,呼吸道与消化道疾病患儿常常混住一室,容易出现院内感染。感染后这不仅给患儿带来痛苦,同时也增加了患儿家长的经济负担,也给医务人员增加额外的压力。因此,加强不同病种分类管理以及病房通风、消毒等措施,尽可能减少院内感染的发生率,也可有效避免一些不必要的医患纠纷的发生[5]。

(七)加强健康教育

由于患儿在就诊时患儿家长普遍存在焦虑、紧张、担忧等情绪,加上患儿家长大多缺乏必要的儿科专业知识,因此,儿科也就成为医疗机构中最容易发生医患纠纷的科室之一。针对这种情况,医疗机构需要高度重视健康教育这一问题。可通过健康教育宣传册、宣传画、书籍、影视资料、口述、互联网+、微博微信、QQ群等方式进行健康教育。其实,健康教育能够帮助患儿家长客观认识患儿的疾病,并有助于让患儿家长控制好自身情绪,积极配合医务人员进行诊疗护理用药,为取得更好的治疗效果提供良好的医患、护患环境。此外,通过强化患儿家长的健康教育,还能指导患儿家长正确地实施居家照顾,有利于医疗资源的合理使用[7]。

(八)完善并落实规章制度

医务人员要依据儿科的诊疗护理用药规范与常规、结合儿科诊疗护理用药的特殊性,对儿科相关的制度进行细化与完善,促进医务人员操作遵章守纪。此外,制定可行的查对制度与奖惩制度,也有利于医务人员在达到提高医疗安全与责任意识的同时,刺激医务人员工作积极性及提升工作效率,以实现优质医疗服务的目的,从而减少医患纠纷的发生。

[参考文献]

[1] Batsis ID,Okito O,Meltzer JA,et al. Internal hernia as a cause for intestinal obstruction in a newborn[J].J Emerg Med,2015,4(30):1-4.
[2] Byard RW,Wick R.Congenital mesenteric defects and unexpected death a rare finding at autopsy[J].Pediatr Dev Pathol,2008,11(3):245-248.
[3] 刘富玲.妇幼保健院儿科急诊室医患纠纷及其预防措施[J].中国卫生标准管理,6(24):23-24.
[4] 于文奎,王文静.基层医院儿科常见医疗纠纷的引发因素及防范措施[J].中国实用乡村医生杂志,2008,7(15).
[5] 利莉.健康教育管理对儿科门诊纠纷及家长满意度的影响[J].临床护理杂志,2017,16(1):77-79.
[6] Sato T,Abe S,Tsuboi K,et al.Sudden death of a child because of an intestinal obstruction caused by a large congenital mesenteric defect[J]. Legal Med,2012,14(3):157-159.
[7] Byard RW,Wick R.Congenital mesenteric defects and unexpected death a rare finding at autopsy[J].Pediatr Dev Pathol,2008,11(3):245-248.

From: 2017健康促进医院和医疗保健国际会议参会论文节选:《中德日三国儿科常见纠纷防范与讨论》(英语翻译稿),本文部分数据来源于德国科学基金会(DFG)与德国 Greifswald 大学合作项目:Greifswald 大学研究课题《全球常见医疗纠纷排查统计分析和研究》,因内容结合了我国的国情,略作修改,仅供参考。

62 常见体检纠纷统计与思考

有益性★★★☆☆　实用性★★★★☆

各国常见体检纠纷原因分析与防范措施

Andreas Heinz[1]　庄　璘[2]　徐　洋[3]

[1] 罗斯托克大学附属医院　Rostock　Germany
[2] 格赖夫斯瓦尔德大学　Greifswald　Germany
[3] 上海市闵行区中医医院　Shanghai　China

一、研究对象与方法

(一) 一般资料

德国科学基金会(DFG)与德国 Greifswald 大学合作项目,选取 2010～2014 年六国(美国、德国、瑞典、日本、荷兰、中国)在体检过程中引发医疗投诉占总投诉的比例,并就 2014 年各国体检过程中引发医疗投诉的常见原因加以统计与分析。

(二) 方法

主要采用案例分析的方法对资料进行回顾性分析,自行设计表单来进行整理和归纳,数据使用:应用 SAS 9.0 软件进行数据分析与统计。

二、结果

(一) 2010～2014 年六国(美国、德国、瑞典、日本、荷兰、中国)在体检过程中引发医疗投诉占总投诉的比例统计与分析数据显示:自 2010 年至 2014 年,六国在体检过程中引发医疗投诉的占比,每年均有一定比例的增加。2014 年,美国的投诉率与 2010 年相比增加了 67.60%;德国增加了 70.11%;瑞典增加了 59.32%;日本增加了 39.04%;荷兰增加了 57.01%;中国增加了 63.29%。

表 9-53　2010～2014 年各国在体检过程中引发医疗投诉的占比

年份(年)	美国	德国	瑞典	日本	荷兰	中国
2010	0.093%	0.078%	0.120%	0.203%	0.095%	0.127%
2011	0.121%	0.084%	0.207%	0.259%	0.103%	0.204%
2012	0.184%	0.175%	0.218%	0.302%	0.132%	0.264%
2013	0.205%	0.193%	0.243%	0.327%	0.193%	0.290%
2014	0.287%	0.261%	0.295%	0.333%	0.221%	0.346%

(二) 2014 年,六国体检过程中引发医疗投诉的常见原因统计与分析数据显示:在引发医疗投诉的常见原因中,体检结果失真而引发医疗投诉在各国体检过程中占比相对较大,应引发医疗机构的足够重视。

表 9-54　2014 年各国体检过程中引发医疗投诉的常见原因统计

主要原因	美国	德国	瑞典	日本	荷兰	中国
候检时间过长(包括准备不足、总检报告延迟等管理问题)	15.27%	17.89%	17.65%	19.30%	14.68%	18.17%

(续表)

主要原因	美国	德国	瑞典	日本	荷兰	中国
语言沟通问题(包括告知不到位)	10.41%	13.33%	11.21%	8.03%	13.55%	8.49%
服务态度问题	6.23%	8.47%	8.45%	2.37%	6.19%	10.13%
医疗过失(包括责任心问题、未遵循专科专治原则)	17.88%	13.58%	15.46%	16.96%	17.97%	11.54%
体检结果失真	20.30%	18.19%	19.37%	19.53%	18.45%	22.92%
隐私权问题	7.26%	5.35%	6.24%	9.39%	6.02%	2.57%
医疗意外与突发事件(包括晕针晕血、低血糖、插队、跌倒等)	3.17%	1.98%	2.77%	4.25%	2.08%	3.96%
受检者原因	12.83%	15.40%	13.30%	15.05%	14.86%	19.15%
其他(如媒体因素)	6.65%	5.81%	5.55%	5.11%	6.20%	3.07%

备注：有些纠纷案卷涉及多个问题，但本表中仅体现主要问题，具有唯一性，特此说明，仅供参考。

三、防范措施与思考

（一）防范措施

1. 严格落实体检规章制度。（1）医疗机构应详细制定体检医务人员的岗位职责，依法执业，完善职业准入；（2）完善体检日志的书写、交接班记录、疑难病例专科专治会诊记录等，保全医疗证据，降低医疗风险；（3）功能、放射、检验检查是体检工作的重要组成部分，检查结果正确与否直接关系到诊疗的准确性。因此，要求医务人员必须认真负责，确定数据一丝不苟，填报结果准确迅速，切不可粗心大意，张冠李戴，随意涂改，避免检查结果失真的情况出现；（4）体检资料应指定专人保管，尤其是重大疾病和传染性疾病资料更应妥善保管，并注意保护患者隐私权；（5）对于检查项目异常者应在体检当日告知受检者，必要时应书面告知患者复检或进一步专科诊疗；（6）对于一般体检结果及总检报告应在合理时间内反馈到受检者手中，以免因延误受检者治疗而引发医患纠纷[1]；（7）为减少计算机系统故障或其他意外情况的发生，应及时做好各种数据的备份。

2. 加强医患之间的沟通与科室的协作。良好的医患沟通是预防医患纠纷的重要措施，医务人员一定要认真负责的履行告知义务，在详细询问受检者体检意图及身体不适状况后，做好耐心细致的解释工作，在求得其同意情况下进行各项检查，以避免因受检者对其所需检查项目不理解而引发医患矛盾。此外，医务人员应加强业务学习，努力掌握最新医学知识与技术，并精诚团结，努力协调各临床科室之间的工作与关系，不相互推诿，更不能在体检者面前破坏医疗机构的形象。

3. 强化医德医风建设。良好的医德医风是构建和谐医患关系的基础，也是预防医患纠纷的重要措施。强化医德医风教育，要求医务人员首先要树立"受检者至上"的服务理念，做到热情接待、耐心解释、精心诊察、细心诊疗，并通过医德医风投诉电话、意见箱等强化医疗监督与考评机制。同时，医务人员还应注意自身素质修养的提高，在工作中保持积极乐观向上的心态，避免因不良情绪影响工作而导致医患纠纷的发生[2]。此外，还应注重窗口形象，正确掌握体检报告单的发放时间，准确地掌握各项信息和资料，熟悉各项专业技术，提高查找和发放体检报告单的技能技巧，以保证体检者能及时、准确地领取到自己的体检报告单，提升服务效率和效果，减少投诉的发生。

4. 保护医务人员合法权益。医疗机构应加强医务人员法律意识的教育与培训，强化其法制观念，完善医疗证据的收集、认定和运用，在纠纷发生时沉着冷静地应对，依法维护医疗机构及其医务人员自身的合法权益。

Andreas Heinz：体检不是万能的，只是一种初筛查性质的大概评价。对于早期的、微小的、特定的、隐匿的疾病，其实是无法发现的。因此，建议医疗机构在印制书面的宣传单时，将每种功能、放射、检验检查的灵敏度、特异度、假阳性、假阴性等主要的临床指标、临床意义、功能放射检验检查对诊断的重要性、局限性等简意赅地罗列出来，并通过告知让受检者正确认识体检的意义，其实，非常有必要。与此同时，体检报告中应避免使用"结论、健康"之类的词汇，而应当更确切地表述为"您所做的检查项目未见明显异常"。加上上述的一些防范措施，几乎能归避常规体检过程中大部分不良事件的发生。但是站在受检者的立场，绝大多数的健康体检项目就医学学理而言，其实都是没有必要的[3]。据德国

Rolandberger咨询公司对2014年六国(美国、德国、瑞典、日本、荷兰、中国)对体检受检者的来源进行统计显示：七成的受检者源于媒体广告和推销游说，主动到医疗机构体检的受检者还不到一成。德国联邦医师协会会长：JaurgDietrich Hoppe在越来越多的公开场合中指出：医师出于纯经济考虑来游说患者接受体检检查，是极其缺乏医德的事情。但更难想象的是，近些年来，医疗机构及其医务人员开始以增设体检项目的名目来公开捞钱，已经到了泛滥的程度。统计显示：各国体检中近100种，包括：环境医学、医疗美容、医学心理学等不必要的诊疗项目被允许开展，近70%的医务人员认为，就经济或绩效考虑，健康检查是必要的，这些不必要的检查项目可能还决定了患者的诊疗护理用药计划，甚至被强行推销给一些能出具健康证明的受检者[4]。与此同时，医务人员还认为，这些不必要的检查还可能关系到医疗质量和医患纠纷的规避。

表9-55 2014年各国体检受检者来源统计

主要来源	美国	德国	瑞典	日本	荷兰	中国
媒体广告	31.35%	25.48%	28.57%	26.58%	25.18%	28.48%
推销游说	42.11%	50.17%	41.83%	51.30%	43.02%	61.29%
主动检查	9.58%	8.79%	9.72%	4.84%	9.47%	2.33%
学术性宣传、推广	5.93%	7.24%	10.14%	5.05%	10.63%	1.14%
其他	11.03%	8.32%	9.74%	12.23%	11.70%	6.76%

备注：有些统计数据涉及多个问题，但本表中仅体现主要问题，具有唯一性，特此说明，仅供参考。

徐洋：现在越来越多的医疗机构开设了体检中心，并向受检者提供所谓的个人健康检查服务，而这些大多都是自费的，重视经济和绩效已成为各国医疗机构管理的常态。统计显示：2013~2014年美国体检市场总收入增长28.84%、德国增长9.26%、瑞典增长12.90%、日本增长15.82%、荷兰增长7.13%、中国增长18.57%；人均健康检查总费用分别增长：17.48%、14.01%、1.43%、2.22%、6.12%、10.00%；体检收入在整个医疗收入中的占比分别增长：6.92%、13.43%、3.77%、12.62%、11.29%、8.81%；但是受检者满意率却都呈下降趋势，分别下降了10.31%、5.61%、12.12%、6.02%、7.17%、3.73%。

未来的体检行业一定是一群正知、正念、正能量人的天下，真正的危机，不是金融带来的风险，不是技术落后带来的困扰，而是医德与信仰的危机。医务人员要珍惜那些给你们温暖和信任的眼神，那是上帝的微笑。

表9-56 2013~2014年各国体检相关经济数据统计

国家/经济指标	体检市场总收入		人均健康检查总费用		体检收入在整个医疗收入中的占比		受检者满意率	
	2013	2014	2013	2014	2013	2014	2013	2014
美国	19.63亿	23.37亿	237.38	287.65	25.81%	27.73%	63.77%	57.81%
德国	16.57亿	18.26亿	213.41	248.17	20.43%	23.60%	72.15%	68.32%
瑞典	14.38亿	16.51亿	257.79	261.53	30.38%	31.57%	79.80%	71.24%
日本	11.28亿	13.40亿	226.27	231.40	21.74%	24.88%	80.48%	75.93%
荷兰	15.89亿	17.11亿	205.44	218.83	19.95%	22.49%	75.21%	70.18%
中国	17.41亿	21.38亿	181.61	201.79	27.03%	29.64%	73.39%	70.75%

备注：所有经济统计数据均按照美元汇率进行折算，特此说明，仅供参考。

[参考文献]
[1] 黄喜顺.健康体检中心医患纠纷原因分析及防范措施[J].临床误诊误治,2008,21(11):079.
[2] 张秉初,罗洁,张洪江,吴兆雁.健康体检中医疗纠纷的防范思考[J].中国冶金工业医学杂志,2012,29(3):347-348.
[3] 张淑兰.健康体检引发的思考[J].中国健康教育,2002,18(10):671-671.
[4] DM Janicke,RG Steele,LA Gayes,CS Lim,LM Clifford.Systematic review and meta-analysis of comprehensive behavioral family lifestyle interventions addressing pediatric obesity[J].Journal of Pediatric Psychology,2014, 39 (8):809.

From：2015世界卫生保健大会参会论文节选：《各国常见体检纠纷原因分析与防范措施》(英语翻译稿)，部分数据来源于德国科学基金会(DFG)与德国Greifswald大学合作项目，Greifswald大学研究课题《全球常见医疗纠纷排查统计分析和研究》，因内容因结合了我国国情，略作修改，仅供参考。

63 医保纠纷的防范与思考
实用性★★★☆☆ 有益性★★★★☆

中、日、马三国医保纠纷原因分析与讨论

庄 璘[1]　加藤智久[2]　Andreas Heinz[3]

[1] 格赖夫斯瓦尔德大学　Greifswald　Germany
[2] 圣路加国际医院　Tokyo　Japan
[3] 罗斯托克大学附属医院　Rostock　Germany

一、研究对象与方法

通过对中国卫生计生委(现为卫健委)、日本卫生署、马来西亚卫生署，2014年发生的医疗纠纷资料进行回顾性分析(自行设计统计表)，并运用回顾性分析方法对于中国上海、日本大阪、马来西亚新山的医患纠纷(包括：医疗投诉)资料进行归纳统计，找出与医保相关的医患纠纷案例各500例，每名患者投诉的主要内容只计为1例，同时对其纠纷原因采用Revman5.0软件进行统计与分析。

二、结果

2014年中、日、马三国发生的医疗纠纷中，医保投诉的占比分别为：中国19.49%；日本17.46%；马来西亚18.70%。其中，医疗费用纠纷排名第一，患方医保知识缺乏排在第二，服务态度问题排在第三。此外，在上海的500例医保纠纷中，职工医保占19.80%(99/500)、城镇居民医保占18.20%(91/500)、新农合占45.60%(228/500)、其他医保类型占16.40%(82/500)，以新农合纠纷居多。

表9-57　2014年中、日、马三国医疗纠纷中，医保纠纷占比统计

国家/统计项目	医疗纠纷数(例)	医保纠纷数(例)	占比
中国	115 833	22 574	19.49%
日本	86 937	15 178	17.46%
马来西亚	92 827	17 362	18.70%

表9-58　2014年上海、大阪(日本)、新山(马来西亚)医保纠纷原因统计分析

医保纠纷原因	上海		大阪		新山	
	纠纷例数	构成比例	纠纷例数	构成比例	纠纷例数	构成比例
服务态度问题	81	16.20%	63	12.60%	65	13.00%
沟通、告知不足	57	11.40%	61	12.20%	43	8.60%
费用纠纷	159	31.80%	135	27.00%	171	34.20%
医疗管理缺陷	43	8.60%	58	11.60%	51	10.20%
政策体制问题	11	2.20%	30	6.00%	34	6.80%
其他问题	64	12.80%	56	11.20%	24	4.80%

(续表)

医保纠纷原因	上海		大阪		新山	
	纠纷例数	构成比例	纠纷例数	构成比例	纠纷例数	构成比例
无缺陷(患方医保知识缺乏)	85	17.00%	97	19.40%	112	22.40%
总计	500	100%	500	100%	500	100%
上海的500例医保纠纷	职工医保	城镇居民医保	新农合	其他医保类型	备注	
	19.80%(99/500)	18.20%(91/500)	45.60%(228/500)	16.40%(82/500)		

备注:有些纠纷案卷涉及多个问题,但本表中仅体现主要问题,具有唯一性,特此说明,仅供参考。

三、讨论与思考

(一)世界各国各地医疗机构,根据其国家的基本国情状况与现行的医保法律、法规、部门规章及其相关政策要求,为降低就医费用、控制大额处方、配合医保费用审核政策等,制定了各种"处方限额"的控制办法,并对医疗机构内的(门诊)医师处方实行费用上限,这种规定当然有其积极的一方面。但同时也造成了一些患者就医困难和医患矛盾。例如,一些患者日常医疗必须,但药品价格又相对比较昂贵的药品,按照费用上限只能开具1粒,对于此类现象,建议医疗机构还是应"以人为本、兼顾需求",切实为人民群众提供更为便捷的生活方式。同时再请示医保行政主管部门,使其放开此类药物费用上线,不再将其列入医疗费用行政审查和检查的范围[1]。此外,随着经济的高速发展,医保基金征收也快速增加,医保报销项目和范围逐渐扩大,报销比例几乎每年都要作出一定的调整,这样快速的变化给医保从业人员和享受医保实惠政策的广大老百姓带来了较大的影响,矛盾也自然而然产生。所以,医疗机构应贯彻国家医保相关政策,规范医疗行为,加强医保相关知识的宣传力度,合理收费,实施人文关怀,从而有效减少医保纠纷的发生。

(二)与日本和马来西亚相比,在我国医疗保险事业虽已得到了迅猛的发展,基本医疗保障制度也已实现全覆盖。但是,由于我国医疗保险事业起步较晚、先天不足,至今也尚未形成一套完善的医保理论、教育、培训、管理体系,全国医药类院校中也少见医疗保险相关专业的设置。所以,医疗机构中的医保管理部门的工作人员常来自医院各个不同的科室或部门,专业五花八门,技术能力和服务意识参差不齐。其实,医保工作与医患纠纷处理工作一样都是服务性窗口(服务的对象是参保的患者及其家属)。因此,医保工作人员既要熟悉医保政策、临床医学、药学等相关知识,又要对各种新医疗、新技术以及新型药物根据医保政策做相应的调控。同时还要懂得窗口服务的技巧,加大医保宣传的力度,降低参保患者因医保知识、政策的偏差、不理解以及对医方期望值过高而引发不必要的医患矛盾[2]。

(三)对于费用纠纷。由于医疗保险相关法律法规及政策条目繁多,且医疗机构宣传力度不够,加上部分医保患者自身文化程度有限,导致对医保政策理解有出入。据有关部门统计,近83.27%的患者不了解"起付线"、"自付比"等情况。此外,还有53.18%的患者在"医改"后由于报销比例减少,对医保政策产生不满、不理解,其人群投诉率高达36.88%。所以,医疗机构应通过多种渠道使患者及其家属了解医保政策,树立合理医疗的意识,并通过政策宣传、业务培训、画册宣传等方式,让患者及其家属充分了解医保信息,从而获得医保政策惠利[3]。同时,还应不断强化参保人员对医保的信任感和安全感。

(四)医务人员在医疗活动过程中,常常只关注到疾病本身的诊疗和疗效,而忽略了与疾病诊疗相关费用的超额、超限问题。对于费用问题,医务人员也应对患者及其家属履行告知义务[4],保障其能充分享受到医保应有的权利,缓和医患关系。但同时也不应过分盲目控制医疗费用,以免应费用控制而影响诊疗过程的正常进行。

(五)医保政策在实施过程中会涉及医疗机构中的诸多部门,每个医保患者从入院登记到出院报销,医保政策的宣传、实施,最终均离不开各相关科室的相互协调、沟通及配合,故加强科室间协作非常重要。医保部门要主动与药剂部门、信息部门配合,对3个目录库的信息进行及时维护和修正,为临床准确使用药品、诊疗护理项目奠定基础。同时,与医务部门、护理部门、财务部门也应保持通力协作,要求各临床科室各种报告单的数量与医嘱、结算清单三者统一,避免多收或漏收费用现象的出现。此外,医保部门应严格掌握适应证用药及特殊治疗、特殊检查的使用标准;完善病程记录中对使用其药品、特治特检结果的分析;严格掌握自费项目的使用及知情同意(选择)书中内容审核的把关,以及加强对参保人员入院身份的确认、出院结算准确性核查[5]。

(六)医务人员应在自己平凡、繁杂且需要一定信仰支撑的职业中树立人文意识,提高自身素质,不断加强自身沟通能力,从思想、源头上杜绝医患纠纷的发生。医疗机构也应顺应形势发展的需要,经常开展医德医风教育,举办医保知识讲座,定期组织学习,注重医保知识的更新,优化服务流程[6]。减少医保患者的投诉,为构建和谐医患关系起到积极的促进作用。

随着我国医改的不断深入,医保覆盖面将逐渐扩大,尤其是新型农村合作医疗保险制度的实施,几乎实现了全民医保,而不同的人群有不同的医保政策,医疗机构作为医保运作中的主要载体,所出现的医保问题和矛盾将逐步集中突显出来。但是,通过上述防范措施,基本可有效减少医保纠纷或投诉的发生,为构建和谐的医患关系起到积极的促进作用。

[参考文献]
[1] 文友良,刘水平,汤芳林等.人性化护理在医保住院病人中的应用[J].护理实践与研究,2009,6(19):73-74.
[2] 姚坚.建立良好医患沟通推进和谐医患关系[J].中国医学伦理学,2010,23(1):28-29.
[3] 周卫萍,鲍幼林.医保费用控制策略[J].解放军医院管理杂志,2009,16(1):78-79.
[4] 王一方.医学是什么[M].北京:北京大学出版社,2010.
[5] 刘春岩.面对全民皆医保医院将如何发展[J].甘肃中医,2010,23(1):66-67.
[6] 郑大喜.信息不对称对构建和谐医患关系的影响及对策:基于经济学的分析[J].卫生软科学,2006,(5):487-489.

From:2015年亚洲医疗健康管理研讨会参会论文节选:《常见医保纠纷原因分析与讨论》(英语翻译稿),部分数据来源于德国科学基金会(DFG)与德国Greifswald大学合作项目,Greifswald大学研究课题《全球常见医疗纠纷排查统计分析和研究》,因内容因结合了我国国情,略作修改,仅供参考。

 涉药纠纷
阅读性★★★☆☆ 实用性★★★★☆

瑞、中、马三国药学部常见纠纷原因与防范

庄璘[①] Sten Gerhard[②] MohdChin[③] 刘岚光[①]

① 上海市闵行区中医医院 Shanghai China
② 厄勒布鲁大学附属医院 Orebro Sweden
③ 吉隆坡中央医院 Kuala Lumpur Malaysia

一、研究对象与方法

(一) 资料来源

瑞典卫生署、中国卫生计生委(现为卫健委)、马来西亚卫生署统计的2014年各医疗机构发生理赔的药学部纠纷资料,并对资料进行回顾性分析。

(二) 研究方法

主要采用案例分析方法。一手资料源于RolandBerger咨询公司查阅2014年收集的瑞、中、马三国医疗机构发生理赔的药剂科纠纷理赔案卷各100份,总计300份,赔偿金额均在:5 000欧元以上。自行设计调查表,主要收集责任主体、纠纷案由、过失原因等。数据使用应用Revman5.0软件进行统计分析。

二、结果

(一) 2014年瑞、中、马三国发生的药学部纠纷理赔的各100份纠纷(总计300份,赔偿金额均在:5 000欧元以上)中,男性患者167份,占55.67%;女性患者133份,占44.33%;年龄范围:7~89岁;赔偿金额X≤2万欧元的214份,占71.33%;赔偿金额2万<X≤5万欧元的79份,占26.33%;赔偿金额X>5万欧元的7份,占2.33%。

表9-59 2014年三国药学部医患纠纷赔偿案例基本情况统计分析

一般情况		瑞典	中国	马来西亚
性别	男	(49)49.00%	(55)55.00%	(63)63.00%
	女	(51)51.00%	(45)45.00%	(37)37.00%

(续表)

一般情况		瑞典	中国	马来西亚
年龄范围(岁)		7～84	11～89	9～77
赔偿金额	X≤2万(欧元)	(74)74.00%	(71)71.00%	(69)69.00%
	2万<X≤5万	(24)24.00%	(28)28.00%	(27)27.00%
	X>5万	(2)2.00%	(1)1.00%	(4)4.00%

(二)2014年瑞、中、马三国药学部赔偿原因统计与分析显示:除其他缺陷(2份,占0.67%)与患方原因(6份,占2.00%)外,调剂差错问题134份,占44.67%;对药品使用规定的误解问题46份,占15.33%;自制制剂质量问题36份,占12.00%;服务质量问题26份,占8.67%;收费问题34份,占11.33%;管理问题9份,占3.00%;临床药物监测不当问题7份,占2.33%。其中,瑞典药剂科赔偿排名居前二位的原因为:调剂差错问题和对药品使用规定的误解问题;中国为:调剂差错问题和自制制剂质量问题;马来西亚为:调剂差错问题和收费问题。

表9-60 2014年瑞中马三国药学部赔偿原因统计分析

医疗过错	瑞典		中国		马来西亚	
	赔偿例数	构成比例	赔偿例数	构成比例	赔偿例数	构成比例
调剂差错问题	51	51.00%	38	38.00%	45	45.00%
对药品使用规定的误解问题	27	27.00%	12	12.00%	7	7.00%
自制制剂质量问题	3	3.00%	20	20.00%	13	13.00%
服务质量问题	7	7.00%	9	9.00%	10	10.00%
收费问题	5	5.00%	14	14.00%	15	15.00%
管理缺陷问题	3	3.00%	2	2.00%	4	4.00%
临床药物监测不当问题	2	2.00%	2	2.00%	3	3.00%
其他缺陷	1	1.00%	1	1.00%	0	0%
患方问题	1	1.00%	2	2.00%	3	3.00%
总计	100	100%	100	100%	100	100%

注:有些纠纷案卷涉及多个问题,但本表中仅体现主要问题,具有唯一性,特此说明,仅供参考。

三、防范措施

(一)加强发药核对程序的管理,提高药学人员的素质

药师在调剂过程中因审核不仔细导致错发药物的情况时有发生,这无疑对医患双方都会产生不良影响。加上由于就诊高峰时患者拥挤,药师也会因为急躁而产生从速心理,对患者往往交待不清、解释不够,发药完毕后也未明确提醒,造成患者少拿、错拿或错服、误服等情况的出现,纠纷自然也容易产生。因此,医疗机构应加大对药师的培训力度,鼓励药学人员积极参加各种学术活动,拓展药学专业范畴,及时掌握新技术、新方法和新理念,丰富用药判断能力和危机处置能力,从而赢得患者及其家属对药学工作的理解与支持。药师在为患者提供药学服务中也应充分考虑到自身的风险的防范,保证自身权益不受侵犯。此外,规章制度是预防与处置纠纷的依据,要制定符合实际的药学工作规章、流程及服务质量标准,严格执行"四查十对"制度,对存疑处方,及时与医师、护士沟通,以避免医疗过失行为的发生,并以扎实的专业知识、娴熟的业务能力、高度的工作责任心,去赢得患者和其他医务人员的认可,从而防范调剂差错而引发纠纷的发生[1]。其实,"医药分家"势在必行,医院药房可以参照美国或我国社会药房GSP认证(Good Supply Practice,即:产品供应规范)的相关标准与要求,强化医疗机构药品质量管理。

(二)提高合理用药认识,不断更新和丰富药学知识

医疗机构的药学人员应充分了解药品的适应证、禁忌证、不良反应及药物对患者可能产生的损害等,并严格把好处方关,增强安全用药的服务认识,发现不合理用药(例如,有配伍禁忌或者超剂量的处方等)应拒绝调配,不得擅自更改或者代用,并与医师、护士及时沟通,经处方医师更正或者重新签字后,方可继续调配,以消除处方安全用药中的隐患。

同时,药学人员还应加强医学理论知识的学习,严格按照规定调配麻醉药物、毒性药物、精神药物、放射性药物、激素类药物等。此外,药师还应不断更新和丰富药学知识,药学知识来源其实是广泛的、复杂的、多样的(包括:教材、权威书籍、国际上一些学术会议、诊疗指南等),但法律法规及诊疗护理用药规范规定临床使用药品的唯一依据却只有药品说明书或者说药典。因此,即使其他专业典籍有超剂量使用药品的个案和说明,医务人员也不能以此为依据超剂量使用与调剂。

(三) 做好"医"与"患"之间的沟通、"医"与"药"之间的沟通、"护"与"药"之间的沟通

一旦药物使用出现问题,要及时查找问题的原因,恰当地运用沟通技巧,表达清楚明确,积极采取补救措施以降低药物对患者的损害,并寻求患者及其家属的理解、"医"与"护"的支持。此外,药学人员还应主动深入临床科室、收费等部门征求意见,及时更新药品目录,发放药物处方笺,宣传用药规定及注意事项,以减少药物使用纠纷的发生。

(三) 医院内部自制的药剂使用范围非常有限,但不规范的自制制剂销售也会造成患者投诉

对此类纠纷,药学人员应注意以下几点:

1. 自制制剂应当是本医疗单位临床需要,不得在本医疗单位以外销售。
2. 自制制剂应当是本市场上没有供应的品种。
3. 自制制剂应当是经所在地省、自治区、直辖市人民政府药品监督管理部门批准配制的制剂。
4. 关于医院内部自制制剂的使用必须按照规定进行质量检验。合格的,凭医师处方在本医疗机构内使用。特殊情况下,经国务院或者省、自治区、直辖市人民政府的药品监督管理部门批准,医疗机构配制的自制制剂才可以在指定的医疗机构之间调剂使用。
5. 直接接触药品的包装材料和容器,必须符合药用要求,符合保障人体健康、安全的标准,并由药品监督管理部门在审批药品时一并审批。对不合格的直接接触药品的包装材料和容器,由药品监督管理部门责令停止使用。

(四) 合理制定价格,规范医疗行为

医疗机构必须执行政府定价、政府指导价,不得以任何形式擅自提高价格。若药品价格由政府定的,医疗机构无权擅自更改药品价格,若有更改价格则属违法行为。被列入国家基本医疗保险药品目录的药品及国家基本医疗保险药品目录以外具有垄断性生产、经营的药品,实行政府定价或者政府指导价。对其他药品,实行市场调节价。此外,医疗机构应当按照公平、合理和诚实信用、质价相符的原则制定价格,为用药者提供价格合理的药品。若医务人员收受药品经营企业或其代理人给予的财务或其他利益的,则由卫生行政部门或者本单位给予处分,没收违法所得,对违法行为情节严重的医务人员,由卫生行政部门吊销其执业证书,构成犯罪的,依法追究刑事责任。

(五) 合法宣传,依据标准

药品广告的内容应遵守内容真实、合法的原则,不得以各种名义欺骗患者。法律依法保护患者的身体健康权。药品广告的内容就必须真实、合法,并以国务院药品监督管理部门批准的说明书或中华人民共和国药典为准,不得含有虚假的内容。药品广告不得含有不科学的表示功效的断言或者保证。不得利用国家机关、医药科研单位、学术机构或者专家、学者、医师、患者的名义和形象作证明。非药品广告不得有涉及药品的宣传。

(六) 提高服务意识,改善服务态度

药学人员同样要树立"以人为本,服务患者"的服务理念,学会尊重和换位思考,设身处地地体会患者及其家属的心境,用真挚的情感关爱患者、感动患者,遇到问题要对患者给予理解与体谅,心平气和地向患者及其家属进行沟通与解释,积极主动地为他们解决问题,只有这样才能避免医患纠纷的发生。

四、思考

(一) 药师门诊。很多患者在就诊后,看着手中的药品常不知道如何使用,在发药窗口咨询药师成了常见的现象。开展药师门诊是对药师的要求,也是医疗服务延伸的要求。患者咨询最多的问题有药物的用法、用量、药物的相互作用、药物的不良反应、药物的保存与有效期等。门诊药师要有扎实的药学专业知识,了解本院所有药品信息,并掌握患者的基本情况,针对患者的问题,提供最佳的解决方法,帮助患者建立用药记录(药历),可避免遗忘及重复给药,甚至错误用药的发生。

(二) 缺少疗效证明的地方,就会以运营的方式来填补,比如,欧美人信赖维生素的价值与作用,非洲人相信猛禽提取物有非凡的效果,亚洲人则对人参、虫草、灵芝、燕窝等情有独钟。其实,这些都是药商凭借多年使用这些药物的经验给大众制造的错误信号。2012年瑞典的药品处方报告指出,在高达375多亿瑞典克朗的药品费用中,有将近1/4的药物其药效存在高度争议。同时,患者诉医疗机构所使用的药物昂贵且疗效不佳的投诉,并正以27.48%的速度在不断地攀升。其实,避免此类主观性的涉药纠纷,一点都不难,如果处方昂贵就寻找一些较便宜且具有同等效果和安全性的代

替品给患者,满意度也会明显提升。据统计,利用Autidem法则(代偿法则)降低近五成的因不合理用药而引发医患纠纷的涉药案件,满意度提高47.86%。

(三)除沟通不利与不合理用药产生的纠纷外,药物本身质量问题产生的纠纷,每年也以9.14%的速度在增长,占药学部纠纷的21.07%。依据我国司法实践,大多数因药品质量问题而引发的医患纠纷案件都不会简单的归责于药品生产和经营企业,原因可能是多方面的。药品回扣可能是主要原因。在高额利益驱动下,药品回扣早成了医疗行业不成文的潜规则,业内人士几乎人尽皆知。医药企业在向医疗机构供应药品的过程中,"药贩子"为提高自己所供药品的销售量,往往会以药品零售价30%~35%的高额回扣为诱饵,"鼓励"处方医师多开其所供应的药品。更为严重的是,为了达到卖药目的,不惜以女色、请吃请喝请玩,甚至一些更隐蔽的手段拉拢、收买医务人员。的确,也有极少数医务人员经不住诱惑,让假药、劣药流入了医疗机构,购进和售出了一些质量不合格的药品,严重危及患者的生命与健康,从而导致医患纠纷的发生。这种行为其实已经构成了销售假劣药品罪。上海市卫计委(现为卫健委)官网挂出《上海市医药购销领域商业贿赂不良记录管理规定》,对医疗机构工作人员收受商业贿赂价值在5 000元及以上或者2次以上收受商业贿赂的或主动索取商业贿赂的,由所在医疗卫生机构给予解聘处理,涉及医师的由卫生计生行政部门(现为卫生健康行政部门)给予吊销执业证书的行政处罚。所以,在此告诫个别药学人员:

1. 要提高警惕,不要上"药贩子"的当。
2. 要注意所购进和售出的药品是否符合国家有关规定,坚决不能让不合格的药品进入医疗机构的大门。
3. 各医院应充分发挥药事委员会的作用,对院内的药品购销情况进行管理监督,医院也要注意进行警示教育。作为医务人员,应洁身自好,品行端正,注重医德修养这才是防微杜渐的良方。

(四)抗菌药物引发的药物不良反应,主要表现是肝功能损害,在发现肝功能损害后,虽然医疗机构采取了积极的措施,例如,会诊、观察、保肝,即便肝功能治疗好转,但实际上,部分患者仍无法完全扭转因多器官功能衰竭而造成的不良后果。因此,中华医学会在《抗菌药物临床应用指导原则》指出:抗菌药物的不合理应用表现在诸多方面,无指征的预防用药,无指征的治疗用药,抗菌药物的品种、剂量的选择错误,给药途径、给药次数及疗程的不合理等。不合理的抗菌药物的应用可增加不良反应,细菌的耐药性增大,以及治疗失败,增加患者及其家属负担等给患者造成健康,乃至生命的重大问题。合理用药必须把安全放在第一位,临床药师应在合理用药方面发挥其积极的作用,并在临床治疗中以降低用药成本、提高患者治疗效果、减少药物不良反应为核心,以此来减少医患纠纷的发生。

药物是防治疾病的重要武器,使用得当可以使患者药到病除,使用不当也容易产生危险与纠纷。近几年来,我国各级人民法院受理的医患纠纷中,与药物有关的医疗诉讼案件每年约几十万起。除药学服务纠纷外,其他与药物相关的纠纷发生都有其客观的原因,因为药物本身可能导致的一些不良反应,这在临床中是客观存在的。但由于大多数患者不理解,医师、护士、药师与患者的沟通与交流又较少,故容易导致医患纠纷的发生。德国Rolandberger咨询公司在2012年对德国某一所大型综合性医疗机构内科中的一项临床药物研究的成果进行了统计与分析,接受检验的患者年龄在45~75岁范围内(就诊总数为26 820人,死亡人数为823人,均在院内接受了药理效果的检测,死亡患者除进行药理检测外,还要进行了尸检),结果显示,在823名死亡患者中,有296名是"不当药物事件"的受害者,占35.96%,以受检患者总数来计算,比例达到1.10%,而因这些死亡患者产生医患矛盾的占29.11%,近30%。如果用这个结果来推算2012年整个联邦德国,那么,在659.37万名到内科就诊的患者中,就有7.28万名患者会因为不当的药物而死亡。倘若,医务人员可以更多一点去了解、熟悉临床药理知识,耐心地给予解释,少一点推诿、多一点沟通。那么,有一半的死亡案例就可以避免,大多数纠纷也能迎刃而解。

[解释]医疗机构应限制患者外购药品,禁止医务人员代购。医疗机构没有采购或暂时没有的药品,临床上应尽可能不要使用,改为替代药品。确实需要外购药品的,应当要求患者在正规的药店购买,所购药品经主管医师验查确认无误方可使用,将发票、购物小票贴附在病历中,医嘱中注明患者自购,并在病程记录中详细记载该药品的品牌、保质期、外购原因等。

[备注]
一、《中华人民共和国药品管理法》(简称《药品管理法》)规定:禁止生产、销售假药,有下列情形之一的为假药。
(一)药品所含成分的名称与国家药品标准或者省、自治区、直辖市药品标准规定不符的。
(二)以非药品冒充药品或者以他种药品冒充此种药品的。
(三)对国家卫生行政部门规定禁止使用的药品,未取得批准文号生产的药品、变质不能药用的、被污染不能药用的药品按假药处理。
二、《中华人民共和国刑法》(简称《刑法》)规定:生产、销售假药罪,依此条律,制售假药足以严重危害人体健康的,处3年以下有期徒刑或者拘役;对人体健康造成严重危害的,处3年以上10年以下有期徒刑;致人死亡或者对人体健康造成特别严重危害的,处10年以上有期徒刑、无期徒刑或死刑。

三、《药品管理法》规定：禁止生产、销售劣药。有下列情形之一的药品为劣药。
（一）药品成分的含量与国家药品标准或者省、自治区、直辖市药品标准规定不符合的。
（二）超过有效期的。
（三）其他不符合药品标准规定。
四、《刑法》规定：生产、销售劣药罪。本罪所侵犯的客体，既侵犯了公民的生命健康权利，又违反了国家药品管理法，表现为行为人实施了制售假劣药品，足以严重危害人体健康的行为，只要其行为足以危害人体健康，不管这种危害是否已经发生，都构成犯罪。换句话说，只要有制造或销售假劣药品的行为，就足以构成犯罪，无须待患者服用后产生实际危害。实际危害是量刑才需要考虑的问题。

[参考文献]
[1] 邱振宁.急诊药房药患纠纷产生原因及预防[J].中国医院,2007,11(4):60.

From：2015年欧洲医院药剂师协会大会参会论文节选:《瑞、中、马三国药剂科常见纠纷原因与防范》(英语翻译稿)，因内容结合了我国的国情，略作修改，仅供参考。

医疗整形（美容）纠纷防范与讨论

阅读性★★★☆☆　有益性★★★★★

常见医疗整形（美容）纠纷发生因素分析及法律适用问题的思考

庄　璘[①]　全贞尹[②]　杨璐嘉[③]　崔贞玉[①]

① 上海市闵行区中医医院　上海　中国
② 首尔圣母医院　首尔　韩国
③ 上海港华医院　上海　中国

2005年以后，大量社会资本瞄准医疗整形（美容）市场，一些大规模的医疗整形（美容）机构纷纷成立，民营医疗机构成为医疗整形（美容）行业的主力军之一，当然，公立医疗也不甘寂寞，全国各级公立医疗机构纷纷成立医疗整形（美容）科，现已普及到区（县）级医疗机构。2008年，我国医疗整形（美容）行业进入了飞跃期，集约化、大规模的整形（美容）机构不断建立，服务容量扩大，服务项目不断增加，技术水平也得到了大幅度地提升。政府为促使医疗整形（美容）市场的规范与持续，除2002年卫生部颁布的《医疗美容服务管理办法》外，2010年国务院办公厅再次下发《关于进一步鼓励和引导社会资本举办医疗机构的意见》的通知，在此期间《医疗美容机构、美容医疗科室基本标准》、《医疗美容服务项目管理办法》、《医疗美容主诊医师培训规范》及《医疗美容机构评价标准体系》等一系列法律法规文件也相继出台。另外，国家一级社团法人组织，中国整形（美容）协会也在2009年正式成立，整个医疗整形（美容）行业正慢慢地走向成熟与完善。但是，随之而来的医疗整形（美容）侵权损害赔偿的案件也日益增多，其主要原因不仅涉及法律法规适用问题，还涉及过度治疗的问题。就医疗整形（美容）引发的损害赔偿纠纷而言，它首先具有合同纠纷的性质，根据《中华人民共和国合同法》（下称《合同法》）的有关规定，受到损害的患者可以依法请求医疗机构承担违约责任。但同时，该行为也可能符合《中华人民共和国侵权责任法》（下称《侵权责任法》）的构成要件，因为这种医疗行为通常侵害的是患者身体权与健康权。在这种情况下，就此产生的违约责任和侵权责任的竞合，可以依据我国法律规定，患方有权选择依照《合同法》要求医疗机构承担违约责任，或者依照《侵权责任法》要求其承担侵权责任[备注]。值得注意的是，如果患者以违约责任之诉起诉医疗机构，医疗机构还可能会因违反《消费者权益保护法》而遭遇双倍赔偿。此外，对于那些经卫生计生行政部门（现为卫生健康行政部门）审核合格，予以登记并发给医疗机构执业许可证的医疗机构，若因医疗整形（美容）的手术造成毁容等损害，可构成医疗事故，适用《医疗纠纷预防和处理条例》，而其他的一般美容院发生不良后果的，则不属于医疗事故，而只是一般侵权。其实，整形（美容）在性质上属于医疗行为，即使不是由正式的医疗机构进行的，若造成损害也将被认定为医疗事故。实施医疗整形（美容）的医疗机构和接受整形（美容）手术的患者约定，根据美学标准、运用医学手段，对人体进行的再塑造，本质上它更侧重于在健康人体上塑造美。由于接受手术的对象的身体本身是健康的，这一特点就不同于一般的医疗手术，更不同于一般的医疗侵权纠纷。

另外，在多年医疗整形（美容）纠纷实践过程中发现，由于医疗整形（美容）科与其他医疗工作所承载的工作范围不同，其显现的纠纷也有其特殊之处。很多案例分析显示：患者不仅是对医疗行为本身存在异议，而更多的是表现出其心理方面的问题。从心理学角度分析,医疗整形(美容)的结果需求是为了引发自我及他人心中的美感。因此,医疗整形(美容)科可称为"医学-心理学综合学科"。随着世界医疗整形(美容)的迅猛发展,与之密切相关的心理学问题也就日益突出。畸形严重的整形(美容)受术者往往体验到巨大的生理痛苦和精神折磨,但在临床上常常可以发现许多畸形并不严重,但却整形(美容)欲望强烈的求美者。实际上,他们是在寻求身体意象的矫治。因此,有时心理缺陷是其求医的真正原因。在临床上,医疗整形(美容)医师评价所行的整形(美容)手术是成功的结果,而受术者却并不满意,70%以上的纠纷与受术者的心理状态有关,这种情况充分体现了医疗整形(美容)科的特点。医疗整形(美容)手术的最终目的并非是治疗疾病,而是为了改善其自身对外观不满的心理障碍。很多学术论文认为,此类人群不能称之为"患者",本文认为称"患者"依然恰当,受术者无论生理、还是心理的疾患,其实都应得到有效医治。所以,医疗整形(美容)科是用手术的手段解决患者生理与心理上的困惑。也因如此,医疗整形(美容)科医师就应该严格把握治疗指征,并不是每一位容貌体形缺陷者都需要进行治疗,而对有治疗要求的患者,在准备救治期间、就医期间、接受治疗前的等待期间和治疗后的恢复期间,都会出现形形色色的截然不同的心理状态,医师应针对不同期间的心理特点采取适当的诊疗措施,这样才有利于避免或减少医患纠纷的发生。

一、研究对象与方法

(一) 资料来源

中国卫生计生委(现为卫健委)、德国卫生部、韩国卫生署统计的2012年各大医疗机构发生理赔的医疗整形(美容)纠纷资料,并对资料进行回顾性分析。

(二) 研究方法

主要采用案例分析方法。一手资料来源于RolandBerger咨询公司随机抽取、查阅、收集的2012年中、德、韩三国医疗机构发生理赔的医疗整形(美容)纠纷案卷各100份,总计300份,自行设计调查表,主要收集责任主体、纠纷案由、过失原因等基本情况。数据使用:应用Revman5.0软件进行统计分析。

二、结果

医疗机构存在的过失行为及原因分析:在2012年中、德、韩三国发生的医疗整形(美容)理赔纠纷各100例(总计300例)中,中德韩三国排在前三位的赔偿因素分别如下(表9-61):

(一) 中国:患方因素(25.00%)、服务沟通与告知不足(23.00%)、手术操作缺陷(21.00%)。
(二) 德国:患方因素(42.00%)、手术操作缺陷(18.00%)、服务沟通与告知不足(16.00%)。
(三) 韩国:患方因素(36.00%)、服务沟通与告知不足(20.00%)、手术操作缺陷(13.00%)。
(四) 统计显示:在中、德、韩三国医疗整形(美容)理赔纠纷中排名前三的原因基本相同,即:患方因素、服务沟通与告知不足和手术操作缺陷。

表9-61 2012年中、德、韩三国发生的医疗整形(美容)理赔纠纷原因统计一览

赔偿因素	中国		德国		韩国	
	赔偿例数	构成比例	赔偿例数	构成比例	赔偿例数	构成比例
诊疗护理用药缺陷	11	11.00%	7	7.00%	6	6.00%
病情评估不足	9	9.00%	5	5.00%	11	11.00%
服务沟通与告知不足	23	23.00%	16	16.00%	20	20.00%
手术操作缺陷	21	21.00%	18	18.00%	13	13.00%
管理缺陷	1	1.00%	3	3.00%	2	2.00%
费用问题	8	8.00%	6	6.00%	10	10.00%
其他缺陷	2	2.00%	3	3.00%	2	2.00%
患方因素(期望值过高、心理需求等)	25	25.00%	42	42.00%	36	36.00%
总计	100	100%	100	100%	100	100%

注:有些纠纷案卷涉及多个问题,但本表中仅体现主要问题,具有唯一性,特此说明,仅供参考。

三、讨论与思考

(一)服务态度问题

医务人员的服务态度要和蔼可亲,接待整形(美容)患者要热情耐心,对整形(美容)患者的咨询要细致详实,帮助其分析自身的优点和缺陷,认真倾听患者诉求。同时,还要具备一定的心理学知识,以及敏锐的观察力。同情患者并与其仔细交谈取得患者完全的信任,才能从患者的表达中真正发现其要求手术的真正动机与期望值,从而规避不必要的医患纠纷的发生[1]。此外,在咨询服务过程中,常会了解到患者的隐私(包括:心理和生理),为其保守秘密,尊重患者隐私权,也可以有效避免激发其心理失衡,而减少医患纠纷的发生。

(二)服务沟通与告知问题

医患之间的术前服务沟通与告知至关重要。如果术前医患之间缺乏沟通,医师未能充分了解患者整形(美容)手术的动机和心理状态,对于术中和术后可能发生的并发症及无法预料的意外情况也未给患者告知透彻。那么,患者就有可能因对所施行的医疗整形(美容)手术存在的风险缺乏基本的认识、对医师术前的告知没有充分地理解与认知而盲目接受手术,从而引发医患纠纷。因此,医疗整形(美容)的医务人员应充分了解患者的心理状态,通过交谈解除他们的思想顾虑,并交待清楚手术效果。对一些要求过分、忧虑、多疑的患者,是否能够手术应高度关注,不可草率实施手术,必须进行术前心理评估,根据评估结果对不同心理特征的患者及时给予相应的心理疏导,消除患者的疑虑,理性接受术后的效果。例如,对轻微心理障碍的患者进行针对性的心理疏导;对于自恋型患者,要使其对术后不能达到理想的效果做好心理准备,避免因术后失望而引发医患矛盾。所以,心理正常的人能对医疗整形(美容)手术及其结果有正确、理性的认识与评价,心理障碍的人是不能接受医疗整形(美容)手术的,因为这类患者属于对手术本身风险缺乏正确认知,对手术的操作过程也不可能有正确的理解,医师在手术前即便对各种术后可能产生的风险向患者进行了充分的告知、帮助患者分析了利弊、寻找到了适合的手术方案,但是,不可能打消患者盲目迷信手术效果、追求狭隘之美的心理问题,故此类纠纷也就无法避免[2]。此外,医疗整形(美容)是集医学、美学、心理学于一体的综合交叉性学科,医疗整形(美容)的医师不但要有精湛的医疗技术,而且也要有心理学、伦理学、美学等学科的基本知识和较好的人际沟通能力,同时,还要不断提高自身的素质和修养,掌握对不同患者的语言沟通方式,只有这样才能杜绝或减少医患纠纷的发生。

(三)管理问题

在临床诊疗和手术过程中,医疗整形(美容)科的医务人员应重视各种证明医疗行为必要性、合理性和安全性资料的收集[包括:① 病历资料;② 手术方案和手术操作记录;③ 医疗风险知情同意(选择)书;④ 手术过程的记录和术后注意事项;⑤ 术前、术后照相与医疗风险告知的录音或视频;⑥ 告知注入物、置入物(假体)使用应注意的问题等],并严格遵守各项临床诊疗常规和操作规范,妥善处理手术并发症和意外事件的发生。在医疗资质认证上,应严格执行医疗整形(美容)主诊医师上岗制,没有医疗整形(美容)主诊医师资格证书或证书过期的医师严禁做整形(美容)手术,以防无证操作带来的医患纠纷。此外,为了更好地规避医疗整形(美容)纠纷的发生,医疗机构应加强医疗安全质量的宣教力度,定期开展实用性讲座、落实质量标准与整改措施、严格岗前规范化教育及手术分级管理制度的培训等宣教手段,不断规范和提高医务人员法律意识、风险意识、责任意识和质量意识,使其充分认识到,规范与学习核心制度、病历书写规范、医疗不良事件处理流程等,不仅是为了对患者和医疗机构负责,也是对自身权益负责,进而自觉树立严谨负责的工作作风,避免医患矛盾的产生[3]。

(四)操作与诊疗问题

术前,充分作好术前准备,及时、客观、准确地作好各项医疗、护理记录,并严格按照手术项目与方案完善各项检查、签署各项医疗风险知情同意(选择)书、严肃认真完成术前照相等。术中,手术过程做到周到服务,细心观察,严格执行消毒隔离制度、及时完成各项登记记录等。术后,手术后及恢复期也应照相对比,并作为原始资料严格管理。此外,医疗整形(美容)医师应严把手术适应证,合理选择患者。如果有下列情况者应列为医疗整形(美容)手术的禁忌证:

1. 有精神症状、失态或精神病、精神病史者;
2. 家庭人员极力阻挠,周围人群对美容手术毫无认识,本人又对美容治疗的全过程缺乏心理和经济准备者;
3. 将自己的不良境况如失恋、家庭不和、前途受挫等,归咎于容貌、形体的缺陷,但根据医师分析此种可能性不大或缺陷并不严重者;
4. 缺陷不严重却极力夸大,隐瞒就医真实动机,而反复纠缠医务人员者;
5. 缺陷轻微,预计治疗前后对比不显著,但患者期望值过高;
6. 对医疗整形(美容)缺乏信心,对同一问题反复追问,表现出不信任医务人员的态度者或对医师治疗方案不同意者;

7. 对医疗整形(美容)医师满口虚伪的夸奖或过高奉承者或态度粗暴无礼者;

8. 过分挑剔的患者,对一些轻微的畸形瘢痕也极端苛求者;

9. 术前拒绝照相者;

10. 多次不按时就诊或入院者[4]凡属上述情况之一者,特别是与精神症状同时存在,均不能贸然实施治疗,若属第一种情况,应该请求精神科医师会诊。其他情况可与家庭成员、知情者沟通情况后,再作定夺。

(五) 患者期望值过高问题

总的来说,医疗整形(美容)分为两大类:单纯医疗整形(美容)和畸形整形(美容)。单纯整形(美容)者对自己的容貌体态不太满意,希望通过医疗整形(美容)手术来提高外貌水平,这类患者的期望值普遍较高。而先天畸形或后天畸形患者,对手术的要求比较单一,希望能够借助手术改善外部形态或功能。因此,其期望值普遍不高(仅相对于单纯医疗整形美容的患者),仅仅希望能够恢复自然即可。由于期望值不同,手术后发生医患纠纷的可能性也截然不同。另外,前者受到社会文化背景、家庭及个体因素等诸多因素的影响,其心理往往十分复杂。而后者因容貌异常或生活难以自理的严重功能障碍,给患者造成巨大的精神创伤,有的悲观失望,有的出现精神症状,甚至造成家庭危机。这些患者往往对医疗整形(美容)手术和治疗效果抱有不切实际的期盼,把所有一切期望都寄托于手术,想通过手术来彻底改变不满意的现状,术后如果达不到患者的期望值,往往导致纠纷[5]。此外,前两者都普遍缺乏医学常识,法律意识也较淡薄,不能遵守医疗制度,也较难配合治疗(不遵医嘱等),甚至对一些常见的并发症想当然地误认为是医疗过失或医疗事故。因此,医疗整形(美容)的医师在完成手术之前,要重视对患者心理问题的辅导,帮助患者调整心态,降低患者过高的期望值,才能有效减少医患纠纷的发生。

(六) 执业资格问题

目前大多数二级以上医疗机构都设有医疗整形(美容)科或者烧伤整形科等类似的科室,医师经过6年的外科培训再参加严格的考试合格才能取得医疗整形(美容)主诊医师资格,才能合法实施医疗整形(美容)手术。在当前医疗整形(美容)需求量大,行业极其火爆的情况下,小的公立医疗机构和民营医疗机构也纷纷涉足。无证经营、超范围经营等情况广泛存在,从业人员背景复杂,有的医师是从普外科、泌尿外科、皮肤科等其他科室转行而来,有的则是无任何经验的游医。某些个体美容院的从业者竟然是没有医学背景的人员经过短期培训后开展的手术。这一类所谓的医疗整形(美容)从业者往往是产生医疗事故的最大主体,也是行医疗整形(美容)手术导致医患纠纷的主要根源之一。因此,规范医疗行为可有效减少此类医患纠纷的发生。

(七) 患者的心理需求问题

由于医疗整形美容的患者求医心切、动机模糊、情绪易动、期望值高等特点。因此,在临床实践中,医务人员应慎重医疗行为,对不同的人群采取不同的方案。例如,一部分是利用假期来进行手术的学生,他们大部分为在校大学生,医疗整形(美容)的目的多是为了改变容貌,增加就业自信心;而一些白领、年轻女性进行医疗整形(美容)除了自身对美的追求以外,也有升职、婚嫁等诸多因素,这两类患者往往对容貌有较高的要求;而男性医疗整形(美容),其心理往往比女性更加挑剔,心理压力也大于女性,在接诊过程中,往往表现不自信的心理状态;中老年人进行医疗整形(美容),除可能与家庭关系等因素有关外,还有就是因为感情受挫,需要通过医疗整形(美容)手术重新找回自信,或者是改变容貌增加魅力,但其随着年龄的增长,基础疾病较多,故受到自身条件的限制,这类人群进行医疗整形(美容)手术往往具有较高的医疗风险[6]。其实,以上患者都有其各自医疗整形(美容)的目的,其中常掺杂着较为复杂的社会问题,有些问题不是通过医疗整形(美容)就能够解决的。因此,医疗整形(美容)科的医师遇到上述患者,一定要慎重手术,不能简单只为做手术,必须考虑此类患者的需求,并对患者术前有充分的了解,更好的把握患者手术目的和求美行为,甄别病态人格的患者,减少临床误诊和漏诊率,增加术后满意度,杜绝因医疗整形(美容)引起的医患纠纷。

(八) 变性手术的伦理问题

随着现在变性手术的增多,变性患者的问题也应当引起广大医务人员的重视。有变性需求的患者,在决定改变自己的性别时,就已经面临很大的心理挑战,患者必须重新确定自己的角色,重新适应。在患者进行变性手术后,性生活有别于正常人,在社会认同的适应过程中也极易出现不顺利,例如,没有达到婚嫁、升学找工作、挽救婚姻等目的,这时患者就有可能会产生后悔的心理,故而将不满情绪从社会、自身转嫁到医疗机构及医务人员身上。而此时患者已难以恢复原状。倘若,医疗整形(美容)医师遇到强烈要求进行变性手术的患者时,必须要请心理医师共同参与、尽早介入,在心理治疗无效果后才能考虑手术治疗。由于变性手术的特殊性,患者术后虽然具备异性特征,但不会像普通人那样正常生活,多多少少会出现一定缺陷。所以,患者在变性手术后,想完全以正常人的状态再次融入社会是非常困难的。因此,医师在实施变性手术之前,除提交伦理委员会讨论外,医疗机构还必须对患者进行心理评估,证明患者心理健康,且确实有强烈的变性意愿,才能在经患者知情同意(选择)后进行手术治疗。此外,在变形手术中,不伤害患者这一原则也应当充分受到每一名医疗整形(美容)医师的高度重视,以免因患者后悔的心理状况对手术本身的选择产生质疑,而引发医患纠纷[7]。

(九)病历问题

针对医疗整形(美容)科出现的病历缺陷的问题,各大医疗机构都应加大加强对运行病历环节质量检查的监管力度,用强有力的检查来推动和促进各项制度的贯彻与落实。尤其是对在院运行病历进行网上实时监控、定期深入科室抽查架上病历、定制专项检查以及对缺陷高值项目重点持续跟踪检查等形式,来及时了解掌握运行病历的质量状况,并将存在的缺陷问题及时汇总反馈给科室领导,以便于科室限期整改。此外,认真落实三级医师查房和审签责任制,确实做好病案出科前的"三级把关",将病案缺陷消灭在病历形成的过程中,进而提高终末病案的质量[8]。此外,病案科室对当日出院病案首页进行网上监控、逐份审核,将发现的问题及时与相关医师沟通,并督促其纠正(包括:规范诊断编码)。

(十)医德问题

德国 Rolandberger 咨询公司曾对联邦德国在职的329位医疗整形外科医师进行问卷调查,当被问及医疗整形的各种疗程如果用在自己身上时,91.18%的医师表示拒绝进行各种标准化疗程;95.44%的医师放弃修补拉伤的外部韧带;对股骨颈骨折,91.49%的医师拒绝开刀;面对坏死性、中度疼痛的髋骨关节,86.32%的医师拒绝置换关节;100%的医师拒绝关节冲洗。医疗整形外科医师对自己所从事的各种医疗行为几乎都持有保留态度,当进一步问及自己将如何处置发生在自己身上的这些疾病时,其回答惊人的一致且耐人寻味:凭借自身免疫及遵循自然修复的康复方式。Do not do to others what you would not like to do!(己所不欲,勿施于人!)人生在世,不仅要善待自己,更要善待别人。但人往往又都是自私的,即便是"天使"也不乏这样的通病。"医"与"患"之间需要彼此尊重和理解。你有权利不公平地对待其他人,但你这种非公平的态度,将会使你最终"自食其果",因为别人也会用同样的方式对待你。

(十一)其他问题

对于医疗整形(美容)的收费问题,公立医疗机构实行统一价格、兼顾市场的原则,而民营医疗机构实施自主定价,但无论公立还是民营都应及时报备物价局规范项目收费,从而规避因收费不合理而引发的医患纠纷。此外,医疗整形(美容)的医务人员之间应以礼相待、相互学习、相互帮助,决不能"文人相轻",在患者面前指责其他医师,以免引发本不应该发生的纠纷。所以,每名医务人员应有自知之明,谦虚谨慎,即便对外院医师所做的手术,也不应品头论足,说三道四,故意贬低,以此来抬高自己打击别人,以免因言语不慎而引发医际和医患纠纷。

[备注] 因侵权行为产生的损害赔偿请求权,其诉讼时效为2年;因身体受伤害而产生的损害赔偿请求权的诉讼时效为1年;因违约行为产生的损害赔偿请求权的诉讼时效为2年。

[参考文献]

[1] 苟红兵.把握整形美容受术者心理特征防范医疗纠纷[J].黔南民族医专学报,2007,20(2):106-107.

[2] 刘友山,甘丽,俞凯莉等.美容心理与整形美容外科医疗纠纷发生的相关因素分析[J].中国美容医学,2017,26(6):118-121.

[3] Sarwer DB,Wadden TA,Pert schuk MJ,et al.Body image dissatisfaction and body dysmorphic disorder in 100 cosmetic surgery patients[J].PlastReconst r Surg,1998,101:1644-1649.

[4] 谢桂萍.整形美容求美者的心理及防范纠纷对策[J].现代医药卫生,2010,26(5):773-774.

[5] Bellino S,Z izza M,Paradiso E,et al.Dysmorphic concern symptoms and personality disorders:A clinical investigation inpatients seeking cosmetic surgery[J].Psychiatry Research,2006,144(1):73.

[5] Phililps KA. The broken mirror, understanding and treating body dysmorphic disorder[M].Oxford: Oxford University Press, 1998: 32-37.

[6] Sarwer DB,Cash TF,M agee L,et al.Female college studentsand cosmetic surgery:an investigation of experiences ,attitudes,and body image[J].PlastReconstrSurg,2005,115(3):931.

[7] 李丽,韩茵.整形美容纠纷相关问题探析[J].中国医院,2011,15(2):66-68.

[8] 王银硕,商向明,初艳彬等.病历书写质量调查分析[J].中国病案,2013,14(9):23-25.

From:2013年欧洲烧伤协会大会参会演讲与论文节选,《中德韩医疗整形(美容)纠纷发生因素分析及法律适用问题的思考》(英语翻译稿),因内容结合了我国的国情,略作修改,仅供参考。

66 器官移植的法律规定与思考

学术性★★★☆☆ 实用性★★★★☆

关注器官移植,防范医患纠纷

庄 璘[①] 万里涛[②] Meyer Hannelore[③]

① 格赖夫斯瓦尔德大学　格赖夫斯瓦尔德　德国
② 上海市卫生和计划生育委员会(卫生健康委员会)监督所　上海　中国
③ 洪堡大学附属夏洛蒂医院　柏林　德国

一、关于可移植器官范围

不同的国家、不同的地区,关于可用于移植的人体器官范围的规定都不尽相同。我国《条例》规定可移植的器官为心脏、肺脏、肝脏、肾脏、胰腺等器官的全部或部分,不包括:人体细胞和角膜、骨髓等人体组织移植。但有些国家和地区,例如,我国台湾地区的移植的器官范围除上述器官外,还包括:肠、骨骼、肢体、眼角膜、视网膜等人体组织。我国很多医学权威专家指出:现行的《条例》虽然已将心脏、肺脏、肝脏、肾脏等实质性大器官纳入可移植的器官范围,但是,将皮肤、内脏、角膜、骨髓等需求量非常大的人体组织的移植排除在外,并非妥当,即便皮肤、角膜、骨髓等移植技术相对于实质性大器官的移植技术还要成熟一些。此外,在开展皮肤、角膜、骨髓等移植技术的同时,也同样需要在最基本的法律框架和伦理道德下,遵循保障捐献人与接受人的生命权、健康权和身体权。因此,将皮肤、内脏、角膜、骨髓等移植行为也纳入《条例》规制范围仅仅是举手之劳之举[2]。

二、各国器官移植纠纷统计分析

(一) 研究对象与方法

1. 资料来源。美国、德国、瑞典卫生部,日本、新加坡卫生署,中国卫生计生委(现为卫健委)统计的 2012 年各医疗机构发生理赔的器官移植纠纷资料,并对随机抽查的资料进行回顾性分析。

2. 研究方法。主要采案例分析方法。查阅 2015 年 1 月～2016 年 6 月六国医疗机构中因器官移植发生理赔的纠纷案卷各 100 份,总计 600 份,自行设计调查表,主要收集责任主体、纠纷案由、过失原因等。数据使用:应用 Revman5.0 软件进行统计分析。

(二) 结果

医疗机构存在的过失行为及原因分析:在 2015 年 1 月～2016 年 6 月六国医疗机构中因器官移植发生理赔的纠纷案卷中,除其中患方原因(51 份,占 8.50%)与其他原因外(67 份,占 11.17%),排斥等并发症问题(92 份,占 15.33%);管理、操作等技术质量问题(47 份,占 7.83%);医患沟通与告知问题(96 份,占 16.00%);伦理争议问题(121 份,占 20.17%);病毒等感染问题(68 份,占 11.33%);医疗技术资质问题(9 份,占 1.50%);费用问题(49 份,占 8.17%)。其中,伦理争议问题、医患沟通与告知问题、排斥等并发症问题排名居前,应引起广大医务人员的重视与关注。

表 9-62　2015 年 1 月～2016 年 6 月六国医疗机构中,因器官移植发生赔偿的原因统计

赔偿纠纷原因	美国	德国	瑞典	日本	新加坡	中国
排斥等并发症问题	(9)9.00%	(15)15.00%	(13)13.00%	(18)18.00%	(16)16.00%	(21)21.00%
管理、操作等技术质量问题	(6)6.00%	(3)3.00%	(7)7.00%	(12)12.00%	(9)9.00%	(10)10.00%
医患沟通与告知问题	(15)15.00%	(9)9.00%	(11)11.00%	(17)17.00%	(19)19.00%	(25)25.00%
伦理争议问题	(19)19.00%	(23)23.00%	(21)21.00%	(19)19.00%	(21)21.00%	(18)18.00%
病毒等感染问题	(14)14.00%	(12)12.00%	(9)9.00%	(11)11.00%	(10)10.00%	(12)12.00%
医疗技术资质问题	(2)2.00%	(1)1.00%	(2)2.00%	(2)2.00%	(1)1.00%	(1)1.00%
费用问题	(9)9.00%	(13)13.00%	(8)8.00%	(5)5.00%	(8)8.00%	(6)6.00%

(续表)

赔偿纠纷原因	美国	德国	瑞典	日本	新加坡	中国
其他问题	(13)13.00%	(15)15.00%	(15)15.00%	(11)11.00%	(9)9.00%	(4)4.00%
患方原因	(13)13.00%	(9)9.00%	(14)14.00%	(5)5.00%	(7)7.00%	(3)3.00%
总计	(100)100%	(100)100%	(100)100%	(100)100%	(100)100%	(100)100%

三、关于器官移植的基本原则

(一) 自愿无偿原则

捐献人体器官是每个公民享有的权利。我国《条例》规定：公民有权捐献或者不捐献其人体器官；任何组织或者个人不得强迫、欺骗或者利诱他人捐献人体器官。公民生前表示不同意捐献其人体器官的，任何组织或者个人不得捐献、摘取该公民的人体器官。《条例》还指出：公民生前未表示不同意捐献其人体器官的，该公民死亡后，其配偶、成年子女、父母可以以书面形式共同表示同意(只要有一人反对，就无法实现)捐献该公民人体器官的意愿。否则，应承担法律责任。这也是医疗机构特别需要注意的地方，在器官移植的知情同意(选择)上，对于供体必须强调自愿捐献，从尸体上摘取器官，一定要有生前自愿捐献的书面或口头遗嘱，对活体捐献，来源仅限于供体的配偶、有血缘关系的亲属和自愿无偿献出器官的志愿者(《条例》规定：活体器官的接受人限于活体器官捐献人的配偶、直系血亲或者三代以内旁系血亲，或者有证据证明与活体器官捐献人存在因帮扶等形成亲情关系的人员)。对于受体也必须对其是否接受器官移植、以何种方式进行手术、器官来源、费用情况等进行告知。据统计，全球医疗机构因知情同意(选择)告知不当而引发医患纠纷赔偿的约占器官移植纠纷的36.28%。因此，医疗机构只有保障受体和供体的自我决定权，充分履行器官移植告知义务，才能使器官移植具备正当性，从而减少器官移植纠纷的发生。此外，如果供体承诺提供器官，但其潜在目的是损害受体的生命健康，致使受体丧失了最佳移植时机或错过了其他的供体，那么供体将承担侵权责任，甚至是刑事责任[3]。

(二) 禁止买卖器官原则

为了防止买卖或变相买卖人体器官，我国《条例》明确规定：任何组织或者个人不得以任何形式买卖人体器官，不得从事与买卖人体器官有关的活动。否则，应承担法律责任。然而，《条例》本身又并没有具体限定哪些属于买卖或变相买卖人体器官的行为。在实践过程中，提供和接受器官移植手术确实也需要产生必要的合理费用(例如，医药费、营养费等)，如果立法中不界定哪些"费用"或"财产利益"属于买卖或变相买卖人体器官行为，可能会不利于人体器官的捐献和移植。加上利益与风险并存，往往伴随着"医"与"患"矛盾的产生。据统计，每年因器官移植失败(死亡)、发生手术并发症、产生免疫抑制剂毒副作用、器官储备功能的损失、防御疾病能力的减低等器官移植效果不佳的纠纷占器官移植投诉的32.41%。因此，在器官移植中要求医疗机构能充分考虑受体术后的生存时限及生活质量，严格选择供受体和移植手术的适应证标准，不做弊大于利的手术[4]。

(三) 伦理审查原则

在摘取活体器官前或者尸体器官捐献人死亡前，负责人体器官移植的执业医师应当向所在医疗机构的人体器官移植技术临床应用与伦理委员会提出摘取人体器官审查申请。人体器官移植技术临床应用与伦理委员会不同意摘取人体器官的，医疗机构不得做出摘取人体器官的决定，医务人员不得摘取人体器官。人体器官移植技术临床应用与伦理委员会收到摘取人体器官审查申请后，应当对下列事项进行审查，并出具同意或者不同意的书面意见：

1. 人体器官捐献人的捐献意愿是否真实；
2. 有无买卖或者变相买卖人体器官的情形；
3. 人体器官的配型和接受人的适应证是否符合伦理原则和人体器官移植技术管理规范。经2/3以上委员同意，人体器官移植技术临床应用与伦理委员会方可出具同意摘取人体器官的书面意见。

其实，伦理审查同样也会招来投诉，统计显示，因人体器官移植技术临床应用与伦理委员会不同意摘取人体器官而引发医患之间矛盾的投诉占器官移植纠纷的11.37%。每个人的生命都是平等的，没有谁的生命和健康更重要，我们不反对以自己的生命和健康为代价去拯救他人的生命与健康。但是现代社会法治秩序不允许为了拯救他人生命而违反某人的意愿，让他人忍受外来的对其身体完整性的侵害，否则，就与作为现代法治秩序基础的尊重个人自由原则相悖，即便有些医疗机构以紧急避险作为法理依据而摘取不同意捐献器官者的器官进行移植，对此，我们想说，活体器官移植作为一种治疗援助行为，根据避险原则，紧急避险的手段必须正当，不能采用违反公序良俗的手段来避险。因此，对于器官移植的伦理判断除上述三点外,始终应以不造成供体损伤为第一原则,并在此基础上不断加强可接受的风险收益比例,提高医疗质量安全。

四、关于脑死亡的思考

器官捐献的伦理冲突受东方传统观念和西方死亡标准的影响,尤其是死亡标准。世界上已有80多个国家通过了《脑死亡法》,其中以日本、美国、西班牙、英国、德国为典型代表[5]。我国《条例》中,其实并没有确立脑死亡的死亡认定标准,脑死亡的标准仅出现在《卫生部办公厅关于印发卫生部人体器官移植技术临床应用委员会第八次会议纪要的通知》(卫办医管函〔2011〕234号)的规范性文件中,其依据是根据《卫生部办公厅关于启动心脏死亡捐献器官移植试点工作的通知》。因此,仅仅依据内部文件来作为器官移植时人体死亡的判定标准,显然太缺乏法律效力(主要涉及脑死亡患者及其家属的生命健康权、自己决定权、知情权及隐私权以及对脑死亡的时间界定的问题上)[6]。但是,法无禁止即自由,"脑死亡"的器官移植还在有序的进行,即便法学界多次提出:脑死亡就是人体死亡吗?根据医疗界"脑死亡"的标准,做器官移植是否构成对生命权的侵犯?是否会涉嫌刑事犯罪?据统计,全球因涉及"脑死亡"的器官移植案件竟达到器官移植纠纷的75.48%,涉嫌刑事犯罪的案件占所有医疗刑事案件的16.52%。其实,"脑死亡"的器官移植有其存在的合理性,比如,心脏移植,只有在心脏跳动的情况下才能进行,也就是说,只有"脑死亡"才符合这一条件。但对死亡标准[解释]而言,可能"综合说"更能得到我国法学界及社会大众的接受与认可。因为脑死亡的认定仅依靠仪器与医务人员的主观判断,是很难保证个别医务人员不会在器官移植等潜在利益下,利用脑死亡的概念而非法剥夺他人生命。因此,医疗机构需要从伦理学的角度和法学的角度,用科学的知识和法定的依据加强医患之间的沟通,用现实的病例增强患者诊疗护理用药的信心,用公开排队的方法维护和舒缓患者平衡的心态和心理压力,注重用生命经济学的方法评价移植效益,注重对活体器官移植的"风险效益"评估,优化诊疗护理用药方案、降低医疗费用,并通过广泛宣教扩大器官移植的来源,减少医患矛盾的发生,从而保障器官移植工作能顺利、有效的得到推进和发展。

五、关于审查

(一)器官移植在事前的伦理审查非常重要,决定了移植能否开展,《条例》规定,在摘取活体器官前或者尸体器官捐献人死亡前,负责人体器官移植的执业医师应当向所在医疗机构的人体器官移植技术临床应用与伦理委员会提出摘取人体器官审查申请。器官移植技术临床应用与伦理委员会不同意摘取人体器官的,医疗机构不得做出摘取人体器官的决定,医务人员不得摘取人体器官。

(二)器官移植在事中的行政审查也关乎全局。《条例》规定,国务院卫生主管部门负责全国人体器官移植的监督管理工作。县级以上地方人民政府卫生主管部门负责本行政区域人体器官移植的监督管理工作。

(三)器官移植在事后的司法审查也是对上述审查存在异议的最后裁决。在活体器官移植中,伦理审查把关的严谨与否直接影响事中及事后审查。如果当事人对事前的伦理审查与事中的行政审查仍存在争议,则由人民法院就活体器官移植争议进行司法审查,最终决定是非曲直[7]。

近年来,由于器官来源紧缺,亲属间的活体器官移植数量逐渐增多,但同时也伴随着较多的伦理、法律和医疗风险等相关问题。因此,医疗机构应加强对医务人员遵纪守法与伦理道德等教育与培训力度,在器官移植过程中,强化对供者进行艾滋病、肝炎等传染性疾病的监测与风险评估,禁止使用未进行检测的供体,从而预防和控制器官移植传播疾病。同时,器官移植还要吻合中国的国情,遵循自愿捐献、知情同意、自主决定、非商业化、公平公正、人文关怀和技术准入的原则。此外,尸体器官摘取后进行保护遗容的处理、为器官移植捐献者和受者保密、建立器官补偿机制、建立医疗保险和专项基金,并保证器官移植能合情、合理、合法、有序地开展,从而避免或防范由此而导致的医患纠纷的发生[8]。

[解释]死亡标准三大学说:心脏停止跳动说、脑死亡说、综合说(即自发呼吸停止、心脏跳动停止、瞳孔发射技能停止三个标准)。

[参考文献]
[1] 管文贤,李开宗.开展活体器官移植的伦理学思考[J].医学与哲学,2001,22:8-11.
[2] 蔡建章,李小萍.医学伦理学[M].南宁:广西人民出版社,2005.
[3] 夏求明,李君权.器官移植在新世纪面临的挑战[M].黑龙江医学,2001,25:241-242.
[4] 裘法祖.器官移植-二十一世纪的外科[M].外科理论与实践,2001,1:1-2.
[5] 张永平,殷正坤,张曙光.我国器官移植的现状与伦理学思考[J].中国医学伦理,2002,(5):50-60.
[6] 刘单,葛国文,王承高.论器官移植应恪守的伦理原则[J].中国医学伦理,2000,(1):9-10.
[7] 宋儒亮,胡战,陈树鹏.关注活体器官移植的审查,防范医疗纠纷[J].新医学,2008,39(9):619-620.

[8] 王辉,段亚东.组织工程及器官移植介入康复医学:中国医师面临的伦理与法律责任[J].中国临床康复,8(14):2736.

From:2016年国际肝移植协会年会(ILTS)参会论文节选:《关注器官移植,防范医患纠纷》(英语翻译稿),内容因结合我国国情,略作修改,仅供参考。

67 医院感染与医患纠纷
阅读性★★★☆☆ 有益性★★★★☆

控制医院感染,减少纠纷发生

庄 璘[①] Sten Gerhard[②] Anita Manon[③]

① 格赖夫斯瓦尔德大学 Greifswald Germany
② 厄勒布鲁大学附属医院 Orebro Sweden
③ 罗斯托克大学附属医院 Rostock Germany

Hospital Acquired Infection(医院内获得性感染,简称医院感染),是指患者在入院时既不存在,亦不处于潜伏期,而在院内发生的感染(包括:在医院获得而在出院后发病的感染),其又分为 Autogenous Infection(内源性感染)和 Ectogenous Infection(外源性感染)两类。外源性感染亦称为交叉感染,是容易预防的感染,近年这类感染虽然在逐渐减少,但仍时有发生,而且据 WHO 统计报告显示:外源性感染引发医患纠纷的发生率远高于内源性的感染,比例约为 3:1。此外,医院感染的类型和引起感染的细菌近年来有明显的变化,由非致菌、弱毒菌和条件致病菌所导致的感染,以及正常菌群形成的内源性感染已明显增多,菌种并逐步向多样性的趋势蔓延。同时,随着抗生素的普遍应用和不断开发、耐药菌株和多重耐药菌株的增多,以及一些毒力低、致病力低、无致病力的细菌在一定条件下也开始转化为致病菌等诸多原因,致使医院感染的概率大大增加。

自1847年 Ignaz Semmelweis 首次利用医院感染监测机制成功控制产褥热的死亡,至今已有160余年的历史,而我国虽然只是从1986以后才开始开展医院感染的研究,1990年初才筹建了我国第一个"院感"监控网络,但据 WHO 相关数据统计显示,我国目前医院感染发病率平均在5.58%左右,远低于国际10.18%的标准。医院感染管理是现代医学发展中面临的重大难题,也是医疗安全质量管理的重要组成部分,全球每时每刻约有150万人正在承受着医院感染所带来的痛苦,其主要危及的对象有住院患者、陪伴家属及相关医务人员,住院患者发病率平均在9.5%~11.7%的范围内[1]。此外,报道还指出,医院感染的发生,不但会延长患者住院时间、增加医疗费用、给患者造成痛苦、致残致死外,还直接影响医疗安全质量和医院声誉,并与医院的生存和发展息息相关,与医患纠纷也密切相关。

一、研究对象与方法

(一)数据来源

德国卫生部、瑞典卫生部、中国卫生计生委(现为卫健委)统计的2014年各医疗机构发生医院感染的理赔案件资料,并从中随机抽取床位300张以上医疗机构且赔偿金额超过5 000美元的医疗案件各1 000件,总计3 000件作为本次回顾性分析的资料。

(二)研究方法

主要采用案例分析方法,自行设计调查表,主要收集责任主体、纠纷案由、过失原因等。数据使用:应用Revman5.0软件进行统计分析。

二、结果

据 WHO(世界卫生组织)统计报告显示:美国医院感染每年至少消耗约50亿美元,德国、瑞典每年为医院感染需花费约20亿、10亿欧元。我国每年因医院感染耗资也近200亿元人民币。同时,结果还显示,我国平均每例因医院感染而多支付医疗费用约10 372元人民币。由于医院感染而增加的费用,患者认为医疗机构有责任承担因而拒绝支付,拒付率达到57.51%,其中的医患纠纷发生率高达69.28%[2]。

即便如此,医院感染引发的医患纠纷在整个医患纠纷中的占比仍然较小,据 WHO 统计显示:世界各国医院感染而引发的医患纠纷在医患纠纷中的平均占比仅为3.17%。但从引发医患纠纷的原因分析发现,除医务人员及患者对医院感染认识不足,医疗费用的增加、群体性的交叉感染、不规范的侵入性操作、对感染源管理的疏忽、滥用抗菌药物几乎占了医患感染纠纷的90%以上。

值得关注的是:随着各国现代医学的进步与发展,虽然许多入侵性诊疗技术被临床上广泛运用(例如,各种内镜、血液透析、输注治疗、呼吸机、吸痰器、组织活检、气管导管插入、组织器官移植、机器人等涉及皮肤或黏膜的诊疗技术),但其所带来的医院感染的风险也不可忽视。WHO调查证实:45%以上的医院感染与医疗器械的侵入性操作相关,并容易引发医院感染的暴发与流行[3],甚至引发极其严重的医疗安全不良事件。根据2014年德、瑞、中三国医疗机构发生的医院感染理赔案件统计显示:因侵入性操作引发医院感染的医患纠纷占(1 481)49.37%。

表9-63　2014年德瑞中三国医疗机构发生医院感染理赔纠纷统计一览

编号	赔偿原因	德国	瑞典	中国
1	对医院感染认识不足	(39)3.90%	(27)2.70%	(45)4.50%
2	医疗费用增加	(110)11.10%	(92)9.20%	(161)16.10%
3	外源性感染(群体性交叉感染)	(95)9.50%	(88)8.80%	(53)5.30%
4	设备因素(包括侵入性操作)	(507)50.70%	(493)49.30%	(481)48.10%
5	传染源管理不当	(57)5.70%	(76)7.60%	(62)6.20%
6	滥用抗菌药物	(148)14.80%	(171)17.10%	(151)15.10%
7	易感人群原因	(28)2.80%	(31)3.10%	(33)3.30%
8	其他原因	(16)1.60%	(22)2.20%	(14)1.40%
	总计(3 000)100%	(1 000)100%	(1 000)100%	(1 000)100%

备注:有些纠纷案卷涉及多个原因,但本表中仅体现主要问题,具有唯一性,特此说明,仅供参考。

此外,医院感染与定植菌移位有关:在人体的口腔、呼吸道、胃肠道、尿道、肛门及皮肤"储存"很多正常菌群和外来定植微生物,当机体免疫功能受损或机体抵抗力下降,这些微生物就会移位至易感部位引起感染。主要集中表现在呼吸系统、泌尿系统、皮肤软组织。

(一)肺炎:内源性感染重要的危险因素,来源于定植菌,是因为正常菌丛中的细菌传播到正常寄居部位之外、受损的组织或不合理的抗生素治疗而促成过度生长和繁殖而引起的。病源菌主要源于患者体内,定植于胃、上呼吸道和气道而引起肺部感染。例如,鼻咽部及胃液中的定植菌,在进行下鼻胃管、鼻饲、气管插管、气管切开、吸痰等操作过程中,这些定植菌的移位是引起肺炎的重要原因。但也可能因污染的呼吸器械而引起外源性感染,通气的类型和时间而致相关性肺炎也是已知的危险因素。

(二)菌尿:外源性感染是引起泌尿系统污染的重要危险因素,其原因是通过医护人员污染的手、污染的液体中冲洗膀胱、使用未经消毒的器械等。感染途径是病原菌沿尿液引流系统逆行扩散到膀胱,是在24～48小时内完成的,主要方式是通过远端引流管和近端引流管交接处,常因未采用封闭保持或再采集标本时被污染,以及运送搬动患者时被分离,导致细菌侵入或引起引流系统污染而产生菌尿。泌尿系统比其他医院感染病死率要稍微低一些,但也偶见因菌血症而导致的死亡。

(三)皮肤软组织感染:皮肤软组织感染虽为局部感染,但当免疫缺陷、粒细胞减少,肾病、糖尿病、抵抗力低下者、接受各种插管者、营养不良等情况下,局部感染作为传染源播散至全身其他部位或发生败血症等全身感染。尤其是当患者免疫力低下时,与医院感染有关的皮肤感染病原菌合并引发医院感染事件,从而产生医患纠纷,例如,金黄色葡萄球菌穿透皮肤引起脓疱病及伤口感染;带化脓性链球菌的伤口播散至周围组织并引发严重的败血症等。

表9-64　2014年德、瑞、中三国医疗机构发生医院感染理赔纠纷与定植菌移位统计一览

编号	定植菌移位	德国	瑞典	中国
1	呼吸系统	(379)37.90%	(391)39.10%	(405)40.50%
2	泌尿系统	(218)21.80%	(224)22.40%	(173)17.30%
3	皮肤软组织	(330)33.00%	(296)29.60%	(331)33.10%

(续表)

编号	定植菌移位	德国	瑞典	中国
4	其他	(73)7.30%	(89)8.90%	(91)9.10%
	总计(3 000)100%	(1 000)100%	(1 000)100%	(1 000)100%

备注：有些纠纷案卷涉及多个部位，但本表中仅体现主要部位，具有唯一性，特此说明，仅供参考。

三、防范与思考

(一) 一般资料

瑞典厄勒布鲁大学附属医院2015年1月～2015年12月开始施行医院感染"九项管理"。实施前(2014年1月～12月)与医院感染"九项管理"实施后的医院感染及纠纷情况进行对比。2014年1月～12月入院收治患者8 246例，男女比例为4 693：3 553，年龄11～83岁。2015年1月～12月共收治患者8 871例，男女比例为4 815：4 056，年龄8～91岁。两组年龄、性别一般资料间差异的比较无统计学意义($P>0.05$)，具有可比性。

(二) 医院感染"九项管理"应用方法

1. 建立医院感染管理网络组织。目前，仍有许多医疗机构对医院感染重要性认识不足，尤其是部分医院领导缺乏相关预防医院感染的知识，更不重视在人力、物力、财力上的投入，即便部分医疗机构建立了医院感染委员会，但也没有严格履行其委员会本有的职责和开展相关的工作，或者说并没有真正的去落实和运行医院感染的管控。因此，医疗机构应按照卫生部的有关规定建立医院感染管控的相关机构或科室，配备专职人员负责科室消毒、隔离制度的落实、微生物监测及对医院感染工作措施落实的督促。坚持做到每周随机对物、表、人、空气进行抽样检查，每月全面监测1次，对发现的问题及时整改，并采取积极的补救措施。

2. 加强医院感染培训。各级医疗机构必须宣传普及医院感染的相关知识，加强全员培训力度，让每个医务人员了解预防医院感染的重要性。同时，强化医疗废物管理的意识和提高医务人员的标准化操作水平，进而提高医务人员的知识水平和医院感染管控技能。此外，还应定期组织医务人员学习有关医院感染的相关制度，并组织定期考核，使每一名医务人员能规范掌握医院感染管理的基本知识和技能，有效预防医院感染的发生。

3. 全面开展医院感染监测。医疗机构应一如既往地开展医院感染监测工作，建立细菌室，定期开展环境卫生学监测，对普通科室的治疗室、换药室、手术室等科室每月监测一次，医院感染的管控部门每季度抽查监测一次。尤其是对手术室的感染监测(监测内容包括术前消毒用具、术中使用的人工晶体、一次性耗材等材料、手术包、手术使用设备、医务人员手、手术消毒锅、空气培养等)更应该仔细和严格，定期分析，查找一切可能引起医院感染的因素，包括：术前准备、术前用药、手术过程、术后复查、术后用药，以及患者手术后的生活环境、卫生状况等。此外，还要定期开展消毒灭菌效果监测，了解医院消毒与灭菌的质量，为控制医院感染提供依据。

4. 加强法律法规及制度管理。医疗机构应依据《传染病防治法》、《医院感染管理办法》、《抗菌药物临床应用管理办法》等法律法规、诊疗护理用药规范与常规，依法进行管控医院感染。同时，根据医院感染管控的特点，健全与完善各项规章制度，例如，手术室人员工作职责、洗手规则、参观规则、接送患者规则、查对制度、交接班制度、清洁卫生制度、消毒灭菌制度、无菌物品管理制度、无菌操作规程、传染性手术处理制度、院内感染监测制度等，并保证制度的落实，依法切断传染源，减少和杜绝医院感染纠纷的发生。

5. 供应室的医院感染管理。目前，仍有许多医疗机构还没有建立专门进行清洗消毒的供应室，而依然是在各自的科室内进行清洗、打包，然后再送相关部门或单位进行消毒灭菌处理。这样一来，其清洗步骤和清洗流程以及对内镜等器械的清洗则完全不符合医院感染管控的相关规定与要求。同时，在清洗的过程中，医疗机构也并没有采用高压水枪、采用酶等清洗设备与方法来进行清洗。再加上无菌器械超期使用、医务人员在医疗行为操作中不注意消毒洗手等都是造成医院感染的重要安全隐患。对此，医疗机构应先建立完善的消毒供应室管理制度，在日常工作中不断地分析问题、寻找问题，并有针对性予以改进，定期监督、检查以防止由于细节的疏漏而导致医疗安全隐患的出现[4]。此外，加强供应室的环境管理与规范管理流程也必不可少。划分生活区与清洁工作区，消毒需彻底，并围绕包装是否破损、物品是否过有效期、配置器械功能及内容物是否相符等方面不断地进行督查与管理，确保管理流程的规范性，进而防止医院感染引发医患纠纷的发生。

6. 手术室的医院感染管理。加强手术室的医院感染管控与监测，是降低术前术中术后感染率，减少和避免医患纠纷发生的有力措施。

(1) 对手术室的环境管控。手术室空气细菌含量与手术切口感染率呈正相关性,保持手术室整体环境的洁净,空气含菌量达标,是手术室质量管理的重要环节。采取每日及术后及时进行清洁卫生消毒,如用 500 mg/L 优氯净液拖擦地面,擦拭无影灯、器械桌及物体表面等,并开窗通风 30 min,再用紫外线空气消毒机消毒 1 h,使室内保持清洁卫生、干净、干燥、空气流通。

(2) 洗涤质量的管控。加强清洗力度,认真彻底的擦洗可减少原始菌的数量。对无感染的手术器械,可不需消毒液浸泡,但对感染或可疑感染的手术器械采用,如 2 000 mg/L"健之素"泡腾片之类的消毒液浸泡 30 min,经过彻底的酶洗液浸泡清洗,液化去除血污、残留的组织,避免了有机物等因素对灭菌效果的影响,保证灭菌质量。

(3) 手术器械、布类的管控。凡能压力蒸汽灭菌的一律采用高压蒸汽灭菌。不耐热、不易压力蒸汽灭菌的物品,如各种导管、精密仪器、人工移植等则选用环氧乙烷灭菌;对消耗性物品,应一次性使用,绝对不能重复使用,在使用前必须坚持有效期、保证有无破损,用后及时由专管人员按照《医疗废物管理条例》的规定统一回收至医疗废物收集点。

(4) 术后污物的管控。一般感染性手术,手术器械在手术后都是采用分类浸泡→水洗→酶洗→洗涤方法,擦干上油,打包送供应室灭菌,布类敷料分类包装送洗衣服处理。特殊感染性手术,手术后器械一般需要浸泡于 2 000 mg/L 含氯消毒液 1 h,初步水洗→酶洗→清洗→包装高压灭菌→再冲洗→烘干→检查→上油包装→再次高压灭菌。手术后布类双袋标记封闭运送至洗衣服,敷料袋封闭运送焚烧。手术室内物表及地面用,如 2 000 mg/L 含氯消毒液擦拭、拖扫,用空气消毒机对手术室消毒 1 h[5]。

(5) 手术人员的管控。洗手是无菌消毒技术的基础,也是控制医院感染中重要的措施之一。正确的洗手可使细菌数减少到 $0 \sim 10^2$ cfu。所以,要求手术人员严格执行有效的外科洗手制度,接触患者前后均要洗手或用消毒剂洗手,必要时戴一次性手套,并做到定期监测,保证其手指带菌数≤5 cfu/m^3。此外,手术人员应熟练掌握无菌操作技术,正确消毒手术部位的皮肤,熟悉手术步骤,保持器械台及手术野周围敷料整洁干燥,避免无菌物品及无菌区域被感染,并严格执行无菌技术操作规范,从而降低手术切口感染率,控制医院感染,减少医患纠纷的发生[6]。

7. 加强自律诚信教育及医疗文书的管理。随着医患关系模式的转变,虽然强调要尊重患者的权益、让患者主动参与医疗决策,但医疗机构及其医务人员在医患关系中仍然处于较强势地位。因此,医疗机构及其医务人员需要加强自律,在医疗活动中,医患双方都必须充分履行诚实信用的原则,医务人员有如实告知患者病情、医疗措施、医疗风险并及时解答其咨询的义务,患者有知情同意(选择)权和如实告诉医务人员病情的义务。因此,医疗机构及其医务人员履行告知义务,也是体现诚实信用原则的一个方面,同样对解决医患纠纷,避免医患矛盾的激化具有积极的影响。此外,医疗机构还应从证据角度预防医患纠纷的发生,就应该严格按照《病历书写基本规范》的要求记录病历,保障病历的真实、有效、全面,避免不必要的纠纷发生。

8. 深化医疗道德教育力度。一个稳定的医疗环境首先应具有良好的医疗风尚和道德准则,一切行为都要不妨碍医疗原则和他人的权利。同样,避免医患纠纷不仅需要医务人员提高道德水准,恪尽职守,救死扶伤,更需要全社会提高道德风尚。患者要依法维权,不能无理取闹,不能把医患纠纷当作发财的途径。医疗机构及其医务人员要具有敬业奉献的精神,要急患者所急,想患者所想,避免或减少防御性医疗造成浪费而导致医疗费用的不合理上涨。同时,许多统计数据显示,医疗安全不良事件的发生与医务人员的技术水平有密切的关心。因此,只有不断提高临床业务水平,为患者提供高质量的医疗服务,医患纠纷才会逐步减少。

9. 加强医务人员职业危害及预防的管控。在医疗行为过程中,由于实施了各种侵入性的操作、患者的不配合或烦躁不安,常被针头、缝合针、刀片等锐器刺伤或划伤,以及常因换药或拔除引流等血性液污染。因此,医务人员在进行侵袭性诊疗、护理操作过程中,既要严格防止血源疾病的传播,也要防止非血源疾病的传播。强调双向防护,既防止疾病从患者传至医务人员,又防止疾病从医务人员传至患者,同时,防止患者直接交叉传播,并根据疾病的主要传播途径,采取相应的隔离措施,包括:接触隔离、空气隔离和微粒隔离。此外,在诊疗护理过程中,应注意接触感染物品后立即洗手,接触污染物品时戴手套,脱手套后立即用消毒液洗手,所有尖锐物品小心处理,第一时间清洁感染物品的溢出物,保证废弃物的正确处理,保护性的着装防护,做好血标本处理、医疗废物处理、环境控制、仪器设备使用、病区被服管理等工作。标准预防和隔离是减少感染和传播的有效屏障。

(三) 结果

医院感染"九项管理"前后,医院感染发生率与医患纠纷发生率的比较:医院感染"九项管理"前,医院感染发生率为(322/8 246)3.90%,医患纠纷发生率为(66/8 246)0.80%,医院感染"九项管理"后医院感染发生率降低为(98/8 871)1.10%,医患纠纷发生率降低为(27/8 871)0.30%,前后对比均有统计学意义($P<0.05$)。

表9-65 医院感染"九项管理"前后医院感染发生率与医患纠纷发生率比较一览

类别	管理前	管理后	X^2	P
医院感染发生率	(322)3.90%	(98)1.10%	54.132	0.000
医患纠纷发生率	(66)0.80%	(27)0.30%	7.354	0.007

医院感染发生率由实施前的3.90%降低为实施后的1.10%,医患纠纷发生率则由0.80%降低为0.30%,效果显著。原因在于医院感染"九项管理"抓住了医院感染管理的核心内容。其实,医院感染控制与管理并非单独存在于院感的工作流程中,而是贯穿了整套的医疗安全质量管理体系。医院感染管理工作在医院整体工作中是一项不容忽视的重点工作,它决定了医院的生存与发展。若发生严重的医院感染对医院或患者都会产生不可估量的损失,尤其是对患者,可能会造成终身的遗憾。即便有些医疗风险在目前医疗水平条件下不可避免,诸如手术并发症等。但只要我们在工作中能够引起足够的重视,不断地加强医院感染的管理,不断地总结吸取失败的经验教训,就可能减少和杜绝医院感染的发生,避免医院感染纠纷的出现。

[参考文献]

[1] 匡季秋,武迎宏.国内外医院感染监测系统应用进展与比较[J].中华医院感染学杂志,2009,19(16):2213-2216.
[2] TC Horan,RP Gaynes,WJ Martone,WR Jarvis,TG Emori.CDC definitions of nosocomial surgical site infections,1992: a modification of CDC definitions of surgical wound infections[J].American Journal of Infection Control,1992,20(5):271-4.
[3] 林春华.院内感染引发的医患纠纷不容忽视[J].医院管理论坛,2008,11(25):40-42.
[4] 文良娟.细节管理在消毒供应室中的应用[J].齐鲁护理杂志,2012,18(3):94-95.
[5] 杨凤萍.手术室院内感染的控制管理[J].中国实用医药,2010,5(2):261-263.
[6] 石兰萍,张红,丁小容.手术室医院感染的管理[J].中华医院感染管理学杂志,2002,12(3):222.

From:2015年中华护理学会全国医院感染护理新进展研讨会论文节选,《医院感染与医患纠纷》(德语翻译稿),因内容结合了我国的国情,略作修改,仅供参考。

68 小手术引发医患纠纷统计与思考

实用性★★★☆☆ 有益性★★★★☆

小手术也有大麻烦

庄 璘[①] George P.Rodriguez[②] 李 雷[③]

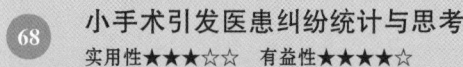

① 格赖夫斯瓦尔德大学 格赖夫斯瓦尔德 德国
② 纽约长老会哥伦比亚与康奈尔大学医院 纽约 美国
③ 复旦大学附属肿瘤医院闵行分院 上海 中国

一、数据来源与方法

(一)数据来源:瑞典Hubbell Alushta咨询公司,对2010年美国、德国、瑞典、澳大利亚、日本五国中常见小手术引发医患纠纷赔偿原因的统计与分析,纠赔偿纷案卷总计1 500份,各300份。

(二)数据使用Execl 2007软件建立数据库,双录纠错,并进行统计分析及图表统计汇总。后作者查阅了2011年中国上海因常见小手术引发医患纠纷案件300份,数据使用Execl 2009软件建立数据库,双录纠错,并自制表格进行统计分析。统计结果如下:

表9-66 各国小手术引发医患纠纷的原因统计分析一览

主要原因	美国	德国	瑞典	澳大利亚	日本	中国(增)
术前检查不到位(诊断定位不准确)	(62)20.67%	(50)16.67%	(58)19.33%	(41)13.67%	(71)23.67%	(71)23.67%
手术器械性能不良	(34)11.33%	(38)12.67%	(37)12.33%	(40)13.33%	(35)11.67%	(39)13.00%
手术人员不足	(55)18.33%	(43)14.33%	(39)13.00%	(42)14.00%	(53)17.67%	(58)19.33%
术者缺乏经验	(46)15.33%	(51)17.00%	(62)20.67%	(66)22.00%	(38)12.67%	(27)9.00%
手术记录缺陷	(43)14.33%	(45)15.00%	(38)12.67%	(41)13.67%	(39)13.00%	(40)13.33%
工作草率、马虎	(25)8.33%	(24)8.00%	(27)9.00%	(27)9.00%	(17)5.67%	(21)7.00%
止血不彻底	(13)4.33%	(21)7.00%	(18)6.00%	(21)7.00%	(18)6.00%	(17)5.67%
麻醉药超剂量	(14)4.67%	(23)7.67%	(16)5.33%	(15)5.00%	(20)6.67%	(23)7.67%
其他	(8)2.67%	(5)1.67%	(5)1.67%	(7)7.00%	(9)3.00%	(4)1.33%
总计(1 500+300)	(300)100%	(300)100%	(300)100%	(300)100%	(300)100%	(300)100%

备注:有些纠纷案卷涉及多个问题,但本表中仅体现主要问题,具有唯一性,特此说明,仅供参考。

二、结果与讨论

(一)术前准备不足,包括:术前检查不到位、手术器械性能不良、手术人员不足等,总计866份,占48.11%。

1. 术前检查不到位(诊断定位不准确)353份,占19.61%。其中,以无任何术前针对性检查为主要问题,就连血常规、凝血时间等简单而必须的检查也没有的也不乏其例。倘若遇上有出血倾向的患者,切开皮肤就会出血不止,即便勉强完成手术,术后也会出现大量渗血,造成不良后果。因此,每名术者在进行术前检查时,都应以全面了解患者基本情况、降低手术风险为主要目的。避免被有些患者认为这些基本检查是"Excessive Medical Treatment"(过度医疗)。面对诸如此类的矛盾,以及现今严峻的医患关系,医务人员除加强医患之间的沟通外,对患者术前基本检查的必要性也应给予简单、直白的解释,以让患者真正明白,缺少其中任何一项检查,在手术中都可能被置于更大的医疗风险之中。例如,(1)血常规:判断患者是否有贫血、感染、血液系统疾病等问题,如果有问题需要治疗后才能手术。(2)尿常规:是否有尿路感染、肾病,如果有问题就要判断是否适合进行手术。(3)便常规:是否有寄生虫或肉眼不可见的便血,如有感染,手术室医务人员和器械都需要提前准备。(4)血生化:了解肝、肾功能和血糖血脂水平,有些问题需要治疗后才能手术。(5)凝血:手术都会有创伤,如果身体的止血功能不好,不能做手术。(6)血清四项:是否有乙肝、丙肝、艾滋、梅毒的感染情况,如有感染,手术室医务人员和器械都需要提前准备。(7)血型、交叉配血:手术可能需要输血,要化验血型,并进行交叉配血来提前准备。(8)心电图:能反映一些患者自己不知道的心脏疾病或问题,有些问题需要治疗后才能手术。(9)胸X片/CT:初步判定肺部无明显异常。肺功能无明显异常才能进行手术。其实,术前检查不到位也同时表现为出诊断定位的缺失。据统计,上述的353份纠纷案件100%出现诊断定位不准确的情况。因此,完善术前检查可实现正确的诊断定位,从而减少和避免医疗过错的出现。

2. 手术器械性能不良的有223份,占12.39%。许多手术器械经过数年的使用,磨损严重。例如,更新不及时,给手术操作带来诸多不便,也给医疗安全留下了隐患。所以,手术器械性能不良、功能故障或损坏都应及时维修或更换,切不可勉强使用,以防止术中意外事件的发生。此外,还应加强手术器械的制度管理,比如,手术器械的领取登记制度、手术器械的维修与报废制度、手术器械的消毒灭菌管理制度等。

3. 手术人员不足的有290份,占16.11%。门诊手术室常只配备1名护士,既要做术前准备,又要做手术巡回等工作,导致手术准备不够充分。因此,加强医疗机构人才队伍建设,优化人员结构,根据各院实际情况,制定人力资源配置方案及人力资源配置人力资源引进准入制度,结合医疗机构的总体发展目标和发展要求,实施按需配置医务人员。

(二)术者缺乏经验导致纠纷的有290份,占16.11%。门诊手术的主刀医师通常为年轻、低年制或进修医师,一般1~2人实施手术,缺乏经验,出现意外又难以处理。例如,某医疗机构年轻医师将结核性脓肿误判为化脓性感染切开引流,结果造成窦道,给下一步治疗带来困难和麻烦。因此,医疗机构应建立阶梯式培养模式。对年纪较大的中高年资医师,应赋予其培养、帮带年轻人的职责;对年富力强的中青年医师,应着重激励他们发挥潜能、积极创新;对参加工作不久的年轻医师,应重点放在技术和技能培训与锻炼上,并加大引导力度,分批分类安排符合条件的医务人员参加各类培训,鼓励他们积极参与职称考评、逐步提高中高职称人员占比,以此来带动整个医疗机构人员队伍质量的提升,减少医患纠纷的发生。

(三)门诊手术记录缺陷导致纠纷的有 246 份,占 13.67%。门诊手术没有手术知情同意(选择)书、没有抢救记录、没有留观记录、没有患者及其家属的签字、缺少诊断和查体、术后处理注意事项也无记载、记录时间与实际不符等情况比较普遍。一旦出现医患纠纷,没有病历这一有效证据的支持,将给医务人员带来困扰与麻烦。因此,为了提高医疗质量,减少纠纷,医疗机构应根据《病历书写基本规范》的规定和要求规范病历记录的书写,确保病历的客观、真实、准确、及时、完整、规范。

(四)术者工作草率、马虎导致纠纷的有 141 份,占 7.83%。例如,包皮环切这一小手术,由于术者工作草率,包皮切除过多,而导致阴茎勃起不适,偶尔还会因环切不当出现伤口感染、包皮坏死,个别患者甚至会因包皮切除发生性功能障碍,而严重引发医患纠纷[1]。因此,医务人员在为患者服务过程中,必须从自身做起,从科室做起,从一言一行做起,从每一件工作做起,包括:言谈举止、服务态度、医德医风、诊疗技术操作、科室及医院管理、工作效率及服务质量等。努力做到接待患者热心,诊治患者细心,解释病情耐心,切实做到服务态度到位,诊疗工作到位,真正做到无可挑剔,患者及其家属放心满意,这样就能有效地、最大限度地预防医患纠纷的发生。

(五)术者止血不彻底导致纠纷的有 108 份,占 6.00%。例如一文献报道:一名臀部脓肿的患儿,1 岁余,病程 10~15 d,伴发热、贫血。脓肿切开后出血较多,2 h 后死亡。体表脓肿切开原本不应死亡,由于患儿高热、贫血、毒血症,术前术后也均未输液、输血,在低血容量等情况下发生死亡[2]。因此,除外科以外,在一些肝脏、肾脏、呼吸系统、妇产科乃至皮肤科疾病的发生发展过程中,止血问题也都应引起医务人员的高度重视。

(六)术者使用麻醉药超剂量导致纠纷的有 111 份,占 6.17%。例如,某省 A 镇中心医院医师给 15 岁男孩做腋臭手术,局麻一次一侧竟注入 2% 利多卡因 35 ml,患者头昏、胸闷、恶心呕吐,医师置若罔闻,而患者突然死亡。患者死亡原因为利多卡因超剂量,利多卡因局部浸润麻醉成人极量一般每次不超过 400 mg,神经阻滞麻醉一般每次不超过 400 mg。做疝修补术、腋臭手术等 2% 利多卡因应配制成 0.25%~0.5% 溶液,成人每次用量为 200~300 mg,麻醉药液内最好加入少许肾上腺素(每 100 ml 药液内加入 0.1% 肾上腺素溶液 0.2~0.4 ml),使麻药缓慢吸收,延长止痛时间[3]。因此,应严格执行麻醉药品定期检查制度,对于手术室的麻醉药品,药剂科应按照登记情况定期检查,检查方法是逐一核对患者姓名、病名、药品名称、数量、用法、用量。同时,医疗机构应重视麻醉药品的管理,定期组织相关科室进行学习和宣传麻醉药品管理的重要性,使全院医务人员认识到麻醉药品具有两重性,并帮助医务人员牢固树立"依法管理,依法用药"的观念。

[参考文献]
[1] 张经建,潘伯荣,吴培俊.中国临床误诊误治文集[M].北京:中国医药科技出版社,1993:423.
[2] 张广信.小儿脓肿切开死亡 2 例教训分析[J].实用外科杂志,1991,11(1):9.
[3] 究竟是手术刀,还是屠刀[N].中药事业报,1998,87(4).

From:2015 年德国格赖夫斯瓦尔德大学医学社会学研讨会论文节选:《小手术也有大麻烦》(德语翻译稿),因内容结合了我国的国情,略作修改,仅供参考。

69 民营医疗机构常见纠纷统计与思考
学术性★★★★☆ 实用性★★★★★

国内外民营医疗机构医患纠纷成因调查与风险管理研究

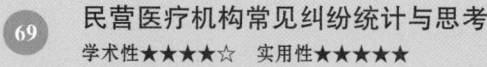

① 上海市闵行区卫生计生委(现为卫健委)员会　上海　中国
② 纽约长老会哥伦比亚与康奈尔大学医院　纽约　美国
③ 格赖夫斯瓦尔德大学　格赖夫斯瓦尔德　德国

一、数据来源与方法

(一)数据来源

德国卫生部、瑞典卫生部、美国卫生部、马来西亚卫生署、中国卫生计生委(现为卫健委),对 2014 年 1 月~12 月,5

国82家民营医疗机构的5 000例医患纠纷赔偿案件资料信息进行回顾性分析。男性患者2 445,占48.90%;女性患者2 555,占51.10%;患者年龄11～90岁;1 766例死亡,占35.32%;1 067例伤残,占21.34%;医疗鉴定案件2 412例,占48.24%;在1 766例死亡案例中,尸检896例,尸检率50.74%。

表9-67 2014年5国82家民营医疗机构的5 000例医患纠纷案件患者一般资料统计

一般资料		德国	瑞典	美国	马来西亚	中国	总计
性别	男	(489)48.90%	(537)53.70%	(491)49.10%	(515)51.50%	(413)41.30%	(2445)48.90%
	女	(511)51.10%	(463)46.30%	(509)50.90%	(485)48.50%	(587)58.70%	(2555)51.10%
年龄段(岁)		13～71	15～77	18～90	11～83	29～74	11～90
死亡病例		(372)37.20%	(296)29.60%	(391)39.10%	(323)32.30%	(384)38.40%	(1766)35.32%
伤残病例		(155)15.50%	(187)18.70%	(206)20.60%	(228)22.80%	(291)29.10%	(1067)21.34%
医疗鉴定		(548)54.80%	(404)40.40%	(412)41.20%	(471)47.10%	(577)57.70%	(2412)48.24%
尸检率		(184/372)49.46%	(203/296)68.58%	(227/391)58.06%	(188/323)58.20%	(94/384)24.48%	(896/1766)50.74%

(二)研究方法

主要采用案例回顾性分析方法,自行设计调查表,主要收集责任主体、纠纷案由、过失原因等。数据使用:应用SPSS15.0统计软件进行统计分析。

二、结果

(一)5国82家民营医疗机构的医患纠纷学科分布统计数据显示:外科纠纷(1 722/5 000)占34.44%;妇产科纠纷(1 032/5 000)占20.64%;内科纠纷(497/5 000)占9.94%;儿科纠纷(399/5 000)占7.98%;急诊科纠纷(332/5 000)6.64%;五官科(包括口腔科)(429/5 000)占8.58%;整形美容科(包括皮肤科)(479/5 000)占9.58%;医技辅助科室(110/5 000)2.20%。

表9-68 2014年5国82家民营医疗机构的医患纠纷学科分布统计

科室	德国	瑞典	美国	马来西亚	中国	总计
外科	(366)36.60%	(295)29.50%	(381)38.10%	(375)37.50%	(305)30.50%	(1722)34.44%
妇产科	(201)20.10%	(157)15.70%	(188)18.80%	(213)21.30%	(273)27.30%	(1032)20.64%
内科	(134)13.40%	(121)12.10%	(121)12.10%	(63)6.30%	(58)5.80%	(497)9.94%
儿科	(53)5.30%	(96)9.60%	(65)6.50%	(96)9.60%	(89)8.90%	(399)7.98%
急诊科	(57)5.70%	(84)8.40%	(73)7.30%	(67)6.70%	(51)5.10%	(332)6.64%
五官科	(82)8.20%	(113)11.30%	(77)7.70%	(61)6.10%	(96)9.60%	(429)8.58%
整形美容科	(97)9.70%	(108)10.80%	(83)8.30%	(91)9.10%	(100)10.00%	(479)9.58%
医技辅助科室	(10)1.00%	(26)2.60%	(12)1.20%	(34)3.40%	(28)2.80%	(110)2.20%

(二)5国82家民营医疗机构的医疗风险管理体系统计显示:有风险目标设置的医疗机构(45/82)占54.88%;有风险控制部门设置,且有相关的管理制度、控制流程的医疗机构(67/82)占81.71%;有风险预警机制的医疗机构(75/82)占91.46%;有风险追溯机制的医疗机构(47/82)占57.32%。其中,我国13家民营医疗机构的风险目标设置、风险控制部门设置,风险管理制度、风险控制流程、风险预警机制、风险追溯机制与其他4国的69家民营医疗机构相比有统计学差异($P<0.05$),说明我国民营医疗机构的医疗风险管理体系有待进一步完善。

表9-69 2014年5国82家民营医疗机构的医疗风险管理体系统计

风险管理体系	德国	瑞典	美国	马来西亚	中国	总计
风险目标设置	(12/19)	(8/13)	(19/25)	(4/12)	(2/13)	(45/82)
风险控制部门、管理制度、控制流程	(16/19)	(11/13)	(24/25)	(9/12)	(7/13)	(67/82)

(续表)

风险管理体系	德国	瑞典	美国	马来西亚	中国	总计
风险预警机制	(19/19)	(13/13)	(25/25)	(10/12)	(8/13)	(75/82)
风险追溯机制	(14/19)	(9/13)	(18/25)	(6/12)	(0/13)	(47/82)

（三）5国82家民营医疗机构的医疗风险致因素因统计显示：

表9-70　2014年5国82家民营医疗机构的医疗风险致因因素统计

医疗风险致因因素		德国	瑞典	美国	马来西亚	中国
医方因素	平均人员流动性	7.73%	5.81%	8.39%	12.24%	34.64%
	跨范围执业	2.13%	1.96%	3.61%	5.43%	12.94%
	未变更注册	1.02%	0.83%	1.54%	6.39%	10.88%
	服务态度	13.48%	12.16%	15.29%	29.44%	77.15%
	技术水平	28.25%	30.46%	25.08%	34.75%	69.53%
	法律意识薄弱	19.32%	21.87%	22.46%	38.93%	46.77%
	违反诊疗护理用药规范与常规	30.81%	27.54%	35.74%	40.28%	47.15%
	管理体制不健全	15.47%	13.28%	18.44%	34.06%	57.84%
患方因素	缺乏对医方了解	43.14%	46.52%	50.11%	62.37%	73.59%
	医疗期望值过高	62.06%	58.36%	64.23%	70.51%	81.48%
	认为收费不合理	49.94%	53.73%	62.68%	75.23%	89.73%
	维权意识增强	33.07%	29.85%	36.90%	43.28%	68.52%
社会因素	媒体炒作	47.28%	37.53%	51.43%	35.05%	34.13%
	舆论导向	41.09%	39.44%	50.47%	38.21%	34.29%
	区域性法律法规或习惯	38.47%	40.28%	51.38%	60.73%	77.46%

1. 患者疾病的诊疗护理用药是一个连续的过程，可能会因医务人员岗位更换或调离，影响到患者的疗效和患者对医疗机构的信任度，导致医疗风险的增加。我国民营医疗机构的医务人员流动性占34.64%，与其他国家相比有统计学差异（$P<0.05$）。

2. 我国民营医疗机构跨范围执业占12.94%、未变更注册执业占10.88%，与其他国家相比有统计学差异（$P<0.05$）。这也说明我国民营医疗机构为降低人力资源成本，将一定数量的中医和中西医结合专业人士，分流到各专业科室从事西医诊疗活动。依据《中华人民共和国执业医师法》的有关规定，未变更和跨范围执业属于非法执业，因而会直接影响医疗安全。

3. 由于体制不同，我国民营医疗机构的医疗技术水平、管理体制健全程度明显不如公立医疗机构，违反诊疗护理用药规范与常规的情况也时有发生。这是直接影响到我国民营医疗机构医疗安全的主要原因。

4. 我国民营医疗机构医务人员法律意识薄弱占46.77%，与其他国家相比有统计学差异（$P<0.05$）。由于医务人员法律意识薄弱，会影响到医疗安全管理制度的有效落实，从而产生医疗风险。但同时，患方维权意识的增强，会加剧医疗风险的升级。

5. 患方对医疗机构及其收费的了解程度高，以及对医疗效果的期望值低，在某种程度上都会降低医疗安全。

6. 在社会舆论导向和媒体炒作低的，医疗风险就低，而区域法律法规或习惯健全、完善的，医疗风险也会在某种程度上得到降低。

三、讨论与建议

（一）转变观念，培育医疗安全文化

我国大部分民营医疗机构的管理者过于注重经济管理，而忽视医疗安全质量的管理，因而常出现急功近利的行为，从而严重损害到了民营医疗机构的社会形象，引发诚信危机。很多成功案例也证明，许多民营医疗机构的成功靠的是

诚信,正如,一个民营医疗机构的院长在全国座谈会上发言:"医疗行业与其他行业是有区别的,不可能在效益上有爆发性增长,我们只有先考虑患者的利益,才能最后让老板盈利。"[1]所以,所有民营医疗机构的投资人应转变经营管理理念,把握医疗市场的规律,培育"安全第一"的医疗安全文化,并应用好医院文化所带来的潜在收益,用事业来吸引人才、留住人才,从而改变民营医疗机构医务人员青年老年两极分化严重、学历职称偏低、工作年限较短的状况,以此来减少医疗安全不良事件的发生。此外,医疗安全不良事件发生时,必须迅速采取必要的措施,控制事态蔓延,减少医院损失。能否首先控制住事态演变,使其不扩大、不升级、不蔓延,是处理整个医疗安全不良事件的关键。"利用一切可以调动的力量,运用一切可以采取的方法"在最短的时间里使纠纷不再继续升级,并由大变小、由强变弱,是进行医疗风险管理的第一步。其实,控制住事态不再发展只是一个开始,重要的还是应充分掌握医疗安全不良事件的各方面的信息,透过现象看本质,来找出真正的引发原因。同时,针对发现的问题,做好"PDCA管理环"。医疗风险管理过程是一个持续改进的过程,而不应当简单地作为一个单独的程序来机械实施[2]。医院决策层要高度重视、转变观念、建立组织、全员参与,让医疗风险管理与医院的办院宗旨和业务计划结合起来,努力使医疗风险管理成为院内每一个医务人员的事情。

(二)建立医疗安全组织,落实核心制度

为保证医疗安全质量,建议民营医疗机构成立医疗安全管理小组,由医院的法定代表人来担任领导,由医务部门、护理部门等全面负责,建立系统化、标准化的医疗安全管理工作流程,制定医院的医疗安全制度和方案,从病历书写规范、各项医疗风险告知、医疗设备管理等细节入手,直至抓好整个医疗质量安全管理。同时,加强对医务人员的法律法规培训,让遵循法律法规、医院的规章制度成为医务人员日常诊疗护理用药行为的规范与常规,这对民营医疗机构的长期发展至关重要[3]。此外,建立健全医疗风险监测、预警和追溯机制,制定医疗风险防范预案和奖惩制度,充分考虑各职能部门的工作性质及复杂程度,合理拟定操作性较强的监测计划,可以有效控制医疗风险。

(三)加强医疗风险监测和部门监管,确保医疗安全

随着医学科学日新月异的发展,新技术、新项目、新设备、新药品不断出现,医疗技术水平逐年提高,医疗知识也更新较快。因此,在医疗机构中,从事医疗风险监测的人员水平必须同步提高,医疗风险监测人员既要熟悉相关医疗法律法规,又要熟悉医疗方面的规章制度、操作规程、诊疗护理用药指南等业务知识。同时医疗卫生主管部门也应该加强对民营医疗机构的督查与指导。卫生行政部门除了每年对其进行法律法规、质量管理等方面的专项培训、考核、检查以外,对有超范围执业、做虚假广告等不规范的行为要采取严查、严惩等强制措施。对于在医疗投诉中发现的医疗安全不良事件,卫生行政部门也要予以监督、检查、指导,发现问题应当及时提出整改意见,并限期整改到位,对拒不整改的依照有关法律、法规给予相应的处罚。此外,医疗卫生行政部门及其医疗机构应不断完善医疗风险防范机制,通过有效地监督、检查手段不断提高医务人员的医疗风险意识,提高医疗服务质量,保障患者就医安全。针对出现的问题,实施三不放过,即:事实经过不清楚不放过、经验教训不总结不放过、当事人认识不清不放过。通过监督检查引导科室树立持续改进的质量意识[4]。

(三)重视重点科室、关键环节的医疗风险监测

从上述医患纠纷学科分布统计来看,外科的医患纠纷发生数量和发生率远高于其他学科。原因可能是外科手术本身的风险性高于其他治疗项目,加上公众的传统观念认为,外科治疗的效果应该立竿见影。所以,当手术疗效未达到患者期望值时,各种医患矛盾随之而来。这也给其他民营医疗机构做了很好的提示:医疗机构应将外科作为开展医疗质量安全管理工作的重点部门,将外科手术安全作为质量管理工作的重中之重,严格督导手术科室对手术分级管理、手术安全核查、手术风险评估、术前沟通告知等制度的执行与落实;定期开展手术质量评价,将手术并发症的预防与控制指标作为考核科室质量与安全管理、评价的重点内容。此外,医院管理部门应不断修订和完善各类制度规范,加大宣传、教育和督导力度,提高医务人员的医疗水平和执行力,确保各项制度规范严格落实,只有这样才能有效的控制医患纠纷的发生,才能为患者就医提供更加舒适、更加轻松的医疗环境[5]。此外,手术室、供应室、急诊科、ICU、产房等科室,关键环节如麻醉、输血等也应加强医疗风险的监测与质量安全的管理。

(四)强化能力培养,提高风险防范的本领

民营医疗机构应定期开展相关的应急演练,强化医务人员的风险预警能力,可以依托医院信息网络技术,对各科室环节质量和可能发生的医疗风险进行实时监测,为风险的预测、风险管理、效果评估提供依据。同时,还应加强对科室主任和护士长的培训、教育和管理,落实各项医护核心制度及医护操作常规,规范医护行为。例如,落实医疗安全不良事件的上报制度,避免医疗安全不良事件上报制度流于形式,并建立院内医疗安全不良事件报告系统,对临床医护人员进行不良事件的概念、分类及上报流程等培训,并纳入年终考评系统[6]。此外,医务人员也应不断地加强自身专业理论的学习,把握学科发展动向,将理论知识不断转化成自身的诊疗护理用药能力,以提升自身临床技术水平。

(五）完善和丰富医患纠纷的解决机制

医患纠纷协商解决有着周期短的特点,民营医疗机构为了尽快解决纠纷或避免医院声誉受损,常常会发生责任不明、赔偿快、赔偿金额高的现象,甚至会导致职业"医闹"的出现,增加了医院不必要的开支,不利于医患关系的健康与发展。因此,应当积极完善和丰富医患纠纷的解决机制、建立多元化医患纠纷解决体系,例如,医患纠纷人民调解、律师调解等,将民营医疗机构从医患纠纷纠缠中解脱出来。同时,呼吁建立便捷、快速的医患纠纷仲裁制度,以强化协商解决医患纠纷的规范性和权威性。

(六）规范医疗价格

看病贵,乱收费是民营医疗机构医疗投诉的热点问题之一。部分民营医疗机构为求短期收回投资成本,利用自身的信息优势以及监管漏洞,通过制订高收费标准以谋取暴利。政府相关部门虽已出台了民营医疗机构收费指导标准,控制了一定的收费上限。但行业的规范性仍依靠医疗机构本身的自律,民营医疗机构应严格执行价格管理制度,将各种收费项目在物价部门备案,并在医院醒目位置明码标价,严格执行明细清单制度,接受社会公众的监督,从而确保民营医疗机构收费的合理化、规范化、诚信化。

(七）制定相关扶持政策,为民营医疗机构营造公平发展的环境

目前,国家有关部门已经颁布了一些与民营医疗机构发展相关的政策,但还未出台与民营医疗机构发展相关的专门性文件,缺乏可操作的法律法规政策。相关部门应从医务人员职称评定的标准、民营医疗机构以及医务人员的执业道德标准、重点科室评选、医疗保险定点医院资格的获取、医患纠纷的处理等方面出台详细的政策,让民营医疗机构有更公平的待遇[7]。同时,还应在区域卫生规划中加入民营医疗机构,通过区域规划内的民众分布、卫生服务需求和医疗服务供给水平等制定合理的卫生规划布局。通过规划,可以防止卫生资源的重复与浪费,使民营医疗机构有更好的生存与发展空间。政府部门也应通过公信力为民营医疗机构积极宣传,让人们重新树立对民营医疗机构的看法,并不断挖掘其积极性和创造性,鼓励与扶持其为国家医疗事业多做贡献。

在民营医疗机构的竞争中,对手不仅是其他民营医疗机构,而且公立医疗机构对其也产生了较多的生存压力,竞争也由此从低层次向高层次转变,从单一的竞争向多角度多方位的综合性竞争转变。其中,以采取何种手段提升医疗机构品牌影响力,扩大市场份额,培育忠诚患者等已成为民营医疗机构运营管理需要研究的重要课题。其实,在中国经济迈向市场化和国际化的过程中,无论是医疗产业界,还是政府、非政府组织,都希望迅速与公众建立更加广泛和有效的沟通,大家试图营造良好的传播推广环境。医院作为一个公共事业组织,承担了大量的公众与社会之间的交流、理解、接受与合作,在其运营过程中必须及时、准确地对健康消费者的意见作出反应,以便修正服务策略,满足公众和社会对健康的需求[8]。例如,在国外许多民营医疗机构管理理念中,医患关系是互相依赖的关系(Healthcare Partnership),也就是说,除了医务人员自我严格遵守各项规章制度和法律法规外,还把患者及其家属视为诊疗护理用药的参与者和合作伙伴。一方面,医疗机构在医疗安全措施上鼓励患者多提问,不要犹豫,有疑问、有问题都请讲出来,告诉医护人员("ask question and speak up"),医疗机构的宣传手册上也随处可见,明确告知患者:"在诊疗护理用药过程中,如遇到不懂或有疑问的地方,可以随时咨询医务人员。"这是患者的合法权利,这样一来,就被被动变为主动,把医患矛盾扼杀在萌芽状态。另一方面,让患者共议诊疗护理用药计划,并对每一个步骤详加解释,取得患者的理解与支持,使他们明白诊疗护理用药措施对他们所患疾病的重要性和可行性,予以积极的配合与支持(急危重症除外,医师会采取他们认为正确的治疗措施积极抢救患者)。对于不明白的问题,也给予患者最大的鼓励,并帮助患者弄清诊疗护理用药的作用与目的,并同时保证患者最大限度地履行知情同意选择权,即便是ECG、X线等最简单的检查都要先征得患者的同意。如果患者拒绝执行,医师会请患者签字,避免纠纷的发生。当然,这样做也许要多耗费一些时间,但是,相对于医患纠纷带来的烦恼与其他方面损失,却是要令人惬意得多。其实,在诊疗护理用药过程中,很多患者难以一次性接受和理解太多信息,特别是老年人。所以,医务人员邀请患者及其家属一起聆听其对疾病的诊断分析、治疗方案的制定、检查结果的分析和讨论。如果情况允许,医务人员还会请求患者指定专一的家属全程参与诊疗护理用药信息的接收与意见交换,这样就避免了不断更换家属所造成的信息传递错误而导致的医患纠纷的发生,也减少了医务人员对于同一个问题需要解释多次的苦恼,大大减少了医务人员的工作量。对于需要手术的患者,患者及指定参与诊疗护理用药的家属都在医院的要求下讨论手术细节过程,使其清楚明术中可能发生的危险及意外、术后的预期效果,以及可能发生的各种并发症和不良后果,甚至对治疗仪器使用时会发出什么样的声音也予以提前告知,防止患者受到意外惊吓[9]。在日趋激烈的医疗市场竞争中,民营医疗机构面对激烈的竞争和巨大的市场,医院品格和形象告知的功能应得到有效的树立,以此来达到以诚信换取人心、以人心换取市场的目的,也只有这样民营医疗机构才有生存下去的可能。

[参考文献]

[1] 张新庆等.十家民营医院执业环境不佳的诱因分析[J].中国卫生政策研究,2009,2(10):40-43.
[2] 赵晓梅,蒋丽红,李春波.民营医院医疗风险致因分析与防范[J].中国医院统计,2011,18(4):314-316.
[3] 曹嘉婧,刘虹.三级医院风险管理研究[J].南京医科大学学报,2016,73:130-134.
[4] 陈珞珈,陈思,王文娜等.我国民营医院的现状、问题与发展的建议[J].中医药管理杂志,2009,2(5):396-398.
[5] 唐建中等.117例医疗纠纷成因的帕累托图分析[J].昆明医科大学学报,2015,36(3):41-44.
[6] 刘兰芬,高连娣.医疗纠纷潜在影响因素分析[J].解放军医院管理杂志,2010,(6):553-555.
[7] 张西瑶,万立华,张松.重庆市233例民营医院医疗纠纷调查分析[J].重庆医学,2014,43(13):1603-1605.
[8] 郑大喜.医患诚信缺失的原因及其重构策略[J].现代医院管理,2007,5(2):34-36.
[9] 胡艳军等.从约翰·霍普金斯医院看美国医疗纠纷的防范[J].当代护理,2009,7:102-104.

From:2016年美国医院协会私立非营利性的医疗机构分会论文节选:《民营医疗机构常见纠纷统计与思考》(英语翻译稿),因内容结合了我国的国情,略作修改,仅供参考。

"患"的心理活动会通过微表情表露出来,
如果你们能读懂它们,学会察言观色,
即便是再出色的"演员",也能捕捉到表情后真实的含义。
虽然,我们不是有意去窥探他人的内心,
但在出现医患矛盾时,
能及时了解"患"内心的欲望、意图和需求,
从而形成认知,破译人性,就能解决矛盾与纠纷。

PART 10 微表情心理学在医患纠纷预防与处置过程中的运用

70 简单运用微表情预防、处置与管理医患纠纷
实用性★★★★☆ 前瞻性★★★★★

微表情在医患纠纷实践中的运用

一、"医"与"患"心理现状

在日常的诊疗护理用药等医疗行为过程中,总会出现这样或那样的事情让医患关系或是轻松愉快,或是紧张恼火。无论是"医",还是"患",每个人的内心世界都难免会受到自身情绪的控制和影响,人之所以产生情绪,是因为其内心的期待与现实之间存在着差距,当这个差距不大的时候,情绪是积极向上的,反之,则会消极颓废产生负面的情绪。"患"因疾病来到医疗机构就诊,其内心深处对健康有着或多或少的希冀,如"患"的健康预期在医疗机构中实现,他们会觉得这是理所应当的事情,感觉到现实顺从了自己,自然也会感到愉悦、满足、充满幸福感。反之,当现实的疾病状况与他们内心的健康预期产生很大的落差时,他们会深深地抱怨,感觉身边的医务人员不负责任,处处在和他们作对。于是,性格变的狭隘、情绪变的低落。此时,若医务人员能通过他们脸上一些细微的表情变化,判断出他们的情绪,适当降低他们的期望值,医患矛盾也就不容易产生。因此,在日常的诊疗护理用药等医疗行为过程中,应多留意"患"五官的变化,通过他们五官的不同状态来判断其情绪的状态。这样一来,在与"患"沟通的时候,就能够有针对性地加以配合或规避,这种医患沟通的技巧对于医务人员共建和谐医患关系、减少医患矛盾是十分有效的。当然,"患"的情绪并不仅仅表现在他们的表情上,有时也需要通过语言和肢体动作的结合进行综合的判断。此外,当感到特别开心的时候,医务人员不妨也和"患"分享自己的快乐,而当感到忧伤的时候,可以学着独自承受,尽量避免让自己的情绪影响到"患"的心情,这样一来,在"医"与"患"相处的时候,给"患"带来的都是积极向上、快乐的正能量,"患"自然也会更加信任和喜欢与你们相处,医患关系自然也就越来越好。

二、资料来源与方法

(一) 资料来源

统计的 2010 年 12 月至 2016 年 12 月,发生在德国罗斯托克大学附属医院、中国上海市闵行区中医医院、瑞典厄勒布鲁大学附属医院、日本圣路加国际医院中的医疗投诉案件(包括:满意度调查)总计 2 881 例微表情信息作为统计资料,并对该资料信息进行回顾性分析(表 10-1)。

(二) 研究方法

主要采用案例分析方法,自行设计调查表,主要收集当事人的基本情况、责任主体、纠纷(不满意)案由、投诉时微表情的变化等等。数据使用 Execl 2010 软件建立数据库,双录纠错,并进行统计分析及图表统计汇总。

表 10-1 2010 年 12 月至 2016 年 12 月四家医院常见微表情数据统计

微表情	德国医院	中国医院	瑞典医院	日本医院	总计
眉毛	201	205	191	198	795
眼睛	146	151	155	153	605
鼻子	118	123	117	121	479
嘴唇	130	125	121	132	508

(续表)

微表情	德国医院	中国医院	瑞典医院	日本医院	总计
下巴	122	128	125	119	494
总计	717	732	709	723	2,881

注：有些微表情涉及多个问题，但本表中仅体现主要问题，具有唯一性，特此说明，仅供参考。

三、结果

在医疗行为过程中，甚至是在医患纠纷预防、处置与管理过程中，如果一名男（女）性"患"正因为对刚进行完的医疗行为，例如，手术表示不满，可以看到他（她）脸上的表情：眼睛瞳孔变大，皱起眉头，眉梢向斜上方挑起，鼻孔呼气加快等等。这说明，"患"内心情绪的变化会通过眉毛、眼睛、鼻子、嘴唇、下巴等脸上的五官呈现出来。同时，五官的变化还会随着"患"内心情绪变化程度的不同而变得不一样，这些微表情将"患"内心的情绪变化和所思所想直观地反映出来，即使最深沉、最内敛的人，我们也能通过面部表情发现他们掩饰不了的秘密。因此，学会从面部表情来揣摩、拿捏"患"的心思是医务人员无声掌控医疗风险的最好选择，尤其是在医患纠纷预防、处置与管理过程中，通过面部微表情的变化来处理医患矛盾，调解成功率可达到90%以上。

表10-2　2010年12月至2016年12月的统计案例中，常见微表情统计分析

微表情	微表情形式	（数量）比例	微表情表现	措施	措施后的调解成功率
眉毛(795) 27.59%	倾斜的八字眉	(93)3.23%	悲伤、抑郁、矛盾、无攻击性	关心、安慰、劝解、鼓励	(90/93)96.77%
	倒八字眉	(81)2.81%	生气、愤怒、有攻击性	停止进行言语与行为	(73/81)90.12%
	眉毛迅速高抬或向上拉紧	(112)3.89%	惊讶、不安、紧张、超出心理预期、无攻击性	关心、安慰、传递安全感、劝解、鼓励	(109/112)97.32%
	眉毛下压紧缩，脸部肌肉紧绷，嘴角下拉	(109)3.78%	不满意、谴责（责备）、愤怒、反感、对抗、有攻击性	停止进行言语与行为、转换话题、致歉与妥协	(98/109)89.90%
	动眉毛	(89)3.09%	渴望被重视与信任、强调观点、无攻击性	关心劝解、寻找矛盾焦点与诉求	(76/89)85.39%
	刹那间的眉毛稍上扬	(101)3.51%	谴责、质问、无攻击性	安慰、劝解、致歉	(94/101)93.07%
	眉毛呈现半放低状态	(77)2.67%	疑惑、困惑、无攻击性	详细解释、耐心询问、认真倾听	(61/77)79.22%
	手放在眉骨，半遮眼睛	(82)2.85%	示弱、抵触、防备、自我谴责、掩饰自己、无攻击性	停止指责、表达理解、关怀	(71/82)86.59%
	其他	(51)1.77%	—	—	(33/51)64.71%
眼睛(605) 21.00%	眼神下移、躲闪	(105)3.64%	不自信、害怕被看穿、充满怀疑、顾虑与恐惧、无攻击性	多倾听、适时转换话题、表达理解和关心，但坚持原则继续解释	(95/105)90.48%
	眼珠多方向转动	(132)4.58%	缺乏安全感、恐惧、无攻击性	微笑与缓和的语气解释与告知、缓解对方不安	(122/132)92.42%
	斜眼看人	(85)2.95%	不自信、轻视与不屑、有攻击性	顺应对方心理、闭上嘴、多抚慰	(79/85)92.94%
	瞳孔变大/缩小	(70)2.43%	感兴趣/厌恶、积极/消极、无攻击性	善于激发交流热情、仔细观察寻求进一步沟通	(61/70)87.14%
	视线的变化	(104)3.61%	专注代表感兴趣、移动（漂移）表示不感兴趣、无攻击性	感兴趣则主动沟通、不感兴趣则适可而止	(97/104)93.27%
	翻白眼	(78)2.71%	轻蔑、不屑一顾、对抗、有攻击性	适时转换话题或短暂回避，并多加抚慰	(70/78)89.74%
	其他	(31)1.08%	—	—	(25/31)80.65%
鼻子(479) 16.63%	鼻尖布满汗珠	(88)3.05%	紧张、焦虑、不知所措、无攻击性	安慰、鼓励、帮助、引导	(83/88)94.32%

(续表)

微表情	微表情形式	（数量）比例	微表情表现	措施	措施后的调解成功率
鼻子(479) 16.63%	鼻孔外翻微胀	(91)3.16%	生气、对抗、挑衅、不满意、不高兴、有攻击性	停止解释、保持沉默或语气缓和地征询	(86/91)94.51%
	下意识地抹鼻子	(103)4.58%	言不由衷、抵触、对抗、无攻击性	微笑与缓和的语气解释与告知、缓解对方不安	(95/103)92.23%
	鼻子泛白	(86)2.99%	情绪低落、焦躁不安、愤怒、无攻击性	适时转换话题或短暂回避，并多加抚慰	(78/86)90.70%
	皱鼻子	(67)2.33%	讨厌、厌恶、消极、无攻击性	关心劝解、寻找矛盾焦点与诉求	(61/67)91.04%
	其他	(44)1.53%	—		(35/44)79.55%
嘴唇(508) 17.63%	嘴角上扬	(80)2.78%	轻蔑、不尊重、抵触、无攻击性	以宽容的态度劝解，并多加抚慰	(75/80)93.75%
	嘴唇紧绷、紧闭	(72)2.50%	内心不满、气愤、有攻击性	倾听诉求、积极鼓励	(68/72)94.44%
	手指放在唇间	(103)3.58%	撒谎、欺骗、纠结、无攻击性	果断提出意见、给予安慰鼓励	(96/103)93.20%
	轻咬嘴唇	(112)3.89%	紧张、不安、无攻击性	劝解，并多加抚慰	(108/112)96.43%
	嘴唇全开	(91)3.16%	惊吓、消极、无攻击性	转移注意力、避免议论、迁怒	(85/91)93.41%
	其他	(50)1.74%	—		(37/50)74.00%
下巴(494) 17.15%	用手托下巴	(121)4.20%	厌烦、反对、无攻击性	抢先重申中最有说服力的观点	(115/121)95.04%
	嘴唇带动下巴向上扬或下巴高扬	(73)2.53%	尴尬、不感兴趣、自满自大、敌意、气愤、无攻击性	积极沟通、解释清楚、消除误会与敌意、表现诚意	(67/73)91.78%
	下巴水平前伸	(69)2.40%	愤怒、有攻击性	理解和宽容的安抚	(61/69)88.41%
	下巴往里往后缩	(88)3.05%	不信任、怀疑、无攻击性	消除疑虑、积极鼓励、增强信心	(82/88)93.18%
	摸下巴	(105)3.64%	关注、感兴趣、沉思、犹豫、无攻击性	避免打扰、仔细聆听、进一步引导	(99/105)94.29%
	其他	(38)1.32%	—		(29/38)76.32%
总计		(2 881)100%	—		(2 614/2 881) 90.73%

注：有些微表情涉及多个问题，但本表中仅体现主要问题，具有唯一性，特此说明，仅供参考。

四、常见微表情的特点及分析

（一）眉毛

1. 倾斜的八字眉。在医患纠纷处理过程中，"患"出现眉毛八字式倾斜（并非眉毛本身问题，也不是因为修剪），大多数是因疾病或医疗风险的打击带来的心理错位、自我价值及治疗预期的巨大落差而产生的痛苦情绪，常表现为悲伤、抑郁、内心强烈的自我争斗等。这些人群的防御与攻击性很弱，基本不会表现出暴力倾向。因此，在处理这类人群的投诉或矛盾时，应耐心听取"患"倾诉，更多的给予关心与安慰，并在沟通、调解过程中体现一定的关注与肯定，让其内心感受到医患之间至少是互相理解的，而不是相互对立、抵抗的。另外，在交谈中可通过和"患"进行眼神与身体的接触（例如，拍拍肩膀等）来传达温暖，以帮助"患"尽快从这些不愉快的环境中走出来，从而消除"患"对医务人员的戒心。所以，此时及时舒缓"患"低落的情绪，医患矛盾也就自然容易得到化解。

2. 倒八字眉。"患"因医患纠纷而产生一种反抗性、冲动性、异常性的情绪波动，并借助眉毛的细微动作表现出来。这时，如果医务人员能仔细观察"患"的微表情变化，倒八字眉是很容易被察觉和捕捉的。此时，"患"内心情绪非常不稳定，负面情绪不断堆积，越来越强烈，甚至怒火一触即发，急需发泄。加上"患"自认为身体或心理受到了伤害，主体的内心又因为心理落差而产生强烈的攻击性。若此时医务人员言语、行为稍有不慎，就非常容易产生激烈的争执，甚至引发暴力伤医事件的发生。因此，遇到此类"患"，医务人员要切记自我保护，并尽快停止一切言语动作。"患"此时内心的攻击性非常强，此刻医务人员不要做太多的解释或试图缓解气氛，更不能与其争辩，凡事让着些吧，让他们的不良情绪得到适度的排解,待"患"情绪平息后再试图去努力与其进行沟通,这也是我经常说的"雄辩不如沉默,以静制动"的道理。此时的沟通也应注意表达的措辞,语气、语调要和缓一些,在谈论的内容细节上进行调整,不要带有任何攻击性,有时不时地表达一些对"患"的认同,让"患"感受到你是顺从他们的,以免因为表达不当再使"患"情绪不稳定,而导致纠纷的升级。其实,达不成共识的争执都是无意义的。

3. 眉毛迅速高抬或向上拉紧。在医疗风险告知签字时、在医疗意外、并发症等不良事件发生时,医务人员不难从"患"的脸上观察到这样的微表情,这说明"患"在听到医疗风险及不良状况时,这些医疗风险及不良状况已经超出了他们心理所能承受的范围与预期,心理落差顿时变大,戒心增加,缺乏安全感,对医务人员告知的内容产生怀疑,不过戒心很快就会消失,落差也会迅速得到疏解,但接踵而来的是疑虑、担忧、不安,同时伴随着"啊、真的吗、不会吧、我好害怕"等言语与很短时间的瞳孔散大。很多心理学家认为,"患"因迅速的神经设防可能会对他人产生一定的攻击性,但是,实践证明此类"患"对自己的攻击性可能会增加,对他人的攻击性是间接的,甚至是微弱的。明白了这些后,我们与此类"患"沟通时应给予一定的关心、安慰、传递安全感、劝解与鼓励,面对"患"的质疑,医务人员应向"患"表达医者救死扶伤、人道主义的关怀与真诚,使其感受到该医师、该科室、该医院是可以信赖的,医疗风险的恐惧是可以被控制和避免的,从而削弱"患"的恐惧与担忧,同时应进一步加强医患之间的沟通与交流,避免医患矛盾的升级。

4. 眉毛下压紧缩,脸部肌肉紧绷,嘴角下拉。在医患纠纷处理过程中,"患"出现眉毛下压紧缩,脸部肌肉紧绷,嘴角下拉是一种短暂、一时的情绪表达,不是因为对之前的诊疗护理用药情况不满意而造成的心情不好,反而恰恰是对现在状况的不满意、反感、愤怒,可能是"患"因现实与理想的差距而感到不满,或者是因为"患"潜意识中对抗的情绪使得其没有办法和现实融为一体,而表现出的一种不满和压抑充斥内心的情感,它往往能将人与人之间的距离拉远,不利于沟通与交流。但无论如何,此类"患"不满、压抑的情绪不能得到及时的疏导,就极容易出现扰乱医疗正常秩序的行为。据不完全统计显示:该类"患"发生扰乱医疗正常秩序的发生率高达58.27%,甚至在"暴力伤医"事件中,此类"患"的情绪表达占100%。所以,医务人员在接待医疗投诉时,若发现此类表情的"患",应停止正在进行的言行,转换话题,与"患"保持一定的距离,把解释问题转变为向其询问原因或将表达交给"患",倘若此时,"患"情绪比较激动,不妨保持沉默、找个理由走开一会儿(例如,给"患"倒一杯水等),就自己所说所行考虑不周全向"患"表示歉意,要"示弱",从而使对方内心的不满与愤怒因你的谦逊与坦诚而得到适度的缓解,等"患"恢复内心的平静后再另找时间与其进行慢慢的交流与沟通,以消除对方对你的成见。这样一来,一方面可以避免因"患"不良情绪的爆发给彼此造成一定程度的伤害,另一方面也有利于排解"患"对抗、消极的情绪,让后续的医患矛盾的处置能和谐、健康的进行。其实,这样的做法也是从心理学角度迎合了"患"内心期望改变现状的强烈心理。

5. 动眉毛。动眉毛并不是上述眉毛微变化的概念,也不是每个人的特殊习惯。其实,动眉毛这一微表情的发生频率很高,动的方式也不同。比如,在诊疗过程中,"患"有目的的向医师表达一种友好的情感,希望在就诊过程中得到医师的帮助;或在问诊时,"患"反复强调自己的症状。所以,很多心理学家研究发现:这种表情传达出的是一种友好的情感与强调的意愿,即:渴望被重视与信任,或是反复强调某句话或某个意思。在医患纠纷处理过程中,医务人员遇到如此的表情应积极给予关心与劝解,在"患"渴望被重视、被信任的目光下,应以同样方式回应,并点头暗示对方自己是友善的、是愿意为其解决该纠纷事件的,以此削弱"患"的戒备之心。同时,从"患"动眉毛所反复强调的诉求与争议焦点中寻找化解矛盾的关键与核心。此外,医务人员在与其交流与沟通过程中,也可以直视"患"的眼睛,让你的眉毛也动起来,并且适宜的点头,让"患"明白你在强调什么,也让"患"感受到你的坦诚,从而考虑是否采纳你提出的处置意见。

6. 刹那间的眉毛稍上扬。在医患纠纷处理过程中,刹那间的眉毛稍上扬是一种明知故问的情绪表达,是一种类似追究违约责任般的谴责与质问。同时,"患"还在自我调节情绪,控制自己内心的不满与愤怒,极其渴望得到医疗机构及其医务人员的尽快致歉,并给予解释或回应,以排解其内心的不满与愤怒。倘若医务人员装傻充愣、敷衍塞责,势必会使"患"的不满与愤怒的情绪更加强烈,医患矛盾将会升级。心理学家研究认为,"患"刹那间的眉毛稍上扬其实并不是真的要和医疗机构及其医务人员发生冲突,只是"患"希望借助这种质问在气势上压倒医方,来抚平医疗服务的不到位而使自己受到生理或心理的伤害。"患"如果这种情绪表达的更佳强烈,其期望值就越高,受到生理或心理伤害就越严重,当然也就越需要得到医方的安慰与劝解。一般情况下,此类投诉者没有攻击性,但是,医方消极回避的态度可能会使其彻底失望,而引发过激行为。不过也不排除医方提供正当理由、自圆其说后获得了"患"的理解与认同。所以,也时常会出现有些"患"在听取医方的解释后,因自己起初的疑虑而感到愧疚,甚至反过来向医方致歉。

7. 眉毛呈现半放低状态。在医疗行为过程中,尤其是医务人员向"患"告知相关医疗风险时,经常可以看到"患"眉毛呈现半放低状态,这一表情的出现,往往说明"患"对医务人员的阐述不理解、不认可,甚至怀疑、否定所接受的诊疗护理用药行为。此时,"患"的内心处于矛盾和纠结的状态,在这种情绪的控制下,"患"是无法打开心扉去信任医务人员的,他们往往因内心的疑虑和认知的盲区,本能地对医务人员产生抵触的情绪。许多心理学家认为:眉毛呈现半放低状态是一种介于抵触与顺从之间的情绪,这种矛盾会一直续下去,直到内心疑虑解开为止。对此,医务人员应赶快做出详尽合理的解释,以消除"患"内心的疑虑,从而赢得"患"的信任,为进一步医患沟通提供保障。此外,在医患纠纷处理过程中,若出现眉毛呈现半放低状态的情绪表达,表明医方告知"患"的信息和"患"固有的认知存在一定的差距,如果医方不能采取一定措施解开"患"的内心困惑,那么,医方再怎么解释也是徒劳的。因此,最好的方法就是坦诚询问和耐心倾听"患"的阐述,在询问时尽可能语气柔和、眼睛注视对方,以表现出医院坦诚的姿态,然后,再针对"患"的疑虑做出合理的解释,从而化解"患"内心固有的认知和误会,关键时候还应适当的肯定"患"的阐述,配合一些肯定式的表情与动作,例如,点头等,以此让"患"感受到信赖感,以便于医患纠纷的解决[1]。

8. 手放在眉骨,半遮眼睛。心理学家研究发现,手放在眉骨,半遮眼睛这一动作是一种示弱的心理表现,其表出的是一种没有任何抵触、防备、掩饰、羞愧的内心表达。同时也说明对方内心已经认识到了自己的错误,并在自我谴责与内疚中,又附带着改正的决心和希望别人给予谅解的请求。在医疗行为过程中,假若发现"患"因不了解医疗行为做错说错而出现此类表情,医务人员应立即停止解释、指责、转换话题,并适度表达其理解和关怀,例如,给"患"倒一杯水等。只有这样,"医"与"患"才能建立更加和谐的医患关系。

(二)眼睛

1. 眼神下移、躲闪。心理学家研究发现,眼神下移、躲闪是一种缺乏自信的心理表现。在医疗行为过程中,出现眼神下移、躲闪的微表情常暗示对方听你的说话非常不舒服,或是因为不自信,或是因为胆怯、恐惧,或是因为与你交流与沟通压力很大。一般来说,如果此时医方能及时转换话题,想办法增加自己的可信度,"患"会觉得医方是善解人意、通情达理的,从而也降低了自身受到伤害的风险指数,这时候,医患之间的交流与沟通就会变得更加的和谐,"患"内心所产生的怀疑与顾虑也会因此而得到释怀,为进一步有效处理医患纠纷提供沟通基础。但同时,医方对主要的原则性问题应坚持,不要选择回避,可能调解的结果就是因打消"患"疑虑后的坚持,才能得以圆满解决。

2. 眼珠多方向转动。在医疗活动过程中,"患"出现眼珠多方向转动,可能是因为不了解医疗、害怕被医疗机构忽悠而对医疗行为产生害怕的心理表现。此类投诉者对医务人员的每一句话都会非常仔细地去分析、判断,并时刻保持警惕,以避免受到医疗行为的伤害。因此,医务人员见其微表情应加强医患之间的沟通与宣教,尽可能地用微笑的表情以及缓和的语气让此类人群更多地去获得其希望得到的医疗信息,以减少"患"内心的不安与恐惧,从而更好地进行医患沟通。此外,在医患沟通的过程中"医"若能配合适当的动作与表情,以给予"患"绝对的安全提示,采取询问的语气,或是说话的语调尽量轻、眼神表现出真诚等,都可以有效避免医患纠纷的发生。

3. 斜眼看人。斜眼看人其实较好理解,表达出主体内心对他人的轻视与不屑,但同时也反映出其自信心的缺乏。在医疗行为过程中,由于"患"因医疗风险或医疗损害而对医方产生不满与憎恨,面对医方的解释,"患"往往会眼珠斜睨来表达一种轻视与不尊重,内心充满着敌意,对医方的戒备心理也很强。事实上,"患"这种情绪的表达源于他们自身渴望得到医方的关注与肯定,但因为得不到而内心空虚、情感脆弱,所以才容易迁怒于医方[2]。面对这样的"患",医方不要与他们正面争执,要低调、谦虚的将话语权交付给"患",让"患"尽情地发泄怨气,顺应他们的心理,并多加抚慰。假若你旁若无人地和他们解释,而不能意识到他们的怒气,那就很容易引发激烈的争吵和对峙,从而影响继续的医患沟通,甚至激化医患矛盾,引发医疗暴力事件。

4. 瞳孔变大与缩小。心理学家研究发现,瞳孔变大常表示对某事感兴趣、积极、亢奋、激动、高兴。而瞳孔缩小则相反,表示生气、厌恶、不感兴趣、消极。在医疗行为过程中,如果医务人员看到"患"瞳孔变大,说明对方对此很感兴趣,内心正处在兴奋激动状态,那就要趁热打铁寻求进一步的沟通,以达到"患"满意的效果。反之,应转换话题,中断沟通,以寻求更加合适的时机与方法。但往往"患"因缺乏医疗常识,眼神多为沉静,说明"患"情绪不高、缺乏热情,但并不是说没有兴趣,而是限于内心的困惑而不能对医方的话语完全的确信。因此,医方因先激发"患"的交流热情,面带微笑,尽量讨对方欢喜,"患"心理上会因其得到巨大的满足,然后再转入正题,这样的医患沟通会使其更容易接受。

5. 视线的变化。在医患沟通过程中,医患双方大约会交换几十种,甚至上百种非语言信息,而视线的碰撞是判断"患"内心想法的一个极其重要的线索,只要"患"的视线没有来过其所关注的调解条件,即使嘴上不说,也未必会真正地选择放弃。因此,医务人员若能善于琢磨"患"视线变化的意义,则能在瞬间抓住"患"的想法,从而有利于后续医患纠纷的处置。

(1)视线专注。在医患沟通过程中,"患"的眼神很专注,那就说明"患"在很认真地听你讲话,对你的话非常感兴趣,而且一直在用心地去理解,此时只要主动、积极地与"患"进行解释与沟通即可,但是,倘若"患"在听你认真的讲话,却故意装出一副不屑一顾的样子以表示其不在乎时,这并不一定说明"患"对你的话不感兴趣,可能他们只是想为自己争取到更多的筹码而已。

(2)视线移动(漂移)。在医患沟通过程中,"患"的眼神漂移,则说明"患"不是特别关注你的话或对你的话不太感兴趣,此时,医务人员就应适可而止,不要让"患"产生厌恶之感。当然,此时应区分"患"面带微笑,且时不时的与你视线相接触的情况,如果出现这一情形,说明"患"并不反感你的话,甚至是期待继续谈下去[3]。

6. 翻白眼。心理学家研究发现,翻白眼是一种轻蔑、不屑一顾的心理表现,在医疗行为过程中,出现翻白眼的微表情,假使视线迅速从对方身上转移,往往对抗性也极强,"患"或许是希望用翻白眼让医方明白自己的不满与反感,这也意味着希望在医患纠纷处置过程中能得到医方更多的同情、关注与认可。心理学家认为,这是一种高姿态拒绝和反抗对方的表情。医务人员面对"患"如此的表情应迅速调整沟通方式,可以暂时寻理由(例如,给"患"倒茶等)回避一下,以缓解"患"此种轻蔑的情绪。如果强行解释与沟通,不但得不到相应的效果,反而还会让对方觉得医方不尊重他们。所以,不要勉强"患"听医方的解释,暂时回避,以待日后更好的解释与沟通机会。

(三) 鼻子

1. 鼻尖布满汗珠。心理学家研究发现,当一个人鼻尖布满汗珠时,则说明此时其精神和意志较为脆弱,紧张和焦虑的状态正在困扰其内心,并且随着这种心理状态的加剧,汗液会越来越多。因此,在医患纠纷处理过程中,假若医务人员见"患"鼻尖上有汗珠,则说明其内心极度焦虑紧张,对医疗事件不知所措,只是对其提出的要求抱着些许侥幸心理,希望通过得到医方的认可来获得自信和满足。对此,医务人员应及时给予安慰与鼓励,使其更加积极地面对医疗风险与现实状况,待"患"慌乱的情绪平静后给予一些帮助、建议与指引,从而引导"患"接受医方的意见,以减少医患纠纷的发生。

2. 鼻孔外翻微胀。医患之间因为一些小事发生了争执,随着争吵的升级,医患双方都红了眼,此时,我们不难发现医患双方的脸上都出现了鼻孔外翻微胀的表情。可见,鼻孔外翻微胀多因生气、对抗、挑衅、不满意、不高兴等情绪的集结,使其全身的血液循环系统运行加快、心跳加速、耗氧量增加、二氧化碳排出量增多、呼吸气流量增加,从而鼻子出现鼻孔外翻微胀的情况。面对这样的"患",先让自己的语气缓和下来,不要再试图去做解释,尽量保持沉默、多倾听、适当点头,并以征询的方式引导"患"排解其消极的情绪,让"患"的怒气渐渐地平息,以降低"患"对医方的攻击性,如此医患沟通才能继续。

3. 下意识地抹鼻子。心理学家认为,下意识地抹鼻子是一种言不由衷、心声抵触和对抗的情绪表达,多伴随轻微低头、扭头等动作,这说明行为人说的话有"水分",甚至是在说谎,但又担心被发现而用手抹鼻子试图遮掩嘴巴,以阻挡自己的声音外传,并借助手和鼻子的接触来暗示自己要保持镇静,以消弱他人的关注。因此,在医患纠纷处理过程中,面对"患"如此的表情,不应当面拆穿他们,既然"患"的表情表明其对医疗安全不良事件有顾虑,那么,医方不妨进一步解释与沟通,可以用缓和的语气进行询问,以消除"患"内心的种种疑虑,这样医患矛盾自然化解。

4. 鼻子泛白。鼻子泛白是由于鼻腔的神经末梢传导引起的泛白现象,心理学家由此判断,这是一种内心焦躁不安、情绪低落、愤怒的表现。在医患沟通过程中,如果"患"出现此种表情,医方应改变原来的沟通方式,如转换话题,以抑制"患"的消极情绪,或改变沟通的语气、态度尽量坦诚等,以激发其积极的情绪,从而缓解医患之间紧张的对抗关系。

5. 皱鼻子。心理学家认为,皱鼻子是一种讨厌、厌恶、消极的情绪表达。在医患纠纷沟通过程中,"患"总是鼻孔朝天、眼睛斜视,还时不时地皱起鼻子,这说明"患"不是要拒绝和医方沟通,而是希望能占据主动,希望医方能受其支配。因此,面对这样的投诉人,医方不妨满足一下"患"的心理需求,更多地表示关注,以争取用更加积极的态度去影响他们,使他们在医方的语言中感受到医方的诚意,并引导他们尽快地投入到正题中去。

(四) 嘴唇

1. 嘴角上扬。心理学家认为,嘴角上扬是一种轻蔑、不尊重、抵触的心态与表达。在医患纠纷处置过程中,如果"患"对医方表示出这样的表情,医方应保持平和的心态,态度不可过于谦卑,也不应过于狂妄,以免引发不必要的争执。医务人员在处置医患纠纷时,是代表医院与"患"沟通,尽量放低姿态,耐心听取"患"的意见,大大方方地沟通与交流,医患矛盾也不难被化解。

2. 嘴唇紧绷紧闭。当一个人内心不满、气愤,或者自己的利益受到威胁又不得不压抑时,脸上就会出现嘴唇紧绷紧闭的表情。在医患沟通过程中,如果"患"出现这种表情,说明其内心非常不满、愤怒,如果医方此时态度再出现问题,那么,有可能会出现严重的争执,如果医方态度诚恳,"患"的情绪也会得到平复。所以,面对此类投诉者,首先应耐心倾听"患"的诉求,眼睛注视对方给予积极的暗示和鼓励,并在搞清投诉的原因后,再积极地为其提供解决方案,而不要一味地解释或辩解,以免医患矛盾的升级[4]。

3. 手指放在唇间。据心理学专家统计,87.23%的人都会用手指放在唇间来表达一种急需安全感的外在表现。如果一个人在说话时你用手遮住自己的嘴,那么说明此刻你可能很犹豫,如果你在说话时,对方遮住自己的嘴,那就表示对方对你可能隐瞒了某些事情,心里很纠结。因此,在医患纠纷处置过程中,当"患"为自己下一个决定而犹豫不决时,医方不妨"推一把"的帮助,来达成某些一致的意见,这对于有效处置医患纠纷是十分重要的。但同时也不要忘记给予安慰。

4. 轻咬嘴唇。心理学家认为,轻咬嘴唇是紧张的一种表现。当一个人紧张的时候,会下意识地轻咬嘴唇,以掩饰内心的紧张、消极的情绪。在医患纠纷沟通过程中,"患"常常为避免或遭遇医疗风险而寻求同情或帮助时就会出现这样的表情,那么,一旦发生这样的情况,医方应该以缓和的语气劝解"患"坦然地接受医疗风险,引导"患"理性的宣泄。如果是医疗过失也应给出解决的方式与途径,以平复"患"不安、对抗的情绪。

5. 嘴唇全开。当一个人受到惊吓时,会潜意识地张开嘴唇,而且完全不受控制,是不自觉的动作和生理反应。在医疗行为过程中,如果医务人员无意中见到"患"出现这样的表情,那肯定是当时在场的某人或某物将其吓到。此时,医务人员应查清原因,仔细询问,尽量将"患"的注意力转移到其他地方,让其没有时间去琢磨那件可怕的事情,切记不要去议论、猜测,甚至迁怒、谩骂出现这种表情的知情人,这样会使他们产生心理负担,使紧张、消极的心理状况加重,这样更不利于医患矛盾的处置。

(五)下巴

1. 用手托下巴。心理学家认为,在许多演讲、讲话、表演、课程等场合,听众用手托下巴是一种厌烦的情绪表达。用手作为支撑只是为了不让脑袋继续低下去,以免失态。在医患沟通过程中,医方若发现"患"手托下巴后,双臂或双腿交叉,或是后背紧紧地靠着椅背,这说明"患"要提出反对意见。这时医方应抓住机会抢先发声,将其观点中最有说服力的部分及时重申。如果等到"患"已经提出反对意见,医方再进行申辩,达成一致意见的概率明显下降。假如"患"在做出托下巴动作之后前倾身体、舒展双臂,或者拿起了医方提供的材料,那么,说明"患"极有可能会给出肯定的意见,这时,医方应继续发表自己的观点以锁定协商的协商见解,化解医患矛盾。

2. 嘴唇带动下巴向上扬或下巴高扬。心理学家研究发现,嘴唇带动下巴向上扬或下巴高扬,其实是一种尴尬、不高兴、不感兴趣、自满自大,甚至有些敌意和气愤,但没有到愤怒这一程度的一种表情。此时,应积极沟通、解释清楚、消除误会和对立、表现诚意是最重要的。对暂时无法解决的问题,也可以选择转换话题、迎合对方,等对方怒火平息下来,再继续沟通。

3. 下巴水平前伸。心理学家研究统计发现,95.26%的人下巴水平前伸多伴随着愤怒的表情与举动。在医患纠纷预防与处置过程中,医务人员要提放出现这种姿势的投诉者,以防止"患"的攻击对其自身产生的伤害。面对此类投诉者,除尽力安抚其内心愤怒的情绪,争取"患"的认可外,理解、包容可能是此时最好的选择,回避的举动或许会应受到冷落或怠慢而激发矛盾的升级。

4. 下巴往里后缩。在医患沟通过程中,"患"面对陌生的医务人员或医疗行为都会产生一定的疑虑,下巴就容易不由自主地往里后缩,这不仅说明"患"对你产生不信任感,而且对你的言行表示出了极大的怀疑。此时,医务人员应帮助"患"消除内心的疑虑,而不是继续盲目地沟通,或将陌生的医疗行为强行灌输给对方[5]。相反,应先鼓励"患"面对医疗风险,再辨别清楚"患"犹豫不决的原因,最后才是引导"患"去做决定,医疗风险告知也亦如此。

5. 摸下巴。在医患沟通过程中,医方阐述了可能带给"患"的医疗风险后,"患"常会出现抚弄下巴的姿势,这说明"患"对某事表现出了极大的关注(兴趣)或正认真在思考。此时此刻一定不要多问什么,静静地等待"患"的回答或聆听"患"的表达,这样才会给"患"更多的时间进行思考。即便"患"有时不免会否定医方的意见或对医方的建议产生质疑,但是,因"患"处于犹豫阶段,如果,医方能积极引导"患"去思考,使其认识到医疗风险的关键在哪里,那么,实现完美沟通也并不是不可能的事。

微表情一般都是下意识的,停留的时间也非常短,最短的只会持续大约1/25秒。因此,它是一种本能、不受思想控制、难以掩饰的反应。所以,在医疗行为过程中,甚至是在医患纠纷预防、处置与管理过程中,若能根据医疗场合的需要,表达出丰富的微表情语言或利用"患"的微表情语言来洞悉人心,那么,医务人员作为一群非常懂得察言观色的社会服务职业人群,就能在医患沟通过程中,实现对"患"的驾驭,并在医疗行为过程中,练就一双能区分真假信息的火眼金睛,以便在医患纠纷发生后能加以应对,获得主动、正确判断,从而避免医患纠纷的发生与升级,为和谐的医患关系提供保障[6]。

[参考文献]

[1] 亦凡.微表情心理学[M].北京:北京研究出版社,2017,3.
[2] 吴奇,申寻兵,傅小兰.微表情研究及其应用[J].心理科学进展,2010,9.
[3] 鲁莽,伍邵华.奇妙的身体语言[N].人民日报海外版,2002.
[4] 潘峰.试析微表情识别技术在观察法中的应用[J].贵州民族大学学报(哲学社会科学版),2014,03.
[5] 张利伟,张航,张玉英.面部表情识别方法综述[J].自动化技术与应用,2009,01.

[6] 贺春荣.情绪情境与训练因素对微表情识别能力影响的研究[D].山西医科大学,2012.

From： 庄璘(Zorin Nikolaj),2017年欧洲医疗集团管理协会年会发言稿节选,《微表情在医疗管理中的运用》(英语翻译稿),因内容结合了我国的国情,筛选后略作修改,仅供参考。由于会后反响热烈,故作者进一步在日常工作中收集了大量资料,并进行了诸多实验性的尝试,从而也得到了一些有用的数据。本文中所述的微表情只是医患沟通身体语言的很小一部分,如果读者希望了解更多如何运用微表情进行医疗质量安全的管理的相关信息,可继续关注庄璘(Zorin Nikolaj)的新书《摩登医疗》。

假如，灵魂能拥有足够的勇气，
那么，医患关系就不会淹没在仇恨、恐惧、愤怒和无奈的血泪里。
当疾病无情地侵袭我们的患者时，我们承认命运的力量，
可是，没有受到召唤，命运不会钻入人们的灵魂，
因为，命运能够与更为崇高的思想进行对抗，
并经得起高尚、无私、忠诚、善良的思想。
如果你们学会了把精力放在真诚、朴实、真理之上，
那么，你们就会在医患关系的深处发现，
你们所热爱的东西拥有默默的压倒一切的胜利。

PART 11 医患纠纷随笔杂记

71 命运与探索
前瞻性★★★★☆　阅读性★★★★☆

未曾想到,暴力与死亡会在这个时代朝着"天使"走来,"天使"与命运之间的冲突往往不是怎么保存生命,而是怎么保存最美好的职业感与最崇高的医德。有些人会问:假设"天使"死了,那么,即便有最美好的职业感和最崇高的医德又有什么用呢?当我们失去一个我们所深爱的东西时,即使生命获得拯救,我们自己又会变成什么样子?

在时光的片片霜叶间,人们正作茧自缚,为衣食、为名利、为稍纵即逝的欢愉、为愁云笼罩的今生与来世。然而,我却依旧平凡,但也幸亏如此的平凡,使我能从平凡的角度,看待平凡的人与事。在医患纠纷的处理过程中,可能会发生这样的事:我会在给投诉者带来维权障碍中发现安慰,而让投诉者喜悦的事对我来说却充满着沮丧。不过这没什么关系,因为我的满足与他们的不幸处在同一平面上。我所看到的一切满足都将进入他们的忧伤,而他们在不幸中的种种负担也会走进我的欢乐。其实,我们生活在一个极不公平的环境里,但是我想,有些时候,倘若医患沟通中既没有残酷也没有冷漠,彼此间敢于直视问题、对话、思考、行动,好像所有人都是幸福的、所有事都可以解决的那样,那该有多好啊。

良心之声寂静而微小,不管怎么样,对于患者的不幸,假装幸福或者不开心的事可以解决,对于他们而言,也都是有益的。因为最起码他们能学懂幸福和解决不开心的事意味着什么,即便这所有的一切都是那么可望而不可即。尽管如此,也不要满不在乎地评价这种幸福没有什么价值,一个最能理解幸福的人才是最幸福的,在这一点上"医"远不及"患"懂的透彻。

在医疗行为过程中(包括:处理医患纠纷时),切不要带有把"医"的思想强加给"患"的想法,而是要让倾听"医"解释的"患"一点点地在心里萌发出自己也要拥有这种思想的欲望,你们要知道他们是你们的Fans,尤其是在疾病时,他们是非常虔诚的追随者。天下皆知取之为取,而莫知与之为取。灵魂在某种崇高的东西背后安身立命,我们所依附的一切都可能在转瞬即逝间化为乌有,这时是不是还需要提及公平、公正、正义、公开以及所有相关的东西?一切的道德、一切的公平正义,是否只是一种获得经验的方式与准备?在所有医患纠纷的医方眼前,公平、公正、正义、公开的问题越多,在医患矛盾上的问题也会越多,这些问题总是以同样的面目出现在医务人员的周围,无论它以何种形式出现,对医务人员而言,对待矛盾的最好办法,仍是从现在开始重视患者的生命健康权。尽管医患矛盾的愈演愈烈会使你们失去所重视的一切,但是,"天使"的使命必然是卓越的、值得赞美的。

对我来说,解决麻烦(包括:处理医患纠纷)并不意味着一个纯粹困倦的宿命论,或卑屈顺从于原被告(包括:医患双方),或从行动中萎缩的乐观主义。每一次谈判或协商的机会都会使我多一份对盲目、刚愎、发狂的警惕,热情受到理性的约束而得到了超于常人的结果。但我依然可以确信,我的灵魂是正直的,不会在一个比高尚还要差的地方寻找幻想和盲目的东西。也许,热情与活力不在,为了履行职业操守与准则,我仍会借助灵魂中一切最崇高的东西来完成它,即使在现实生活或职业活动中的很多事情时常需要被容忍、事件的处置也常以这样或那样的迫不得已加以折中,然而,不懈地追求真理却始终是我不变的夙愿。我习惯从自己力所能及的小事干起,并将这些小事尽量干到极致,我信仰"小道大成"和那些被称之为自由、民主、公平、公正、美丽、合理的东西,我愿意相信世界上存在着种种美好的梦想、种种美好的欲望、种种伟大的思想,为此我会全力以赴,并真诚地对待每个人、每个人的价值观与世界观。当然,一个为什么,都有其所以然,原因总能明显地残存在原因所发生的结果里。其实,这就是命运有趣的地方,每一次趋于改善的努力都会向生活中隐藏的意图逼近,即便是失败以及面对强大的对抗,也会教会我们再次为明天、希望和奇迹去发现新的真理。

医患纠纷从来就不是无缘无故地降临到那些不召唤它的人头上,然而,医疗行为中再小的事情,也有医疗风险的萌芽。当我们变得谨慎、严谨时,我们便有了避开某些医疗风险的命运。"天使"智慧的存在本身就足以使命运无能为力。

在这样的情形下,医疗安全不良事件一定会在达到流血流泪之前停止,我们依然还能够凭借我们的希望、信仰和思想的翅膀从那些纠纷的困境中飞离出来,即便医疗风险无法避免,缺陷、瑕疵、软弱一直陪伴着我们直到职业的尽头;即便我们遭受了不该得到的不幸折磨;即便在我们双手空空的时候,命运强迫我们做我们从来没有做过的事情;即便是医疗不良行为已经实施,医疗风险已经发生。但是,真正能对我们的命运产生影响的,仍取决于我们自己。

不管怎么样,真正的命运就是内心的命运,它会沿着灵魂中命运的轨迹前行,其实,从不幸通往绝望的道路十分漫长,它是一条幸福曾未涉足过的地方,在任何快乐不可企及之处,幸福与不幸的出现,最幸福的人定是那些内心里燃烧着最伟大思想的人。同样的,命运真正的胜利也只是存在于灵魂之中,当疾病慢慢侵蚀身体时,崇高的思想也并不足以征服命运。"医"与"患"的情感其实并没有什么区别,假设我们的眼里除了医疗风险与医患纠纷,其他什么也看不到,那么,我们很可能永远看到的是"患"很邪恶的一面。可是,如果我们学会了把目光落在善良、朴实、真诚、真理上,我们也许会在医疗风险与医患关系的深处,发现我们所热爱的东西拥有默默的、压倒一切的胜利。可是,此时此刻,在命运的探索中,在医患纠纷预防、处置与管理的过程中,我们可以得到一个非常重要的教训,那就是,当我们面对一个本质上充满医疗风险,但又因救死扶伤而崇高、伟大的医疗疑问时,我们有责任勇往直前,而不左顾右盼,担心纠纷的发生。我们现在所拥有的有关规避医疗风险的一切方式、方法以及那些所谓的公正、真理的想法,对我们来说可能一目了然、先进、没有束缚。但是,若干年、若干世纪之后,它将与原来或我们希望的大相径庭。但最后,我们还是会知道到什么地方去寻找"天使"的职责以及它不可改变的高度,即便有时我们会感觉到实际要做的事与灵魂远处孤独闪烁的目标之间,隔着无法逾越的距离。然而,有一点是肯定的,在所有的医患纠纷中,没有超人的起因,没有一个原因是超自然的、过于神秘的,它也并非来自另一个世界,它不是怪异、善变、不可理解的神发起的,它源于医者无法把握的思想。在那决定一切的时刻,医患纠纷早已是座静止不动的山,挡住了医疗发展的进程,同时,也暴露出医者致命的弱点,在不应当屈从的时刻显得格外的软弱、沮丧、迷失方向。可见,我们应该做的,也许不仅仅只是以最大限度减少医疗风险的发生,而应以更多的勇气、更多的自信、更多的主动做一些有用和正确的事。当医疗风险慢慢挨近时,它们也会使我们保持良好的状态,沿着先辈的道路行进,心里充满着深思熟虑的确信。

人性与善良似乎是公正、理想最大的敌人,"天使"的翅膀也因"做好事,没好报"在风中化为灰烬,命运很可能就如此打击着每一颗渴望善良的心,可是,它无力阻止这颗心的光线透过黑暗,把每份痛苦都转变为思想。我确信,"天使"的善举仍将被保留下来,那些救死扶伤、悬壶济世的可佩事迹,将随着历史的沿革形成海峡的深度,以相同的水量涌进更多人们的心中。医患纠纷仅仅是黎明前微弱的黑暗,是那个整体中的一个微不足道的部分而已,我们应该期待公平公正、正义公开,应该祈求真理、希望有爱,而不该失落灰心,不该软弱徘徊,每一滴泪与汗都会被美丽的思想和宽厚的情感所照耀,"天使"的光芒终将丈量白衣生命的无边。

From: 庄璘(Zorin Nikolaj),2010年德国罗斯托克大学校报节选:《命运与探索》(德语翻译稿),收载于欧洲版《ANGELs, LAY DOWN YOUR WORRIES》(《天使不烦恼》),仅供参考。

人情与隐私
实用性★★★☆☆　　有益性★★★★☆

一、人情医疗

自古以来,中国就是一个讲究"人情"的社会,体现了农牧时代人际关系的特性。人情包含了两方面的意思,即:治下之民的物质精神生活的好坏以及人与人交往所隐含的内在情感。人情世故一词道出了为人处世的方法、道理和经验,也揭示了"人情"因素在政治、经济、文化、医学、法律等领域中的广泛影响。

No one is free, even the birds are chained to the sky. 一个良好的法治国家必须依赖于人民对法律的信仰,或者说法律必须被信仰。但是,法并不是万能的,有时它恰恰却又十分无能。作为明确的文本规范总有其不能涉及的盲区,其所具有的强制性极易造成人民日常生活与国家政治生活的距离,从而使得法律与人民的心理、社会善良风俗脱节。而"人情"有时可调节僵化的法律,从而使法律变得更具有人性化。因此,以德治国便作为了依法治国的补充,在调节社会关系、形成良好社会风气等方面起到推波助澜的作用。但是,有时"人情"却像瘟疫一样繁殖、堕落、腐蚀着淳朴、善良的民风,商品化、权力化、庸俗化又摧残、扭曲了"人情"原有的模样。社会风气的败坏、社会道德的沦丧、人际关系的冷漠比经济危机更加可怕。

我们已经意识到,征服了我们的某种东西似乎远比我们屈服的更接近我们自己。在我们的身上,人情,也许是最容易影响到我们的一种关系,所以,前人告诫我们应该高瞻远瞩,这些东西在执业的过程中都受到我们的支配,对我们中的一些人来说,意识上的薄弱像是一长串下行的阶梯,再一次将其带入医疗行业腐败的深渊(例如,开单提成、检查黑洞等)。聪明人偶尔也可能做一些愚人所做的事,例如,医务人员利用职务之便为熟人提供便利的诊疗护理用药服务;医务人员授熟人委托为前来的患者提供便利的诊疗护理用药服务;面对熟人,无奈被迫接受熟人主动提出的诊疗护理用药要求等等。当然,关系"人情医疗"方面的纠纷投诉也时常发生。不过,也许更好的是,我们应该一直向前看,懂得净化自己的情感,因为只有在内心所知的情感上,公平、正义之流方能确确实实得以滋养。法律不外乎人情,不要理解为冷酷无情,这里的"人情",是追求公平与正义的人情,是给予慈悲或宽恕的人情,而不是徇情枉法,逃脱罪责的借口。

表 11-1 2010 年美国、德国、荷兰、中国因"人情医疗"而引发医疗纠纷投诉的占比分析

项 目	美国	德国	荷兰	中国
人情病假	0.085%	0.043%	0.141%	5.27%
人情输血	0.109%	0.071%	0.085%	2.89%
人情处方	0.161%	0.183%	0.119%	3.54%
冒替医疗卡	0.591%	0.360%	0.473%	7.88%
插队、插号	0.0082%	0.0027%	0.0013%	5.33%
伪造病历(诊断证明等)	0.045%	0.020%	0.011%	5.15%
超范围、超地点、超类别行医或执业	0.0051%	0.0038%	0.0087%	7.46%
不规范的医疗行为而导致漏诊误诊及过错	1.26%	1.09%	2.41%	9.84%
其他人情医疗	0.88%	0.43%	0.95%	3.02%

注:数据源于美国绩效科学研究中心(CPS)对 2010 年美国、德国、荷兰三国中常见"人情医疗"而引发医疗投诉的统计数据,并结合中国医患纠纷的有关数据,统计归纳成表,仅供参考。

其实,"人情医疗"往往伴随着严重的医疗风险与医疗质量安全问题。在医患纠纷实践过程中,我们不难发现很大一部分纠纷发生在熟人身上,正因为是熟人,所以很多有必要的理化、功能、放射检查都没有做,从而出现漏诊漏治、误诊误治的情况,最后熟人变成了仇人。有这样一件事,虽然过去了很多年,可是现在想起来,依然是历历在目。那时,我刚大学毕业在一家三级医院实习,消化科主任的母亲因晨练时扭了一下,感觉后肩背疼痛来医院就诊,门诊外科医师一听是消化科主任的母亲,为了帮老太太省钱,做了简单的查体,发现没有明显阳性体征后,就让老太太去针灸推拿科理疗按摩了,事实上,有病没病理疗按摩一下,也能舒经活络、强身健体。理疗后老太太没有感觉不适就回去了,结果当晚就因急性心肌梗死,抢救无效死亡。消化科主任一气之下,脱下白大褂就辞了职,并开始与医院进行了长达数年的医患纠纷维权之路。结果,可想而知,医院因违反诊疗规范被追究了侵权责任和行政责任,门诊外科医师也因检查不仔细、漏诊而被医疗行政主管部门追求了一级甲等医疗事故的行政责任,还因此被医院开除。假设如果当初门诊外科医师在初诊时严格按照诊疗常规来做,对老太太给予心电图检查排除心脏疾病的话,悲剧可能就不会发生。也许就是因为是熟人,所以省了,结果出事了。现在我们很多医师仍然会因为是熟人,不做任何诊疗而给熟人开具病假、处方等,甚至连青霉素类药物的皮试都不做了,对此,提醒广大医务人员,一定要严格按照法律法规、部门规章及诊疗护理用药规范与常规来做,出了事,熟人也就不熟了。因此,"人情医疗"有时危害极大,应谨慎防范之。

二、隐私权问题

2011 年 1 月,患者艾某,女,28 岁,在上海市 A 区某医疗机构妇科进行阴道分泌物检查过程中,该院行政部门的一名男性同事进入检查室向该医师通知近期医院一项会议事由,该医师一边与这名男性同事谈话一边对该患者进行检查。检查后患者艾某以主检医师暴露患者隐私为由投诉至 A 区卫生行政部门。

对于患者来说,隐私保护的要求是强烈的,虽然在本件事情上很难界定诊疗过程中哪些行为属于侵犯隐私权[解释1]。但是,主检医师至少可以为受检人拉上帘子,保护其检查的隐蔽性。其实,该投诉完全可以避免,医疗机构可以通过 OA 办公系统等方式解决职能科室与临床科室之间的沟通问题。

但是,相对于疾病诊断来说,隐私权的保护在医疗机构并不宜被过分重视。我国现正处于医疗资源高度垄断、分配不均、优质医疗资源稀缺的阶段,患者面临的医疗风险更多的是来自于医务人员没有过多的时间为患者进行详细、规范

的诊疗护理用药行为,而不是侵犯患者的隐私权,至少我是这样认为的。

此外,询问性生活史有时也会引发隐私权问题的纠纷。例如,一些未婚的年轻女子、性服务人员等,医师在询问性生活史时,当事人非常敏感,如果还是男医师询问,很可能被投诉性骚扰[解释2],甚至出现暴力事件。久而久之一些医师害怕惹事往往用隐晦的方式询问,结果反而发生了误诊、误治的情况。其实,医师在询问病史时,不能使用"含蓄"、"引申"、"隐晦"的词句,而必须意思明确,避免理解歧义,尤其是性生活史之类的敏感话题,更应该直截了当问"有没有性生活史",并记录在病历中。如果患者质疑,经过解释可以让患者理解。如果隐晦问诊发生错误,导致患者不利后果那就要承担侵权损害赔偿责任。

Appreciate others' advantages, to the faults of others, respect other people's privacy, the happiness of his own life. 凡事须敏于言和慎于行。在患者面前滔滔不绝、喋喋不休,看似是展示自己,其实不是在表达自己的内心,而是在表达自己的内分泌。话不在多,在于份量,有时沉默亦是一种自我保护,言多必失,别让那些患者所认为的隐私在医务人员口吐莲花中成为纠纷,尤其是第一线的和服务窗口的医务人员。不惊动患者的痛苦,宽容患者的言行,尊重患者的隐私,就可以快乐自己的职业人生。

[解释1] 隐私权是指自然人享有的私人生活安宁与私人信息秘密依法受到保护,不被他人非法侵扰、知悉、收集、利用和公开的一种人格权,而且权利主体对他人在何种程度上可以介入自己的私生活,对自己的隐私是否向他人公开隐私以及公开的人群范围和程度等具有决定权。隐私权是一种基本人格权利。根据《中华人民共和国侵权责任法》等有关法律法规以及国外有关资料,下列行为可能归入侵犯隐私权范畴:
(一)未经公民许可,公开其姓名、肖像、住址、身份证号码和电话号码。
(二)非法侵入、搜查他人住宅,或以其他方式破坏他人居住安宁。
(三)非法跟踪他人,监视他人住所,安装窃听设备,私拍他人私生活镜头,窥探他人室内情况。
(四)非法刺探他人财产状况或未经本人允许公布其财产状况。
(五)私拆他人信件,偷看他人日记,刺探他人私人文件内容,以及将他们公开。
(六)调查、刺探他人社会关系并非法公诸于众。
(七)干扰他人夫妻性生活或对其进行调查、公布。
(八)将他人婚外性生活向社会公布。
(九)泄露公民的个人材料或公诸于众或扩大公开范围。
(十)收集公民不愿向社会公开的纯属个人的情况。
(十一)未经他人许可,私自公开他人的秘密。
(十二)其他侵犯隐私的行为。

[解释2] 诊断学中明确规定,异性体检应当请第三人在场,医师应当坚持这个原则,请患者的陪同人员在体检现场,没有同伴的请患者的同性别医务人员陪同,避免不必要的性侵投诉。

From: 庄璘(Zorin Nikolaj),2010 年德国罗斯托克大学《医学社会学》随堂笔记节选:《浅谈人情与隐私》(德语翻译稿),因内容结合了我国的国情,略作修改,仅供参考。

73 倦怠与纠纷
学术性★★★★☆　有益性★★★★☆

自美国临床心理学家 Fredenbeger 在 1974 年的《职业心理学》杂志上首次提出 Burnout(工作倦怠),以及 Maslach & Jackson 将工作倦怠定义为"在以人为服务对象的职业领域中,个体的一种情感耗竭、人格解体和个人成就降低的症状"[解释1]以来,职业人群,尤其是医务人员的工作倦怠而引发的医疗质量安全问题,一直都备受全社会的广泛关注。医疗工作是一个高风险、低控制的职业,其每一个环节都关乎患者的生命健康,同时也容易造成高度的职业应激。所以,医务人员属于工作倦怠的易感人群,其工作压力巨大,在过大的工作压力下,生理、心理、行为都潜移默化地发生着改变。但是,很多医疗决策者并没有意识到工作倦怠所带来的危害性,很大一部分医疗决策者认为医务人员的工作压力与医疗机构无关,或者应该由医务人员自己加以调节控制与处理,但实际上,医务人员的工作倦怠不仅对其自身健康和生活质量产生较大影响外(例如,Hillhouse 等发现,倦怠与情绪障碍健康不良有关),还直接影响到着医疗机构的医疗技术水平、医疗质量、人才培养,甚至影响到了整个医疗机构的医疗质量安全,最突出的就是医患纠纷的发生。此外,国内外许多研究表明,医务人员的倦怠是一组与医疗工作相关的症状,来自医务人员对投入和回报之间显著性差异的感知,这种感知受到个体、组织和社会因素的影响,其经常发生在那些面对面服务于烦人的、不讲道理的、高要求患者的医务人员身上,其典型的特征是退缩和对待患者的犬儒主义态度、情感和生理耗竭、各种心理的症状,例如,易怒、焦虑、悲伤和自尊的降低(Friedman 等与 Villa 等的研究)[1]。

德国科学基金会(DFG)与德国 Greifswald 大学合作项目——《全球常见医疗纠纷排查统计分析和研究》的课题研究项目中,课题成员以"Medical Dispute+Burnout"多国语作为主体词,在 MEDLINE 系统、EM BASE 系统等 56 个数据库中检索关于医务人员工作倦怠与医患纠纷相关的权威出版物、论著、综述达 273 篇。收集过程中发现工作倦怠的测量工具有:MBI(Maslach Burnout Inventory)、MBI-HSS(Human Services Survey)、MBI-GS(General Survey)、BM(Burnout Measure)、CMBI(China Maslach Burnout Inventory)、BMS[Burnout Measure(short version)]、C-HSS 等。由于研究内容尚未公开,我作为研究小组成员之一,仅以个人能力,从个人角度,以 MBI-GS(General Survey)作为工作倦怠测量工具,筛出符合标准的文献 7 篇、问卷 3 360 份,进行 Meta 分析研究,结果显示:

(一)数据涉及 47 家医疗机构,15 个临床学科,问卷回收 3 360 份,有效问卷 3 015 份,有效回收率 89.73%;

(二)男性 2 050 名(占 67.99%),女性 965 名(占 32.01%),医患纠纷总计 589 例(占 19.54%),非医患纠纷 2 426 例(占 80.46%);医师倦怠检出率 646/995(占 64.92%),护士倦怠检出率 598/881(占 67.88%),医技人员倦怠检出率 368/730(占 50.41%),医疗管理者倦怠检出率 221/409(占 54.03%);

(三)医务人员工作倦怠与医患纠纷的相关性在 MBI-GS(General Survey)工作倦怠测量表中得到了体现与证明,3 个维度即:情绪耗竭(占 82.63%)、工作怠慢(占 84.95%)、职业效能感缺乏(占 71.18%)均是医患纠纷的影响因素,其中工作怠慢与医患纠纷的关联度最大,提示医务人员必须避免工作怠慢的情况发生,以此来减少医患纠纷的出现;

(四)Meta 分析数据显示:工作本身满意度、喜好程度、稳定性及休班安排;工作回报(包括:工资待遇、尊重程度、晋升);角色模糊、冲突或负荷超载;单位制度、医院级别、员工考核或工作氛围差;人际关系冲突;职业发展受阻;社会支持;躯体疾病或伤害;工作家庭冲突(包括与家人相处时间)等是医务人员工作倦怠的主要原因。

表 11-2 不同岗位医务人员工作倦怠水平检出率统计一览

样本	人数	轻度倦怠		中度倦怠		高度倦怠	
		检出人数	检出率	检出人数	检出率	检出人数	检出率
医师	995	289	29.05%	264	26.53%	93	9.35%
护士	881	271	30.76%	226	25.65%	101	11.46%
医技	730	193	26.44%	117	16.03%	58	7.95%
管理者	409	95	23.23%	84	20.54%	42	10.27%

表 11-3 工作倦怠与医患纠纷调查结果统计一览

有无医患纠纷	例数	情绪耗竭	工作怠慢	职业效能感缺乏
有	589	17.37±5.38	15.05±4.21	28.82±4.33
无	2 426	15.22±2.16[a]	11.64±2.30[a]	22.44±3.29[a]
总计	$n=3\ 015$			

注:与有纠纷组相比,[a]$P<0.05$

表 11-4 医务人员工作倦怠的逐步回归分析统计一览

自变量	因变量	B 值	标准误差	β 值	t 值	P 值
情绪耗竭	工作本身满意度、喜好程度、稳定性及休班安排	0.083	0.015	0.362	4.573	<0.05
	工作回报(包括:工资待遇、尊重程度、晋升)	0.094	0.019	0.324	4.605	<0.05
	角色模糊、冲突、负荷超载	1.837	0.482	0.291	3.832	<0.05
	单位制度、医院级别、员工考核或工作氛围差	0.382	0.037	0.732	12.244	<0.05

(续表)

自变量	因变量	B值	标准误差	β值	t值	P值
工作怠慢	人际关系冲突	0.924	0.088	0.525	10.291	<0.05
	职业发展受阻	0.945	0.093	0.539	10.683	<0.05
	社会支持及认可程度	0.384	0.041	0.313	3.847	<0.05
	躯体疾病或伤害	0.085	0.027	0.401	5.124	<0.05
职业效能感缺乏	工作家庭冲突(包括:与家人相处时间)	0.043	0.011	0.184	2.472	<0.05

医务人员工作倦怠的预防和干预,不仅需要政府相关部门及卫生行政部门加快医疗体制改革步伐,建立适应社会主义市场经济体制、人民健康需求相适应的卫生体系,为医务人员营造更加和谐、良好、宽松的执业环境,而且还需要医疗机构决策者在管理上更加"以人为本"[解释2],不断提高对医务人员工作倦怠及相关干预措施的认识与关注,并以积极的策略去应对医务人员工作倦怠所带来的危害,预防和改善医务人员工作倦怠现象,以提高医务人员工作绩效,提高患者满意度和诊疗护理用药依从性,减少因倦怠造成医患纠纷等问题[2]。同时,医务人员还应学会适应和自我减压。研究数据显示,工作家庭冲突的因素每年正以8.49%的速度在不断地上升,越来越多的婚姻、家庭、环境因素(婚姻质量与状况、家庭社会支持、子女关系、伴侣健康与工作、邻里关系、居住情况与自然环境)正潜移默化地影响着医务人员正常的工作与生活,为医患纠纷的发生埋下安全的隐患。此外,研究数据还显示:性别、年龄、文化程度、工龄与工作倦怠也有关系。女性医务人员比男性医务人员更多地趋向于产生工作倦怠,这可能与女性要面对更多的家庭和工作压力有关,也可能与男女性别个性差异有关。在年龄层面,年龄愈大,工作倦怠愈少,这可能是因为随着年龄的增长,工作经验日趋丰富,医务人员的相对工作压力减轻的缘故。在学历层面,硕士及以上学历的医务人员的倦怠水平高于其他学历的人员。学历越高,代表着专业技术能力越强,从事的工作岗位越核心,工作内容的挑战性越强,从而承担的压力也更多。在工作年限层面,工作年限在3~10年区间的医务人员在"情绪衰竭"和"工作怠慢"维度得分最高,跳槽也最为平凡,这也提醒医院决策者要加强对这一部分员工群体的关注,了解他们的心理需求,及时帮助他们解决面临的问题和困难,以助于医院人才队伍的稳定。

在筛选出符合标准的7篇文献中,2篇文献提及私立医疗机构的管理人员的工作倦怠水平远高于其他人员,这与其他5篇中医师或护士工作倦怠水平显著高于其他医务人员的结果不同。究其原因发现:可能与私立医院的自身发展特点有关。与公立医疗机构相比,私立医院除了要保证高水平的医术外,还必须提供优质的医疗服务,以提高患者的满意度。管理人员既要负责医院的医疗质量安全和战略运营管理,又需要保证其他医务人员的服务质量以提高患者满意度,吸引更多的新患者就诊。因此,与私立医院的其他岗位的员工相比,管理人员要肩负更多的工作职责,接受更严苛的岗位考核,这也就导致了更高的工作倦怠水平。针对这一现象,医院决策层可以在未来的管理过程中,为管理人员开设一些与医院管理、员工关系管理、情绪管理等相关的课程,帮助基层、中层管理人员学习如何合理、正确地对待上下级关系,以应对更加繁重的工作压力和工作挑战,并以此来调动管理人员的积极情绪、克服消极情绪、履行管理职责。与此同时,医院决策层还应了解管理人员工作倦怠所带来的潜在危害,要时刻关注管理人员的心理状态,并及时、有效地进行干预,以帮助管理人员提高自己的管理能力[3]。

其实,自20世纪70年代以来,欧美国家关于工作倦怠的研究已经成为管理心理学、职业医学、劳动卫生学等多个领域研究的热点,研究者就工作倦怠问题展开了广泛的争论,同时,对工作倦怠测量工具的编制以及工作倦怠结构的研究也进行了大胆的设想,甚至有些学者采用疾病的国际分类标准中关于神经衰弱症的标准、个体疲劳程度标准等来对工作倦怠加以诊断。我国有关医务人员的工作倦怠的研究是医患纠纷成为社会广泛关注的热点后才慢慢进入医疗管理体系的。医患纠纷不但对医疗机构有很大的影响,对当事的医务人员也有很大的心理影响。在医患纠纷出现后,当事医务人员不但要继续完成医疗工作,还要承担比较大的心理压力。本研究中所涉及的文献多处提及,在发生医疗安全不良事件后,医务人员的心理健康状况不仅会受到来自"医"与"患"双方纠缠与干扰的消极应对方式的影响,还会在这种持续的压力下,导致其产生不同程度的焦虑感、无力感,甚至敌对心理。同时,还会因此影响周围其他的医务人员的情绪状态。如果医患纠纷所产生的急性应激性事件再次发生,医务人员的压力与负担则会因此不断加重,医疗安全不良事件也将无休止地发生。所以,从防止医疗安全不良事件发生的角度,医疗机构应构建一套完善的心理危机干预模式,例如,构建有效的倾诉与沟通机制,以帮助医患纠纷中的相关医务人员有一个可及时宣泄不良情绪的渠道,并指导他们如何以正常方式宣泄、缓解焦虑与抑郁的情绪。同时,医疗机构应提供各种负面情绪解压的知识与应对技巧的服务支持,指导医务人员主动缓解压力。医疗机构对于保护本院员工不受到伤害有不可推卸的责任,当员工的身心健康受到伤害时,医院应及时采取措施对员工进行积极治疗,避免事态的扩大,这是义不容辞的责任。如果受到伤害的员工感觉不到医方的关心和体贴,就会失去在这家医院继续工作下去的热情,而且其他员工也会产生兔死狐悲之感[4]。

进一步研究发现：医务人员的幸福感随着社会价值取向的日益多元化,而不断地下降。一方面可能与Meta分析的样本、不同国家地域状况、不同时间空间跨度等因素有关。另一方面,可能与日益紧张的医患矛盾有关,部分医疗机构甚至出现医疗场所被打砸、捣乱,甚至暴力"伤医"事件。加上社会新闻媒体也时不时地报道负面新闻来抹黑医务人员,这些均可能影响医务人员的情绪,增加医务人员的心理压力,进而出现较低的幸福感。此外,研究还发现医务人员的幸福感与家庭支持、朋友支持、其他支持及社会支持呈正性相关,说明医务人员感受到的社会支持越多,其感受到的幸福感就越高,这与既往的许多文献报道中的研究结果一致[5]。

虽然,随着医疗科技的进步,现代医学技术也日新月异,但总体而言,医学的发展是落后于疾病的演变。而对于医务人员而言,救死扶伤是其应尽的职责,但由于技术或医疗条件的限制,常常又不得不面对死亡等痛苦的场面。久而久之,则习以为常,导致冷漠、麻木、淡漠等情绪状态的出现,不再愿意热情、周到、细心的为患者服务,取而代之的是一种疏远、保持距离的医患交往和沟通方式。其实,情感在倦怠和抑郁中都具有重要的位置,在很多时候,工作倦怠与已有的许多心理学概念在含义上有一定的联系或重叠,例如,厌烦、应激、不满意、抑郁、焦虑等,它们并非相同的概念,但有时我们也不必过多地去分辨。缓解医务人员工作倦怠的途径与对策,其实真的也很简单。首先,提高医务人员的薪酬待遇。在适当的条件下,提高医务人员的待遇水平是缓解医务人员工作压力和工作倦怠的有效措施,薪酬待遇低不仅给医务人员带来很大的心理压力,也是许多违法违纪、不正当医疗行为出现的根源之一。从经济学的视野看,医务人员的工资报酬必须与其工作量、工作时间、医疗风险程度相匹配,同时,在医疗风险面前,薪酬待遇低的医务人员不能有效行使其工作职责,推诿、违规转诊等主动躲避医疗风险、实施防御性医疗的情况比待遇高的医务人员高31.85%。其次,医务人员工作的不规律,导致他们更少与家人沟通与相处,有研究表明：工作倦怠对医务人员生活存在消极的影响。因此,医院决策者应在保证正常医疗运营的同时,让医务人员有更多的时间与家人相处与沟通。再次,还是要呼吁全社会对医务人员多一些理解与包容,少一些成见,多一份信任,少一份揣测,在很多时候,医患关系也有赖于患者,"医"与"患"不应该是对立的,疾病才是医患的共同"敌人",如果患者能给予医务人员应有的尊重和支持,社会才会多一份温情与和谐[6]。最后,我认为,我们国家也可以像欧美发达国家一样,建立专门的医务人员心理咨询机构(即便是一个自发的、民间的团体组织),为有心理障碍的医务人员提供免费的倾诉场所,及时对医务人员中的各种心理失衡问题进行心理咨询与心理疏导,提供医务人员排除压力和困扰的方法与技巧,增强医务人员心理的适应性和稳定性,从而防止医患纠纷的发生。

[解释1] (一)情感耗竭：个体的情感资源过度消耗,疲惫不堪,精力丧失；(二)人格解体：个体对待服务对象的负性的、冷淡的、犬儒主义的态度；(三)个人成就感降低：个体的胜任感和工作成就的下降。

[解释2] 从医务人员的身心健康及利益出发,合理安排人员及工作强度,保证医务人员每周休息和年度休假的时间,不断调整和完善医院如绩效管理、薪酬管理等规章制度,充分体现人性化管理及医疗机构组织文化,为医务人员提供更加良好的工作环境、组织环境,从而更加有效地预防和干预医务人员工作倦怠现象的产生,减少因倦怠造成医患纠纷等问题的出现。

[参考文献]
[1] 李永鑫,吴明证.工作倦怠的结构研究[J].心理科学,2005,2：454-457.
[2] 王明霞,李跃平等.临床医生工作倦怠与医疗安全的相关性及其影响因素[J].福建医科大学学报(社会科学版),2014,15(4)：22-25.
[3] Brenninkmeijer V, Van Yperen N W, & Buunk B P. Burnout and depression are not identical twins: Is superiority a distinguishing feature? Personality and Individual Differences,2001,30：873-880.
[4] 虎文燕,尹科,续小霞.医疗纠纷后医务人员心理健康状况调查[J].中国医药导刊,2016,18(9)：969-970.
[5] 苗元江,漆隽玮,黄海蓉.综合医院医务人员幸福感及影响因素分析[J].中国公共卫生,2009,25(6)：683-685.
[6] 李永鑫.工作倦怠的心理学研究[M].中国社会科学出版社,2008.

From：庄璘(Zorin Nikolaj),2016年上海市医学会青年论文演讲比赛演讲稿节选：《倦怠与纠纷》,略作修改,仅供参考。

74 普法与维权
阅读性★★★☆☆　实用性★★★★☆

医务人员遭受患方殴打等不法侵害时能不能正当防卫？那就要看患方的暴力程度。如果只是一般性的殴打,我个人主张还是"三十六计走为上策",除非对方持刀、棍、棒等凶器进行殴打,致伤、致残、致死的意图明显,此时当然需要进行适当的正当防卫。但是并不是说正当防卫适当就万事大吉了,总有一些不负责任的媒体为博取眼球,不顾抹黑医务人员,进行一些"只见树木、不见森林",甚至是歪曲事实的报道,毕竟现在太多的人都是秉承着一副"谁弱谁有理"的"侠义观念",似乎永远站在鸡蛋一方,根本不管是石头要去砸鸡蛋,还是鸡蛋自己非得往石头上撞。要知道,在某些极端的人看来,医疗这个职业天生就是强势的、天生就是有原罪的,这也是为什么"医闹"、"暴力伤医"事件一出再出,违法犯罪者总是能一次又一次地站在道德舆论的制高点,博取舆论同情的重要原因。对此,我的态度是一方面对"暴力伤医"行为表示强烈谴责、对媒体不负责任的报道表示愤怒。另一方面,也要呼吁医疗机构及其医务人员加强法律知识的培训与学习,必要时应拿起法律的有力武器捍卫自身的生命与尊严。

一、正当防卫与紧急避险

（一）正当防卫与紧急避险的主要区别。正当防卫,是指为避免国家、公共利益、他人或本人的人身、财产或者其他合法权益遭受正在进行的不法侵害,行为人对侵害人采取的防卫行为。而紧急避险,是指为了使国家、公共利益、本人或者他人的人身、财产或者其他合法权益免受正在发生的、实际存在的危险,不得已而采取的一种紧急避险行为。两者同属排除犯罪性的行为,在主观目的上都是为了国家、公共利益、本人或者他人的合法权益,成立的前提也同样是合法权益正在遭受侵害,并都有某种限度的制约,两者在法律规定上,行为人均不负刑事责任。

表11-5 正当防卫与紧急避险的主要区别

主要区别	正当防卫	紧急避险
危害来源	仅来源于人所实施的不法侵害	可以是人所实施的不法侵害,也可以是自然界的力量、动物的侵袭等
行为实施的对象	只针对不法侵害人本人防卫,不能针对没有参与实施不法侵害的其他人	只能是与危险发生无关的第三者
对行为的限制条件	无要求	行为人必须是在迫不得已的情况下作为排除危险的唯一方法时才能实施
损害程度	允许等于或大于不法侵害行为所可能造成的损害	造成损害的合法权益必须小于所保护的合法权益
对主体的限制	无要求	不适用在职务上、业务上负有特定责任的人避免本人危险(如警察、军人、消防员等)
法律规定	对正在行凶、杀人、抢劫、强奸、绑架以及其他严重危及人身安全的暴力犯罪,采取防卫行为,造成不法侵害人伤亡的,不属于防卫过当,不负刑事责任,不承担民事责任 正当防卫超过必要限度造成重大损害,应当负刑事责任,但是应当减轻或免除处罚	因紧急避险造成伤害的,由引起险情发生的人承担民事责任。如果危险是由自然原因造成的,紧急避险人不承担民事责任或者承担适当的民事责任 紧急避险采取措施不当或者超过必要限度,造成不应有的伤害的,应当负刑事责任,但是应当减轻或免除处罚,同时,紧急避险人应当承担适当的民事责任

（二）正当防卫的构成要件有以下六部分组成:

1. 不法侵害现实存在。正当防卫的起因必须是具有客观存在的不法侵害,但不具有紧迫性和攻击性的犯罪,一般不适用正当防卫。不法侵害应由人实施,对于动物的加害予以反击的,原则上属于紧急避险的范畴。如果医务人员误以为存在不法侵害,那么就构成假想防卫,假想防卫不属于正当防卫。如果其主观上存在过失,且刑法上对该过失规定了相应的过失犯罪的,那么就构成该过失犯罪,否则就是意外事件。

2. 不法侵害正在进行。不法侵害正在发生,这是正当防卫形成的前提,没有不法侵犯存在,就没有防卫行为存在的必要。不法侵害的开始时间,一般认为以不法侵害人开始着手实施侵害行为时开始,但由于在现实中,威胁来临的往往十分迫切,待造成不可挽回的危害后再防卫,可能为时已晚。因此,在不法侵害人尚未着手侵害行为,也被视为不法侵害行为的开始。不法侵害的结束时间为合法权益不再处于紧迫的侵害威胁进行时,具体表现为:不法侵害人被制服或丧失侵害能力、不法侵害人主动中止(终止)侵害、不法侵害人已经逃离现场等此类已经无法造成危害结果或不可能继续造成更严重后果的情况出现。

3. 具有防卫意识。正当防卫要求防卫人认识到不法侵害正在进行,也需要防卫人具有保护自己合法权益的动机。但是,为侵害对方,故意引起对方对自己先行侵害,然后以正当防卫为由,对对方实施侵害的行为不属于正当防卫。此外,相互斗殴、偶然防卫等都不属于正当防卫。

4. 针对侵害人防卫。正当防卫必须针对不法侵害人本人进行。正当防卫目的在于排除和阻止不法侵害,不法侵害行为是由侵害人本人实施的。所以,只能对侵害行为人进行防卫行为,才能达到保护合法权益免受正在进行的侵害的目的,不能对无侵害的第三人实施防卫行为,否则即构成侵权。如果侵害行为来源于无行为能力人,同样,也可以进行正当防卫,例如,精神病患者、智障者等。

5. 维护合法权益。正当防卫的目的在于维护合法权益,包括:国家、社会公共利益、个人和他人的人身、财产等合法权益不受侵犯,这是实施正当防卫的基础。如果防卫人不是保护合法权益,而是对他人进行报复、对不法行为人实行不正当的侵害,或者以保护非法利益实行的所谓防卫行为等都不构成正当防卫。

6. 没有超过必要限度。正当防卫具有合理限度,超出必要限度则为防卫过当。防卫的必要限度是指为了制止不法侵害,正当防卫必须具有的足以有效制止侵害行为应有的强度。在一般情况下,正当防卫行为的强度可以超出侵害行为的强度,但应以控制住不法侵害行为为限。此外,衡量正当防卫是否超出必要限度,还须以保护合法权益为根据。正当防卫在于保护合法权益,在民法上一般要求正当防卫给不法侵害人造成的损害,应当同保护的合法权益可能受到的损害后果相适应,不得超出合法权益可能造成的损害后果。如果为了维护一个很小的利益,而造成侵害行为人很大的损害的,则超出正当防卫的必要限度。正当防卫超过必要限度造成不应有的损害的行为,称为构成防卫过当,即:正当防卫已从正当转变为非正当。

(三) 紧急避险的构成要件有以下四部分组成:

1. 正在遭受现实的危险。有危险存在且迫在眉睫是紧急避险的前提,无危险则无避险的必要。现实的危险包括自然力量产生的危险,例如,洪水、地震、泥石流等;机械、能源设备等产生的危险,例如,飞机事故、火车事故、汽车事故、油库自燃等;人为原因造成的危害,例如,受到不法侵害等;动物侵袭造成的危险等。现实的危险对于合法权益来说是受损害的可能,例如,不实施紧急避险,危险立即将会转化为现实危害。所以,紧急避险只要求有客观危险存在,而不要求已有侵害发生。此外,现实的危险是由自然力量产生,又有受益人的,则紧急避险人不承担法律责任,由受益人补偿受害人的损失,紧急避险行为合法适当的,由受益人来承担损害后果。

2. 采取紧急避险是迫不得已。紧急避险必须是不损害某种合法权益就无法避免危险,是别无选择的一种选择。至于具体的紧急避险措施,避险人可以选择。评价紧急避险是否迫不得已,应具体分析当时的紧急危险程度、当时所处的环境以及避险人的自身素质进行综合分析与判断。

3. 必须处于保护合法权益的目的。紧急避险的行为人损害某一合法权益,必须是出于避免较大的合法权益不受损失为前提。因此,紧急避险所损害的客体往往是第三人的合法权益。如果通过损害不法侵害人的利益的方法来保护自身合法权益,那就是正当防卫。此外,在有不法侵害人时,对紧急避险行为人可以免除造成损害的责任。若紧急避险是为了维护受害人的合法权益,紧急避险行为人也不承担法律责任。

4. 紧急避险不得超过必要的限度。紧急避险的行为人应以足以保护合法权益为原则,以必要限度为前提,否则为避险过当。紧急避险过当包括采取的避险措施不当,如只要做坏死组织清除即可保证患者医疗安全的,却做了截肢手术。但更多的情况却是造成损害的危险远大于受到保护的权益。在民事法律活动中,紧急避险如果针对财产损害,一般不得以牺牲人的生命来保护财产,因为人的生命具有远高于财产所具有的价值。在医疗案件中,为维护患者自身的更大权益,可以牺牲其较小的人身利益,例如,为挽救患者生命,而做截肢手术,在此种情况下,紧急避险没超过必要的限度。紧急避险过当时,造成了不应有的损害,避险人存在过失,所以,仅就其过失造成的不应有的损害承担适当的法律责任。对于采取紧急避险而造成的合理损害,紧急避险人不负法律责任。

二、聚众扰乱社会秩序罪与危害公共安全卫生罪

(一) 聚众扰乱社会秩序罪

目前,暴力"伤医"、"杀医"、扰乱医疗正常秩序等违法现象较为普遍,刑法修正案9对聚众扰乱社会秩序罪进行了完善,明确规定了"医闹"行为可构成聚众扰乱社会秩序罪。聚众扰乱社会秩序罪是指在首要分子的策划和煽动下,聚集多人共同扰乱国家机关、企事业单位和人民团体工作、生产、营业和教学、科研、医疗秩序,封闭出入通道,进行纠缠、哄闹、辱骂、打砸等行为。

1. 情节严重。聚众[解释1]扰乱社会秩序的犯罪行为必须达到情节严重的程度,并造成严重后果的才能入刑。需要特别指出的是情节严重[解释2],致使工作、营业、教学、科研、医疗无法进行和造成严重损失[解释3]是构成本罪不可或缺的要件。

2. 情节一般。聚众扰乱社会秩序如果情节一般(较轻),没有造成严重损失,危害不大,或者属于普通参加者实施的聚众行为则为一般的违法行为,不构成聚众扰乱社会秩序罪。虽然从行为上都是扰乱正常的工作、生产、营业和教学、

科研、医疗秩序,但是,缺乏情节严重、造成严重损失、没有首要分子和其他积极参与者的策划和煽动,则只能按照违反一般治安管理处罚法的违法行为给予批评教育或者治安处罚。常见的扰乱医疗正常秩序的行为包括:"医闹"行为、"医托"行为以及"贩号"行为等。可根据《关于维护医疗机构秩序的通告》等有关规定进行认定,具体行为如下:

(1) 在医疗机构焚烧纸钱、摆设灵堂花圈、违规停尸、聚众滋事。

(2) 在医疗机构内寻衅滋事,如在门急诊室里斗殴、砸坏医疗机构的门窗、毁坏、打砸仪器检查设施和设备等。此外,还包括扰乱医疗鉴定工作。

(3) 非法携带易燃、易爆危险物品和管制器具进入医疗机构。

(4) 侮辱、威胁、恐吓、故意伤害医务人员或者非法限制医务人员自由。

(5) 在医疗机构内故意损毁或者盗窃、抢夺公私财物,如抢夺病历资料等。

(6) 倒卖医疗机构挂号凭证。

(7) 其他扰乱医疗机构正常秩序的行为,如不遵守医疗机构各项管理规定,在院内随心所欲,擅闯病房和手术室,不排队,不挂号,强行看病,甚至辱骂、威胁医务人员。

3. 聚众扰乱社会秩序罪与一般群体性纠纷的重要区别在于是否利用群体纠纷制造社会混乱。对于借助群众性事件煽动群众,提出无理要求,破坏正常社会秩序,应以聚众扰乱社会秩序罪追究刑事责任。

4. 在实施聚众扰乱社会秩序的犯罪过程中,犯罪行为构成其他犯罪的应依据不同情况适用从一重罪处罚或数罪并罚的规则。

医疗机构出现暴力"伤医"、"杀医"、扰乱医疗正常秩序等违法犯罪行为时,应及时报警,医疗机构相关管理科室应全面、客观地配合公安机关收集、调取证据,确保侦查取证质量,为依法惩处涉医违法犯罪维护正常医疗秩序提供有效保证。

(二) 危害公共安全卫生罪

1. 妨害传染病防治罪(《刑法》第330、360条)。

(1) 第330条[妨害传染病防治罪]违反传染病防治法的规定,有下列情形之一,引起甲类传染病传播或者有传播严重危险的,处三年以下有期徒刑或者拘役;后果特别严重的,处三年以上七年以下有期徒刑:

1) 供水单位供应的饮用水不符合国家规定的卫生标准的。

2) 拒绝按照卫生防疫机构提出的卫生要求,对传染病病原体污染的污水、污物、粪便进行消毒处理的。

3) 准许或者纵容传染病病人、病原携带者和疑似传染病病人从事国务院卫生行政部门规定禁止从事的易使该传染病扩散的工作的.

4) 拒绝执行卫生防疫机构依照传染病防治法提出的预防、控制措施的。单位犯前款罪的,对单位判处罚金,并对其直接负责的主管人员和其他直接责任人员,依照前款的规定处罚。甲类传染病的范围,依照《中华人民共和国传染病防治法》和国务院有关规定确定。

(2) 第360条[传播性病罪]明知自己患有梅毒、淋病等严重性病卖淫、嫖娼的,处五年以下有期徒刑、拘役或者管制,并处罚金。

2. 传染病菌种、毒种扩散罪(《刑法》第331、360条)。第331条[传染病菌种、毒种扩散罪]从事实验、保藏、携带、运输传染病菌种、毒种的人员,违反国务院卫生行政部门的有关规定,造成传染病菌种、毒种扩散,后果严重的,处三年以下有期徒刑或者拘役;后果特别严重的,处三年以上七年以下有期徒刑。

3. 妨害国境卫生检疫罪(《刑法》第332条)。第332条[妨害国境卫生检疫罪]违反国境卫生检疫规定,引起检疫传染病传播或者有传播严重危险的,处三年以下有期徒刑或者拘役,并处或者单处罚金。单位犯前款罪的,对单位判处罚金,并对其直接负责的主管人员和其他直接责任人员,依照前款的规定处罚。

4. 非法组织卖血罪;强迫卖血罪;故意伤害罪(《刑法》第333条)。第333条[非法组织卖血罪;强迫卖血罪;故意伤害罪]非法组织他人出卖血液的,处五年以下有期徒刑,并处罚金;以暴力、威胁方法强迫他人出卖血液的,处五年以上十年以下有期徒刑,并处罚金。有前款行为,对他人造成伤害的,依照刑法第234条的规定定罪处罚。

5. 非法采集、供应血液、制作、供应血液制品罪(《刑法》第334条)。第334条[非法采集、供应血液、制作、供应血液制品罪;采集、供应血液、制作、供应血液制品事故罪]非法采集、供应血液或者制作、供应血液制品,不符合国家规定的标准,足以危害人体健康的,处五年以下有期徒刑或者拘役,并处罚金;对人体健康造成严重危害的,处五年以上十年以下有期徒刑,并处罚金;造成特别严重后果的,处十年以上有期徒刑或者无期徒刑,并处罚金或者没收财产。经国家主管部门批准采集、供应血液或者制作、供应血液制品的部门,不依照规定进行检测或者违背其他操作规定,造成危害他人身体健康后果的,对单位判处罚金,并对其直接负责的主管人员和其他直接责任人员,处五年以下有期徒刑或者拘役。

6. 医疗事故罪(《刑法》第335条)。第335条[医疗事故罪]医务人员由于严重不负责任,造成就诊人死亡或者严重损害就诊人身体健康的,处三年以下有期徒刑或者拘役。

7. 非法行医罪、非法进行节育手术罪(《刑法》第336条)。第336条[非法行医罪;非法进行节育手术罪]未取得医生执业资格的人非法行医,情节严重的,处三年以下有期徒刑、拘役或者管制,并处或者单处罚金;严重损害就诊人身体健康的,处三年以上十年以下有期徒刑,并处罚金;造成就诊人死亡的,处十年以上有期徒刑,并处罚金。未取得医生执业资格的人擅自为他人进行节育复通手术、假节育手术、终止妊娠手术或者摘取宫内节育器,情节严重的,处三年以下有期徒刑、拘役或者管制,并处或者单处罚金;严重损害就诊人身体健康的,处三年以上十年以下有期徒刑,并处罚金;造成就诊人死亡的,处十年以上有期徒刑,并处罚金。

8. 逃避动植物检疫罪(《刑法》第337条)。第337条[妨害动植物防疫、检疫罪]违反有关动植物防疫、检疫的国家规定,引起重大动植物疫情的,或者有引起重大动植物疫情危险,情节严重的,处三年以下有期徒刑或者拘役,并处或者单处罚金。单位犯前款罪的,对单位判处罚金,并对其直接负责的主管人员和其他直接责任人员,依照前款的规定处罚。

三、治安行政管理

根据《医疗纠纷预防和处理条例》的规定:医患双方在医疗纠纷处理中,造成人身、财产或者其他损害的,依法承担民事责任;构成违反治安管理行为的,由公安机关依法给予治安管理处罚;构成犯罪的,依法追究刑事责任。所以,对于为数众多的未被认定为刑事犯罪的暴力"伤医"、性骚扰等扰乱医疗机构正常医疗秩序的行为,只能通过刑事责任以外的民事或行政责任予以追究和惩处,主要是由公安机关依据《治安管理处罚法》,并根据违反治安管理行为的性质、情节轻重、社会危害性大小等因素,依法给予警告、罚款、行政拘留等治安管理处罚:

(一) 有下列行为之一的,处警告或者二百元以下罚款;情节较重的,处五日以上十日以下拘留,可以并处五百元以下罚款:

1. 扰乱机关、团体、企业、事业单位秩序,致使工作、生产、营业、医疗、教学、科研不能正常进行,尚未造成严重损失的。
2. 扰乱车站、港口、码头、机场、商场、公园、展览馆或者其他公共场所秩序的。
3. 扰乱公共汽车、电车、火车、船舶、航空器或者其他公共交通工具上的秩序的。
4. 破坏依法进行的选举秩序的。聚众实施前款行为的,对首要分子处十日以上十五日以下拘留,可以并处一千元以下罚款。

(二) 有下列行为之一的,处五日以上十日以下拘留,可以并处五百元以下罚款;情节较轻的,处五日以下拘留或者五百元以下罚款:

1. 散布谣言,谎报险情、疫情、警情或者以其他方法故意扰乱公共秩序的。
2. 投放虚假的爆炸性、毒害性、放射性、腐蚀性物质或者传染病病原体等危险物质扰乱公共秩序的。
3. 扬言实施放火、爆炸、投放危险物质扰乱公共秩序的。

(三) 有下列行为之一的,处五日以上十日以下拘留,可以并处五百元以下罚款;情节较重的,处十日以上十五日以下拘留,可以并处一千元以下罚款:

1. 结伙斗殴的。
2. 追逐、拦截他人的。
3. 强拿硬要或者任意损毁、占用公私财物的。
4. 其他寻衅滋事行为。

(四) 有下列行为之一的,处五日以下拘留或者五百元以下罚款;情节较重的,处五日以上十日以下拘留,可以并处五百元以下罚款:

1. 写恐吓信或者以其他方法威胁他人人身安全的。
2. 公然侮辱他人或者捏造事实诽谤他人的。
3. 捏造事实诬告陷害他人,企图使他人受到刑事追究或者受到治安管理处罚的。
4. 对证人及其近亲属进行威胁、侮辱、殴打或者打击报复的。
5. 多次发送淫秽、侮辱、恐吓或者其他信息,干扰他人正常生活的。
6. 偷窥、偷拍、窃听、散布他人隐私的。

（五）殴打他人的，或者故意伤害他人身体的，处五日以上十日以下拘留，并处二百元以上五百元以下罚款；情节较轻的，处五日以下拘留或者五百元以下罚款。有下列情形之一的，处十日以上十五日以下拘留，并处五百元以上一千元以下罚款：

1. 结伙殴打、伤害他人的。
2. 殴打、伤害残疾人、孕妇、不满十四周岁的人或者六十周岁以上的人的。
3. 多次殴打、伤害他人或者一次殴打、伤害多人的。

（六）有下列行为之一的，处警告或者二百元以下罚款；情节严重的，处五日以上十日以下拘留，可以并处五百元以下罚款：

1. 拒不执行人民政府在紧急状态情况下依法发布的决定、命令的。
2. 阻碍国家机关工作人员依法执行职务的。
3. 阻碍执行紧急任务的消防车、救护车、工程抢险车、警车等车辆通行的。
4. 强行冲闯公安机关设置的警戒带、警戒区的。阻碍人民警察依法执行职务的，从重处罚。

暴力"伤医"、"杀医"事件，无论原因是什么，伤人者都应受到法律的制裁。但是在谴责伤人者的同时，我们也应该分析它们背后的原因，才可能切实地去减少或避免此类事件的再次发生。暴力"伤医"、"杀医"的根本原因未必和医疗本身有关，也不全是医务人员的不负责任而激怒患方产生的"激情犯罪"，把个别不负责任的医务人员扩大到整个医疗群体，是以偏概全。因为其他行业同样也存在这种无缘无故的伤害事件。法律界的同行认为我太过于偏袒医务人员，甚至把"天使的卫士"强加给我。但是，我自认为每一个个体的言论都可能引发人们对这个群体以偏概全的误解，犯下罪恶的人，不要用"天使"或"恶魔"去衡量，也不要用"纯洁"或"邪恶"去衡量。从现实来看，即便是得了无法治愈的绝症患者，都可以在医院里欺负人之后，笑的很得意。即便是快要死的人，都可以在"医闹"之后，装的很可怜。当然，我也不能以偏概全，很多时候我不得不承认患者在就诊初期，从未有发自内心不尊重医务人员的举动，但与之相对应的也是医务人员自始至终都想把患者的病治好。停止指责与攻击，将医患纠纷引到一个正常的处理途径上去，依法、公正处理医患纠纷，不是指结果有利或者能不能被接受，而是指是否按照法律法规、部门规章、诊疗护理用药规范与常规依法处理。事实上，即便是指责、谩骂、攻击、"伤医"，甚至是"杀医"也根本解决不了任何问题，未来一定不是"谁厉害，谁有理"的时代，依法处理也不是患方的无奈之举，相反，只有依法处理才能从本质上帮助医患双方深层次地去考虑医患纠纷的问题是什么，是谁的责任，如何解决，如何改进……只有找到了事实的真相，才能够找到解决问题的办法，即便有时候真相真的会令人觉得疲累、恶心。以前我一直不理解1994年前美国橄榄球选手O.J.Simpson杀妻案中，Simpson被法院判决无罪时，被害人的家属说："今天正义受到了践踏，人权受到了践踏，但是我们尊重法院的判决。"后来我才明白，法律做了它应该做的事，而不是因为结果对谁有利，因为法律必须被信仰，当然，医疗也应该受到尊重。

当医务人员在来不及防卫或维权就惨遭暴力侵害之后，可能还会由于种种原因出现一些你们所认为的不公平结果，但这不是法律的错，法律本身并没有错，这只是一个客观现象，也是你们必须要接受的现实，很多时候即便我们穷尽努力，也有可能获得的是我们无法改变、事与愿违的结果。The belief in a supernatural source of evil is not necessary. Men alone are quite capable of every wickedness. 其实，对法律的畏惧是健康的，然而，人对人的畏惧则是有害的，是滋生犯罪的。当我们直视事实的时候，现实也在直视着我们，终有一天，历史会给这个时代一个公平的评价。

[备注] 以上仅列举危害公共安全卫生犯罪的名称，相关内容可以通过下载本书免费的《医疗法律法规及规范》进行阅读，仅供医务人员参考、交流和学习。

[解释1] 聚众是指聚集多人实施犯罪行为，一般是3人以上，有组织、策划、煽动、收买、挑拨、教唆指挥等作用的首要分子，有积极实施犯罪的行为。

[解释2] 情节严重是指扰乱医疗工作、营业、教学、科研、医疗秩序的时间长、次数多、聚集的人数多、造成的恶劣影响大等。

[解释3] 造成严重损失是指公私财物或者工作、营业、教学、科研、医疗秩序受到严重的损失和破坏等。

From：庄璘(Zorin Nikolaj)，2013年医疗质量持续改进与医疗纠纷防范和处理培训班发言稿节选：《做一个知法、懂法、守法、用法的好医者》，因篇幅过长，省略了部分案例分析，并摘录较多法条，仅供参考。

75 权利与义务

有益性★★★☆☆　实用性★★★★☆

世界上唯有两样东西能让我们的内心受到深深的震撼,一是我们头顶上灿烂的星空,另一个就是我们内心崇高的道德法则:即:权利与义务。但是在医患关系上,"医"对"患"讲权利与义务,而"患"对"医"讲的却是责任与义务。"医"占据主导地位,因为"医"拥有医学知识和专长,"患"处于服从的地位,但可以接受或拒绝"医"所提供的诊疗护理用药建议,或者就此和"医"协商而进行选择。不过,在急危重等紧急的医疗情况下,"患"的拒绝或协商的选择权可能会被"医"抛开,因为"医"的工作是出于为"患"生命和健康的考虑。或许,在美好的生命里,我们更需要警惕的力量,也许尽职尽责的心灵比脆弱的、充满献身精神的心灵更加珍贵,它大概完全不会进入更非凡的医疗风险,也不会受到患方不良情绪的影响,在沉思中,始终如一地把我们完善医德的渴望提升到日常真理的水平。进一步追溯下去,"医"与"患"在互相理解、彼此尊重的源头,从来就不存在任何能超越最朴素的幸福、理解、尊重、信任、奉献等东西,在悲伤的医疗行为冲突过程中,只有信心、真挚、慷慨、温柔是亘古不变的,所以只要少一点急躁和辛酸,多一点主动和活力,"医"与"患"也可以拥有美好的沟通与体谅。

一、医方的权利

根据《中华人民共和国执业医师法》(简称《执业医师法》)、《护士条例》、《执业药师资格制度暂行规定》等有关法律法规、部门规章、诊疗护理用药规范的规定,对医务人员的权利大被归纳为如下几条:

(一)疾病诊断权

在临床实践中,医师有权利根据患者的症状、体征、影像学检查、实验室检查等资料,判断患者是否患病及疾病种类和名称。这是医师的最基本权利。

(二)处方权和处置权

处方权是指执业医师或执业助理医师开具处方药品的权利。根据《处方管理办法》的有关规定,经注册的执业医师在执业地点取得相应的处方权,经注册的执业助理医师在乡、民族乡、镇的医疗、预防、保健机构执业,在注册的执业地点取得相应的处方权。换言之,执业医师或执业助理医师在非执业地点不具有处方权。而处置权则是执业医师或执业助理医师根据患者病情,直接对患者进行检查和治疗(包括强制治疗、拒绝治疗、紧急处置等),这种权利只有在治疗过程中才被允许。另外,对患者身体的直接接触和触摸,这对一般人是被禁止的,而对于医务人员,在诊疗护理过程中却是被允许的。

1. 拒绝治疗。医师拒绝治疗常包括如下几种情况:(1)患者不配合治疗或提出不切实际的过分要求;(2)医务人员的人身财产权遭受威胁或不法侵害;(3)医务人员的人格尊严遭受侮辱;(4)患者及其家属严重扰乱医疗机构正常秩序,又不听从劝阻;(5)患者及其家属拒绝支付费用或恶意欠费;(6)当事医务人员成为患者及其家属的被告;(7)其他医师可以拒绝治疗的情形出现时。

2. 强制治疗。医师强制治疗权是基于现行法律授权而取得的,医师强制治疗常包括如下几种情况:(1)强制隔离治疗,依据《中华人民共和国传染病防治法》等有关规定;(2)强制戒毒治疗,依据《戒毒药品管理办法》、《强制戒毒办法》等有关规定;(3)强制推行计划内免疫接种,依据《中华人民共和国传染病防治法》等有关规定;(4)强制体格检查,依据《中华人民共和国食品卫生法》、《中华人民共和国母婴保健法》等有关规定;(5)强制推行新法接生及产妇必须到医院(包括妇幼保健院)生产,依据《中华人民共和国母婴保健法》等有关规定。

3. 紧急处置。根据《执业医师法》等有关规定,医疗机构及其医务人员在面对突发性重大、特大伤亡事故及其他严重威胁人民生命健康的紧急情况时,医疗机构及其医务人员有紧急处置的权利。医务人员的紧急处置常包括如下几种情况:(1)对急危重患者,医师应当采取紧急措施及时进行诊治,患者及其家属不得拒绝急救处置;(2)对精神疾病患者及其无、限制行为能力的患者的处置,主要是基于监护人(患者家属、国家有关部门或机构)的授权。(3)对尸体的强制处置和对尸体的强制解剖,是依据《中华人民共和国传染病防治法》等有关规定,对患有甲类传染病、炭疽死亡的死者,应当将尸体立即进行卫生处理,就近火化。患有其他传染病死亡的,必要时,应当将尸体进行卫生处理后火化或者按照规定深埋。此外,医疗机构为了查找传染源,必要时可以按照国务院卫生计生行政部门(卫生健康行政部门)的有关规定,对传染病或疑似传染病死者的尸体进行或委托解剖机构进行解剖检查,但应向死者家属进行相应的告知。

(三) 出具医学证明权

根据《执业医师法》的有关规定,医师有权出具相应的医学证明文件。如在诉讼过程中,有时就需要医学证明文件(疾病诊断书)等作为证据进行使用。另外,如殡葬、户籍注销等也会需医师开具死亡证明书。尤其需要指出的是:患方要求医师提供开具医学证明的依据是没有道理的,根据《执业医师法》的规定,医师有权判断病情、选择处置措施。例如医师认为患者需要休息10周,就有权开具10周,不必有额外的依据,这是医师的裁量权,患者无权干涉。

(四) 获得与其所从事的护理工作相适应的卫生防护、医疗保健服务、护理相关信息等权利。

(五) 执业药师在执业范围内对药品质量监督、管理、调配等权利。

(六) 其他权利。例如,非经医疗鉴定并结论为医疗损害的,不受法律追究的权利;正常医疗行为的刑事豁免及民事部分豁免权(详见前面章节《医患纠纷诉讼的简易程序、先予执行、强制执行与刑事附带民事诉讼》以及《医患纠纷赔偿》,不赘);有条件的隐瞒病情权;获取工资报酬和津贴权;人格尊严权;科学试验和研究权;医学继续教育与培训权;生命健康权;名誉权;隐私保护权;请求回避权;休息权;智力成果保护权;自卫权;申诉、复议、诉讼权;向有关部门提出意见和建议的权利等,尤其是非经医疗鉴定并结论为医疗损害的与有条件的隐瞒病情权,现作如下解释:

1. 非经医疗鉴定并结论为医疗损害的,不受法律追究的权利。在法律领域,认定违法责任并把它归结于违法者的,只能是具有归责权的专门部门。根据《医疗纠纷预防和处理条例》的有关规定,对医疗事故进行认定的部门是卫生计生行政部门(现为卫生健康行政部门),而且认定和归责的过程表现为一系列的法律程序,其中,对医疗事故的责任程度、比例、因果关系等判断需要依靠医疗损害鉴定。通过医疗鉴定,卫生计生行政部门(现为卫生健康行政部门)才能对医疗不良安全事件进行判断、认定、追求、归结以及减缓和免除。

2. 有条件的隐瞒病情权。在现今社会,知情权同意选择权、自主权已远远超越了有条件的隐瞒病情权。也许患者家属或有些医务人员会认为"我是为你好",其实,好还是不好,都是主观的想象,或许,有些患者本人未必是这样想。因此,这种权利的使用仅限于那些丧失行为能力和判断能力的患者,但对患者家属(法定代理人或监护人)仍应依法履行告知义务。

二、医方的义务

(一) 医务人员在执业活动中应遵守法律法规规章,遵守诊疗技术操作规范的规定。

(二) 医务人员在执业活动中应树立敬业精神,遵守职业道德,履行医师职责,尽职尽责为患者服务。

(三) 医务人员在执业活动中应关心、爱护、尊重患者,保护患者的隐私。

(四) 医务人员在执业活动中应努力钻研业务,更新知识,提高专业技术水平。

(五) 医务人员在执业活动中应宣传卫生保健知识,对患者进行健康教育。

(六) 医务人员在执业活动中有依法履行医疗风险告知的义务以及依法保管和提供病历资料的义务。

(七) 医务人员在执业活动中有依法向上级报告和向患者通报、解释的义务。

(八) 医务人员在执业活动中有参与公共卫生、疾病预防控制以及严重威胁公众生命健康的突发事件的义务。

(九) 护士在执业活动中发现患者病情急危重,应当及时通知医师。在紧急情况下为抢救患者生命,应先行实施必要的紧急救护。发现医嘱违反法律法规规章或诊疗技术操作规范的,应及时向开具医嘱的医师提出,必要时,应当向该患者所在科室的负责人或医疗机构有关部门报告。

(十) 执业药师在执业范围内提供用药咨询与信息,指导合理用药,开展药物治疗的监测及药品疗效的评价等临床药学工作。

(十一) 在发生或者发现医疗过失行为(包括:医疗意外),医疗机构及其医务人员应当立即采取有效措施,避免或者减轻对患者身体健康的损害,防止损害扩大。

(十二) 医疗机构无权限制患者的人身自由,但对住院患者又具有管理的义务,并注重巡视和联络。护士需要按照护理级别的要求及时查房,了解患者的身体状况和活动情况,要求患者外出必须请假,病情允许,医师才能批准。不服从管理的患者,及时发现后,应如实记录。

三、患方的权利

(一) 生命健康权(包括:生命权、身体权和健康权)。生命健康权是所有公民最基本的人身权利,也是公民的首要权利,是公民享有的生命安全不被非法剥夺、危害以及自身各器官、机能安全的权利,任何组织和个人都不得非法侵害。保护生命健康权,是刑法、民法、行政法等许多法律法规共同的目标,但是,不应过度"社会燃烧"、人为放大生命健康权。疾病"治不好"与非法剥夺、危害生命、各器官、机能安全有着本质上的区别,即违法性认识与社会危害性认识,或者说有违法犯罪的故意。此外,医患纠纷场所暴力也同样危害着医务人员的生命健康权。

(二)身体处置权。身体处置权是患者有权处置自己身体上的各组织和器官,而不是医务人员来决定是否处置。在临床上,医师常因侵犯患者身体处置权而引发的医患纠纷为,在某项手术或特殊检查中附加或改变术前/检查前告知患者的手术或检查方案,而又未经患者同意。在医疗活动中,仁心固然重要,但也不忘仁术,雪中送炭可以,切勿"好心办坏事"。

(三)平等医疗权。尊重每个患者,不分高低贵贱,都应一视同仁,平等享有求医权。在医疗活动中,常出现被送来急诊的"三无"患者,即:无姓名地址家属陪同、无钱、无意识(昏迷),甚至有的已经出现危重状况。在这种情况下,医疗机构及其医务人员不能拒绝救治,否则就侵犯了公民的平等医疗权和生命健康权。对此,医务人员应及时报告医院有关部门,并做好签字和病历记录。

(四)知情同意选择权。知情同意选择权详见前面章节《强化医疗风险告知》,不赘。

(五)隐私权。同公民的其他权利一样,患者有保护自己隐私的权利。患者在医疗活动中,有时会涉及患者的隐私内容,如性生活、第三者、艾滋病等。这些内容一般不宜公开或向外界宣传,此时,作为医务人员就应为患者保守秘密,详见前面章节《人情与隐私》,不赘。

(六)其他权利。例如,病历资料的复印、封存与启封权;免除一定社会责任权;肖像权;求偿权、监督权、请求回避权;名誉权;自卫权;申诉、复议、诉讼权;向有关部门提出意见和建议的权利等。

四、患方的义务

(一)患者有支付医疗服务费用的义务。患者在接受医疗服务之后,无论结果如何都应有支付医疗费、医药费和政府物价部门规定应缴纳的其他费用的义务。除存在滥收、错收的情况外,患者应如数缴付。缴付的时间有约定按约定,没有约定则从习惯,一般在医疗行为完成时支付。患者以各种理由拒绝缴纳都属于违法行为。

(二)患者有向医务人员真实告知其就医目的和要求的义务。例如,尽可能详尽地提供现病史、既往史、过往的诊疗经过及诊疗后的情况和效果等。这方面的义务有利于患者恢复健康,也有利于医务人员正确地诊断疾病,这是患者对医务人员劳动的尊重,也是对自身负责的表现。若患者隐瞒或提供不真实的病情信息,并由此而导致的医疗不良安全的后果应由患者自己承担。

(三)患者有遵守医嘱及医疗机构管理规定,并与医务人员进行合作的义务。医疗机构的诊疗护理用药效果取决于医患双方共同的配合,而医疗机构的管理规定是为了更好地保障诊疗护理用药效果能得到有效的落实。因此,患者在没有按医嘱的事项和医疗机构管理规定进行,而要求医疗机构及其医务人员承担侵权责任,显然于情难合、于理难容。

(四)患者在医疗服务合同成立后,应按照约定的时间前往约定的医疗机构参与诊疗护理用药活动,违反约定,无权要求医疗机构返还挂号费的义务。如果患者拒绝诊疗护理用药,且不存在可归责于医疗机构的事由,医疗服务合同归于消灭。

(五)患者有了解自己所患的病对其他人或周围环境造成何种影响的义务。例如,患有传染性疾病的患者有了解自己所染疾病、传播途径、采取何种方法预防与控制、如何防止疾病进一步传播等义务。

(六)患者有尊重医务人员的义务。不奢求患者会本着平等与理性的态度去尊重每一名医务人员,但是,彼此之间留一点分寸,留一点余地,也许医患关系将会是另一种局面。

五、冲突与平衡

医患关系中的权利、义务的冲突原因及理论依据,就目前而言,大多数学者主要以"权利不平等论"、"权利冲突论"、"平衡论"等观点提出理论支持,并从医患关系的外部环境和权力、义务自身属性等方面进行论证。即:除了患者人身利益与医疗活动中医方以最大限度维护患者生命健康权的过程中产生冲突的一般原因外,医疗模式的转变(生物心理学医学模式)以及新型的医疗关系(既保障患者生命健康权等义务的同时,也尊重患者人格尊严权的义务)也是重要的影响因素。同时,随着自由、平等、民主等法制观念逐渐地深入人心,每个患者作为权利主体,其权利意识也变得越来越强,当医方行使自己的权利时,会不可避免地与患方行使的权利形成撞碰与冲突。我国传统的法学理论一般认为,任何权利都有特定的边界,权利边界通过立法技术、司法解释、法律原则、公序良俗等是可以划定的,守望权利边界,就不容易发生权利与权利之间、权利与义务之间的冲突。例如,就医务人员来说,治病救人、救死扶伤是天职,对急危重患者的救治义务是法定的。而对于患者及其家属而言,救治行为却是非常现实的,需要考虑如诊疗风险、治疗价值以及家庭经济承受能力等多方面的因素。所以,在医疗行为活动过程中,当患者的自身权利、义务发生冲突时,医务人员应当对权利、义务进行位阶分析,优先保护其中最重要的权利,即:生命权优于健康权,健康权优于知情权,知情权优于隐私权,隐私权优于其他权[1]。

其实,在了解医患双方的权利与义务之后,平衡医患纠纷中的权利、义务的冲突就显得非常必要。因为医患纠纷的发生是客观存在的,但是,如果医患双方的权利、义务能做到适当的平衡,那么在一定程度上,医患纠纷就可以减少或避免。例如,当医方通过诊疗证明患者仍有抢救机会时,不能简单地以患者及其家属的无理拒绝而推卸本身应有的救治责任,若因不予救治或救治不及时而造成患者伤残或死亡的,应承担相应的法律责任;又则,当患者行使自主权导致其自身生命健康权受到威胁时,医务人员可以行使医疗干预权,反之,医务人员应服从患者的意愿;再则,由于医患双方信息的高度不对称性,一般患者对自身疾病及诊疗护理用药知识又极度缺乏,患者在行使自主权和知情权时就容易与医疗机构的干预权和告知义务产生不信任或发生医患纠纷。当我试图去评价医患关系中的权利、义务冲突时,不难发现内在、外在的种种力量(包括:纠纷)都不会在正直的人面前就范,当然,我也并不想找借口说医患矛盾是可以化解的,并且会扬善惩恶。因为在医疗法律法规面前正直的行为也会显得无足轻重,甚至比命运还要不公平。患方在医疗行为活动中追求自身权利的愿望其实远比追求生命健康更加迫切、也更加敏捷。

对此,医疗机构应不断加强医务人员的卫生法律法规、部门规章、诊疗护理用药规范知识的学习与培训,努力强化医务人员自觉防范医患纠纷的意识、辨别与判断能力,以便于更好地保护医务人员自身的合法权益。同时,当"医"与"患"的自主权与社会公共利益发生冲突时,应优先保护社会公共利益。此外,我依然认为,自律是医务人员最艰苦而复杂的工作,因为它需要足够的勇气和判断力,以追求诚实为己任,保留事实真相,承担职业和社会的责任与义务,规范医疗行为、高效务实,并在医患彼此冲突的需要、目标、责任、义务之间取得微妙的平衡……自律本身就需要医务人员自我约束,当然从某种意义上讲,这也是一种平衡,只是富有弹性机制而已。但无论如何,保持平衡的最简单方法还是"放弃",放弃职业中的某些东西,比如,盲目的自信、追求风险和速度的快感、追逐个案的成功率等,在职业的旅途上不断迈进,或早或晚,都会经历需要放弃的重大时刻,相当多的人都没有选择放弃,到了晚年还不舍得放下手中的手术刀,他们说:不想经受放弃的痛苦。的确,放弃可能会带来不小的痛苦,需要放弃的部分有着不同的规模和形态。但我想说:失去平衡,远比放弃更加痛苦万分,不信,那就慢慢体会吧。如今,我已经做出了改变,曾经做任何事都想全力以赴,过于争强好胜,渴望成为命运的赢家,当然,求胜的欲望也曾给予我很多的帮助,可也有带来过过错、悔恨,甚至是灾难。但现在我已经放弃了必须取胜的欲望,曾经的我消失了、死掉了,而我立志做一个最幸福、最快乐的人,我习惯了潜水,在生活里,在职业中,潜龙戏水似懵懂,行走江湖无定踪,装疯扮傻借力冲,随机应变力无穷……

Life is short, and Art long; the crisis fleeting; experience perilous, and decision difficult. The physician must not only be prepared to do what is right himself, but also to make the patient, the attendants, and externals cooperate. 一切关于实际的知识,都是从经验开始,又终结于经验。经验它其实并不算是风险,但有时的确不太可靠。因为它是通过大量的临床案例总结出来的,并不经历科学试验的论证,甚至有的经验现有技术还无法对其进行验证。所以,它有时的确有效,但有时也会因被用错、被滥用、被利用而产生风险。因为单个患者为中心的诊疗护理用药所获得的益处必须与向整个患系人群所提供的医疗支持相一致。否则,对其他的患者乃至社会都是不公平的。所有患者都有理由期望从他们的医师那里获得个体诉求的权利,而医务人员则应更多地去关注医疗资源是否能以高效、公平的方式获得恰当的使用。如果有一天,我可以把医患的权利、义务置于天平之上,我会把权利、义务放在天平的一头,并把我们每个人认为是幸福、快乐的所有东西放在另一头,不过最重要的东西不要忘记放上,那就是良心和灵魂,甚至是我们净化过的不幸。

[参考文献]

[1] 颜于淑.医疗纠纷中的权利冲突与平衡[J].公民与法治,2014,(1):48-49.

From:庄璘(Zorin Nikolaj),2014年医疗质量持续改进与医疗纠纷防范和处理培训班发言稿节选:《权利与义务》,摘录法条较多,仅供参考。

76 灵魂与众生
前瞻性★★★★★ 阅读性★★★★★

在芸芸众生的世界里,医院到底是一个什么样的地方,一头系着生的希望,另一端缠着死的无奈,人呱呱坠地从一头走入,最后尘埃落定从另一端走出,走入时是自己在哭,走出时却是他人在哭,生与死之间竟只有你(穿白大褂的)、我、他(穿病号服的)和半个医院的距离,而我又处在你与他之间。即便我早已把自己深深地隐匿在这平凡的工作中,不再自寻烦恼地去过多关注你与他之间的矛盾。强弩之末的热情难破命运的鲁缟，医院工作依旧忙碌，时光冷酷寡淡的滋味，终究未能消磨掉心中的块垒。在整个无意识的医疗行为过程中，岁月已沦为一叠叠尘封的病历，再没有了故事，也再没有了新闻，那些不被同情与接受的"天使"渐渐消失在未知的雾霾中，唯有宇宙深处那最高的神祇才能怜悯这群可怜的蝼蚁。

医患纠纷后，很多医务人员会谈及挫折、痛苦、烦恼、抑郁之类的话题，大多数的回答都是不堪回首、一言难尽。而我所见的那些经历过重大特大医患纠纷、几乎被挫折打到差点站不起来的医务人员，即便幸运的挺过，甚至后来活的相当精彩璀璨，对于那曾经几乎致命的伤痛也会选择遗忘。就像手术需要麻醉一样，麻醉过后，如何康复，则需要更多的自我呵护与充实，这便是大多数医务人员在医患纠纷后正在经历的过程。在这一过程中，我察觉到了他们的敏感、沮丧、紧张、抑郁、害怕，甚至跟过去的自己完全不同，但我又似乎隐隐地感觉到他们来自残存心智中最深层、最无法动摇的力量，这种力量曾经是如此的强大，而现在那些曾经时不时可以闪烁的光也慢慢地变的无力、黯淡、微弱。现实让所有的医务人员不得不迎合行业的节奏，违心地去遵循那些我们认为并不合理的游戏规则，别无选择，也没有机会选择，留下的只是疲惫的心、浮躁的情绪、迷惘的眼神。厌倦成了常态，犹如一条冻僵的毒蛇，它醒来时，我们依然扮演着那个善良而愚蠢的农夫。闭合孤城剩放慵，桐江清绝胜吴松，云收忽见北山雪，月落正闻西寺钟，世味老来无奈薄，土思病后不胜浓，尊羹岂止方羊酪，轻许平生笑士龙。作为一个长期为医务人员呼吁幸福、快乐的人，面对现实，我很无奈，也很悲伤，原因不仅仅是无法改变、无力改变，更糟的是，"天使们"已失去了改变的想法。与他们相比，我是幸运的，多位睿智的良师，在我年少之时总会不厌其烦地提醒我：如果能比别人先想明白，先努力，路就会走得更顺畅。就像在留德时，教授 Robert.Bach 常带我去校园的墓园散步，他说通过那些墓志铭能让我了解到一个个鲜活的生命是如何枯萎的，他们在反思自己的时候，把人生的智慧刻在了这里，当你看到那些安静地睡在苍茫大地下的人们有什么得失时，就会知道自己想要什么，该珍惜什么。

人生有了明确的目标，似乎真的再也不会在乎别人的标准，无论别人在你身后说什么，都无所谓。记得一次欧美同学会聚会，大家纷纷在谈论华裔学生在欧美大学里受歧视的事情，我不在意地说："我从来都没有觉得自己受到过歧视，就连在 Greifswald 大学时，只有我一个华裔学生时，也没有觉得过。因为我从来都没有觉得我是一个亚洲人，我是一个世界人，日尔曼人并没有什么了不起，除了比我更像猴子外，没有什么区别。"有人说我是一个自大的家伙，但我一点都不以为然。虽然，无友不如己者，不要看不起任何人，每个人都有其长处与短处，对人要辩证的看待，但是，有时我依然会主动远离那些虚荣、虚伪、夸夸其谈、伪善的人，不是因为看不起，而是对我没有用。真实才是人所持有的最高级的东西，我深信我是一个务实的人，我欣赏那些实事求是而不讲空话的人，我的朋友大多数是这样的人，我也相信，"学而不能行谓之病，纸上得到终觉浅，绝知此事要躬行"的道理。当一个医者豁达的内心在遭受事业重重责难后尝到近乎于绝望的苦痛、看到生活处处阴霾笼罩没有后路可走，甚至命运让人万箭穿心，也不要忘记自己最初想要的东西。其实，这个世界从来都不是掌握在那些嘲笑者的手中，而恰恰相反，世界掌握在能够经受得住嘲笑与折磨而不断往前走的人手中，世界会向那些有目标和远见的人让路，我们所期许的、所憧憬的、所渴望的一切，都会趁一切来得及去努力、去追求、去抵达而得以实现。生命是那么的无常，人生是那么的艰难，事业又如出一辙的短暂，就算此时此刻我们跌倒在人世炎凉的尘土上，渐渐迈向平庸、空虚、无趣，也要努力地站起来，袒露胸膛，面对现实。人生在世，保持成长远比追求成功更重要。而坚持自己，也远比追求与众不同重要得多。

人常说，越是在乎什么，就表示越缺失什么，需要的不多，但想要的很多。追求不到就满心的遗憾，追求到了又觉得不过尔尔，因为想要的没有想象的那么有味道。但是，由于人本能的害怕生命的无力感、空虚感、或者生命没有意义的感觉，所以，我们才不断地会去认清自己，树立目标，实现梦想。在这个世界上什么都有可能不是你的，无论你曾经为此付出过多少。但即便如此，每个人仍在用自己的方式在表达或重塑自己在他人心目中的形象；也许，让自己真正快乐的并不是爬到事业的顶端，而是知道自己并不想爬到顶端；也许，突然间发现我们所羡慕的那个人，其实原来就是我们自己。在工作中，也许你不是最受欢迎的医务人员，也不是最令人讨厌的医务人员，你哪一种人都不属于，你就是你自己。而我，唯一欣赏自己的是，不需要在社会的评价体系中苦苦挣扎，也不需要用普通人的价值标尺来衡量自己，在自己的世界里我活得很洒脱、很自在，旁人可以羡慕，却永远也学不来。哪怕自己写的东西并不算好，甚至遭受批评与指责，可是那么多年经过整理、修改且坚持记录下来的东西，都是我经历所有难以承受的事情之后依然想要去做的。也许我想要的，可能仅仅只是想通过文字能随心所欲地表达自己的喜好与观点、毫无顾忌地追求自己的梦想与目标，不必人云亦云，也不必哗众取宠，不用为了搏出位而标新立异，也不用为了活得体面而苦苦挣扎，这样自然也不会因为一个无法踏上的"台阶"而眼睁睁地看着别人离开。

一切能够使我们生命高尚的东西，一切让我们自己尊重的东西，包括：情感在内的所有这些东西，用理性、冷眼来看，其实都会显得十分渺小。然而，恰恰正是这些我们认为渺小的东西却构成，并支配着我们每一个人的生存法则。我希望我们还是能听从自己内心发出的指令,不为命运的不公正而烦恼,就像医患矛盾一样,尽管医德有时并没有回报。其实,很多医务人员已经到达了某一高度,只是在医疗行为过程中完全没有意识到所做的事就是最高尚的,也许,我们仅把它作为内心深处中的一些本性需要,但事实上,智者、英雄、圣人也不过如此! 当然,寻求放弃自己生命而换来的牺牲、救死扶伤、悬壶济世是至高无上的美德,民众似乎也是这样要求"天使"的。但是,我始终认为:至高无上的品德在于我们是否认识到什么应该要做,也在于我们有能力决定我们应该把生命倾何处奉献。主宰自己命运的人从来不会痛苦,因为他是一个居高临下俯视自己命运的人,如果今天他好像受到痛苦,只是因为他已经容许他的思想屈从于他灵魂更不完美的那部分。因此,无论奉献与否,至少在思想上我们应该成为强者,抱怨、烦恼、抑郁之类仅仅暴露了自己灵魂的虚弱,所有困难都来自内心,所有幸福、快乐、满足也源自内心。

天堂的下面,生命的滔滔河水奔流不息,灵魂如果有了明确的目标,就不会丧失自己,也能到我们要去的任何地方。但倘若,幻妄的幸福使灵魂飘然轻举,那么,跌下现实的深谷将倍加痛苦。灵魂到肉体、生命到死亡,一波来,一波走,进来时对生命诚惶诚恐,离开时无论是否全身而退,至少留下一道伤痕,有的在身上,有的却在心里,无论好与坏,离开后的心境已经无法回到来前的位置,人生就在此有了新的轮回,有了新的感悟,走出去后和进来前已经不再是同一个人,灵魂早已停泊在不可知的远处,是现实与环境逼迫着灵魂远离,留下的仅仅只是蠢蠢欲动的肉体。"天使"的工作循规蹈矩、顾虑重重,如果只甘于做一个"医匠"又何曾会有什么作为? 极其平庸、单调的工作扼杀着其心中所剩无几的灵性,就像一根隐伏的芦苇,随风飘摇。整个世界虽已阴霾密布,医疗行业也千疮百孔,但总有一天,那些灰暗晦涩的日子,那些起早贪黑又倍受医患纠纷煎熬的日子,会变成一砖一瓦,将泥泞坎坷的道路,一步一步地修缮,在未知的荣光下、在亲吻的哀求中慢慢走向想要的世界。

From: 庄璘(Zorin Nikolaj),2011 年德国罗斯托克大学校报节选:《灵魂与众生》(德语翻译稿),收载于欧洲版《ANGELs, LAY DOWN YOUR WORRIES》(《天使不烦恼》),仅供参考。

77 教育与纠纷

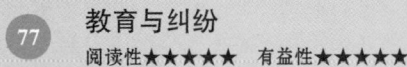

因为要参加德国 Greifswald 大学 Visiting Assistant Professor 的面试,在一个下午,我去了一趟 Greifswald 大学,这是第二次。Greifswald 大学医学院(1456 年)是德国历史最悠久、北欧最古老的医学院之一,仅比 Rostock 大学晚建 37 年,该医学院综合实力全欧排名第二,全欧中学生渴望进入的医学院校排名第一,尤其是药理学专业,迄今为止仍为全欧排名第一。有一种说法:谁来到 Greifswald,谁就会哭两次。第一次是被大学名额中心入取到 Greifswald 的时候,第二次是读完大学要离开的时候。确实,我对它也是印象深刻,情有独钟。Visiting Assistant Professor 并不是我此行的目的,而是因为我想将我的研究——"脱水淫羊藿素同系物"治疗男性 ED(勃起功能障碍)进行到底(原为我在 Rostock 大学的硕士研究课题,相关内容可详见我的新书《言而有"性"》),加上 Adenauer 基金会、Schulz 律师事务所和 Robert. Bach 教授的推荐,我很有机会能拿到 Greifswald 大学医学院授予的 Promotion,即便我对博士学位本没有太多的考虑。

为什么会提及学历? 那是因为中国的医疗学界是一个重视理论性教学,而轻视实践的地方,越来越多的年轻人被学历(考研、考博)和职称的晋升消磨掉了青春、信心、精力和热情。即便,一个人的能力和能胜任工作的匹配度不是由学历和职称来决定的。中国和欧美发达国家的医疗差距不在于高尖的技术,而是思想观念。技术的差距其实很容易弥补,甚至很多如手术操作、药物研究比欧美发达国家做的更好。而思想观念的差距却难以用中庸之道的方法来补缺。

儒家思想始终作为一种正统思想传承至今已有千年之久,各行各业,尤其是医疗行业,特别是传统中医药行业,更是根深蒂固地存在"君子辱于器"的世俗观念。加上我国正处于社会主义发展的初期阶段,以"师夷之技以制夷"的方式学习国外先进科学技术,主要学习的是国外先进科学技术的理论知识,这样的教育不仅只能使"重理论、轻实践"的学历和职称教育现象愈演愈烈,而且理论教育知识化的倾向将严重导致大众对道德素养的缺失。

德国一个研究机构的数据报告引发了我对医疗学历教育、职业教育与医患纠纷之间关联性的关注与思考。据统计,在德国一个外科系统的规培生每年平均至少要完成 300~500 台手术,按照德国外科手术操作评分标准,如果满分为 10 分,合格为 6 分的话,那么,96.35%的规培生可以得到 8~9 分,并 100%实现规培完毕后可以独立手术,甚至,有些还可以实施一些如器官移植之类的高难度手术。同时,在统计规培生的学习经历时发现,85.37%的规培生在 Bachelor 和 Master 两个阶段中都存在职业教育培训和 Volkshochschule 的经历,毕业于 Volkshochschule(德国业余大学联合会)下属合作高校的规培生超过了 56.38%,直博的规培生仅占 7.12%。此外,在很多的申请医学博士的医学院校,有98.55%的专业要求申请者具有3~5年的工作经历和职业教育的经历,而且在其接受规培后的3年内,医疗投诉率仅为3.28%。德国社会对实践性教育的重视和认同,以远远超出了盲目追求高学历而鄙薄职业技能教育的倾向。

但在中国,规培就是字面上的意思,96.65%的规培生来源于校园,没有临床经验、没有职业经历,也没有职业教育经历,尽管在大学毕业后他们又上了硕士,甚至是博士,但对他们而言,规培完毕仅仅代表着临床学习的开始,所有的临床经验大多是在正式进入医院工作岗位后才真正得到了积累。据博思智联咨询公司对受访的规培生和刚工作2年内的住院医师进行职业教育测评,数据报告显示:85.23%的受访者认为除了整理病例外,没有实质性的学习内容和务实的培训体系以帮助自己提高医疗技术水平;98.37%的受访者认为很难学到一些安身立命的本事,主要原因是实践的机会太少;89.18%的受访者认为分科的细会导致只能诊疗单系统疾病,科室轮转机制的弱化,也会使得自己在多系统疾病的诊疗用药上风险加剧,而容易因误诊误治、漏诊漏治而引发医患纠纷,而且在其接受规培后的3年内,医疗投诉率已经高达15.07%。与此同时,受访者也承认在诊疗用药过程中可能会发生一些医疗过失行为,并根据受访者的自诉对医疗过失行为的原因以及职业烦恼进行了统计与分析,数据显示:因缺乏临床实践性而引发的诊疗缺陷、病情评估不足以及操作不当成为年轻临床医师产生医疗过失行为的主要原因,而在职业烦恼上学历和职称问题以22.56%居于第一。

表11-6 规培生和刚工作2年内的住院医师常发生的医疗过失行为原因统计

医疗过失行为	例数	构成比
诊疗缺陷	375	43.76%
病情评估不足	148	17.27%
沟通告知不足	114	13.30%
手术缺陷	2	0.23%
操作不当	134	15.64%
其他缺陷	52	6.07%
无缺陷(患方因素)	32	3.73%
总计	857	100.00%

备注:有些纠纷案卷涉及多个问题,但本表中仅体现主要问题,具有唯一性,特此说明,仅供参考。

表11-7 规培生和刚工作2年内的住院医师职业烦恼统计

烦恼因素	例数	构成比
收入引发的生活压力问题	729	16.06%
繁重工作带来的家庭问题	863	19.01%
医疗安全问题	705	15.53%
职业地位问题(是否受到尊重、认可、重视等)	481	10.60%
学历和职称问题	1 024	22.56%
婚姻、爱情、子女教育、父母赡养问题	639	14.08%
其他问题	98	2.16%
总计	4 539	100.00%

备注:有些纠纷案卷涉及多个问题,但本表中仅体现主要问题,具有唯一性,特此说明,仅供参考。

扎实的专业知识和技能是一名合格医务人员最根本、最关键、最重要的因素和前提,是对患者做出正确诊疗护理用药、取得患者信任的基础。一旦取得患者的信任,医患冲突发生的概率就会明显降低,甚至患者会产生莫名的崇拜。然而,扎实的专业知识和技能并非一朝一夕就能成就,必须要不断的学习,既要从书本中学习,也要善于从临床实践中去学习。就目前全国各地实行的住院医师规范化培训制度虽然问题颇多,但这项制度的实施目的只有一个,就是不断提升规培生的专业水平。同时,也有利于预防未来可能发生的医患纠纷。

当我们局限于我们自己的专业领域时,便无知了,当我们超出我们自己的专业领域时,便发展了。对待年轻的医疗人除应不断加强他们的独立的思考能力和判断能力的培养外,对人文素质的培养更应放在首位,没有良知的医学只会是灵魂的废墟。我在整理文献的过程中发现,国内外所有关于医患纠纷预防与处置的文献均提及医务人员人文素质的培养,这是不是很有趣。其实,人类的健康与疾病随着时代的不断进步越来越多地受到社会、经济、生活方式的影响,这些变化使人们对医学所包含的人文科学特性有了更深的认识。有研究报道显示：患者的医疗选择相当一部分受到生活方式、道德传统、个人教育程度及心理癖好等诸多方面的影响,医学界的许多问题要依靠伦理学、社会学、心理学,甚至非医学政策来解决。所以,在具体实施人文素质培养的过程中,除提高医务人员文化素质教育的认识、在教育、培训的课程方面构建文化素质教育的课程体系外,最关键的还是要在整个医疗行业体系内,营造一个浓郁的文化素质教育氛围。

其实,一个好的管理者不过是给大家提供一个好的工作环境、氛围,让有才能的人愉快、充分地发挥潜力与创造能力。对于规培生,临床实习带教者应积极塑造良好的医务人员形象,努力将医学专业技能、与患者沟通交流的技巧、职业道德等正确的一面在日常工作和生活中展现给学生,特别是问诊、查体、病历书写等,临床实习带教者应做好亲自示范教学,并积极引导学生在临床实践中针对不同患者采取不同的诊疗方案,将伦理、社会、哲学、教学案例等知识引入临床教学中去,培养学生从多个角度思考问题、分析与处理问题,从而提高学生面对实际情况时的应变能力,尤其应加强培养学生的沟通技巧和良好的心理素质,这对一个医务人员来说是不可或缺的组成部分。对于年轻的医务人员,要在医疗机构内营造内涵丰富、形式多样的医院文化氛围。定期开展一些带有社会功能、学术功能和审美功能的活动,例如,学术会议、专题讲座、技能竞赛、艺术欣赏、书画摄影比赛、运动竞技活动等。这样,既可丰富医院单调的文化生活,又可使年轻的医务人员的综合素质、沟通能力、团队协作能力得到普遍提高,使其在潜移默化的文化熏陶下,真正懂得医者的价值,从而以另一种方式培养年轻医务人员"悬壶济世、救死扶伤"的神圣使命感[1]。例如,外科规培生和年轻的医师,可通过大量的外科纠纷案例,让他们了解到作为术者责任重大,对待手术不能有半点疏忽大意,只有具备了扎实的医学理论知识、熟练的手术操作技能,才能真正为患者解除病痛、挽救患者生命、促进患者早日康复,减少医疗差错和医疗损害的发生。

Martin Luther King,Jr：一个国家的繁荣,不取决于她的国库之殷实,不取决于她的城堡之坚固,也不取决于她的公共设施之华丽;而取决于她的公民的文明素养,即：在于人民所受的教育,人民的远见卓识和品格的高下。这才是真正的利害所在,真正的力量所在,医疗行业,甚至是医疗机构的管理也同样是如此。虽然以上调查中年轻的临床医师抱怨颇多,但是,他们依然喜欢和热爱着医疗这个行业。他们说,就算规培政策不好、医疗环境不佳、浪费时间,也不会后悔,而且很希望能到附属医院去锻炼一下自己,并能够在一个相对合理的环境里将医疗事业进行下去,成为一名合格的医务人员。其实,在很多人看来,职业的进行并没有多么的复杂,但如果没有体制中完善的法律保障、相应的经济结构和全社会的大力支持,我想未来愿意报考医学院校和从事医疗工作的年轻人将会变得越来越少。

[参考文献]
[1] 熊忠东,余柯.加强医学生人文素质教育与医疗纠纷昕范探讨[J].人才培育,2009,83-84.

From：庄璘(Zorin Nikolaj),2016年德国Focus杂志节选：《中西方医疗教育》(德语翻译稿),后经修改以《教育与纠纷》收载于欧洲版《ANGELs, LAY DOWN YOUR WORRIES》(《天使不烦恼》),仅供参考。

78 不应盲目自信
有益性★★★☆☆　　阅读性★★★★☆

仰望星空时,什么都比你高,你会自卑吗？俯视大地时,什么都比你低,你会自负吗？只有放宽视野,把星空和大地尽收眼底,才能在苍穹与泛土之间找到你真正的位置,无须自卑,无须自负,坚持自信,但也不要盲目自信。就像我家隔壁的某先生,平时酷爱弹琴诗画,曾经不止一次对我说：他世上难逢知音。所以,经常闲来无事时就爱摆弄一下琴弦作为消遣。有一天他在院子里弹琴,忽然听到草丛另一边有人在不禁的叹息,以为遇到了知音,就穿过自家庭院见一流泪的老妇便问：怎么回事。老妇答道：没有什么,死去的儿子生前以弹棉花为生,今天你弹琴的声音特别像他弹棉花的声音,听后触景生情,不知不觉悲从心生。似乎我天生不太会说笑话,总能把笑话说的很冷,但道理却是浅显的,即使在极平常的人类理性方面,也是自然发生、显而易见的。那再举个真实的例子。

患者周某某,女,77岁。因"肝硬化;脾亢综合征;贫血;腹泻;2型糖尿病;呕吐"入住上海某三级医疗机构的普外科,因贫血、腹泻、呕吐等原因先后转入该院血液科及消化科,对症治疗病情略平稳后,于再次转回外科第15天在全麻下行"剖腹探查＋脾切除术"。手术记录反映：术野渗血较多,血压波动在50～69/0～35 mmHg,脉搏125/min,加快液并输全血、血浆、凝血因子(拟输血小板悬液联系未果),同时,应用止血、升压、糖皮质激素、纠酸药物,于术后1 h转入重症监护病房(ICU)。转入ICU后,血压测不出,心率98/min,呼吸15/min,呈昏迷状态,双侧瞳孔直径5.5 mm,对光反射消失。术后4小时患者呼吸停止、心脏停搏,继续抢救35分钟无效死亡。患者家属认为,患者的死亡是由于医方术前准备不足、术中操作存在过失、抢救不及时而导致的严重后果,遂引发医患纠纷,并在患者死亡后的第45天向人民法庭提出了医疗侵权的诉讼。后人民法院组织医学会进行了医疗鉴定,鉴定结论认为:

(一)患者有肝硬化、脾亢综合征、继发性贫血、2型糖尿病等疾病,原发疾病较多。

(二)术前准备较充分,患者所患疾病具有手术适应证,对此,医患双方也已达成共识。

(三)患者原发疾病较多,病情非常严重,加上年老体弱,手术的危险性很大。而医方过于自信,对手术存在的风险没有进行充分的预估,自认为能够轻松完成脾切除这一常见的外科手术,以致术中出现休克等意外情况的出现,患者最终的死亡与医方存在因果关系。

(四)医方承担次要责任。

此案最后经人民法院审理,判决医方赔偿患方各种费用人民币56 180元。回顾分析此案,尽管医学会鉴定认为患者具有手术适应证,患者死亡的主要原因是本身存在的肝硬化、脾功能亢进、继发性贫血等疾病,直接原因为术中的大出血,但如果进一步分析,我们也不难发现,医方的问题还是比较严重。比如,术前医师过分追求手术效果,而忽视患者有脾亢综合征并继发性贫血这一重要的问题;术中剖腹探查发现脾窝深、渗血多达约3 000 ml等情况,说明手术的危险比预估的要大,术者过于自信而低估了进一步手术可能发生的意外情形。此外,术中出血,应当积极查找出血原因,以便采取有效措施,而术者仅凭渗血好转就匆忙关腹。患者死亡后,仅脾窝引流出的新鲜血液就达600 ml;术后对急危重症患者应在手术室就地抢救,不宜把患者移至ICU病房,搬动患者显然在一定程度也加重了出血的可能[1]。盲目自信可以增加我们的勇气,但无法让我们避免风险。由于医务人员盲目自信而导致患者死亡的案例其实不胜枚举,这不是第一件,也不会是最后一件,却可以给予我们以警示。

在这个时代,绝大多数医务人员都有信心能在自己熟悉且可支配的范围内,为患者提供最佳且最适合的诊疗护理用药方案,即便目前医疗界对大部分的疾病仅有一点点的理论基础。英国医学期刊(BMJ)曾调查报道:仅有4.72%的医务人员会按照循证医学、RCT研究进行医疗探索,而大多数医疗人士的研究来源于缺乏评价的文献报道、医疗空想以及不典型的个案。从而导致了一些对患者身体虽产生作用,可严格来说并不具有真正疗效的诊疗护理用药方案,甚至就现今的观点来看是无效或有害的方案,但却被频繁地运用到了患者的身上。不仅如此,这些医疗的效果还被一些利益团体强辩到能取信于人的程度。例如,安妥明作为降脂药自20世纪60年代开始风靡全球,一度被推崇为抵抗心血管疾病的灵丹妙药。70年代末期大量的临床资料证明,此药用于预防动脉粥样硬化的效果、不良反应和后遗症等方面,均存在诸多问题。WHO曾在1.5万人中完成了安妥明的一期临床试验,经5年多的观察能使血清胆固醇降低的同时,非致死性心肌梗死减少25.47%,但冠心病的病死率未见降低,且有明显增加非心血管病死亡的趋势。用于二期临床试验经4~5年的大量病例观察未见对缺血性心脏病的发病有任何效应。后又在长期试用此药的观察报道中发现,它能增加胆石症、胆囊炎、肺栓塞、室性心律失常、间歇性跛行和心绞痛的发病率,甚至肝、胆癌变增加。于是《柳叶刀》(The Lancet)一针见血地指出:"Treatment properly, patients ascended to heaven!"("治疗得当,患者升天")。可见,自信虽然是种独立的精神状态,但在判断时或在利益面前也可能依赖或屈从于外界的压力,在职业的过程中,参考那些值得信任的医疗成功者是有价值的,比如,阅读他们的从医经历、听他们演讲、看他们的研究成果等。但是每个人都应该走自己的路,千万不要盲目地去崇拜、去模仿,或不经思考就全盘接受。

除去了不可抗力的医疗原因和上述的外界压力,从患者角度看待医患关系紧张局面的原因之一,还有可能的就是患者对医者寄予的过高期望值和盲目的信任。当然,这也使得部分医者自信心爆棚,还努力地让自己在患者及其家属面前表现得犹如"天使",久而久之,医者甚至真的会潜移默化地形成对于自己能力的过高评估。自信本身并没有什么错误,可一旦远远超过医者的真实能力,就会成为一件非常危险的事情。但是,当这种自信不足以治疗或治愈患者的疾病,其最有可能的是迎来患者及其家属的不理解,直至演变成为一系列不同程度的医患纠纷,并导致医患关系的紧张,盲目的自信往往比自卑更可怕。加上自信错觉或盲目自信源于几千百年来医疗界的权威和等级制度,不少业界人士所遵循的并非科学知识,而是以投票来表决其医疗行为的益处,以负面的研究结果来质疑现行的医疗行为(除会引来医者的攻击和威胁外)。新的诊疗护理用药方法与思维还会严重打击到前辈医者的权威,一旦新的结果被证实,预示着先前的专业水平被超越,先前的努力付之东流,追随者也会怨声载道,从而极大地影响着前辈医者在医疗界的地位和声誉,其权威性也会受到极大的质疑。同时,这些新结果还可能威胁到利益集团(例如药商)和使用者的经济利益。此外,随着海外医疗大军的不断涌入,中国医疗也在慢慢缩短与欧美医疗体制与医疗质量的差距,思维在改变,行业间垄断在瓦解,原始的"师带徒"模式在弱化……现代医疗质量的安全性、有效性、及时性、公平性、效率性和"以患者为中心"的原则在不断地被强化、巩固、提升,与世界顶级的差距在急剧的缩小,不论是知识的更新上,还是新技术的运用上,都是信心十足,以至于部分的中国医师开始考虑如何到国外发挥余热,甚至有改变世界目前不良医疗秩序的想法。用一句很fashion的话说,世界上只有中国能缩小与美国的差距。

盲目自信有时是痛苦的根源,医者不能让不正确的信条左右自己,或从医疗行为中助长乐观主义,只有那些理性受到约束的医务人员可以得到超人般的结果,因为直至今日,仍然没有一个富有正直灵魂和智慧的医者会想要在这样一个差劲的医疗环境中去寻找医学幻想或科学盲目,医疗年会除外(医疗年会是医务人员相互学术欣赏与精神取暖的地方,年会不仅能满足医务人员内心深处的压抑许久的孤独与渴望,而且能缓解"孤岛生存"的境遇,收获心灵的慰藉)。为履行医疗人的真正职责必须借助我们灵魂中一切崇高的东西来实现,即使在现实的医疗活动中自信错觉或盲目自信时常还是会被容忍,可在具体病例中医者们仍应加以控制和折中。

[参考文献]
[1] 王有民,张秦初.脾切除术中大出血引发医疗纠纷一例评析[J].临床误诊误治,2007,20(1):8-9.

From: 庄璘(Zorin Nikolaj),2011年国际医疗品质大会发言稿节选:《过犹不及的自信》(英语翻译稿),收载于欧洲版《ANGELs, LAY DOWN YOUR WORRIES》(《天使不烦恼》),因篇幅过长,省略了部分案例分析,略作修改,仅供参考。

79 医师"走穴"合法化

有益性★★★☆☆ 阅读性★★★★☆

医师"走穴"历来一直颇受社会争议,但事实上,医务人员利用休息时间兼职其他医疗机构或其他行业的临时聘用,从中获得劳动报酬、聘请单位从中获得(医疗)技术支持、患者或其他民众从中得到(医疗)帮助,甚至有减少和杜绝职业腐败、增加社会资源的合理利用与流动的优点与好处。因此,对各方而言"走穴"本身是一件百利而无一害的事情。加上我国的法律也一直以来都未禁止医师在多地点执业,即《执业医师法》的有关规定:我国实行医师资格考试制度和医师执业注册制度,取得医师资格的,可以向所在地县级以上人民政府卫生行政部门申请注册。医师经注册后,可以在医疗、预防、保健机构中按照注册的执业地点、执业类别、执业范围执业,从事相应的医疗、预防、保健业务。法无禁止即许可。此外,我国于1993年就开始实施了《外国医师来华短期行医暂行管理办法》,其中也规定了:邀请或聘用单位分别在不同地区的,外国医师应当分别向当地设区的市级以上卫生行政部门申请注册。也就是说,外国医师可以合法地在我国进行多点执业,所以,自然也不会对中国本土医师禁止。但为什么多年来,医师多点执业始终无法实施,可能最主要的原因是一直受到行政的干预,在计划经济的时代,医师多地点执业其实属于一种授权性的规范,也就是说属于行政许可的领域,当然,这些都是出于对公共利益和行政执法的考虑。如今,《关于印发推进和规范医师多点执业的若干意见的通知》已经出台,医师多点执业更无需再取得第一执业地点"医疗机构"的书面同意。但有趣的是,从市卫生计生委(现为卫健委)了解到,该《通知》实施1年来,却少有人问津。与此形成鲜明对比的依然是,各大医疗机构大大小小的知名医师宁愿私下"走穴"而忙得不可开交,却不愿走正常途径来依法履行多点执业注册。

WHY?!

很多业内人士坦言:"虽然,医师多点执业已经合法化,但真正'松绑'仍需尚待时日。在二级以上医院,尤其是三甲医院,如果有医师被发现去其他医院进行多点执业,院领导可能表面上默许,但内心是否会有想法就不得而知。同时,医院人力资源部门可能会以医师多点执业后在本院的贡献降低为由,减少其收入与福利待遇,并以此而丧失提拔、晋升的机会,如果是这样,就得不偿失了。此外,很多有本事的医师根本就不缺'走穴'的机会,由于医疗资源的极度匮乏,很多医院都会邀请那些专家去诊疗,做一次会诊肯定比多点执业的收入要高,所以,干嘛还要去申请那么麻烦的多点执业呢!"事实也的确如此,我国二级以上的医疗机构专家本身的工作就很繁忙,有的教学医院的专家除了看病外,还要承担教学、科研等任务,如果他们都去多点执业,第一执业的院领导就会担心自己医院的医疗秩序受到影响而导致管理方面的问题,最终牵涉医疗安全。当然,最主要的还是经济利益方面的顾虑,比如,在甲医院享受所有的福利待遇,却还到乙医院上班,显然对甲医院是不公平的[1]。因此,对那些多点执业的医师设置门槛也是情理之中的事,怎么说,在市场经济的浪潮中,那些作为医院核心竞争力的专家,就是医院的"活招牌",自然不愿意被他人无偿使用。更何况,在欧美国家,医师作为"自由人",虽然在第一执业地点干完固定的时间后可去他想去的任何地方执业,但是他们在第一执业地点的医院却只享受到部分待遇。可见,医师多点执业不仅涉及人才的流动、医师的报酬、人力资源的管理,还涉及国家编制、政策补贴、政府投入等一系列问题。

除上述问题外,从医疗安全角度如何看待医师"走穴"问题呢?各级医疗机构为了开展新业务以及为患者提供更高效、质量、经济的医疗服务,难免不会从不同的医疗机构聘请一些有专业技术特长的专家来院坐诊、会诊、手术等。这些聘请的医师一旦出现医疗(侵权)损害,又如何处理、由谁来承担责任、如何承担责任等医患纠纷的界定,也同样已成为目前医师"走穴"合法化中医师最关注的焦点问题。

对于具有独立法人资格、在中国工商行政管理部门登记注册的医疗机构,根据《中华人民共和国民法通则》的有关规定,医疗机构可作为医疗(侵权)损害的主体,对它的法定代表人和其他人员的经营活动承担民事责任。医疗机构的法定代表人和其他工作人员,以医疗机构名义在诊疗活动中,违反医疗卫生管理法律、行政法规、部门规章和诊疗护理规范、常规,过失造成患者人身损害的,医疗机构应当承担民事责任。换言之,医疗机构聘请外院医师,是以邀请单位名义坐诊、会诊、手术等,其享有邀请医疗机构人员所有的民事权利和义务,其过失造成患者人身损害的医患纠纷后果应由该医疗机构对患者承担民事责任。

事实上,目前的医师"走穴",又未办理多点执业,甚至个别医疗机构为了留住患者,扩大业务,增加收入,聘请了一些无医疗专业技术资格的人员,一旦发生医疗(侵权)损害,按现行法律法规的规定,都属于违法执业或非法行医。即便最高院修定的《非法行医罪司法解释》对具有执业医师资格的医师不能以非法行医罪追究其刑事责任,但按照《医师外出会诊管理暂行规定》即使开具了会诊单,但也无法完全规避医师外出会诊行为的法律风险。因为,原因一:会诊单存在随机性和临时性的特点,如果医师外出会诊行为被医方举证证明是一种定时、定期的行为,这又将如何?原因二:如果患者出现(严重)并发症,甚至死亡的不利后果,患方起诉,法院很可能会以医方允许专家非执业地点手术、疏于术后管理为由要求其承担过错责任(一旦造成患者损害,其实是无法证明患者的损害与术后主刀医生疏于管理没有关系),这又将如何?

其实,医师多点执业的目的本源于一种政府指令和医疗合作,即:多个医疗机构之间开展的横向或纵向的医疗合作。在医疗合作过程中,需多点执业的医师应在该医疗机构所在地的《医疗机构执业许可证》登记机关进行备案。特别需要强调的是,医师原则上应当在第一执业地点医疗机构履行知情报备手续后才能在全国执业,包括:在互联网、APP上进行诊疗等,但门诊部和诊所的医师暂不允许以医疗合作名义进行多点执业。对于"外出会诊式"的"走穴",除了完善术前讨论、疑难病例讨论、培养优秀的临床医疗团队等形式来规避医疗风险外,无法规避上述法律风险。

70年代的"走穴"医疗,推动了欧美医疗技术的快速发展和医务人员水平的大幅度提升。21世纪的中国,更应该以一种超前的眼光,让医务人员真正成为自由职业者,并通过法律约束、行业约束和合同(协议)约束,实现医务人员"一次注册,区域有效",甚至不同区域有效的多点执业模式,即:医师在医疗、预防、保健机构执业以合同(协议)为依据,确定一家主要执业机构进行注册,其他执业机构进行备案,执业机构数量不受限制,也没有职称的限制(或者说应取消职称),没有事业单位编制的束缚(或者说应取消编制),更没有卫生计生行政部门(现为卫生健康行政部门)的插手和干预。只要是合法的医疗专业技术人员(不应仅限于医师)、接受聘用的医疗机构或其他企业愿意聘请,医务人员并且也愿意与受聘的医疗机构就发生医疗(侵权)损害时的法律责任分担及其他相关事宜签订协议就可以多点执业。

[参考文献]

[1] 华琳月.南京医生"走穴"合法化实施四个月乏人问津[J].医院领导决策参考,2014,24:38-40.

表11-8 2016年5月～2017年5月二级以上医院医师多点执业统计

医院级别	多点执业数(人)	人员组成		第二执业医院		
		退休	在职	三级医院	二级医院	民营医院或社区医院
三级医院	39	(37)94.87%	(2)5.13%	(5)12.82%	(13)33.33%	(21)53.85%
二级医院	72	(24)33.33%	(48)66.67%	(9)12.50%	(29)40.28%	(34)47.22%

注:数据非官方统计数据,特此说明,仅供参考。

From: 庄璘(Zorin Nikolaj),2017年华东地区医院管理论坛发言稿节选:《医师"走穴"如何合法化》,因篇幅过长,省略了部分案例分析,略作修改,仅供参考。

80 防范转嫁的医疗责任

实用性★★★☆☆　阅读性★★★★☆

医疗的转嫁责任是指患者将部分因交通事故、意外伤害、斗殴事件、职业病、传染病或其他原因造成的损害转嫁给医疗机构或医务人员承担,这种损害所带来的死亡、残疾、器官功能障碍等不良后果是由于意外事故或伤害事件直接造成,而并非由医务人员过错造成,在现有的医疗条件下,即使最专业的医疗机构和最权威的医务人员进行全力救治,有时也难以避免死亡、残疾、功能障碍的产生。例如,曾经处理过的一起医患纠纷案件,患者周某某,男,29岁,因"车祸伤致左肝外叶破裂+胰腺尾部破裂+创伤性血气胸"入住上海某区中医医院外科。开通绿色通道,行"左肝外叶切除+胰破裂修补+持续胸腔闭式引流手术"。术中,胰周置引流管两根。术后,患者恢复尚可,入院两周后患方及肇事方要求出院。出院后患者与肇事方就赔偿问题未达成协议(主要原因:胰漏的后续治疗费用肇事方不愿意承担),肇事方认为是医疗机构治疗不当造成患者胰漏,后续治疗费用应由医疗机构承担。肇事方、患者及其家属多次到医疗机构群访、闹访,在医疗机构内外散布谣言,严重扰乱医疗机构的正常工作秩序。其实,这类纠纷本不应该发生,患者的不良后果应由直接责任人(肇事方)承担。根据《中华人民共和国侵权责任法》的有关规定,承担这种损害赔偿的应是交通事故的肇事人、意外伤害的责任人、斗殴的相关责任人、其职业病的发生单位等,而不是医疗机构及其医务人员。但是,在临床实践工作中却有相当一部分的责任主体为了减少自己的赔偿或为了自己免责,故意将这个矛盾转嫁给医疗机构及其医务人员,形成医患纠纷,这种情况在目前的各大医疗机构中都是极为常见的。

这也许有新闻媒体、群众舆论在医患纠纷处理中推波助澜、夸大医疗缺陷、误导广大人民群众的因素;也许是医患纠纷高额赔偿,诱发一部分人对金钱产生的扭曲心态;也许是患者对其不良后果在责任主体上没有获得满意的赔偿,从而把希望寄托于医疗机构,把医疗过程中正常操作和复杂、难以预料、难以控制的医疗因素当作医疗机构及其医务人员的责任加以追究;也许医疗机构也有一定的责任,在处理纠纷时,太看重舆论压力,过分依赖"大事化小、小事化了,花钱买平安"的这种做法,而不善于充分运用法律武器来保护自己,从而出现了很多无理的"索赔"。

医疗转嫁责任造成的社会影响极其恶劣,不仅严重挫伤了医疗机构及其医务人员救死扶伤的工作热情,伤害了医务人员的感情,使得医务人员在处理上述患者时显得谨小慎微,不敢大胆处置,最终造成害人终害己的结果。而且对转嫁责任的容忍,有违公平正义。公平正义是社会主义法律的精髓,是社会主义法治理念的价值追求,是实现依法治国保障社会主义公平正义化解社会矛盾的主要措施。

首先,作为医务人员,应强化职业道德修养的培养,做到依法行医、依法执业,努力扭转不良的医患关系,肩负起救死扶伤的使命。面对患者,无论地域、种族、高低贵贱应当一视同仁地,尊重患者,尊重患者隐私,尽心尽责,热情服务,树立良好的医务工作者形象。同时,医务人员应提高法律意识,对易于或有可能发生的医疗转嫁责任的病例高度警惕,充分认识医疗文书的法律意义,实事求是、依法给予处置。

其次,在医疗行为过程中,特别是对老、弱、妇、幼患者,一定要详细询问既往史及现病史等,并向患者及家属告知隐瞒病史可能造成的危害。例如,对于一些未婚女子的怀孕、购买商业医疗保险原疾病复发、学生打架致器官损伤等患者,一定要循循诱导,不厌其烦地告知隐瞒病史造成的后果必须由自身承担责任,院方概不负责,并在病历记录中详细记录,甚至请患者签字确认,以便一旦发生医患纠纷,有案可查。同时,对于急危重患者及手术患者的病情告知要更加详实,例如,家属对患者目前病情是否知情、对采取的抢救及治疗措施是否同意、对可能发生的医疗意外及其并发症是否愿意承担后果等,并在告知和解释后,让患者及其家属在相应的医疗知情同意(选择)书或病程记录中签字。对于严重器官损伤的患者手术也可以请患者家属上台观看手术,让其了解患者器官操作情况以及医务人员准备进一步采取的手术方案,术后小结自然要对这些内容做详尽描述和记载。只有反复向患者及其家属交代病情及治疗措施、让患者及其家属签字确认,才能在医疗意外及其并发症发生时,使其有一定的认识和思想准备,当然从举证的角度,以能为医务人员提供充足的依据[1]。此外,患者出院时的出院小结、医疗机构出具的诊断证明和治疗建议、病历及收费依据等材料也一定要账目清晰、有理有据,决不能弄虚作假,更不能滥用医权或超范围行事,以免给患者的医疗转嫁责任留下口实。

再则,医疗机构及其医务人员在面对一群群价值观念、健康观念不断转变及法律意识不断增强的患者,以及医疗诉讼案件每年不断递增、赔偿金额越来越高、医患矛盾愈演愈烈的医疗环境与局面。医疗机构是否应考虑建立健全医疗责任保险的相关制度,使医疗机构及其医务人员的职业责任风险转嫁给保险公司。其实,医疗责任保险自2001年出现至今,已是形势所趋、人心所向。加强医疗机构内部建设,严格执行医疗法律法规及诊疗护理用药常规,是避免医疗侵权发生的根本保证。医疗责任保险作为一项补救措施,有利于深化医疗机构改革,保护和激发医务人员救死扶伤的积极性、主动性和创新性,提高服务质量,并对医疗损害而引起的民事纠纷日益增多的局面予以缓解,使医疗机构免受财务损失。同时,也从维稳的角度弥补了患者的一部分损失、解决了患者损害后的实际困难。更从发展的角度为我国医疗事业的健康发展指明了方向。

最后,希望各大医疗机构能设有专门的医患纠纷处理组织或机构,培养既懂医、又懂法的专业人才,正确回应患方诉求,有效处理医患矛盾,减轻医疗机构及其临床科室的压力。目前,我国大部分医疗机构尚缺乏此类人才。医疗机构对此应在临床医务人员中选择合适的人员送政法学院进行专门培训和学习,使其获取专业文凭,通过全国统一司法考试,取得律师证书。这样,在面对患方投诉,甚至是起诉时,院方就会有理可诉,有法可依。此外,医疗机构在处理医疗转嫁责任的纠纷时,应提高警惕、据理力争、分清责任,维护医疗机构的正当权益,决不能因嫌麻烦或希望尽快摆脱纠缠而放弃原则。必须努力坚持:在无医疗过错的情况下绝不给予补偿,并指引患者走诉讼途径,不给试图医疗转嫁责任者以可乘之机。

[参考文献]

[1] 胡仁健,何鹏飞.医疗责任转嫁索赔分析[J].西南国防医药,2003,13(1):88-90.

From:庄璘(Zorin Nikolaj),2012年上海基层医疗卫生改革与发展学术会议发言稿节选:《防范转嫁的医疗责任与医疗欠费》,因篇幅过长,省略了部分案例分析,略作修改,仅供参考。

81 关注护士抑郁的情绪
有益性★★★★☆　阅读性★★★★★

美国Monitor集团非常关注护士抑郁的情绪变化,在20世纪90年代初和2013年两次对全美护士的心理健康问题,尤其是抑郁情绪与医疗投诉之间的关系问题进行分析与研究。护士的抑郁情绪主要影响因素33.48%源于自身人格,职业压力占27.01%,人际关系占18.29%,缺乏心理学知识占12.64%,其他影响因素占8.58%。护士产生抑郁大多伴随着低落的情绪,如出现易疲劳,注意力涣散,精力难以集中,心境恶劣,自信心缺乏,易怒易躁易紧张,自我封闭,固执己见,自卑自怜,思维迟缓,意志活动减退,认知功能障碍,社会交往减少,在人际交往中表现出挑剔、多疑、敏感、易激惹、冲动控制差等沟通方面的问题。同时也伴随着健康状况的滑坡,例如,出现高血压病、消化性溃疡等躯体不适症状。从而导致护士工作效率的下降,并直接影响到对患者的治疗疗效,甚至引发医患纠纷。其实,中国护士的抑郁情绪状况比起医师、技师、药师更加恶劣,自身人格影响占15.35%,职业压力占46.28%,人际关系为25.41%,缺乏心理学知识为8.77%,其他影响因素为4.19%。大量研究数据证实:职业压力对中国护士的抑郁情绪具有毁灭性的影响。

中国医院的医护比例标准为1:1(2013年),2020年有望达到1:1.25,而欧美大部分国家在1998年WHO提供的数据就显示医护比达到了1:4,现今很多欧美发达国家医护比在1:6,甚至更高,显然中国的护理资源非常有限(折算与对比医院数量后的结论)。其实,我国大部分医疗机构根本实现不了医护比例1:1(2013年)和普通病房床护比1:0.45(2013年)的国家标准(床护比国际标准1:1),这势必造成护理人员超负荷的工作,严重扰乱和破坏着护士的生物钟。例如,在"轮夜班/三班制"中,护士要处理和满足各种患者及其家属的要求,基本没有睡觉的空暇;在日常的工作中,护士需要应对医疗管理部门的各类检查和各种严格而频繁的考试。再加上福利待遇、进修深造学习、职称晋升等不合理现象的存在,就更加容易使护士产生心理不平衡。此外,由于护理工作的特殊性,对家庭的关心与照顾普遍较少,容易形成家庭的矛盾,出现工作外的压力[1]。据Mckinsey公司不完全统计,护士的离婚率高达35.57%,仅次于明星43.05%,酒吧招待38.43%,按摩师37.22%。

除职业压力对中国护士的抑郁情绪有重要影响外,在人格方面,越来越多的护士感到护理工作与家庭生活的冲突。即:归属需要(家庭生活)和自我实现需要(护理工作)之间的冲突、角色报酬和角色成本之间的权衡[解释]以及基于社会同一性的角色冲突等等。解决这一系列问题需要单位、家庭和个人的共同努力。在人际关系方面,护士与护士之间、与其他医务人员之间、与患者之间、与其他社会人之间的人际冲突,尤其是与患者之间、与家庭成员之间的关系处理,往往需要耗费掉护士大量的时间、精力及情感投入,这也会使护士产生抑郁的情绪。加上心理卫生知识的缺乏,当出现心理问题时,就很难平衡和调节自己的情绪,久而久之就容易导致抑郁等心理疾病的产生。

要从根本上消除护士抑郁的情绪,还是需要依靠护士自己的努力。走出抑郁情绪的第一步,首先还是要改变自己追求完美的思想观念,正确认识自己的长短处和优缺点,对自己建立合理的预期。

其次,护士应学会沟通。与医疗机构、同事、下属或与家庭成员等,甚至是患者进行沟通,使他们了解到自己所承受的角色冲突的压力,尽力取得他们的支持与帮助,来自工作和家庭的友爱温暖是走出抑郁情绪的重要动力。例如,在实际工作中获得上司的同意调休或提前下班、请求同事帮忙或代劳、向下属授权等[2];在家庭生活中,夫妻双方对家务进行重新分工、聘请保姆帮助照看老人与孩子,料理家务等。同时,在感到被抑郁情绪笼罩时,应当尽可能通过转移情绪的方式去宣泄情绪,例如,通过一些轻松的活动和简单的工作,去体验生活中的愉快、平静、惬意和获得胜任工作后的喜悦,使其恢复对生活和工作的热情和兴趣。此外,护患之间的沟通也很重要,我国护理学专业的学生在校教育中并没有专门讲授调整人际关系技巧的课程,而这恰恰又是非常重要的。护士在为患者进行护理、遵从医嘱执行时总认为自己应该是主体,患者应该绝对服从。而站在患者的角度,他们又渴望与护士沟通,了解自己的病情,并将自己的意见加入到治疗与护理方案中去。这就要求护士尊重患者,增加与患者面对面的时间,经常与患者交流疾病的防治与护理知识,这样可避免不必要的医患矛盾的出现。许多国家都曾有过关于医患纠纷的调查,也大多数结果证明:医患纠纷有70%以上的都是来源于医患沟通的问题。关心、尊重患者,经常与其进行沟通,也是护士需要学习的必修课。

接着,医疗机构管理者应给予护士更多的人文关怀,多与护士进行交流与沟通,关心护士的个人、工作和家庭生活,解除其后顾之忧。面对医患纠纷,管理者应该认真调查取证,分清责任,妥善处理,而不要将批评和处罚放在首位,出现医疗过错,管理者要正确引导护士纠正错误,并了解和体谅护士的困难和感受。医疗机构管理者应给医务人员建立减压机制,经常深入一线了解医务人员的困惑,组织医务人员互相交流、讨论,尽可能解决医务人员工作中的实际困难,这对提高医务人员的心理健康水平也是非常重要的。融洽的人性化管理,其实,不仅能缓解护士抑郁情绪,对医患纠纷的预防与处置也同样能起到事半功倍的效果。

再次,护士要注意自身健康问题,学会遇到问题主动求助、尽快求助。护士出现心理问题后,一定要有主动求助的愿望。许多心理学家指出:面对巨大的压力要善于倾诉,向自己的家人、朋友、同事倾诉心中的苦闷,倾倒出"心理垃圾",这样,自身的压力会明显减轻,并且在倾诉的过程中有可能获得帮助。如果确实已经患有精神疾患,那更应尽快求助于专业的精神科医师以尽早获得帮助,而不应该讳疾忌医。

然后,护士作为"天使"门中最漂亮的一类人,要学会忙里偷"闲"、享受生活。护士的工作的确非常忙碌,但在工作之余也要有一些闲情雅致,有一些兴趣爱好。例如,下班后在街角喝一杯咖啡,翻阅一下与工作无关的娱乐杂志,和朋友家人一起逛逛街、泡泡吧、听听音乐,请个长假去一个遥远的国度自我陶醉等,这样都可以缓解自己紧张的情绪。但一定要避免采取不良行为缓解压力,例如,酗酒、服用镇静药物、家庭暴力等,这种发泄方式只会导致心理健康越来越差。

最后,我们重温 Nightingale 的誓言,让她再一次为我们拂逝世俗的尘土,远离浮躁与喧嚣,净化我们的心灵,擦亮我们的眼睛,勉励我们的努力,燃烧我们的青春: I solemnly pledge myself before God and in the presence of this assembly, to pass my life in purity and to practice my profession faithfully. I will abstain from whatever is deleterious and mischievous, and will not take or knowingly administer any harmful drug. I will do all in my power to maintain and elevate the standard of my profession, and will hold in confidence all personal matters committed to my keeping and all family affairs coming to my knowledge in the practice of my calling. With loyalty will I endeavor to aid the physician in his work, and devote myself to the welfare of those committed to my care.

[解释] 工作与家庭生活的冲突是指来自工作与家庭生活两方面压力在某些方面出现难以调和的矛盾时产生的一种角色交互的冲突,如工作使得个人无法履行家庭成员的责任或义务,或者家庭生活负担过重而使工作无法完成。

[参考文献]
[1] 姚桂英.护士抑郁情绪的影响因素与调适策略[J].中国社区医师(医学专业),2010,20(12):249.
[2] 骆红,马剑虹.护士抑郁症状与特质应对角色认知及控制感的相关研究[J].中国临床心理学杂志,2004,12(3):302-303.

From:庄璘(Zorin Nikolaj),2011年德国罗斯托克大学护士节献礼演讲节选:《关注护士抑郁的情绪》(德语翻译稿),收载于欧洲版《ANGELs, LAY DOWN YOUR WORRIES》(《天使不烦恼》),仅供参考。

82 矫枉过正的过度医疗与不必要的医疗行为

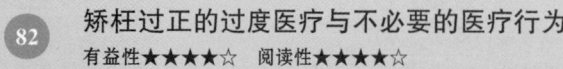

患者甲咳嗽,医师开具口服药物,三日后病情加重,医师建议挂水,患者与医疗机构产生纠纷:"早知道会加重,干嘛

不直接挂水,开了药遭了罪,医院要给予赔偿。"诸如此类事件57.28%的患者得到了一定比例的补偿。患者乙咳嗽,要求挂水,医师建议,按照用药原则,病情不严重,先口服用药,若口服效果不好才考虑挂水,患者与医疗机构产生纠纷:"病情加重你负责?你如果负责就在病历上签字。"此类事件的投诉率达到29.83%。患者丙咳嗽,医师说挂水吧,患者:"一来就挂水,不能先吃点药吗,想赚我钱,吃回扣,我投诉你",此类事件的投诉率也达到31.77%。患者丁咳嗽,医师学乖了说:"你是吃药还是挂水?"患者答道:"你问我,你是医生还是我是医生?我投诉你。"诸如此类事件有22.52%的患者投诉医师服务态度差。患者戊咳嗽,医师详细解释:"吃药效果慢而且可能病情加重,如果直接挂水则容易产生耐药性,还涉嫌过度医疗,要不然先吃药,效果不好的再回来挂水。"患者仍不满意:"我不懂的,你把责任都推给我是什么意思?我投诉你。"告知再详细也免不了被投诉,即便投诉率降至8.13%。患者己咳嗽,医师不敢多说话了,写完病历劝患者去其他医院就诊,患者言:"什么医院啊那么简单的病都看不了?投诉你推诿病人。"因涉嫌推诿患者的纠纷投诉率占全年投诉的约1/6。患者庚久咳,医师建议抽血化验、拍片检查,患者拒绝并签字,不久患者病情加重,与医疗机构产生纠纷,"我是无知的病人,我说不检查你就不给我检查,你是医生还是我是医生?"于是将媒体喊来曝光,并将医院告上法庭,医师解释"病人拒绝检查",法院说,"病人是外行不懂,病人是弱势群体",判医院败诉并赔偿患者损失,此类诉讼案件占医疗诉讼案件的1/3。患者辛轻咳,要求医师全面检查,医师照办,医保中心检查,说医师"过度医疗",给医院开巨额罚单,医院依从院部管理制度,扣罚了科室及其医务人员的工资与奖金。

一、正确理解过度医疗

(一) 过度医疗的定义

过度医疗行为的定义至今尚未统一,通常所指的过度医疗行为有以下三种定义说:

1. 美国社会学家Vincent认为:过度医疗是由于医疗机构对人类生命采取过多控制,民众过多地依赖保健而引起的医疗行为。

2. 我国学者周士逵等学者认为过度医疗是指医疗机构及医务人员在医疗活动中,违反医疗卫生管理法律法规或诊疗护理规范,以获取非法经济利益为目的,故意采用超越个体疾病诊疗需要的手段,给患者造成人身伤害或财产损失的行为。

3. 《中华人民共和国侵权责任法》规定:医疗机构及其医务人员不得违反诊疗规范,实施不必要的检查。过度医疗是一种发生在医疗过程中特殊的民事侵权行为,是医疗机构及其医务人员在医疗活动中,以获取一定经济利益为目的,违法实施不必要的诊疗护理用药而造成患者人身、财产损害或损失,应承担相应法律责任的行为,是在"患"层面,超出了患者本次疾病治疗范围而给出不必要检查和处理的行为,更是在"医"层面,超出了疾病原有的医疗资源消耗的行为,包括:过度用药、高耗值材料使用、违规增加医疗服务项目、延长住院治疗时间等。

(二) 过度医疗行为的表现形式

过度医疗行为的表现形式一般有以下三种:

1. 过度用药。(1) 用药时间长、剂量大、以预防为主;(2) 滥开维生素等辅助药品;(3) 使用昂贵的、进口的药品而非廉价药品等。

2. 过度检查。(1) 对外院检查的结果不予承认并要求重复检查;(2) 一次性、简便、有效的方法和设备能明确诊断却使用多次、多余、无效、复杂、昂贵、甚至有害的检查手段等。

3. 过度治疗。(1) 放宽出入院标准;(2) 扩大手术指征、范围与适应证;(3) 放宽放化疗标准,盲目采用生物疗法;(4) 超越患者体力和财力的可支持的范围;(5) 对正常生理现象进行医疗干预;(6) 采用昂贵的医用器械耗材等。

(三) 过度医疗行为的社会成因

过度医疗行为的社会成因大致有以下五种:

1. 卫生管理体制存在弊端。我国政府对医疗机构的投入与贴补有限,医疗市场化趋势加快,公益性逐渐淡化,大部分医疗机构以自主经营、自负盈亏的形式生存。医院的管理者将经济效益作为主要管理目标,把经济效益与科室、医务人员绩效相关联,促使医务人员行为逐利化,导致过度医疗行为的出现。

2. 医药利益链的驱动。医药利益相关主体包括:卫生行政部门、医药生产企业、经销商、医务人员和患者。其中,医药生产企业和经销商以追求利益最大化为目标,在激烈的市场竞争中,经销商通过医药回扣、返利等形式将药品、器械、耗材等招标进医院,医务人员为了自身的经济利益,背离职业道德,采取过度医疗行为,加剧了过度医疗的程度。不过需要注意的是,据WHO不完全统计,因医务人员受利益驱动造成过度医疗的投诉案件仅占过度医疗投诉的8.64%。

3. 防御性医疗行为。"医"与"患"之间的不信任使得医务人员在诊疗护理用药过程中变得更加仔细与谨慎,对患者实施过多的检查、尽可能选择疗效好而费用昂贵的诊疗手段或药品等目的都是使医务人员在规避医疗风险的同时,获得更大的利益,同样也是加剧过度医疗程度的成因。

4. 患者的观念和医务人员的需求。一些患者对自身健康高度关注而存在医疗消费的误区,认为做的检查越多越好,越昂贵的药越有效。随着我国医疗保障水平的提高,群众医疗费用自负比例相对减少,一定程度上刺激了一部分患者过度医疗消费的意愿与需求。同时,对医疗服务过程中所涉及的服务项目制定价格,按医疗机构提供服务的项目和数量支付医疗服务费用,这也反过来刺激了医务人员通过过度医疗来增加收入,从而使过度医疗在思想上不断腐化、变本加厉,直至病入膏肓。

5. 此外,医疗机构运营制度的不合理、医保支付制度不完善、患者支付比例过高、医疗机构宣传力度不够与不重视医患沟通等等都可能涉及过度医疗的问题。

其实,过度医疗行为作为医改"顽症"是时间及患方给医学诊疗量的注释与偏见,是管理机制体制的弊端,是价格调整机制的漏洞,是医保覆盖的衍生物,是医疗进步与大众日益提高的医疗需求之间的矛盾。在全民高呼法制社会的今天,医疗机构试图通过大量的高精设施、设备的检查来尽可能避免误诊漏诊、误治漏治,提高诊断正确率和治愈率,从而提升医院声誉、个人荣誉来获得社会公信、患者满意。同时,这也是广大民众对现代医疗的希望与追求。就本文开头的例子而言,患者因咳嗽去医疗机构就诊,医师为患者做了必要的检查。也许去医院就诊前患者已经怀疑自己可能得了流感,而医师在做检查之前也已经对此有所判断,怀疑可能就是流感。但问题是,怎么才能知道这确实是流感呢?现代法制社会已经不是仅靠查阅既往病史、查体、问诊就能够明确诊断疾病。诊断明确则需要依靠各种辅助检查手段来"排它"后才能确诊,而这些"排它"的辅助检查都是诊断疾病所必需的,也是证据所必须的。"排它"作为除重要临床阳性体征及关键医学数值支持之外,特别是在辩证思维日趋于淡化的今天及针对疑难杂症,"排它"是明确诊断的重要方法,或者说是唯一途径。可是,从辩证的角度却恰恰加重了患者的负担,实际上,确实也真的加重了。即便如此,我还是认为这不能算是过度医疗,连防御性医疗都算不上。

但经过多年的医疗纠纷处理实践证明,令人失望的困境的确是生活的一种真相,同样也必须承认,某种方法的普遍使用也构成了生活的另一种真相。德国学者 Kirsch 和 Sohafii 对 1959~1989 年 300 个病例比较发现,虽然,新增了同位素、超声、磁共振、CT 等先进检查手段,内窥镜也由硬铜管改进为玻璃纤维,但临床误诊漏诊反而有所上升,特别是高额检查费用的核磁共振、CT 从零上升到约 77%。这说明随着医疗科学的飞速发展,高精设施设备的增多,并未因此误诊漏诊明显降低,检查的质与量并不能与所谓的"过度医疗"直接挂钩。此外,《临床误诊误治》杂志主编陈晓红对 15.2 万例误诊漏诊、误治漏治的病例进行分析研究发现:医务人员主观原因占 75.48%,所以,其结论是医务人员迷信检查结果和没有准确选择检查项目是过度医疗的直接证据[1]。而我对过度医疗持不同的态度,其实,医务人员保护性的过度医疗除了保护医务人员自己外,同样也保护着患者。比如,某患者可能得了 A 病,医师也初步判断患者得了 A 病,而且判断患者得 B 病、C 病、X 病的概率很低,如果是"适当医疗",只要按照 A 病来治疗就可以了。但是,概率低是不是就等于不可能得 B 病、C 病、X 病呢?万一患者确实是得了 B 病/C 病/X 病,而医师采用了治疗 A 病的方法,延误甚至加重了患者的病情,那么,医师是不是会因误诊误治而承担侵权责任?既然如此,医务人员加做一些检查以排除 B 病、C 病、X 病,从而有客观证据证明自己的诊疗护理用药是正确的,看上去是不是理所应当呢!同时,从另一个角度,为患者排除了另一种疾病的可能,没有延误治疗,患者其实也是收益的。我依然认为这不是过度医疗,充其量顶多是防御性医疗。

美国学者认为适度的医疗应具备优质、便捷、可承受三个要素,而我国学者认为安全、高效、便捷、节约才是适度医疗,而民众需要的则是安全、高效、可承受的。其实,除了安全和可承受外,在医疗条件允许的情况下,疗效应该是最好的,但不一定是最高的,适度医疗要求的医疗,其实,既不是过度的,也不是不及的,不及的医疗、不到位的医疗,也不是适度医疗。所以,下述医疗行为不应认为是过度医疗:

(一)为预防某些疾病传播或病情的扩大和医疗风险,对患者采取某些适度的过度医疗的诊疗护理用药(仅限于此),不应认为是过度医疗。

(二)眼前虽没有疾病征兆,或疾病已愈合,但为了预防疾病、并发症或防止疾病复发而采取的某些诊疗护理用药行为(区别于正常生理范围的现象进行医疗干预),不应认为是过度医疗。

(三)对于某些复杂、疑难或在别无选择的情况下为了探索其他有效的诊疗护理用药方法而进行必要的重复性、实验性的医疗行为,也不应认为是过度医疗。

(四)为抢救急危重患者的生命而采取的某些不一定收到实效和一些常规、有把握的诊疗护理用药行为,也不应认为是过度医疗。

二、关于不必要的医疗行为的思考

不必要的医疗行为是医患纠纷的毒瘤,更像是条腐虫不断地在医疗界滋生蔓延,这才是真正需要矫正的地方。据美国 Massachusetts Medical Society 出版的《New England Journal of Medicine》杂志曾多次的报道,有20%~40%的患者接受了对他们没有效果或无显著效果的医疗行为,而在这些20%~40%的患者中出现医患纠纷的概率为50%~70%。问题还远远不止这些,在漫长的诊疗护理用药过程中,疾病的治愈究竟是身体的自我修复,还是成堆的医疗方案的作用,我们不得而知。但是,在经济利益的推动下,医疗机构及其医务人员无休止的欲望膨胀,使医院发展成了商家,医务人员成了执业商人。当他们每每提及那些无效的医疗方式去作为一种经验向患者进行介绍和解释时,这种介绍和解释更大程度上是一种医疗风险。而他们也非常清楚,任何一种不必要的医疗行为那只不过是挽救患者生命健康的一种尝试而已,几近病态的医疗理念驱使他们去相信这些医疗行为是有效的。事实上,在所有的医疗学科课题研究领域,只有不到17%具有RCT(Randomized Controlled Trial)研究的数据。换言之,有大约83%的医疗行为还缺乏可靠的数据支持,或者说该数据对医疗行为的参考性不大,甚至说可以忽略。如果真的是这样,那也不必过分担忧,毕竟自然科学的探索总要面对无穷的风险,可问题是:那些无效的医疗行为被业界合理化、产业化、规模化,不但没有摒弃、抑制和改善,反而被不断地延伸、扩大和巩固,甚至被慢慢地纳入了体制。

似乎美国是 Medical Manufacturing 的第一大国,也是不必要的医疗行为的制造大国。据美国本土一所知名医学院校但不愿意透露研究所名称的研究院的不完全统计报告显示,美国每一项新研发的医疗项目平均费用支出是原治疗护理用药方案的10倍,而平均每个患者的医疗护理用药支出比原方案多了约75%,但生命健康指数却比原来下降了约35%,医患纠纷的发生率比原治疗护理用药方案提高了近200%,扣除医疗保险的费用,医务人员的收入也并没有因此比原来有所增加,显然也是入不敷出。此外,统计又发现,美国近50%的剖宫产、1/4的子宫切除手术、1/5心脏起搏器手术都是不必要的。现代医学为何实行如此一套损人(患者)不利己(医务人员)的路数,真令人匪夷所思。不过,后来一位著名的医疗业内人士解释说,这是概率问题,一切都凭运气。比如,就诊吃药后完全没有减轻症状,大约有45.71%的患者会选择复诊,23.59%的患者会选择其他医疗机构或医师进行继续治疗,还有29.40%的患者会选择其他方式寻找治疗方案,但只有1.30%的患者才会去找医师抱怨和投诉没有疗效的处方。怪不得近几年相信宗教的医务人员每年以21.68%的速度在增长。

尽管医学如此发达,但各国民众并没有因此变的更健康,有趣的是一旦医务人员自己得病,那些与时俱进的诊疗护理用药方案和措施不会被大部分医务人员及其家属所采纳。就腰椎间盘突出症而言,愿意接受手术治疗的医务人员不到2.25%。膝关节退隐性病变是大众疾病,也是外科系统医务人员的职业病,每年全球有数百万人接受关节内的杂质冲洗,可是愿意做关节镜的医务人员却不超过1.71%。德国的 Friedrich Schwartz 团队曾对外科、妇科、内科、泌尿科和耳鼻喉科的200位首席医师进行调查,报道显示:假设你不幸患上了某种疾病,你愿不愿意让自己接受这些医疗行为?结果表明:受访医师更愿意依赖自身免疫力和上帝,而不会去重视本专业的诊疗护理用药行为。在受访的妇科女医师中,若子宫长上良性肿瘤,只有2.58%的妇科医师愿意行切除术。另外,当前列腺影响排尿时,不愿意摘除自己前列腺的泌尿科医师占86.23%。于是就出现了医学的双重标准,即相对于爱惜自己身体的医务人员和信息及不对称却需要接受过多医疗行为的患者。可见,"医"与"患"的对立与矛盾是医务人员"己所不欲,实施于人"的结果。

虽然,医疗向来都是大言不惭、堂而皇之的以科学之名来说明其行为是多么的合理化、技术设备是多么的现代化。但在医患纠纷面前,众口皆是现代医疗大多是我们"知其然,却不知其所以然"的事,甚至是我们一无所知的事。所以,今后希望医务人员能更多的去扮演患者健康助手的角色,而不是"天使"。请不要再用这83%无法从医学角度自圆其说的医疗行为去诊疗护理用药,不必要的医疗行为终将带来不良的医疗后果。随着社会的进步,民众都知道如何去保护自己,我国的《侵权责任法》也明确规定,不必要的医疗行为,属于医疗损害侵权。其实,妨碍医疗进步的正是医务人员的缺点而不是不足。

虽然,过度医疗和不必要的医疗行为是全世界医疗改革的难题,其涉及的内容复杂、层次多样,但是,讨论这一问题的主体,却只能是专业的医务人员。因为其他民众连什么是"适度医疗"都不清楚,又怎么去讨论"过度医疗"和"不必要的医疗行为"?目前,越来越多地社会舆论倾向于相对的弱者(患者),这是可以理解的,但也正因如此,当医患纠纷发生时医务人员的权益也同样不应该被忽视,就"过度医疗"而言,矫枉难免过正,更通俗的讲:关于过度医疗的大部分投诉都是瞎扯淡。和发达国家相比,我国民众的健康知识比较匮乏,极其缺乏疾病的预防、保健和医疗急救知识技能的相关教育,对医疗的局限性也缺乏了解,这从某种程度上推高了疾病的发生率,加大了医疗的压力。加上很多患者对医疗的效果抱有不切实际的期望,导致医患纠纷甚至"医闹"、"暴力伤医"事件的发生。面对如此严峻的形势、针对各大医疗机构医疗安全质量和监督制度的不完善,趋利心理仍然对患者"过度医疗"的形成产生影响等因素,作为医务人员,如果还存在上述过度医疗和不必要的医疗行为,那么,在未来的医疗行为过程中就应加倍谨慎,不要为了蝇头小利而铤而走险,断送前程。

最后,分享几句话与大家共勉:做事不必与俗同,亦不宜与俗异,存医德心,行分内事,则医疗无事;怀救人心,做救人事,则心中太平;言者无罪,闻者足戒,有则改之,无则加勉。

[参考文献]

[1] 孟庆远,苗兴朝.如何解决过度医疗[N].医学界产业报道,2015,6.

From:庄璘(Zorin Nikolaj),2016年国际医疗品质大会发言稿节选:《矫枉过正的过度医疗与不必要的医疗行为》,因篇幅过长,省略了部分案例分析,略作修改,仅供参考。

简单看待防御性医疗行为

有益性★★★☆☆　实用性★★★★☆

一、防御性医疗行为的概念

Defensive Medicine(防御性医疗)也叫自卫性医疗或防卫性医疗,最早由美国 Tancredo LR 等学者于1978年提出,是指医务人员在诊疗护理用药过程中,为减少医疗风险、保护自我而在评估诊疗护理用药风险后实施的偏离规范化医疗服务准则的医疗行为。防御性医疗作为一种不成文的行业规则或诊疗护理用药程序,并不是严格遵循循证医学本身的目的,而仅仅是为了构造一个完整的防御体系以应对可能出现的医患纠纷。换言之,防御性医疗行为仅为法律法规而非医疗动机本身而设,其主要目的在于应对可能发生的医疗损害及医疗诉讼。比如,一名医师可能为软组织挫伤开出 CT 检查,即便医师在仔细检查后断定骨部完好无损,但是这项在医学上可能不必要的检查在法律上却很有必要。

二、防御性医疗行为的表现形式

防御性医疗行为的表现形式大致分为如下三类:

(一)积极型防御性医疗,表现为医师积极主动的为患者做各种非必要检查和治疗。

(二)消极型防御性医疗,表现为回避收治高危患者,回避高风险手术或为推脱责任进行转诊与会诊。

(三)医疗知情同意(选择)制度的落实与开展,医疗机构对患者实施具有风险的诊疗护理用药行为或涉及高额的诊疗费用时,事先与患者及其家属签订医疗权利与义务的文书,于后再实施具体的诊疗护理用药措施。

三、防御性医疗行为的社会成因

防御性医疗行为的社会成因主要有以下三种:

(一)医疗行为的不确定性和高风险性

医疗行为是一项技术要求高、风险系数大、损害后果严重且不可逆的诊疗行为。由于生命现象的复杂性、个体差异及致病因素的多元性,使得诊疗这把"双刃剑"在治疗疾病的同时不可避免的产生医疗风险。医务人员为尽量减少诊疗护理用药中的意外风险、避免医患纠纷的发生,就势必会采取防御性的医疗行为。

(二)患者维权意识增强与医疗执业环境恶化

随着我国医疗卫生法律制度的完善和法律教育的普及,患者的维权意识逐渐增强,医患关系也已从传统的依赖型转变成法律意义上的平等关系。当就医权与生命健康权受到侵害时,患者就会以法律手段捍卫自身利益。此外,医疗执业环境恶化、医患间信任度下降、医患矛盾成因增多在客观上也强化了医务人员的风险意识。

(三)医疗保险体系不健全

目前,我国医疗保险体系暂不健全,虽然全国各地区都开设了医疗责任保险等险种,但保险主体始终是医院,而非医务人员个人。即便长江三角洲地区已经建立了医疗行为保险性质的医疗风险基金,但是险种较少、范围较小而且功能单一,很难合理转移医疗风险,对预防和减少医患纠纷非常有限。

四、防御性医疗的社会影响

防御性医疗在公众和媒体指责声下,要真正合理合法的"防御",其实也并非容易之事。如今患者的维权意识在不断地增强，医务人员"防御"不慎就容易酿成过度医疗之类的侵权。据美国绩效科学研究中心（CPS）对全科医师的一项调查，200名医师中有98％的人承认自己有怕风险而采取防御性医疗的行为。防御性医疗目前在美国已经是制度化医疗的一部分。而我国目前虽然没有这方面的调查统计，但可以预见，随着医患纠纷的不断递增，特别是在一些恶性的暴力"伤医"、"杀医"事件频发后，防御性医疗行为将会大幅度升级。从医学伦理学的角度观察，防御性医疗行为有促进医师更加重视自身医疗行为、医疗规范、更加认真对待各种检查、切实履行医疗知情同意（选择）、注意改进医疗服务态度和工作作风的积极作用。但其负面影响也十分显著，主要表现在以下三个方面：

（一）防御性医疗造成医疗资源的大量浪费。主要是从实际病情出发实施了一些没有必要的诊疗护理用药行为。美国Gallup咨询公司进行过这样的评估，通过五年积累的医疗法律诉讼改革来减少医师防御性医疗行为，一个州可以节约410亿美元的医疗消耗。

（二）防御性医疗规避了高风险手术的实施和一些难度较大的特殊检查和治疗措施。其实，这不仅有可能使某些急危重患者丧失了最好的治疗机会，还可能抑制医学的快速发展，使得对某些疾病的诊疗护理用药探索无法进行。

（三）防御性医疗使本来恶劣的医患关系雪上加霜。医疗机构及其医务人员对医患纠纷本身的恐惧和医疗技术的日益复杂，使医师陷入了两难。一方面，医务人员要避免医疗（服务）投诉，改善医患关系，这就需要医务人员投入大量时间关注患者身体及生物学需求，甚至对患者的心理、社会需求及焦虑进行个性化的关怀。而另一方面，执业压力、经济压力，以及对医患纠纷的恐惧而被迫的医疗告诫行为，使得医患关系也越来越程序化、模式化、非人性化。

五、防止防御性医疗的措施

纠正过度医疗行为，减少防御性医疗行为需要"医"与"患"的共同努力。如果从"医"找原因，有以下几点需要引起医疗界的关注，这也可以从根本上减少医患矛盾的产生：

（一）我们应该呼吁有关部门彻底消灭医疗体系中的不当诱因，但也应该考虑医务人员向患者提供大量医疗资源与服务的同时，却反常地、很少地得到相应回报这一问题。提高医务人员收入，是减少防御性医疗行为的最根本措施。

（二）很多诊疗方法、方式、疗效、收费等缺乏专业性的评估，新技术、新方法，甚至在完全没有受检验的情况下就进入了常规的医疗程序。迄今为止，仅有很少的一些数据能支持新技术、新方法优于传统技术方法，也只有极少的医疗机构会对患者做长期系统性的追踪研究和访谈，因为这些都需要有关部门拨出大量的款项来支持医疗成效的研究。新思维不应该受到抑制，国家也应该鼓励医务人员来评估医疗措施的利弊得失，让研究结果以易于了解的方式提供给大众[1]。临床其实并不需要随心所欲的施治，而是以严谨的循证学来还原医疗原有的样子，每当向患者及其家属进行医疗知情同意（选择）的告知时，每一个推荐的方案都应该有其合理的证明和疗效。

（三）防御性医疗源于"患"本身。"患"作为医疗消费者，有权通过外部机制来品鉴医务人员的各种医疗主张，甚至可以在某些必要情况下要求医疗有关部门履行信息公开的义务。其实，深入了解医疗知识不应该只是医务人员的特权，将医疗信息公布（包括：研究结果和数据等），让大众认知那些还没有定论的医疗措施的利弊得失，让医疗消费者自己去定义"医疗需不需要防御，有没有过度"的概念而得到第二意见，远比投入大量的人力、财力去解决医疗投诉要划算的多。

（四）防御性医疗是导致过度医疗的重要原因之一，是过度医疗的助力，两者有着相同的经济学成因，即医疗需求缺乏价格弹性、医疗市场的垄断竞争、医患双方的信息不对称以及医务人员同时扮演医疗服务咨询者和提供者的双重身份。同时，两者都会导致患者就医负担和疾病风险的增加、医疗资源浪费以及破坏医疗关系、产生医患纠纷，但防御性医疗行为是为保护自己，过度医疗行为是追求经济利益，两者都是社会制度导致的结果，而非医师天性使然，积极性防御医疗会产生积极结果而过度医疗则不会。因此，通过完善医疗保险机制[补充1]、加强职业道德教育及行业自律[补充2]、提高民众对医疗风险的认识[补充3]是弱化防御性医疗的有效措施。

六、关于防御性医疗的若干问题讨论与思考

医疗科学的进步离不开临床上的积极探索，当医务人员忌惮医患纠纷而畏手畏脚、如履薄冰、时时刻刻想着怎样规避责任，而不是勇于探索更有效的诊疗护理用药方式，临床医疗技术终将裹足不前，甚至在医疗鉴定中，都会导致鉴定人对新医疗技术和方法的不认可、不承认。所有这些诸如此类的弊端，说到底对医患而言都是不利的。话已至此，但也无可奈何，只得提出以下若干防御性医疗问题提请广大医务人员讨论与思考：

（一）把握急危重患者的疾病指征。我国的《执业医师法》及《医疗机构管理规定》都明确了对患者的救治义务，医疗机构不得拒绝对急危重患者的救治。救死扶伤是医务人员的执业道德，也是法定义务。对于急危重患者，医疗机构有责任和义务进行紧急救助，但其他患者法律并没有明确规定。若患者在等待就诊时出现急危重的情况，医疗机构应对急危重患者立即进行抢救。对限于设备或者技术条件不能诊疗的患者，应当及时转诊。切记：不能以"床位已满"、"医

务人员有限"为由迟延接诊或拒诊,这种消极的不作为将构成对患者的侵权。

（二）被侵权患者因前次就诊导致医患纠纷,后就诊的医疗机构除积极补救外,也因在医疗行为过程中谨慎行事。多个医疗行为导致患者损害侵权的,能够确定具体侵权的医疗机构的,由侵权的医疗机构承担责任,不能确定具体侵权医疗机构的,相关医疗机构承担连带责任。

（三）医疗机构实施临床试验,应严格遵守药物和医疗技术临床试验有关的法律法规规定进行实验性临床医疗,充分保障患者及其家属的医疗知情同意（选择）权,并留足证据以备不时之需。同时,医疗机构在为实习人员提供实习机会的同时,要尽到告知义务并取得患者同意,并保守患者的医疗秘密和健康隐私,切实维护患者合法权益。此外,医疗行为本身的侵袭性、风险性、未知性,给患者带来各种风险。特别是试验性的医疗行为,更应严格依照规定程序进行试验,在一定范围内的风险应该被允许,但需要对受损害者给予一定的经济补偿。因受试产品原因造成受试者损害,实施者应该给予受试者相应的补偿,有关补偿事宜可以根据医疗（器械）临床试验合同中载明的补偿条款进行实施。

（四）医务人员发现患者疾病异常,应尽其法定职责明确其诊断完善其检查,将疾病状况向患者及其家属告知说明,并提出可行的医学意见,由患者及其家属作出决定和选择。同时,考虑患者承受能力,如不宜向患者告知说明的,应该向其近亲属说明。此外,医务人员在医疗过程中应该严格遵循临床诊疗和技术规范,使用适宜诊疗技术和药物,因病施治,合理医疗。

（五）医疗人员对患者在医疗活动中所负的义务应该以当时的医疗水平为限,即：医疗法律法规及其规范性文件。法律不强人所难,不会强加医务人员能力以外的义务。但是《中华人民共和国侵权责任法》（以下简称《侵权责任法》）规定了医务人员需负的诊疗护理用药义务,包括：对患者可能出现状况的注意义务。

（六）医疗主体的过错认定必须以本行业的习惯、惯例以及现有医疗技术的实际发展水平作为考量标准。医疗通过常规检查未发现手术禁忌证,但后出现无法预料或不能防范的不良后果的情形的,若已尽到了合理注意义务,主观上就并无过错可言,因此,医疗机构也无需承担法律责任。

（七）患者自身的病变和手术共同导致医疗损害是现今外科系统纠纷发生的重灾区。对此类问题认识必须明确：发生了医疗侵权事实,侵权行为和结果有因果关系,就应依法承担相应的赔偿责任。多种原因导致医疗侵权结果的,应该根据各原因的因果力大小来确定责任的承担。如一方面由于患者病变,一方面由于医疗机构手术过失,那么,要确定赔偿数额的话就需要先由专家组进行鉴定,判别医疗过失行为在医疗损害后果中的责任程度、损害后果与患者原有疾病状况之间的关系,进而区分出医疗机构应承担的责任比例,从而确定赔偿数额。这才是正确处理医患纠纷的思路。此外,在医疗实践中常参照医疗过失参与度来确定赔偿责任和责任范围,即：在医疗过失与疾病共同存在、而诸因素共同起作用导致某种后果时,将医疗过失在此后果中所起的作用进行定量分配,从而明确其参与因果关系的大小,进而确定承担的责任比例或大小,这也是另一种正确处理医患纠纷的思路。

（八）医疗美容整形引发的损害赔偿纠纷通常是因为美容机构为美容人实施的手术没有达到预期的效果,甚至产生了负面的效果。受损害方有权选择依照合同法要求美容机构承担违约责任,或者依照《侵权责任法》要求其承担侵权责任。此外,自然人因生命权、健康权、身体权等人格权利遭受非法侵害,向人民法院起诉请求赔偿精神损害的,人民法院应当依法予以受理。对身体权的侵害所导致的后果包括肢体、器官的丧失或部分丧失或某些生理功能的丧失以及由此产生的精神痛苦。医疗美容整形导致整形人容貌、身体受损,明显侵害整形人的身体权,因此,受损害的整形人可以依法向整形机构请求精神损害赔偿。

（九）医患纠纷中虽然患者处于弱势地位,是法律保护的特殊群体之一,但法律具有公平性,坚持"无过错即无责任"之原则,以避免行为人错误地背负自由之枷锁。因此,例如患者自杀,医疗机构不应该承担法律责任。但如果患者是因为不小心坠落楼梯死亡,那就要看当时医疗机构有没有提供可以保障人身和财产安全的医疗服务。对可能危及人身、财产安全（患者在医院内财物失盗）的医疗服务,应当向患者作出真实的说明和明确的警示,并说明和标明正确接受医疗服务的方法以及防止危害发生的方法,否则,就要承担相应的赔偿责任。医疗机构不因其单方作出的免责声明而当然的免责,对于显失公平的约定,法理会加以干涉,使其不具有法理约束力。

（十）精神病患者[备注]存在难以自控的危险性,因此,精神卫生中心的保护义务要多于普通医疗机构,义务的不全面履行,则会导致责任的承担。

（十一）医疗服务有较强的人身属性,需要医患双方密切配合才能取得较好的治疗效果,但法律又不强人所难,对于缺乏期待可能性的情形,一般不予追究。比如,患者家属因诊疗护理用药费用过高而不愿意给患者使用,导致患者死亡。根据《侵权责任法》的有关规定：医务人员在诊疗活动中应当向患者说明病情和医疗措施。需要实施手术、特殊检查、特殊治疗的,医务人员应当及时向患者说明医疗风险、替代医疗方案等情况,并取得其书面同意;不宜向患者说明的,应当向患者的近亲属说明,并取得其书面同意。因此,患者及其家属不配合医疗机构进行符合诊疗规范的诊疗护理用药引发的患者损害,医疗机构不承担赔偿责任。

(十二)在医疗活动的过程中,要注意妥善处理医疗废物,防止医疗废物对患者及其医务人员的(二次)伤害或者传染。

(十三)医疗机构及其医务人员在对患者进行医疗活动时,不仅应遵守医疗卫生管理的相关法律、法规、部门规章和诊疗护理用药规范,还应当尽到谨慎注意义务,避免损害的发生,从而保护患者的合法权益。同样,患者也应该配合医疗机构的诊疗护理用药,如果医疗机构已经对患者的诊疗护理用药尽到了告知义务,而患者不接受造成其损害的,损害后果由患者自行承担。

(十四)有时不要狭隘的坚持制度,人与人之间的理解和关爱也应得到重视,医疗机构在服务上更应该向人性化方向倾斜。如为预防感染、集中精力抢救危重患者,各地医院各ICU病房都会制定严格的探视制度,这是一种很好的防御。但是面对临终的患者,作为人之常情,拒绝患者家属探视,让家属在巨大的压力和巨大的花费后等来一个噩耗,显然有悖人伦,从而难免产生医患矛盾。建议在医疗机构的重症病房外设置家属休息室,为那些需要守候在医院的家属有一个基本的等候和休息的区域;如果患者病情急危重,家属提出非探视时间进行探视,也应尽可能安排在特别探视区进行探视(家属更换隔离服、鞋套、洗手等后依次探视),这样做既符合国情又符合人情,同时,也不会增加其他患者感染的概率,从而避免不必要的纠纷产生。

(十五)《侵权责任法》弱化了举证责任的倒置和降低了实施积极型防御性医疗的可能性(第54条:患者在诊疗活动中受到损害,医疗机构及其医务人员有过错的,由医疗机构承担赔偿责任;第63条:医疗机构及其医务人员不得违反诊疗规范实施不必要的检查),从法律规制的角度减少了防御性医疗行为的发生概率。同时,《侵权责任法》第54条又明确了医疗损害责任的基本形态是"替代责任",即:医务人员造成患者医疗损害的行为属职务行为,作为用人单位的医疗机构就必须承担赔偿责任。但也正因如此,许多医疗机构也纷纷制定规章制度,要求在临床中多做检查以防御医疗风险,从医疗机构管理的角度增加了防御性医疗的发生[3]。

社会发展变迁的速度早已不可预测,医患关系在自由竞争中与市场经济融为了一体。从经济学角度出发,医疗机构及其医务人员从其自身利益的角度追求利益最大化合乎市场规律,也合乎理性,市场机制是他们生存的主要法则。举个例子:假设某医疗机构或医务人员有5 000欧元可以赚,并且有一个具有5%的概率损失2 000欧元的风险,那么,他们赚到这笔钱的可能性就是95%的几率拥有5 000欧元和有5%的几率拥有3 000欧元。因此,他的预期效用就是95%*(5 000欧元的效用)+5%*(2 000欧元的效用),得4 850欧元。如果医疗机构或医务人员具有10%的几率损失2 000欧元,那么,根据相同的逻辑,他们的预期效用就等于90%*(5 000欧元的效用)+10%*(2 000欧元的效用),得4 700欧元。因此,医疗机构及其医务人员在面对医疗责任风险时,即使是万分之一甚至十万分之一的巨额赔偿,基于"经济人"的理性选择,他们也会极力回避赔偿的风险[2]。他们同样会尽可能提高防御性医疗的级别,来有效减少赔偿的发生。

一炬有燎原之忧,而滥觞有滔天之祸。但尽管如此,作为新时代的医务人员,仍要从发展的眼光去看待事物,防御性医疗虽害之小,但仍其发展,也终将导致灾祸,甚至引起不堪设想的后果,不可不慎。天行健,君子以自强不息;地势坤,君子以厚德载物。只要我们一步步地救治,踏踏实实地救治,永不抗拒生命交给我们的重负和辜负医疗人"悬壶济世、救死扶伤"的神圣职责。就算到了蓦然回首的刹那瞬间,生命必然会给我们公平的答案和又一次乍喜的心情,那时的"医"与"患",终将再次回到和谐、宁静、祥和的医患关系。时光荏苒,岁月悠悠,在我们的职业生涯中,过去的过不去的都已然过去,但希望留下的依然是多么美好的一个秋天!

[补充1] 完善医疗保险机制。卫生行政管理部门应对防御性医疗行为与过度医疗行为进行科学管理。同时,提高对医药、医疗器械、设施设备等补偿资金、拓宽补偿渠道,增加政府财政投入,正确引导社会舆论。可借鉴发达国家经验,完善医疗保险机制,发达国家的参保者绝大部分的医疗费用由保险公司承担,一旦发生医患纠纷,由保险公司进行协调并给予相应赔偿,这样的做法更利于医患关系的和谐。

[补充2] 加强职业道德教育及行业自律。"医乃仁术"说明医学是技术与医德的结合体,与医疗体制、市场化环境等外因相比,医德修养是内因,必须加强医德医风教育,提高医务人员人文素质,发挥道德等监督功能。同时,行业自律建设也非常重要,通过行业自律,可使医务人员得到社会尊重与认同,不断进行自我完善,促使整个医疗行业健康有序的发展。

[补充3] 提高民众对医疗风险的认识。医疗过程是复杂而多元的科学过程,医疗风险并非单方面的风险,而是需要医患双方共同承担。医务人员在改善诊疗护理用药行为的同时,患方也应提高自身素质,矫正过高的期望值,增强对医务人员的信任感和认同感,保持理性、冷静的态度,不采用过激的方式处理医患关系。

[备注] 无民事行为能力或者限制民事行为能力的精神病人,由下列人员担任监护人:(一)配偶;(二)父母;(三)成年子女;(四)其他近亲属;(五)关系密切的其他亲属、朋友愿意承担监护责任,经精神病人的所在单位或者住所地的居民委员会、村民委员会同意的。对担任监护

人有争议的,由精神病人的所在单位或者住所地的居民委员会、村民委员会在近亲属中指定。对指定不服提起诉讼的,由人民法院裁决。没有第一款规定的监护人的,由精神病人的所在单位或者住所地的居民委员会、村民委员会或者民政部门担任监护人。

[参考文献]
[1] 徐莉.论防御性医疗行为与过度医疗行为的关系[J].医学与社会,2016,29(2):41-43.
[2] 肖柳珍.防御性医疗的经济分析[J].法学杂志,2012,8:140-144.
[3] 郭岱炯.防御性医疗的法律规制探讨[J].中国卫生政策研究,2016,9(10):61-65.

From: 庄璘(Zorin Nikolaj),2016年上海市医疗纠纷防范专题研讨会发言稿节选:《简单看待防御性医疗行为》,因篇幅过长,省略了部分案例分析,略作修改,仅供参考。

受害人同意在医疗侵权中的运用
有益性★★★☆☆ 实用性★★★★☆

受害人同意,也称受害人允诺(Consent,Einwilligung)或被害人承诺,是《中华人民共和国侵权责任法》(以下简称《侵权责任法》)的一项重要制度。世界上许多国家的民法典也均对此项制度有比较具体的规定与描述。而我国《侵权责任法》除对手术和特殊检查等有创的医疗行为需要医务人员进行医疗知情同意(选择)的告知外,对受害人同意这项制度未作具体而明确的规定。因此,对受害人同意的界定,在我国法理学界存在以下几种观点:

一种观点认为:受害人同意是受害人事前明确作出自愿承担某种损害结果的意思表示。而另一种观点认为:受害人同意是受害人容许他人侵害其权利,自己自愿承担损害结果,且不违背法律和公共道德的一方意思表示。其实,基于以上两种观点还有一种观点也应被引入:受害人同意是受害人事先明确表示自愿承担某种损害结果,行为人在其所表示的自愿承担损害结果的范围内对其实施的侵害,而不承担民事责任。我是比较倾向于第三种说法。即:除对手术和特殊检查等有创的医疗行为需要医务人员进行医疗知情同意(选择)的告知外,患者事先明确表示自愿承担某种医疗损害后果,医务人员在其所表示的自愿承担损害结果的范围内对患者实施有侵害的医疗行为,而不承担民事责任。但在医疗实践中,尤其是在医疗诉讼案件中,患方仍然会以此类医疗知情同意(选择)有失公平、重大误解作为抗辩事由。由此可见,医务人员不仅要在日常的医疗行为过程中履行医疗知情同意(选择)的告知义务,还应正确认识与判断受害人同意的成立条件、法律效果及其效力,这对预防医患纠纷的发生具有极其重要的意义。

一、受害人同意的成立条件

(一)受害人同意须事先作出

事先作出是指在医疗损害发生之前作出。在医疗损害发生之后作出的接受医疗损害后果的意思表示,不构成受害人同意。受害人同意其实就是对责任的自我承担。

(二)受害人同意必须明确表示

受害人同意应当足以为外人知悉为前提。但受害人同意但又并非以口头或书面形式等明示方式为限,在特殊情况下,依据受害人的行为足以以表明其对医疗损害结果同意接受即可成立。

(三)受害人同意的表示必须出于自愿

凡是因重大误解、欺诈、胁迫、乘人之危等原因而做出的非自愿同意的意思表示,不能被认定为受害人同意。

(四)受害人同意的内容是自愿承担将来发生的医疗损害后果

将来发生的医疗损害后果,不管在受害人同意中确定程度如何,都应有一定的范围。应确定实际发生的损害,是否属于受害人自愿承担后果范围之内。如果实际发生的医疗损害不是受害人自愿接受的医疗损害或者实际医疗损害超出受害人同意的范围,那仍需要承担侵权责任。

二、受害人同意的法律效果和效力

(一)受害人同意,只要不违反医疗法律法规、部门规章及诊疗护理用药规范的规定,在一般情况下可以免除医务人员医疗行为的法律责任,其根据在于,受害人同意使受害人的权益在接受医疗损害的范围之内而不在法律保护之外,从而使医务人员可在此范围内自由实施医疗行为,而不会受到法律保护力的限制。因此,造成这些患者医疗损害的行为不是违法行为,也无过错,故也不构成医疗侵权行为。所以,医务人员对该医疗损害不承担责任。

（二）假设有受害人同意，医务人员的医疗行为有时又有过错，应根据医务人员的过错程度而确定受害人同意的效果。如果医务人员的过错行为为故意，那么，受害人同意一般不能免除医务人员医疗行为的责任。此外，必须要指出的是：在《中华人民共和国民法通则》中对重大过失几乎等同于故意。所以，在医务人员有重大过失的情形下，不能免去医务人员的责任。如果此时医务人员只是轻微过失，则不影响受害人同意的免责效力。

（三）关于生命健康权，在医学实践中，受害人同意对于健康权应该有效。对于生命权，我国不认为受害人同意有免责效力，例如施行安乐死，则是不被允许的，法无规定即禁止。

三、关于免责条款

免责条款是指医患双方在事前达成的一项免除未来可能发生医疗责任的同意。免责条款与受害人同意联系紧密。通常情况下，如果承认受害人同意的效力，就等于承认免责条款的效力。

（一）受害人同意不仅有医患双方行为而且多为单方行为。而免责条款只能是医患双方行为。免责条款必须由医患双方同意才能成立，任何一方未经他人同意不得随意解除免责条款。

（二）免责条款仅是对责任的区分达成的共识，免责条款可以免去医务人员的全部责任，也可以对医务人员的责任做出限制。

（三）受害人同意仅适用于医疗侵权责任，而免责条款不仅适用于医疗侵权责任，也同样适用于医疗违约责任。其实，单独存在的免除侵权责任的免责条款在医疗纠纷中是不多见的，甚至是没有的。

（四）此外，鉴于免责条款的效力所受到的限制，医疗机构在与患者签订免责条款时应特别注意以下几点：

1. 要认定对方是否为完全民事行为能力人，如果患者无行为能力，则不能与该患者达成免责条款，否则该免责条款为无效，此时应于患者的监护人或近亲属来订立免责条款。

2. 同意能力不同于行为能力，不仅限制民事行为能力人具有一定的同意能力，无民事行为能力人也具有一定的同意能力。一般情况下，受害人（患者）的智力状况与其年龄相适应，但也有如下两种特殊情况应予以关注：

(1) 行为人是精神病患者。

(2) 受害人（患者）年龄虽小但智力却很高或受害人（患者）年龄虽大但智力却很低下。

对此，医疗机构应根据具体的实际情况来判断受害人（患者）是否具有同意能力。

3. 订立免责条款时应保证内容不违背医疗法律法规、部门规章及诊疗护理用药规范的强制性规定，否则也会导致免责条款的失效。

4. 不得违背公共秩序和善良风俗。受害人同意不得违反社会公共秩序和善良风俗，其目的是为了保护社会公共利益，而非保护受害人的利益。各国民法大都明文规定民事行为不得违反社会公共秩序和善良风俗，若受害人同意违反社会公共秩序和善良风俗，则不产生法律效力。

总而言之，受害人同意，原则上既可作为侵权责任的免责事由，也可作为违约责任的免责事由，但不可作为侵害身份权的免责事由。在这里提及受害人同意只为加深医务人员对医疗知情同意（选择）告知义务的印象，仅此而已。

From： 庄璘(Zorin Nikolaj)，2014年上海市闵行区医疗纠纷防范专题研讨会发言稿节选：《受害人同意在医疗侵权中的运用》，因篇幅过长，省略了部分案例分析，略作修改，仅供参考。

医务人员非法提供麻醉药品、精神药品等管制药品的思考

实用性★★★☆☆　有益性★★★☆☆

回顾一案例：2002年6月10日上午10时许，吸毒人员曲某持借用的他人的病历和《麻醉药品使用卡》在某县医疗机构要求购买杜冷丁，刘某为该医疗机构外科医师，其在接收了曲某塞给他的50元人民币后，在对曲某所持有的病历和《麻醉药品使用卡》不加查验的情况下，就批准提供给吸毒人员曲某18支杜冷丁。曲某正欲提走杜冷丁时被公安机关工作人员当场抓获。据此，某县人民检察院指控被告人刘某的行为构成贩卖毒品罪，请求依法惩处。法院经审理查明：2002年6月10日上午10点左右，吸毒人员曲某携带了其从同村张某处借来的病历和《麻醉药品使用卡》来到被告人刘某任职的医疗机构，在向被告人刘某单独诉说自己吸毒的情况后，被告人刘某同意批准其购买18支杜冷丁，为表示感谢，曲某在离开刘某诊室前顺手塞给被告人刘某50元人民币。当曲某在该医疗机构药房前取好杜冷丁准备离开时，被公安机关工作人员当场抓获。法院审理认为：被告人刘某利用职务便利，在明知对方是吸毒人员的情况下，为其

提供杜冷丁18支,被告人刘某收受曲某50元人民币的行为是碍于情面,不是出于牟利的目的,所以其行为已经构成非法提供麻醉药品罪。公诉机关指控被告人的行为构成贩卖毒品罪缺乏相关证据支持,罪名不能成立。某县人民法院根据《中华人民共和国刑法》的有关规定,作出了被告人刘某犯非法提供麻醉药品罪,判处有期徒刑2年,并处罚金人民币2 000元的判决[1]。

表11-9 医务人员非法提供麻醉药品、精神药品罪的量刑标准

罪名	犯罪情节	犯罪事实	处罚刑期
非法提供麻醉药品、精神药品罪	一般情况	达到刑法第三百四十七条第三款(走私、贩卖、运输、制造鸦片二百克以上不满一千克、海洛因或者甲基苯丙胺十克以上不满五十克)或者"数量较大"标准最低值的50%,不满"数量较大"标准的	处三年以下有期徒刑或者拘役,并处罚金
		二年内曾因非法提供麻醉药品、精神药品受过行政处罚的	
		向多人或者多次非法提供麻醉药品、精神药品的	
		向吸食、注射毒品的未成年人非法提供麻醉药品、精神药品的	
		非法提供麻醉药品、精神药品造成严重后果的	
		其他应当追究刑事责任的情形	
	情节严重	达到刑法第三百四十七条第三款或者解释第二条规定的"数量较大"标准的	处三年以上七年以下有期徒刑,并处罚金
		非法提供麻醉药品、精神药品达到前款第一项规定的数量标准,且具有前款第三项至第五项规定的情形之一的	
		其他情节严重的情形	

附1:《中华人民共和国刑法》第三百五十五条规定:依法从事生产、运输、管理、使用国家管制的麻醉药品、精神药品的人员,违反国家规定,向吸食、注射毒品的人提供国家规定管制的能够使人形成瘾癖的麻醉药品、精神药品的,处三年以下有期徒刑或者拘役,并处罚金;情节严重的,处三年以上七年以下有期徒刑,并处罚金。向走私、贩卖毒品的犯罪分子或者以牟利为目的,向吸食、注射毒品的人提供国家规定管制的能够使人形成瘾癖的麻醉药品、精神药品的,依照本法第三百四十七条的规定定罪处罚。单位犯前款罪的,对单位判处罚金,并对其直接负责的主管人员和其他直接责任人员依照前款的规定处罚。

附2:国家对麻醉药品、精神药品、医疗用毒性药品、放射性药品等四类药品实行特殊管理。麻醉药品,是指对人体中枢神经有麻醉作用,连续使用后易产生生理依赖性、能形成瘾癖的药品,比如醋托啡、醋美沙朵、可卡因、大麻、罂粟。精神药品,是直接作用于人的中枢神经系统,使之极度兴奋或抑制的药品,比如苯丙胺、不苯丙胺、阿米雷司、乙烯比妥等。医疗用毒性药品,指的是毒性剧烈治疗剂量与中毒剂量相近,使用不当会致人中毒 或死亡的药品。放射性药品,是指用于临床诊断或者治疗的放射性核素制剂或者其标记化合物。区别于其他药品,放射性药品含有的放射性核素能放射出射线。

在"2015中国禁毒论坛"上,国家禁毒委副主任、公安部部长助理刘跃进透露:目前我国登记滥用合成毒品人员数量是2008年同期的6.5倍,年均增长速度超过40%。全国累计登记的吸毒人员有295.5万名,估计实际吸毒人员超过1 400万,这就意味着我国每百人中就有一人吸毒。同时,公安部禁毒局有关负责人也同一时间报道:2014年以来,我们打击毒品犯罪的成效还是比较突出的,全年共破获毒品犯罪案件14.59万起,抓获毒品犯罪嫌疑人16.89万名,缴获各类毒品合计68.95吨。对毒品问题重点地区的整治也取得了不错的成果,对毒品问题严重的地区挂牌整治、通报和督导检查,对工作进展不力的地方党政领导进行约谈。提高对隐性吸毒人员的发现能力,最大限度预防和减少吸毒人员发生肇事肇祸行为。加大对易制毒化学品和管理力度,加强重点制毒物品管控和重大制毒物品案件侦办。面对一方面我国吸毒人员逐渐增多,另一方缉毒管控的力度不断加大,一些吸毒者就寄希望于医疗机构,常常游荡于医疗机构的各个角落,寻找机会从医疗机构得到所需的麻醉药品。有的以患者的身份出现,假装腹痛、胃痛或各种疼痛症状,以骗取麻醉药品;有的通过模仿医师签字,去药房领取麻醉药品;还有的甚至明目张胆,以各种威逼利诱的手段让医师给其开具处方。这些都给医疗质量安全的管理带来了很多的负面影响。作为医务人员遇到此类人员,应及时报告医务部门,通过医务部门来寻求公安部门的处理,不能违法为其开具处方,否则,就会被这些吸毒人员不断纠缠,直至陷入犯罪的深渊。

在医疗机构中,对于一些癌症晚期患者或术后剧痛的患者,由于病情的需要可能经常会涉及注射止痛剂,例如,度冷丁、吗啡等药物的情况。对于此类事件的常规处理是,持医疗机构相关专科开具的疾病诊断证明书,到医疗机构的医务科(处)或相应的管理部门办理麻醉药品应用卡,持卡按规定剂量使用,并且将用完所剩的安瓿退给药房。住院患者使用此类药品,则由医师[解释]下医嘱开具处方,由护士按相关规定执行即可。这一流程对每个医务人员而言都不陌

生,但仍再次提请广大医务人员注意。此外,建议临床使用无成瘾性的中枢镇痛药,例如,联邦德国格兰泰公司研制Tramal(曲马多)等,此类药物有较高的生物利用度,可用于治疗各种中度至重度急慢性疼痛,最主要的是在治疗剂量范围内,不引起依赖性、呼吸抑制或任何有损心血管的副作用。当然,我更倡导使用例如中国科学院大连化学物理研究所与美国加州大学欧文分校研究人员合作,研发的去氢紫堇球碱(DHCB),它是从延胡索中提取的镇痛活性成分,属于天然药物类的镇痛药物,同样无成瘾性。

最后,为大家分享我在处理因患者戒毒而引发医患纠纷的几处心得,与大家共同探讨:

(一)医疗机构应对患者的病情进行详细的观察,完善病历记录。病历记录的重要性不言而喻,它在发生医疗争议时所起的原始证据作用,是解决医疗争议、判断法律责任等事项不可或缺的法律依据,在此,我要引用医学家张孝骞教授的话:"写大病历的阶段至为重要,要通过它形成一种终身不改的习惯,即:在诊务繁忙之中也能如条件反射般运用,在诊治病人过程中不遗漏任何要点。这种训练是短暂的,稍纵即逝,一旦落课,就无法再补,切勿等闲视之。"所以,要以高度负责的敬业精神,实事求是的科学态度,认真写好病历。

(二)在对患者进行戒毒治疗的过程中,一定要先进行心脏等功能的检查,明确患者是否存在心脏或呼吸系统的疾病。由于吸毒者普遍体质虚弱,极易并发呼吸道感染,较重的感染可能引起呼吸衰竭。同时,肺部感染也可能继发于败血症和心内膜炎。据WHO不完全统计显示:肺结核在海洛因吸毒的人群中占79.18%。此外,毒品中的不溶于水物质,例如,淀粉、滑石粉等,静脉注射后可引起肺栓塞。有的吸毒者使用棉球或香烟过滤嘴过滤毒品溶液,这会导致将其中的纤维注入体内,引起肺栓塞。肺栓塞会使本已严重受损的肺脏功能进一步下降,进而引起缺氧症状,甚至死亡。因此,面对吸毒者,医疗机构一定要先进行心、肺等功能的检查,等明确、排除心、肺等功能疾病后,再进一步对症治疗,以免医患纠纷的发生。

(三)医疗机构应履行告知义务,详细告知患者及其家属毒品可能导致患者存在隐匿性心脏和呼吸两大系统功能的损伤,并完成签字手续。

(四)对因使用敏感或疑似涉毒物质(药物)所致神经类病症的患者,要通过加强宣传教育培训,增强一线医务人员发现、识别的能力,并及时报告(逢疑必报)、跟踪回访等,从而采取有效措施,消除涉毒隐患。

据统计,43.22%的吸毒者都来自创伤破碎的家庭,以及27.81%的吸毒者小时候受到过严重的侵害,心理状况极不稳定,才会选用毒品或者酒精来逃避现实。尤其是一些同时吸食多种毒品,甚至长期混搭着吸毒的人。其实,那些吸毒者本身吸食毒品的行为不仅是一种有意无意的自我毁灭,也是迫害自己家庭,使自己家庭陷入经济困境、亲属离散,甚至家破人亡。所以,如果医务人员一旦发现吸毒者,一方面应正确对待吸毒者,消除社会偏见,关爱吸毒者的健康,并与社会合力使其尽早摆脱毒瘾,同时,医务人员也应保护好自身的权益不受侵害;另一方面应帮助他们了解吸毒的危害性及其严重性,让他们看到吸毒者的面前就是深渊,就是死亡,以此唤醒他们的理性与良知。

珍爱生命,远离毒品,防范预先,快乐生活!

[解释] 处方医师应具有主治医师以上职称,并经医疗机构的医务科(处)批准,同时,取得麻醉、精神药品处方权,只有此类医师才能开具麻醉、精神药品;对于药师而言,也同样应具有麻醉、精神类药品调配资格,取得调配资格的药师才能调配麻醉、精神药品。其他人员均不能开具、调配麻醉、精神类药品。

[参考文献]

[1] 朱丽华.医务人员非法提供管制药品的法律分析[J].中国卫生人才,2015(10):44-46.

From:庄璘(Zorin Nikolaj),2015年上海市医疗卫生体系关于发起"珍爱生命,远离毒品"团日主题活动的发言稿节选:《医务人员非法提供麻醉药品、精神药品等管制药品的思考》,因篇幅过长,省略了部分案例分析,略作修改,仅供参考。

86 危急值与医患纠纷

有益性★★★☆☆　实用性★★★★☆

Critical Values(危急值)是指某项或某类检验异常结果,而当这种检验异常结果出现时,表明患者可能正处于有生命危险的边缘状态,临床医师需要及时得到检查信息,迅速给予患者有效的治疗干预,就可能挽救患者生命,否则就有可能出现严重后果,失去最佳抢救时机,从而引发医患纠纷。甚至因未尽到注意义务而承担不必要的法律责任。因此,在多部门

(医务、护理、检验、各临床、信息等)之间建立与实施危急值报告,很有必要,即便危急值报告本身对 MOD(Management Organization of DPT,医患纠纷管理组织机构)的管理作用十分有限,但实施危急值报告的多部门合作风险管理后,对医患纠纷发生率、医疗投诉发生率的影响却颇为显著。德国 Rolandberger 咨询公司在欧盟六国中开展运用 ISO 管理标准提高危急值有效管理医疗质量安全(2008 年),以及危急值报告的多部门合作风险管理+ISO 管理标准提高危急值对医疗安全不良事件预防与影响作用的探讨与研究调查(2009 年)。调查显示:医疗机构运用 ISO 管理标准或运用危急值报告的多部门合作风险管理+ISO 管理标准,均可较好地降低医疗安全不良事件的发生率($P<0.05$),且在 ISO 管理标准基础上,运用危急值报告的多部门合作风险管理,患者满意率得到了更进一步的提升($P<0.05$)。

表 11-10 2007~2009 年欧盟六国,危急值管理对医疗安全不良事件预防与影响对比

国家	2007 年		2008 年		2009 年	
	不良事件的发生率	满意率	不良事件的发生率	满意率	不良事件的发生率	满意率
德国	7.35%	75.71%	4.94%	82.26%	3.88%	91.50%
法国	8.68%	79.43%	5.38%	84.51%	4.65%	93.22%
意大利	8.74%	71.49%	5.82%	81.07%	5.10%	93.68%
比利时	7.22%	80.02%	4.51%	86.63%	3.96%	95.25%
荷兰	7.94%	80.27%	4.88%	85.29%	3.24%	92.74%
卢森堡	5.21%	84.66%	3.09%	88.84%	2.52%	96.36%

2010 年,瑞典哥德堡大学医学院依据上述研究,改进了危急值报告的多部门合作风险管理机制,并用表单的方式(表 11-11),结合危急值报告流程进行了信息化设置,在临床运用中发现:当患者出现危及生命的异常检查结果时,尤其是重大异常结果的受检者,不仅通过危急值的快速反馈,患者得到了迅速处理,达到挽救生命、减少疾病并发症、降低医患纠纷发生率的目的,而且通过医疗机构多部门的风险管理,诊断的准确率、救治的及时率、医疗服务的满意率都得到了不同程度的提高。

表 11-11 瑞典危急值报告的多部门合作风险管理应用

危急值报告科室	检查项目	数值范围	报告内容	报告科室
检查科室(检验、放射、功能、病理等)	内、外、妇、儿、五官等检查	可疑、恶性肿瘤或各种急症	1. 逢疑必报 2. 分析报告	各临床科室
	血压	收缩压 Bp≥180 mmHg 和(或)舒张压 Bp≥110 mmHg	逢疑必报	
	血常规	血红蛋白≤60 g/L;白细胞总数: ≤3×10^9/L,≥20×10^9/L;血小板计数: ≤30×10^9/L,≥$1\,000\times10^9$/L	逢疑必报	
	肝肾功能	谷丙转氨酶≥200 IU/L;血肌酐≥450 mmol/L,血尿素氮≥20 mmol/L	逢疑必报	
	空腹血糖	FPG≥13.9 mmol/L,合并尿酮体强阳性;FPG≥16.0 mmol/L;FPG≤2.8 mmol/L	逢疑必报	
	甘油三酯	TG≥11.3 mmol/L	逢疑必报	
	血清甲、血钠	3.0 mmol/L≥K^+≥6.0 mmol/L;120 mmol/L≥Na^+≥160 mmol/L	逢疑必报	
	肿瘤标志物	检测值单项≥正常高值 2 倍以上者;PSA 增高同时 f-PSA/PSA<0.1	逢疑必报	
	宫颈细胞学检查	恶性细胞;鳞状上皮内低度、高度病变;不典型鳞状上皮细胞等	逢疑必报	
	影像学检查	包括超声、放射、磁共振和核医学相关检查:头颅、肺部、甲状腺、乳腺、肝脏、胆囊、脾脏、胰腺、肾脏、膀胱、前列腺、子宫附件等脏器的重要病变和癌变征象	逢疑必报	
	心电图检查	提示:心肌梗死;心律失常等	逢疑必报	
	病理学检查	癌前病变和癌症病理特征	逢疑必报	
	……		……	

(续表)

危急值报告科室	检查项目	数值范围	报告内容	报告科室
各临床科室	对检查项目进行识别与讨论	1. 与临床症状不符,重新采集,进行复查 2. 与临床症状相符,立即处理,存在医疗质量安全问题及时上报	1. 逢疑必报 2. 分析报告	医务、护理部门
医务部门	评价与分析造成危急值偏离的因素	1. 提出应对措施,并对可能出现的医疗安全不良事件提交有关部门处理 2. 持续改进方案	1. 逢疑必报 2. 分析报告、分析报告	院长办公室以及医患纠纷管理组织机构
护理部门	采集和运送的质量控制	涉及样本采集和运送过程中,样本不合格及风险因素的控制与持续改进	1. 逢疑必报 2. 分析报告、分析报告	院长办公室以及医务部门
信息部门	危急值信息预警及信息畅通	保证数据安全,所有终端都能第一时间浏览检查结果	逢疑必报	院长办公室以及医务、护理部门

注:上述数值范围仅是列举,仅供参考。

表 11-12 2009~2010 年,瑞典危急值管理对医疗安全不良事件预防与影响对比

评价项目	2009 年	2010 年	P
诊断的准确率	73.64%	86.36%	<0.05
救治的及时率	90.25%	96.71	<0.05
医患纠纷发生率	3.83%	2.20%	<0.05
医疗服务满意率	90.16%	95.39%	<0.05

即便数据如此充分,危急值又作为 ISO(15189)、JCI 国际评审及医院等级评审的必查项目,是一项杜绝医疗安全不良事件发生的控制因素,是医疗风险预警机制中的一部分,也是预防医患纠纷发生的一项重要措施。但我依然认为危急值与医患纠纷的关系是间接的。因为医患纠纷的管理是决策问题,决策需要面对实践问题,而不是一个一个的干预措施。就医疗诉讼而言,MOD 需要的是所有引发医患纠纷相关的综合证据,有了这些证据就可以帮助其在医疗诉讼过程中,区分医疗行为与损害之间是否有因果关系,并帮助其在最短的时间里获得最佳的处理方案,而危急值不能直接带来这些信息。不过,庆幸的是,为了获得一个有益的、值得关注的管理效果,通过改进危急值报告的多部门合作风险管理机制,还是能有效减少医疗安全不良事件的发生、降低医患纠纷的发生率。

危急值报告的多部门合作风险管理机制的持续改进涉及检查科室(检验、功能、放射、病理等)、医务、护理、临床各科室、信息等部门,改进措施除保证危急值报告的准确性和及时性外,对于危急值操作规程中的各个关键环节和关键人物的管理和控制其实更为重要。因此,通过医院内外的培训与教育,要增强医务人员对异常结果准确分析与判断的能力,提升检查人员的主动性和责任心,提高其理论与操作技术水平,增进检查与临床的互通与交流,使各临床医务人员养成接到危急值报告就能及时了解患者病情变化、采取相应救治措施的习惯,从而不断提高医务人员工作的应急处理能力,减少医患矛盾的产生。

但是,过多的危急值报告也会影响到检查科室(检验、功能、放射、病理等)、医务、护理、临床各科室、信息等部门的工作效率,并附带着严重的成本增加。成本和质量是一对紧密联系的双胞胎,通常情况下都说"质量第一",其实是"成本第一"。因为对企业来说经济性才是最重要的,即:有效质控和降低成本是成功的关键。所以,多年以来我对危急值与医患纠纷关系的研究,大多停留在管理成本方面[可参见庄璘(Zorin Nikolaj)的新书《摩登医疗》]。我始终坚信:随着医疗市场的日趋发展、卫生体制改革的逐渐深入、医疗质量安全管理的不断细化,医疗管理成本才是管理真正的核心。医疗机构的增效不能仅靠投入来实现,加强内部管理,降低医疗成本,用比较低廉的费用控制医疗质量安全,这才是管理价值的体现。

很多人问我:危急值管理究竟是什么?是花哨的幻术,还是杀人于无形的法术,亦或只是哗众取宠的招数……

My views as follows:

（一）危急值不是一组一成不变的临床数据提示，它可以根据各医疗机构的具体情况而拟定不同的危急值，并根据临床情况进行定期维护。

（二）危急值未来更趋于制度化、标准化、信息化，但任何一家具有收治能力的医疗机构都应有适合自己的危急值管理体系。

（三）危急值的合理运用可管控医疗风险，降低医患纠纷发生率，提高医疗服务满意率。

（四）医院内部只有成本，没有服务这样东西，患者真正购买的不是服务，而是解决问题的办法。

From：庄璘(Zorin Nikolaj)，2013年上海市医疗纠纷防范专题研讨会发言稿节选：《危急值与医患纠纷》，因篇幅过长，省略了部分案例分析，略作修改，仅供参考。

87 医际关系与医患纠纷
前瞻性★★★☆☆ 阅读性★★★★☆

IntermedicalRelations(医际关系)是一种特殊的人际关系，是在医疗行为活动过程中，形成的医务人员间(包括：临床医师、医技人员、护士，以及医疗行政管理人员等)的人际关系。就目前常见的医际关系模式为：互助平等型、家长子女型、流氓型三种(表11-13)：

表11-13 各国常见的医际关系模式与医患纠纷发生率统计

国家	互助平等型	家长子女型	流氓型
美国	0.00063%	25.82%	74.18%
德国	0.00075%	26.61%	73.39%
法国	0.00094%	28.43%	71.57%
瑞典	0.00051%	25.48%	74.52%
荷兰	0.0011%	29.17%	70.83%
日本	0.0038%	27.35%	72.65%
澳大利亚	0.0012%	31.30%	68.70%
平均值	0.00128%	27.74%	72.26%

注：数据源于：2011年，德国SAP咨询公司对各国因医际关系引发医患纠纷的统计研究报告，仅供参考。

（一）互助平等型医际关系

主要表现为医务人员之间人格平等，在工作中能相互协作、彼此理解，在一切为了患者的生命健康及救死扶伤崇高理想的基础上，共同对自己的医疗职业担当起责任。同时，摒弃个人追名逐利的追求，以及学历、资历、年龄、职务、地位、学识等差异引起的偏见，并以求实进取的态度调整与处理相互间的关系。这种关系充分表达了医务人员间的真情、挚爱与友谊，是医学发展中最理想、最基础、最和谐的医际关系模式，产生医患纠纷的概率几乎为零。

（二）家长子女型医际关系

这种医际关系来源于医疗临床实践。在医疗行为活动过程中，医务人员之间客观上存在着职业、职称、职责等方面的不同，他们依靠自己的学识、资力、技术对患者承担着不同的责任。例如，上级医师与下级医师之间，下级医师绝对要服从上级医师的指令。这种主导从属型，类似于家长与子女的关系，有时甚至被强化成了主仆关系。这种模式不利于发挥下级人员的主观能动性，并阻碍了其才能的发挥，同时也不利于医疗技术的创新与发展，当然，产生医患纠纷的概率比起互助平等型要高得多，统计显示，该模式的医患纠纷发生率为27.74%。

（三）流氓型医际关系

这种类型的医际关系完全是不顾医务人员的天职与荣誉，也不顾及患者的生命健康利益。在医疗行为活动中，不是相互协作、相互尊重，而是为了个人名利损害他人及集体利益，不择手段、相互诋毁、恶意中伤，遇到问题弄虚作假、推卸责任，他人遇到医患纠纷幸灾乐祸、落井下石，或者妒火中烧，不惜造谣中伤、损他人其名誉等[1]。这种医际关系历来受到广大医务人员的谴责与唾弃，同时，使患者利益受到严重的损害，从而导致医患纠纷的发生，该模式医患纠纷发生率高达72.26%。

与此同时,2011年,德国SAP咨询公司对各国因医际关系引发医患纠纷的统计研究报告显示,因医际关系引起的医患纠纷赔偿仅占医患纠纷赔偿0.74%,这也说明医务人员的主流心态是健康的,氛围是和谐的。其中,报告还指出:面对医患纠纷,63.21%的医务人员能做到实事求是、开诚布公地表明自己的观点;面对同事出现的尚未察觉的诊疗过错或不当的医疗行为,95.48%的医务人员表示会立即提醒同事或及时制止。此外,研究结果发现,除执业环境与人际环境因素外,医务人员对医患关系不和谐问题的认知、社会媒体大众评价的差异、医务人员道德的缺失,以及不良的心态都是影响医际关系的主要因素。

表 11-14 影响医际关系的因素统计

影响因素		占比
执业环境	医疗技术带来的风险	9.38%
	患者维权意识的增加	9.06%
	医疗不良风气及就诊习惯	6.13%
	社会保障的发展	4.92%
人际环境		15.70%
医务人员对医患关系不和谐问题的认知		18.53%
社会媒体大众评价的差异		12.66%
医务人员道德的缺失		13.50%
不良的心态		12.12%
其他		5.61%

面对此类问题,医疗机构除从法律和医疗安全的角度健全与规范医疗管理体系和操作常规、为创建和谐医患关系营造优质医疗氛围、分层次有针对地将医际关系的道德文化与医疗机构的内部文化有机结合外,更重要的还是医务人员间人际关系的处理、人格的培养与职业信仰的教育[2]。

人与人之间,或许真的有不共戴天之仇,但在医疗机构中、在科室里,这种仇恨一般不至于达到那种地步,毕竟是同事、师徒、朋友,都在同一家医疗机构工作,只要矛盾没有发展到你死我活的程度,总是有化解的方法。可是,我没有足以教人的本领,只是浅显地明白,计较是麻烦的开始,即便是计较也只计较对自己最重要的东西,并且知道什么年龄该计较什么,不该计较什么,有所取舍。比如在工作中不计较小人的过错。常言道:水至清则无鱼,人至察则无徒。如果对事务的观察太过敏锐,就会觉得他人浑身都是毛病,不值得交往,此外,旁人也亦如此的对待你,对你也百般挑剔,为了非原则问题,甚至是鸡毛蒜皮的问题与你争的不亦乐乎,最终只会让彼此难以忍受,闹个不欢而散。其实,宽容地对待他人与自己,就是良好医际关系与生存之道。他人有过失,若能予以正视,并以适当的方法给予批评和帮助,便可避免大错。自己有了过失,也不用灰心丧气,一蹶不振,同样也应该吸取教训,引以为戒。只有具备真正的宽容,取人之长,补己之短,处事时心胸豁达,尽量增加与他人的联络与沟通,坦然、友善的对待,不争表面形式的输赢,而重视思想境界和做人水准的高低,这样的医际关系怎么能不好。此外,在处理任何事务的时候,尤其是在面对彼此共同利益又进退两难时,永远保持一些能回旋应变的能力(例如,评价别人、承诺别人、拒绝别人应留有余地),甚至不妨自己先退让一步,表面上看是吃亏了,但实际上,如果彼此都不相让,势必两败俱伤,与其如此还不如稍作退让,显出自己的风度,也保全了自己的利益。同时,做错了事就干脆地道歉,失败了就大方的认输,不找借口也不说谎,永远保持一颗正直亲切的心。我也曾有过一段怎么都不肯退让的时期,人是讨厌认输的生物,退让有时真的是需要勇气,而这样的勇气并不是不恐惧,而是心怀恐惧,但依然前行。

如果能有一段短暂的时间,可以赤裸裸地做回什么也不是的自己,人就有机会找回真正的自我。但大多数时候,人所理解与认识的自我,却经常被狭隘和固执所蒙蔽,在二元对立的关系中纠缠,并不断地强迫自己要么这样要么那样,如果这样了就一定不能那样。然而身处社会,我们每天都置身于各种医疗事务之间,永无止境地受到外来的影响,追求变化与成长的同一时刻,其实也可以表现得既可以这样也可以那样。我们只有适当的放下自我,才能领略到人生的喜悦。人格的完善意味着既要肯定自我,以保持稳定,又要放下自我,以腾出空间接纳新的想法与观念,实现自我平衡。也许我们只有超越现有的一切,超越以自我为中心的观念,消除由个人经验产生的成见,才会获得人格的完善与提升;也许可当自己真正的变得强大时,真有这么一天可以"复仇"了,你却想不起来恨是什么,原来真正的强大是宽容,不是原谅别人,而是放过自己。

医际和谐,表面上看只是医务人员之间的人际关系,但实质却是过去的自我与现在的自我之间碰撞而产生的差异性表达。医际关系并不是要求医务人员之间没有矛盾,也并不是大家都在一个水平线上,没有差别。医际和谐,是医务人员在自己的社会角色上找到适合自己的位置,上下左右丝丝相扣的稳定结构,彼此内心喜悦,互相配合支持。同时,我们也竭尽全力呈现出较为成熟的自我、诚实的姿态、巨大的勇气,来消除熟悉的过去,追求崭新的未来。

良好的医际关系是现代医学发展的必然要求,是医疗机构生存与兴盛的重要因素,是建立新型医患关系、构建和谐社会的重要条件,是保障医务人员健康成长的重要环境。因此,医务人员在职业成长过程中,永远都不要不去听对方的倾诉、把自己的意见强加给他人以及放弃人格的学习。失望、烦乱、悲伤、怨恨等是人性的一部分,是自然之事,允许自己偶尔的失落与伤感,然后去做些对自己和他人都有益的事,并不断学习用坦然洗涤怨恨,用时间冲刷悲情,用崭新的精神构筑灵魂的殿堂,放下偏见、抛弃敌视,才会荣光,勇敢面对,包容所有,才能安然。

[参考文献]
[1] 吕凡新.论医际关系与医疗纠纷[J].继续医学教育,2005,20(31):26-28.
[2] 马疆雁,李鹤飞等.医院医际关系现状调查及对策[J].华北煤炭医学院学报,2008,10(2):252-254.

From:庄璘(Zorin Nikolaj),2011年德国罗斯托克大学《医学伦理学》选修课程论文节选:《人格与关系》(德语翻译稿),因内容结合了我国的国情与医际关系的主题,略作修改,仅供参考。

医患纠纷相关处理依据与解读
有益性★★★☆☆　实用性★★★☆☆

如果单凭法律就能改变临床医疗风险现状的话,那么无论哪个行业都只需二三十年便可成为"文明行业"。事实上,这样的行业并不存在,从一开始,法律法规、部门规章、诊疗护理用药常规与规范实施的目的就是惩戒不规范的医疗行为,而不是用来规范医务人员的道德与礼仪。似乎一些医疗、法律专家总会认为:愚昧的"医"与"患"应该由他们来引导。正是这样的思维方式,让他们想通过"宣教"或用"法律"手段来纠正"医"与"患"的行为,而不是去相信"医"与"患"自发的力量。其实,合法合规的医疗行为只有在"医"与"患"自发提升的前提下才真正有意义。

自我约束是民主医疗的基础,实现"以患者为中心"的个体医疗是我们未来的目标,以高科技应用为代表的新型医疗模式,终将赋予患者更多的自主权,为个体获取医疗数据、积极参与医疗管理、降低医疗成本、实现疾病的预测、预防、自助诊疗……最终走向民主医疗之路提供保障[关于《民主医疗》的相关内容,可参见庄璘(Zorin Nikolaj)的新书《摩登医疗》]。

不过,思想家卢梭说得好:法律必须具有普遍性,并在其命令范围内对全体人适用,因为它的基础是理性。而道德的模糊性却使它存在理解上的差异,而这种差异又会影响到人们的行为。There are a thousand Hamlets in a thousand people's eyes(一千个读者眼里就有一千个哈姆雷特),也就是说,每个立场不同的医疗人、法律人可以在任何一个法律法规、部门规章、诊疗护理用药常规与规范里看出完全不同的意境。即便如此、看法各有千秋,以下三个法律法规也终将以权威部门发布的为准,不会是另一个。

一、医患纠纷相关法律法规起草背景与修订原则

表 11-15　医患纠纷相关法律法规

医患纠纷相关法律法规	起草背景与修订原则
《医疗纠纷预防和处理条例》[内容源于:国务院法制办(http://www.nhfpc.gov.cn/)]	(一)原《医疗事故处理条例》实施以来的主要成效。 1.建立了医疗纠纷预防的制度体系。卫生计生行政部门(现为卫生健康行政部门)按照《医疗事故处理条例》(以下称原《条例》)的规定,制定了医疗质量管理、医疗事故报告、医院投诉管理等一系列管理制度,各级各类医疗机构也建立健全了本机构内部相关的规章制度,在保障患者合法权益的同时,加强医疗机构及医务人员风险防范意识。 2.建立起专业的医疗事故技术鉴定体系。原《条例》对鉴定的组织、程序、鉴定专家、鉴定程序等进行了明确的规范,确定了医学会医疗事故鉴定的法律地位。原《条例》出台后,医学会建立了国家—省—市三级医疗事故技术鉴定工作体系,完善了医疗事故技术鉴定程序和操作流程,协助化解了大量的医疗纠纷案件。

(续表)

医患纠纷相关法律法规	起草背景与修订原则
	3. 确定了医疗事故的赔偿原则和标准。原《条例》建立了医疗事故赔偿机制,依据医疗事故等级、医疗过失行为在医疗事故损害后果中的责任程度、医疗事故损害后果与患者原有疾病状况之间的关系等方面的因素进行赔偿,对赔偿的项目、原则、计算方法、标准、期限等内容进行了明确的规定,为医疗事故的赔偿提供了法律依据。四是提高了医患双方的法律意识。原《条例》实施后,医疗机构和医务人员依法执业意识不断提高;原《条例》凸显了对患者权利的保护,为医疗纠纷处理提供法律依据,促进了患者提高依法维权的法律意识。五是强化了卫生计生行政部门(现为卫生健康行政部门)对医疗事故预防与处理的监督和处罚职能。原《条例》及配套文件的出台,规范了各级卫生计生行政部门(现为卫生健康行政部门)和各级各类医疗机构在医疗事故预防与处理方面的职责,并对相关的违法违规行为进行了处罚规定,加大了卫生计生行政部门(现为卫生健康行政部门)的监督管理力度。 (二)原《条例》实施以来出现的问题。 1. 原《条例》中医疗事故损害赔偿已不适用。 2. 卫生计生行政部门(现为卫生健康行政部门)处理医疗纠纷被质疑公正性。 3. 医疗纠纷非诉讼处理途径不畅,容易引发"大闹大赔、小闹小赔、不闹不赔"等不良现象。 (三)修订原《条例》的工作基础。 1. 医疗纠纷处理的国际经验提供了借鉴。许多国家和地区在非诉讼途径解决医疗纠纷方面展开了有益的探索,并积累了丰富的理论和实践经验:美国、日本通过行业协会与保险公司解决医疗纠纷,并通过积极发展调解、仲裁等诉讼外纠纷解决机制来缓解法院的压力;德国注重以调解方式解决医疗纠纷,在行业协会下设医疗事故调解处,使调解更具专业性;台湾地区将调解设置为法定诉讼前置程序,减少不必要的诉讼。 2. 部分省对医疗纠纷预防和处理立法工作进行了积极的尝试。近年来,天津、浙江、湖南、广东、贵州、上海、江西、宁波等省市相继出台了医疗纠纷预防和处理的地方性法规、规章,对有效预防及处理医疗纠纷,保护医患双方的合法权益起到了积极作用。 3. 医疗纠纷人民调解和医疗风险分担机制初步形成了良好的工作基础。2014年人民调解医疗纠纷6.6万起,医疗纠纷人民调解成功率在85%以上。2014年人民法院新收医疗事故损害赔偿案件19 944件,审结18 340件。各地积极探索建立以医疗责任保险为主,医疗风险互助金、医疗意外保险等多种形式并存、互为补充的医疗风险分担机制,初步形成了医疗纠纷第三方调解和第三方赔付的调赔结合方式。2013年,全国共有6千多个二级以上医疗机构参加了医疗责任险,占二级以上医疗机构总数的60%。 (四)《医疗纠纷预防与处理条例》起草背景。 随着人民群众健康需求的不断增长,医疗服务量持续增长,医疗技术和医疗质量持续提升,由于医学本身具有未知性及风险性的特点,以及患者高期望值和医学本身局限性矛盾依然存在,医疗纠纷时有发生,部分医疗纠纷矛盾激化甚至引发激烈冲突,损害了医患双方合法权益,扰乱了正常医疗秩序,影响了社会和谐稳定。此外,国际上一些国家在医疗纠纷处理上也都有不同程度存在解决周期冗长、患者获赔困难、医患对立加剧等问题。2013年以来,我国在国家层面出台了一系列有关化解医疗纠纷、维护医疗秩序的文件、措施,一些地方也注重医疗纠纷的预防、人民调解,出台了地方性法规或相关政策,取得了实效。为适应新形势的需要,我们在总结既往法规情况的基础上,将近年来实践中探索积累的经验上升为法律规范,并将人民调解这一成功做法加以规范和推广。在制定《医疗纠纷预防和处理条例》过程中,做到三个坚持:一是坚持平衡医患双方的权利和义务,维护双方的合法权益;二是坚持关口前移,通过加强医疗质量安全管理,畅通医患沟通渠道,从源头预防和减少纠纷;三是坚持充分发挥人民调解在解决医疗纠纷中的主渠道作用,倡导以柔性方式化解医疗纠纷,减少医患对抗,促进医患和谐。
《中华人民共和国中医药法》(来源于:黄薇.中华人民共和国中医药法解读[M].中国法制,2016)	(一)中医药是中华民族的瑰宝,是我国医药卫生体系的特色和优势,是国家医药卫生事业的重要组成部分。新中国成立以来,党和国家高度重视中医药工作,坚持中西医并重,中医药事业取得了显著成就。2003年国务院制定的中医药条例对促进、规范中医药事业发展发挥了重要作用。但是,随着经济社会快速发展,中医药事业的发展面临一些新的问题,主要表现为:中医药服务能力不足,特色和优势发挥不够充分;现行医师管理、药品管理制度不能完全适应中医药特点和发展需要,一些医术确有专长的人员无法通过考试取得医师资格,医疗机构中药制剂品种萎缩明显;中药材种植养殖不规范,影响中药质量;中医药人才培养途径比较单一,人才匮乏;中医药理论和技术方法的传承、发扬面临不少困难。中医药界一直呼吁制定一部较为全面的中医药法,几乎每年"两会"都有全国人大代表、全国政协委员提出制定中医药法的议案、提案和建议。为了进一步保障和促进中医药事业发展,2008年十一届全国人大常委会将中医药法列入立法规划。2009年《中共中央国务院关于深化医药卫生体制改革的意见》明确要求加快中医药立法工作。2011年12月原卫生部向国务院报送了中医药法草案(送审稿),2015年12月国务院将中医药法草案提请全国人大常委会审议。全国人大常委会于2015年12月和2016年8月、12月进行三次审议后通过了中医药法。中医药法的通过对中医药事业发展具有里程碑的重要意义。中医药法第一次从法律层面明确了中医药的重要地位、发展方针和扶持措施,为中医药事业发展提供了法律保障。中医药法针对中医药自身的特点,改革完善了中医医师、诊所和中药等管理制度,有利于保持和发挥中医药特色和优势,促进中医药事业发展。同时,中医药法对实践中存在的突出问题作了有针对性的规定,有利于规范中医药从业行为,保障医疗安全和中药质量。此外,中医药法的出台有利于提升中医药的全球影响力,在解决健康服务问题上,为世界提供中国方案、中国样本,为解决世界医改难题做出中国的独特贡献。在中医药法以及《中医药发展战略规划纲要(2016—2030年)》等一系列政策文件的保障和促进下,正如,习近平总书记在给中国中医科学院的贺信中所提到的那样,"中医药振兴发展迎来天时、地利、人和的大好时机"。

(续表)

医患纠纷相关法律法规	起草背景与修订原则
	（二）本法的立法依据为宪法。宪法第21条规定，国家发展医疗卫生事业，发展现代医药和我国传统医药。根据这一规定，制定中医药法。本法的立法目的包括： 1. 继承和弘扬中医药。中医药是中华民族在与疾病长期斗争的过程中积累的宝贵财富，其有效的实践和丰富的知识中蕴含着深厚的科学内涵，是中华民族优秀文化的重要组成部分，为中华民族的繁衍昌盛和人类健康做出了不可磨灭的贡献。中医药作为我国独特的卫生资源、潜力巨大的经济资源、具有原创优势的科技资源、优秀的文化资源和重要的生态资源，在经济社会发展中发挥着日益重要的作用。随着我国新型工业化、信息化、城镇化、农业现代化深入发展，人口老龄化进程加快，健康服务业蓬勃发展，人民群众对中医药服务的需求越来越旺盛，迫切需要继承和弘扬好中医药，充分发挥中医药在深化医药卫生体制改革中的作用，造福人类健康。 2. 保障和促进中医药事业发展，保护人民健康。新中国成立后特别是改革开放以来，党中央、国务院高度重视中医药工作，制定了一系列政策措施，推动中医药事业发展取得了显著成就。中医药总体规模不断扩大，发展水平和服务能力逐步提高，截至2015年底，全国共有中医类医院（包括：中医、中西医结合、民族医医院）3 966所，中医类医院床位82.0万张，中医类执业（助理）医师45.2万人，中药工业总产值7 800亿元。中医药在常见病、多发病、慢性病及疑难杂症、重大传染病防治中的作用得到进一步彰显，得到国际社会广泛认可，中医药的国际影响力不断加强，已经传播到183个国家和地区。 3. 中医药事业的发展，离不开法治的保障。2003年国务院制定的《中华人民共和国中医药条例》对促进、规范中医药事业发展发挥了重要作用。但是，随着经济社会快速发展，中医药事业发展面临一些新的问题和挑战，主要表现为： (1) 中医药服务能力不足，中医药服务领域出现萎缩现象，特别是基层中医药服务能力薄弱，发展规模和水平还不能满足人民群众的需求； (2) 现行医师管理、诊所管理和药品管理制度不能完全适应中医药特点和发展需要，一些医术确有专长的人员无法通过考试取得医师资格，同时现行的审批管理模式导致开办中医诊所门槛过高，医疗机构配制的中药制剂品种出现萎缩现象； (3) 由于中医药人才培养途径比较单一，中医教育体系不够完善，导致中医药人才匮乏； (4) 野生中药材资源破坏严重，人工种植养殖中药材不规范，导致部分中药材品质下降，影响中医药可持续发展； (5) 中医药科学研究能力不足，导致在中医药理论和技术方法的传承、创新方面面临不少困难。为解决当前存在的突出问题，进一步促进中医药事业发展，需要在现行中医药条例的基础上，制定中医药法，继承和弘扬中医药，使中医药这一中华民族的宝贵财富更好地发扬光大，造福广大人民群众，促进健康中国建设。
《最高人民法院关于审理医疗损害责任纠纷案件适用法律若干问题的解释》[源于：中华人民共和国最高人民法院（http://www.court.gov.cn/）]	《最高人民法院关于审理医疗损害责任纠纷案件适用法律若干问题的解释》（以下简称《解释》）来源于：《中华人民共和国侵权责任法》（以下简称《侵权责任法》）、《中华人民共和国民事诉讼法》（以下简称《民事诉讼法》）等法律法规的规定，并通过分析、研究大量医疗损害案件的审判实践，开展论述。 （一）医疗卫生事业与广大人民群众的生活息息相关，医患关系是构建社会主义和谐社会的重要内容。党中央高度重视医疗卫生事业，十八届五中全会明确提出推进健康中国建设的总体要求，习近平总书记在全国卫生与健康大会上阐述了建设健康中国的重大意义，党的十九大报告进一步强调实施健康中国战略，指出"人民健康是民族昌盛和国家富强的重要标志。要完善国民健康政策，为人民群众提供全方位全周期健康服务。"最高人民法院认真贯彻落实中央精神和习近平总书记重要指示，要求各级人民法院充分发挥司法职能，为我国卫生与健康事业改革发展、保障人民健康、构建和谐医患关系、加快推进健康中国建设提供有力司法服务和保障。周强院长明确要求进一步健全医疗纠纷调解和司法解决机制，促进卫生与健康事业的法治化治理，为增进人民健康提供司法保障。近年来，全国法院受理医疗损害责任纠纷案件数量总体上较为平稳。2014年受理19 944件，2015年受理23 221件，2016年受理21 480件，在整个民商事案件中占比不大。但各方面普遍反映，医疗损害责任纠纷审理难度大、审理周期长、案件调撤率低，其中，有关举证责任、鉴定程序、责任构成、责任承担等法律适用中的争点、难点问题多，亟需统一裁判尺度。有鉴于此，最高人民法院在深入调研基础上，起草了《解释》，于2017年3月27日最高人民法院审判委员会第1 713次会议审议通过，并于2017年12月13日发布。《解释》的制定和发布，是最高人民法院贯彻落实党中央部署和习近平总书记重要指示精神，推动实施新时代健康中国战略，推动构建和谐医患关系，促进平安医院建设，维护广大人民群众健康福祉的有力举措。 （二）认真贯彻中央有关政策精神，运用法律思维和法治方式推动构建和谐医患关系。《解释》的起草，认真贯彻党的十八届三中、四中、五中全会精神，反映新时代中国特色社会主义思想，按照全面依法治国、实施健康中国战略的总体部署和"一手抓严厉打击涉医违法犯罪活动、一手抓医疗纠纷预防与处理长效机制建设"的工作要求，统一医疗损害责任纠纷案件的裁判尺度，推动健全医疗损害责任纠纷案件法律适用的长效机制。 （三）平衡好保护患者合法权益与保障医药卫生事业健康发展的关系。《解释》的起草，认真贯彻"把人民健康放在优先发展的战略地位"的总体要求，尊重医学自身的特点与规律，合理分配医疗风险，既要依法保护患者合法权益，又要促进卫生与健康事业的法治化发展，从而实现为增进人民健康福祉提供法治保障、满足人民日益增长的美好生活需要的司法目标。

(续表)

医患纠纷相关法律法规	起草背景与修订原则
	(四)坚持合法性解释原则。《解释》的起草,按照崇尚法治、尊重法律、恪守规则的精神,紧紧围绕侵权责任法、民事诉讼法等法律,对于法律规定较为原则的规则予以细化,以更有效的指导审判实践。 (五)坚持问题导向与总结审判经验相结合。《解释》针对当前审判实践中亟需解决且有一定普遍性的问题,通过梳理并总结吸收各地审判实践经验,比如北京、上海、安徽、广东、江苏等地关于诊疗过错认定、产品责任承担等的经验做法,对医疗损害责任纠纷的法律适用难点、争点问题作了细化规定。

二、思考与讨论

医患纠纷相关法律法规	思考与讨论
《医疗纠纷预防和处理条例》 [内容源于:国家卫生健康委员会(http://www.moh.gov.cn)]	(一)从源头预防医疗纠纷 1. 加强医疗质量和医疗安全管理。新《条例》规定,开展诊疗活动应当以患者为中心,严格遵循法律、法规、诊疗相关规范、常规,遵守职业道德。医疗机构应当落实医疗质量安全管理制度,加强对医疗风险的识别、评估和防控;卫生主管部门应当督促医疗机构落实医疗质量安全管理制度。 2. 强化医疗服务关键环节和领域的风险防控。新《条例》规定,医疗机构开展医疗技术服务,应当与其技术能力相适应,确保安全有效,符合伦理;开展手术、特殊检查、特殊治疗等诊疗活动,应当提前预备应对方案,主动防范突发风险。 3. 加强医疗服务中的医患沟通。新《条例》规定,医疗机构及其医务人员应当对患者所提咨询、意见进行解释说明并按规定进行处理,对患者所提疑问进行核实、自查并予以沟通;医疗机构应当建立健全投诉接待制度,方便患者投诉或者咨询。 (二)及时化解医疗纠纷 1. 充分发挥人民调解主渠道的作用。新《条例》引导医患通过人民调解解决医疗纠纷,规定:对分歧较大或者索赔数额较高的纠纷,鼓励医患双方通过人民调解的途径解决;一方申请人民调解的,人民调解委员会征得另一方同意后进行调解;人民调解委员会调解医疗纠纷不得收取费用。 2. 明确处理医疗纠纷的原则、途径和程序。新《条例》规定,处理医疗纠纷,应当遵循公平、公正、及时的原则,实事求是,依法处理;发生医疗纠纷,医患双方可以通过自愿协商、人民调解、行政调解、司法诉讼等途径解决。在此基础上,新《条例》具体规范了医疗纠纷自行协商、人民调解和行政调解的程序,明确了人民调解、行政调解中的专家咨询、鉴定等制度,并与司法诉讼作了衔接。 3. 新《条例》规定,发生医疗纠纷后,医疗机构应当告知患方医疗纠纷处理的程序、证据固定的要求等,引导并配合患方依法化解医疗纠纷。新《条例》还对维护医疗秩序、处置违法犯罪行为作了规定。 (三)"二元化"的医疗鉴定 在医疗侵权案件中适用司法鉴定和医学会鉴定各有利弊。例如,医学会鉴于管理不独立,行业保护倾向明显,所形成的鉴定意见因中立性不足历来为学者诟病。而司法鉴定虽于一定程度上解决公正性、中立性问题,但限于法医医学知识与临床经验不足的限制,所得出的鉴定意见也存在专业性不足的问题。自《侵权责任法》颁布以来,对"二元化"的鉴定适用程序的讨论从未停息。究竟两个鉴定主体的选择权是属于医患双方当事人共同委托?还是当双方当事人无法协商一致时,医疗纠纷人民调解委员会、卫生行政部门、仲裁院、法院等委托或指定?其又应当如何选择?新《条例》仍未给出统一的答复。 1.《侵权责任法》实施后,司法鉴定在医疗损害鉴定的重要作用得到了明确的规定,尤其是其鉴定人员的个人负责制在很大程度上获得了社会与司法机构对其鉴定意见作为证据使用的高度认可。但是,当前的司法鉴定机构从事医疗损害鉴定的门槛仍然很低,每项司法鉴定业务只要求有3名以上的鉴定人并且有相应的硬件设施就可以开展相应的鉴定工作,且当前的医疗损害鉴定是定位于法医临床鉴定类别之下。随着现代医学学科越来越精细化的分类,法医临床的专业知识与临床医学的专业性相去更远,在专业知识方面远远不能满足复杂而又专业的医疗损害鉴定的需要。所以,新《条例》才会提出:医学会或者司法鉴定机构开展医疗损害鉴定,应当执行规定的标准和程序,尊重科学,恪守职业道德,对出具的医疗损害鉴定意见负责,不得出具虚假鉴定意见。医疗损害鉴定的具体管理办法由国务院卫生、司法行政部门共同制定。医疗损害鉴定专家库由设区的市级以上人民政府卫生、司法行政部门共同设立。专家库应当包含医学、法学、法医学等领域的专家。聘请专家进入专家库,不受行政区域的限制。 其实,无论是医学会还是司法鉴定机构,都要强调医疗损害鉴定的专业性与科学性,绝对不能忽视医疗损害鉴定的程序性与公正性。假设对鉴定的程序没有较为严格的限制,或者说不去严格执行《民事诉讼法》中有关补充鉴定、重新鉴定与复核鉴定的相关规定,鉴于医疗损害的复杂性,医疗损害鉴定也会不可避免的陷入鉴定的泥潭。 2. 对于医学会进行医疗损害鉴定,社会大众认为临床医务人员之间秘密、私下鉴定,容易发生相互袒护的情况,行业保护也会愈发严重。但实际上,上海市医学会早于全国就实行了鉴定专家组合议制,鉴定人数为单数,由鉴定专家组合议作作为鉴定意见,对于涉及死因、伤残等级的鉴定,还会抽取法医参鉴。完成鉴定后,由鉴定专家签署姓名、专业和职称,加盖上海市×××医学会医疗损害鉴定专用章。当委托法院需要鉴定专家出庭接受质询的,医学会也会积极组织专家出庭接受质询。但在其他地区尚存在不足。虽

(续表)

医患纠纷相关法律法规	思考与讨论
	然新《条例》认为医学会或者司法鉴定机构都能开展医疗损害鉴定,但笔者认为,仍应以医学会鉴定为主,司法鉴定为辅的鉴定原则,除双方当事人协商一致外,无法协商一致的,医患纠纷人民调解委员会、卫生行政部门、仲裁院、法院等应指定鉴定机构为医学会。
《中华人民共和国中医药法》	《中华人民共和国中医药法》(下简称,《中医药法》)是第一部全面、系统体现中医药特点的综合性法律,历经33年(于1983年由已故著名中医学家董建华首次提出)讨论,终于2016年12月25日由十二届全国人大常委会第二十五次会议通过,并于2017年7月1日起正式实施,将党和国家关于发展中医药的方针政策用法律形式固定下来,对于中医药行业发展具有里程碑意义。《中医药法》全文共7 004字,分9章63条。但全文涉及医患纠纷的仅为第八章中的第54、55、56、57、59条,内容如下: (一) 第54条,是关于中医诊所超出备案范围开展医疗活动的法律责任的规定[违反本法规定,中医诊所超出备案范围开展医疗活动的,由所在地县级人民政府中医药主管部门责令改正,没收违法所得,并处一万元以上三万元以下罚款;情节严重的,责令停止执业活动。中医诊所被责令停止执业活动的,其直接负责的主管人员自处罚决定之日起五年内不得在医疗机构内从事管理工作。医疗机构聘用上述不得从事管理工作的人员从事管理工作的,由原发证部门吊销执业许可证或者由原备案部门责令停止执业活动]。 1. 在中医药立法过程中,考虑到中医诊所主要是医师坐堂望、闻、问、切、服务简单,根据国务院行政审批制度改革的精神,按照简政放权、放管结合、优化服务的要求,对中医诊所准入制度进行改革完善,将中医诊所由许可管理改为备案管理。这对于进一步促进中医药服务的可及性,提升基层中医药服务能力,壮大基层中医药服务队伍,方便人民群众就医具有重要的意义,但同时,也可能会存在中医诊所超出诊疗范围执业的问题。为加强对中医诊所的管理,降低许可改为备案后,可能带来的医疗安全风险,本法也明确规定,举办中医诊所的,应当将诊疗范围等信息报所在地县级以上人民政府中医药主管部门备案,不得超出备案范围开展医疗活动[第14条第2款的规定:举办中医诊所的,将诊所的名称、地址、诊疗范围、人员配备情况等报所在地县级人民政府中医药主管部门备案后即可开展执业活动中医诊所应对本诊所的诊疗范围、中医医师的姓名及其执业范围在诊所的明显位置公示,不得超出备案范围开展医疗活动],并在本条中明确规定了超出备案范围开展医疗活动的中医诊所的法律责任,即:超出备案的诊疗范围开展医疗活动的中医诊所,由所在地县级人民政府中医药主管部门责令改正,没收违法所得,并处一万元以上三万元以下罚款;情节严重的,责令停止执业活动。 2. 该条还规定了中医诊所主管人员的法律责任[中医诊所被责令停止执业活动的,其直接负责的主管人员自处罚决定作出之日起五年内不得在医疗机构内从事管理工作,不仅不能在本诊所,也不能在其他医疗机构内从事管理工作],这也有利于增强主管人员的责任意识,加强对所在中医诊所的管理,监督诊所在备案范围内执业。 (二) 第55条,是关于经考核取得医师资格的中医医师超出注册执业范围从事医疗活动的法律责任的规定[违反本法规定,经考核取得医师资格的中医医师超出注册的执业范围从事医疗活动的,由县级以上人民政府中医药主管部门责令暂停六个月以上一年以下执业活动,并处一万元以上三万元以下罚款;情节严重的,吊销执业证书]。医师执业资格考试制度和执业注册制度,对于确保医师质量,保障人民生命健康至关重要,是医疗质量管理的关键环节。执业医师应该在注册的执业范围内从事医疗活动,如果超出注册的执业范围行医的,应当承担法律责任。 1. 本法第15条规定,以师承方式学习中医或者经多年实践,医术确有专长的人员,由至少两名中医医师推荐,经省、自治区、直辖市人民政府中医药主管部门组织实践技能和效果考核合格后,即可取得中医医师资格;按照考核内容进行执业注册后,即可在注册的执业范围内,以个人开业的方式或者在医疗机构内从事中医医疗活动。如果违反上述规定,经考核取得医师资格的中医医师超出注册的执业范围从事医疗活动的,本条规定了法律责任,即由县级以上人民政府中医药主管部门责令暂停6个月以上一年以下执业活动,并处一万元以上三万元以下罚款;情节严重的,吊销执业证书。特别需要说明的是:本条规定主要是维护中医行业的执业秩序,只要中医医师超出注册的执业范围从事医疗活动,不管其有无造成具体的危害后果,都应当追究责任。可能会在具体的执行过程中,由作出处罚决定的中医药主管部门根据当事人的违法情节,产生的不良影响等决定责令暂停执业活动的具体期限,但不得超出本条规定的六个月至一年的幅度范围。这里的罚款属于并处,既要暂停执业活动,又要处以罚款。情节严重的,吊销执业证书。依照《中华人民共和国执业医师法》的规定,受吊销医师执业证书行政处罚的,其所在的医疗、预防、保健机构应当在三十日内报告准予注册的卫生行政部门,卫生行政部门应当注销注册,收回医师执业证书。 2. 对于通过参加医师资格考试取得中医医师资格的人员超出注册的执业范围执业的,不适用上述的规定追加法律责任,要依据《执业医师法》的规定进行处罚[《执业医师法》第37条规定,医师在执业活动中,违反卫生行政规章制度或者技术操作规范,造成严重后果的,由县级以上人民政府卫生行政部门给予警告或者责令暂停六个月以上一年以下执业活动;情节严重的,吊销其执业证书,构成犯罪的,依法追究刑事责任]。 (三) 第56条,关于违反本法有关备案规定应当承担的法律责任的规定[违反本法规定,举办中医诊所、炮制中药饮片、委托配制中药制剂应当备案而未备案,或者备案时提供虚假材料的,由中医药主管部门和药品监督管理部门按照各自职责分工责令改正,没收违法所得,并处三万元以下罚款,向社会公告相关信息;拒不改正的,责令停止执业活动或者责令停止炮制中药饮片、委托配制中药制剂活动,其直接责任人员五年内不得从事中医药相关活动。医疗机构应用传统工艺配制中药制剂未按照本法规定本案,或者未按照备案材料载明的要求配制中药制剂的,按生产假药给予处罚]。

(续表)

医患纠纷相关法律法规	思考与讨论
	1. 依照本法的规定，国家对举办中医诊所、炮制中药饮片、委托配制中药制剂实施备案管理。违反上述备案管理制度，应当备案而未备案或者备案时提供虚假材料的，应当承担法律责任。 (1) 本法第 14 条第 2 款规定，举办中医诊所的，将诊所的名称、地点、诊疗范围、人员配备情况等报所在地县级人民政府中医药主管部门备案后即可开展执业活动。 (2) 本法第 28 条第 1 款规定，对市场上没有供应的中药饮片，医疗机构可以根据本医疗机构医师处方的需要，在本医疗机构内炮制、使用。医疗机构应当遵守中药饮片炮制的有关规定，对其炮制的中药饮片的质量负责，保证药品安全。医疗机构炮制中药饮片，应当向所在地设区的市级人民政府药品监督管理部门备案。 (3) 本法第 31 条第 2 款规定，医疗机构配制中药制剂，应当依照药品管理法的规定取得医疗机构制剂许可证，或者委托取得药品生产许可证的药品生产企业、取得医疗机构制剂许可证的其他医疗机构配制中药制剂。委托配制中药制剂，应当向委托方所在地省、自治区、直辖市人民政府药品监督管理部门备案。 2. 本条规定的执法主体为中医药主管部门和药品监督管理部门，按照职责分工，中医药主管部门负责对举办中医诊所备案制度的违法行为进行处罚；药品监督管理部门负责对其他两项的违法行为进行处罚。 (1) 本法第 32 条第 1 款规定："医疗机构配制的中药制剂品种，应当依法取得制剂批准文号。但是，应用传统工艺配制的中药制剂品种，向医疗机构所在地省、自治区、直辖市人民政府药品监督管理部门备案后即可配制，不需要取得制剂批准文号。"如果医疗机构违反上述规定，应用传统工艺配制中药制剂未依照本法规定备案，或者未按照备案材料载明的要求配制中药制剂的，按生产假药给予处罚。 (2)《药品管理法》第 73 条规定：生产、销售假药的，没收违法生产、销售的药品和违法所得，并处违法生产、销售药品货值金额两倍以上五倍以下的罚款；有药品批准证明文件的予以撤销，并责令停产、停业整顿；构成犯罪的，依法追究刑事责任。 (3)《药品管理法》第 75 条规定，从事生产、销售假药及生产、销售劣药情节严重的企业或者其他单位，其直接负责的主管人员和其他直接责任人员十年内不得从事药品生产、经营活动。对生产者专门用于生产假药、劣药的原辅材料、包装材料、生产设备，予以没收。 (四) 第 57 条，是关于违反发布中医医疗广告的法律责任的规定[违反本法规定，发布的中医医疗广告内容与经审查批准的内容不相符的，由原审查部门撤销该广告的审查批准文件，一年内不受理该医疗机构的广告审查申请。违反本法规定，发布中医医疗广告有前款规定以外违法行为的，依照《中华人民共和国广告法》的规定给予处罚]。 1.《中华人民共和国广告法》第 46 条规定：发布医疗、药品、医疗器械、农药、兽药和保健食品广告，以及法律、行政法规规定应当进行审查的其他广告，应当在发布前由广告审查机关对广告内容进行审查；未经审查，不得发布。在此基础上，本法对中医医疗广告管理及违法发布中医医疗广告的行为规定了法律责任。 2. 本法第 19 条规定：医疗机构发布中医医疗广告，应当经所在地省、自治区、直辖市人民政府中医药主管部门审查批准；未经审查批准，不得发布。根据这一规定，申请发布中医医疗广告，应当依照法律、行政法规向广告审查机关提交有关证明文件。广告审查机关应当依照法律、行政法规规定作出审查决定，应当将审查批准文件抄送同级工商行政管理部门。广告审查机关应当及时向社会公布批准的广告。任何单位或者个人不得伪造、变造或者转让广告审查批准的文件。中医医疗广告经中医药主管部门审查批准后，其发布的内容应当与经审查批准的内容一致，否则原审查部门撤销该广告的审查批准文件，一年内不受理该医疗机构的广告审查申请。 3. 中医医疗广告作为广告的一种具体形式，除了遵守本法有关广告审判的规定外，还应当遵守广告法的相关规定。对于发布中医医疗广告有本条第 1 款规定以外违法行为的，要依照广告法的规定给予处罚。例如，《广告法》规定，医疗、药品、医疗器械广告不得含有下列内容：(1) 表示功效、安全性的断言或者保证；(2) 说明治愈率或者有效率；(3) 与其他药品、医疗器械的功效和安全性或者其他医疗机构比较；(4) 利用广告代言人推荐、证明；(5) 法律、行政法规规定禁止的其他内容。如果违反上述规定，由工商行政管理部门责令停止发布广告，责令广告主在相应范围内消除影响，处广告费用一倍以上三倍以下的罚款，广告费用无法计算或者明显偏低的，处十万元以上二十万元以下的罚款；情节严重的，处广告费用三倍以上五倍以下的罚款，广告费用无法计算或者明显偏低的，处二十万元以上一百万元以下的罚款，可以吊销营业执照，并有广告审查机关撤销广告审查批准文件、一年内不受理其广告审查申请。 (五) 第 59 条，是关于违反本法规定的民事责任和刑事责任的规定[违反本法规定，造成人身、财产损害的，依法承担民事责任；构成犯罪的，依法追究刑事责任]。法律责任包括：行政责任、民事责任和刑事责任。本法第 53 条至 58 条对行政责任作了规定。由于本法调整的主要是中医药管理部门和行政相对人之间的关系，在法律部门划分上属于行政法，因此，本法重点对行政责任作了规定，对于民事责任和刑事责任，本条作了衔接性规定。 1. 民事责任。中医医疗机构、中医医师及其他中医药专业人员、中药生产经营企业等在从事医药活动中给患者或者其他人员造成损害的，要承担民事责任，包括：赔偿损失、赔礼道歉等。 (1) 造成他人人身损害的，应当赔偿医疗费、护理费、交通费等为治疗和康复支出的合理费用，以及因误工减少的收入。 (2) 造成残疾的，还应当赔偿残疾生活辅助具费和残疾赔偿金。 (3) 造成死亡的，还应当赔偿丧葬费和死亡赔偿金。

(续表)

医患纠纷相关法律法规	思考与讨论
	(4) 侵害他人财产的，财产损失按照损失发生时的市场价格或者其他方式计算。 (5) 侵害他人人身权益造成财产损失的，按照被侵权人因此受到的损失赔偿。被侵权人的损失难以确定，侵权人因此获得利益的，按照其获得的利益赔偿。侵权人因此获得的利益难以确定，被侵权人和侵权人就赔偿数额协商不一致，向人民法院提起诉讼的，由人民法院根据实际情况确定赔偿数额。 (6) 侵权行为危及他人人身、财产安全的，被侵权人可以请求侵权人承担停止侵害、排除妨碍、消除危险等侵权责任。 2. 刑事责任。违反本法规定的犯罪主要有医疗事故罪、非法行医罪、生产销售假药罪等。 (1)《中华人民共和国刑法》第335条规定，医务人员由于严重不负责任，造成就诊人死亡或者严重损害就诊人身体健康的，处三年以下有期徒刑或者拘役。 (2)《刑法》第336条第1款规定，未取得医生执业资格的人非法行医，情节严重的，处三年以下有期徒刑、拘役或者管制，并处或者单处罚金；严重损害就诊人身体健康的，处三年以上十年以下有期徒刑，并处罚金；造成就诊人死亡的，处十年以上有期徒刑，并处罚金。 (3)《刑法》第141条第1款规定，生产、销售假药的，处三年以下有期徒刑或者拘役，并处罚金；对人体健康造成严重危害或者由其他严重情节的，处三年以上十年以下有期徒刑，并处罚金；致人死亡或者有其他特别严重情节的，处十年以上有期徒刑、无期徒刑或者死刑，并处罚金或者没收财产。 (4)《刑法》第142条第1款规定，生产、销售劣药，对人体健康造成严重危害的，处三年以上十年以下有期徒刑，并处销售金额50%以上两倍以下罚金；后果特别严重的，处十年以上有期徒刑或者无期徒刑，并处销售金额50%以上两倍以下罚金或者没收财产。 (5) 刑法修正案(九)还规定(出售、非法获取公民个人信息罪)，国家机关或者金融、电信、交通、教育、医疗单位的工作人员，违反国家规定，将本单位在履行职责或者提供服务过程中获得的公民个人信息，出售或者非法提供给他人，情节严重的，处三年以下有期徒刑或者拘役，并处或者单处罚金。犯罪主体为单位的，对单位判处罚金，并对其直接负责的主管人员和其他直接责任人员，依照相关规定处罚。国家工作人员有违法行为，触犯刑法的，还会构成贪污贿赂罪、渎职罪等。
《最高人民法院关于审理医疗损害责任纠纷案件适用法律若干问题的解释》	(一) 关于医疗美容损害责任纠纷的法律适用问题。审判实践中，因为，美容问题引发的纠纷如何适用法律，尤其是对此类纠纷是否属于医疗损害责任纠纷的范畴争议较大。明确医疗美容损害责任纠纷的法律适用规则，对于规范医疗美容行业健康有序发展，维护广大人民群众的健康利益具有重要意义。在充分调研论证基础上，参考《医疗机构管理条例实施细则》第88条、《医疗美容服务管理办法》第2条的规定，《解释》明确了医疗美容属于"诊疗活动"的范围，规定因医疗美容行为引发的纠纷应属于医疗损害责任的范围，应当适用医疗损害责任的规定。同时，《解释》还参考《医疗机构管理条例实施细则》《医疗美容服务管理办法》的有关规定，对医疗美容损害责任纠纷作了明确界定，以与生活美容类损害责任纠纷相区别。 (二) 关于医疗损害责任纠纷举证问题。举证证明责任问题，是每个医疗损害责任纠纷必然要遇到的问题，也是医疗损害责任纠纷案件中较受关注的问题。明确举证责任分配规则，也是确定鉴定申请程序及后续责任承担规则的基础。2002年施行的《最高人民法院关于民事诉讼证据的若干规定》关于医疗损害责任纠纷中因果关系和过错要件适用举证责任倒置的做法，虽然，缓和了患者举证责任，也在一定时期内起到其应有作用，但在执行过程中也出现了一些其他后果，无助于医学发展进步，不利于从根本上维护患者看病就医权利。《侵权责任法》第54条明确规定，患者在诊疗活动中受到损害，医疗机构及其医务人员有过错的，由医疗机构承担赔偿责任。《解释》在严格遵循立法本意的前提下，以构建和维护和谐医患关系为出发点，在大量实证调研和借鉴域外经验做法的基础上，进一步明确了司法适用规则，但并不涉及立案受理问题。医疗损害责任纠纷案件立案要按照立案登记制的要求，依法做到有案必立、有诉必理。 1. 主张医疗机构承担赔偿责任的，应当提交到该医疗机构就诊、受到损害的证据；患者无法提交医疗机构及其医务人员有过错、诊疗活动与损害之间具有因果关系的证据，依法提出医疗损害鉴定申请的，人民法院应予准许。 2. 医疗机构主张不承担责任的，应当就《侵权责任法》第60条第一款规定情形等抗辩事由承担举证证明责任。 3. 对于医疗产品责任纠纷，《解释》也遵循上述思路，规定了患者无法提交使用医疗产品或者输入血液与损害之间具有因果关系证据，依法申请鉴定的，人民法院应予准许。 (三) 关于规范医疗损害鉴定程序问题。由于医学本身的专业性，诊疗护理用药行为有无过错及其与患者损害后果有无因果关系、原因力的大小等往往需要通过鉴定程序来解决。没有医疗损害鉴定，多数医疗损害责任纠纷案件的处理会非常困难，因此，医疗损害鉴定对于医疗损害责任纠纷案件的处理的重要性不言而喻。但实践中存在鉴定程序不规范、鉴定意见公信力不足、鉴定人出庭难等问题，很大程度上影响了案件的公正处理。正因为如此，《解释》依据民事诉讼法有关鉴定程序的规定，基于促进鉴定程序的规范化、科学化，提高鉴定意见的公信力，对医疗损害鉴定意见的采信、鉴定人出庭等问题作了规定。主要有以下几个方面： 1. 针对实践中鉴定人的资质要求不规范以及当事人是选择鉴定机构还是鉴定专家等问题，《解释》明确了医疗损害鉴定的根本在于借助专家的专门知识、技能和经验，辅助法官对专门性事实问题作出判断，以保证案件裁判的公正。因此，《解释》依据民事诉讼法的有关规定，明确了鉴定人应当从具备相应的鉴定能力，符合鉴定要求的专家中选择的基本要求。当然这并不影响当事人通过先选择鉴定机构，再确定鉴定

(续表)

医患纠纷相关法律法规	思考与讨论
	专家的实践做法。人民法院应当根据案件具体情况对鉴定专家作必要审查,确保鉴定专家具备相应鉴定能力。涉及临床医学方面专门性问题的鉴定,应当具备临床医学鉴定方面的资质要求。涉及法医学方面专门性问题的,应当具备法医学方面的资质要求。 2. 针对实践中鉴定材料提交混乱影响鉴定程序正常开展的问题,《解释》明确了当事人应当按照要求提交真实、完整、充分的鉴定材料的基本要求,并对补充提交鉴定材料、鉴定材料的质证作了明确规定。 3. 针对实践中鉴定人资质不符合要求、鉴定期限过长、鉴定意见书写不规范,甚至有的鉴定意见无法作为案件证据使用的问题,《解释》规定了当事人申请或者人民法院依职权委托鉴定的,应当有明确的鉴定内容和要求,对其中需要鉴定的专门性问题和鉴定要求的事项作了具体列举。 4. 医疗损害责任纠纷案件中普遍存在原发疾病、个人体质及诊疗过错等共同作用导致损害发生的多因一果问题,实践中鉴定意见对于原因力的表述不一,影响了人民法院对鉴定意见的准确采信。针对这一问题,《解释》根据《侵权责任法》的基本理论,从人民法院裁判案件的角度对医疗损害责任中诊疗行为与患者自身疾病等其他造成患者损害的原因之间的原因力大小区分了六种情形予以规定,从而规范鉴定意见对原因力问题的写法,以便人民法院更准确的确定当事人之间的责任。 (四)关于医疗损害鉴定意见的质证问题。《解释》主要从强化鉴定人出庭作证程序和明确适用专家辅助人制度两个方面作出了规定,既弥补当事人尤其是患者一方对鉴定意见专业性方面举证能力的不足,又充分发挥庭审作用,为人民法院依法准确认定案件事实提供程序保障。2012年修订的《民事诉讼法》第78条明确规定了鉴定人出庭作证的具体情形及相应法律后果。鉴定人出庭作证难的问题在更加依赖鉴定意见的医疗损害责任纠纷案件中更加突出,相应的规范鉴定人出庭作证程序对于医疗损害责任纠纷的处理就显得更加重要。为此,《解释》依据《民事诉讼法》的有关规定,在明确规定鉴定意见的质证要求的基础上,细化了医疗损害责任纠纷中鉴定人出庭作证的程序要求。同时,考虑到医疗损害纠纷案件本身的专业性特点,有必要发挥专家辅助人制度对于依法妥善解决医疗纠纷的重要作用。实践中对专家辅助人提出意见的证据定性及效力问题存有争议,这一问题在医疗损害责任纠纷中较为突出。为增强当事人对鉴定意见进行质证的能力,充分发挥庭审实质作用,《解释》依据《民事诉讼法》第79条的规定,对医疗损害责任纠纷中的专家辅助人制度作了规定,突出强调该专家辅助人须具有医学专门知识,并在参考其他相关司法解释的基础上,明确了专家辅助人所提意见经过质证,可以作为认定事实的根据。 (五)关于人民法院采信当事人自行委托鉴定人作出的医疗损害鉴定意见问题。审判实践中,当事人自行委托鉴定的情形不在少数,对此效力认定的问题,存有较大争议。普遍认为,当事人一方自行委托鉴定存在明显的弊端,由此作出的鉴定意见往往仅会对委托鉴定的一方当事人有利,欠缺公正性。调研中也有意见指出,自行委托鉴定对于诉前解决医疗纠纷具有一定的积极意义。因此,为保证鉴定意见的信服力,推动当事人依法启动鉴定程序,经过慎重考虑,《解释》就医疗损害鉴定中单方委托鉴定的问题,适当提高了人民法院采信自行委托鉴定意见的门槛,规定了一方当事人自行委托鉴定作出的医疗损害鉴定意见,在另一方当事人认可的情况下,人民法院可以对该鉴定意见予以采信。同时,对于双方当事人共同自行委托鉴定的情形,基于当事人处分原则,对此应予准许,这在价值导向上也有利于通过诉前调解等方式化解矛盾。如果一方当事人对双方共同委托而作出的鉴定意见不认可,则应当提出明确的异议内容并予以质证;在该异议不成立的情况下,人民法院应当采信该鉴定意见。 (六)关于对紧急救治情形的法律适用问题。《侵权责任法》第56条规定了紧急情况下医疗机构实施紧急医疗措施的内容,但实践中对于如何认识该条中"难以取得患者或者其近亲属同意"以及紧急救助情形下的责任承担问题分歧较大,亟需进一步明确。在深入调研、反复论证的基础上,《解释》对因救治生命垂危的患者等紧急情况且不能取得患者近亲属意见的情形作出细化规定的基础上,本着鼓励和维护医疗机构在患者处于紧急情况下积极施救的价值导向,规定对于抢救生命垂危的患者等紧急情况,不能取得患者或者其近亲属意见的,医务人员经医疗机构负责人或者授权的负责人批准立即实施相应的医疗措施,患者因此请求医疗机构承担赔偿责任的,人民法院不予支持。同时,对于医疗机构怠于立即实施相应的医疗措施,导致患者受到损害的,《解释》也明确规定了医疗机构应当承担相应的赔偿责任。这样不仅有利于指导实务操作,有利于规范医疗机构行为,也有利于保障生命垂危等紧急情况下患者得到及时救治,维护其生命、健康权益。 (七)关于对医疗产品责任纠纷案件中适用惩罚性赔偿问题。《侵权责任法》在产品责任一章中确立了惩罚性赔偿制度,其目的在于通过制裁故意将缺陷产品投放市场并且已经造成了使用人严重人身损害的行为,督促生产者、经营者规范其行为,以充分保护产品使用人的合法权益。医疗产品事关广大人民群众生命健康,从某种意义上讲,缺陷医疗产品的危害较普通产品的危害更为严重。在医疗产品责任纠纷中适用惩罚性赔偿,对于规范医疗领域存在的医疗产品市场不规范、制售假冒伪劣医疗产品屡禁不止等问题具有重要意义。由于《侵权责任法》第47条并没有规定相应的惩罚性赔偿的标准,经过慎重考虑,《解释》参照《消费者权益保护法》第55条第二款的规定,明确规定了医疗产品的生产者明知医疗产品存在缺陷仍然生产或者医疗产品的销售者明知医疗产品存在缺陷仍然销售的,造成患者死亡或者健康严重损害,患者请求生产者或者销售者赔偿损失及所受损失两倍以下的惩罚性赔偿的,人民法院应予支持。这对于威慑或者阻遏明知医疗产品存在缺陷仍然生产、销售的行为,维护广大人民群众的生命健康利益,具有重要而积极的作用。

附1：医疗纠纷预防和处理条例(中华人民共和国国务院令 第701号)

第一章 总 则

第一条 为了预防和妥善处理医疗纠纷，保护医患双方的合法权益，维护医疗秩序，保障医疗安全，制定本条例。

第二条 本条例所称医疗纠纷，是指医患双方因诊疗活动引发的争议。

第三条 国家建立医疗质量安全管理体系，深化医药卫生体制改革，规范诊疗活动，改善医疗服务，提高医疗质量，预防、减少医疗纠纷。

在诊疗活动中，医患双方应当互相尊重，维护自身权益应当遵守有关法律、法规的规定。

第四条 处理医疗纠纷，应当遵循公平、公正、及时的原则，实事求是，依法处理。

第五条 县级以上人民政府应当加强对医疗纠纷预防和处理工作的领导、协调，将其纳入社会治安综合治理体系，建立部门分工协作机制，督促部门依法履行职责。

第六条 卫生主管部门负责指导、监督医疗机构做好医疗纠纷的预防和处理工作，引导医患双方依法解决医疗纠纷。

司法行政部门负责指导医疗纠纷人民调解工作。

公安机关依法维护医疗机构治安秩序，查处、打击侵害患者和医务人员合法权益以及扰乱医疗秩序等违法犯罪行为。

财政、民政、保险监督管理等部门和机构按照各自职责做好医疗纠纷预防和处理的有关工作。

第七条 国家建立完善医疗风险分担机制，发挥保险机制在医疗纠纷处理中的第三方赔付和医疗风险社会化分担的作用，鼓励医疗机构参加医疗责任保险，鼓励患者参加医疗意外保险。

第八条 新闻媒体应当加强医疗卫生法律、法规和医疗卫生常识的宣传，引导公众理性对待医疗风险；报道医疗纠纷，应当遵守有关法律、法规的规定，恪守职业道德，做到真实、客观、公正。

第二章 医疗纠纷预防

第九条 医疗机构及其医务人员在诊疗活动中应当以患者为中心，加强人文关怀，严格遵守医疗卫生法律、法规、规章和诊疗相关规范、常规，恪守职业道德。

医疗机构应当对其医务人员进行医疗卫生法律、法规、规章和诊疗相关规范、常规的培训，并加强职业道德教育。

第十条 医疗机构应当制定并实施医疗质量安全管理制度，设置医疗服务质量监控部门或者配备专(兼)职人员，加强对诊断、治疗、护理、药事、检查等工作的规范化管理，优化服务流程，提高服务水平。

医疗机构应当加强医疗风险管理，完善医疗风险的识别、评估和防控措施，定期检查措施落实情况，及时消除隐患。

第十一条 医疗机构应当按照国务院卫生主管部门制定的医疗技术临床应用管理规定，开展与其技术能力相适应的医疗技术服务，保障临床应用安全，降低医疗风险；采用医疗新技术的，应当开展技术评估和伦理审查，确保安全有效、符合伦理。

第十二条 医疗机构应当依照有关法律、法规的规定，严格执行药品、医疗器械、消毒药剂、血液等的进货查验、保管等制度。禁止使用无合格证明文件、过期等不合格的药品、医疗器械、消毒药剂、血液等。

第十三条 医务人员在诊疗活动中应当向患者说明病情和医疗措施。需要实施手术，或者开展临床试验等存在一定危险性、可能产生不良后果的特殊检查、特殊治疗的，医务人员应当及时向患者说明医疗风险、替代医疗方案等情况，并取得其书面同意；在患者处于昏迷等无法自主作出决定的状态或者病情不宜向患者说明等情形下，应当向患者的近亲属说明，并取得其书面同意。

紧急情况下不能取得患者或者其近亲属意见的，经医疗机构负责人或者授权的负责人批准，可以立即实施相应的医疗措施。

第十四条 开展手术、特殊检查、特殊治疗等具有较高医疗风险的诊疗活动，医疗机构应当提前预备应对方案，主动防范突发风险。

第十五条 医疗机构及其医务人员应当按照国务院卫生主管部门的规定，填写并妥善保管病历资料。

因紧急抢救未能及时填写病历的，医务人员应当在抢救结束后6小时内据实补记，并加以说明。

任何单位和个人不得篡改、伪造、隐匿、毁灭或者抢夺病历资料。

第十六条 患者有权查阅、复制其门诊病历、住院志、体温单、医嘱单、化验单(检验报告)、医学影像检查资料、特殊检查同意书、手术同意书、手术及麻醉记录、病理资料、护理记录、医疗费用以及国务院卫生主管部门规定的其他属于病历的全部资料。

患者要求复制病历资料的，医疗机构应当提供复制服务，并在复制的病历资料上加盖证明印记。复制病历资料时，应当有患者或者其近亲属在场。医疗机构应患者的要求为其复制病历资料，可以收取工本费，收费标准应当公开。

患者死亡的，其近亲属可以依照本条例的规定，查阅、复制病历资料。

第十七条 医疗机构应当建立健全医患沟通机制，对患者在诊疗过程中提出的咨询、意见和建议，应当耐心解释、说明，并按照规定进行处理；对患者就诊疗行为提出的疑问，应当及时予以核实、自查，并指定有关人员与患者或者其近亲属沟通，如实说明情况。

第十八条 医疗机构应当建立健全投诉接待制度，设置统一的投诉管理部门或者配备专(兼)职人员，在医疗机构显著位置公布医疗纠纷解决途径、程序和联系方式等，方便患者投诉或者咨询。

第十九条 卫生主管部门应当督促医疗机构落实医疗质量安全管理制度，组织开展医疗质量安全评估，分析医疗质量安全信息，针对发现的风险制定防范措施。

第二十条 患者应当遵守医疗秩序和医疗机构有关就诊、治疗、检查的规定，如实提供与病情有关的信息，配合医务人员开展诊疗活动。

第二十一条 各级人民政府应当加强健康促进与教育工作，普及健康科学知识，提高公众对疾病治疗等医学科学知识的认知水平。

第三章 医疗纠纷处理

第二十二条 发生医疗纠纷,医患双方可以通过下列途径解决:
(一)双方自愿协商;
(二)申请人民调解;
(三)申请行政调解;
(四)向人民法院提起诉讼;
(五)法律、法规规定的其他途径。

第二十三条 发生医疗纠纷,医疗机构应当告知患者或者其近亲属下列事项:
(一)解决医疗纠纷的合法途径;
(二)有关病历资料、现场实物封存和启封的规定;
(三)有关病历资料查阅、复制的规定。
患者死亡的,还应当告知其近亲属有关尸检的规定。

第二十四条 发生医疗纠纷需要封存、启封病历资料的,应当在医患双方在场的情况下进行。封存的病历资料可以是原件,也可以是复制件,由医疗机构保管。病历尚未完成需要封存的,对已完成病历先行封存;病历按照规定完成后,再对后续完成部分进行封存。医疗机构应当对封存的病历开列封存清单,由医患双方签字或者盖章,各执一份。
病历资料封存后医疗纠纷已经解决,或者患者在病历资料封存满3年未再提出解决医疗纠纷要求的,医疗机构可以自行启封。

第二十五条 疑似输液、输血、注射、用药等引起不良后果的,医患双方应当共同对现场实物进行封存、启封,封存的现场实物由医疗机构保管。需要检验的,应当由双方共同委托依法具有检验资格的检验机构进行检验;双方无法共同委托的,由医疗机构所在地县级人民政府卫生主管部门指定。
疑似输血引起不良后果,需要对血液进行封存保留的,医疗机构应当通知提供该血液的血站派员到场。
现场实物封存后医疗纠纷已经解决,或者患者在现场实物封存满3年未再提出解决医疗纠纷要求的,医疗机构可以自行启封。

第二十六条 患者死亡,医患双方对死因有异议的,应当在患者死亡后48小时内进行尸检;具备尸体冻存条件的,可以延长至7日。尸检应当经死者近亲属同意并签字,拒绝签字的,视为死者近亲属不同意进行尸检。不同意或者拖延尸检,超过规定时间,影响对死因判定的,由不同意或者拖延的一方承担责任。
尸检应当由按照国家有关规定取得相应资格的机构和专业技术人员进行。
医患双方可以委派代表观察尸检过程。

第二十七条 患者在医疗机构内死亡的,尸体应当立即移放太平间或者指定的场所,死者尸体存放时间一般不得超过14日。逾期不处理的尸体,由医疗机构在向所在地县级人民政府卫生主管部门和公安机关报告后,按照规定处理。

第二十八条 发生重大医疗纠纷的,医疗机构应当按照规定向所在地县级以上地方人民政府卫生主管部门报告。卫生主管部门接到报告后,应当及时了解掌握情况,引导医患双方通过合法途径解决纠纷。

第二十九条 医患双方应当依法维护医疗秩序。任何单位和个人不得实施危害患者和医务人员人身安全、扰乱医疗秩序的行为。
医疗纠纷中发生涉嫌违反治安管理行为或者犯罪行为的,医疗机构应当立即向所在地公安机关报案。公安机关应当及时采取措施,依法处置,维护医疗秩序。

第三十条 医患双方选择协商解决医疗纠纷的,应当在专门场所协商,不得影响正常医疗秩序。医患双方人数较多的,应当推举代表进行协商,每方代表人数不超过5人。
协商解决医疗纠纷应当坚持自愿、合法、平等的原则,尊重当事人的权利,尊重客观事实。医患双方应当文明、理性表达意见和要求,不得有违法行为。
协商确定赔付金额应当以事实为依据,防止畸高或者畸低。对分歧较大或者索赔数额较高的医疗纠纷,鼓励医患双方通过人民调解的途径解决。
医患双方经协商达成一致的,应当签署书面和解协议书。

第三十一条 申请医疗纠纷人民调解的,由医患双方共同向医疗纠纷人民调解委员会提出申请;一方申请调解的,医疗纠纷人民调解委员会在征得另一方同意后进行调解。
申请人可以以书面或者口头形式申请调解。书面申请的,申请书应当载明申请人的基本情况、申请调解的争议事项和理由等;口头申请的,医疗纠纷人民调解员应当当场记录申请人的基本情况、申请调解的争议事项和理由等,并经申请人签字确认。
医疗纠纷人民调解委员会获悉医疗机构内发生重大医疗纠纷,可以主动开展工作,引导医患双方申请调解。
当事人已经向人民法院提起诉讼并已被受理,或者已经申请卫生主管部门调解并已被受理的,医疗纠纷人民调解委员会不予受理;已经受理的,终止调解。

第三十二条 设立医疗纠纷人民调解委员会,应当遵守《中华人民共和国人民调解法》的规定,并符合本地区实际需要。医疗纠纷人民调解委员会应当自设立之日起30个工作日内向所在地县级以上地方人民政府司法行政部门备案。
医疗纠纷人民调解委员会应当根据具体情况,聘任一定数量的具有医学、法学等专业知识且热心调解工作的人员担任专(兼)职医疗纠纷人民调解员。

医疗纠纷人民调解委员会调解医疗纠纷,不得收取费用。医疗纠纷人民调解工作所需经费按照国务院财政、司法行政部门的有关规定执行。

第三十三条 医疗纠纷人民调解委员会调解医疗纠纷时,可以根据需要咨询专家,并可以从本条例第三十五条规定的专家库中选取专家。

第三十四条 医疗纠纷人民调解委员会调解医疗纠纷,需要进行医疗损害鉴定以明确责任的,由医患双方共同委托医学会或者司法鉴定机构进行鉴定,也可以经医患双方同意,由医疗纠纷人民调解委员会委托鉴定。

医学会或者司法鉴定机构接受委托从事医疗损害鉴定,应当由鉴定事项所涉专业的临床医学、法医学等专业人员进行鉴定;医学会或者司法鉴定机构没有相关专业人员的,应当从本条例第三十五条规定的专家库中抽取相关专业专家进行鉴定。

医学会或者司法鉴定机构开展医疗损害鉴定,应当执行规定的标准和程序,尊重科学,恪守职业道德,对出具的医疗损害鉴定意见负责,不得出具虚假鉴定意见。医疗损害鉴定的具体管理办法由国务院卫生、司法行政部门共同制定。

鉴定费预先向医患双方收取,最终按照责任比例承担。

第三十五条 医疗损害鉴定专家库由设区的市级以上人民政府卫生、司法行政部门共同设立。专家库应当包含医学、法学、法医学等领域的专家。聘请专家进入专家库,不受行政区域的限制。

第三十六条 医学会、司法鉴定机构作出的医疗损害鉴定意见应当载明并详细论述下列内容:
(一)是否存在医疗损害以及损害程度;
(二)是否存在医疗过错;
(三)医疗过错与医疗损害是否存在因果关系;
(四)医疗过错在医疗损害中的责任程度。

第三十七条 咨询专家、鉴定人员有下列情形之一的,应当回避,当事人也可以以口头或者书面形式申请其回避:
(一)是医疗纠纷当事人或者当事人的近亲属;
(二)与医疗纠纷有利害关系;
(三)与医疗纠纷当事人有其他关系,可能影响医疗纠纷公正处理的。

第三十八条 医疗纠纷人民调解委员会应当自受理之日起30个工作日内完成调解。需要鉴定的,鉴定时间不计入调解期限。因特殊情况需要延长调解期限的,医疗纠纷人民调解委员会和医患双方可以约定延长调解期限。超过调解期限未达成调解协议的,视为调解不成。

第三十九条 医患双方经人民调解达成一致的,医疗纠纷人民调解委员会应当制作调解协议书。调解协议书经医患双方签字或者盖章、人民调解员签字并加盖医疗纠纷人民调解委员会印章后生效。

达成调解协议的,医疗纠纷人民调解委员会应当告知医患双方可以依法向人民法院申请司法确认。

第四十条 医患双方申请医疗纠纷行政调解的,应当参照本条例第三十一条第一款、第二款的规定向医疗纠纷发生地县级人民政府卫生主管部门提出申请。

卫生主管部门应当自收到申请之日起5个工作日内作出是否受理的决定。当事人已经向人民法院提起诉讼并且被受理,或者已经申请医疗纠纷人民调解委员会调解并且已被受理的,卫生主管部门不予受理;已经受理的,终止调解。

卫生主管部门应当自受理之日起30个工作日内完成调解。需要鉴定的,鉴定时间不计入调解期限。超过调解期限未达成调解协议的,视为调解不成。

第四十一条 卫生主管部门调解医疗纠纷需要进行专家咨询的,可以从本条例第三十五条规定的专家库中抽取专家;医患双方认为需要进行医疗损害鉴定以明确责任的,参照本条例第三十四条的规定进行鉴定。

医患双方经卫生主管部门调解达成一致的,应当签署调解协议书。

第四十二条 医疗纠纷人民调解委员会及其人民调解员、卫生主管部门及其工作人员应当对医患双方的个人隐私等事项予以保密。

未经医患双方同意,医疗纠纷人民调解委员会、卫生主管部门不得公开进行调解,也不得公开调解协议的内容。

第四十三条 发生医疗纠纷,当事人协商、调解不成的,可以依法向人民法院提起诉讼。当事人也可以直接向人民法院提起诉讼。

第四十四条 发生医疗纠纷,需要赔偿的,赔付金额依照法律的规定确定。

第四章 法律责任

第四十五条 医疗机构篡改、伪造、隐匿、毁灭病历资料的,对直接负责的主管人员和其他直接责任人员,由县级以上人民政府卫生主管部门给予或者责令给予降低岗位等级或者撤职的处分,对有关医务人员责令暂停6个月以上1年以下执业活动;造成严重后果的,对直接负责的主管人员和其他直接责任人员给予或者责令给予开除的处分,对有关医务人员由原发证部门吊销执业证书;构成犯罪的,依法追究刑事责任。

第四十六条 医疗机构将未通过技术评估和伦理审查的医疗新技术应用于临床的,由县级以上人民政府卫生主管部门没收违法所得,并处5万元以上10万元以下罚款,对直接负责的主管人员和其他直接责任人员给予或者责令给予降低岗位等级或者撤职的处分,对有关医务人员责令暂停6个月以上1年以下执业活动;情节严重的,对直接负责的主管人员和其他直接责任人员给予或者责令给予开除的处分,对有关医务人员由原发证部门吊销执业证书;构成犯罪的,依法追究刑事责任。

第四十七条 医疗机构及其医务人员有下列情形之一的,由县级以上人民政府卫生主管部门责令改正,给予警告,并处1万元以上5万元以下罚款;情节严重的,对直接负责的主管人员和其他直接责任人员给予或者责令给予降低岗位等级或者撤职的处分,对有关医务人员可以责令暂停1个月以上6个月以下执业活动;构成犯罪的,依法追究刑事责任:
(一)未按规定制定和实施医疗质量安全管理制度;

（二）未按规定告知患者病情、医疗措施、医疗风险、替代医疗方案等；
（三）开展具有较高医疗风险的诊疗活动，未提前预备应对方案防范突发风险；
（四）未按规定填写、保管病历资料，或者未按规定补记抢救病历；
（五）拒绝为患者提供查阅、复制病历资料服务；
（六）未建立投诉接待制度、设置统一投诉管理部门或者配备专（兼）职人员；
（七）未按规定封存、保管、启封病历资料和现场实物；
（八）未按规定向卫生主管部门报告重大医疗纠纷；
（九）其他未履行本条例规定义务的情形。

第四十八条 医学会、司法鉴定机构出具虚假医疗损害鉴定意见的，由县级以上人民政府卫生、司法行政部门依据职责没收违法所得，并处5万元以上10万元以下罚款，对该医学会、司法鉴定机构和有关鉴定人员责令暂停3个月以上1年以下医疗损害鉴定业务，对直接负责的主管人员和其他直接责任人员给予或者责令给予降低岗位等级或者撤职的处分；情节严重的，该医学会、司法鉴定机构和有关鉴定人员5年内不得从事医疗损害鉴定业务或者撤销登记，对直接负责的主管人员和其他直接责任人员给予或者责令给予开除的处分；构成犯罪的，依法追究刑事责任。

第四十九条 尸检机构出具虚假尸检报告的，由县级以上人民政府卫生、司法行政部门依据职责没收违法所得，并处5万元以上10万元以下罚款，对该尸检机构和有关尸检专业技术人员责令暂停3个月以上1年以下尸检业务，对直接负责的主管人员和其他直接责任人员给予或者责令给予降低岗位等级或者撤职的处分；情节严重的，撤销该尸检机构和有关尸检专业技术人员的尸检资格，对直接负责的主管人员和其他直接责任人员给予或者责令给予开除的处分；构成犯罪的，依法追究刑事责任。

第五十条 医疗纠纷人民调解员有下列行为之一的，由医疗纠纷人民调解委员会给予批评教育、责令改正；情节严重的，依法予以解聘：
（一）偏袒一方当事人；
（二）侮辱当事人；
（三）索取、收受财物或者牟取其他不正当利益；
（四）泄露医患双方个人隐私等事项。

第五十一条 新闻媒体编造、散布虚假医疗纠纷信息的，由有关主管部门依法给予处罚；给公民、法人或者其他组织的合法权益造成损害的，依法承担消除影响、恢复名誉、赔偿损失、赔礼道歉等民事责任。

第五十二条 县级以上人民政府卫生主管部门和其他有关部门及其工作人员在医疗纠纷预防和处理工作中，不履行职责或者滥用职权、玩忽职守、徇私舞弊的，由上级人民政府卫生等有关部门或者监察机关责令改正，依法对直接负责的主管人员和其他直接责任人员给予处分；构成犯罪的，依法追究刑事责任。

第五十三条 医患双方在医疗纠纷处理中，造成人身、财产或者其他损害的，依法承担民事责任；构成违反治安管理行为的，由公安机关依法给予治安管理处罚；构成犯罪的，依法追究刑事责任。

第五章 附 则

第五十四条 军队医疗机构的医疗纠纷预防和处理办法，由中央军委机关有关部门会同国务院卫生主管部门依据本条例制定。
第五十五条 对诊疗活动中医疗事故的行政调查处理，依照《医疗事故处理条例》的相关规定执行。
第五十六条 本条例自2018年10月1日起施行。

附2：中华人民共和国侵权责任

第一章 一般规定

第一条 为保护民事主体的合法权益，明确侵权责任，预防并制裁侵权行为，促进社会和谐稳定，制定本法。
第二条 侵害民事权益，应当依照本法承担侵权责任。
本法所称民事权益，包括生命权、健康权、姓名权、名誉权、荣誉权、肖像权、隐私权、婚姻自主权、监护权、所有权、用益物权、担保物权、著作权、专利权、商标专用权、发现权、股权、继承权等人身、财产权益。
第三条 被侵权人有权请求侵权人承担侵权责任。
第四条 侵权人因同一行为应当承担行政责任或者刑事责任的，不影响依法承担侵权责任。
因同一行为应当承担侵权责任和行政责任、刑事责任，侵权人的财产不足以支付的，先承担侵权责任。
第五条 其他法律对侵权责任另有特别规定的，依照其规定。

第二章 责任构成和责任方式

第六条 行为人因过错侵害他人民事权益，应当承担侵权责任。
根据法律规定推定行为人有过错，行为人不能证明自己没有过错的，应当承担侵权责任。
第七条 行为人损害他人民事权益，不论行为人有无过错，法律规定应当承担侵权责任的，依照其规定。
第八条 二人以上共同实施侵权行为，造成他人损害的，应当承担连带责任。

第九条　教唆、帮助他人实施侵权行为的,应当与行为人承担连带责任。

教唆、帮助无民事行为能力人、限制民事行为能力人实施侵权行为的,应当承担侵权责任;该无民事行为能力人、限制民事行为能力人的监护人未尽到监护责任的,应当承担相应的责任。

第十条　二人以上实施危及他人人身、财产安全的行为,其中一人或者数人的行为造成他人损害,能够确定具体侵权人的,由侵权人承担责任;不能确定具体侵权人的,行为人承担连带责任。

第十一条　二人以上分别实施侵权行为造成同一损害,每个人的侵权行为都足以造成全部损害的,行为人承担连带责任。

第十二条　二人以上分别实施侵权行为造成同一损害,能够确定责任大小的,各自承担相应的责任;难以确定责任大小的,平均承担赔偿责任。

第十三条　法律规定承担连带责任的,被侵权人有权请求部分或者全部连带责任人承担责任。

第十四条　连带责任人根据各自责任大小确定相应的赔偿数额;难以确定责任大小的,平均承担赔偿责任。

支付超出自己赔偿数额的连带责任人,有权向其他连带责任人追偿。

第十五条　承担侵权责任的方式主要有:

(一)停止侵害;
(二)排除妨碍;
(三)消除危险;
(四)返还财产;
(五)恢复原状;
(六)赔偿损失;
(七)赔礼道歉;
(八)消除影响、恢复名誉。

以上承担侵权责任的方式,可以单独适用,也可以合并适用。

第十六条　侵害他人造成人身损害的,应当赔偿医疗费、护理费、交通费等为治疗和康复支出的合理费用,以及因误工减少的收入。造成残疾的,还应当赔偿残疾生活辅助具费和残疾赔偿金。造成死亡的,还应当赔偿丧葬费和死亡赔偿金。

第十七条　因同一侵权行为造成多人死亡的,可以以相同数额确定死亡赔偿金。

第十八条　被侵权人死亡的,其近亲属有权请求侵权人承担侵权责任。被侵权人为单位,该单位分立、合并的,承继权利的单位有权请求侵权人承担侵权责任。

被侵权人死亡的,支付被侵权人医疗费、丧葬费等合理费用的人有权请求侵权人赔偿费用,但侵权人已支付该费用的除外。

第十九条　侵害他人财产的,财产损失按照损失发生时的市场价格或者其他方式计算。

第二十条　侵害他人人身权益造成财产损失的,按照被侵权人因此受到的损失赔偿;被侵权人的损失难以确定,侵权人因此获得利益的,按照其获得的利益赔偿;侵权人因此获得的利益难以确定,被侵权人和侵权人就赔偿数额协商不一致,向人民法院提起诉讼的,由人民法院根据实际情况确定赔偿数额。

第二十一条　侵权行为危及他人人身、财产安全的,被侵权人可以请求侵权人承担停止侵害、排除妨碍、消除危险等侵权责任。

第二十二条　侵害他人人身权益,造成他人严重精神损害的,被侵权人可以请求精神损害赔偿。

第二十三条　因防止、制止他人民事权益被侵害而使自己受到损害的,由侵权人承担责任。侵权人逃逸或者无力承担责任,被侵权人请求补偿的,受益人应当给予适当补偿。

第二十四条　受害人和行为人对损害的发生都没有过错的,可以根据实际情况,由双方分担损失。

第二十五条　损害发生后,当事人可以协商赔偿费用的支付方式。协商不一致的,赔偿费用应当一次性支付;一次性支付确有困难的,可以分期支付,但应提供相应的担保。

第三章　不承担责任和减轻责任的情形

第二十六条　被侵权人对损害的发生也有过错的,可以减轻侵权人的责任。

第二十七条　损害是因受害人故意造成的,行为人不承担责任。

第二十八条　损害是因第三人造成的,第三人应当承担侵权责任。

第二十九条　因不可抗力造成他人损害的,不承担责任。法律另有规定的,依照其规定。

第三十条　因正当防卫造成损害的,不承担责任。正当防卫超过必要的限度,造成不应有的损害的,正当防卫人应当承担适当的责任。

第三十一条　因紧急避险造成损害的,由引起险情发生的人承担责任。如果危险是由自然原因引起的,紧急避险人不承担责任或者给予适当补偿。紧急避险采取措施不当或者超过必要的限度,造成不应有的损害的,紧急避险人应当承担适当的责任。

第四章　关于责任主体的特殊规定

第三十二条　无民事行为能力人、限制民事行为能力人造成他人损害的,由监护人承担侵权责任。监护人尽到监护责任的,可以减轻其侵权责任。

有财产的无民事行为能力人、限制民事行为能力人造成他人损害的,从本人财产中支付赔偿费用。不足部分,由监护人赔偿。

第三十三条 完全民事行为能力人对自己的行为暂时没有意识或者失去控制造成他人损害有过错的,应当承担侵权责任;没有过错的,根据行为人的经济状况对受害人适当补偿。

完全民事行为能力人因醉酒、滥用麻醉药品或者精神药品对自己的行为暂时没有意识或者失去控制造成他人损害的,应当承担侵权责任。

第三十四条 用人单位的工作人员因执行工作任务造成他人损害的,由用人单位承担侵权责任。

劳务派遣期间,被派遣的工作人员因执行工作任务造成他人损害的,由接受劳务派遣的用工单位承担侵权责任;劳务派遣单位有过错的,承担相应的补充责任。

第三十五条 个人之间形成劳务关系,提供劳务一方因劳务造成他人损害的,由接受劳务一方承担侵权责任。提供劳务一方因劳务自己受到损害的,根据双方各自的过错承担相应的责任。

第三十六条 网络用户、网络服务提供者利用网络侵害他人民事权益的,应当承担侵权责任。

网络用户利用网络服务实施侵权行为的,被侵权人有权通知网络服务提供者采取删除、屏蔽、断开链接等必要措施。网络服务提供者接到通知后未及时采取必要措施的,对损害的扩大部分与该网络用户承担连带责任。

网络服务提供者知道网络用户利用其网络服务侵害他人民事权益,未采取必要措施的,与该网络用户承担连带责任。

第三十七条 宾馆、商场、银行、车站、娱乐场所等公共场所的管理人或者群众性活动的组织者,未尽到安全保障义务,造成他人损害的,应当承担侵权责任。

因第三人的行为造成他人损害的,由第三人承担侵权责任;管理人或者组织者未尽到安全保障义务的,承担相应的补充责任。

第三十八条 无民事行为能力人在幼儿园、学校或者其他教育机构学习、生活期间受到人身损害的,幼儿园、学校或者其他教育机构应当承担责任,但能够证明尽到教育、管理职责的,不承担责任。

第三十九条 限制民事行为能力人在学校或者其他教育机构学习、生活期间受到人身损害,学校或者其他教育机构未尽到教育、管理职责的,应当承担责任。

第四十条 无民事行为能力人或者限制民事行为能力人在幼儿园、学校或者其他教育机构学习、生活期间,受到幼儿园、学校或者其他教育机构以外的人员人身损害的,由侵权人承担侵权责任;幼儿园、学校或者其他教育机构未尽到管理职责的,承担相应的补充责任。

第五章 产品责任

第四十一条 因产品存在缺陷造成他人损害的,生产者应当承担侵权责任。

第四十二条 因销售者的过错使产品存在缺陷,造成他人损害的,销售者应当承担侵权责任。

销售者不能指明缺陷产品的生产者也不能指明缺陷产品的供货者的,销售者应当承担侵权责任。

第四十三条 因产品存在缺陷造成损害的,被侵权人可以向产品的生产者请求赔偿,也可以向产品的销售者请求赔偿。

产品缺陷由生产者造成的,销售者赔偿后,有权向生产者追偿。

因销售者的过错使产品存在缺陷的,生产者赔偿后,有权向销售者追偿。

第四十四条 因运输者、仓储者等第三人的过错使产品存在缺陷,造成他人损害的,产品的生产者、销售者赔偿后,有权向第三人追偿。

第四十五条 因产品缺陷危及他人人身、财产安全的,被侵权人有权请求生产者、销售者承担排除妨碍、消除危险等侵权责任。

第四十六条 产品投入流通后发现存在缺陷的,生产者、销售者应当及时采取警示、召回等补救措施。未及时采取补救措施或者补救措施不力造成损害的,应当承担侵权责任。

第四十七条 明知产品存在缺陷仍然生产、销售,造成他人死亡或者健康严重损害的,被侵权人有权请求相应的惩罚性赔偿。

第六章 机动车交通事故责任

第四十八条 机动车发生交通事故造成损害的,依照道路交通安全法的有关规定承担赔偿责任。

第四十九条 因租赁、借用等情形机动车所有人与使用人不是同一人时,发生交通事故后属于该机动车一方责任的,由保险公司在机动车强制保险责任限额范围内予以赔偿。不足部分,由机动车使用人承担赔偿责任;机动车所有人对损害的发生有过错的,承担相应的赔偿责任。

第五十条 当事人之间已经以买卖等方式转让并交付机动车但未办理所有权转移登记,发生交通事故后属于该机动车一方责任的,由保险公司在机动车强制保险责任限额范围内予以赔偿,不足部分,由受让人承担赔偿责任。

第五十一条 以买卖等方式转让拼装或者已达到报废标准的机动车,发生交通事故造成损害的,由转让人和受让人承担连带责任。

第五十二条 盗窃、抢劫或者抢夺的机动车发生交通事故造成损害的,由盗窃人、抢劫人或者抢夺人承担赔偿责任。保险公司在机动车强制保险责任限额范围内垫付抢救费用的,有权向交通事故责任人追偿。

第五十三条 机动车驾驶人发生交通事故后逃逸,该机动车参加强制保险的,由保险公司在机动车强制保险责任限额范围内予以赔偿;机动车不明或者该机动车未参加强制保险,需要支付被侵权人人身伤亡的抢救、丧葬等费用的,由道路交通事故社会救助基金垫付。道路交通事故社会救助基金垫付后,其管理机构有权向交通事故责任人追偿。

第七章 医疗损害责任

第五十四条 患者在诊疗活动中受到损害,医疗机构及其医务人员有过错的,由医疗机构承担赔偿责任。

第五十五条 医务人员在诊疗活动中应当向患者说明病情和医疗措施。需要实施手术、特殊检查、特殊治疗的,医务人员应当及时向患者说明医疗风险、替代医疗方案等情况,并取得其书面同意;不宜向患者说明的,应当向患者的近亲属说明,并取得书面同意。

医务人员未尽到前款义务,造成患者损害的,医疗机构应当承担赔偿责任。

第五十六条 因抢救生命垂危的患者等紧急情况,不能取得患者或者其近亲属意见的,经医疗机构负责人或者授权的负责人批准,可以立即实施相应的医疗措施。

第五十七条 医务人员在诊疗活动中未尽到与当时的医疗水平相应的诊疗义务,造成患者损害的,医疗机构应当承担赔偿责任。

第五十八条 患者有损害,因下列情形之一的,推定医疗机构有过错:

(一)违反法律、行政法规、规章以及其他有关诊疗规范的规定;

(二)隐匿或者拒绝提供与纠纷有关的病历资料;

(三)伪造、篡改或者销毁病历资料。

第五十九条 因药品、消毒药剂、医疗器械的缺陷,或者输入不合格的血液造成患者损害的,患者可以向生产者或者血液提供机构请求赔偿,也可以向医疗机构请求赔偿。患者向医疗机构请求赔偿的,医疗机构赔偿后,有权向负有责任的生产者或者血液提供机构追偿。

第六十条 患者有损害,因下列情形之一的,医疗机构不承担赔偿责任:

(一)患者或者其近亲属不配合医疗机构进行符合诊疗规范的诊疗;

(二)医务人员在抢救生命垂危的患者等紧急情况下已经尽到合理诊疗义务;

(三)限于当时的医疗水平难以诊疗。

前款第一项情形中,医疗机构及其医务人员也有过错的,应当承担相应的赔偿责任。

第六十一条 医疗机构及其医务人员应当按照规定填写并妥善保管住院志、医嘱单、检验报告、手术及麻醉记录、病理资料、护理记录、医疗费用等病历资料。

患者要求查阅、复制前款规定的病历资料的,医疗机构应当提供。

第六十二条 医疗机构及其医务人员应当对患者的隐私保密。泄露患者隐私或者未经患者同意公开其病历资料,造成患者损害的,应当承担侵权责任。

第六十三条 医疗机构及其医务人员不得违反诊疗规范实施不必要的检查。

第六十四条 医疗机构及其医务人员的合法权益受法律保护。干扰医疗秩序,妨害医务人员工作、生活的,应当依法承担法律责任。

第八章 环境污染责任

第六十五条 因污染环境造成损害的,污染者应当承担侵权责任。

第六十六条 因污染环境发生纠纷,污染者应当就法律规定的不承担责任或者减轻责任的情形及其行为与损害之间不存在因果关系承担举证责任。

第六十七条 两个以上污染者污染环境,污染者承担责任的大小,根据污染物的种类、排放量等因素确定。

第六十八条 因第三人的过错污染环境造成损害的,被侵权人可以向污染者请求赔偿,也可以向第三人请求赔偿。污染者赔偿后,有权向第三人追偿。

第九章 高度危险责任

第六十九条 从事高度危险作业造成他人损害的,应当承担侵权责任。

第七十条 民用核设施发生核事故造成他人损害的,民用核设施的经营者应当承担侵权责任,但能够证明损害是因战争等情形或者受害人故意造成的,不承担责任。

第七十一条 民用航空器造成他人损害的,民用航空器的经营者应当承担侵权责任,但能够证明损害是因受害人故意造成的,不承担责任。

第七十二条 占有或者使用易燃、易爆、剧毒、放射性等高度危险物造成他人损害的,占有人或者使用人应当承担侵权责任,但能够证明损害是因受害人故意或者不可抗力造成的,不承担责任。被侵权人对损害的发生有重大过失的,可以减轻占有人或者使用人的责任。

第七十三条 从事高空、高压、地下挖掘活动或者使用高速轨道运输工具造成他人损害的,经营者应当承担侵权责任,但能够证明损害是因受害人故意或者不可抗力造成的,不承担责任。被侵权人对损害的发生有过失的,可以减轻经营者的责任。

第七十四条 遗失、抛弃高度危险物造成他人损害的,由所有人承担侵权责任。所有人将高度危险物交由他人管理的,由管理人承担侵权责任;所有人有过错的,与管理人承担连带责任。

第七十五条 非法占有高度危险物造成他人损害的,由非法占有人承担侵权责任。所有人、管理人不能证明对防止他人非法占有尽到高度注意义务的,与非法占有人承担连带责任。

第七十六条 未经许可进入高度危险活动区域或者高度危险物存放区域受到损害,管理人已经采取安全措施并尽到警示义务的,可以减轻或者不承担责任。

第七十七条 承担高度危险责任,法律规定赔偿限额的,依照其规定。

第十章 饲养动物损害责任

第七十八条 饲养的动物造成他人损害的,动物饲养人或者管理人应当承担侵权责任,但能够证明损害是因被侵权人故意或者重大过失造成的,可以不承担或者减轻责任。

第七十九条 违反管理规定,未对动物采取安全措施造成他人损害的,动物饲养人或者管理人应当承担侵权责任。

第八十条 禁止饲养的烈性犬等危险动物造成他人损害的,动物饲养人或者管理人应当承担侵权责任。

第八十一条 动物园的动物造成他人损害的,动物园应当承担侵权责任,但能够证明尽到管理职责的,不承担责任。

第八十二条 遗弃、逃逸的动物在遗弃、逃逸期间造成他人损害的,由原动物饲养人或者管理人承担侵权责任。

第八十三条 因第三人的过错致使动物造成他人损害的,被侵权人可以向动物饲养人或者管理人请求赔偿,也可以向第三人请求赔偿。动物饲养人或者管理人赔偿后,有权向第三人追偿。

第八十四条 饲养动物应当遵守法律,尊重社会公德,不得妨害他人生活。

第十一章 物件损害责任

第八十五条 建筑物、构筑物或者其他设施及其搁置物、悬挂物发生脱落、坠落造成他人损害,所有人、管理人或者使用人不能证明自己没有过错的,应当承担侵权责任。所有人、管理人或者使用人赔偿后,有其他责任人的,有权向其他责任人追偿。

第八十六条 建筑物、构筑物或者其他设施倒塌造成他人损害的,由建设单位与施工单位承担连带责任。建设单位、施工单位赔偿后,有其他责任人的,有权向其他责任人追偿。

因其他责任人的原因,建筑物、构筑物或者其他设施倒塌造成他人损害的,由其他责任人承担侵权责任。

第八十七条 从建筑物中抛掷物品或者从建筑物上坠落的物品造成他人损害,难以确定具体侵权人的,除能够证明自己不是侵权人的外,由可能加害的建筑物使用人给予补偿。

第八十八条 堆放物倒塌造成他人损害,堆放人不能证明自己没有过错的,应当承担侵权责任。

第八十九条 在公共道路上堆放、倾倒、遗撒妨碍通行的物品造成他人损害的,有关单位或者个人应当承担侵权责任。

第九十条 因林木折断造成他人损害的,林木的所有人或者管理人不能证明自己没有过错的,应当承担侵权责任。

第九十一条 在公共场所或者道路上挖坑、修缮安装地下设施等,没有设置明显标志和采取安全措施造成他人损害的,施工人应当承担侵权责任。

窨井等地下设施造成他人损害,管理人不能证明尽到管理职责的,应当承担侵权责任。

第十二章 附 则

第九十二条 本法自2010年7月1日起施行。

附3:《最高人民法院关于审理医疗损害责任纠纷案件适用法律若干问题的解释》

正确审理医疗损害责任纠纷案件,依法维护当事人的合法权益,推动构建和谐医患关系,促进卫生健康事业发展,根据《中华人民共和国侵权责任法》、《中华人民共和国民事诉讼法》等法律规定,结合审判实践,制定本解释。

第一条 患者以在诊疗活动中受到人身或者财产损害为由请求医疗机构,医疗产品的生产者、销售者或者血液提供机构承担侵权责任的案件,适用本解释。患者以在美容医疗机构或者开设医疗美容科室的医疗机构实施的医疗美容活动中受到人身或者财产损害为由提起的侵权纠纷案件,适用本解释。当事人提起的医疗服务合同纠纷案件,不适用本解释。

第二条 患者因同一伤病在多个医疗机构接受诊疗受到损害,起诉部分或者全部就诊的医疗机构的,应予受理。患者起诉部分就诊的医疗机构后,当事人依法申请追加其他就诊的医疗机构为共同被告或者第三人的,应予准许。必要时,人民法院可以依法追加相关当事人参加诉讼。

第三条 患者因缺陷医疗产品受到损害,起诉部分或者全部医疗产品的生产者、销售者和医疗机构的,应予受理。患者仅起诉医疗产品的生产者、销售者、医疗机构中部分主体,当事人依法申请追加其他主体为共同被告或者第三人的,应予准许。必要时,人民法院可以依法追加相关当事人参加诉讼。患者因输入不合格的血液受到损害提起侵权诉讼的,参照适用前两款规定。

第四条 患者依据侵权责任法第五十四条规定主张医疗机构承担赔偿责任的,应当提交到该医疗机构就诊、受到损害的证据。患者无法提交医疗机构及其医务人员有过错、诊疗行为与损害之间具有因果关系的证据,依法提出医疗损害鉴定申请的,人民法院应予准许。医疗机构主张不承担责任的,应当就侵权责任法第六十条第一款规定情形等抗辩事由承担举证证明责任。

第五条 患者依据侵权责任法第五十五条规定主张医疗机构承担赔偿责任的,应当按照前条第一款规定提交证据。实施手术、特殊检查、特殊治疗的,医疗机构应当承担说明义务并取得患者或者患者近亲属书面同意,但属于侵权责任法第五十六条规定情形的除外。医疗机构提交患者或者患者近亲属书面同意证据的,人民法院可以认定医疗机构尽到说明义务,但患者有相反证据足以反驳的除外。

第六条 侵权责任法第五十八条规定的病历资料包括医疗机构保管的门诊病历、住院志、体温单、医嘱单、检验报告、医学影像检查资料、特殊检查(治疗)同意书、手术同意书、手术及麻醉记录、病理资料、护理记录、医疗费用、出院记录以及国务院卫生行政主管部门规定的其他病历资料。患者依法向人民法院申请医疗机构提交由其保管的与纠纷有关的病历资料等,医疗机构未在人民法院指定期限内提交的,人民法院可以依照侵权责任法第五十八条第二项规定推定医疗机构有过错,但是因不可抗力等客观原因无法提交的除外。

第七条 患者依据侵权责任法第五十九条规定请求赔偿的,应当提交使用医疗产品或者输入血液、受到损害的证据。患者无法提交使用医疗产品或者输入血液与损害之间具有因果关系的证据,依法申请鉴定的,人民法院应予准许。医疗机构,医疗产品的生产者、销售者或者血液提供机构主张不承担责任的,应当对医疗产品不存在缺陷或者血液合格等抗辩事由承担举证证明责任。

第八条　当事人依法申请对医疗损害责任纠纷中的专门性问题进行鉴定的,人民法院应予准许。当事人未申请鉴定,人民法院对前款规定的专门性问题认为需要鉴定的,应当依职权委托鉴定。

第九条　当事人申请医疗损害鉴定的,由双方当事人协商确定鉴定人。当事人就鉴定人无法达成一致意见,人民法院提出确定鉴定人的方法,当事人同意的,按照该方法确定;当事人不同意的,由人民法院指定。鉴定人应当从具备相应鉴定能力、符合鉴定要求的专家中确定。

第十条　委托医疗损害鉴定的,当事人应当按照要求提交真实、完整、充分的鉴定材料。提交的鉴定材料不符合要求的,人民法院应当通知当事人更换或者补充相应材料。在委托鉴定前,人民法院应当组织当事人对鉴定材料进行质证。

第十一条　委托鉴定书,应当有明确的鉴定事项和鉴定要求。鉴定人应当按照委托鉴定的事项和要求进行鉴定。下列专门性问题可以作为申请医疗损害鉴定的事项:(一)实施诊疗行为有无过错;(二)诊疗行为与损害后果之间是否存在因果关系以及原因力大小;(三)医疗机构是否尽到了说明义务、取得患者或者患者近亲属书面同意的义务;(四)医疗产品是否有缺陷、该缺陷与损害后果之间是否存在因果关系以及原因力的大小;(五)患者损伤残疾程度;(六)患者的护理期、休息期、营养期;(七)其他专门性问题。鉴定要求包括鉴定人的资质、鉴定人的组成、鉴定程序、鉴定意见、鉴定期限等。

第十二条　鉴定意见可以按照导致患者损害的全部原因、主要原因、同等原因、次要原因、轻微原因或者与患者损害无因果关系,表述诊疗行为或者医疗产品等造成患者损害的原因力大小。

第十三条　鉴定意见应当经当事人质证。当事人申请鉴定人出庭作证,经人民法院审查同意,或者人民法院认为鉴定人有必要出庭的,应当通知鉴定人出庭作证。双方当事人同意鉴定人通过书面说明、视听传输技术或者视听资料等方式作证的,可以准许。鉴定人因健康原因、自然灾害等不可抗力或者其他正当理由不能按期出庭的,可以延期开庭;经人民法院许可,也可以通过书面说明、视听传输技术或者视听资料等方式作证。无前款规定理由,鉴定人拒绝出庭作证,当事人对鉴定意见又不认可的,对该鉴定意见不予采信。

第十四条　当事人申请通知一至二名具有医学专门知识的人出庭,对鉴定意见或者案件的其他专门事实问题提出意见,人民法院准许的,应当通知具有医学专门知识的人出庭。前款规定的具有医学专门知识的人提出的意见,视为当事人的陈述,经质证可以作为认定案件事实的根据。

第十五条　当事人自行委托鉴定人作出的医疗损害鉴定意见,其他当事人认可的,可予采信。当事人共同委托鉴定人作出的医疗损害鉴定意见,一方当事人不认可的,应当提出明确的异议内容和理由。经审查,有证据足以证明异议成立,对鉴定意见不予采信;异议不成立的,应予采信。

第十六条　对医疗机构及其医务人员的过错,应当依据法律、行政法规、规章以及其他有关诊疗规范进行认定,可以综合考虑患者病情的紧急程度、患者个体差异、当地的医疗水平、医疗机构与医务人员资质等因素。

第十七条　医务人员违反侵权责任法第五十五条第一款规定义务,但未造成患者人身损害,患者请求医疗机构承担损害赔偿责任的,不予支持。

第十八条　因抢救生命垂危的患者等紧急情况且不能取得患者意见时,下列情形可以认定为侵权责任法第五十六条规定的不能取得患者近亲属意见:(一)近亲属不明的;(二)不能及时联系到近亲属的;(三)近亲属拒绝发表意见的;(四)近亲属达不成一致意见的;(五)法律、法规规定的其他情形。前款情形,医务人员经医疗机构负责人或者授权的负责人批准立即实施相应医疗措施,患者因此请求医疗机构承担赔偿责任的,不予支持;医疗机构及其医务人员怠于实施相应医疗措施造成损害,患者请求医疗机构承担赔偿责任的,应予支持。

第十九条　两个以上医疗机构的诊疗行为造成患者同一损害,患者请求医疗机构承担赔偿责任的,应当区分不同情况,依照侵权责任法第八条、第十一条或者第十二条的规定,确定各医疗机构承担的赔偿责任。

第二十条　医疗机构邀请本单位以外的医务人员对患者进行诊疗,因受邀医务人员的过错造成患者损害的,由邀请医疗机构承担赔偿责任。

第二十一条　因医疗产品的缺陷或者输入不合格血液受到损害,患者请求医疗机构、缺陷医疗产品的生产者、销售者或者血液提供机构承担赔偿责任的,应予支持。

医疗机构承担赔偿责任后,向缺陷医疗产品的生产者、销售者或者血液提供机构追偿的,应予支持。因医疗机构的过错使医疗产品存在缺陷或者血液不合格,医疗产品的生产者、销售者或者血液提供机构承担赔偿责任后,向医疗机构追偿的,应予支持。

第二十二条　缺陷医疗产品与医疗机构的过错诊疗行为共同造成患者同一损害,患者请求医疗机构与医疗产品的生产者或者销售者承担连带责任的,应予支持。医疗机构或者医疗产品的生产者、销售者承担赔偿责任后,向其他责任主体追偿的,应当根据诊疗行为与缺陷医疗产品造成患者损害的原因力大小确定相应的数额。输入不合格血液与医疗机构的过错诊疗行为共同造成患者同一损害的,参照适用前两款规定。

第二十三条　医疗产品的生产者、销售者明知医疗产品存在缺陷仍然生产、销售,造成患者死亡或者健康严重损害,被侵权人请求生产者、销售者赔偿损失及二倍以下惩罚性赔偿的,人民法院应予支持。

第二十四条　被侵权人同时起诉两个以上医疗机构承担赔偿责任,人民法院经审理,受诉法院所在地的医疗机构依法不承担赔偿责任,其他医疗机构承担赔偿责任的,残疾赔偿金、死亡赔偿金的计算,按下列情形分别处理:(一)一个医疗机构承担赔偿责任的,按照该医疗机构所在地的赔偿标准执行;(二)两个以上医疗机构均承担责任的,可以按照其中赔偿标准较高的医疗机构所在地标准执行。

第二十五条　患者死亡后,其近亲属请求医疗损害赔偿的,适用本解释;支付患者医疗费、丧葬费等合理费用的人请求赔偿该费用的,适用本解释。本解释所称的"医疗产品"包括药品、消毒药剂、医疗器械等。

第二十六条　本院以前发布的司法解释与本解释不一致的,以本解释为准。本解释施行后尚未终审的案件,适用本解释;本解释施行前已经终审,当事人申请再审或者按照审判监督程序决定再审的案件,不适用本解释。

From：庄璘(Zorin Nikolaj)，2016年长三角医疗纠纷防范专题研讨会发言稿节选：《从法律角度解读现行法律中的若干医疗问题》，因篇幅过长，省略了部分案例分析，略作修改，仅供参考。

89　移情与医患关系
有益性★★★☆☆　　阅读性★★★★☆

随着社会的高速发展，社会竞争日趋激烈，社会价值取向日益多元化，人们生活节奏不断加快，人际关系也变得更为复杂。医务人员作为基本医疗和公共卫生服务重要载体的执行者，在情感上与众人建立良好的合作、亲密、友好、热心、同情、照顾等关系，也是维持良好医疗行为的前提与保障，更是新医学模式下，为适应社会需求，全方位为人民服务，提升医疗服务质量，保障医疗安全的坚实基础[1]。然而，医医之间、医护之间、医患之间、护患之间、患患之间、带教与学生之间，因工作及情感上的依赖、仰慕、感激、同情等产生的移情或反移情而引发的"绯闻"、"丑闻"、"纠纷"等不胜枚举。甚至已经严重影响到了整个医疗机构的质量安全与正常秩序。

移情是精神分析的一个用语，是指在以催眠疗法和自由联想法为主体的精神分析过程中，来访者对分析者产生的一种强烈的情感，是来访者将自己过去对生活中某些重要人物的情感投射至咨询者身上的过程。其实，医疗工作者比心理咨询师更容易体会到患者疾病缠身所带来的痛苦。如果在诊疗护理用药过程中能更好地同情理解患者，感受患者的痛苦与难处，倾听患者内心的诉说，并时不时地给予真诚的关心、爱心、耐心与诚心，从患者的利益出发，换位思考，努力去理解患者的态度的合理性一面，就能建立起良好的医患关系，这就是移情。"移情"并不是情感的转移，而是更高层次的理解与同情[2]。但同时也会表现出依恋（依赖）、恋爱情感和两面情感（例如，爱与憎、想接近又想回避、相信又不相信）等。南国佳人去不回，洛阳才子更须媒。绮琴白雪无心弄，罗幌清风到晓开。冉冉修篁依户牖，迢迢列宿映楼台。纵令奔月成仙去，且作行云入梦来。我相信，在新的医学模式下，医务人员比以往、比常人更多情，更容易出现"移情或反移情"。因此，医务人员除了要具备一定的专业理论知识、工作能力及良好的思想作风外，还要努力学习医学伦理学、心理学、法学、人文科学，并将理论知识认真贯彻到医疗行为实践中去。同时，医务人员还应培养自己坚强的意志，当出现依恋（依赖）、恋爱情感和两面情感等"移情或反移情"表现时，要学会用理智的头脑和坚强的意志来控制，而不应凭一时的冲动，做出损害自己、他人和社会的事。此外，还应注意医患接触的技巧，在运用非语言交流时，必须根据患者的年龄、性别、文化程度、疾病状况等具体情况因人而异，既要利于沟通，又要防止患者产生非分之想。尤其对异性患者应慎用触摸[3]，与患者接触勿过密切，更不要轻易告诉患者自己的姓名、地址、手机号码等。在不断加强自身工作责任心的同时，对所管患者的心理状态也要充分了解，防微杜渐，勿使所管的患者出现情感纠葛，杜绝医患纠纷的发生。

也许是因为市场经济的发展给中国医疗，乃至世界医疗带来深远的影响与变化，例如，医疗集团、医师集团、护士中心的出现，民营医疗机构的壮大，医师多点执业的商业开发等等，都加剧了原本医疗职业模式的颠覆。同时，医务人员为了绩效的增长和提升自身价值的考虑，自运营模式孕育而生。即：医务人员依托自己建立的微信等医患沟通平台，利用业余时间远程为众人提供用药指导、疾病与健康咨询等服务。在医务人员的好意施惠和坚持下，医医之间、医护之间、医患之间、护患之间、患患之间、带教与学生之间的关系变的融洽与和睦，本身这样的关系是那么的单纯、那么的美好。但是在现实中，人与人之间的情感本来就不是那么的纯粹，劈腿/出轨不是兽性使然，而是真实的人性表达。劈腿/出轨本质上是一个人心理上为获得新的目光对自我价值的肯定，同时，以满足自己获取额外快感的欲望，可能源于尊重自我，或是为了更深刻地享受生活，而作出冒险的体验和对社会公德的反叛。在人的潜意识中，女人从来就没有放弃过寻找理想伴侣和幻想中带有父爱倾向的恋人，只不过女性一只脚在一条船上没有完全踩实前是不会贸然将另一只脚抽离的。而男人则更会为了区分爱情与色情，理性地分离与爱人的关系，以满足其占有和尝试的欲望，他们不认为这些事会影响爱情或是家庭，就像到别人的操场上做了一次广播操之后不留任何迹象[4]。也许开始他们就是这样想的，只是后来不小心才搞大发了，才需要收拾复杂的烂摊子。

一旦产生依靠身外之物去寻找心灵寄托的想法，一定要及时打住，另辟蹊径，因为这就是"妄念"。就像婚姻一样，为什么许多男人在外挣钱，女人在家做家庭主妇的婚姻会崩溃。就是因为在那种状态下，有一部分女人无论经济上还是精神上，都依赖身边的男人，建立在依赖上的感情，自然是不对等的，当然也不可能是稳定的。正如Freud所言：不成熟的爱是"我爱你，因为我需要你"，而成熟的爱是"我需要你，因为我爱你"。医医之间、医护之间、医患之间、护患之间、患患之间、带教与学生之间的情感也亦是如此。

移情是一种无意识的心理反应倾向，它在很多医疗行为活动中是一种正常的、不可避免的现象。通过移情，医务人员其实可以更好地了解到患者，并运用移情现象来宣泄患者的不良情绪，以有利于患者的诊疗护理用药。

如果患者对医务人员产生移情，医务人员不必害怕，除婉转地向患者说明这是诊疗护理用药过程中可能出现的现象，而不是现实中正常的、健康的爱外，医务人员还应有策略地（不要伤害患者的自尊心）、果断地（让患者知道医务人员明确、坚决的态度）、及早地进行处理，并将其引向正常的医患关系。如果任其发展，不但会干扰诊疗护理用药程序的正常实施，还会给医务人员带来无穷无尽的麻烦。所以，有经验的医务人员善于利用移情现象，采取反移情的手段，即：把自己扮成移情的对象或使患者产生共情的感受，鼓励患者发泄自己压抑的情绪，充分表达自己的思想感情和内心活动，从而得到自尊和勇气，而医务人员则从中进行深入分析，探寻患者深层的心理（包括：潜意识）[5]，从而在患者心理症状得以有效化解的同时，能更好地配合医务人员进行诊疗护理用药，以达到理想诊疗护理用药效果的目的。

爱是无辜的，不管是移情者还是反移情者，其实都不应该被横加指责，但又不能不顾及与爱相应的责任。一切生物有机体，外在的行为活动皆是受内部驱力推动发生的，而人类的生命，其内部实在是一个由情感、认知、目的或意义价值等方面构成的精神性或意识性活动系统。因而，深入人的精神世界、展现人的精神状态、揭示人的精神追求，可以达到对生命存在及社会生活的本真性认识。爱的极致虽是在全然的牺牲中"自作自受"，犹如无私的奉献、悬壶济世、救死扶伤、发扬人道主义精神、全心全意为人民服务等诸如此类，这些也全然是正确的[6]。但是，不要忘记，爱不能被思考，只适合被感觉，就像 Milan Kundera 所言："人类一思考，上帝就发笑"。爱是学习如何信任一个人，与他们和谐共存，和谐又是瞬间存在的物理现象，它只能作为我们对理想的一种态度，而不能将它持久拥有。

[参考文献]

[1] 王荔."移情"与护患关系[J].实用护理杂志,2001,17(1):50.
[2] 徐俊冕,严和骏,苏复.医学心理学[M].上海：上海医科大学出版社,1988,58.
[3] 韦盛中.医务人员的情感问题及调适策略[M].中国民康医学,2009,21(10):1172.
[4] Kroskrity,P.Identity[J].Journal of Linguistic Anthropology,2000,(9):111-114.
[5] Spencer-Oatey,H.(Im)Politenes,face and perceptions of rapport:unpackaging their bases and interrelationships[J].Journal of Politeness Research,2005(1):95-119.
[6] Bucholtz,M.& K.Hal.Identity and interaction:A sociocultural linguistic approach[J].Discourse Studies,2005,7(45):585-614.

From: 庄璘(Zorin Nikolaj),2011 年德国罗斯托克大学校报节选：《情感与矛盾》（德语翻译稿），收载于欧洲版《ANGELs, LAY DOWN YOUR WORRIES》(《天使不烦恼》)，仅供参考。

90 信仰与纠纷

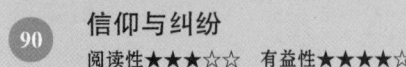

禁忌是一种特殊的民俗事象，与民族、宗教信仰、生活习惯有关，常被人们视为约束自己的行为准则。在我国，宗教信仰自由受宪法保护，任何国家机关、社会团体和个人不得强制公民信仰宗教或者不信仰宗教，不得歧视信仰宗教的公民和不信仰宗教的公民。国家保护正常的宗教活动，各民族之间也是平等的，我们应该尊重人们的宗教信仰，在医疗活动中也应该如此。但是，如果按照上述法律法规及民族宗教政策去做，有些诊疗行为可能就会遇到无法执行的问题。例如，患者因为宗教信仰坚决不同意手术、输血等诊疗措施，而其家属要求给患者实施这些诊疗措施，医务人员该如何处理？假设给其手术、输血等诊疗措施，患者治愈出院后状告医疗机构侵犯其医疗知情同意（选择）权，给其造成了精神损害，医务人员该如何处理？再假设，不给患者实施手术、输血等诊疗措施，患者因抢救措施不利而死亡或出现其他损害，其家属状告医疗机构及其医务人员顺从患者迷信观点，而疏于救治患者，造成不利后果，医务人员又该如何处理[1]？又如，对于一名婴幼儿或无行为能力者，其父母或其监护人因宗教信仰原因，拒绝给其手术、输血等诊疗措施，医务人员应该如何处理？

医疗虽然挽救了很多人的生命，但因民族、宗教信仰、生活习俗的不同，人们对其有不同的看法。一些学者认为：如果患者因宗教原因拒绝手术、输血等诊疗行为，医务人员必须尊重患者的选择，并制定出无手术、无输血等方案。香港一宗教信徒拒绝给其出生不久的女儿输血，香港玛加烈医院医务卫生处发言人表示：医院的宗旨是治病救人，通常当医院与患者及其家属的意愿相抵触时，医院首先是劝喻。如果患者及其家属仍坚决拒绝医疗机构的建议，主诊医师则会在另一名医师的见证下，替患者强行治疗。当然，这些情况只限于患者病情急危重，若不及时救治将导致生命危险。香港法律改革委员会已经推出"预设医疗指示",在患者清醒前预订一旦昏迷或病情恶化时的治疗方案,包括:是否接受输血、维持生命仪或其他诊疗措施,即使是口头指示亦具有法律效力。美国宾夕法尼亚州大学生物伦理学专业主任阿瑟·卡普兰教授指出,在给孩子诊疗时父母的意愿应得到尊重,如果小于16岁的孩子严重受伤,父母若出于某些宗教原因不给孩子手术、输血等诊疗措施,法庭也会下令给孩子手术、输血等诊疗措施[2]。

对于上述问题,我国目前的医疗法律法规并未做出明确的规定,各级医疗机构,尤其是少数民族较集中的地区,若遇到上述类似情况,医务人员将处于两难的境地。解决方法除加强医患之间的沟通与交流外,并没有太好的办法,但从法律的角度分析,所有的医疗行为都应征得患者及其家属的同意(急危重症患者除外),并不断完善《手术知情同意书》、《输血治疗同意书》等医疗文书,这不仅是医疗机构转移风险和责任的手段,也是医疗机构及其医务人员向患者及其家属履行医疗知情同意(选择)义务的书面证明,同时也是,患者及其家属因享有的权利而需要承担相应责任的书面证据。

读到这里,你们可能以为我已经把信仰与纠纷的内容都写完了,错了,其实,讨论才刚刚开始。

患者及其家属因宗教信仰给医疗机构及其医务人员带来困扰的同时,医务人员本身也会因信仰问题(宗教信仰、职业信仰等)而陷入迷惘。有人说:医务人员的信仰是医治病痛、救死扶伤。但随着物质条件的变化与转移,很多人已经不信了,他们相信的仅仅是其他一些东西,或是人,或是物,或是某种事业与理想,或是某种哲学理论,甚至是"人不为己天诛地灭"的个人主义,什么都不信的人其实是无法生活。我经常与临床一线的医务人员交流,这成了我了解他们内心世界的渠道,为我的书提供了养料。有时,我们常会从医患纠纷谈到宗教信仰,万物间总有必然的联系,只是我还不知道而已。他们告诉我,他们不相信宗教、也没有信仰,从来不去教堂(庙宇),他们不相信教会的训诫,也不相信父母的话(对宗教过于虔诚)。每当我质疑他们与宗教信仰的关系时,他们就会开始谈论他们是如何崇拜真理,相信自己会不断进步。而我总是笑着说:"其实,你们是有信仰的,只是你们不知道。你们信仰所具有的力量,使你们敢于承受一切痛苦、摆脱过往的经验和迎接未来的挑战。"他们其实一直都在接受医患纠纷发生的事实,不是因为无奈,而是说明他们重视科学,他们在岗位上踏踏实实做的一切,其实都是信仰,我绝不认为他们比他们父母缺乏虔诚,正相反,他们的信仰有着更高的境界,因为他们有着质疑一切的勇气,具有怀疑一切的态度。

真正的信仰不是相信,而是确信,是相信所经验过或直接觉察到的某个东西能给予一种自然而然拥有信心的感觉,是一种不能让自私、贪婪、诱惑、自暴自弃等邪恶力量侵入到我们内心深处的一种基本人格准则。它时刻提醒着我们要谦卑、自由、荣誉、牺牲、英勇、怜悯、诚实、公正、坚毅、忠诚、骄傲、礼仪、虔诚……因为信仰,我们知道了,我们为什么会在这里,并非我们自由了,我们会在这里,正是因为我们并不自由。尽管如此,在当年走入医林时我们也曾信誓旦旦地履行Hippocrates誓言,以最大的努力为病患谋福,但我们也是血肉之躯的常人,也会因为外界的毁誉而有所反应,虽然我们希望每个医务人员都能有最高的道德修养,但我们也不得不接受我们不是"天使"的事实,更重要的是,我们知道自己其实能力有限,能为患者做的也仅此而已。在很多时候,面对疾病的肆虐,我们没有信心,没有信心是因为我们不知道还会出现什么不确定的状况,面对医疗风险,我们只能一边探索,一边告诉患者、告诉自己会没事的。当那个医疗风险的黑洞变的恐怖时,信仰就会动摇,因为信仰并不是来自于直观,我们需要的,也不仅仅是一块"面包",而是一个生存的空间,一个职业的生存空间,这生存的空间,不是靠乞求和抗议来实现的。也许,有时候我们也会幸运,能穿透这恐惧,实现超越。但大多数时候,我们的信仰常常会被吞噬或异化。社会感受更多的是医务人员对医学职业信仰的丢失,尤其是年轻的医务人员。

我发现,对于世界的规律和本质,每个人都有特定的看法和信念,如何找到属于自己的世界观、人生观和价值观,成熟自己的心灵,那就需要自己去寻找和诠释。为寻求更高境界的认知与道德,那就必须敢于尝试。许多医务人员认为一个人的成功深受环境等外在因素的影响,把自己的不成功归结于社会、家庭、父母等等,其实,这完全是谬误。影响我们人生、职业、生活的决定因素不是环境,也不是遭遇,而是我们对这一切抱有什么样的信念。拥有某种信仰,并不意味着要相信某个神灵、加入某个信徒组织、举行某种宗教仪式……其实,神论者的信仰里,根本没有任何宗教成分,神秘主义仅仅只是哲学。任何对人类、对社会、对国家,乃至对自己有益的,都能被信仰,宗教信仰仅仅只是信仰中的沧海一粟。但无论如何,你们必须知道:你是谁?你如何成为今天的你?为什么你会如此思考、感受和行为?你能改变,变的更好吗?最重要的是:怎么去做?或许,你们会认为这并不重要,毕竟有很多事情我们不知道,生活一样能够继续。

行医是一种艺术而非交易,是一种使命而非行业。一代代的医务人员,给我的感受并非是职业信仰的丢失,而是被现实、被社会、被舆论所深埋、隔绝。对于他们来说,行医既是一种神圣的职业,也是一种人生的理想,更是一个需要以整个生命去拥抱的伟大事业和生命形态。但近年来,世界各国医患之间利益取向发生了严重的错位,医患信任危机日益严重,医务人员的职业荣誉感和成就感受到严重挑战,不断升级的医患矛盾令兢兢业业、埋头苦干的医务人员心寒、疲惫、无奈,许多人出现精神迷茫、职业倦怠、信仰淡漠,被误解和歪曲的"天使"需要用职业理想、职业信念托起生命之重,初心不改,才能薪火相传。我们追随理想而生活,试图把自由作为一种归属,找到一个地方,在那里繁殖生息,直到所有的自然资源都被耗尽。我们要继续生存，唯一的办法就是扩散出去，侵占另一个地方，用我们的智慧和思想，勇往直前。天堂和地狱只隔着一扇门，天堂一侧写着：信念、梦想和自由，地狱一侧写着：懦弱、胆怯和困惑。门的钥匙，在我们的心中。你们的人生，是由你们自己去创造，每次奇迹的背后总是蕴含着一种伟大的信念，或许，没有人知道今天的一个想法将会成就什么，但是不要怀疑，只要沉下心来，努力去做，排除心中的杂音，你们就会听见它们就在不远处，触手可及。而且信仰这东西任何人都可以免费获得。

以前，我一直以为只有自己的故事才是最真实的，别人的故事都是虚幻的。只有自己的感动才是最真的，别人的不过是从心中走出去的感慨，淡然而已。讲一个故事，作为结束。律师在专业人士当中绝对算最爱喝酒的那类人，很难想象一个不爱喝酒的律师是什么样子的。我也喜欢喝酒，偶尔喝一杯的确能缓解压力、抒发心情，不过，喝酒还是要适当控制，过犹不及那就不好了。我的师兄与北京积水潭医院的法律顾问是多年的好友，每次一起喝酒，他都会给我们讲述他们医院烧伤科代代相传的故事，虽然网络上有关该故事的报道铺天盖地，但我始终认为他的版本是最生动、最感人的。患者姜秋英，女，2岁，出生于1970年11月29日，因玩火致全身98%的皮肤烧伤，其中94%为全层烧伤，浑身只有脚底和脚趾缝有少量皮肤残存，奄奄一息，呼吸困难，心率高达到170次/分。收住入院时包括其接诊医师在内，几乎没有人认为她能存活下来。她的父亲是一名普通工人，母亲患有抑郁症，家中还有4个孩子，就现有的经济条件，根本背付不起可能即将产生的巨额医疗费用。看到女儿变成这个样子，人性最阴暗的一面出现了，她的父母弃她而去。所以说，可怜之人必有可恨之处。她的父母放弃了她，但是，医院及其医务人员并没有。医院抽调了全院的精干力量极力抢救，先后给她进行了30多次大大小小的手术，从她的足底取下的皮，一点一点地修复她身上的创面。技术精湛的烧伤科专家及其医护人员经过整整四个多月不眠不休的抢救与守护，闯过无数的生死难关，终于将她从死神的手中夺了回来。虽然，她失去了双手，留下了严重的残疾，但她还是顽强地活了下来，创造了世界医学史上的奇迹。

活下来的孩子，每天晚上都哭着要找其父母。值班的医务人员轮流抱着她，哄她睡觉。终于，她不再喊爸爸、妈妈了。她叫医师、护士"爷爷"、"奶奶"、"叔叔"、"阿姨"。无处可去的孩子，就这样在医院里一天一天地长大，在那些医务人员的照看下长大。医院的领导及其医务人员给她买好看的衣服，买生活用品，带着她出去玩，给她化妆。她被送到医院的日子成了她的生日，每次她生日的时候，医务人员都会集体给她过生日。每年过春节的时候，大家都会给她准备年夜饭。她学会了自己洗脸、刷牙，吃饭、削苹果，学会了用脚帮护士搓棉球、叠纱布。她曾经暗恋科里新来的帅气男医师，也曾经梦想做一个护士。寒来暑往，岁月如梭。她在医院，整整生活了27年。27年时间，没有人给她交过一分钱的医疗费，也没有人为她出过一分钱的生活费。但医院及其医务人员始终让她吃得好、穿得好、过得好，没让她受过半点委屈。她的父母曾经偷偷来看望过她，再后来，她的一个哥哥来过，但没进病房就走了。27年，曾经抢救过她的医务人员都渐渐老去，有的已经退休，甚至有的已经离世。一个又一个年轻的医务人员走进科室，从住院医师，成长为主治医师，副主任医师，主任医师，全国知名专家。一个又一个年轻的护士走进了科室，从护士成长为护师，主管护师，护士长。27年，医院多次努力，想在保证她受到良好看护、照顾的前提下，让她回到社会，但均未成功。她的父母无力照顾她，民政部门、福利院、妇联均以她并非孤儿，有父母亲人为由表示无法处理。但是，纵然全世界都抛弃了她，救了她性命的医务人员也不会放弃她。27年，她就在一代代医务人员的照看下长大。每一个年轻的医务人员毕业来到科室，科里的人都会嘱咐他们，一定要照顾好这个孩子。每一个年老的退休、离开岗位的医务人员，又会在临走前叮嘱大家，一定要照顾好这个孩子。27年后，经过医院领导以及医院法律顾问的多年努力，她的事情终于引起了社会的关注。多家慈善机构表示愿意承担照料她后半生的任务。医务人员就像自己的女儿出嫁一般，一家一家地筛选这些机构。一家慈善机构为了能照顾好她，专门派人在医院陪她生活了一个月，全面了解她的生活问题和护理问题。并为她提供了带空调的两居室房间。最终，征得她同意后，医院和这家机构签署了协议：医院终身为她提供免费医疗服务，而慈善机构负责她今后的生活、护理、教育。为了怕她受到委屈，协议中要求慈善机构每年向医院汇报她的情况。离开医院的那天，她早上起来趴在病床上哭个不停，和她一样难过的医务人员们流着泪同样泪水长流地她抱上轮椅，推出了病房。4年后，她因病再次回到医院，在给予她第二次生命并照顾了她一生的医务人员的陪伴下，平静地离开了人世，终年34岁[3]。

我再一次强调，大部分医务人员并未丢失信仰。心灵的成熟、心智的成熟，需要不断的努力和时间，它必须要与现实抗争，还要反抗循规蹈矩的行业倾向。有时候，我们习惯保持原状，热衷于使用陈旧的思维、技术、方法，我们习惯于走平坦的道路，害怕道路上丛生的荆棘。但是，我们必须学会克服，反抗自身的不完美，才能使我们得以成长。尽管悬壶济世、救死扶伤的路上还是会遭遇各种阻力，会大吃苦头，尽管不是每个医务人员都能坚持。然而，我们的心灵还是因信仰在这恶劣的环境中逐渐变得成熟而健康。我相信，还是会有很多医务人员仍能实现自我完善，推动医疗事业的进步与发展。因为我们身后有一股力量，一股无可名状的力量，它使我们宁愿忍受痛苦、选择艰难旅途，也要穿越荆棘、走过泥泞，走向更加美好的人生。

[参考文献]

[1] 胡开进,孟凡文,张莉.当前我国医患关系的思考.医学与哲学:人文社会医学版[J].2005,26(1):296.
[2] 李廷孝等.一名宗教信仰者输血引发的思考[J].医学与哲学(临床决策论坛版),2007,28(1):55-56.
[3] http://mp.weixin.qq.com/s/dNmdqEbGwIA7ZrYvHjBGyA.

From:庄璘(Zorin Nikolaj),2010年德国罗斯托克大学《医学伦理学》课程论文节选:《医疗、健康、社会与信仰》(德语翻译稿),因内容结合了我国的国情,略作修改,仅供参考。

91 改变思维,防范纠纷
有益性★★★★☆　阅读性★★★★☆

在我处理的许多医患纠纷案件中,几乎90%以上的违法行为、医疗过错行为、损害后果,以及违法行为(或医疗过错行为)与患者的损害后果的因果关系都是比较清楚和简单的,而且可以从医疗法律法规、部门规章及其诊疗护理用药常规与规范中找到依据。到目前为止,除了几例关于贞操权及不当生育的案件有些争议外,大多数还是属于低级失误。其实,各级医疗机构的医务、护理等部门对医务人员的诊疗护理用药常规与规范的培训、教育与考核一直都是奉命惟谨、晨兢夕厉,似乎医务人员不应该有犯错的理由,但是,差错还是出现了,纠纷还是发生了。在医患纠纷处理后的持续改进过程中,好像除了疏忽大意之外,没有更好的理由解释医务人员出错的原因。有人会说是医务人员缺乏责任心,但在我经常参与各临床科室医疗风险告知谈话的安全巡查,以及对纠纷科室的例行查房中,我们的医务人员并没有我行我素、顾此失彼、缺乏团队精神等缺乏责任心的表现。偶尔因为工作的繁忙和劳累感而出现的短暂漠然、烦躁,对于一个有血有肉的人而言,是再正常不过的事了,不要以"天使"的标准去衡量他们,这是不公平的。所以,我一贯反对因医患纠纷而处罚个人。我觉得,处罚的主体应该是科室、治疗小组,是他们的团队,而不是具体的某一个人。患者的生命应得到医务人员足够的尊重,出现了疏忽、出现了错误的判断而导致患者生命健康权的侵犯,整个医疗团队,乃至医疗机构应对此负责。不过,如果医务人员在诊疗护理用药过程中发现了问题,又容忍这些问题存在,也不想办法解决的话(想办法处理了,但处理方式是错误的,那是另一回事),那么,我对其处罚的建议往往是Double。

其实,医务人员本身技术水平的高低在医疗过错行为影响因素中的占比不算太高,或者说算不上主要原因。统计显示:在128例被认为存在疏忽大意、缺乏责任心的赔偿案例中,33.59%(43例)的是由于医务人员对疾病缺乏认识(包括:上级医师),容忍症状演变、发展而造成的;而55.47%(71例)的却是因为在诊疗护理用药过程中发现了问题,而没有用诊疗护理用药常规与规范来处理,仅凭直觉及所谓的经验,依靠灵光一闪的反应与想法来应对。医务人员根据第一反应作出的诊疗护理用药的决定本身就是一种危险的举动,在医疗行为活动中,医务人员如果仅仅是对症施治,顶多也只是延缓疾病的演变,一旦患者病入膏肓,医务人员不能找出疾病的病因,还是依靠第一反应作出诊疗护理用药决定的话,就难免不发生漏诊、误诊、延误治疗等医疗安全不良事件,这也就是医务人员出现医疗过错的根本原因。事实上,这个决定本身是违反诊疗护理用药常规与规范的,医务人员也非常清楚、明白,但是,由于在日常的诊疗护理用药行为过程中,由于医疗环境所迫,医疗效率压力,医务人员开始追求既快又准、一步到位的诊疗护理用药效果,并凭借自身经验和自信,省略了诊疗护理用药常规与规范的部分环节,本以为能节省时间和精力,避免大脑辛苦的思考,而实际上,却增加了医疗风险的发生率。所以,医疗法律法规、部门规章、诊疗护理用药常规与规范才是指引医务人员找到疾病本质以及采取正确应对方式的方法,医务人员在诊疗护理用药过程中,以疾病全部特征为推理基础,以严格遵守医疗法律法规、部门规章、诊疗护理用药常规与规范作为推理依据,才是正确的思维方式,也只有以这种正确的思维方式,才能让医务人员作出正确决定,采取正确的诊疗护理用药措施,避免医疗差错。此外,快速思维是大脑本能的反应,医务人员依靠直觉的第一反应作出的诊疗护理用药决定,其治疗方法是从一个患者到另一个患者之间的直接类推,因其忽视了个体差异,建立了一些错误的因果关系,从而导致医疗过错的发生。但又是其自身大脑在潜意识的活动,除非有意识地审视自己的思维过程,否则也很难被察觉,因为在效率为主导的压力下,医务人员存在选择快速思维的倾向。因此,医务人员不但要有正确的思维方式,还得有足够的警觉和自控力,才能避免医疗过错行为的出现,减少医患纠纷的发生。

这样的思维方式在现今的医疗行为活动中还是比较普遍的,但是医患纠纷的教训并未引起广大医务人员的足够重视,原因可能是:与就诊基数相比,每年医院所发生的医患纠纷很少,这种思维带来的医疗差错也仅仅是个别或例外,而且概率事件下,真正会发生在自己头上的概率其实就更小了,好像医患纠纷与自己很遥远,但事实上这只是假象。有很多医疗差错即使存在却未被发现,很多医疗差错被及时弥补而未引发医患纠纷,很多医疗差错虽然被发现,但因为种种原因,患者及其家属放弃追究责任,但这些并不代表医疗差错是少的。据统计显示:美国每年死于医疗差错的人数约 25 万人,而因医疗差错受到严重伤害的估计达到 1 000 万人,在我国这个数字可能会更高。但更严重的还是医疗不安全状态所引发的患方猜疑和不信任,这能从每年不断递增的暴力"伤医"、"杀医"事件的统计数据上得到验证。

每一个个体的生命都应该得到平等的尊重,每一个个体的健康权也都应当得到同等的维护。对于一个家庭,一个亲人的离世可能意味着一个家庭的垮塌,一个亲人的受损也可能意味着将一个家庭陷入深渊,而这一切原本都可以避免,只要医务人员能严格按照医疗法律法规、部门规章、诊疗护理用药常规与规范,就可以减少或避免医疗差错的出现。遗憾的是,医疗机构及其医务人员并没有意识到医疗差错行为会给患者及其家属带来巨大伤害的同时,也会给自己带来硕大的麻烦。即使是在医患纠纷发生后,在判断自己的诊疗护理用药行为时,也没有意识到医疗法律法规、部门规章、诊疗护理用药常规与规范是衡量医疗差错的标准,仍坚持依靠快速思维的第一反应去决定自己是否存在医疗过错。所以,医务人员很难认识到自己的错误,大多数时候总是以自己已经尽力了最大努力作为借口,并不断强调诊疗护理用药效果的个体差异性、医学的高风险性和医疗环境的无奈。"人不是因为遇到一件事而改变自己,而是内在想改变,才会注意到那个可能改变你的事,只有在那一刻,你的耳朵才能够听到远方的呼唤。"也只有我们意识到了医疗过错的危害性及其本质,我们才能从医疗差错中吸取教训,才能有所改变。

说实话,医疗差错的出现,其实我觉得的并不是什么大不了的事情,但问题出现后,是相互推诿、指责、反驳,还是寻求帮助、解决、防范,这却非常重要。因为问题还在那里,没有得到妥善的处理,甚至我们都没有来得及思考:怎么样的诊疗护理用药才是对的?它的方法是什么?它的依据是什么?诊疗护理用药常规与规范是什么?为什么要遵守诊疗护理用药规范,不遵守的后果是什么?……所以,医疗行为的安全性得不到保证,医患纠纷还会持续存在,医疗现状无法得到改善,医患之间的重建信任也就无从谈起。改变,最主要的是思维的改变,只有改变思维方式,严格遵循医疗法律法规、部门规章、诊疗护理用药常规与规范,才能在医疗职业过程中发现问题、解决问题。至于诊疗护理用药结果的考量,我们应该客观、正确地看待,因为评判医疗机构及其医务人员医疗行为的合理性与合法性的依据并不是诊疗护理用药的结果,而是医疗机构及其医务人员是否尽到了医疗法律法规、部门规章、诊疗护理用药常规与规范规定的义务。

现实中,没有一个医务人员想把患者的病看坏,大多数时候医疗机构及其医务人员都是穷尽努力,想把患者的病治好,但往往因为思维方式的问题而时有疏漏,一旦犯错,也是冤枉、委屈无从宣泄。时而听到医务人员:"我们已经给了你所有我们能给你的一切。"患者却说:"这不是我想要的。"甚至患者会对医务人员说:"你们做的这一切都是错的。"高尚是患者及其家属,乃至社会对结果的评价,救死扶伤、治病救人是医疗的目的,但医务人员能做的仅仅只是严格按照医疗法律法规、部门规章、诊疗护理用药常规与规范的要求进行医疗行为,也只有这样,才能避免医患纠纷的发生。

法律必须被信仰,如果医务人员对每一个诊疗护理用药行为都能符合医疗法律法规、部门规章、诊疗护理用药常规与规范的规定,而不是视而不见,那么,患者即使出现不良后果,法律依据就在那里。但同时,医疗必须被尊重,一个不尊重医务人员的社会,大众健康必将走向衰败。

From:2011 年德国罗斯托克大学《医学伦理学》课堂专题讨论演讲报告节选:《社会文化与医患关系》(德语翻译稿),收载于瑞典语版《ANGELs, LAY DOWN YOUR WORRIES》(《天使不烦恼》),因内容结合了我国的国情,略作修改,仅供参考。

92 医疗欠费问题
前瞻性★★★☆☆　阅读性★★★★☆

近年来,随着医疗卫生体制改革的不断深入与发展,医保政策的不断完善,居民在就医方面得到了很大的实惠,医疗机构的就诊人数也日益增多,尤其是急危重症患者"先看病、后收费"的政策实施之后,各级医疗机构都反映医疗欠费问题高发、频发,甚至已经严重影响到了医疗机构的正常运营,患者欠费无法回收已经成了困扰医疗机构的"老大难"问题。对一个中小型医疗机构而言,每件医疗欠费的金额平均从几十到上万元不等,这个数字似乎看上去不大,但是如果每件欠费都长期搁置不管,渐渐地,习惯性欠费的患者就会越来越多,这个缺口也会越扯越大。据不完全统计,全国医院一年"三无"患者欠费人民币 30 亿~40 亿元。医疗欠费怎么来的?谁在吃"霸王餐"?医疗机构如何处理这类问题来减少欠费、及时追收欠费……已成为医疗机构急需要解决的问题。根据 2012 年 6 月~2013 年 6 月,上海市各级医疗机构医疗欠费原因调查统计显示,医疗欠费大致分为以下二类 10 项(即:除其他原因外,患方原因 5 项和医方原因 4 项)

其中"三无"患者欠费、恶意逃费、特困及急危重症患者欠费排名居前：

表 11-16　2012 年 6 月～2013 年 6 月，上海市各级医疗机构医疗欠费原因统计

患方原因		医方原因	
原因	占比	原因	占比
因交通事故、突发事件或意外伤害等情况	9.21%	医疗预收款估计不足或不及时促缴而形成欠费	6.42%
"三无"患者欠费	26.86%	漏收或算错、记错而欠费	5.60%
特困及急危重症患者欠费	12.87%	出院结算不及时造成欠费	8.22%
患者拒不交费	7.66%	缺乏有效的欠费系统监督机制及欠费管理措施	4.47%
恶意逃费	15.19%	其他	3.50%

医疗欠费的产生有其内部、外部的原因，医疗机构除需要制定一套行之有效的医疗欠费管理及奖罚制度；加强患者入院程序及每个收费环节管理；加强院内计算机网络建设；及时办理出院结算手续，减少人为欠费；加强医保患者及医保系统结算的管理，减少医保欠费以及配备专职人员追讨欠费外，还应加强医务人员职业道德的教育，改善服务态度与环境，加强医患交流与沟通，提高医疗质量安全与技术水平，减少医疗差错的发生。对于恶意逃费的患者，我的观点是：有些患者因客观原因造成医疗欠费，因考虑其是弱势群体，而应从宽。但对于恶意、故意拖欠医疗费的人群，医疗机构不应该容忍这种不合理的情况出现。如果医疗机构不能端正态度严惩这一乱象，医疗欠费将无休止的膨胀下去，一旦造成区域性医疗欠费管理不严的传言在患者人群中扩散开来，这类恶意、故意拖欠医疗费的人群将会源源不断地涌来，到时，医疗机构的运营必将难以为继。其实，医患纠纷的赔偿亦是如此。所以即使欠费额度不高，也应该及时逐项追缴。为了防止医疗欠费的缺口越扯越大，认真做好每件欠费催缴、追缴工作也是各级医疗机构 MOD（Management Organization of DPT，医患纠纷管理组织机构）份内之事。对于医疗欠费纠纷案件，我常作为医疗机构 MOD 的主管，一般会从三个方面了解案件的情况：

（一）患者因为经济能力条件原因欠费，还是其他原因；

（二）无法支付医疗欠费患者的基本情况，并查看病史；

（三）患者是不是存在以各种借口反复抵赖、不想支付医疗费用的情况。

对于因为经济能力条件原因欠费的患者，可以视对方的态度提出分期补缴欠费等方案，有效沟通后以便于患者接受提议。对于以各种借口反复抵赖、不想支付医疗费用的患者，我的耐心往往有限，一般总是果断出击，采取强制措施向对方追缴，例如，采取媒体曝光、司法途径和纳入社会诚信黑名单等措施，让其付出相应的代价。不过根据我以往的催缴、追缴医疗欠费的经验看，电话、微信、短信、书信等方式其实起不了多大效果，因为不是与欠费者当面交涉，往往很容易被对方忽视。但原则上，一般就是采用这类方式进行催缴、追缴。其实，采取切实的措施，维护自身权益，落实催缴、追缴医疗欠费的重任还是在医疗机构自身。最有效的方法还是去患者家造访，视情况拿出医疗欠费清单让患方一一过目，同时，详细说明诊疗经过，以得到患者及其家属的认可，实现医疗欠费的催缴与追缴。此外，对于交通事故等原因造成的欠费，医疗机构应该与交警部门或法院或保险公司等密切联系配合，或发送协助催缴医疗欠费的公函，争取收回欠费；对于逃费的患者，应与该患者所在地的政府部门、街道办事处、村委会等联系，请求其协助催缴、追缴医疗欠费；对于"三无"患者（无身份、无家属或责任单位、无经济来源）的欠费，民政或行政主管部门有疾病应急救助基金[解释]等补助费的，医疗机构要积极及时统计上报，要回补助费。而对于那些没有纳入疾病应急救助制度（无法取得疾病应急救助基金）、因病返贫或家庭确实特别困难，交不起医疗费用的患者，医疗机构也应对其充分体现公益性。值得一提的是，公益性并非为公立医疗机构所独有，私立医疗机构在适当的条件下，同样可以表达出公益性的特征。因为从公共经济学的角度看，医疗服务费用的高低与医疗机构的所有制性质并没有必然联系。在国外，私人举办的（非）营利性医疗机构同样可以为患者提供低廉的医疗服务。

由于当前医疗机构存在不少重复检查、重复收费的不良现象，加上医务人员防御性医疗意识不断提升后不管患者病情如何，就要求患者进行各种排他性检查。面对如此医疗现状，一些患者的应对方式是：以诊疗护理用药效果不满意或未达到预期效果为由，拒不支付医疗费用，甚至还要向医疗机构索取巨额赔偿。医患之间因丧失诚信导致医患关系越发紧张。据上述统计显示：因医患之间丧失诚信导致患者拒不交费的占患者拒不交费的 79.25%。盖医之为道，所以续斯人之命，而与天地生生之德不可一朝泯也。无论公立医疗机构，还是私人举办的（非）营利性医疗机构首先都要

讲诚信,医务人员为患者诊疗护理用药时应"急患者之所急、想患者之所想、帮患者之所需",无论何时都要把患者放在第一位。其次,患者也要尊重医务人员,不要因为病情未达到所预期效果而一味追求医务人员的责任。医患之间只有相互信任、相互尊重,才能实现医患关系的和谐、有序,避免、减少医疗欠费的发生[1]。

[解释]疾病应急救助基金是依据《国务院办公厅关于建立疾病应急救助制度的指导意见》、《疾病应急救助基金管理暂行办法》等有关规定,通过财政投入和社会各界捐助等渠道筹集,用于紧急救治身份不明、无负担能力的急危重症患者和捐款人指定要求给予资助的患者的专项基金。此外,经批准,基金还可统筹用于支付重大传染病、自然灾害或重大事故造成的急危重伤病患者。基金面向全市各级各类医疗机构,无论是公立医疗机构还是社会举办的医疗机构,经审核符合条件和规定的都可以申请基金支付,以支持各级各类医疗机构积极主动承担社会公共职责,发扬救死扶伤的精神。

[参考文献]
[1] 张娟.对医院欠费的思考[J].中国卫生资源,2008,11(2):63-64.

From:庄璘(Zorin Nikolaj),2012年上海基层医疗卫生改革与发展学术会议发言稿节选:《防范转嫁的医疗责任与医疗欠费》,因篇幅过长,省略了部分案例分析,略作修改,仅供参考。

用患者听得懂的话语如实告知
阅读性★★★★☆ 实用性★★★★☆

一般来说,患者突发急症,患者及其家属往往在第一时间都是无法接受这一事实,从而会反射性地寻找原因或"替罪羊"。如果在这一情况下,医务人员不能与患者及其家属进行有效沟通、说明病情,那么,患者及其家属则很容易因医疗常识的缺乏导致医患纠纷的发生。这让我想到最近一直在阅读的一本叫《脑内革命》的书,是日本医疗作家春山茂雄的著作,本书强调"真正的医学,是增强身体的自愈能力,不使之生病"的观点,它教人正确使用大脑的方法,来开发右脑的创意思考及天赋的潜能。提出"正面思考"有助于分泌"脑内吗啡",可消除精神压力,使情绪舒畅,增强记忆,创造免疫力,击败癌细胞,并再三强调"凡事须往好的地方想"。如果做负面的思考,容易导致生病,甚至提早老化或诱发癌症,这就是古谚所说"病由心生"的道理。书中有一句话发人深省:"医生有三器,即开药、手术和话语。目前的医疗却依赖开药与手术刀,其实,也可以凭借话语来进行治疗。所谓话语的治疗,是指引出患者本身的自然治愈力之言。"也就是说,在医疗行为活动中,医师的话语也可以使患者及其家属消除对疾病,乃至医疗风险的误解,从而减少疾病、医疗风险对患者及其家属引起的负面影响,甚至是医患纠纷的发生。诊疗护理用药开始于话语,就像其他面对面的场合一样,医患互动的有效性取决于医患相互的理解能力。当然,有效沟通的主要障碍还是医患本身的地位、受教育程度、职业习惯、权威性和文化差异。很多文献报道指出:不能用患者听得懂的话语向患者及其家属解释病情是医患沟通中最困难的问题。据统计,93.21%的医务人员表示,虽然在医疗活动中应将可能出现的不良预后及医疗风险告知患者及其家属,但是,如何运用患者能理解的术语将真实的诊疗护理用药的不良预后及医疗风险告知患者,是一个比较棘手的问题。例如,外科医师在向一名前列腺癌的患者告知时,会向其告知进行"去势治疗",但是,患者并不知道什么是"去势治疗",结果当患者从麻醉状态醒来时,发现自己双侧睾丸都被切除,才恍然大悟"去势治疗"原来是这么一回事,然后医患纠纷就发生了。

医务人员习惯倾向于使用不明确的或患者难以理解的术语进行告知,其实这是非常危险的行为。原因,大多数患者及其家属是不懂医学的,而医务人员的任务其实就是要把自己从医经验所得到的判断解释、分析推测说明给忧心如焚的患者及其家属听,并以此来帮助他们了解病情,帮助他们做决定。当然不否认的是,大部分医务人员从内心是不愿让患者丧失生命的希望,他们害怕患者及其家属消极的反应,同时,害怕自己面对痛苦、受到责备,感到自己没有能力帮到患者及其家属,不知道如何处理……但是,有些时候这种疏于告知的情况必然会导致医患之间的误解,并且使患者及其家属对医患关系产生不满。此外,徒然让患者及其家属抱着与现实脱节的奢望,使其无法面对不幸的后果和过高的期望值,就是"善"吗?能够挽救生命固然是好,但医疗的力量毕竟有限,如果我们不能依赖开药与手术刀挽回患者生命,但能够用话语帮助患者走的心安、患者家属得到平静,也是一大功德。话语可以是重要的治疗工具,如果它能符合下述三个条件的话:

(一)降低医疗不良预后及医疗风险的不确定性;
(二)为诊疗护理用药提供依据;

（三）加强医患之间的交流与沟通。

事实上，基于这三个条件，许多欧美国家已经着手开始了许多专项研究，并在长达10年的研究与分析后制定了一系列医疗不良预后及医疗风险的告知模式，最常见的是SPIKES模式和ABCDE模式。这两种模式均描述了有效传递医疗不良预后及医疗风险的程序和步骤，并强调了告知该消息中的关键点，包括：对患者同情心的表达，认可患者的情感，了解患者对医疗不良预后及医疗风险消息的理解及接受情况，为进一步的诊疗护理用药提供了依据[1]。

表11-17　SPIKES模式和ABCDE模式比较一览

步骤顺序	SPIKES模式[2]	ABCDE模式[3]~[4]
1	Setting：创造一个隐私的且使患者舒适的交流与沟通的环境	Advance preparation：预先准备。
2	Patients' perceptions：告知患者及其家属病情前，要了解患者及其家属对其病情的了解程度和看法。	Build a therapeutic environment/relationship：建立一个良好的治疗环境/关系。
3	Invitation or information：确定患者及其家属想要知道多少信息和什么信息。	Communicate well：做好交流与沟通。
4	Knowledge：告知患者及其家属病情和诊疗护理用药的信息。	Deal with patient and family reactions：应对患者及其家属的反应。
5	Emotion and empathy：认同患者及其家属的情感和反应，并给予恰当的反应。	Encourage and validate emotions：鼓励患者释放自己的情感，认可患者的情感。
6	Summary and strategy：总结病情，并提出诊疗护理用药对策。	

备注：SPIKES模式和ABCDE模式内容清晰、明确，为医患之间的有效沟通提供了一个框架与模板。医务人员应运用正确的告知方法把医疗不良预后及医疗风险传递给患者及其家属，尽量降低医疗不良预后及医疗风险的负面影响，这样既保证患者的医疗知情同意（选择）权，又能使患者全力配合后续治疗，使患者及其家属满意。对于告知内容评价标准可依据《侵权责任法》第55条、美国医学会建议的医疗告知标准制定。格式特征评价标准可依据《医院伦理委员会标准操作规程》当中的医疗知情同意书的撰写要求及其模板的制定，以上这些内容都可以通过关注我的微信公众号获得。

医患之间在理解上的偏差的确会耽误患者的诊疗护理用药。因此，医务人员在向患者及其家属解释自己诊疗护理用药思路时，应努力消除彼此之间理解上的偏差，或者最好也避免使用模棱两可的说法。虽然，有些理解上的差异看似不大，但如果从患者及其家属的角度考虑，这些理解上的差异将会产生相当重要的影响。而且，医学术语会经常被使用，例如，一名德国医疗专家在向一名肿瘤患者告知病情时会提到Cancer survivor（肿瘤幸存者）等，但是这些词汇的使用只会让患者变得更加费解，患者会认为Cancer survivor就是肿瘤已经治愈了，而医师的意思是存活率从诊断为癌症以后3~5年。其实，告知不到位并不是没有让患者及其家属在医疗知情同意（选择）书上签字，而是患者及其家属根本不明白医务人员的专业术语，也不理解诊疗护理用药后会发生什么不可预知的不良后果。医务人员的告知应尽量通俗易懂，不妨用生活中的比喻让患者及其家属更容易接受诊疗护理用药的必要性及医疗风险发生的可能性，这样也可以有效减少医患纠纷的发生。在医疗活动中，话语的治疗核心从来都不在于怎么去说，而是说了什么。在日本，医师虽然是主宰患者生死的"天使"，却没有居高临下的感觉，他们会尽量使用通俗易懂的话语描述病情，避免让患者产生不必要的误解。日本的法律规定，医师有对患者详细讲解病情及相关事宜的义务，这与我国医务人员的告知义务相似。但与此同时，日本卫生署、厚生劳动省等部门也制定了告知的相关规定，例如，《诊疗情报提供指南》指出：医师在向患者告知病情时，要尽量避免使用专业用语，努力给出让患者简易明了的说明。此外，日本国立国语研究所还公布了让医疗用语易懂说明的提案，提案指出：医师要注意表达明确，不说含混词汇，例如，将瘀血、恶性肿瘤说成细胞异常增长导致肿块加大，需要立即治疗等，这样可以避免混同于其他病情，医师也就能更加清晰明了地向患者告知病情。其实，医患双方共同认可的语言一旦建立，将成为提高医患沟通质量的良好开端。当然，这离实现患者及其家属全程参与制定治疗方案的目标还相去甚远，但是，假若我们不从改善彼此之间的理解开始，那么这个目标将更加遥不可及，有效的医患沟通也就无从谈起，医疗告知义务也无法得到切实的履行，因告知引发的医患纠纷也会永无休止。

此外，无论医学发展到如何精深的程度、医学分工到如何精细的层次，都不要忘记人才是一切医学实践活动的出发点，是医学价值评价和实现的主体。患者不仅需要医务人员提供的医疗技术方面的帮助，更需要情感的共鸣和人文的关怀。现代医学必须回归到"以人为本"的医学。这就要求医务人员保持对生命的敬畏,把人的价值放在第一位,并本着诚信的原则,也为了不给未来的医疗行为埋下索赔的隐患,除需要得到患者及其家属的支持与理解外,更应使用通俗易懂的话语如实告知医疗不良预后及医疗风险。患者及其家属理解的偏差不仅仅是现实所发生的事件,还有直觉的反馈,社会舆论已经使患者及其家属潜意识中多多少少建立起了一种医疗不安全感,一旦出现医疗不良后果,这一切都会成为他们潜意识假想里的不作为,即便这一切都可能与医疗行为没有任何关系[4]。

所以,随着人们需求层次的提升、随着社会的发展,医务人员也应该意识到需要做出改变。患者不再是被动的服从和接受,而是需要医务人员在医疗行为过程中用他们能理解的话语告知他们疾病是什么、诊疗护理用药方案与方式是什么、医疗风险及原因是什么、依据是什么、哪个方案与方式对他们最有利、哪些生活习惯与方式需要改变、哪些人际关系需要调整、如果患者自行完成诊疗护理用药怎么实现等等。未来的医患模式必定是共同参与,患者及其家属也更希望了解和参与医疗过程,医务人员的角色以后不再是一个决策者,而仅仅只是一个建议者。不同的病症,不同的医务人员存在不同的建议,不同的患者也有不同的选择。用法律法规、部门规章、诊疗护理用药常规与规范去衡量医疗行为的合理性与合法性不会面面俱到。因此,在考虑患者个体差异的同时还应该知道,医务人员并不是仅仅针对患者疾病的诊疗护理用药行为,而是面对患者、面对患者家属,诊疗护理用药的对象是患病的人及其家属,而不仅仅是这个人所患的疾病。

很多医务人员离真正意义上的告知还有相当远的距离,他们像气球一样游离在医疗合法行为状态之外,想象自己只是一只脆弱的鸡蛋,而医疗环境却是坚硬的石头。而卷入医患纠纷漩涡的人,又不免遭逢旦暮间的绝望。但这并非是终点,而恰恰是起点,其实,失落与绝望更能激发我们更新与超越自身,过了这一个坎就能永远凌驾于某些麻烦之上。Those who do not go into the water will be strangled and those who come and go in the waves will be rescued(那些不下水的人将被溺死,那些出没于波涛间的人必然获救)。你们如果还在医疗行业,就应该听奉这句箴言。鹪鹩巢于深林,不过一枝;鼹鼠饮河,不过满腹。减轻患者及其家属内心的负担,很多时候也不过是一句温馨体贴的话语,但却犹如良方一剂。

[参考文献]

[1] 周英华,庄严,张伟.提高医生告知坏消息的技能(两种常用沟通模式)[J].医学与哲学,2017,3(38):81-85.
[2] CURTINS, MCCONNELIM. Teaching dental students how to deliver bad news: S-P-I-K-E-[J]. J Dent Educ,2012,76(3):360-365.
[3] FIELDSSA, JOHNSON W M. Physician-patient communication: Breaking bad news[J]. W V Med J,2012,108(2):32-35.
[4] 金伟巍.医生的话你都听懂了吗? 医学术语通俗化的困境[J].生命时报,2014.

From:2014年亚洲医院管理医学论坛会议论文节选:《强化医疗风险告知》(英语翻译稿),因内容结合了我国的国情,略作修改,仅供参考。

94 医患纠纷"机闹"时代会不会到来

有益性★★★☆ 阅读性★★★★☆

随着智能机器人技术的不断发展与成熟,医疗机器人、产业机器人、战斗机器人等都已经出现并应用于医疗医药领域。上海是全国最早进入医疗机器人时代的城市,从借助医疗机器人突破外科系统手术"禁区",到让医疗机器人全流程帮助患者提供导诊与咨询、配置药物与物资,再到医疗机器人全科医师、护士、药剂师的出现……医疗行业的创新技术不断被刷新。如今,智能机器人正以自身的方式改变着医疗行业、医疗行为、就诊模式、医患关系,即便是医疗维权与纠纷的预防、处置与管理,也有智能机器人的参与。它们依托大数据信息,能识别周围的环境,具备运动功能,能对外界做出反应性动作,并越来越具备思考、感觉的能力,正逐步代替医务人员、律师、医疗管理者、"医闹"等参与患者的医疗维权或帮助医疗机构进行医患纠纷的预防、处置与管理。

但与此同时,人与智能机器人之间的交流与沟通模式也随着人机之间相处的语言、思维、准则发生着改变。在语言上,人与智能机器人除了现在人类的语言外,可能还需要有新的语言、新的符号、新的图文、新的程式来帮助人机之间相互的沟通与理解,而不至于出现误解或出现执行命令错误的现象。在思维上,人类社会中每一个人都有自己独特的思维方式,这是人类独有的能力,但却是智能机器人最缺乏的。那么,每一个人在对待同一件事物思维的侧重点上都会有很大的不同,而智能机器人分析事物的方法却比较单一,从而容易导致分歧。在准则上,人与人之间、人与社会之间以及人与自然之间都存在一定的权利与义务准则关系。那么,在人与智能机器人之间也存在着某种属于人机之间独特的权利与义务的相处准则关系。由此可见,人机之间如果在语言上没有很好的交流方式、在思维上没有达到一定的共识、在准则上没有达到相应的一致,也将会在法律上、道德上、心理上等诸多方面出现矛盾,甚至纠纷[1]。

近年来有关智能机器人的媒体报道层出不穷,例如,全球第一例被医疗机器人外科医师杀死的患者;第一辆自动驾驶的急救汽车迎头撞向人群;第一起因智能机器人殴打老年痴呆症患者的民事诉讼案件等等,都已经预示了我们需要为智能机器人制定法律和伦理规则。我们现在就需要它们,并不是因为智能机器人缺乏道德指南,而是因为它们的创造者现在是在法律和伦理真空中操作。否则,当机器人能自我发展,具有所谓的"智慧"后,谁能够保证我们不会受到它们的伤害?如果智能机器人被不法利用,成为"医闹",医务人员被暴力"伤医",那么,我们怎么才能搞清楚,谁应该对此负有责任。

但是令我特别担心的并不是这些,因为这些可能与我们还比较遥远,但随着医疗人工智能和机器人技术的进步,原本医疗意外具有的"不可预见性"而因大数据变得可预见,这可能将成为不久后医疗机构质量安全的一大重要隐患。其实,要人工智能和机器人作出自然界意义上的预测是非常困难的,但是,它们能够利用现有的大数据、云计算、人工智能等互联网技术考虑各种可能性事件,为医疗意外的可预见性提供依据。此外,医疗机构及其医务人员过分依赖智能机器人快速分析数据、对疾病做出个性化的诊疗护理用药观点与方案,也可能是一种医疗风险。为探讨人工智能对人类社会的长期影响,Stanford大学曾组织了一项针对人工智能技术长期效应的研究。最近,研究人员发布了一份名为《2030年的人工智能与生活》的长篇报告。在报告中指出:人工智能将会深刻改变人们的生活,包括:交通、医疗、工作等诸多领域。就像智能手机一样,它不会完全控制人们的生活,但是,许多人会产生严重的依赖。特别是在医疗方面,各类智能机器人给医疗机构及其医务人员带来便利之后,医疗机构的管理、医务人员的思想将越来越懒惰。不仅如此,医疗机构及其医务人员对一些智能机器的过分依赖也会更加严重。比如,能够用智能机器人去进行医疗行为的管理或诊疗护理用药操作,医疗机构及其医务人员就不再去动手去管理或操作;能够用智能机器人去进行医疗分析与研究,医务人员也就不再去思考。甚至在关键节点上,很多医务人员会对智能机器深信不疑,反而对自身失去了自信。

智能机器人的前景在未来可以说是相当美好,《中国制造2025》已经把智能机器人产业列入重点战略,"人工智能+医疗"市场空间与应用前景巨大。但是,人类自己的前景就显得没有那么乐观。美国太阳微系统公司的Bill Joy在《为什么未来不需要我们》一文中写道:机器人技术、遗传工程和纳米技术的进步可能使世界被超级体占据。这一些超级体既包括:生物性的,也包括机械性的。Joy提出:创造出和我们相像但比我们更聪明、更强壮,并且更容易制造的机器,也许就等于在生存的进化战争中创造了我们最强大的敌人。他认为,当机器的智能越来越高时,它们不仅将超越我们人类的认知能力,而且将形成我们完全难以理解的新的思维方式。如果我们不能理解自己创造的东西,也许,我们就无法控制它们[2]。这听起来或许有点像疯狂科学家的臆想,甚至近似于极致。但总体上来说,虽然目前智能机器人主要从事程序化、规定性的工作,人工智能还处于比较初级的阶段,对人类智慧的超越将是一个漫长的过程。但是对于智能机器人发展产生的一系列新的法律、伦理问题却有待我们去思考、去讨论、去解决。就到目前为止,法庭多数时候会将智能机器人当成没有意识的机器对待,操作它们的人要为智能机器人的行为负责。

人类才是自然界辩证发展的最高产物,作为"万物之灵"在漫长的历史演变进程中,通过不断劳动,不断思考,不断创新,使自身的生存变得更加美好的同时,也在不断完善自我、得到进化。随着人类的不断努力与探索,机器人作为人类创造的工具不断向着拟人化和超高智能化的方向发展,并代替人类从事危险、无聊、重复或困难的岗位。但是智能机器人时代的到来,只不过是劳动形式的一种转型,而不是要代替人类。即使在智能机器人时代可以由智能机器人生产、指导机器人,其最高指挥者也必定是人类。智能机器人生产与应用不可能完全代替人类所有的劳动,更不可能代替人与人之间的沟通。

[参考文献]
[1] 王东浩.人工智能体引发的道德冲突和困境初[J].伦理学研究,2014,(2):68-73.
[2] 方留民.机器人向人类挑战[J].世界科学,2001,8.

From:2016年美国医疗信息管理协会年会会议论文节选:《医疗智能机器人》(英语翻译稿),该内容主要收载于庄璘(Zorin Nikolaj)的新书《摩登医疗》中,现因少许内容涉及医患纠纷故仅作简述,如需了解更多信息,则可以稍后关注庄璘(Zorin Nikolaj)的新书《摩登医疗》。

在医患纠纷预防、处置与管理过程中,我们难免遇到问题,
尤其是在授课提问、信访回复、行政查房时,被医务人员及患者问得不知道如何回答!
幸好我有整理笔记的习惯,加上本身还算爱学习、爱提问、爱钻研。
除前面章节已经对一些问题给出答案外,
还是收集了较多在会议上我认为好的问题和回答,
以此来还原会议的场景,并试图以一种最简单的语言来给医疗同仁们提供一些
参考资料和医患纠纷预防、处置与管理的知识,
望对你们在未来的医患纠纷应对上有所裨益。

PART 12　医患纠纷应知应会

医患纠纷 100 问答[1]
实用性★★★☆　有益性★★★★☆

编号	常见医患纠纷问题	问题解答
1	医患纠纷人民调解协议生效后，患者能否就预期损失另行起诉？	患者以其在医疗机构接受诊疗过程中遭受人身损害而提起诉讼，经(第三方)调解双方对诊疗期间的相关事由达成调解协议。协议生效后，患者以出院后预期可能发生的相关损失再次提起诉讼，要求医疗机构承担赔偿责任。根据完全赔偿原则，因患者后一次诉请的内容与前一次诉讼的调解结果并无任何重叠，且前一调解协议并未对该部分赔偿进行处理，故患者再次起诉未违反"一事不再理"的原则，其有权就该预期可能发生的相关损失向医疗机构主张赔偿责任。
2	因交通事故等原因与医疗侵权同时请求损害赔偿，是否可以合并审理？	患者的损害因医疗机构及其医务人员未尽到注意义务，导致损害扩大，构成医疗侵权，属于多因一果的普通共同诉讼情形，法院可以合并审理，侵权人与医疗机构按各自责任份额承担赔偿责任。
3	不当出生的新生儿能否作为医患纠纷诉讼主体而获得赔偿？	(1) 孕妇产前在医疗机构进行检查时，医疗机构未能检查出胎儿染色体异常，致使孕妇生育的子女患有如唐氏综合征的疾病。在此种情况下，应认定医疗机构因其医疗行为存在过错而影响胎儿父母作出是否终止妊娠的决定，致使孕妇生育了不当出生的子女，侵犯了孕妇及其配偶的优生优育的选择权。因此，医疗机构应对其侵权行为承担相应赔偿责任。 (2) 在因不当出生提起的民事诉讼中，医疗机构与不当出生子女的父母发生法律关系时，子女尚未出生，不具有民事权利能力，故不具备民事诉讼主体资格，且实际承受子女不当出生造成的损失的主体为因抚养子女遭受经济损失及精神损害的父母，而子女不属于适格的原告。
4	患者接受药物治疗多年后才知其权利被侵害的，是否丧失胜诉权？	医疗机构对患者实施手术多年后，经权威部门鉴定，患者才知晓其手术后所患疾病系因医疗机构的医疗过错导致的并发症。因患者术后患病时并不知晓其所患疾病与医疗机构的过错医疗行为之间存在因果关系，而诉讼时效期间应以患者自知道或应当知道其权利被害之日起计算，故患者在知道其权利被侵害后一年内，仍有权向医疗机构主张医疗损害责任的赔偿。
5	患者因医疗过失行为支付的后续医疗费，医疗机构是否应当赔偿？	医疗机构在诊疗过程中未尽谨慎注意义务，延误患者的最佳治疗时机，致使患者的损害可能性增加的，应当认定医疗机构具有医疗过失，其应当承担医疗损害赔偿责任。在承担赔偿责任时，医疗机构既应支付医疗费、误工费等实际损失，也应支付后续医疗费等未来预期利益损失。但是，由于患者的寿命及医药市场价格均具有不确定性，据此医疗机构赔偿患者近两年的后续医疗费即可，对于超出的部分，患者可以在实际损失发生后向医疗机构另行主张。
6	患者多年后发现其损害是过错医疗行为所产生的，是否有权要求医疗机构赔偿？	医疗损害责任纠纷中，诉讼时效期间应从知道或应当知道权利被侵害之日起计算。患者在医疗机构接受诊疗的过程中，因医疗机构的错误诊疗遭受人身损害，且在治疗结束后一直忍受病痛折磨。多年后，患者才知道其人身损害是因医疗机构的医疗过错行为导致，故患者有权在知道自己权利被侵害之日起一年内向医疗机构主张医疗损害赔偿。
7	患者拒绝以医疗机构提供的病历作为鉴定依据，且未提供反证，是否需要承担举证不能的后果？	患者在医疗机构就诊后，认定医疗机构的诊疗行为因过错对其造成人身损害，要求医疗机构承担赔偿责任。医疗机构如果因此申请医疗鉴定并提交病历资料作为依据，患者对病历资料的真实性不予认可，并拒绝以该病历资料作为鉴定依据，但未说明拒绝理由和提出反驳证据，从而导致医疗鉴定无法进行，进而致使案件事实不清，患者因承担举证不能的不利后果。
8	因病历被篡改致使无法进行医疗鉴定的，医疗机构是否需要承担举证不能的责任？	患者因在医疗机构进行诊疗后，发生医疗损害而诉至法院。医疗机构在诉讼中申请医疗鉴定，根据患者提交的证据表明，医疗机构向鉴定机构提供的病程记录与患者的费用清单上载明的药品数量存在明显不符。医疗机构涉嫌篡改、伪造病历，致使医疗鉴定无法进行。因医疗机构的行为导致无法通过医疗鉴定来认定其过错的，医疗机构应对其医疗行为与患者的损害无因果关系承担举证不能的责任。

(续表)

编号	常见医患纠纷问题	问题解答
9	已经报销的医疗报费,是否应计入医疗损害赔偿的数额?	(1) 患者在医疗机构接受输血后被查出感染丙肝,双方由此发生医疗损害责任纠纷。医疗机构应当就其医疗行为与损害结果之间不存在因果关系,以及其不存在医疗过错承担举证责任。医疗机构提供的证据如果不足以排除其输血行为与患者感染丙肝病毒的可能性,且未能提供其他证据证明其在输血过程中已经尽到合理的注意义务,那么,就可以认定医疗机构存在过错。由此,医疗机构也应承担医疗侵权的赔偿责任。 (2) 患者因缴纳医疗保险费取得的医疗保险收益,属其合法的个人财产。患者在诊疗期间的医疗费用均以该收益支付的行为,亦应视为患者的个人支出行为。因此,在确定医疗损害责任的赔偿数额时,对于患者已经报销的医疗保险费用,患者仍有权要求医疗机构进行赔偿。
10	因医疗机构过错导致患者损害,赔偿数额是否可参考过错参与度进行确定?	患者接受治疗后出现损害后果,经鉴定,医疗机构实施的诊疗行为存在过错,该医疗行为与患者的损害结果存在因果关系,医疗机构应对其过错行为导致患者出现伤残的不利后果承担赔偿责任。同时,鉴定结论也会确定医疗过错行为对患者人身损害的参与度。据此,在确定医疗机构赔偿责任及数额时,应考虑医疗过错行为在患者损害结果中的参与度及原因力比例作出认定。
11	患方拒绝做医学鉴定时,医方所提供的专家证言能否作为定案的依据?	患者在医疗行为过程中死亡,患方提起医疗损害赔偿之诉后,医疗机构为澄清事实申请进行医疗鉴定,但患方以病例存疑和对鉴定机构主体有异议为由拒绝。此时,医疗机构向法院提供专家证人证言,证明患者死亡与医疗机构的医疗行为之间不存在因果关系,且医疗机构无过错。当庭对专家证人证言质证后,患方也未能提供证据否认专家证言。在此种情况下,医学专家证人证言应作为认定案件事实的依据。
12	尸检报告与医疗机构的临床诊疗不一致,应如何认定案件事实?	患者在医疗机构就诊时死亡,在患者家属的申请下,尸检部门对患者的尸体进行尸检。患者的尸检报告显示,患者并非为医疗机构确诊的疾病,医疗机构存在医疗过失,且患者的死亡与医疗机构为患者实施的诊疗行为存在因果关系。虽然尸检与临床诊断存在明显不同,但因尸检报告较诊断材料而言,具有较高的证明力及较强的法律效力,故能够依据尸检报告认定案件事实,医疗机构应对患者死亡承担赔偿责任。
13	因医疗机构误诊导致患者前往他处就诊检查,是否应承担赔偿责任?	患者在医疗机构诊断出患有某种疾病后,再次前往其他医疗机构检查,并确诊并未患有该疾病。由于医疗机构的诊断行为尚未造成患者人身损害的后果,且患者再次前往其他医疗机构诊疗系其自主选择的结果,而非必然发生,据此在无损害后果发生且医疗机构的行为与患者的再次诊疗无因果关系的情况下,医疗机构无须就患者再次诊疗检查产生的费用承担赔偿责任。
14	因医疗机构存在漏诊行为,对患者造成损害后果,是否应承担赔偿责任?	患者受伤后前往医疗机构就诊,医疗机构对患者实施诊疗行为时存在漏诊,并最终导致患者残疾的后果。即便鉴定机构作出的鉴定结论可能显示医疗机构的漏诊行为不构成医疗事故,但具有过错,且与患者残疾后果之间存在因果关系。此时,如果医疗机构无法提供相反的证据推翻该驳论或鉴定结论,即使医疗机构的诊疗行为不构成医疗事故,仍应对患者承担赔偿责任。
15	医疗机构误诊但已尽到了合理的注意义务,是否还要承担赔偿责任?	误诊属于医疗活动中存在的概率事件,并不必然构成医疗过错。虽然,患者的实际病情与医疗机构作出的诊断不同,但医疗机构在接诊后已经根据其现有的医疗条件为患者制订了合理的诊疗护理用药计划,并采取了必要的救治措施;在患者接受较短时间的治疗即要求转院时,医疗机构亦将可能发生的不良后果告知于患者,并采取合理措施转送,应认定医疗机构在提供医疗服务时已经尽到了合理的注意义务。综合上述,不应再认定医疗机构未能准确诊断患者病情的行为具有过错,其无须就此向患者承担赔偿责任。
16	医疗机构漏诊且延误患者治疗的,是否应对患者的死亡承担赔偿责任?	医疗机构在对患者进行诊疗行为时,未尽合理的注意义务,造成诊断结论存在漏诊,且在之后治疗无效的情形下,未对患者重新检查或提出转院的建议,从而延误了患者的治疗,造成患者死亡。结合医疗侵权行为的构成要件,医疗机构的行为与患者死亡后果之间存在因果关系,故应当承担相应的过错责任。但患者死亡主要由其自身疾病导致,故医疗机构仅需承担次要责任。
17	医疗机构存在漏诊、延误手术等医疗过失行为的,是否应承担赔偿责任?	医疗机构在患者入院前,未对其进行鉴别诊断,并给予及时、完善的入院辅助检查,在患者入院后,也未严格观察患者的病情,且存在漏诊、延误手术时机的情形,最终导致患者死亡。由于患者的死亡后果是医疗机构未尽应有的注意义务所导致,因而医疗机构应当为其医疗过失行为承担死亡赔偿金、丧葬费、护理费等相关费用的民事责任。
18	各医院对漏诊及急于手术造成患者的损害的案件,是如何认定的?	医疗机构在对患者诊疗过程中存在漏诊,且在患者存在明确需要急诊手术的指征时,未及时对患者实施手术,存在医疗过错。同时,患者在转院接受治疗时,后诊治的医疗机构未能及时对其进行治疗,存在延误治疗行为。由此可见,虽然患者死亡主要是其疾病导致,但两家医疗机构都应对该后果承担与其过错相应的赔偿责任。
19	不构成医疗事故的漏诊行为,致患者损害加重,是否应承担赔偿责任?	医疗机构在诊疗过程中存在漏诊情况,虽不构成医疗事故,但医疗机构仍存在医疗差错,且其差错使患者损伤加重,影响及时治疗。因此,应认定医疗机构的漏诊行为与患者遭受的损害之间具有因果关系。医疗机构除应退还医疗差错收取的费用外,还应按照医疗过失参与度等级向患者承担经济赔偿责任。

(续表)

编号	常见医患纠纷问题	问题解答
20	产妇难产致新生儿残疾的，医疗机构是否应承担责任？	医疗机构药物使用不规范，致使孕妇难产，且未及时实施剖宫产，导致胎儿出现不良反应。在胎儿出现不良反应后，又因医疗机构的抢救措施不合理，最终造成新生儿残疾，具有一定过错，且该过错与新生儿残疾之间具有因果关系，医疗机构应对新生儿承担医疗损害赔偿责任。
21	孕妇得知医院对其使用孕妇禁用药后决定引产的，医院是否应对后果承担责任？	医务人员在明知患者已经怀孕的情况下，仍使用孕妇禁用药品为患者医治疾病，造成患者最终施行引产手术。患者在得知用药后其孕育的胎儿可能畸形的情况下才作出引产的决定，该决定符合社会常识与常理，并据此可以认定医疗机构的过错与患者做引产手术的结果间存在因果关系，医疗机构的行为违反了医疗常规和注意义务，应当对患者承担损害赔偿责任。
22	患者药物过敏后拒绝治疗的，医疗机构是否应对其死亡承担赔偿责任？	患者在医疗机构接受治疗期间，出现药物过敏反应，医疗机构决定对其进一步治疗，但患者明确表示拒绝继续治疗。在医疗机构告知其可能存在生命危险后，仍拒绝接受治疗，最终导致死亡。医疗机构的诊疗行为符合诊疗常规，患者多次拒绝接受诊疗，延误病情是导致其死亡的主要原因，故医疗机构无须对患者的死亡承担损害赔偿责任。
23	司法鉴定结论与尸检结论不一致时，案件事实如何认定？	医疗机构在明知患者属于过敏体质的情况下，擅自为患者注射药物，导致患者死亡。为确定患者死因，尸检部门对死者进行尸检，结果表明，医疗机构无过错。医方对尸检部门作出的尸检结果提出异议，此时医方有权另行委托鉴定机构对患者死亡原因作出鉴定。因医患纠纷案件受司法鉴定制度的约束，故在鉴定机构依据病理切片作出的鉴定结论确定医疗机构存在过错的情况下，应依据鉴定结论认定医疗机构承担赔偿责任。
24	医疗机构为缓解患者疼痛使用禁忌性药物，加速了患者的死亡，是否应承担赔偿责任？	患者所患疾病已被确认为无法治愈，并面临死亡危险。患者疼痛难忍，普通药物已经无法减轻患者的病痛折磨，医疗机构在患者及其家属同意的情况下，为患者使用了禁忌药物以缓解疼痛，最终因该药物的副作用加速了患者的死亡。医疗机构为患者使用禁忌药物已经取得患者及其家属的同意，应认定医疗机构已经履行了告知义务，不违反医疗常规。患者家属未能证明医疗机构的医疗行为存在过错或过失的，无权要求医疗机构对患者的损害承担赔偿责任。
25	医疗机构用药错误但未构成医疗事故，是否应承担赔偿责任？	虽然，鉴定部门出具的鉴定结论认定医疗机构的医疗行为不构成医疗事故，且医疗机构的医疗行为与患者死亡之间无直接的因果关系，但鉴于医疗机构在对患者进行诊疗时，将不利于患者病情，甚至可能导致患者病情恶化、加重的药物给予患者使用，在客观上加速了患者病情的恶化或减少了延长患者生命的可能性。医疗机构的诊疗行为存在过错，且该过错行为与患者死亡之间具有法律上的因果联系。因此，医疗机构应对患者死亡的后果承担相应的赔偿责任。
26	医疗机构根据患者口述身体状况选用药物致患者损害的，是否应承担赔偿责任？	医疗机构在为患者进行治疗的过程中为患者静脉滴注药物，导致患者出现严重症状，医疗机构致患者损害的行为不属于医疗事故，但医疗机构在为患者用药时，未对患者身体现状进行检查，也未考虑患者身体是否适合该药品，仅依据患者口述的身体状况就为患者进行药物治疗，未尽到相应的注意义务，具有医疗过失。医疗机构应就其过失用药行为向患者承担赔偿责任。
27	患者家属未证明患者生前履行了扶养义务，医疗机构是否应赔偿扶养费？	精神病患者在医疗机构诊疗期间自缢身亡，医疗机构对该损害后果因未尽合理监护义务及医疗行为具有缺陷性而存在过失，应向患者家属承担赔偿责任，其赔偿范围通常包括：必要的医疗费用、护理费及患者生前扶养的人的必要生活费。其中，扶养费的赔偿应当以精神病患者生前履行了扶养义务为前提，被扶养人未提供证据证明患者生前履行了扶养义务的，无权要求医疗机构支付扶养费。
28	医疗机构应支付的精神抚慰金，是否应按照其与患方各自应承担的责任比例分摊？	医疗机构对患者所患疾病认识以及重视程度不够，未对患者作出及时正确的诊断以及采取相应的治疗措施导致患者死亡。因患者死亡结果给其家属带来精神损害，所以，医疗机构应当承担精神损害赔偿责任。因精神损害赔偿是由与医疗过错有因果关系的死亡结果所致，与医疗过错程度无关，故确定医疗机构应承担的精神损害赔偿数额后，医疗机构不应依其医疗过错程度按比例支付，而应单独计算并全额支付。
29	患者知道其亲属与医疗机构达成的补偿协议显示公平，可否行使撤销权？	医疗损害发生后，患者亲属在对患者的损害原因及可能需要的费用不确定的情况下，与医疗机构签订了补偿协议，约定医疗机构给予一次性经济补偿并免除其之后的一切责任。鉴于患者近亲属在多年后才知道上述协议内容存在显失公平的情形，故从此时起算撤销权的行使时间，自此一年内，患者均可以行使撤销权。
30	医疗机构术后随访及复查不到位，导致患者寿命缩短，是否应承担责任？	患者因病在医疗机构治疗后死亡，经法院确认属实的鉴定结论可知，医疗机构在对患者进行手术的过程中不存在医疗事故，但存在手术后随访及复查不到位等医疗过错，并最终造成患者寿命的缩短。因医疗机构无法证明其在手术中不存在过错，故应对患者寿命缩短这一损害结果承担相应的侵权责任。考虑到疾病是导致患者最终死亡的根本原因，医疗机构术后随访及复查不到位只是导致这一死亡结果提前出现，且手术及术后护理符合医疗规范，故医疗机构无须对患者死亡承担全部责任，仅须在自己的过程范围内进行赔偿。

(续表)

编号	常见医患纠纷问题	问题解答
31	精神病患者在住院治疗期间自伤导致伤残,医疗机构是否应承担责任?	精神病患者入住医疗机构接受治疗,患者家属告知及入院诊断均能认定患者具有自残或伤害他人的危险性。在患者病情未稳定时,医疗机构改变护理级别,此后患者因自伤导致残疾,而医疗机构是在查房时通过患者自述才得知,故应认定医疗机构对患者的护理未尽到高度注意义务,患者有权就其伤残的后果要求医疗机构承担赔偿责任。
32	治疗方案得当但术前准备不足,医疗机构是否对患者损害承担赔偿责任?	患者在诊疗后出现并发症,最终死亡。虽然,患者的损害后果主要由其疾病及自身因素导致,但医疗机构在诊疗前的准备以及治疗后的护理方面存在不足,这些不足亦是导致损害结果发生的因素。即使医疗机构在诊疗方案的选择、履行告知义务、诊疗操作等方面不存在过错,其也应对其未尽合理注意义务而导致的治疗前准备及治疗后护理不足承担赔偿责任。
33	精神病患者在治疗期间导致他人损害,医疗机构是否应承担赔偿责任?	精神病患者在医疗机构接受治疗期间,实施侵害其他人的行为,造成他人受伤致残的后果。上述损害后果系由精神患者的陪护人未及时制止、医疗机构及医护人员未做好安全防范工作所致。精神病患者在医疗机构治疗期间,其陪护人员及医疗机构对其均负有监护责任,其陪护人员及医疗机构未尽监护责任,导致精神病患者伤人事件的发生,陪护人员及医疗机构均应承担侵权责任,在各自的范围内赔偿伤者的损失。
34	急救中心在急救转送患者过程中对患者病情处置不当,是否应予以赔偿?	患者因突发疾病拨120急救中心电话求救,急救中心在对患者实施抢救后,将患者运送至医疗机构救治。在转送途中,急救中心发现患者病情加重后未对患者病情作出正确判断,仅采取了简易的救治措施,最终导致患者经抢救无效死亡。120急救中心在患者病情加重的情况下未作出正确判断且处置不当,存在一定的医疗过错,应对患者的损害承担相应的赔偿责任。
35	医疗机构未告知医疗风险,是否应对患者损害承担赔偿责任?	医疗机构诊断患者系早产儿并伴有其他疾病,经治疗未见好转后,为患者实施高压氧治疗。实施治疗前,医疗机构未将可能出现失明的医疗风险告知患方,也未让患者对是否实施此种医疗方法作出选择,后患者出现双目失明的损害结果。医疗机构根据患者病情实施诊疗方案并无过错,且医疗行为不构成医疗事故,但医疗机构未充分履行医疗知情同意(选择)义务,使患者失去了对医疗方法的选择权,延误了患者的治疗时机,应对其承担损害赔偿责任。鉴于患者的损害结果主要系其身体状况不良造成,医疗机构的医疗过错仅为次要因素,故医疗机构应按比例承担赔偿责任。
36	患者拒绝住院检查致使延误治疗时机,医疗机构是否应承担赔偿责任?	医疗机构经检查认定摔伤的患者骨骼无明显异常,并建议患者进一步住院检查治疗,但患者及其家属拒绝住院。因医疗机构仅建议患者进一步检查,但未及时、详尽地说明理由,也未告知患者注意事项及可能发生的不利后果,致使患者延误治疗时机,伤情加重,应认定医疗机构存在医疗过失,且未尽到医疗知情同意(选择)义务与患者延误治疗的后果之间存在因果关系,故应承担赔偿责任。
37	接受会诊邀请的医疗机构迟延会诊,是否应对患者死亡承担赔偿责任?	接受患者的医疗机构为更好地对患者进行诊疗,与其他医疗机构共同对患者进行会诊。因会诊的目的是帮助患者恢复健康为目的,故协助诊治的医疗机构在接受会诊邀请,并收取患者家属交纳的医疗费用后,即对患者负有专业上的注意义务。协助诊治的医疗机构延误会诊,未在其能力范围内采取及时、有效的检查和治疗措施,导致患者最终死亡,应承担相应的赔偿责任。
38	医疗机构的急救中心因急救车辆受阻未能及时救治,是否应承担赔偿责任?	患者因突发心脏病,情况危急,其家属拨打急救中心电话请求予以急救。急救人员因未及时到达,导致患者错过最佳急救时间而抢救无效死亡。急救中心答应患者前往救治,就等于与患者缔结了医疗服务合同,负有紧急救助义务,应当保证积极履行救助义务。急救车辆受阻无法及时前往,并非不可抗力。急救中心未遵守承诺提供相应的医疗服务,构成违约,对患者的损害后果,应当承担相应的赔偿责任。
39	医疗机构未及时作出正确诊断,是否应对患者的死亡后果承担赔偿责任?	医疗机构有义务根据现有技术水平对患者的病情进行正确的诊断,并采取正确的诊疗护理用药措施。医疗机构在患者病情迅速加重时,未能采取及时有效的治疗措施,对患者所患疾病未能及时作出正确判断,致使治疗延误,最终造成患者死亡的严重后果。此时,应认定医疗机构未履行及时治疗及护理患者的义务,存在医疗过失,且该过失与患者死亡结果存在因果关系,并对此承担责任。
40	医疗机构未及时确诊,是否应对患者损害承担赔偿责任?	患者在医疗机构接受诊疗时,因医疗机构一直未予以确诊,并对症治疗,最终引发患者有其他疾病。但因医疗机构的诊疗行为符合医疗规范,且评判医疗机构是否存在过错不是以医疗机构所采取的治疗措施是否达到患者所期待的诊疗效果为依据。所以,医疗机构对患者实施的抢救行为虽未达到一定的效果,但不应认定医疗机构的诊疗措施存在过错。同时,医疗机构未对患者及早确诊,延误诊断,具有一定过错,应向患者承担相应的过错赔偿责任。
41	伤情尚未痊愈时患者自愿转院,对转院后支付的医疗费用,转院前的医疗机构是否需要承担赔偿责任?	由于医疗机构在医疗活动过程中对患者采取了积极准确的救治手段,且在患者转院时尽到了告知义务,如实告知患者转院的风险等事项,应认定医疗机构就在医疗活动中不存在过错,无须对转院后患者遭受的人身及财产损害承担赔偿责任。

(续表)

编号	常见医患纠纷问题	问题解答
42	国内无替代品的情况下,患者使用较为昂贵的国外药物产生的费用是否属医疗费?	医疗机构为患者进行治疗的过程中存在明显医疗过失,致使患者的身体健康严重受损。患者为此使用了比较昂贵的药物,因国内尚无该药品的代替药物,且医嘱证明能够佐证患者使用了该药物。在此情况下,应认定购买上述药物的费用属于合理的医疗费用。患者请求医疗机构对其过失承担损害赔偿责任的,医疗机构应对包括上药物在内的医疗费承担赔偿责任。
43	医疗行为与患者死亡无因果关系,但未满足转院需求,是否应承担赔偿责任?	120急救中心医务人员对患者采取急救的医疗行为虽未挽救患者生命,但鉴定机构的鉴定结论载明急救中心的医疗行为与患者死亡后果之间无因果关系,急救中心无须承担赔偿责任。但鉴于医务人员在急救过程中,处置不当,实施的医疗行为不到位,且相关记录含混不清;同时,未尊重患者家属要求转院的意见,伤害了患者家属的情感利益,故也应对患者的死亡给予患者家属一定的经济补偿。
44	医疗机构是否应对病理标本丢失承担赔偿责任?	医疗机构对患者实施手术后,医务人员未将要进行检查的患者病理标本进行妥善保存,也未与家属办理患者病理标本的交接,导致患者病理标本丢失,无法进行病理检查。医务人员未按照诊疗规范管理患者病理标本,造成患者不能知悉自身的生命、身体状态,应认定医务人员未尽到对病理标本的保管义务,医疗机构应对患者因病理丢失造成的损害结果承担民事赔偿责任。
45	患者在就诊期间被宣告死亡,医疗机构是否应承担赔偿责任?	患者于住院期间自行离院且下落不明,医疗机构随即询问患者家属是否回家。在得到否定答复后,医疗机构即与患者家属共同寻找患者下落并报警。此后患者因下落不明被宣告死亡。医疗机构对患者的治疗行为符合规定,在患者失踪后积极寻找,均尽到应尽的注意义务。同时,患者为完全民事行为能力人,可自主决定自己的行为,所以,医疗机构及医务人员对患者宣告死亡不存在过错,患者家属无权要求医疗机构承担赔偿责任。
46	患者自行购药且无收据,该费用是否属于医疗费?	患者至医疗机构接受治疗,医疗机构实施的医疗行为存在过错,且其错误的医疗行为与患者的死亡存在因果关系。虽患者主要因其自身疾病死亡,但医疗机构仍应承担相对的民事赔偿责任。医疗机构的医嘱中对患者接受治疗时使用的自备药品进行了记录,虽然患方无法提供其购买该药品时的相关收据,但可以确定患者确实使用了该药品。因而患方购买该药品的费用应属其医疗费用,医疗机构应在其过错范围内对这部分费用承担赔偿责任。
47	医疗机构未说明药品不良反应的,是否应对患者因不良反应产生的后果承担赔偿责任?	医疗机构对患者注射的药品的说明书明确载明注射药物后的不良反应,但医疗机构未对患者尽到说明义务,也未采取有效的安全防范措施,导致患者在接受注射药物后,因产生不良反应而摔倒,造成重型颅脑损伤的损害结果。在此情况下,应认定医疗机构的医疗行为存在过失,且该过失与患者的损害结果存在因果关系,应对患者承担赔偿责任。
48	抑郁症患者在住院期间自杀死亡,医疗机构是否应承担责任?	抑郁症患者入住精神卫生中心接受治疗,住院期间跳楼身亡。因抑郁症患者系不能辨认自己行为的无民事行为能力人,故精神卫生中心应当对患者尽审慎的安全注意义务。而精神卫生中心未能预见患者住院期间的危险性,也未尽到合理的注意义务,致使患者自杀死亡,应认定精神卫生中心存在过错,故应对患者死亡的后果承担赔偿责任。
49	医疗机构擅自变更诊疗措施,是否已经侵犯了患者的知情权?	患者因病前往医疗机构住院治疗,医疗机构根据患者病情制定手术方案,患者表示同意并在载明手术医生姓名的通知书上签字。实施手术时,医疗机构在未通知患者的情况下变更实施手术的医生。医疗机构未履行告知义务将变更手术医生的信息告知患者,侵犯了患者的医疗知情同意(选择)权,故应认定医疗机构的治疗行为存在过错。患者出院后经鉴定构成伤残,且该损害与医疗行为之间存在因果关系,医疗机构应对患者承担赔偿责任。
50	未告知注射风险,注射药品后导致患者死亡,医疗机构是否应承担赔偿责任?	医疗机构未告知注射风险,就对患者实施了注射治疗,应认定医疗机构未尽合理的告知义务,侵犯了患者享有的医疗知情同意(选择)权。患者在接受注射治疗后发生不良反应,而医疗机构及其医务人员未能对患者进行留守观察,最终导致患者死亡,应当认定该医疗机构未尽注意义务,具有过错。在此情况下,医疗机构应当就其侵犯患者医疗知情同意(选择)权及未尽到注意义务的过错行为承担赔偿责任。
51	医疗机构已尽孕情告知及诊疗抢救义务,对婴儿的死亡是否应承担赔偿责任?	医疗机构在产妇入院检查结果未有剖宫指征的情况下,将可以选择的分娩方式及风险告知产妇及其家属,并按产妇及其家属签字要求实施的分娩方式为产妇进行分娩,且在分娩过程中及时将产程情况及可能出现的危险告知了产妇家属并取得了家属的同意,已尽到了告知义务,尊重了产妇及其家属的知情同意(选择)权。同时,医疗机构根据产程情况,对产妇及新生患婴及时采取了正确的诊疗及抢救措施,其医疗行为与新生患婴死亡结果之间无因果关系,故无须承担赔偿责任。
52	医疗机构术前与患者就医疗风险沟通不足,对损害结果是否应承担赔偿责任?	患者前往医疗机构就诊后,医疗机构决定为患者实施手术治疗,但术前未向患者如实告知术后可能出现的医疗风险,使患者未对是否实施手术治疗作出选择。医疗机构未充分履行如实告知义务虽具有一定过错,但鉴于患者手术指征明显,且术前医疗机构已将病情复发可能性及相关并发症等情况如实告知患者,仅是术前与患者沟通不到位,使患者对医疗风险不甚明确,过错程度较轻,故应酌情减轻医疗机构的赔偿责任。

(续表)

编号	常见医患纠纷问题	问题解答
53	患者出院时未告知术后注意事项导致患者损害,医疗机构是否应承担赔偿责任?	术后检查一切正常后患者出院。医师在患者出院时告知其需要加强训练,但未告知患者术后的保护措施及康复过程中的注意事项。此后患者在复查中检查出术后体内螺钉断裂。虽然,医疗机构对患者的治疗行为正确,但未对患者的康复信息做详细告知,对患者的术后恢复未尽到注意及告知义务,存在过错,且该过错系造成患者损害结果的原因之一,故医疗机构应承担赔偿责任。
54	患者未按照告知进行康复锻炼导致手术并发症,医疗机构是否应承担赔偿责任?	患者因腿部受伤到医疗机构就诊,医师根据其伤情制定了手术治疗方案。在实施手术之前,医生将手术情况、存在的风险、可能产生的并发症、术后的注意事项均详细告知患者。手术完成后,患者的伤腿以石膏固定,随即出院;医生在患者出院时再次告知要注意休息。而患者出院后不久擅自将石膏拆除,并在感到伤腿肿痛后就医,经检查系内固定螺钉断裂。因在对患者的治疗过程中,医师已尽到了应尽的告知义务,其医疗行为予患者损害后果之间无因果关系,且不存在过错,故对患者的损害结果医疗机构无须承担赔偿责任。
55	医疗机构未告知者手术并发症发生率,是否应承担赔偿责任?	患者在医疗机构为其实施眼部手术后出现并发症,因该手术方案并发症总体发生率较高,而医疗机构应当知晓该医疗风险,却在手术前未向患者充分说明医疗风险,致使知情下可能会放弃的患者未能放弃手术治疗,应认定医疗机构未充分履行告知义务,侵害了患者的医疗知情同意(选择)权。同时,鉴于医疗机构的不作为行为与患者的损害后果之间存在相当因果关系,故医疗机构应当承担相应的赔偿责任。
56	诊疗行为不构成医疗事故,但病例书写不规范,医疗机构是否应承担赔偿责任?	医疗机构为患急性脑部病症的患者进行医治并积极组织专家会诊,经患者家属同意后,实施手术治疗,术后患者病情仍然危重。经鉴定,医疗机构实施的医疗行为符合规范,并无过错,不构成医疗事故,故医疗机构不应承担损害赔偿责任。但医疗机构未将患者的病历书写清楚,影响患者行使对病症的医疗知情同意(选择)权,故应当对患者的损害结果给予相应的补偿。
57	虽未履行告知义务,但患者损害后果与医疗行为无因果关系,医疗机构是否应承担赔偿责任?	医疗机构为患者确诊后,未告知患者其所采取的医疗方案及医疗行为可能带来的风险,也未予患者签订书面的医疗知情同意(选择)书,即为患者实施了医疗行为。术后患者病情加重,虽然,鉴定损害后果与医疗行为无因果关系,但患者因医疗机构的未告知行为对医疗方案不知情,丧失了选择是否进行医疗行为的机会,损害后果给患者造成了巨大的精神伤害。在此情况下,应认定医疗机构的未告知行为侵犯了患者的医疗知情同意(选择)权,存在过错,应对其侵权行为给患者带来的精神损害结果承担相应赔偿责任。
58	医疗机构术前未告知患者经济风险,是否侵犯了患者的知情权?	手术前,医疗机构未将可能采取的医疗措施及经济风险明确告知患者及其家属,导致患者及其家属因手术实际花费数额远大于先前被告知的数额,遭受巨大的经济负担。此时,应认定医疗机构没有充分履行告知说明义务,侵犯了患者及其家属的医疗知情同意(选择)权。在此情况下,医疗机构应针对其违法告知说明义务的行为,承担相应的赔偿责任。
59	医疗机构实施处于临床试验阶段,治疗措施未全面告知,应否对患者损害承担责任?	医疗机构为患者实施尚处于临床试验阶段的手术方法前,应当负有较高的注意义务及告知义务,应向患者告知该手术方法的医疗风险并取得患者同意。因医疗机构向患者履行告知义务是法律明确规定的义务,不履行即构成对医患关系中处于弱势地位的患者知情权的侵犯。据此,医疗机构未履行上述告知义务,未告知可能发生的并发症状的,应对患者遭受的人身损害承担赔偿责任。
60	医疗机构擅自变更手术方案虽有利于患者健康,但违背患者意愿,是否应承担赔偿责任?	医疗机构实施手术前,患者已明确表达了其对手术结果的个人意愿。在手术过程中,医疗机构出于对患者的身体健康的考虑,决定变更治疗方案。此时,医疗机构应告知患者变更后的手术方案,并征得患者的同意。医疗机构在未告知患者的情况下,违背患者的个人意愿变更手术方案。变更后的手术方案虽对患者的身体健康有利,但违背患者对自身权利的处分意愿,故也应认定医疗机构具有过错,应承担损害赔偿责任。
61	医疗机构经患者同意后进行多项检查的,是否构成过度检查?	患者在医疗机构诊疗期间,医疗机构根据患者的病情对患者进行了相应的身体检查。医疗机构为全面了解患者的病情,掌握患者身体状况,在说明检查的必要并取得患者同意的情况下为患者实施了检查,应认定医疗机构未侵犯患者的医疗知情同意(选择)权。患者未举证证明医疗机构的检查行为对其身体造成了实质性的损害,应认定医疗机构不存在过度检查的行为,无须对患者承担赔偿责任。
62	医疗机构对在医疗知情同意(选择)书上面签字的家属身份是否负有核实义务?	医疗机构在为患者进行诊疗时,已将相关诊疗行为及该诊疗行为可能导致的危险如实告知自称患者家属的人并签字。经签字人在医疗知情同意(选择)书上的签字,医疗机构为患者实施了相应的诊疗措施,应认定医疗机构已经履行了告知义务。医院没有核实患者家属身份的义务,故患者无权以医疗机构未向真实的家属行告知义务为由,主张医疗机构承担赔偿责任。
63	医疗机构为挽救患者生命在未告知患者的情况下切除器官,是否侵犯知情同意(选择)权?	医务人员在对患者实施宫外孕破裂的手术时,发现患者存在需实施输卵管切除术的紧急情况,医务人员为挽救患者生命按照医疗规定将患者的输卵管切除,但未将手术情况告知患者及其家属,也未取得患者及其家属的知情同意签字。据此,医疗机构为挽救患者生命而变更手术方案并无过错,但其在对患者的治疗过程中未履行告知义务,侵犯了患者的医疗知情同意(选择)权,应赔偿患者相应的损失。

(续表)

编号	常见医患纠纷问题	问题解答
64	医疗机构未向患者解释说明医学术语,是否应承担赔偿责任?	医疗机构在手术同意书中使用医学术语,但未就该术语的意义向患者做具体解释,导致患者丧失在充分理解、权衡利弊的情况下自主作出选择的机会。在此情形下,应认定医疗机构在履行告知、说明义务方面存在过失,由此给患者造成经济负担和精神痛苦的,应担相应的赔偿责任。
65	医疗机构不能证明医疗器械合法来源,是否应承担赔偿责任?	(1) 医疗机构在诊疗过程中应当严格履行告知义务,将医疗措施及所使用医疗器械的合法来源等事项向医方作详细说明。医疗机构在手术治疗过程中使用了无合法来源的国产医疗器械,却按照进口医疗器械进行收费,且在患者遭遇损害后,无法对其提供的医疗器械具有合法来源进行举证,因此,可认定医疗机构的行为不仅侵犯了患者的医疗知情同意(选择)权,同时构成欺诈。此时患方有权要求医疗机构增加赔偿。 (2) 医疗机构对医疗行为与患者损害结果之间无因果关系,以及医疗行为不存在过错承担举证责任。医疗机构提供的鉴定结论是在医疗器械具有合法来源的情况下作出的,而实际上医疗器械并无合法来源,故该鉴定结论不能作为定案依据。医疗机构未能提供其他证据的,应当由医疗机构承担举证不能的后果,即向患者承担损害赔偿责任。
66	不构成医疗事故但病历有瑕疵,医疗机构是否应承担赔偿责任?	医疗机构为患者进行诊治,患者因年龄大且疾病多,在治疗过程中突发急症死亡。经鉴定,医疗机构采取的医疗行为并无不当,不构成医疗事故。但医疗机构提供的病历材料存在一定的瑕疵,病历材料中关于患者病情变化的记载无家属签字,且医疗知情同意(选择)书上的家属签字真实性无法确定,使患者在医疗过程中遭到医疗风险和损害的概率增加。医疗机构在诊治过程中未尽合理的注意义务,存在过错,应当就其过错行为向患方承担一定的损害赔偿责任。
67	经检测合格的医疗产品在患者体内破损,医疗机构是否应承担赔偿责任?	患者因病前往医疗机构接受手术治疗,术后复查时发现医疗机构在医疗过程中为其植入的医疗产品已破损。为此,患者再次接受手术治疗。医疗机构对医疗产品是否存在质量问题申请检验,监测指标均合格。但检查合格的指标并非决定治疗合格的两项重要指标,且医疗机构无法提供患者所受侵害与其医疗行为无因果关系的相关证据。因此,医疗机构对于患者所受损害应承担赔偿责任。
68	书写病历不规范给患者及其家属造成的精神损害,医疗机构是否应承担赔偿责任?	医疗机构为患者实施诊疗行为后患者经抢救无效死亡,鉴定结论载明医疗机构实施的医疗行为符合法律规范,且医疗行为无过错,患者无权要求医疗机构承担损害赔偿责任。但鉴于医疗机构记载患者病情、病情发展情况及相关诊疗行为的病历资料书写多处不规范,使患者家属对医疗机构的医疗行为存在误解,并对患者的死亡原因产生怀疑,给患者家属造成了精神损害,医疗机构应向患者家属承担精神损害赔偿责任。
69	患者申请阅读病历资料,医疗机构是否应当提供?	患者在医疗机构接受治疗后,认为医疗机构的诊疗行为存在过错,为进行医疗鉴定,遂向医疗机构申请查阅病历资料,但医疗机构始终未向患者提供任何病历资料。因病历资料作为反映患者病情、诊疗过程的真实、客观的书面材料,系医疗纠纷案件中判断医疗机构的医疗行为是否存在医疗过错的主要依据。同时,患者对自己的病情及治疗过程有知晓的权利,故患者有权查阅、复制与其病情相关的病历资料,医疗机构未给予提供,应承担不利后果。
70	医疗机构无法提供完整的病历或提供了瑕疵/不符合规定/虚假、伪造的病历资料,是否赔偿患者遭受的人身损害?	患者在医疗机构进行诊疗后病情并未好转,反而发生一系列的并发症。医疗机构为证明患者的损害后果与其诊疗行为不存在因果关系,提供患者病历资料予以证明,但该病历资料存在明显的涂改、增添内容。医疗机构作为特殊的专业机构,在医疗纠纷发生时,负有提供完整真实客观的病历资料的义务,故医疗机构应对其提供虚假病历资料的行为承担举证不能的责任,对患者的医疗损害承担赔偿责任。
71	医疗机构擅自修改病历,是否应承担赔偿责任?	医疗机构具有对患者信息进行详细记录并保存的义务,医疗机构若对患者病历进行修改,应当保留原始记录。患者死亡后,其家属要求对其死亡原因进行医疗鉴定。在此情况下,医疗机构有义务如实提供患者的住院病历。医疗机构提供的病历存在擦刮、涂抹和修改痕迹,致使鉴定机构不能作出鉴定结论,导致医方举证不能的不利后果,医疗机构应当对患者死亡承担赔偿责任。
72	医疗过错导致患者发病可能性提高时,医疗机构是否应承担赔偿责任?	医疗机构为患者接种疫苗,此种疫苗在一定情况下会产生医疗风险。医疗机构在接种过程中未对疫苗进行具体检查,也未对患者的体质禁忌证状进行验证,使患者出现损害后果的风险极大提高,故医疗机构的医疗行为存在过错,可以认定该医疗过错行为与患者损害后果的发生存在因果关系,医疗机构应承担相应的损害赔偿责任。但医疗风险不是医疗机构能够避免的,且患方自身也存在过错,应适当减轻医疗机构的赔偿责任。
73	患者术后出现并发症,医疗机构是否应承担赔偿责任?	患者在手术后出现难以避免且无法预见的并发症,导致无法正常生活,但医疗机构在手术过程中并未违反医疗法律法规、部门规章、诊疗护理用药常规与规范等行为,手术措施也符合当时的医疗水准。据此,可以认定医疗机构已经尽到应有的注意义务,其对于患者遭受的损害没有过错,无须承担赔偿责任。

(续表)

编号	常见医患纠纷问题	问题解答
74	患者拒绝检查导致医疗机构未查清病情就进行诊疗,责任应如何分担?	患者在接受治疗的过程中多次拒绝医疗机构的必要检查,而医疗机构在未全面分析患者检查报告、未能作出准确诊断的情况下即予患者进行诊疗,最终造成患者死亡的严重后果。因患者自身拒绝检查,致使医院无法对症治疗,故应对其自身的伤亡承担相应的责任。而医疗机构的诊疗行为存在缺陷,对患者的死亡也存在过错。在此情况下,应认定患者与医疗机构对患者的死亡后果均具有过错,应按照双方的过错程度承担其相应的赔偿责任。
75	医疗机构不能证明其无过错的,可否直接推动其存在过错?	患者在医疗机构接受救治期间,因未及时缴费,医疗机构即停止部分用药,造成患者截肢的损害后果。经鉴定,医疗机构的医疗行为存在过错,应承担轻微责任。医疗机构无法举证证明其医疗行为不存在医疗过错,以及其医疗行为与患者的损害结果无因果关系。因医疗机构侵权纠纷适用过错推定原则,故应推定医疗机构的医疗行为有过错,应对患者的损害后果承担赔偿责任。
76	能够证明医疗机构存在过错时,可否不经医疗鉴定就认定医疗机构责任?	医疗机构对患者产后出血实施治疗行为后,患者病情未得到有效控制,之后被送往其他医疗机构救治,最终抢救无效死亡。证明医疗机构的治疗行为是否存在过失,医疗鉴定并非唯一的办法。医疗机构的医疗水平足以应对患者的少量出血的情况,但患者的病情却未得到有效控制,可推定医疗机构对患者的治疗行为未尽到注意义务,且医疗机构无法证明其治疗行为与患者死亡后果之间不存在因果关系,也可认定医疗机构的诊疗行为与患者死亡的结果具有因果关系。据此,无须再进行医疗鉴定,即可判定由医疗机构承担赔偿责任。
77	合格医疗产品在患者体内破损的,医疗机构是否应承担赔偿责任?	患者在医疗机构诊疗时,医疗机构为患者使用了相关医疗产品,之后因该医疗产品在患者体内破损,而使患者遭受人身损害。但因鉴定结论确定该产品并不存在缺陷,且医疗机构在风险告知与医疗技术方面均不存在明显不当,同时,患者也未能举证证明医疗机构为其提供的医疗产品不符合质量要求或存在缺陷,故应认定医疗机构不存在过错,其无须对患者的损害承担赔偿责任。
78	医院未实际控制患者感染风险就同意其出院,是否应对患者损害承担赔偿责任?	医疗机构为病情严重的患者进行诊治时,仅以抗生素类药物维持患者病情平稳。患者体温正常后,医疗机构未进一步检查患者是否存在感染的危险,也未保证感染风险被实际控制的情形下同意患者出院。此后患者因病情恶化、身体感染而死亡。医疗机构在为患者医治的过程中,未尽到合理的诊疗义务和注意义务,具有过错。患者的死亡结果与过错医疗行为具有因果关系,医疗机构应当承担相应的赔偿责任。
79	医疗过错与患者新患疾病之间存在间接因果关系,医疗机构是否承担赔偿责任?	未成年患者前往医疗机构就诊,医疗机构决定为其输血,但输血前未合理检查血液,给患者造成感染炎症的损害后果。其后患者出现了精神分裂的症状且病情严重,经医学鉴定中心鉴定,结论表明患者患有精神分裂与医疗机构给其输入不合格血液造成其感染炎症的过错行为之间存在间接因果关系,此时,医疗机构应就其过错行为给患者造成的损害承担赔偿责任。
80	医疗行为与损害后果无因果关系但存在诊疗瑕疵,医疗机构是否应承担赔偿责任?	患者在医疗机构接受诊疗过程中,虽然医疗机构的相关诊断正确,药品使用也无原则性错误,且治疗无不当之处;患者死亡的直接原因系其自身疾病恶化,与医疗机构的医疗行为之间无因果关系。但鉴于医疗机构的诊疗行为存在一定的瑕疵,即使该诊疗瑕疵与患者的损害之间不存在因果关系,但根据公平正义原则,医疗机构仍需对其诊疗瑕疵向患者承担相应的补偿责任。
81	医疗行为与死亡结果间无直接因果关系,医疗机构是否应承担赔偿责任?	医疗机构在对患者实施手术治疗后,患者基本康复,之后患者因出现了感染而死亡。鉴定机构出具的鉴定结论载明,医疗机构积极实施了合理的诊疗义务,采取的医疗行为未违反医疗法律法规、部门规章、诊疗护理用药常规与规范,实施的医疗行为无过错;患者出现的损害结果系患者自身病情危重,且感染状况极难控制造成,医疗机构的医疗行为与患者的损害结果无因果关系。据此,医疗机构无须对患者的死亡结果承担赔偿责任。
82	医疗机构是否应承担其误诊后患者继续治疗的费用?	患者在医疗机构接受诊疗时,医疗机构因错误诊断,未对患者的病变组织进行全部切除,而只是进行了部分切除。经正确诊断后,患者对该组织进行了全部切除及相应的继续治疗。其实即使医疗机构进行正确的诊断,患者的该组织仍需进行切除,并一定会导致继续治疗的后果,故应认定医疗机构的误诊与患者的继续治疗不具有因果关系,对患者继续治疗的费用医疗机构无须赔偿。
83	未尽到注意及告知义务导致胎儿腹中,医疗机构是否应承担赔偿责任?	医疗机构在发现孕妇存在异常状况后,未告知孕妇存在危险性和发生事故的可能性,也未要求孕妇留院观察,应当认定医疗机构未尽告知及注意义务,存在过错。同时,因医疗机构未尽注意义务及告知义务,致使孕妇丧失救治胎儿的机会,应认定该过错行为与孕妇腹中胎儿死亡具有一定的因果联系,医疗机构应承担赔偿责任。但鉴于孕妇自身因素是导致胎儿死亡的主要原因,即使孕妇获得救治也不能排除胎儿死亡的可能性,故医疗机构无须承担全部赔偿责任。
84	金属接骨板在合理使用期间断裂,医疗机构是否应承担责任?	医疗机构为骨折患者植入金属接骨板治疗,在合理的使用期限内金属接骨板断裂。医疗机构未能证明系患者的自身原因造成金属接骨板断裂的,应认定患者的损害系金属接骨板的质量问题造成。医疗机构使用质量有缺陷的金属接骨板为患者医治,与患者的损害后果之间存在因果关系,故对于患者的经济损失及精神痛苦,医疗机构应承担相应的损害赔偿责任。

(续表)

编号	常见医患纠纷问题	问题解答
85	患者不同意医疗机构的手术方案最终死亡,医疗机构是否应承担赔偿责任?	医疗机构在未取得孕妇及其陪同家属签字同意的情况下,未对孕妇实施手术,而是尽其所能对孕妇予以相应处置,最后发生孕妇死亡的损害结果。鉴定结论载明:孕妇死亡系其病情严重、病情迅速恶化,医疗机构处理难度较大等原因所致,且患方不予认可医疗方案等因素也对临床诊疗过程及孕妇死亡后果产生一定影响,医疗行为与孕妇死亡结果之间无明确的因果关系。据此,医疗机构的医疗行为未侵犯孕妇的权利,不应承担赔偿责任。
86	非紧急输血时未进行血型检查致患者出现溶血反应,是否应承担赔偿责任?	有妊娠史的患者前往医疗机构接受引产手术终止妊娠时,医疗机构经检查后发现该患者为中度贫血者,已经预见到患者在手术过程中可能会出现大出血的风险;但医疗机构并未采取相应措施,准备好危险发生时的抢救措施。之后,患者接受手术时大出血,医疗机构在未进行Rh(D)血型检查的情况下为患者输血,造成患者出现溶血反应的后果。因医疗机构为患者输血时并非紧急输血且患者有妊娠史,故应认定医疗机构未进行Rh(D)血型检查即为其输血的行为违反医疗操作规范,应对患者的损害后果承担赔偿责任。
87	为患者手术输血的医疗机构是否对患者感染丙型肝炎承担责任?	医疗机构在采血时,未依法对献血者进行包括丙型肝炎在内的各项血液检查,未能保证血液不存在感染疾病。此后,医疗机构在为接受手术治疗的患者输入上述血液后患者感染丙型肝炎,应认定医疗机构为患者输入不合格血液,存在医疗过错,且该过错与患者感染血液疾病存在因果关系,医疗机构应当承担损害赔偿责任。且无权以其医疗水平不具备检查血液条件为由进行抗辩。
88	患者因过敏体质意外死亡的,医疗机构能否免除责任?	医务人员严格按照操作规程对患者进行皮试,患者在等待过程中突发异常状况,经医疗机构抢救后最终死亡。医务人员在进行皮试时严格按照程序完成并不存在过错,患者异常状况是由于患者本身的过敏体质造成,医疗机构难以防范。因此,患者的死亡应认定为医疗意外,医疗机构无须承担赔偿责任。
89	患者在输液过程中因体质特殊而死亡,医疗机构是否应承担赔偿责任?	医疗机构按照用药规定对患者进行输液治疗时,患者突发过敏症状,因该症状的发生与医疗机构的治疗并无因果关系,根本原因系患者自身的特殊体质所致,故此时医疗机构承担赔偿责任的前提条件并不具备,其无须对患者遭受的损害进行赔偿。但鉴于患者过敏症状发生后,医疗机构抢救不及时延误治疗时间,存在过错,且该过错与患者死亡后果之间具有因果关系,故医疗机构因就该过失承担赔偿责任。
90	患者对医疗损害鉴定结论提出异议但未申请重新鉴定,原鉴定结论可否可作为定案的依据?	(1)患者前往医疗机构接受中止妊娠手术。医疗机构的诊断失误,延误了治疗时机,给患者造成了切除子宫的损害后果。经法院委托的鉴定机构鉴定,得出鉴定结论为医疗机构的医疗行为构成医疗损害,医疗机构承担次要责任。患者对该鉴定结论中的医疗机构承担次要责任提出了异议,但是并未因此向法院申请重新鉴定,故患者的该异议不能成立,应以鉴定机构的鉴定结论为定案依据。据此,医疗机构的医疗行为对患者的损害结果构成医疗损害,医疗机构承担次要责任。 (2)患者以终止妊娠为目的前往医疗机构就诊,当第一次治疗未达到预期效果时,医疗机构确认治疗失败,并且决定改变治疗方案。在实施已更改的治疗方案时,患者出现紧急情况,医疗机构对患者施行子宫切除手术。由于医疗机构过早定论改变治疗方案给患者造成切除子宫的损害事实,故应认定医疗机构的医疗过失与患者的损害事具有因果关系,应承担赔偿责任。
91	医疗机构同意进行医疗鉴定后,是否有权再否认鉴定结论?	(1)患者在医疗机构施行手术后因术后并发症经抢救无效死亡,患者家属有权选择进行医疗鉴定。患者家属选择医疗鉴定时医疗机构表示同意,但却在鉴定机构提出医疗机构存在医疗过失行为,且该过失行为与患者死亡后果有因果关系的鉴定结论后,以该鉴定结论不正确要求另行医疗鉴定;同时,在再次鉴定及法庭上医疗机构不能提供证据推翻该之前医疗鉴定的结论,故该医疗鉴定结论应作为定案依据被采纳。 (2)患者家属虽已向法院提交了医疗机构存在非法行医行为的证据,但根据医疗鉴定书的内容可以确认医疗机构存在过错,且该过错行为与患者的死亡后果存在因果关系,据此可直接认定医疗机构应该承担医疗损害赔偿责任,而无须确认医疗机构是否存在非法行医行为。此外,非法行医的认定属于行政管理机构的职能范畴,不属于法院民事案件的审理范围,故在医疗损害赔偿纠纷中无须确认医疗机构是否存在非法行医行为。
92	医疗机构虽未尽注意义务但不构成医疗事故,是否应承担赔偿责任?	医疗鉴定结论认定不属于医疗事故,患者对该结论不服,有权申请对再鉴定。根据鉴定结论,医疗机构在对患者诊疗期间未尽合理注意义务,也未对患者进行复查、观察,致使患者的病情未及时被发现和治疗,医疗机构存在一定的过错,且该过错与患者死亡存在因果关系。据此,医疗机构应对患者死亡承担赔偿责任。
93	医疗行为存在不足但未构成医疗事故,医疗机构是否应承担赔偿责任?	患者因吞食异物两次前往医疗机构进行治疗。第一次医疗机构告知患者至上一级医疗机构诊治,但患者因钱款不足未果。之后患者因感到不适再次前往医疗机构就诊,在治疗过程中,患者突然出现呼吸困难的情况,最终抢救无效死亡。经医疗鉴定机构鉴定,患者病例不属于医疗事故,但鉴定结论中明确载明医疗机构在治疗过程中存在不足,且该不足与患者损害结果之间存在因果关系。因此医疗机构的治疗行为虽未被认定为医疗事故,但仍需承担赔偿责任。

(续表)

编号	常见医患纠纷问题	问题解答
94	医疗机构的行为构成医疗损害,赔偿责任应如何确定?	(1)在医疗损害赔偿纠纷中,为提高司法效率,减轻当事人诉累,一般将医疗损害责任视为侵权责任处理。在医疗机构的行为构成医疗事故的情况下,《医疗纠纷预防和处理条例》作为规定医疗损害纠纷的专门法律,应当优先适用以确定医疗机构的赔偿责任。对于其中未规定的项目,可以补充适用最高人民法院《关于审理人身损害赔偿案件适用法律若干问题的解释》中关于赔偿责任的规定。(2)受害人退休后,并未停止劳动,自行经营事业,并从中获得相应收入。受害人因病住院治疗时,因医疗机构的过错诊疗行为造成其处于植物人状态,无法继续从事劳动,并确实导致其事业收入减少,该损失应属误工费范畴。据此,因医疗机构造成的医疗过失与该损失之间具有直接因果关系,故医疗机构应当赔偿受害人相应的误工费。
95	因医疗过错引起的损害赔偿纠纷中法律依据如何确定?	医疗机构对患者进行治疗过程中,患者突然病情加重,经抢救无效死亡。经医疗鉴定,医疗机构在治疗过程中存在疏忽,且其疏忽促使患者病情加重。据此,可以认定医疗机构的医疗行为对患者的死亡存在一定的过错。因医疗过错产生损害赔偿可以参照《医疗纠纷预防和处理条例》规定的赔偿范围和标准,计算医疗费、误工费、丧葬费、住院伙食补助费、陪护费、精神损害抚慰金等赔偿费用。
96	医疗损害中受害人出院后的护理费数应如何确定?	医疗机构在患方分娩过程中,存在医疗过错,导致患者出现终生残疾的损害后果。经鉴定,医疗机构的诊疗行为构成医疗损害,故应对患者承担赔偿责任,包括住院期间护理费、出院后因残疾产生的护理费。因医疗机构的行为构成医疗事故,故患者住院期间的护理费应适用《医疗纠纷预防和处理条例》计算。又因该规定未对出院后的护理费用进行规定,故该费用应按照最高人民法院《关于审理人身损害赔偿案件适用法律若干问题的解释》的规定计算赔偿数额。
97	患者因输血感染艾滋病毒,血站是否应承担赔偿责任?	患者因医疗机构为其输入血站提供的血液感染艾滋病毒后,以医疗机构为其输入不合格的血液和血站提供的血液不合格为由提起诉讼。医疗机构提供证据证明其尽到了检查血液各项指标和相关义务的,免予承担赔偿责任。而血站不能提供证据证明其提供的血液合格,且不能提供该血液献血者的相关资料,应推定血站具有过错,对患者因输血而感染艾滋病的损害后果,应由血站承担赔偿责任。
98	血站不能证明所供血液合格,对患者输血感染的后果是否承担赔偿责任?	患者因在医疗机构治疗期间输入不合格血液感染疾病,要求医疗机构和供血单位承担赔偿责任。供血单位不能证明所供血液来源合法且治疗合格、积极履行了检查义务,且不配合审理机关调查取证的,应承担举证不能的责任,即推定患者感染病毒的损害结果系输入供血单位提供的不合格血液所致,供血单位应当承担损害赔偿责任。而医疗机构因无义务重新检查供血单位提供的血液,故在不存在医疗过错的情况下,不应承担赔偿责任。
99	因科技限制未发现药品存在缺陷,生产者是否承担赔偿责任?	消费者按说明书服用药品后,出现异常病症并最终死亡。在该药品生产销售期间,因科学技术水平的限制而未发现产品缺陷,此时消费者遭受的人身损害,药品的生产者可以免责;同时因该药品系符合国家规定的合格产品,销售者无过错,也无须对该药品造成的损害承担赔偿责任。但鉴于消费者死亡的后果确系服用该药品所致,且生产者与销售者已从消费者的购买行为中获得了利润,故依据公平原则,生产者和销售者应当给予消费者适当的经济补偿。
100	医疗机构合法使用缺陷冻干血浆导致患者损害,医疗机构需要承担赔偿责任吗?	医疗机构为患者输注缺陷冻干血浆的行为虽导致患者损害,但因该血浆的生产、销售及使用行为均发生在国家卫生部下发暂时停止生产和使用冻干血浆通知之前,即缺陷冻干血浆的生产者、销售者、使用者不具有实施违法行为的主观故意,均不具有过错,故作为使用者的医疗机构无须承担过错赔偿责任;而生产者、销售者具有法定免责事由,也无须承担赔偿责任。但鉴于患者确实因输注缺陷冻干血浆而遭受人身损害,故应根据公平原则由各方分担患者的损失。

关于医患纠纷的问题,在前面的章节中,或者在我的公众号,或者在我的医患纠纷预防、处置与管理群,或者在我的授课上,甚至是在我的下一本新书《摩登医疗》中,我都会更加详尽地与你们讨论。但是,现在我希望你们能从本章节中读到一些快速应对医患纠纷的信息。然后,你们就会发现医患纠纷的预防、处置与管理原来是那么的极其简单。其实,医患纠纷预防、处置与管理知识的积累除了了解与知悉运作系统外,还应该有农民积肥的劲头,捡的范围要宽,不要限制太多,牛粪、人粪、羊粪都一一捡回来,让它们统统变成有用的肥料,滋养作物的生长。在这个把回头看作软弱和耻辱的时代,如果想成为一颗太阳,那就从尘埃做起;如果想成为一条大江,那就从水滴做起;如果想减少或杜绝医患纠纷,那就从最普通、最简单的医患纠纷知识记起。循序渐进永远好过急于求成,每个想法的实现都是通过积累获得,以上的医患纠纷100问答仅仅只是我向大家传递笔记学习法的一个开始,以后我们要做的还有很多,Victory Belongs To the most Persevering。

[参考文献]

[1] 胡风滨.医疗损害赔偿纠纷裁判规则与适用标准[M].北京:法律出版社,2015.

From：庄璘(Zorin Nikolaj),2010～2016年医患纠纷相关授课提问、信访回复、行政查房等问答节选(按照时间顺序),因内容参考全国各级法院审判文书,筛选后略作修改,仅供参考。

流程和制度的可操作性是管理成功的关键，
坚持流程和制度面前人人平等、执行流程和制度没有例外。
医疗机构的执行力靠的就是流程和制度，
任何流程和制度的失败都是执行的失败，
没有执行，一切都是空谈。
一个伟大的医疗机构，对待流程和制度永远是战战兢兢，如履薄冰。
管理就是把复杂的问题简单化，混乱的状态规划化，
少而精、功能全、易管理，就是优势状态。

PART 13 附录

附录1 医患纠纷的相关文件与记录
实用性★★★★☆ 有益性★★★★☆

一、医患纠纷组织机构管理文件与记录

应用举例1：医患纠纷管理制度(模板)

起草部门：×××　编号：×××　版本号：NO.×××　修改次数：第×××次修改

一、制度前言

(一)根据《医院投诉管理办法(试行)》、《医疗机构管理条例》、《信访工作条例》、《医疗安全不良事件报告暂行规定》、《医疗纠纷预防和处理条例》等法律法规、部门规章及本院的规章制度和诊疗护理规范及常规,制定本院的医患纠纷管理制度。

(二)本制度的适用范围：本院患者及其家属(以下统称投诉人)对本院提供的医疗服务、环境、设施设备等不满意或产生争议,以来信、来电、来访等方式向本院及院外医疗相关部门反映问题,提出意见和要求的行为,皆适用本制度。

(三)医患纠纷管理部是医患纠纷预防与处置的主管部门;医务部门是医患纠纷管理工作的监督部门;医患纠纷管理委员会是医疗纠纷、差错奖惩的审查部门。

(四)医疗机构应当按规定实行院务公开,主动接受群众和社会的监督。

(五)医疗投诉的预防与处置工作应当贯彻"以患者为中心"的理念,遵循合法、公正、及时、便民的原则。

(六)医疗机构应当提高医疗质量管理水平,保障医疗质量安全,避免和减少医疗安全不良事件的发生。

(七)医疗机构应当制订《医疗预警和重大医疗纠纷及医患纠纷过激行为应急处置预案和演练预案》,加强紧急情况警告值报告和紧急情况处置。并组织开展相关的宣传、培训和应急演练,及时、有效化解和预防医患纠纷。

(八)医疗机构应当做好医疗医患纠纷管理工作和医患纠纷调解工作的衔接。

(九)医疗机构应当建立与医疗质量安全管理相结合的医患纠纷管理制度,健全医患纠纷管理部与医务、临床、护理、医技和后勤等部门的沟通渠道,提高医疗质量,保障医疗安全。

(十)其他涉及医患纠纷管理制度的内容(上例举内容,仅供参考)。

二、医患纠纷(领导)管理机构及人员

(一)医患纠纷管理委员会的职责

1.在院长领导下,由分管院长、医务部、医患纠纷管理部、护理部以及其他医疗相关部门组成医患纠纷管理委员会(简称：委员会)。负责对医疗、护理、医技发生的纠纷进行技术鉴定和处置,并对发生纠纷的科室和个人提出处理意见。

2.委员会对需要审议的每一个纠纷案例,都必须严格审阅完整的病历材料和其他相关材料。

3.委员会全体成员,必须以高度负责的精神,以实事求是的态度,对每一个案例按照《医患纠纷院内专家鉴定规定》进行审查和分析,并依据医疗法律法规及其他有关规定,对该案件进行定性、定责、定损,并确定赔偿或补偿金额。

4.委员会与会人员,对出现的争议和疑点,要充分发扬民主,遵循少数服从多数的原则。

5.经委员会鉴定或讨论得出结论后,应指定专人负责执行结论的告知,并向患者及其家属解释委员会的意见和看法。如患者及其家属不服,医患纠纷管理部的专业技术人员,应告知患者及其家属寻找其他救济途径进行处理。

6.委员会每季度或半年应召开一次会议。但遇到特殊情况,可随时召开。会议一般由委员会的主任委员主持,主任委员主持缺席时可由一名副主任委员代为主持。

7.委员会名单：主任委员一名、副主任委员若干,但都应由院长或分管院长组成。委员由医务部、医患纠纷管理

部、护理部、临床科室以及其他相关部门组成。

8. 其他涉及医患纠纷预防与处置的委员会的工作职责(上例举内容,仅供参考)。

(二) 医患纠纷管理部门及其人员职责

1. 医疗机构法人是该院医患纠纷管理的第一责任人。医疗机构应当设立医患纠纷管理部门承担医疗机构投诉管控工作。医疗机构各部门、各科室应当指定至少1名负责人配合医患纠纷管理部门做好投诉管控工作。医疗机构应当逐步建立健全医患纠纷相关机制,完善相关制度,鼓励和吸纳社会工作者、志愿者等熟悉医疗、法律专业知识的人员或第三方组织参与医疗机构投诉接待、预防与处置工作,以实现统一受理、接待,及时调解的目标。

2. 医患纠纷管理部门负责人,在委员会及其院长、分管院长领导下,负责医患纠纷预防、处置、协调办公室全面工作。

3. 医疗机构应当为医患纠纷专业技术人员提供必要的工作场所和条件,以保障医患纠纷专业技术人员工作待遇与人身安全。接待场所应安装视频摄像和录音装置等设施设备,做好人防、技防工作。

4. 医患纠纷管理部及其人员主要的工作内容如下:

(1) 医患纠纷管理部及其人员应统一受理投诉,调查、核实投诉事项,提出处置意见,及时答复投诉人;组织、协调、指导全院的投诉处置工作;定期汇总、分析投诉信息,提出加强与改进工作的意见或建议;向患者提供医患纠纷和医疗事故处置程序的相关咨询服务等。

(2) 协助医务部门制定《医疗预警和重大医疗纠纷及医患纠纷过激行为应急处置预案和演练预案》,对发生的医疗事故或重大、特大医疗过错行为,按照预案及时采取措施。

(3) 主动报告或上报医疗安全不良事件,并配合市(区)级医疗质量安全监控系统平台上报信息的完善,实现调解工作信息化。

(4) 配合市(区)卫生计生行政部门(现为卫生健康行政部门)、医疗损害鉴定部门、医学会、医患纠纷人民调解委员会、信访部门、法院、公安部门、检察部门、律师事务所、各保险机构、医务人员个人等有关部门及人员做好医患纠纷相关的衔接工作。

(5) 负责本医疗机构与医患纠纷人民调解相关的工作,并与区医患纠纷人民调解工作办公室联络具体的医患纠纷相关事宜。并按时参加联络员会议和业务培训,对区医患纠纷人民调解工作办公室通报该院的医患纠纷预防与处置情况。

(6) 做好医患纠纷证据收集、认定和运用的工作。

(7) 规范医患纠纷预防与处置相关管理环节的台账,以及负责统计每月各科室医疗投诉数量及医患纠纷发生率。

(8) 健全医疗机构内部的医疗风险分担机制。

(9) 提出对发生医患纠纷或违反医疗相关法律法规及诊疗护理用药规范的科室及个人的处理意见,报院长或分管院长批准后交有关部门执行。

(10) 及时总结阶段性的医患纠纷情况,向院长及分管院长、医务部、护理部以及其他相关部门提出有关的合理化建议。

(11) 以医疗法律法规及诊疗护理用药规范为依据,定期开展医疗质量安全培训、医疗质量安全分析评估及医患排查工作,如医疗安全不良事件案例的内部讨论等。以此来不断提高医务人员的法律意识,保障员工及患者权利。

(12) 设立《警示谈话制度》,对产生医疗安全不良事件的医务人员应在医疗安全不良事件发生后,召开相应的座谈和警示谈话,并有相应的警示谈话记录。

5. 其他涉及医患纠纷管理部及其人员的工作职责(上例举内容,仅供参考)。

(三) 其他相关部门医患纠纷预防与处置职责

1. 院长及分管院长

(1) 负责全院的协调。

(2) 其他涉及院长及分管院长的工作职责(上例举内容,仅供参考)。

2. 医务部门

(1) 医务部门是医患纠纷管理部的监督部门。总体负责或现场组织医患纠纷过程中出现的不合格服务及患者的救治。

(2) 在院长及分管院长的领导下,负责医疗、医技质量安全的管控。

(3) 纠正责任和措施的归口。

(4) 主管全院医疗质量安全教育。

(5) 其他涉及医务部门的工作职责(上例举内容,仅供参考)。

3. 护理部门

(1) 在院长及分管院长的领导下,负责全院护理质量安全的管控。

(2) 负责护理服务过程中出现的不合格服务、投诉与建议,并及时调查研究,落实责任,妥善处理,确保患者及其家属良好的满意度。对于无法处置的护理投诉,及时与医患纠纷管理部联系与沟通,并配合该部门与患者及其家属协调处置。

(3) 主管全院护理质量安全教育。

(4) 其他涉及护理部门的工作职责(上例举内容,仅供参考)。

4. 门急诊部门

(1) 在院长及分管院长的领导下,负责门急诊投诉的接待和处置。

(2) 协助和解决门急诊服务过程中出现的不合格服务及投诉。

(3) 负责督查门急诊服务过程中的医疗质量安全问题。

(4) 对于无法处置的门急诊投诉,及时与医患纠纷管理部联系与沟通,并配合该部门与患者及其家属协调处置。

(5) 其他涉及门急诊部门的工作职责(上例举内容,仅供参考)。

5. 行政办公室

(1) 在院长及分管院长的领导下,负责协调全院医疗质量安全管理。

(2) 做好医疗安全不良事件的上传下达、请示汇报工作。

(3) 负责全院医疗质量安全问题的接受分派工作。

(4) 负责解决医务人员在服务过程中出现的有关医德医风的投诉。

(5) 其他涉及行政办公室的工作职责(上例举内容,仅供参考)。

6. 总务部门

(1) 在院长及分管院长的领导下,负责全院后勤服务设施的质量安全管理工作。

(2) 负责对不合格的医疗卫生环境进行督查。

(3) 负责全院职工及患者的个人安全管控工作。

(4) 负责院内保安、保洁、绿化、消防、车辆、废弃物处理的管理及安全通道的疏通。

(5) 协助各临床科室、医技科室及职能科室维护正常的诊疗护理秩序。对于无法处置的投诉,应立即与医患纠纷管理部取得联系,及时报告发生纠纷或投诉的原因,以及为医患纠纷管理部提供有关纠纷的资料,并配合该部门进行医患纠纷的处置,对可能引发或已经出现的重大、特大或恶性扰乱医疗正常秩序的行为,应及时联系公安等相关执法部门进行制止。

(6) 其他涉及总务部门的工作职责(上例举内容,仅供参考)。

7. 基建及设施设备部门

(1) 在院长及分管院长的领导下,负责全院所有基础设施如餐饮、水、电、通讯、房屋维修等建设开发和安装过程中的财产安全管理。

(2) 医疗设施和设备的翻译、使用、操作、维修、保养和问题零件的更换。

(3) 其他涉及基建及设施设备部门的工作职责(上例举内容,仅供参考)。

8. 采购部门

(1) 在院长及分管院长的领导下,负责控制不合格医疗用品、医疗设施设备、药品及患者生活用品的管控,并协助医患纠纷管理部解决与其相关的患者投诉。

(2) 其他涉及采购部门的工作职责(上例举内容,仅供参考)。

9. 财务部门

(1) 在院长及分管院长的领导下,负责解决医疗过程中有关收费方面的纠纷及投诉。

(2) 对于无法处置的收费方面的投诉,及时与医患纠纷管理部联系与沟通,并配合该部门与患者及其家属协调处置。

(3) 其他涉及财务部门的工作职责(上例举内容,仅供参考)。

10. 信息部门

(1) 在院长及分管院长的领导下,负责纠正医疗信息中的错误及异常情况以及解决因医疗信息错误及异常而引发的纠纷及投诉。

(2) 对于无法处置的信息错误及异常的投诉,及时与医患纠纷管理部联系与沟通,并配合该部门与患者及其家属协调处置。

(3) 其他涉及信息部门的工作职责(上例举内容,仅供参考)。

11. 医保部门

(1) 在院长及分管院长的领导下,负责纠正医保信息中的错误及异常情况以及解决因医保信息错误和异常而引发的纠纷及投诉。

(2) 对于无法处置的医保错误及异常的投诉,及时与医患纠纷管理部联系与沟通,并配合该部门与患者及其家属协调处置。

(3) 其他涉及医保部门的工作职责(上例举内容,仅供参考)。

12. 其他医疗相关科室

(1) 在院长及分管院长的领导下,负责院内、院外急危重患者的医疗突发事件的处置。

(2) 负责本科室纠纷的现场纠正及补救措施的落实。对于无法处置的投诉,应立即与医患纠纷管理部取得联系,及时报告发生的纠纷或投诉的原因以及为医患纠纷管理部提供有关纠纷的资料,并配合该部门进行医患纠纷的处置等。

(3) 其他涉及该部门的工作职责(上例举内容,仅供参考)。

三、医患纠纷预防与处置规定

(一) 公示内容:医患纠纷管理部是本院医患纠纷预防与处置的主管部门,地点:×××,接待时间:×××,接待人信息:×××,联系方式:×××。并设立网络、微信投诉平台,网址:×××;微信号:×××用于处置、回复患者投诉。

(二) 投诉接待实行"首诉负责制"。投诉人向接待的部门或科室投诉的,工作人员应当予以热情接待,对于能够当场协调处置的,应当尽量当场协调解决;对于无法当场协调处置的,接待的部门或科室应当主动引导投诉人到医患纠纷管理部进行处置。

(三) 医患纠纷管理部接到投诉后,应当耐心细致地做好解释工作,稳定投诉人情绪,避免矛盾激化。同时,应向当事科室或相关人员了解或核实情况,在查清事实、分清责任的基础上,提出处置意见,并迅速反馈给投诉人。此外,应按规定如实填写《信访投诉登记表》,需经投诉人签字(或盖章)确认,投诉人若不肯签字(或盖章)也因在表中进行说明。

(四) 对于属于医疗损害、医疗过失或者其他医疗过错的,接报告后医患纠纷管理部应立即到达现场,积极配合医务部采取救治等补救措施,预防和减少对患者进一步的损害。对于涉及服务、收费、价格等原因造成的纠纷,能当场进行核查,应及时查明情况,经核查确有过错的,应立即纠正。若该纠纷不能及时解决,需进行调查核实的,应在5个工作日内完成。对涉及科室较多,需组织、协调相关部门共同研究讨论,应当在10个工作日内向投诉人反馈处置情况或处置意见。

(五) 如果医患双方对于医疗过程及处置意见存在明显分歧的,应告知投诉人其他医疗救济途径解决医患纠纷,并做好解释疏导工作。若投诉人采取违法或过激行为的,医疗机构应当根据《上海卫生计生委(现为卫健委)公安局关于印发〈医患纠纷过激行为预防与处置流程〉的通知》等规定采取相应的措施,并依法向公安机关、司法、卫生计生行政部门(现为卫生健康行政部门)报告。

(六) 医疗机构各部门、各临床科室应当积极配合医患纠纷管理部开展投诉事项调查、核实、处置工作。

(七) 属于下列情形之一的投诉,医患纠纷管理部应当向投诉人说明情况,并告知不予受理的相关处置规定。例如:1. 投诉人已就投诉事项向人民法院起诉的;2. 投诉人已就投诉事项向信访部门反映并作出处置的;3. 没有明确的投诉对象和具体事实的;4. 已经依法立案侦查的治安案件、刑事案件;5. 其他不属于医患纠纷管理部职权范围的投诉等。

(八) 医患纠纷管理部应当定期对投诉情况进行归纳分类和分析研究,发现医疗管理、医疗质量安全的薄弱环节,应提出改进意见或建议,督促相关部门、科室及时整改,并建立健全投诉档案,立卷归档,留档备查。

(九) 医疗机构应当按照国家卫计委(现为卫健委)关于印发《医疗安全不良事件报告暂行规定》的通知、《上海市医疗质量安全报告管理办法》等规定,做好医疗安全事件报告的工作。具体规定如下:

1. 根据对患者人身造成的损害程度及损害人数,医疗安全不良事件分为三级:一般医疗安全不良事件:造成2人以下轻度残疾、器官组织损伤导致一般功能障碍或其他人身损害后果。重大医疗安全不良事件:(1)造成2人以下死亡或中度以上残疾、器官组织损伤导致严重功能障碍;(2)造成3人以上中度以下残疾、器官组织损伤或其他人身损害后果。特大医疗安全不良事件:造成3人以上死亡或重度残疾。

2. 一般医疗安全不良事件:医疗机构应当自事件发现之日起15日内,上报有关信息。重大医疗安全不良事件:医疗机构应当自事件发现之时起12小时内,上报有关信息。特大医疗安全不良事件:医疗机构应当自事件发现之时起2小时内,上报有关信息。

3. 医疗安全不良事件实行逢疑必报的原则,医疗机构通过以下途径获知可能为医疗安全不良事件时,应当按照本规定报告：(1)日常管理中发现医疗安全不良事件的；(2)患者以医疗损害为由直接向法院起诉的；(3)患者申请医疗事故技术鉴定或者其他法定鉴定的；(4)患者以医疗损害为由申请人民调解或其他第三方调解的；(5)患者投诉医疗损害或其他提示存在医疗安全不良事件的情况。

（十）患者复印医患纠纷病历资料，应统一在病案办公室进行复印，医患纠纷管理专业技术人员应当陪同患者复印资料，复印时患者必须在场。复印完毕后，由患者（或其家属）及复印室工作人员填写病历复印记录。复印室的工作人员应在复印记录上加盖专门的复印证明章。

（十一）发生医疗纠纷时，对不允许患者复印的病历资料应当在患者在场的情况下进行封存，启封病历同样应该是在患者在场的情况下进行。封存的病历资料可以是复印件，由医疗机构保存。对疑似输液、注射、药物等引起不良后果的，在医务部门的主持下、在患者在场的情况下，对现场实物进行封存，封存时双方应当填写《实物封存单》；封存的现场实物由医院保存。需要检验的，应当由双方共同指定的、依法具有检验资格的检验机构进行检验；双方无法共同指定时，由卫生计生行政部门（现为卫生健康行政部门）指定。对疑似输血引起的不良后果，需要对血液及输血相关物品进行封存的，应由医务部通知中心血站的人员到场，由医患双方和中心血站等三方在《实物封存单》上签字后送有法定资格的检验机构进行检验。

（十二）患者死因不能确定或患者家属对死因有异议的，应当在患者死亡后48小时内进行尸检（具备尸体冻存条件的，可以延长至7日）。尸检应当经死者家属同意并填写《尸检同意书》。同意尸检的，由医疗机构或患者家属向机构所在地卫生和计划生育委员会（现为卫生健康委员会）指定的尸检机构填写《尸检申请单》，医疗机构或患者家属要求委派代表观察尸检过程或委托法医参与的，必须在《尸检申请单》中注明。患者死因不能确定或患者家属对死因有异议的，但患者家属又拒绝尸检或拒绝签字的，医务部或医患纠纷管理部请第三方到场作证，并填写《拒绝尸检证明书》，第三方可以是公安部门或律师。拒绝或者拖延尸检，超过规定时间，影响对死因判定的，由拒绝或者拖延的一方承担责任。

（十三）医疗机构应当及时告知死者近亲属尸检的规定和程序。尸检应当经死者近亲属同意并签字，无正当理由拒绝签字的，视为死者近亲属不同意进行尸检。患者在医疗机构内死亡的，遗体应当立即移放太平间。医疗机构没有太平间的，遗体应当立即移放指定场所，并在2小时内移送殡仪馆。对违反规定逾期不处理的遗体，经报医疗机构所在地的县级以上人民政府、卫生计生行政部门（现为卫生健康行政部门）和公安派出机构备案后，由医疗机构按照规定进行处理。

（十四）医疗机构在初步判断属于医疗损害的条件下可以与患者及其家属进行协商解决争议。医疗损害的协商由医患纠纷管理部门负责。医患双方协商一致时，必须签署《医患纠纷调解/赔偿协议书》，协议书应当载明医患双方的基本情况和医疗损害的内容、双方当事人共同认定的医疗责任以及协商确定的赔偿数额等，并由双方当事人或法定代理人在协议书上签名。

（十五）发生医疗纠纷，医患双方自行协商不能达成一致，在患者自愿的条件下，双方可以共同书面向卫生计生行政部门（现为卫生健康行政部门）申请医疗事故鉴定，或向医患纠纷人民调解委员会、PICC申请调解，双方需填写《医患纠纷调解处置申请书》。严禁医疗机构有关部门、各临床科室及医务人员在未签署《医患纠纷调解/赔偿协议书》的情况下与患者及其家属私自了结医疗损害的赔偿或补偿。

（十六）医疗机构在医患双方自行协商解决医疗纠纷之日7日内由医患纠纷管理部向卫生计生行政部门（现为卫生健康行政部门）作出书面报告，并附具《医患纠纷调解/赔偿协议书》。

（十七）医疗损害经医患纠纷人民调解或PICC调解，医疗机构应当自收到生效的调解书之日起7日内向卫生计生行政部门（现为卫生健康行政部门）作出书面报告，并附具《医患纠纷调解/赔偿协议书》。

（十八）医疗民事争议经人民法院判决或仲裁机构裁决的，医疗机构应当自收到生效的人民法院的判决书之日起7日内向卫生计生行政部门（现为卫生健康行政部门）作出书面报告，统一填写《医疗事故争议解决报告书》，并附具判决书或裁决书。

（十九）发生医疗损害时，在双方协商阶段，在患者同意的条件下，医疗机构可以和患者共同申请医疗损害鉴定。在诉讼程序中，因为举证的需要，对未经医疗损害鉴定的案件，医疗机构应当在举证期限内向法院书面提出医疗损害鉴定申请。对首次医疗事故技术鉴定结论不服的，应自收到首次鉴定结论之日起15日内向卫生计生行政部门（现为卫生健康行政部门）提出再次鉴定的申请。

（二十）其他涉及医患纠纷预防与处置程序的内容（上例举内容，仅供参考）。

四、医患纠纷院内专家鉴定规定

本院自×××年开始，针对医患纠纷的处理过程实行院内医疗鉴定制度，以利于客观、公正、及时地处理医患纠纷，维护医患双方的合法权益。

(一)鉴定组织和鉴定程序

根据《中华人民共和国侵权责任法》等有关规定,维护医患双方合法权益,我院于×××年成立了医患纠纷专家鉴定小组,并建立专家库,×××作为召集人和组织者,担任专家鉴定组组长(一般为医患纠纷管理委员会的主任),并明确了鉴定专家的产生办法及要求。

(二)鉴定专家的组成及要求

鉴定专家在学历为硕士以上、职称为副高技术职务3年以上的人员中产生,了解或知悉医疗卫生管理和民事诉讼的法律法规,并且能本着实事求是的科学态度,依照医疗卫生管理法律、行政法规、部门规章、诊疗护理规范和常规,运用医疗科学原理和专业知识,得出客观的鉴定结论。做到事实清楚,定性准确,依据有力,责任明确,为我院解决医患纠纷提供理论依据。对于重大、疑难案件可以聘请院外专家加入专家库。

(三)鉴定程序

1. 鉴定申请的提出:由患者(家属)及当事科室提出,也可以依医务部等科室要求。
2. 鉴定材料的提交:提出申请的患者(家属)及当事科室必须提交鉴定申请材料。
3. 鉴定申请的受理:受理医患纠纷鉴定的部门为医务部门。
4. 鉴定的组织安排:接到鉴定申请后的10个工作日内组织院内专家进行鉴定。对一些涉及患者死亡等重大、特大医患纠纷应当天或即时组织进行鉴定。
5. 鉴定报告的发出:鉴定结束后5个工作日内发出鉴定报告,向当事科室和患方(家属)通报,原件留存医务部门。

(四)鉴定会的准备

院内鉴定会的准备由医患纠纷管理部负责,医务部受理鉴定申请后,根据医患纠纷中所涉及的学科专业召集5名以上(单数)专家组成鉴定小组,其中主要学科专业的专家不少于1/2,发生医患纠纷科室的专家采取回避制。鉴定会召开前,医患纠纷管理部的管理人员将患方陈述材料(医疗投诉登记表、患方的意见和要求)和当事科室的答辩材料(病情摘要、对患方投诉的答复、科室意见和相关证据)以及门诊、住院病历,检查报告,影像资料等送交鉴定组专家,以便了解诊疗过程和争议要点,为参加鉴定会的专家作好准备。

(五)鉴定会的实施

召开鉴定会时首先由专家鉴定小组的主任宣布议题及注意事项,鉴定专家推选组长,然后医患双方当事人到场陈述情况。患方为患者(家属),也可由医患纠纷管理部的管理人员代诉,医方为当事科室主任或当事人。陈述后应如实回答专家的调查提问,如有必要,可对患者进行查体。必须注意,面对患方或当事科室,专家不对病情及争议情况进行讨论。医患双方退场后,依据双方提供的书面材料、辅助检查资料、口头陈述及回答提问进行讨论,以参加鉴定专家半数以上的相同意见作出鉴定结论。

(六)鉴定报告的制作

鉴定会结束后及时打印鉴定报告,内容包括:

1. 一般情况:患者姓名、性别、年龄、ID号、住院号、当事科室、鉴定时间。
2. 争议要点:① 患方意见;② 科室意见。
3. 诊治概要。
4. 分析意见。
5. 存在问题。
6. 结论:参照《医疗纠纷预防和处理条例》、《中华人民共和国侵权责任法》等法律法规规范的规定该病例是否属于医疗损害,是否存在医疗缺陷或不足,是否存在医疗过错,医疗过错行为力的大小(无因果关系,轻度、次要、同等、主要、直接因素)以及医方承担的责任程度(完全、主要、次要、轻微、无责任)。打印完成后由参加鉴定的专家签字。

(七)其他涉及医患纠纷院内专家鉴定规定的内容(上例举内容,仅供参考)。

五、医患纠纷隐患排查规定

(一)制度内容

1. 行政办公室、医务部门、护理部门、门急诊部门是医患纠纷隐患排查工作的监督部门。医患纠纷管理部负责对全院的医患纠纷的隐患进行调查、控制、分析和反馈。
2. 医患纠纷管理部对临床/非临床各科室的医患纠纷隐患进行排查,通过问卷方式随机从患者处进行抽样调查,每季度/半年调查一次,每次不少于30份,为期3个月(在第3个月最后一日前完成),汇总、分析后按医疗质量安全评价程度给科室打分,分别反馈至行政办公室、医务部、护理部、门急诊部,由行政办公室转报院长及分管院长,由院长或分管院长指定专人或小组对该科室进行整改,直至完善为止。重大事件可提交医患纠纷管理委员会讨论,并给出处置建议。同时,与医务部门、护理部门、门急诊部门的医疗质量的自查自纠、卫生计生行政部门(现为卫生健康行政部门)关于医院等级评审、医院管理年、医疗质量万里行等定期医疗质量检查形成交叉管理。

3. 医患纠纷隐患排查结果为一般或不满意的问卷超过30%,该病区或科室负责人应根据受访者所提的问题及时、有效的采取纠正和预防措施,来避免医疗安全不良事件的发生。对于因没有及时采取纠正和预防措施而导致医疗安全不良事件发生的科室及负责人,应按照规定给予处罚,如给予相应的扣分及经济处罚,并与年底的综合考评挂钩。

4. 医患纠纷隐患排查调查表由医患纠纷管理部编制,每年根据医患纠纷的动态进行修订。

(二) 统计方法

将调查问卷进行编号,统一计算测评数,并将调查结果逐项输入电脑,并对该部门数据进行统计分析。

统计项目为:1. 满意/知道;2. 不满意/不知道;3. 一般。

统计公式:科室平均医疗质量安全评价满意度=($\sum^1$ * 满意/知道项数+$\sum^2$ 不满意/不知道项数+$\sum^3$ 一般项数)/(总项数 * 3) * 100%。

各科室平均医疗质量安全评价满意度之和除以测评总数,得到的商乘以100%即为全院平均投诉满意度。

(三) 检查方法

回访情况的检查包括:预计回访人次(A)、实际回访人次(B)、回访率=B/A(上例举内容,仅供参考)。

(四) 其他涉及医患纠纷隐患排查规定的内容(上例举内容,仅供参考)。

六、医患纠纷预防与处置奖惩方法

(一) 医疗机构的医患纠纷管理委员会负责制定医疗事故、差错考核标准及年度医疗事故、差错奖惩的审查。

(二) 将医院各科室分为三个奖惩类别。一类风险科室:各临床科室、麻醉手术室、急诊科、120急救中心、各医疗门诊专科门诊、血液净化中心;二类风险科室:输血科、皮肤科(含激光室)、高压氧科;三类风险科室:检验科、功能科、放射科、CT及MR室、核医学科、病理科、康复科、药剂科、制剂科、供应室、门诊注射室和门诊换药室。

(三) 奖惩可以按医疗风险的大小,对不同的科室分别给出不同的年终医疗事故、差错安全奖标准以及制定不同的奖惩比例。如年终分别给予医疗事故、差错安全奖:一类风险科室9 000元;二类风险科室6 000元;三类风险科室3 000元。科室按收支节余数,一类风险科室提取1.5%,二类风险科室提取1%,三类风险科室提取0.5%作为奖惩。

(四) 对能及时发现预期的医疗差错、医疗事故,采取补救措施,避免医患纠纷发生的个人和科室经委员会查实,每起给予1 000~2 000元奖励;对积极配合、参与医患纠纷处置的部门和个人,年终予以适当表扬及物质奖励。

(五) 对于没有按规定发出预警或擅自隐瞒事实真相、错报漏报不报、不积极参与协调处置、不按制度规定组织讨论、分析及提出整改措施、违反医疗管理制度和操作规程、违反劳动纪律和医德医风,应予以通报批评;取消全年医疗事故、差错安全奖项;扣除科室当月奖金及负责人职务津贴;取消当事科室和当事人评先评优资格等惩罚措施。

(六) 产生赔偿或补偿款的由相关职能部门提交医患纠纷管理委员会讨论后确定处罚额度。一般是根据预警项目的等级,结合医疗安全不良事件情节的轻重以及当事人的态度,由各相关职能部门按医疗机构的奖惩制度确定处罚额度。

(七) 情节严重、影响恶劣,给医疗机构造成巨大损失的,应给予暂停执业、开除的行政处分及承担相应的法律责任,并免去事发科室行政职务。

(八) 对于发生重大或特大医疗安全不良事件或者存在严重医疗质量安全隐患的科室负责人要根据国家卫计委(现为卫健委)《医疗质量安全告诫谈话暂行办法》的有关规定进行警示谈话。

(九) 其他涉及医患纠纷预防与处置奖惩办法的内容(上例举内容,仅供参考)。

七、医患纠纷其他管理规定

(一) 根据《医药卫生档案管理暂行办法》、《卫生档案管理暂行规定》等有关法律法规规范,将医患纠纷管理文件和记录按年进行专册整理,并交由医院文件(档案)管理部门/机构统一装订、编号、归档、扫描成电子文档。扫描文件需加密,只允许医患纠纷管理部负责人在需要时调取查阅,以保证文件的保密性和安全性。如需借阅由借阅人提出书面申请,医患纠纷管理组织机构及文件(档案)管理部门/机构负责人审核,主管领导签字批准,履行医患纠纷档案登记手续后,在指定地点进行档案查阅,不得复印、拍照、外借。

(二) 医患纠纷管理部门的专用章仅限于医患纠纷管理范围,但具有医院特别授权,可用于调解/赔偿协议的签订、医疗责任保险、外出介绍信等,但不得对外使用,不等同于医院公章。科室印章的用途应严格把关,做好使用登记(盖章时间、事由、经办人及其他情况说明)。

(三) 由财务部门建立医患纠纷制度及台账,将医患纠纷导致的赔偿或补偿款进行专册专项登记,赔偿或补偿结束后由医患纠纷管理部负责人确认签字。

（四）由人事部门建立医患纠纷隐私保护制度，并与医患纠纷管理专业技术人员签订患者个人信息保密协议，未经患者本人书面同意，不得以任何方式向他人泄漏患者隐私和秘密。

（五）按照人事部门计划进行医患纠纷专项培训，主要是通过过往案例、法律法规、规范的诊疗护理用药行为来对医务人员进行培训和辅导，同时，通过发放医患纠纷的书籍、网络材料、视听教材等开展多种形式的医患纠纷教育工作。

（六）医患纠纷其他管理规定的内容（上例举内容，仅供参考）。

附件1：信访投诉登记表（模板）

投诉方式：□来电　□来访　□来信　□其他　　　　编号：×××

投诉人姓名		与患者关系	
患者姓名		患者性别	
患者年龄		住院/门诊号	
投诉时间		被投诉科室/人员	
联系电话		邮政编码	
地　址			

投诉内容：

　　　　　　　　　　　　　　　　　　　　　　　　　　　　　　　　　记录人：×××
　　　　　　　　　　　　　　　　　　　　　　　　　　　　　　　　　记录时间：×××
　　　　　　　　　　　　　　　　　　　　　　　　　　　　　　　　投诉人签字确认：×××

调查核实情况：

　　　　　　　　　　　　　　　　　　　　　　　　　　　　　　　记录：×××年×××月×××日

医院领导阅示：

处理结果：

　　　　　　　　　　　　　　　　　　　　　　　　　　　　　　　记录：×××年×××月×××日

反馈记录：

　　　　　　　　　　　　　　　　　　　　　　　　　　　　　　　记录：×××年×××月×××日

备注：

　　　　　　　　　　　　　　　　　　　　　　　　　　　　　　　记录：×××年×××月×××日

审核人：×××

注：本表可根据本单位实际情况进行适当调整［来源于《医院投诉管理办法（试行）》附件］。

附件2：关于患方×××诉×××医院医疗侵权一案中医疗专业问题专家讨论意见(模板)

一、参加讨论的专家组成员

专家1：姓名：×××性别：×××年龄：×××学历：×××专业：×××职称：×××工作单位：×××联系方式：×××等。

专家2：姓名：×××性别：×××年龄：×××学历：×××专业：×××职称：×××工作单位：×××联系方式：×××等。

专家3：姓名：×××性别：×××年龄：×××学历：×××专业：×××职称：×××工作单位：×××联系方式：×××等。

二、讨论的时间

×××年×××月×××日。

三、患者基本情况

(一)患者基本情况：

(二)疾病诊断：

(三)诊疗护理用药经过：

四、讨论的主要问题(该医患纠纷医方是否存在过错)

(一)×××。(二)×××。(三)×××等。

五、讨论后的主要意见和结论

(一)×××。(二)×××。(三)×××等(与论证的主要问题一一对应)。

六、建议(该医患纠纷如何处理)

□自行协商 □医患纠纷人民调解 □卫计委(现为卫健委)行政调解 □鉴定或诉讼 □其他

七、备注

附：论证意见的证据和证据来源×××以及各论证专家组成员的专业资质证明。

八、落款

专家1签名或盖章：×××。日期：×××年×××月×××日。

专家2签名或盖章：×××。日期：×××年×××月×××日。

专家3签名或盖章：×××。日期：×××年×××月×××日。

注：本表可根据本单位实际情况进行适当调整(上例举内容，仅供参考)。

附件3：医患纠纷隐患排查调查表(模板)

编号：×××

病区/科室：×××

一、调查前言

各位病友您好，感谢您对本院的信任，为提高本院的医疗质量安全及医疗服务品质，使我们的工作不断改进，我们正开展医患纠纷隐患排查活动，需要向您(或您的家属)了解一些有关本院医疗机构质量安全方面的情况，恳请您参与此次调查，并提出您(们)宝贵的意见。

本次调查只需要占用你×××分钟的时间，谢谢您的帮助。

二、调查内容

1. 您知道本院受理医患纠纷的科室？ □知道 □不知道 □不太清楚
2. 您知道本院受理医患纠纷的途径？ □知道 □不知道 □不太清楚
3. 您在本院的公示栏中见过有关医患纠纷处置的指引？ □知道 □不知道 □不太清楚
4. 您对门急诊/住院/XX科室的诊疗和用药服务满意？ □满意 □不满意 □一般
5. 您觉得现在的诊疗护理用药方案对您而言，您满意？ □满意 □不满意 □一般
6. 您对门急诊/住院/XX科室的护理服务满意？ □满意 □不满意 □一般
7. 在您需要咨询医疗护理用药问题时，您是否已经得到了一些有用的信息，对此你表示满意？ □满意 □不满意 □一般
8. 您是否担心投诉医务人员会遭到报复使接下来的服务更加糟糕？ □是 □不是 □不太清楚

9. 您是否清楚您的诊疗护理用药风险？□是 □不是 □不太清楚
10. 您是否信任我们的医务人员？□是 □不是 □不太清楚
11. 其他涉及调查问卷的内容，可按照调查情况增加调查内容（上例举内容，仅供参考）。

三、结尾
祝您早日康复。

四、调查结论
经×××部门调查，总体来说，患者及其家属对本院的平均投诉满意度为×××。

五、调查意见或建议
经调查，意见或建议：×××。

六、落款
调查人签名：×××。签名日期：×××年×××月×××日。
审核人签名：×××。签名日期：×××年×××月×××日。
注：本表可根据本单位实际情况进行适当调整（上例举内容，仅供参考）。

附件4：医患纠纷奖惩记录表（模板）

第×××联

姓名		科室		奖惩时间	
事件概要					
事件结果	（如法院判决，鉴定意见等。）				
奖励					
奖励原因					
处罚					
处罚原因					
处理意见	依据我院《奖惩管理办法》……				

科室意见：

签名：×××　×××年×××月×××日

医患纠纷管理部意见：

签名：×××　×××年×××月×××日

行政办公室/人事部意见：

签名：×××　×××年×××月×××日

院领导批示：

签名：×××　×××年×××月×××日

注：本表可根据本单位实际情况进行适当调整（上例举内容，仅供参考）。

附件5：医患纠纷处理告知书(模板)

第×××联

一、患者的基本情况

患者姓名：××× 性别：××× 年龄：××× 科别：××× 病案号：××× 门诊号/住院号：××× 楼层/床号：××× 婚姻：××× 职业：××× 药物过敏史：×××等。

二、告知内容

医患纠纷是指医疗机构及其医务人员在执业活动中与患者发生的争议。患者在接受医疗服务过程中，有权了解和知悉有关病情以及相关投诉的处理渠道和流程。医务人员尊重患者的知情同意(选择)权，并告知如下内容：

(一) 本医疗机构×××部门负责本院的医疗投诉处理。联系方式：×××电话；×××地址×××。

(二) 患者要以书面文字的形式就有关诊断、治疗过程、诊疗结果等向医患纠纷管理部反映情况，提出建议、意见或者投诉请求。有具体诉讼请求的，应当载明患者或投诉人的姓名、住址、理由、事实与请求，并签名。采用口头形式提出诉讼请求的，医务人员可以以口头的方式进行回复，也可以对来访人的姓名、住址、理由、事实和请求进行记录，如有记录，来访人应认定后签名。

(三) 处理医患纠纷投诉的流程：医务部门或医患纠纷管理部接到投诉，予以登记，并区分情况，分别按下列方式处理：(1)组织相关科室进行调查研究；(2)通知临床科室负责人向患者进行说明解释；(3)医患纠纷管理部进一步分析讨论，给予患者答复，一般时间为五个工作日；(4)若提请院内医疗事故、医疗差错的委员会研究的事件，做出结论性意见后，十日内给予患者答复(患者在诊疗护理用药过程中发生的，应在诊疗护理用药结束之后开始计算时间；若进行尸检，自尸检报告做出后开始计算时间)。

(四) 调解。(1)发生医患纠纷后，患者投诉要求赔偿金额在3万元以上的，医疗机构应积极引导到该区域内的医患纠纷人民调解委员会申请调解。不能达成调解协议，患方可以申请医疗损害鉴定或向法院提起诉讼。(2)索赔金额未超过3万元的，可由医患双方协商解决。经医患双方和解后，由医方制定协议书，双方签字或盖章后各自保存。

(五) 医疗损害鉴定后，患方可以再次申请医患纠纷人民调解委员会进行调解或直接申请法院诉讼。

(六) 其他涉及告知的内容(上例举内容，仅供参考)。

(七) 此告知可能存在有些不常见的告知内容未在此告知书中列出或体现，但该医疗机构享有最终解释权。

(八) 本告知书一式两份，告知人与被告知人各持一份，需患方了解和知悉后签字确认。

三、权利和义务

(一) 患方享有的权利与义务

1. 患者享有就诊断、治疗过程、诊疗结果等向医疗机构职能部门反映情况，提出建议，意见或者投诉请求的权利。
2. 患者有权了解医疗机构处理医患纠纷投诉的工作流程。
3. 患者有权了解所患疾病的诊断和治疗的相关情况。患者有疑问时，医务人员有义务向患者进行解释说明。有关解释工作一定以不影响医务人员正常工作为限，可以通过医患纠纷管理部、医务部门、护理部门、门急诊部门、临床科室等进行咨询。
4. 患者有权在医疗机构复印客观病历资料，复印病历按照规定收取工本费。
5. 患者有权要求医疗机构封存患者本人的病历资料。
6. 患者不接受医患纠纷管理部或医疗机构医疗事故、差错的委员会的解释，有权申请医疗损害鉴定。鉴定的申请可以与医方共同向医疗损害鉴定部门提出医疗损害鉴定申请，也可以向人民法院直接提起诉讼。
7. 患者死亡，死者近亲属有权决定是否申请尸检，同意后需填写尸检申请书等相关文件，并签字。
8. 其他涉及患方权利与义务的内容(上例举内容，仅供参考)。

(二) 医方的权利与义务

1. 医方履行告知义务。医疗机构及其医务人员在医疗活动中，为取得患者对医疗行为的同意，而对该医疗行为的有关事项有进行说明的义务。医疗机构的告知义务与患者的医疗知情同意(选择)相对应，前者的义务正好对应着后者的权利。
2. 医方负责保管证据：医患双方共同对现场实物封存和启封，封存的现场和实物有病案管理部门负责保管；需检验的，应有医患双方共同制定具有法律效果的检验机构进行检验；医患双方无法指定的，由市或区卫生计生行政部门(现为卫生健康行政部门)指定。疑似输血引起不良后果的，需对血液封存保管，由医务部门或医患纠纷管理部通知血液中心派员到场。
3. 不属于医患纠纷预防与处置部门受理的范围：(1)投诉人已就投诉事项向人民法院起诉的；(2)投诉人已就投

诉事项向信访部门反映并作出处理的;(3)没有明确的投诉对象和具体事实的;(4)已经依法立案侦查的治安案件、刑事案件;(5)其他不属于医患纠纷预防与处置部门职权范围的投诉。

4.其他涉及医方权利与义务的内容(上例举内容,仅供参考)。

四、结尾
患方知情(□知情 □不知情)
以上情况,特此告知。

五、落款
患方签名:×××。签名日期:×××年×××月×××日。
如果患者无法签署该医疗告知书,请其监护人或代理人在此签名:×××。
患者监护人或代理人签名×××与患者关系×××,签名日期:×××年×××月×××日。(需附有效证件号码)
经办人签名:×××。签名日期:×××年×××月×××日。
见证人签名:×××。签名日期:×××年×××月×××日。

六、备注
(一)其他救济途径的告知及联系方式
×××区卫生和计划生育委员会(现为卫生健康委员会)行政调处,电话:×××地址×××。
×××区医患纠纷人民调解委员会调解,电话:×××地址×××。
×××区医疗损害鉴定中心咨询,电话:×××地址×××。
×××区法院诉讼,电话:×××地址×××。
×××区仲裁院仲裁,电话:×××地址×××。
其他涉及救济途径的内容(上例举内容,仅供参考)。
(二)本告知书的法律依据
国务院《医疗纠纷预防和处理条例》
卫生部《医疗机构病历管理规定》2002年8月2日
卫生部《医院投诉管理办法(试行)》的通知 2009年11月26日
其他涉及法律依据的内容(上例举内容,仅供参考)。

附件6:关于患者×××与医院×××因×××一事的新闻通稿(模板)

一、新闻摘要
患者×××在我院因×××导致×××,患者×××及其家属要求×××,现正处于×××阶段,故向各方媒体通报。

二、事由和经过
(一)患者的基本情况:×××。
(二)当事医务人员的基本情况:×××。
(三)事情经过:×××。
(四)处理情况:×××。
(五)医患双方争议焦点:(只要阐明事实,无需做出评论)。

三、结论
我院经×××委员会讨论后认为,患者×××的×××(疾病症状)并非医疗过错,而是医疗意外或并发症,也是医疗机构在向患者医疗告知中明确告知的、不可避免的医疗风险。对于该医疗风险患者了解和知悉,并在该医疗告知书上确认,并签字。因此,我院认为不构成医疗事故和医疗过错。但基于患者及其家属的疑虑,我院愿申请进行医疗损害鉴定等。

四、落款
×××医院。
×××年×××月×××日。

注:本表可根据本单位实际情况进行适当调整,也可以经修改用于对患者的答复(上例举内容,仅供参考)。

附件7:案例分析讲评(范例)

一、案例基本情况
2012年4月,年仅一岁半的患儿×××被父母带往A医院就诊,患儿父母将孩子发热伴阵咳,以及曾食用花生等情况告诉接诊医师。医师根据患儿父母的陈述,诊断为"支气管炎",并予以相应的药物治疗。患儿回家之后,一度退热,但5日后,再次阵咳,遂被送其至B医院就诊。B医院医师体检法现患儿心率达每分钟150多次,有生命危险征兆。经X线及CT检查诊断患儿气管中有异物,经手术取出确认异物为花生颗粒。后经治疗患儿脱离危险,康复出院。患儿父母认为A医院的医师误诊,险些造成孩子死亡,负有过错责任,要求A医院赔偿数万元。

二、争议焦点

(一)医方责任程度大小

患方认为:已明确告知接诊医师患儿曾食用过花生,但医师却没有重视,未进行相应的检查。患儿年幼,却因此又遭受了多日身体上痛苦,如果家属未及时将孩子送至B医院就诊,孩子将有生命危险,后果极其严重。因此,患方提出医方应承担主要责任。医方认为:送诊医师在对患儿诊治过程中确有不足之处,但医师的诊疗符合规范,且患儿由于救治及时,身体并未遭受重大损害。因此,医方只愿意按次要责任进行赔偿。

(二)是否给予精神损害赔偿

患方认为:由于医方的误诊,险些造成患儿死亡。而且由于医方在家属告知患儿曾食用过花生的情况下没有给予一定的重视,造成患儿身心遭受了极大的痛苦和惊吓。因此,强烈要求医方给予一定的精神损害赔偿。

医方认为:其在诊疗过程中确有不足之处,但是患儿并没有因此造成实质性的损害。给予精神损害赔偿是不符合国家有关精神损害赔偿的法律法规规定的。因此,不同意给予精神损害赔偿。

三、调解处理过程

(一)分析争议焦点,指定调解方案

医方将患方引导到×××区(县)医患纠纷人民调解委员会,该医调委受理后,及时召开了专题会议,认真分析了医患双方的争议焦点,并商讨制定了具体的调解方案。由于此次医患纠纷事实比较清楚,难点在于法律的适用。经会议研究讨论,医调委指派了具有多年法律从业经验的人民调解员与医方一同进行调解。

(二)发挥法律专业优势,争议焦点逐个解决

人民调解员在调解会上,向医患双方当事人提出了以下几点意见:首先,就本次医患纠纷责任分摊问题,讲述了在各类侵权案件中,面对有多人应负的责任,但又确实难以分清各人责任大小情况下,适用各责任人平均分摊的法理原则。并且举例高空坠落物砸伤人,坠落点的高楼上每一户人家除非举证倒置证明确实无责任外,对均有可能致伤害的住户,平均分摊赔偿责任。所以,该医患纠纷在双方争执意见不一致的情况下,责任由医患双方平均分摊。其次,对精神损害赔偿,按照上海市高级人民法院颁布的2012年人身赔偿标准,该患儿由于未达到最低的伤残标准,因此,不具备承担精神损害赔偿的相应条件。最后,由于人民调解员有理有据,耐心疏导,合理规劝,医患双方都表示完全认可,未提出反对意见,并同意医患双方各负50%的责任,并依法签订了《人民调解协议书》,并进行了司法确认。

四、调解点评

从此次纠纷的调解中可以看出,随着患方法律意识、维权意识不断加强,对医患纠纷专业技术人员的调解能力和要求也越来越高。因此,医疗机构与医调委共同参与医患纠纷调解,一方面能从更为专业的角度帮助患方分析医患纠纷责任的认定、证据采纳的原则等,另一方面医调委作为第三方,具有更强的公信力,从而能快速有力地促成了矛盾的解决和纠纷的化解。

五、医学点评

本案件中,患儿年级仅一岁半,无法完全准确地用语言向医师叙述病史和症状,而患儿父母在就诊时已向医师提示"患儿曾食用花生",在临床上,幼儿食用坚果导致"呼吸道异物"并不少见。因此,患儿父母的代诉就极其重要。但接诊医师却忽略了这一点,未对"呼吸道异物"的诊断予以鉴别,针对性地进行体检和辅助检查。而当患儿病情加重,被家属送至B院再次就诊时,才被发现"气管异物",经救治才脱离危险,险些导致患儿死亡。因此,首诊医师在诊断上是有过错的。

其实,对于婴幼儿患者,由于其语言表达能力的限制,医师更应该重视家属的主诉及对患儿的体格检查,针对家属主诉的情况,应结合患儿的病情,予以仔细询问,尤其是对病情相关信息的询问。故应选择适当的辅助检查,以此来明确诊断,并进行针对性地治疗。

六、相关规定

(一)《中华人民共和国侵权责任法》第54条:患者在诊疗活动中受到损害,医疗机构及其医务人员有过错的,由医疗机构承担赔偿责任。第57条:医务人员在诊疗活动中未尽到与当时的医疗水平相应的诊疗义务,造成患者损害的,医疗机构应当承担赔偿责任。

(二)《医疗机构从业人员行为规范》第25条:认真履行医师职责,积极救治,尽职尽力为患者服务,增强责任安全

意识,努力防范和控制医疗责任差错事件。

(上海市闵行区医患纠纷调解办公室供稿)

附件8：医患纠纷登记一览表(模板)

×××年/月医患纠纷登记一览表

案件编号	投诉时间	患者姓名	医保/住院号	当事科室	当事人姓名	纠纷原因	处理方式	赔(补)偿/免除费用	处理结果	文件归档号	纠纷接待人

医患纠纷管理部负责人签名：×××。日期：×××年×××月×××日

注：本表可根据本单位实际情况进行适当调整(上例举内容,仅供参考)。

附表9：医患纠纷管理组织机构及其专业技术人员院内考评表(模板)

考核内容	内容描述	完成时间	自评	主管考核	院部考核
业务能力					
目标管理	1. 在院长及分管院长的领导下,具体组织实施全院的医患纠纷防范与处理工作。以实现统一受理、接待,及时调解的目标。考查方法：听取院长及分管院长的领导意见,为今后的目标管理提供依据。(3分)	2			
设施设备管理	2. 医疗机构应当为医患纠纷防范与处理部门及其管理人员提供必要的工作场所和条件,以保障医患纠纷专业技术人员工作待遇与人身安全。接待场所应安装视频摄像和录音装置,做好人防、技防工作。场所的设置情况,医患纠纷专业技术人员应根据医患纠纷防范与处理的有关规定设计,并维护好场所的整洁和设备的完好。考查方法：设备台账。(3分)	4			
医患纠纷的调查与协调(院内)	3. 负责一般医患纠纷的解决与处理。即统一受理投诉;调查、核实投诉事项,提出处理意见,及时答复投诉人;组织、协调、指导全院的投诉处理工作;定期汇总、分析投诉信息,提出加强与改进工作的意见或建议。考查方法：投诉调查报告(按月)。(3分)	32			
咨询	4. 向患者提供医患纠纷处理程序等咨询服务,及时调解医患纠纷。考核方法：医患纠纷满意度调查(按要求每半年一次,一次10份)。(3分)	8			
协助(院内)	5. 协助医务科制定医疗预警和重大医疗纠纷及医患纠纷过激行为应急处置预案和演练预案,对发生的医疗事故或重大、特大医疗过错行为,按照预案及时采取措施。考核方法：协助有关部门制定预案,提供处理和法律法规上的帮助。(3分)	16			
医疗纠纷报告	6. 主动书面报告或书面上报不良医疗安全不良事件。考核方法：向上级主管部门呈报投诉调查报告。(3分)	8			
医患纠纷的调查与协调(院外)	7. 配合市(区)卫生行政部门、医学会、医患纠纷人民调解委员会、信访部门、法院、公安部门、检察部门、律师事务所、各保险机构、医务人员个人等完成医患纠纷相关工作。考核方法：向以上部门呈报情况说明或投诉调查报告(按月)。(3分)	16			
台账管理	8. 规范医患纠纷管理、处理及管理环节台账。考核方法：医疗纠纷台账。(3分)	8			
医疗风险分担机制宣传	9. 健全医疗风险分担机制。推动医疗责任保险和意外险的实施。考核方法：约谈相关科室医师。(3分)	16			

(续表)

考核内容	内容描述	完成时间	自评	主管考核	院部考核
医疗纠纷分析	10. 及时总结医患纠纷情况,向院长及分管院长、医务部门、护理部以及相关部门提出有关的合理化建议。考核方法:医疗纠纷分析报告。(3分)	16			
措施的实施	11. 提出对发生医患纠纷或违反法律法规及诊疗护理规范的责任人或科室的处理意见,报院长或分管院长批准后交有关部门执行。考核方法:处罚单。(3分)	4			
信息系统管理	12. 配合市(区)级卫生局医疗安全监控系统平台的信息上报完善,实现调解工作信息化。考核方法:信息上报和执行报告(按月)。(3分)	16			
培训教育	13. 医疗法律法规及诊疗护理规范为依据,组织一年2次的医疗纠纷防范或法制教育培训,包括医疗纠纷案例内部讨论和邀请外院或有关部门的专家讲课。不断提高医务人员的法律意识,保障员工及患者权利。此外,管理人员也应增加调解能力和法律法规的学习。考核方式:培训记录。(3分)	16			
信息反馈	14. 设立警示谈话制度,对产生不良医疗安全不良事件的医务人员应在医疗纠纷事件处理结束后,召开相应的座谈和警示谈话,并有相应的警示谈话记录。考核方法:警示谈话记录。(3分)	16			
投诉统计	15. 负责统计每月医疗投诉量。考核方法:投诉调查报告(按月)。(3分)	8			
医疗纠纷联络员管理	16. 负责本医疗机构与医患纠纷人民调解相关的工作,并与区医患纠纷人民调解工作办公室联络相关具体医患纠纷事宜,并按时参加联络员会议和业务培训,对区医患纠纷人民调解工作办公室通报该院的医患纠纷防范与处理情况。考核方法:投诉调差报告(按月)。(3分)	32			
会议组织	17. 组织院内医疗事故讨论会议,并做好相应的记录。考核方法:医疗事故讨论记录。(5分)	12			
医疗纠纷回访	18. 按照国家投诉、信访等工作的实施要求,做好投诉、信访患者的回访工作,回访率要答90%以上。考核方法:回访登记表。(3分)	32			
院外检查	19. 区内医疗纠纷处理相关检查工作。考核方法:听取上级主管部门对医患纠纷处理人员的评价和打分。(5分)	16			
院内检查	20. 协助医务科参加相关医疗纠纷防范与处理的检查工作。考核方法:听取主管领导对医患纠纷处理人员的评价和打分。(3分)	16			
医疗纠纷委员会相关工作	21. 申请医患纠纷委员会调解,需撰写情况说明、提供病历材料、填写申请调解相关表单。调解结束需撰写调解报告交医调委备案。如需司法确认还应填法院所需文件。考核方法:完成相关文件的撰写和上报。(3分)	24			
法院相关工作	22. 通过诉讼方式解决医患纠纷的,需完成法院交办的相关事项。如质证材料的收集、报告的撰写、情况说明、举证材料的提供,以及配合该院律师做好上庭相关工作。考核方法:完成相关材料的撰写、收集和提供。(3分)	32			
鉴定相关工作	23. 完成市区医学会交办的工作。撰写情况说明、提供病历材料、撰写答辩材料、提供举证材料、参加鉴定答辩、抽取专家组成员等工作。考核方法:完成相关材料的撰写、收集和提供。(3分)	32			
信访相关工作	24. 接受医疗信访投诉、回复信投诉意见、做好信访联络员工作,定期回访、定期向信访部门汇报工作情况。考核方法:信访调查报告(按月上报)。(3分)	32			
医疗责任保险相关工作	25. 跟踪医疗责任保险赔偿情况、撰写理赔保单、收集理赔材料、与PICC协商赔偿数额、意外险等工作。考核方法:完成相关材料的撰写、收集和提供。(3分)	32			
奖惩	26. 违反有关法律法规或受到上级有关部门批评、在处理过程中造成过失应给予相应的处罚。在处理过程中,获得表扬、评优业绩或获奖应给予相关奖励。考核方法:按奖惩办法。(3分)	2			
其他工作	27. 交办的其他工作。(3分)	16			

(续表)

考核内容	内容描述	完成时间	自评	主管考核	院部考核
劳动纪律					
流程规范	28.(1)工作态度(10分);(2)责任心(10分);(3)执行力(5分);(4)团队协作(12分);(5)其他(5分)。				

注:① 完成时间:完成按月(21天,168小时)计算单位:h;② 优秀:90以上;良好:80~89;合格:60~79;不合格:60以下;③ 本表将日常的绩效考核和年度考评并于一表,并且可根据本单位实际情况进行适当调整(上例举内容,仅供参考)。

应用举例2:医疗预警和重大医疗纠纷及医患纠纷过激行为应急处置预案和演练预案(模板)

起草部门:×××　　编号:×××　　版本号:NO.×××　　修改次数:第×××次修改

一、预警和预案前言

(一)依据《中华人民共和国执业医师法》、《医疗纠纷预防和处理条例》、《医疗安全不良事件报告暂行规定》、《上海卫生计生委(现为卫健委)公安局关于印发〈医患纠纷过激行为预防与处置流程(2014版)〉的通知》等法律法规的规定及市、区卫生和计划生育委员会(现为卫生健康委员会)对有关规定,为了进一步增强全院医务人员的医疗安全保障意识和医疗风险的预防意识,强化医疗安全的监控机制,有效的预防医疗缺陷,制定本预警、预案及演练预案。

(二)本院职能部门及各级临床科室在医疗活动中应当严格遵守法律法规、部门规章及本院的规章制度和诊疗护理规范及常规,避免发生医疗事故或差错。如发生医疗事故或差错时,应当按本预警和预案的规定及时妥善处置医患纠纷。

(三)本预警和预案是医疗安全预警和医疗安全应急处置预案的一部分,由医患纠纷管理委员会起草,医务部门负责日常的实施,医患纠纷管理部门负责日常的监督。

(四)医务人员在医疗活动中,发生或者发现医疗纠纷的,无论患者及其家属有无投诉,都属于医疗质量安全的预警和预案的适用范围。

二、医患纠纷预警制度的内容

医患纠纷预警工作要遵守"以患者为中心"的服务宗旨,以强化医患纠纷管理为主要内容,以法律法规、部门规章、诊疗护理规范及常规为依据,及时消除医疗隐患并警世医患纠纷当事人重视医疗安全质量为目的。医患纠纷预警工作分级进行。医疗机构及各职能部门、各临床科室,应各司其职、各负其责,全面落实医患纠纷预警制度(下例举内容,仅供参考)。

(一)医患纠纷预警分级

根据医疗安全预警制度,结合医患纠纷的性质、程度及后果,将医患纠纷预警项目分为三级。

1. 三级医患纠纷预警。医患纠纷隐患严重程度较轻。主要是指违反法律法规、部门规章、诊疗护理规范及常规,但尚未造成患者投诉、损害等医疗不良后果的行为。

(1)病历记录瑕疵。包括门、急诊医师未书写门诊或急诊病历;未在门、急诊病历和住院病例中记录药物过敏史,输血患者未记录输血史;未在规定时间内完成入院记录、首次病程记录、日常病程记录及其他记录;书写内容简单、缺项;未及时书写交接班记录、疑难病例;凡决定转出的病人,经治医师未书写转科、转院纪录;手术未进行术前讨论;未及时签订医院规定的各种知情同意类文书;造成病历等资料损失或丢失;其他涉及病历记录瑕疵的内容。

(2)违反诊疗规范。门、急诊医师对于经三次就诊仍难以明确诊断的患者未请上级医师复诊;临床医师迟报、漏报传染病,或发现传染病或疑似传染病时,未就地隔离、按规定消毒或转入传染科、隔离病房;会诊医师未按规定书写会诊记录或未请上级医师复诊;门、急诊医务人员对危重病人未实施首诊负责制;门、急诊医师未见病人即开具住院证或病房医师不看病人即开医嘱;三级医师查房不及时或记录签字不及时;病情突然恶化且初步处置效果不佳时,未及时请上级医师会诊;对疑难病例未及时提请科内、科间、全院、院外会诊;需马上执行的医嘱未向护士交待清楚,导致延缓执行;对病危病人未作床旁交接班或未将危、重病人的病情、处置事项记入交班纪录;择期手术、四类以上手术未按规定在术前上报医务科;麻醉师术前及术后未及时诊查手术病人,返回病房24小时内未诊查病人;手术医师在术后未及时诊查手术病人;错发、漏发药物;医务人员的原因导致择期手术前准备不充分,延误手术进行;供应过期灭菌器械或不合格材料;护士未正确执行医嘱;采取体液标本时,采错标本、贴错标签、错加抗凝剂、非因患者原因导致采集量不够而需重新采取;处方中出现用法错误、用药禁忌、配伍禁忌或用量超过极量而未注明,但尚未造成患者人身损害;遇有严重工伤、重大交通事故、大批中毒等必须动员全院力量抢救的病员时，未及时上报；术后病人观察不细致，未能及时发现出血、异常渗血；因治疗需要且病情允许需要转科，转出科室未及时联系转入科室或转入科室无正当理由拖延转入；其他涉及违反诊疗规范的内容。

(3) 医疗保障。抢救药品、材料未及时补充、更换，出现账物不符或过期药品、材料；设备、器材出自按故障，未定期检测或维修不及时而影响使用；医技科室对于仪器、设备疏于检测维护，导致结果失真；医技科室疏于查对，弄错标本或项目、部位；血、尿、粪等检查遗失标本；特殊检验标本、病理标本的保留(存)时间短于规定时间；检查结果与临床不符或可疑时，未与临床科室及时联系并提议重新检查；发现检查目的以外的阳性结果未主动报告；药剂科未能及时发现处方中药物用法不当、用药禁忌、配伍禁忌、用量超过基线量等；调剂人员对中药方剂中需先煎、后下、冲服等特殊用法的药物未单包注明；调配中草药不是用计量器具而估计取药；造成患者投诉的医疗收费错误；计算机网络因疏于管理和维护，导致运行障碍；其他涉及医疗保障的内容。

(4) 其他。工作人员擅自离岗；对于疑难、危重患者，会诊医师和辅助检查科室医（技）师在接到急会诊邀请后，未在10分钟内到达现场诊查患者；医务人员在为患者诊治、发药过程中聊天、打私人电话等；门、急诊医务人员未及时将门急诊危重患者转诊；首次开展的新技术、新项目未通过院级伦理委员会讨论，也未经医务管理部门批准而擅自实施；违反相关规定使用麻醉药品、医用毒性药品、精神药品及放射性药品；将院内讨论的有关病人的情况等擅自不负责任地向病人或家属透露；不负责任地解释其他医务人员的工作，造成患者或家属误解；违反医疗保险的有关规定；出现医德医风问题等。

2. 二级医患纠纷预警。医患纠纷隐患严重程度较重，医患纠纷将造成一定的不良后果可能性较大。主要为：(1) 因发生一级医患纠纷预警而引起患者及其家属的投诉。(2) 一年内被两次以上三级医患纠纷预警。(3) 由于责任人的过失造成技术性医疗缺陷，经协商或调解或判决，给医疗机构造成的经济损失，金额低于3万元人民币；(4) 其他涉及二级医患纠纷预警的内容。

3. 一级医患纠纷预警。医患纠纷隐患严重，医患纠纷将造成严重的不良后果。主要为：(1) 一年内被两次二级医疗安全预警。(2) 由于责任人的过失造成技术性医疗缺陷，经协商或调解或判决，给医院造成的经济损失，金额超过3万元人民币。(3) 各种医患纠纷事件，虽未认定医疗事故，但责任人有严重的医疗过失行为，影响恶劣，造成医院声誉的毁损。(4) 严重医德医风问题，被媒体曝光，造成医疗机构声誉的毁损；(5) 其他涉及一级医患纠纷预警的内容。

(二) 医疗预警的发布途径和内容

1. 医疗预警的发布途径。医疗预警的发布途径常包括：(1) 卫生计生行政部门（现为卫生健康行政部门）和医疗机构的医疗质量安全预警简报；(2) 医疗质量安全监控信息系统的信息上传；(3) 医疗警示谈话；(4) 短信、电话、网络、微信等方式的直接沟通等。

2. 医疗预警的内容。医疗预警的内容应当简明扼要，尤其是通过医疗质量安全监控信息系统或短信、电话、网络、微信等方式发布的预警。因为过多的无关信息会分散对预警内容的注意力，也容易引起歧义。医疗预警的内容常包括：(1) 医疗安全不良事件中暴露的问题；(2) 引发该医疗安全不良事件的原因；(3) 面对该医疗安全不良事件应当采取的预防措施。

(三) 医患纠纷预警及应急处置程序

1. 一般程序。一般程序包括：(1) 立案。① 院内自查立案：医务、护理、临床各科室以及其他职能部门各司其职，在日常管理工作中对医患纠纷预警项目有监督的权利，并依程序交由医患纠纷管理部处置。② 院外调解立案：医疗机构接到患者投诉，经核实确有医患纠纷预警项目之一的，应接到投诉后24小时内立案。(2) 情况说明。① 院内自查立案的，应当限期整改做好记录。相关管理部门应定期检查各科室预警制度的落实情况，并做好登记记录。② 接受投诉立案的，按医院投诉处置流程办理。③ 涉及二、三级医患纠纷预警项目的责任人，除接受医患纠纷管理部的调查外，在48小时内必须主动给予书面说明，并与医患纠纷管理部门的工作人员一同进行积极补救，做好解释工作。④ 涉及一级医患纠纷预警项目的责任人，除接受医患纠纷管理部的调查外，在72小时内必须主动给予书面说明。(3) 严守报告制度。医患双方就诊疗护理用药行为产生争议后，当事医务人员除耐心细致地做好解释工作、稳定方情绪外，还应根据《中华人民共和国执业医师法》、《医疗安全不良事件报告暂行规定》等法律法规的规定上报医疗安全不良事件。该医患纠纷当事人应立即报告所在科室主任或护士长（非工作时间向总值班报告）。科室主任或护士长（非工作时间总值班）应当及时了解情况、接待患方、告知有关医患纠纷处置的办法和程序，并用简单易懂的语言答复患方的咨询和疑问。对于预期化解困难或争议较大的纠纷，科室主任或护士长（非工作时间总值班）应当及时向医患纠纷管理部报告。接到报告后，医患纠纷管理部门的工作人员应当立即到达现场进行初步调查、核实，并协调医务部门积极采取救治等补救措施,预防和减少对患者进一步的损害。必要时可组织院内专家组研究讨论;在医疗机构纠纷接待的专门场所接待患方,将有关情况如实向本院的负责人报告,并向患方通报、解释相关情况,引导依法处理纠纷;按照《关于维护医疗机构秩序的通告》、《上海卫生计生委(现为卫健委)公安局关于印发〈医患纠纷过激行为预防与处置流程(2014版)〉的通知》等相关规定处理现场实物病历资料封存、移尸、尸检等事宜。必要时应向该院所在的卫生计生行政部门(现为卫生健康行政部门)呈报该事件。(4)反馈。医患纠纷管理部在查清事实,分清责任的基础上提出处理建议。①对于涉及服务、收费、价格等原因造成的纠纷,能当场核查处置的,应及时查明情况,立即纠正。②若该纠纷不能及时解决,需要调查、核实的,一般应在5个工作日内向患方反馈;对于涉及对个科室或情况复杂,需要组织协调相关部门进行共同研究讨论的,应在10个工作日内向患方反馈。③对于赔偿或补偿诉求超过3万元的,医疗机构应向患方告知,需要前往医疗机构所在区县医患纠纷人民调解委员会进行调解,或由医患纠纷人民调解委员会进行现场疏导。④除申请医患纠纷人民调解委员会调解外,还可以告知患方寻找其他途径进行处理。(5)其他涉及一般程序的内容(上例举内容,仅供参考)。

2. 应急程序。若出现《上海市医患纠纷预防与调解办法》等中扰乱医疗秩序、危害他人人身安全行为时,医患纠纷管理部、医务部门、总务部门应做好应对,并向医疗机构属地派出所通报,流程如下:(1)医患纠纷过激行为发生后,医务人员应立即向其直属部门(非工作时间向总值班)报告,如医务部门、护理部门、总务部门等。重点说明当事方人数、具体行为、人员伤情等。必要时应同时向公安110报警。(2)总务部门接报后,应根据报告的现场情况,依据就近从快原则调级一定数量的安保人员,携带通信、防护等装备,在3分钟内赶赴现场处置。安保人员到达现场后,在保证自身安全的前提下,立即采取措施,制止过激行为,维护现场秩序,保护医务人员、患者及其家属的人身安全和医患财产安全。安保人员对现场事态进行分析判断,及时向公安110报警。(3)直属部门如医务部门、护理部门、总务部门等(非工作时间总值班)到达现场后,应通知医患纠纷管理部到达现场,并在了解情况的同时立即进行初步调查、核实,有必要是可通知区县医调委、PICC等调解组织,申请来院进行现场疏导。(4)民警到达后,现场医务人员及其相关部门负责人应当在现场配合处理。①安保人员应根据民警的指挥,保持适当人数,维持处置秩序,防止事态激化,并为民警提供现场视频监控、音频证据和涉嫌职业"医闹"的线索,配合公安机关的侦察、处置工作。②医患纠纷管理部、现场医务人员应负责向民警介绍基本情况,与民警共同做好当事患方的教育与疏导工作,引导患方通过医患纠纷人民调解等合法的途径解决医疗争议,并配合公安机关做好笔录和调查工作。(5)现场受到伤害的医务人员或患方,应当立即组织救治,伤情允许的应根据公安机关规定至其他机构验伤和留证。(6)医患纠纷的信息发布由医疗机构新闻宣传的管理部门统一负责,设专人接待和介绍情况。新闻稿需经行政管理及医务部门共同审核后发布,未经审核,医疗机构其他相关部门及个人都不得随意发布信息。本院新闻宣传的管理部门:×××统一负责。(7)按照《上海市医疗安全不良事件报告管理办法》等规定,向卫生计生行政部门(现为卫生健康行政部门)或上级主管单位提交医患纠纷处置报告,报告由医患纠纷管理部起草,经审查后提交。(8)其他涉及应急程序的内容(上例举内容,仅供参考)。

三、医患纠纷演练预案

(一)为预防医患纠纷突发事件的发生,保障医疗安全,进一步加强医疗质量管理,根据《中华人民共和国侵权责任法》、《医疗纠纷预防和处理条例》、《中华人民共和国民事诉讼法》、《中华人民共和国人民调解法》、《上海市医患纠纷预防与处置办法》等法律法规、部门规章及诊疗护理规范及常规的要求,结合本院实际将开展一场重大医患纠纷应急处置的演练。

(二)按照演练预案:本院病区内一名×××病患者住院××天,疾病控制欠佳,患者家属××人与医务人员发生肢体冲突,××科医师立即通知科主任,科主任接到消息后立刻通知医务部门,医务部门迅速通知院长及分管院长、行政办公室、医患纠纷管理部、总务部门,总务部门向110报警,医患纠纷管理部上报区县卫生和计划生育委员会(现为卫生健康委员会)、患方所在单位或街道、区县医患纠纷人民调解委员会。

(三)其他涉及医患纠纷演练预案的内容(上例举内容,仅供参考)。

希望通过演练,让各位医务人员和各职能科室更多地了解重大医疗纠纷及医患纠纷过激行为应急处置,现场需要做什么;发生医患纠纷,扰乱医疗机构正常医疗秩序应该如何快速的处置,让医务人员和职能科室在遇到医患纠纷时能正确有效的处理。

四、医患纠纷预警制度附件

附表：医疗预警指标评价表(模版)

第×××联

科室		医疗纠纷预警级别	
影响因素	指标内容	科室/主管部门评价自评	院部评价
医院管理因素 (30分)	科室/主管部门负责人的医疗风险防范意识情况(2分)		
	有无医疗风险管理机构及医疗风险应急处置预案(3分)		
	涉及医疗风险的各项制度、流程是否完善和规范(2分)		
	有无涉及医疗风险各项制度与流程的应对措施和制度(3分)		
	医务人员执业资质审查情况(3分)		
	医务人员每年医疗安全质量培训(包括执业培训)完成情况(3分)		
	医务人员每年薪资变化情况(3分)		
	主管部门与科室之间的沟通情况(3分)		
	医务人员之间的沟通情况(3分)		
	每年医疗安全信息系统是否得到有效改善(2分)		
	医疗安全信息是否能够得到及时、有效、准备的传输(3分)		
医疗因素 (30分)	诊疗护理用药过错(5分)		
	疾病发展趋势不明确、医疗意外、疾病的自然转归(5分)		
	并发症(5分)		
	药物不良反应(5分)		
	医疗技术、设施设备成熟度风险(5分)		
	患者原因(5分)		
医疗资源因素 (20分)	医疗机构级别与从事的医疗活动是否匹配(3分)		
	医疗机构开展的医疗活动是否具备相应的资质(3分)		
	医务人员的构成是否合理,技术水平是否掌握熟练(2分)		
	医疗设施设备是否有效使用(2分)		
	设施设备、药品医用耗材等购进是否具备准入资格(5分)		
	医疗网络信息系统是否安全(5分)		
外部因素(20分)	患者的经济承受能力(3分)		
	患者及其家属对医疗服务结果的期望值(3分)		
	大众对医疗风险的认识与接受程度(2分)		
	社会舆论的导向(2分)		
	国家法律法规的制定对医疗行为活动的影响(5分)		
	医疗体制改革变化带来的风险(5分)		

注：① 优秀：90以上；良好：80～89；合格：60～79；不合格：60以下；② 本表将主管部门及临床科室的医疗预警指标评价并于一表,并且可根据本单位实际情况进行适当调整(上例举内容,仅供参考)。

应用举例3：医疗警示谈话制度(模板)

起草部门：×××　编号：×××　版本号：NO.×××　修改次数：第×××次修改

为加强医疗质量安全管理,有效防范和规范处理医疗安全不良事件,根据《医疗机构管理条例》、《医疗纠纷预防和处理条例》、《医疗质量安全警示谈话制度暂行办法》等制定本制度。医疗质量和安全是医疗机构工作的基础与生命,建立医疗警示谈话制度(简称警示谈话),有效防范和规范处理医疗安全不良事件,提升医务人员的责任意识,保障患者的医疗安全,有积极的作用(下例举内容,仅供参考)。

一、医疗警示谈话的目的与对象

(一)通过医疗警示谈话,可增强医务人员的医疗风险防范意识,能有效预防和处置医疗安全不良事件,最终实现保障患者的健康和安全的目的。

(二)通过医疗警示谈话,督促全体医务人员参与患者安全管理,不断提升医疗质量和管理水平。

(三)通过医疗警示谈话,进行趋势分析和个案分析,发布警示信息,提出整改建议,通过持续质量改进,实现医疗机构医疗质量安全水平提升的目标。

(四)医疗警示谈话的对象是发生重大、特大医疗安全不良事件、存在严重医疗质量安全隐患以及经多次访查和督查拒不整改的科室负责人及当事人。

二、医疗警示谈话的原则

建立医疗警示谈话制度,要坚持"一事一警示"的原则。医疗警示谈话以个别进行为主,对普遍问题也可采取走访式告诫警示、会议式告诫谈话警示或集体告诫谈话警示。

三、医疗警示谈话的程序

(一)介绍参加医疗警示谈话的工作人员;
(二)向谈话对象说明谈话原因,指出相关其存在的主要问题及其严重性和危害性;
(三)听取谈话对象对有关问题的解释说明、已经采取的整改措施及其效果;
(四)对进一步加强医疗质量安全管理提出具体要求,明确整改期限。整改期限一般不超过2个月,巩固期为1个月;
(五)现场填写《医疗警示谈话登记表》并签字。

四、医疗警示谈话的具体要求

(一)医疗警示谈话时限:提前5个工作日将警示谈话时间、地点及拟谈话的主要内容通知谈话对象,并要求谈话对象准备书面说明材料。

(二)参加警示谈话的工作人员应不得少于2人,其中1人为院部主要负责人或分管负责人;

(三)参与警示谈话的工作人员应当认真填写《医疗警示谈话登记表》,并由谈话对象签字,谈话资料应与医疗纠纷案件或医疗不良事件资料一并存档保管。

(四)警示谈话结束后,谈话对象应当立即组织落实整改意见,并在整改期限届满后10个工作日内向负责谈话的领导或部门领导提交书面整改报告,领导或部门领导应当对整改措施的落实情况及其效果进行监督检查。

五、医疗警示谈话制度附件

附表:医疗警示谈话登记表(模板)

第×××联

谈话对象	姓名		科室和职务	
	存在的主要问题			
谈话人	姓名		科室和职务	
	×××		医务部主任	
	×××		医患纠纷管理部主任	
记录人				
病历资料摘要				
谈话时间		谈话地点		
谈话记录	1.案由: 2.纠纷情况: 3.科室意见: 4.当事人意见:			
			谈话人签名:×××。谈话对象签名:×××	

(续表)

院内最终处理结果	
整改落实情况 (包括整改要求、 经验教训)	
科室负责人意见	签名：×××。日起：×××年×××月×××日
院领导结论意见	签名：×××。日起：×××年×××月×××日
备注	

注：本表可根据本单位实际情况进行适当调整(上例举内容,仅供参考)。

应用举例4：医疗安全不良事件登记报告制度(模板)

起草部门：×××　　编号：×××　　版本号：NO.×××　　修改次数：第×××次修改

根据国家卫生计生委(现为卫健委)发布的《医疗质量安全事件报告管理暂行规定》以及《上海市医疗质量安全报告管理办法》等规范,对本院医务人员认真执行医疗安全不良事件登记报告制度,具体要求如下(下例举内容,仅供参考)：

一、人员组成

成立医院医疗安全不良事件登记报告领导小组,院长任组长,由分管的副院长担任副组长,医患纠纷管理部负责人为秘书,各相关科室负责人为成员。

二、工作职责

(一)领导小组全面协调医疗安全不良事件登记报告的监督、评价、改进工作和领导工作。

(二)各科室负责人接受基层上报的医疗安全不良事件登记报告情况,并形成书面材料统一向医患纠纷管理部汇报。后经医患纠纷管理部统计、整理、分析,交各分管院领导汇报,并将结果反馈给各科室负责人。

三、工作内容

(一)各科室均应建立医疗安全不良事件登记报告专册,并设专人管理。对科室内发生的医疗安全不良事件及时登记、及时组织讨论、分析原因,定性后将医疗安全不良事件记录于医疗安全不良事件登记表中,并及时上报。

(二)医务人员发生或发现医疗安全不良事件要及时上报医患纠纷管理部及卫生计生行政部门(现为卫生健康行政部门)。

1. 一般医疗安全不良事件,医疗机构应当自事件发生之日起15日内上报。重大医疗安全不良事件,医疗机构应当自事件发生之日起12小时内上报。特大医疗安全不良事件,医疗机构应当自事件发生之日起2小时内上报。

2. 若发生医疗事故的,医疗机构应当按照规定向所在地区县卫生计生行政部门(现为卫生健康行政部门)报告。发生下列重大医疗过失行为的,医疗机构应当在12小时内向所在地区县卫生计生行政部门(现为卫生健康行政部门)报告：(1)导致患者死亡或者可能为二级以上的医疗事故；(2)导致3人以上人身损害后果；(3)国务院卫生计生行政部门(现为卫生健康行政部门)和省、自治区、直辖市人民政府卫生计生行政部门(现为卫生健康行政部门)规定的其他情形。

(三)发生医疗安全不良事件,首先,由首诉部门负责接待、记录、处理,要耐心听取意见,做耐心、细致的解释。要做好保护性医疗工作,尽量减少不必要的医疗纠纷。如科室处理有困难,医患纠纷管理部可分别派人协助解决或移交该部门进行处理。

(四)除一般、重大、特大的医疗安全不良事件外,医疗安全不良事件实行逢疑必报的原则,向所在区(县)卫生计生行政部门(现为卫生健康行政部门)口头或书面报告。需要进行报告的情况一般为：(1)日常管理中发现医疗安全不良事件的；(2)患者以医疗损害为由直接向法院起诉的；(3)患者申请医疗事故技术鉴定的；(4)患者以医疗损害为由申请人民调解或其他第三方调解的；(5)患者投诉医疗损害或其他提示存在医疗安全不良事件的情况,并妥善做好善后处理工作。

(五)医疗安全不良事件的原始资料必须严密保管,不得丢失、涂改、伪造、隐瞒及销毁。

(六)医患纠纷管理部对科室上报和患者或投诉人反映的医疗争议事件,及时做好登记。当事人和当事科室应在3日内将事件经过、对投诉的答复和科室的定性意见上报医患纠纷管理部。

(七)医疗安全不良事件每季/半年,由院医患纠纷管理委员会。讨论鉴定和评析,评析内容为医疗事件的原因、性质并对当事人和当事科室提出处理意见,做到事实清楚、处理得当。

(八)每月业务查房或医疗安全检查时,对各科室医疗安全不良事件和医疗事故登记报告专册记录的情况进行检查,如有隐瞒不报,对当事科室进行必要处理。

(九)在双休日和节假日发生的医疗安全不良事件应先立即报至院内总值班,由总值班人员组织调查处理工作。

(十)医疗纠纷未经医疗损害鉴定,由双方当事人协商认定的,医疗机构应当自协商解决之日起7日内向所在区县卫生计生行政部门(现为卫生健康行政部门)作出书面报告。医疗纠纷经医疗损害鉴定确定为医疗损害,双方当事人协商或医患纠纷人民调解解决的,医疗机构应当在协商(调解)解决后7日内向所在区县卫生计生行政部门(现为卫生健康行政部门)作出书面报告。医疗纠纷经人民法院调解或者判决解决的,医疗机构应当自收到生效的人民法院调解书或者判决书之日起7日内向所在区县卫生计生行政部门(现为卫生健康行政部门)作出书面报告。

四、医疗安全不良事件登记报告制度相关附件

附件1:(院内使用)医疗安全不良事件登记报告表(模板)

第×××联

一、患者基本情况

患者姓名:××× 性别:××× 年龄:××× 科别:××× 病案号:××× 门诊号/住院号:××× 楼层/床号:××× 婚姻:××× 职业:××× 药物过敏史:×××等。

疾病诊断:×××。

二、事情经过

报告科室:××× 报告人:××× 联系方式:××× 发生时间:××× 发生地点:×××。

诊疗经过:×××年×××月×××日×××科室×××报告,该患者×××因×××原因,发生了×××问题,接到报告后,×××部门会同×××部门对报告的问题进行了核实,现已经查清,该事件为×××。

发生损害及可能出现的后果:×××。

救治措施:×××。

三、存在问题

□信息传递错误事件:医师、护理、医技判定意见错误、医嘱错误(口头及书面)、其他传递方式错误。

□治疗错误事件:患者、部位、器材、剂量等选择错误;不认真查对事件。

□方法/技术错误事件:遗忘、未治疗、延期、时间或程序错误、不必要的治疗、灭菌/消毒错误、体位错误等。

□药物调剂分发错误事件:医嘱、处方、给药、调剂等不良事件。

□输血事件:医嘱、备血、传送及输血不当引起的不良事件。

□设备器械使用事件:设备故障或使用不当导致的不良事件。

□导管操作事件:静点滴漏/渗、导管脱落/断裂/堵塞、连接错误等。

□医疗技术检查事件:检查人员无资质、标本丢失或弄错标本、试剂管理、医疗信息沟通错误;迟报、漏报、错报结果等。

□基础护理事件:如摔倒、坠床、呛咳、误咽、未按医嘱执行禁食/禁水、无约束固定、烧烫伤事件等。

□营养与饮食事件:如饮食类别错误、未按医嘱用餐或禁食等。

□物品运送事件:如延迟、遗忘、丢失、破损、未按急需急送、品种规格错误等。

□放射安全事件:如放射线泄露、放射性物品丢失、未行防护、误照射等。

□诊疗记录事件:包括诊疗记录丢失、未要求记录、记录内容失实或涂改、无资质人员书写记录等。

□知情同意事件:如知情告知不准确、未行知情告知、未告知先签字同意、告知与书面记录不一致、未行签字同意等。

□非预期事件:非预期重返ICU或延长住院时间。

□医护安全事件:包括针刺、锐器刺伤、接触化疗药、传染病等导致损害的不良事件。

□不作为事件:医疗护理工作中已发现问题,但未及时处理及汇报,导致的不良后果加重等事件。

□其他事件:非上列之异常事件。

□事件等级 □Ⅰ级事件 □Ⅱ级事件 □Ⅲ级事件 □Ⅳ级事件。

□其他涉及的问题(上例举内容,仅供参考)。

四、处理意见

专家分析意见:调查认为×××。

处理意见:×××。

持续改进措施：(医患纠纷管理部或医患纠纷管理委员会填写)×××。

五、结尾

以上情况，特此报告或妥否，请批示。

六、落款

填表人：×××。填表时间：×××年×××月×××日。

七、备注

(一)报告范围：凡在医疗机构内发生的或在院外转诊患者时发生的不良事件均属报告的范围。

(二)事件等级：Ⅰ级事件(警告事件)：非预期的死亡，或是非疾病自然进展过程中造成永久性功能丧失。Ⅱ级事件(不良后果事件)：在疾病医疗过程中是因诊疗活动而非疾病本身造成的患者机体与功能损害。Ⅲ级事件(未造成后果事件)：虽然发生的错误事实，但未给病人机体与功能造成任何损害，或有轻微后果而不需任何处理可完全康复。Ⅳ级事件(隐患事件)：由于及时发现错误，但未形成事实。

(三)临床科室或医患纠纷管理部向医务部门报告时填写此表。

(四)其他需要备注的内容(上例举内容，仅供参考)。

注：本表可根据本单位实际情况进行适当调整(上例举内容，仅供参考)。

附件2：(院外使用)医疗安全不良事件发生情况月度报表(模板)

×××年×××月 医疗机构医疗安全不良事件发生情况月度报表

医疗机构(名称)			
医疗机构医疗安全不良事件数量		处理情况	
医疗损害鉴定数量		鉴定结论情况	
鉴定为不属于医疗损害数量		鉴定为属于医疗损害数量	
医疗机构自行协商解决数量	无赔偿		
	赔偿金额≤1万元		
	1万元<赔偿金额<3万元		
	赔偿金额≥3万元		
	赔偿数额		
行政调解处理数量	无赔偿		
	赔偿金额≤1万元		
	1万元<赔偿金额<3万元		
	赔偿金额≥3万元		
	赔偿数额		
	行政处罚情况	医疗机构	
		医务人员	
司法判决数量	无赔偿		
	赔偿金额≤1万元		
	1万元<赔偿金额<3万元		
	赔偿金额≥3万元		
	赔偿数额		

(续表)

医患纠纷人民调解数量	调解不成功	
	调解成功	
	赔偿金额≤1万元	
	1万元<赔偿金额<3万元	
	赔偿金额≥3万元	
	赔偿数额	
其他调解/仲裁数量	调解不成功	
	调解成功	
	赔偿金额≤1万元	
	1万元<赔偿金额<3万元	
	赔偿金额≥3万元	
	赔偿数额	
总医患纠纷数量		总共赔偿数额	

填表人：×××　　　　　　　　　　　　　　　　　　　填表日期：×××年×××月×××日
单位盖章：×××　　　　　　　　　　　　　　　　　　联系方式：×××
注：本表可根据本单位实际情况进行适当调整（上例举内容，仅供参考）。

附件3：（院内使用）关于×××科患者×××的×××情况说明或调查报告（模板）

第×××联

院部领导/医务部领导/……等：

一、调查报告概况

×××年×××月×××日×××时，本院×××科（或我接到来自×××的投诉）报告/投诉反映，该科患者×××因×××（疾病/事件）导致（死亡、人身损害等）。患者及其家属要求（1）×××；（2）×××；（3）×××等。对此，我院×××部门会同×××部门，赶赴现场进行调查，现已查明，报告如下：

二、患者基本情况

患者（姓名）：×××，性别：×××，年龄：×××，籍贯：×××等。
因×××（疾病/事件）于×××年×××月×××日就诊我院/入住我院。入院检查：×××。发现：×××，因其诊断为：×××，×××等。

三、事情经过

因出现×××，于×××年×××月×××日行×××检查/手术/其他治疗手段。诊疗护理过程×××，但还是出现×××。经×××科积极治疗，患者×××（现状况），……

四、存在问题

具体问题的调查情况：（1）×××；（2）×××；（3）×××等。

五、处理意见

现经×××部门调查认为，患者出现的×××（状况/不利影响等），属于（意外/并发症等）。×××科存在×××问题，主要体现在×××（证据收集、保管情况等）。依据×××法律法规的规定，应承担×××责任。故建议适当给予患方经济赔偿或补偿。

六、结尾

以上情况，特此报告或妥否，请批示。

七、落款

报告部门/人：×××　报告时间：×××年×××月×××日。
注：本表可根据本单位实际情况进行适当调整（上例举内容，仅供参考）。

附件4:（院外使用）关于×××信访/投诉情况的调查报告（模板）

第×××联

×××领导：

一、调查报告概况

×××年×××月×××日×××时，本院接到来自×××[卫生和计划生育委员会（现为卫生健康委员会）、信访办等]的投诉（投诉编号：×××），投诉反映，患者在我院×××科诊疗护理后，因×××（疾病/事件）导致（死亡、人身损害等）。患者及其家属要求(1)×××;(2)×××;(3)×××等。对此，我院×××部门会同×××部门，赶赴现场进行调查，现已查明，报告如下：

二、患者基本情况

患者（姓名）：×××，性别：×××，年龄：×××，籍贯：×××等。

因×××（疾病/事件）于×××年×××月×××日就诊我院/入住我院。入院检查：×××。发现：×××，因其诊断为：×××，×××等。

三、事情经过

因出现×××，于×××年×××月×××日行×××检查/手术/其他治疗手段。诊疗护理过程×××，但还是出现×××。经×××科积极治疗，患者×××（现状况），×××等。

四、存在问题

具体问题的调查情况：(1)×××;(2)×××;(3)×××等。

五、处理意见

现经×××部门调查认为，患者出现的×××（状况/不利影响等），属于（意外/并发症等）。×××科存在×××问题，主要体现在×××（证据收集、保管情况等）。依据×××法律法规的规定，应承担×××责任。故建议适当给予经济赔偿或补偿。

六、结尾

以上情况，特此报告。

七、落款

报告单位：×××医院。

报告时间：×××年×××月×××日。

注：本表可根据本单位实际情况进行适当调整（上例举内容，仅供参考）。

附件5:（院外使用）医疗安全不良事件报告（模板）

第×××联

×××卫生和计划生育委员会（现为卫生健康委员会）：

一、报告概况

×××年×××月×××日×××时，本院×××科因×××（疾病/事件）导致患者×××（死亡、人身损害等）。现将情况报告如下。

二、患者基本情况

患者（姓名）：×××，性别：×××，年龄：×××，籍贯：×××等。

因×××（疾病/事件）于×××年×××月×××日就诊我院/入住我院。入院检查：×××。发现：×××，因其诊断为：×××。

专家分析意见（包括：死亡/损害原因、诊疗护理过程中可能存在的问题）：×××。

三、医疗安全不良事件报告内容

经治医师或其他医务人员（姓名）×××，性别：×××，科室：×××，专业：×××，职称×××，专业技术职务：×××，对其病因或表现症状进行×××处理后。于×××年×××月×××日行×××检查/手术/其他治疗手段。检查/手术/其他治疗手段后×××（状况），现×××（状况）。

本事件发生至今，医疗机构已经竭尽全力给予补救。但患者或其家属以×××（诊疗护理不积极、补救措施不得当、检查/手术/其他治疗手段过失等），导致×××不利影响，现要求赔偿×××，并扬言不会通过×××途径解决该争议（医疗机构若不答应其要求，将×××）。

对此，本院已经启动了医疗预警和重大医疗纠纷及医患纠纷过激行为应急处置预案和演练预案，及时将情况向×××××派出所作了汇报。

四、结尾

以上情况,特此报告。

五、备注

附:患者的病史资料;死亡医学证明;医疗机构/医务人员执业资质等。

六、落款

报告医院(人):×××。

报告时间:×××年×××月×××日。

注:本表可根据本单位实际情况进行适当调整(上例举内容,仅供参考)。

附件6:(院外使用)医疗安全不良事件医患纠纷调解/判决/裁决后的报告(模板)

第×××联

×××卫生和计划生育委员会(现为卫生健康委员会):

一、基本情况

患者(姓名):×××,性别:×××,年龄:×××,籍贯:×××等。

因×××(疾病/事件)于×××年×××月×××日就诊我院/入住我院,入院检查:×××。发现:×××,因其诊断为:×××。

二、报告内容

经治医师或其他医务人员对其病因或表现症状进行×××处理后。于×××年×××月×××日行×××检查/手术/其他治疗手段。检查/手术/其他治疗手段后×××(状况),现×××(状况)。

由于事发突然,患者或其家属情绪激动,形成局面较为紧张的医患矛盾。此纠纷发生后,患者或其家属要求进行医疗鉴定。

写法1:经我院医患纠纷管理委员会讨论认为:×××,并造成患者×××的不良后果,应当承担赔偿责任。经医患双方协商,达成如下协议:(或由于医患双方对×××存有争议,患方向法院/仲裁院/×××医患纠纷人民调解委员会或PICC等部门进行调解,要求赔偿,经调解结案,达成如下协议:)

(一)医患双方共同认定此医疗争议构成医疗损害,并承担责任,患方无异议;

(二)医方一次性赔偿患者(姓名)×××人民币×××(万元),作为本医疗争议的终结了解处理;

(三)患方声明:在医方依据协议约定支付全部款项后,医患双方因患者医疗问题引起的所有争议即告终止,任何一方不得再以任何理由和任何方式向另一方就相同事由主张权利,否则无条件返还医方已支付的全部款项,并赔偿违约金人民币×××(万元),且不得以本协议作为其主张权利的依据;

(四)其他涉及的内容(上例举内容,仅供参考)。

写法2:由于医患双方对×××存有争议,患方起诉至法院/仲裁院要求赔偿,经法院/仲裁院受理后,经×××市/区(县)医学会医疗损害鉴定,现将鉴定情况呈报,报告内容如下:[或医患双方共同向×××市/区(县)医学会申请医疗损害鉴定,现将鉴定情况呈报,报告内容如下:]

(一)医患双方于×××年×××月×××日共同提请×××区、县医学会进行医疗损害鉴定。×××年×××月×××日×××区、县医学会对该病例不构成医疗损害。患方不服鉴定结论,于×××年×××月×××日×××市医学会提出补充/重新鉴定申请。×××年×××月×××日×××市医学会对该病例进行了补充/重新鉴定,鉴定结论为,×××;

(二)医患双方于×××年×××月×××日共同提请×××市/区、县医学会进行医疗损害技术鉴定。×××年×××月×××日×××市/区、县医学会对该病例构成×××医疗损害,承担×××责任;

(三)根据医学会的鉴定结论及责任程度的认定,医患双方经协商,达成如下协议:

1. 医方一次性赔偿患者(姓名)×××人民币×××(万元),作为本医疗争议的终结了解处理;

2. 患方声明:在医方依据协议约定支付全部款项后,医患双方因患者医疗问题引起的所有争议即告终止,任何一方不得再以任何理由和任何方式向另一方就同样事由主张权利,否则无条件返还医方已支付的全部款项,并赔偿违约金人民币×××(万元),且不得以本协议作为其主张权利的依据;

3. 其他涉及协议的内容(上例举内容,仅供参考)。

三、处理意见及整改措施

该医疗安全不良事件发生的核心问题是×××,其行为严重违反了×××法律法规的规定。就此事件反映出的问题为:①×××;②×××;③×××等。

我院医患纠纷管理委员会已经责令医务部门进行整改,要求×××科室吸取经验教训,并做到①×××;②×××;③×××等。

针对医务人员的过失行为,我院医患纠纷管理委员会决定:×××科室承担赔偿总额的×××%;(姓名)×××承担赔偿总额的×××%,并责令当事人做出深刻检查,并停止其×××月/年的×××资格/处方权等。

建议×××卫生和计划生育委员会(现为卫生健康委员会)给予(姓名)×××行政处罚。

四、结尾
以上情况,特此报告。

五、备注
附1:医患纠纷调解/赔偿协议书副本1份(包括自行协商、医患纠纷调解委员会、PICC等);
附2:×××市/区(县)医学会医疗损害鉴定报告1份;
附3:法院/仲裁院判决书或裁决书复印件1份;
附4:其他需要备注的内容(上例举内容,仅供参考)。

六、落款
报告医院:×××。
报告时间:×××年×××月×××日。
注:本表可根据本单位实际情况进行适当调整(上例举内容,仅供参考)。

附件7:医患纠纷调解/赔偿协议(模板)

一、基本情况
患方:××× 性别:××× 年龄:××× 民族:××× 住址:××× 工作单位:××× 职务:××× 联系方式:×××等。

与患者关系××× □患者本人 □法定监护人 □委托代理人 □其他亲属(非患者本人需附身份证明文件、授权委托书;若患者死亡,需提供所有合法第一顺位继承人身份证明文件、授权委托书等)。

医方:×××医院 医疗机构地址:×××(医疗机构住所地/依法登记地/实际经营地) 联系方式:×××等。

法定代表人:××× 职务:××× 联系方式:×××。

委托代理人:××× 职务:××× 联系方式:×××(委托律师处理的写明×××律师事务所)。

二、协议内容
患者×××于×××年×××月×××日至×××年×××月×××日因×××就诊于我院×××科,在就诊期间发生医患纠纷,经双方友好协商,关于医患双方协调问题达成如下协议:

(一)患方认为:

(二)医方认为:

(三)如果患者已经死亡,是否同意进行尸体解剖检查:

(四)医方已告知患方发生医患纠纷后其享有的各项权利和解决医患纠纷的所有途径(见医患纠纷告知书),但患方自愿放弃通过医患纠纷人民调解、卫计委(现为卫健委)行政调解、医学会鉴定、诉讼等救济途径而自愿选择自行调解。确认签字:×××。

(五)医患双方共同认定此医疗争议构成/不构成医疗损害,并承担责任,患方无异议。

(六)医方一次性赔偿或补偿患者(姓名)×××人民币×××(万元),作为本医疗争议的终结了解处理。

(七)患方声明:在医方依据协议约定支付全部款项后,医患双方因患者医疗问题引起的所有争议即告终止,患方不得再以任何理由和任何方式向医方就相同事由主张权利,否则无条件返还医方已支付的全部款项,并赔偿违约金人民币×××(万元),且不得以本协议作为其主张权利的依据。

(八)本协议自双方签字(盖章)之日起生效。其他涉及协议的内容(上例举内容,仅供参考)。

本协议一式二份,医患双方各执一份。

三、落款
患方:×××(签名或盖章)。
×××年×××月×××日。
医方:×××医院法定代表人或委托代理人×××(签名或公章)。
×××年×××月×××日。

STATEMENT：附录所列的医患纠纷组织机构的相关管理制度(4个)及其表单,并不构成对任何单位和组织机构管理医患纠纷的依据,如有出入,请以现行的法律法规、部门规章及其规范的解释要求为准,风险自负,利益自享,仅供参考,特此声明！2016年8月16日庄璘(Zorin Nikolaj)写于上海市闵行区。

二、医患纠纷人民调解的相关记录

应用举例1：医患纠纷人民调解申请书

×××区(县)医患纠纷人民调解委员会
医患纠纷人民调解申请书
一、申请人
医方申请人名称：×××医院
法定代表人/职务：×××
代理人(联系人)/职务：×××
联系方式：×××
地址：×××
二、纠纷简要情况

_____
_____
_____
_____

三、当事人申请事项

_____
_____
_____
_____

人民调解委员会已将申请人民调解的相关规定告知我,现自愿申请人民调解委员会进行调解。
四、落款
申请人(签字或盖章)：×××
申请日期：×××年×××月×××日
五、备注
注：当事人委托代理人申请调解的,应付载明委托权限的委托授权书

(该表来源于上海市闵行区医患纠纷人民调解委员会)

应用举例2：纠纷受理通知书

×××区(县)医患纠纷人民调解委员会
纠纷受理通知书

×××医调×××年第×××号

×××医院：
　　经审查,患者×××于×××年×××月×××日向本医调委申请与贵院(医方)医疗服务合同纠纷事宜进行调解,经审核符合受理条件,本医调委已正式受理。现指派：
　　人民调解员1. ×××　2. ××× 负责调解上述医疗服务合同纠纷。
　　贵院可自接到本通知之日起二个工作日内,若同意调解,将《人民调解申请书》传真至我方,若拒绝调解也以书面形式(注明理由)正式告知我调委会。

联系人：×××　　　　　　　　　　　　电话：×××
地址及邮编：×××　　　　　　　　　　传真：×××

×××区(县)医患纠纷人民调解委员会
×××年×××月×××日

附：医方反馈意见
□同意调解
□拒绝调解。理由
　　　单位盖章或签名：×××

×××年×××月×××日

(该表来源于上海市闵行区医患纠纷人民调解委员会)

应用举例3：纠纷不予受理通知书

×××区(县)医患纠纷人民调解委员会
纠纷不予受理通知书

×××医调×××年第×××号

×××医院：
经审查,你于×××年×××月×××日向本医调委申请人民调解的与(患方)×××的医患纠纷因下列原因不予受理：
□医疗机构不在本区县行政区划内；
□(当事人)×××已经向卫生行政部门申请行政调解处理；
□(当事人)×××已向人民法院提起诉讼；
□×××人民法院对医患纠纷已作出裁决；
□其他原因：×××

联系人：×××　　　　　　　　　　　　　　　　　　　　　　　电话：×××
地址及邮编：×××　　　　　　　　　　　　　　　　　　　　　传真：×××

×××区(县)医患纠纷人民调解委员会
×××年×××月×××日

(该表来源于上海市闵行区医患纠纷人民调解委员会)

应用举例4：纠纷调解终止通知书

×××区(县)医患纠纷人民调解委员会
纠纷调解终止通知书

×××医调×××年第×××号

×××医院：
本医调委于×××年×××月×××日受理的你与(患者)×××的医患纠纷,经调解,现因下列原因决定终止调解：
□(当事人)×××已经向卫生行政部门申请行政调解处理；
□(当事人)×××已向人民法院提起诉讼；
□(当事人)×××拒绝人民调解；
□×××经多次调解,已无调解成功可能的；
□调解期限已于×××年×××月×××日届满。
你可以就本医患纠纷向×××区人民法院提起民事诉讼,如需法律援助的,本医调委可以提供协助办理有关手续。
(注：本医患纠纷调解终止后,如当事人再次向本医调委申请人民调解,符合受理条件的,本医调委将继续予以调解。)

×××区(县)医患纠纷人民调解委员会
×××年×××月×××日

附：纠纷调解终止通知书回执
×××区(县)医患纠纷人民调解委员会：
×××医调×××年第×××号纠纷调解终止通知书,本人已收讫。

当事人：×××(签名或盖章)
×××年×××月×××日

(该表源于上海市闵行区医患纠纷人民调解委员会)

应用举例5：医患纠纷人民调解协议书

×××区医患纠纷人民调解委员会
调解协议书
编号：×××医调×××年第×××号
患方当事人：×××　性别：×××　出生年月：×××　住址：×××　联系方式：×××
医方当事人：×××　法定代表人或代理人：×××　地址：×××　联系方式：×××
纠纷主要事实、争议事项：
_____
_____
_____
_____

经调解，自愿达成如下协议：
_____
_____

协议履行的方式、地点、期限：
_____
_____

本协议一式×××份，当事人、人民调解委员会各持一份。

患方/委托人（签名）：×××　　　　　　　　　　　　　　医方（签名和盖章）：×××
人民调解员（签名）：×××　　　　　　　　　　　　　　人民调解委员会（盖章）：×××
×××年×××月×××日　　　　　　　　　　　　　　×××年×××月×××日

（该表来源于上海市闵行区医患纠纷人民调解委员会）

应用举例6：送达回证

×××区医患纠纷人民调解委员会
送达回证

类别		医调字	医调×××第×××号
送达文书名称和件数	《人民调解协议书》双方当事人各一份		
受送达人			
送达地址	×××区医患纠纷人民调解委员会		
受送达人签名或盖章			×××年×××月×××日
代收人及代收理由			×××年×××月×××日
备考			

填发人：×××　　　　　　　　　　　　　　　　　　　　　　　　　　　　　　送达人：×××
注：代收纠纷材料，由代收人签名或盖章后，还应注明其与受送达人关系及代收理由。

（该表源于上海市闵行区医患纠纷人民调解委员会）

应用举例7:医患纠纷人民调解委员会对调解当事人权利义务告知书

×××区医患纠纷人民调解委员会
调解当事人权利义务告知书

现将医患纠纷人民调解委员会的性质、调解原则和调解协议的法律效力,以及在调解中当事人享有的权利和应当承担的义务告知如下:

医患纠纷人民调解委员会是调解医患纠纷的群众性组织。医患纠纷人民调解委员会调解医患纠纷不收费。经医患纠纷人民调解委员会调解,医患纠纷双方当事人自愿达成,有民事权利义务内容的调解协议书,自医患双方当事人签字、盖章或按指印,人民调解员签名并加盖医患纠纷人民调解委员会印章之日起生效。经医患纠纷人民调解委员会调解达成的调解协议,具有法律约束力,当事人应当按照约定履行。

医患纠纷调解委员会调解医患纠纷,应当遵循下列原则:
(一)在双方当事人自愿、平等的基础上进行调解;
(二)不违背法律、法规和国家政策;
(三)尊重当事人的权利,不得因调解而阻止当事人依法通过仲裁、行政、司法等途径维护自己的权利;

在医患纠纷人民调解活动中,纠纷当事人享有下列权利:
(一)选择或者接受人民调解员;
(二)接受调解、拒绝调解或者要求终止调解;
(三)要求调解公开进行或不公开进行;
(四)自主表达意愿、自愿达成调解协议。

在医患纠纷人民调解活动中,纠纷当事人履行下列义务:
(一)如实陈述纠纷事实;
(二)遵守调解现场秩序,尊重人民调解员;
(三)尊重对方当事人行使权利。

以上内容已经告知我们,并愿意在调解中自觉遵守。

当事人签名:	当事人签名:
×××年×××月×××日	×××年×××月×××日
当事人签名:	当事人签名:
×××年×××月×××日	×××年×××月×××日

(该表源于上海市闵行区医患纠纷人民调解委员会)

三、卫生行政部门处理的相关记录

应用举例1:医疗事故争议行政处理申请书(供医疗机构使用)

医疗机构	名称		法定代表人	
	执业地址			
	发证机关		行政主管部门	
	执业许可证编号		争议发生的科室	

(续表)

患者	姓名		性别		年龄	
	家庭住址		联系电话			
	工作单位		身份证号码			
门急诊病历号住院病历号			保管者			

一、申请医疗事故争议行政处理的目的：

二、医疗事故争议的有关事实：(时间、地点、详细说明事情经过、患者目前状况)

三、有关事实的依据：(说明并提供有关医疗行为无过失，诊疗与患者后果之间无因果关系的依据或有关证据的复印件)

医疗机构(盖章)

法定代表人签字：
×××年×××月×××日

附：医疗机构执业许可证(复印件)
注：1. 申请表应按照要求简明扼要如实填写。
　　2. 请用钢笔或水笔(蓝黑墨水)填写。如打印，须符合申请表格样式要求。
　　3. 如纸张不够，可加页。

本表引自上海市卫生和计划生育委员会(现为卫生健康委员会)医疗事故处理办公室

应用举例2：医疗事故争议行政处理申请书(供医务人员使用)

申请人	姓名		性别	
	年龄		最高学历	
	科室		技术职称	
	身份证号码		联系电话	
	注册的医疗机构		专业	
	(助理)执业医师资格证书编号			
	医师执业证书编号			

患者	姓名		性别		年龄	
	家庭住址		联系电话			
	工作单位		身份证号码			

一、申请医疗事故争议行政处理的目的：

二、医疗事故争议的有关事实：(时间、地点、详细说明事情经过、患者目前状况)

(续表)

三、有关事实的依据：(说明并提供有关医疗行为无过失,诊疗与患者后果之间无因果关系的依据或有关证据的复印件)	
	申请人： ×××年×××月×××日
医疗机构意见：	
	法定代表人签字： 医疗机构(盖章)： ×××年×××月×××日
附：执业医师资格证书(助理执业医师)(复印件)、医师执业证书(复印件)、学历证书(复印件)、专业技术职称证书(复印件)。 注：1. 申请材料内容必须真实。 　　2. 请用钢笔或水笔(蓝黑墨水)填写。如打印,须符合申请表格样式要求。 　　3. 如纸张不够,可加页。	

本表引自上海市卫生和计划生育委员会(现为卫生健康委员会)医疗事故处理办公室

应用举例3：(院外使用)行政复议申请书(模板)

一、申请对象

(一) 申请人：×××医院,医院性质：×××,地址：×××,联系方式：×××。

(二) 法定代表人：×××,身份证号：×××,职务：×××,联系方式：×××。

(三) 委托代理人：×××,身份证号：×××,职务：×××,联系方式：×××。

二、被申请对象

(一) 被申请人：×××(区、县)卫生和计划生育委员会(现为卫生健康委员会),地址：×××,联系方式：×××。

(二) 法定代表人：×××局长。

三、复议请求

申请人因对×××(区、县)卫生和计划生育委员会(现为卫生健康委员会)×××年×××月×××日对我院/我院医务人员×××作出的×××处罚决定,我院/我院医务人员×××不服,要求撤销×××处罚,特申请复议。

四、事实与理由(具体展开,可分条分点阐述)

(一) 患者情况说明。

(二) 复议要求和理由。我院/我院医务人员×××认为×××区(县)卫生和计划生育委员会(现为卫生健康委员会)作出的行政处理决定实属事实不清,适用法律法规错误/具体行政行为违法等。

以上事实足以说明：×××区(县)卫生和计划生育委员会(现为卫生健康委员会)×××年×××月×××日对我院/我院医务人员×××作出的×××处罚决定是错误的,请求依法予以撤销该处理决定。

五、结尾

此致

×××区(县)卫生和计划生育委员会(现为卫生健康委员会)

六、备注

附件：

(一) ×××(区、县)卫生和计划生育委员会(现为卫生健康委员会)行政处理决定书×××份。

(二) 医务人员×××证人证言×××份。

(三) 患者×××病历复印件×××份等。

七、落款

申请人：×××医院

法定代表人：×××

×××年×××月×××日

注：本表可根据本单位实际情况进行适当调整(上例举内容,仅供参考)。

四、病历的封存、启封和复印的相关记录

应用举例1：病历/医疗实物封存或启封记录（模板）

第×××联

一、基本情况

封存/启封□病历□医疗实物名称：×××医院 患者×××的住院病历(住院号/医保卡号/门诊病历号：×××)/医疗实物(该医疗实物为×××)。

封存/启封时间：×××年×××月×××日；封存/启封地点：×××；封存/启封期限：至医患纠纷事件处理解决止。

医方代表姓名：×××；年龄：×××；职务：×××；身份证号：×××。

患方代表姓名：×××；年龄：×××；职务：×××；身份证号：×××。

见证人姓名：×××；年龄：×××；职务：×××；身份证号：×××。

二、封存过程

□客观病历患方已经复印。

□医方代表×××将患者×××的归档病历(住院号×××)从病案室取出。该病组成完整，共×××页，另附检验报告单从×××页至×××页，没有发现明显缺页、撕毁的现象，也没有发现明显涂改、伪造的现象。

□打印病历的打印过程没有打印错误现象。

□医疗实物×××，性状×××，来源×××，批号×××等。经医方代表、患方代表和见证人确认，该医疗实物封口完好/医疗实物封口没有明显破损等。

□由于病历封存发生在医疗机构对患者抢救结束的时刻，实施抢救的医师还来不及补记抢救记录，但是患方已经坚决要求立即封存病历，因此，封存的病历中没有×××记录，有关的医疗文件上级医师也还未审核。对此，患方知情。×××记录在规定的时间内补记，将封存于病案室内，对此，患方知情同意。

□医方代表×××将事先准备好的印有×××医院字样的档案袋，在患方代表和见证人共同参与下将病历/医疗实物×××装入档案袋，用胶水封存。在封口接缝处，由医方代表、患方代表和见证人签字确认后，并再次用透明胶带封口。

□封存好的病历交由病案室保管。对于一些有特殊储存要求的医疗实物×××保管于×××中。

□其他需要封存的内容(上例举内容，仅供参考)。

三、启封过程

□医方代表×××将患者×××的归档病历(住院号×××)/医疗实物×××从病案室取出，交由患方代表×××查验(若患方代表不到场，交由见证人查验)，该档案袋封存完好、有无破损、档案接缝处的签名是无移位或错位，以及封存时的签名或盖章为原始签名或盖章。

□医方代表×××启封后，取出档案袋中的病历(住院号×××)，并交由患方代表×××查验(若患方代表不到场，交由见证人查验)，该病历组成完整，共×××页，另附检验报告单从×××页至×××页，没有发现明显缺页、撕毁的现象，也没有发现明显涂改、伪造的现象。

□医方代表×××启封后，取出档案袋中的医疗实物×××，性状×××，来源×××，批号×××，……。并交由患方代表×××查验(若患方代表不到场，交由见证人查验)，该医疗实物封口完好/医疗实物封口没有明显破损等与封存前完全一致。

□其他需要启封的内容(上例举内容，仅供参考)。

四、医患双方权利和义务

(一)封存期间医患双方中任何一方不得单独启封病历/医疗实物，否则将承担病历/医疗实物失真的不利后果。

(二)逾期患方不到场，经医方通知后仍不到场，视为患方自动放弃共同启封病历的权利。

(三)若遇到医疗鉴定、司法鉴定或其他需要启封病历/医疗实物的情况，应按照鉴定或其他启封要求的规定共同启封。

(四)本病历/医疗实物封存或启封记录为二联，第一联由医方保留，第二联由患方保留。

(五)其他权利和义务的内容(上例举内容，仅供参考)。

五、落款

（一）以上情况（□知情同意 □不知情、不同意）。患方代表签名×××签名日期×××年×××月×××日。

如果患者无法签署该医疗告知书，请其监护人或代理人在此签名：×××。

患者监护人或代理人签名×××与患者关系×××签名日期×××年×××月×××日（需附有效证件号码）。

（二）以上情况（□告知 □未告知）。医方代表签名×××签名日期：×××年×××月×××日。

（三）以上情况（□真实 □不真实）。见证人签名×××签名日期：×××年×××月×××日。

六、备注

请仔细阅读以上内容，在相符的□上打√。

注：本表可根据本单位实际情况进行适当调整（上例举内容，仅供参考）。

五、尸体检验的相关记录

应用举例1：尸体检验知情同意书或尸体检验申请书（模板）

第×××联

一、基本情况

死者姓名：××× 性别：××× 年龄：××× 科别：××× 病案号：××× 门诊号/住院号：××× 楼层/床号：××× 婚姻：××× 职业：××× 药物过敏史：×××。

死亡原因及分析意见：×××

二、权利与义务

尊敬的患者×××（监护人或代理人：×××），您好！您的家人在我院×××科住院治疗，因患有×××疾病医治无效，于×××年×××月×××日×××时×××分死亡，为明确患者的死亡原因，减少不必要的争议和矛盾，依据《医疗纠纷预防和处理条例》的有关规定，□死者家属□医疗机构同意在上海市具有尸体检验资格的机构对其进行尸体检验，敬请节哀并特此告知如下事项：

（一）如死者生前未对尸体作出明确处理意见，死者的监护人或代理人（家属）具有对尸体及器官捐献的处置权利。

（二）如对死者的死因有异议，应在48小时内提出尸体解剖申请。我院具备尸体冻存条件（持续低温冷冻保存，温度在$-20℃\sim-18℃$），尸检时间可以延长至7日（尸体冷冻费用需另行交纳）。

（三）如因拒绝或拖延尸检，超过规定时间，从而对死因的判定产生影响，应自行承担举证不能的责任。

（四）尸体解剖的过程可能会破坏尸体的体貌、取出必要的组织、内脏器官进行检验，所以，在尸体解剖时尸体的体貌会有所破坏。同时，死者的部分组织、内脏器官会缺失。并且即使进行了全面、系统的尸体解剖和病理检验，仍有可能查不出真正的死因，更具体的尸体检验知情同意书可参见尸检机构的知情同意（选择）书。

（五）尸检按照国家有关规定取得相应资格的机构和病理解剖专业技术人员进行，如以下具备资格的机构有×××（尸检机构介绍）可供选择。

1. 卫生计生行政部门（现为卫生健康行政部门）批准设置具有独立病理解剖能力病理科的医疗机构。

2. 设有具备独立病理解剖能力的病理教研室或法医教研室的医学院校，或设有医学专业的并具备独立病理解剖能力的病理教研室或法医教研室的高等普通学校。

3. 医患双方可共同选择经过国家司法行政部门批准的司法鉴定机构。

（六）其他涉及权利和义务的内容（上例举内容，仅供参考）。

三、死者监护人或代理人意见

医务人员已经将尸体解剖的相关情况向我们做了详细的说明，并且及时解答了相关问题。但我们对死者死因存有异议（无异议），经慎重考虑，我们对尸体解剖处理的决定是：("同意尸检"或"不同意尸检")×××。

四、落款

死者监护人或代理人在此签名：×××。

与患者关系：×××。

签名日期：×××年×××月×××日(需附有效证件号码、身份关系证明、授权委托书)。

五、医务人员或医疗机构代理人陈述

我们已经将尸体解剖的相关情况向死者家属或死者的监护人或代理人做了告知，并且解答了相关问题，如对尸体检验需要进一步了解，可咨询×××尸体检验机构或本院×××部门，联系电话：×××。

医务人员或医疗机构代理人签名：×××（盖章）

签名日期：×××年×××月×××日。

六、备注

（一）患者×××因患有×××疾病医治无效，于×××年×××月×××日×××时×××分死亡。患者死后，其家属×××对于死因提出异议，不同意主诊医师提出的死因诊断。我院医务部门已经根据《医疗纠纷预防和处理条例》第X条的规定，对死者家属提出尸体检验的权利与义务予以告知，并以尸体检验查明死因的重要性及在医疗鉴定、医患纠纷处理中的意义，如实告知死者家属，但死者家属既不同意尸体检验，又拒绝在病历上签字。

（二）见证人：职务：××× 签名：××× 签名日期：×××；职务：××× 签名：××× 签名日期：×××；职务：××× 签名：××× 签名日期：×××等。

（三）告知医师签名：××× 签名日期：×××。

注：本表可根据本单位实际情况进行适当调整（上例举内容，仅供参考）。

应用举例2：尸体检验申请委托书（模板）

第×××联

委托单位/死者家属：×××医院/×××。

受委托单位：×××尸体检验机构。

患者×××因患有×××疾病医治无效，于×××年×××月×××日×××时×××分死亡。（经死者家属同意）委托单位/死者家属（×××医院/×××）现委托受委托单位（×××尸体检验机构）对死亡患者尸体进行尸体检验。

一、基本情况

死者姓名：××× 性别：××× 年龄：××× 科别：××× 病案号：××× 门诊号/住院号：××× 楼层/床号：××× 婚姻：××× 职业：××× 药物过敏史：×××。

二、诊疗经过

一般病史：××× 病情特点：××× 诊疗经过：××× 主要治疗状况：××× 死亡诊断：××× 死亡原因及分析意见：×××

三、权利与义务

（一）委托单位、死者家属有权利要求病理学专家或法医参加尸体检验。

（二）委托单位/死者家属或其代理人有权利要求参加尸体检验过程。

（三）参加尸体检验的委托单位/死者家属或其代理人须持有效身份证明和委托书，并遵守相关法律法规规定，不得干扰尸体检验的正常进行，如禁止拍照、摄影等。

（四）委托单位/死者家属先行垫付尸体检验费用人民币×××元，支付方式为×××。

（五）受委托单位（×××尸体检验机构）接受委托单位/死者家属的委托后应在规定的时限内出具《尸体检验报告》，并将该报告交委托单位/死者家属。

（六）尸体检验结束后尸体由死者家属处理。

（七）其他涉及权利与义务的内容（上例举内容，仅供参考）。

（八）尸体检验申请委托书一式3份/2份，委托单位/死者家属和受委托单位各留一份。

四、落款

（一）委托单位/死者家属及其代理人：×××医院/×××（盖章）。

（二）签名日期：×××年×××月×××日。

（三）受委托单位：×××尸体检验机构（盖章）。

（四）签名日期：×××年×××月×××日。

五、备注

（一）委托单位/死者家属及其代理人联系方式：×××。

（二）受委托单位联系方式：×××。

注：本表可根据本单位实际情况进行适当调整（上例举内容，仅供参考）。

应用举例3：（致有关部门）医疗机构处理逾期存放尸体的请示（模板）

第×××联

×××卫计委（卫健委）/民政局/公安局×××派出所：

一、基本情况

（一）死者基本情况。死者姓名：××× 性别：××× 年龄：××× 出生年月：×××年×××月×××日 病案号：××× 门诊号/住院号：××× 楼层/床号：××× 婚姻：××× 职业：××× 家庭住址：××× 身份证号：×××。

（二）死者家属基本情况。死者家属姓名：××× 与死者关系：××× 死者家属联系方式：×××。

（三）尸体存放情况。存放良好/没有冷藏设施，尸体已于×××年×××月×××日移至×××殡仪馆存放。

二、正文

（一）□有名有主尸体。患者×××因患有×××疾病医治无效，于×××年×××月×××日×××时×××分死亡。尸体于×××年×××月×××日至×××年×××月×××日（至今）存放在×××医院太平间。

（二）□有名无主尸体。患者×××因患有×××疾病医治无效，于×××年×××月×××日×××时×××分死亡。尸体于×××年×××月×××日至×××年×××月×××日（至今）存放在×××医院太平间。

（三）□无名无主尸体。患者×××因患有×××疾病医治无效，于×××年×××月×××日×××时×××分死亡。尸体于×××年×××月×××日至×××年×××月×××日（至今）存放在×××医院太平间。

根据《医疗纠纷预防和处理条例》的有关规定，患者在医疗机构内死亡的，遗体应当立即移放太平间。医疗机构没有太平间的，遗体应当立即移放指定场所（殡仪馆）。对违反规定逾期不处理的遗体，经报医疗机构所在地的县级人民政府卫生主管部门和公安机关报告后，由医疗机构按照规定进行处理。现特向你单位申请备案。

三、落款

此致（申请）

医疗机构（盖章）

签名日期：×××年×××月×××日

四、备注

另附：死者的死亡医学证明书；病历材料等。

注：本表可根据本单位实际情况进行适当调整（上例举内容，仅供参考）。

应用举例4：（致死者家属）医疗机构处理逾期存放尸体的函（模板）

第×××联

敬爱的×××死者家属：

您好！

一、基本情况

（一）死者基本情况。死者姓名：××× 性别：××× 年龄：××× 出生年月：×××年×××月×××日 病案号：××× 门诊号/住院号：××× 楼层/床号：××× 婚姻：××× 职业：××× 身前家庭住址：××× 身份证号：×××。

（二）尸体存放情况。存放良好/没有冷藏设施，尸体已于×××年×××月×××日移至×××殡仪馆存放。

二、正文

患者×××因患有×××疾病医治无效，于×××年×××月×××日×××时×××分死亡。尸体于×××年×××月×××日至×××年×××月×××日（至今）存放在×××医院太平间。

根据《医疗纠纷预防和处理条例》的有关规定，患者在医疗机构内死亡的，遗体应当立即移放太平间。医疗机构没有太平间的，遗体应当立即移放指定场所（殡仪馆）。对违反规定逾期不处理的遗体，经报医疗机构所在地的县级人民政府卫生主管部门和公安机关报告后，由医疗机构按照规定进行处理。现×××卫计委（现为卫健委）已于×××年×××月×××日批准同意对该尸体进行火化处理，也已向本院所在地×××公安局×××派出所申请备案（备案编号：×××），有关情况函告如下：

（一）请于×××年×××月×××日前，处理尸体，逾期不处理的，本医疗机构将依据有关规定进行处理。

（二）尸体存放的费用现已由我院垫付，请在规定时间内缴纳，以免诉累。

(三)其他涉及的内容(上例举内容,仅供参考)。

三、落款

此致(敬礼)

医疗机构(盖章)

签名日期:×××年×××月×××日

四、备注

另附:医疗机构联系方式:×××;联系人:×××。

注:本表可根据本单位实际情况进行适当调整(上例举内容,仅供参考)。

应用举例5:死者家属不同意尸体检验说明(模板)

有关部门领导:

一、基本情况

死者基本情况。死者姓名:××× 性别:××× 年龄:××× 出生年月:×××年×××月×××日××× 病案号:××× 门诊号/住院号:××× 楼层/床号:××× 婚姻:××× 职业:××× 身前家庭住址:××× 身份证号:×××。

二、正文

患者×××,于×××年×××月×××日×××时×××分,终因疾病垂危,医治无效死亡。患者死亡后其家属(死者的近亲属×××)对于死者的死亡原因提出质疑,不同意诊治医师做出的临床诊断。我院×××部门已经根据《医疗纠纷预防和处理条例》的相关规定,将死者家属有提出尸体解剖的权利予以告知,并将尸体解剖对查明死因的重要性及在医疗损害鉴定、司法鉴定、医患纠纷处理中的重要意义,如实告知了死者的亲属×××,但患者家属×××既不同意尸体检验,又拒绝在病历上签字。以上情况我院×××部门的×××、×××科室的×××、主治医师×××、护士×××等均在场见证。

三、落款

告知医师签名:××× 签名日期:×××。

四、备注

另附:尸体检验知情同意书。

注:本表可根据本单位实际情况进行适当调整(上例举内容,仅供参考)。

应用举例6:患者死亡通知书

亲爱的患者×××家属:

一、告知内容

患者×××,于×××年×××月×××日×××时×××分,终因疾病垂危,医治无效死亡。我院根据《医疗纠纷预防和处理条例》及《尸体解剖规则》等相关规定,建议患者家属对患者遗体做病理解剖,以明确病理诊断,如患方没有明确表态,视为放弃。

二、落款

特此告知

医疗机构(盖章)

签名日期:×××年×××月×××日

三、备注

另附:尸体检验知情同意书。

注:本表可根据本单位实际情况进行适当调整(上例举内容,仅供参考)。

六、法定鉴定的相关记录

应用举例1:医疗损害鉴定申请书(模板)

编号:×××

尊敬的×××法院审判员或人民陪审员/×××区或市卫生计生委(现为卫健委)/×××区或市医学会/×××区

或市医疗损害鉴定机构等：

一、申请人

申请人：×××医院 医疗机构地址：×××（医疗机构住所地/依法登记地/实际经营地）联系方式：×××（医疗事故写明事故科室）。

法定代表人：××× 职务：××× 联系方式：×××。

委托代理人：××× 职务：××× 联系方式：×××（委托律师处理的写明×××律师事务所）。

二、被申请人

被申请人：（患方）××× 性别：××× 年龄：××× 民族：××× 住址：××× 工作单位：××× 职务：××× 联系方式：×××。

三、申请事由

（一）申请医疗损害鉴定的目的：……

（二）医疗损害的有关事实经过：（时间、地点、详细说明事情经过、患者目前状况）。

（三）有关事实的依据、申请理由及依据：（说明并提供有关医疗行为有无过失，诊疗与患者后果之间有无因果关系的依据或有关证据的复印件）。

四、备注

附件1：法定代表人身份证明书原件（盖章）

附件2：法定代表人身份证复印件

附件3：营业执照复印件（盖章）

附件4：医疗机构执业许可证复印件（盖章）

附件5：医疗机构组织代码复印件（盖章）

附件6：事业单位法人证书（盖章）

附件7：证据材料

五、落款

此致，×××法院/×××医学会/×××医疗损害鉴定中心等鉴定机构

申请人：×××医院（公章）

×××年×××月×××日

注：本表可根据本单位实际情况进行适当调整（上例举内容，仅供参考）。

应用举例2：再次（重新）鉴定申请书（模板）

编号：×××

尊敬的×××法院审判员或人民陪审员/×××区或市卫生计生委（现为卫健委）/×××区或市医学会/×××区或市医疗损害鉴定机构等：

一、申请人

申请人：×××医院 医疗机构地址：×××（医疗机构住所地/依法登记地/实际经营地）联系方式：×××

法定代表人：××× 职务：××× 联系方式：×××

委托代理人：××× 职务：××× 联系方式：×××（委托律师处理的写明×××律师事务所）

二、被申请人

被申请人：（患方）××× 性别：××× 年龄：××× 民族：××× 住址：××× 工作单位：××× 职务：××× 联系方式：×××

三、申请事项

×××区医学会/×××医疗损害鉴定中心等鉴定机构关于患者×××的医疗损害鉴定于×××年×××月×××日收悉。×××区医学会/×××医疗损害鉴定中心等鉴定机构作出的：×××医损鉴[×××]×××号《×××市×××区医学会/×××区医疗损害鉴定中心等鉴定机构医疗损害鉴定意见书》认定的×××医院在医疗活动中存在违反×××的医疗过错，与患者的×××的人身损害结果存在因果关系，无事实和法律依据。我院对该医疗损害鉴定的结果存在异议，故补充/重新申请鉴定。

四、申请理由

1. ×××区医学会/×××区医疗损害鉴定中心等鉴定机构认为×××医院在医疗活动中存在违反×××的规

定,缺乏事实和法律依据。
　　2.……………
　　综上所述,申请人对以上鉴定问题存有异议,认为有补充/重新申请鉴定的必要,故补充/重新鉴定申请。
五、备注
　　附件1:法定代表人身份证明书原件(盖章)
　　附件2:法定代表人身份证复印件
　　附件3:营业执照复印件(盖章)
　　附件4:医疗机构执业许可证复印件(盖章)
　　附件5:医疗机构组织代码复印件(盖章)
　　附件6:事业单位法人证书(盖章)
　　附件7:证据材料
六、落款
　　此致,×××法院
　　申请人:×××医院(公章)
　　×××年×××月×××日
　　注:本表可根据本单位实际情况进行适当调整(上例举内容,仅供参考)。

应用举例3:(医疗损害鉴定)关于患者×××就×××医疗纠纷的书面答辩(模板)

尊敬的医疗损害鉴定委员会专家:
我作为医院的法定代理人,对本次医疗纠纷争议问题发表一下我个人的意见,供在座的各位专家参考。
一、诊疗经过
　　患者姓名:××× 性别:××× 年龄:××× 因×××疾病于×××年×××月×××日入住我院。检查:×××。后于×××年×××月×××日在×××下,行×××(诊疗手段,情况如何)。
二、问题解答
　　针对患者×××在我院就×××问题进行鉴定,我作为法定代理人从以下几个方面进行论述。
　　(一)我院对患者×××的诊疗护理用药行为符合医疗常规,不存在医疗过错。原因:……………
　　(二)患者造成损害的原因,不是因医疗过错造成。原因:……………
　　(三)患者的损害后果与我院的诊疗护理用药行为无因果关系。原因:……………
　　(四)其他涉及的内容(上例举内容,仅供参考)。
　　综上所述,我院的医疗行为不存在过错,没有违反诊疗护理用药常规,患者的损害后果与我院的诊疗护理用药行为无因果关系。患者的损害后果的发生为×××所致,不属于医疗侵权。此外,患者损害后果是多因素综合作用的结果,望专家组评鉴。
三、落款
　　此致(说明)
　　答辩单位(人):×××
　　×××年×××月×××日
　　注:本表可根据本单位实际情况进行适当调整(上例举内容,仅供参考)。

七、医患纠纷诉讼的相关记录

应用举例1:证据材料清单表(模板)

尊敬的×××法院审判员或人民陪审员:
　　一、证据提交人
　　×××医院 医疗机构地址:×××(医疗机构住所地/依法登记地/实际经营地) 联系方式:×××。
　　法定代表人:××× 职务:××× 联系方式:×××。
　　委托代理人:××× 职务:××× 联系方式:×××。

二、证据材料清单

序号	证据名称	原件	复印件	份数	页数	证据来源	证明对象和内容	备注
1								
2								
3								
……								

注：在规定期限内向法院提交相关证据材料，并根据对方当事人人数提交证据材料副本，为方便反映问题，应对证据进行编排。

三、落款

此致，×××法院

证据提交人：×××医院（公章）

×××年×××月×××日

注：本表可根据本单位实际情况进行适当调整（上例举内容，仅供参考）。

应用举例2：约谈举证记录（模板）

×××医院 约谈举证记录			
			编号：
被约谈人（患方）		被约谈人（医方）	
约谈人		记录人	
约谈地点		约谈时间	
约谈举证情况记录（患方）：			
约谈举证情况记录（医方）：			

注：约谈举证记录可用于证人证言的收集，也可作为医患纠纷的谈话笔录使用（与录音录像材料保持一致）。本表可根据本单位实际情况进行适当调整（上例举内容，仅供参考）。

应用举例3：法定代表人身份证明书（模板）

一、法定代表人基本情况

兹证明×××在我院任×××职务，是我院的法定代表人。

法定代表人姓名：××× 职务：××× 联系方式（个人）：××× 单位地址：××× 联系方式（单位）：××× 身份证号：×××。

二、备注

附件1：法定代表人身份证复印件

附件2：营业执照复印件（盖章）

附件3：医疗机构执业许可证复印件（盖章）

附件4：医疗机构组织代码复印件（盖章）

附件5：事业单位法人证书（盖章）

三、落款

×××医院（公章）

×××年×××月×××日

注：本表可根据本单位实际情况进行适当调整（上例举内容，仅供参考）。

[解释]法定代表人身份证明书是在诉讼过程中,用于证明参加诉讼的法人由谁作为法定代表人代为行使职权的证明。医疗机构的法定代表人往往是医疗机构负责人,其资格一般是依照法律规定或按法人章程规定确定。在民事诉讼过程中有权代表所在的医疗机构行使包括起诉、撤销、变更、反诉、上诉等一切权利。甚至有权委托代理人代为参加诉讼,并向该代理人授予某些权限。时间:起诉人提起诉讼请求后提交。

应用举例4:授权委托书(模版)

尊敬的×××法院审判员或人民陪审员:
一、委托人
法定代表人姓名:××× 职务:××× 联系方式(个人):××× 单位地址:××× 联系方式(单位):××× 身份证号:×××。
二、受委托人
姓名1:××× 职务:××× 联系方式(个人):××× 单位地址:××× 联系方式(单位):××× 身份证号:×××。
姓名2:××× 职务:××× 联系方式(个人):××× 单位地址:××× 联系方式(单位):××× 身份证号:×××。
三、委托事由和内容
兹因患方×××诉我院×××一事,现委托上列受委托人代为处理该起医疗不良安全事件/医疗损害赔偿纠纷/医疗服务合同纠纷,并作为我院诉讼代理人。
四、委托事项和权限
受委托人:(姓名1)×××的委托事项和权限为:×××。
受委托人:(姓名2)×××的委托事项和权限为:×××。
五、落款
委托单位:×××医院(公章)
法定代表人:(签名或盖章)
×××年×××月×××日
注:授权委托书一般至少需要准备4份(2份各交一、二审法院,1份交对方当事人,一份用于备案存档),本表可根据本单位实际情况进行适当调整(上例举内容,仅供参考)。

[解释1]委托授权是指委托人(被代理人)向受托人(代理人)授予代理权的意思表示,它是一种单方的法律行为,以委托人单方的意思表示为成立要件,只要委托人作出意思表示,受托人即取得代理权,授权的法律效果也随之产生。授权委托通常是以书面的形式为原则,以口头形式为例外,但法律另有规定的除外。而委托合同(协议)则是一种双方法律行为,必须基于双方的意思表示一致才能成立,即委托人(被代理人)愿意授权,受托人(代理人)愿意接受授权。在实践中为防止纠纷产生,一般是在出具的授权委托书的同时,由委托人和受托人签订一份委托合同(协议)。医疗机构的法人作为医院的法定委托人一般可以委托医院的法务、医患纠纷管理组织机构的专业技术人员或委托职业律师代理诉讼案件,也可以委托其代理诉讼前的调解、鉴定、公证等事宜。授权委托书一般只解决代理权是否形成的问题,而委托合同(协议)解决权利义务的问题,并不当然解决代理权问题。倘如,委托合同(协议)中列明专门的授权条款,明确规定代理事项、权限、期限等内容,则不必另行授权,自委托合同签订之日起,受托人(代理人)取得代理权。代理权并不属于民事权利,而是一种权限、资格或法律地位。

[解释2]代理分为法定代理和委托代理,在委托代理中,根据代理人授权权限的不同又分为一般授权和特别授权。一般授权是代理人根据委托人授权,只能代理委托人行使其一般民事诉讼权利的代理,法律其实没有明确规定一般授权的内容,但从《民事诉讼法》的规定中我们可以认为下列内容属于一般授权:
(一)代为起诉,应诉,查阅案卷。
(二)代理申请诉讼保全或证据保全。
(三)申请回避,向法院提供证据,提供鉴定人和勘验人,要求重新鉴定调查或勘验,请求调解,询问证人。
(四)出席法庭审理,发表代理意见。
(五)代理签收法律文书。
(六)申请执行。

[解释3]特别授权是代理人根据委托人的授权,在代理委托人行使诉讼权利的同时,又可处理委托人实体权利的权限。特别授权包括:代为承认、放弃、变更诉讼请求,进行和解,提起反诉或者上诉。当事人向人民法院提交的授权委托书,应在开庭审理前送交人民法院。授权委托书仅写"全权代理"、"特别授权"等,而无具体授权内容的,视为一般授权。此外,代理权限的变化或被解除,应当及时制作终止委托代理书或新授权委托书,并书面告知人民法院。并由人民法院通知对方当事人。

应用举例5：终止委托代理书(模板)

尊敬的×××法院审判员或人民陪审员：
一、委托人
法定代表人姓名：×××　职务：×××　联系方式(个人)：×××　单位地址：×××　联系方式(单位)：×××　身份证号：×××。
二、受委托人
姓名1：×××　职务：×××　联系方式(个人)：×××　单位地址：×××　联系方式(单位)：×××　身份证号：×××。
姓名2：×××　职务：×××　联系方式(个人)：×××　单位地址：×××　联系方式(单位)：×××　身份证号：×××。
三、终止委托代理事由和内容
贵院审理患方×××诉我院×××一案，现因我院受委托人×××调离我院/因病/……不能继续参加代理活动，故我院终止对受委托人×××的授权，自×××年×××月×××日起，受委托人×××不再作为我院的受委托人。
四、变更后的委托事项和权限
受委托人：(姓名1)×××的委托事项和权限为：×××。
受委托人：(姓名2)×××的委托事项和权限为：×××。
五、备注
附：(新)授权委托书
六、落款
委托单位：×××医院(公章)
法定代表人：(签名或盖章)
×××年×××月×××日
注：本表可根据本单位实际情况进行适当调整(上例举内容，仅供参考)。

应用举例6：起诉状(模板)

尊敬的×××法院审判员或人民陪审员：
一、原告
原告：×××医院　医疗机构地址：×××(医疗机构住所地/依法登记地/实际经营地)　联系方式：×××。
法定代表人：×××　职务：×××　联系方式：×××
委托代理人：×××　职务：×××　联系方式：×××(委托律师处理的写明×××律师事务所)
二、被告
被告：(患方)×××　性别：×××　年龄：×××　民族：×××　住址：×××　工作单位：×××　职务：×××　联系方式：×××。
三、诉讼请求
……我院对被告(患方)×××的诊疗护理已经完成，我院已经多次通知患者×××出院，但患者×××及其家属拒绝办理出院手续/支付医疗费用。……
四、事实和理由
1. 事实经过：×××
2. 起诉理由：……我院与患者×××之间建立的医疗服务合同关系是基于上述合同关系而产生的，我院已经对患者×××采取了正当和必要的诊疗护理用药义务，也尽到了注意义务，而患者却因×××而拒绝办理出院手续/支付医疗费用，未按照医疗服务合同承担其相应的义务。故要求解除我院与患者×××之间的医疗服务合同，并请求判决患者×××离院/支付医疗费用。
五、备注
附：证据和证据来源×××
本诉状副本份(按被告的人数提交)

六、落款
此致,×××法院
申请人:×××医院(公章)
×××年×××月×××日
注:本表可根据本单位实际情况进行适当调整(上例举内容,仅供参考)。

[解释] 起诉状是公民或法定代表人因自身合法权益遭受侵害而向法院提起诉讼,请求法院裁决的法律文书。起诉状要求原被告清楚,诉求明确,事实和理由简单,语言直白,忌长篇大论,目的只为让受理的法院和审判的法官能够明白和理解起诉人的诉求。时间:诉讼前提出。

应用举例7:(二审)答辩状(模板)

尊敬的×××法院审判员或人民陪审员:
一、答辩人
(被告):×××医院 医疗机构地址:×××(医疗机构住所地/依法登记地/实际经营地) 联系方式:×××等。
法定代表人:××× 职务:××× 联系方式:×××
委托代理人:××× 职务:××× 联系方式:×××(委托律师处理的写明×××律师事务所)
二、被答辩人
(原告):(患方)××× 性别:××× 年龄:××× 民族:××× 住址:××× 工作单位:××× 职务:××× 联系方式:×××。
三、事实和理由
患方×××诉我院关于×××一案,现我院已经收到起诉状(上诉状),针对患方初审(二审)诉讼请求,我院答辩意见如下:
1. 事实经过(二审要将初审的经过进行阐述):×××。
2. 观点分析(针对初审或二审证据、证据来源和争议焦点):×××。
3. 答辩主张(结合法律法规规定及本方观点,并提出答辩主张。):① 初审:我院要求法院依法驳回/不同意患方×××的诉讼请求。② 二审:由于初审判决认定事实清楚,适用法律正确,诉讼程序正当,我院请求二审法院维持原判,依法驳回/不同意患方×××的上诉请求。
四、备注
附:证据和证据来源×××
(二审)答辩状副本(按被申请人的人数提交)
五、落款
此致,×××法院
答辩人:×××医院(公章)
×××年×××月×××日
注:本表可根据本单位实际情况进行适当调整(上例举内容,仅供参考)。

[解释] 答辩状是答辩人在一定的期限范围内,针对被答辩人提出的诉讼请求、主张及争议焦点等进行分析和总结,并结合法律法规规定和本方的观点阐述其意见的书面材料。二审答辩状与初审答辩状基本相同,其答辩状主要针对初审判决而言的。时间:初审答辩人至收到起诉书副本后的15天内提出。二审答辩状于上诉状副本送达对方当事人之日起15日内提出。

应用举例8:上诉状(模板)

尊敬的×××法院审判员或人民陪审员:
一、上述申请人
申请人:×××医院 医疗机构地址:×××(医疗机构住所地/依法登记地/实际经营地) 联系方式:×××。
法定代表人:××× 职务:××× 联系方式:×××
委托代理人:××× 职务:××× 联系方式:×××(委托律师处理的写明×××律师事务所)
二、被申请人
被申请人:(患方)××× 性别:××× 年龄:××× 民族:××× 住址:××× 工作单位:×××

职务：×××　联系方式：×××。

三、案由
申请人与被申请人因×××一案，不服×××法院（仲裁院）于×××年×××月×××日法民（初）字第×××号民事判决或裁定书，现提出上诉。

1. 事实经过（案件的由来）：×××。
2. 原审法院（仲裁院）名称：×××　编号：×××　一审判决（裁定）日期：×××年×××月×××日。

四、上诉请求
1. 撤销×××法院（仲裁院）于×××年×××月×××日法民（初）字第×××号民事判决或裁定第×××项，即×××。
2. 诉讼费用由被申请人承担。判令上诉人不承担任何赔偿责任等。

五、上诉事由
1. 事实认定：……医患纠纷案件由于其特殊性，其诊疗护理用药手段和措施不同，其医疗行为是否符合诊疗护理用药规范和常规的法律事实不同。即使同一科室患同种疾病的患者，由于其处性别、年龄、疾病的发展程度以及患者身体状况的基础情况不同，其诊疗护理用药措施、医疗风险及治疗结果也不可能一样。因此，一审法院（仲裁员）判决或裁定我院在该案的事实认定上存在不实/不清/不准/不当/认定的事实完全错误等。
2. 法律依据：……由于×××法院（仲裁院）于×××年×××月×××日法民（初）字第×××号民事判决或裁定第×××项，在事实的认定上存在不实/不清/不准/不当/认定的事实完全错误，而导致不适当的引用/理解了法律条款×××。该条款×××（错误引用/理解的原因）。正确适用的法律条款为：×××。
3. 程序违法：……由于×××法院（仲裁院）于×××年×××月×××日法民（初）字第×××号民事判决或裁定第×××项，没有事实根据，依据×××有关的法律规定，被申请人×××应当回避的，而没有回避/委托鉴定人×××没有鉴定资格/应当被传唤的证人×××，而没有被传唤等。

六、备注
附：判决书×××
上诉状副本×××（按被上诉人的人数提交）

七、落款
此致，×××法院
上诉申请人：×××医院（公章）
×××年×××月×××日
注：本表可根据本单位实际情况进行适当调整（上例举内容，仅供参考）。

[解释] 上诉状是指当事人不服第一审民事、行政、刑事判决或裁定，按照法定的程序和期限，向上一级法院提起上诉，请求撤销、变更或重新审理的请求文书，属于二审文书。时间：自一审判决书送达当事人之日起15日内，裁定书送达当事人10日内提出。

应用举例9：撤诉状（模板）

尊敬的×××法院审判员或人民陪审员：

一、撤诉申请人
申请人：×××医院　医疗机构地址：×××（医疗机构住所地/依法登记地/实际经营地）联系方式：×××。
法定代表人：×××　职务：×××　联系方式：×××。
委托代理人：×××　职务：×××　联系方式：×××（委托律师处理的写明×××律师事务所）

二、被申请人
被申请人：（患方）×××　性别：×××　年龄：×××　民族：×××　住址：×××　工作单位：×××　职务：×××　联系方式：×××。

三、撤诉理由
我院诉被告（患方）×××，×××事一案，因患方与我院在庭外对×××事自愿达成和解协议，主动履行义务，故我院自愿向贵法院申请，撤销对患方×××的全部诉讼请求，请求法院准许撤销。

四、备注
附：协议书×××

撤诉状副本(按被申请人的人数提交)
五、落款
此致,×××法院
申请人:×××医院(公章)
×××年×××月×××日
注:本表可根据本单位实际情况进行适当调整(上例举内容,仅供参考)。

[解释]撤诉状是在医患双方主动履行义务或在医患双方自行和解的情况下,原告为缓和矛盾,减少诉讼成本支出,故向法院提出撤诉申请。时间:宣判前提出(包括初审、二审)。

应用举例10:变更诉讼请求状(模板)

尊敬的×××法院审判员或人民陪审员:
一、变更诉讼请求申请人
申请人:×××医院 医疗机构地址:×××(医疗机构住所地/依法登记地/实际经营地) 联系方式:×××。
法定代表人:××× 职务:××× 联系方式:×××
委托代理人:××× 职务:××× 联系方式:×××(委托律师处理的写明×××律师事务所)
二、被申请人
被申请人:(患方)××× 性别:××× 年龄:××× 民族:××× 住址:××× 工作单位:××× 职务:××× 联系方式:×××。
三、变更理由
我院与被申请人(患方)×××就×××一案,现我院向贵院申请变更诉讼请求,变更理由如下:
1. …… ……
2. …… ……
四、变更后的诉讼请求
1. 变更后的诉讼请求为:…… ……
2. 为变更的原诉讼请求:…… ……
五、备注
附:证据和证据来源×××
变更诉讼申请求状副本(按被申请人的人数提交)
六、落款
此致,×××法院
申请人:×××医院(公章)
×××年×××月×××日
注:本表可根据本单位实际情况进行适当调整(上例举内容,仅供参考)。

[解释]变更诉讼请求诉讼当事人基于诉讼事实情况的变化或基于自身利益,而增加或减少诉讼请求或变更诉讼请求的申请书。时间:法庭辩论前提出。

应用举例11:证人/鉴定人/专业知识人员出庭申请书(模板)

尊敬的×××法院审判员或人民陪审员:
一、申请人
申请人:×××医院 医疗机构地址:×××(医疗机构住所地/依法登记地/实际经营地) 联系方式:×××。
法定代表人:××× 职务:××× 联系方式:×××
委托代理人:××× 职务:××× 联系方式:×××
二、被申请人
被申请人:(患方)××× 性别:××× 年龄:××× 民族:××× 住址:××× 工作单位:××× 职务:××× 联系方式:×××。

三、申请证人/鉴定人/专业知识人员出庭作证的事由和内容

1. 事情经过和申请证人/鉴定人/专业知识人员出庭作证的原因：申请人×××与被申请人×××之间，因×××发生医疗争议，产生医患纠纷，申请人于×××年×××月×××日向贵院提起诉讼，现因证人/鉴定人/专业知识人员×××了解该案件情况（或能对某些专业问题予以说明），故恳请法院传唤证人/鉴定人/专业知识人员×××出庭说明上述情况，望准许。

2. 向证人/鉴定人/专业知识人员提问的内容：×××。

3. 证人/鉴定人/专业知识人员与该案当事人之间的利害关系以及与该案的关联性：×××。

四、证人/鉴定人/专业知识人员

证人/鉴定人/专业知识人员：××× 性别：××× 年龄：××× 民族：××× 住址：××× 工作单位：××× 职务：××× 联系方式：×××

五、备注

附：鉴定人或专业知识人员资质证书等

六、落款

此致，×××法院

申请人：×××医院（公章）

×××年×××月×××日

注：本表可根据本单位实际情况进行适当调整（上例举内容，仅供参考）。

应用举例12：延期举证申请书（模板）

尊敬的×××法院审判员或人民陪审员：

一、申请人

申请人：××× 职务：××× 联系方式：×××。

（医疗机构）法定代表人：××× 职务：××× 联系方式：×××

委托代理人：××× 职务：××× 联系方式：×××

二、被申请人

被申请人（患方）：××× 委托代理人：××× 联系方式：×××

三、申请事由

申请人×××与被申请人×××之间，因×××发生医疗争议，产生医患纠纷，申请人于×××年×××月×××日向贵院提起诉讼，举证期限至×××日，现因在该举证期限内提交证据材料确有困难，故向贵院提出延期举证申请，望贵院准许。

1. 事实经过：×××。
2. 申请理由：×××。

四、落款

此致，×××法院

申请人：×××医院（公章）

×××年×××月×××日

注：本表可根据本单位实际情况进行适当调整（上例举内容，仅供参考）。

应用举例13：调查取证申请书（模板）

尊敬的×××法院审判员或人民陪审员：

一、申请人

×××医院 医疗机构地址：×××（医疗机构住所地/依法登记地/实际经营地）联系方式：×××

法定代表人：××× 职务：××× 联系方式：×××

委托代理人：××× 职务：××× 联系方式：×××

二、被申请人

1. 被申请人为公司：×××公司 公司地址：×××（公司住所地/依法登记地/实际经营地）联系方式：×××

法定代表人：××× 职务：××× 联系方式：×××

委托代理人：×××　职务：×××　联系方式：×××
　　2. 被申请人为公民：姓名：×××　职务：×××　联系方式(个人)：×××　单位地址：×××　联系方式(单位)：×××　身份证号：×××
　　三、事实和理由
　　上述申请人与被申请人之间，因×××一案，于×××年×××月×××日向贵院提起诉讼，现因该案证据×××无法取得，该证据属于×××证据，不能自行收集，依据法律规定×××(写明不能自行收集的原因或法律规定)，符合申请调查取证的条件，故向贵院申请调查取证，望准许。
　　1. 事实经过：×××。
　　2. 申请理由：×××。
　　3. 法律依据：×××。
　　4. 证据与该案事实的关联性：×××。
　　5. 调查取证的证据线索：×××。
　　四、落款
　　此致，×××法院
　　申请人：×××医院(公章)
　　×××年×××月×××日
　　注：本表可根据本单位实际情况进行适当调整(上例举内容，仅供参考)。

应用举例14：证据保全申请书(模板)

尊敬的×××法院审判员或人民陪审员：
　　一、申请人
　　×××医院　医疗机构地址：×××(医疗机构住所地/依法登记地/实际经营地)　联系方式：×××。
　　法定代表人：×××　职务：×××　联系方式：×××
　　委托代理人：×××　职务：×××　联系方式：×××
　　二、被申请人
　　1. 被申请人为公司：×××公司　公司地址：×××(公司住所地/依法登记地/实际经营地)　联系方式：×××
　　法定代表人：×××　职务：×××　联系方式：×××
　　委托代理人：×××　职务：×××　联系方式：×××
　　2. 被申请人为公民：姓名：×××　职务：×××　联系方式(个人)：×××　单位地址：×××　联系方式(单位)：×××　身份证号：×××
　　三、事实和理由
　　上述申请人与被申请人之间，因×××一案，于×××年×××月×××日向贵院提起诉讼，现因该案证据×××即将灭失，使判决难以执行，故请法院给予证据保全，并愿依法提供相应担保。
　　1. 事实经过：×××。
　　2. 申请理由：×××。
　　3. 请求保全的证据线索：×××。
　　四、落款
　　此致，×××法院
　　申请人：×××医院(公章)
　　×××年×××月×××日
　　注：本表可根据本单位实际情况进行适当调整(上例举内容，仅供参考)。

应用举例15：先予执行申请书(模板)

尊敬的×××法院审判员或人民陪审员：
　　一、先予执行申请人
　　申请人：×××　职务：×××　联系方式：×××
　　医疗机构法定代表人：×××　职务：×××　联系方式：×××

委托代理人：×××　职务：×××　联系方式：×××（委托律师处理的写明×××律师事务所）
二、被申请人
被申请人（患方）：×××　委托代理人：×××　联系方式：×××
三、事实和理由
1. 事情经过。申请人×××与被申请人×××之间，因×××发生医疗争议，产生医患纠纷，申请人于×××年×××月×××日向贵院提起诉讼，现因被申请人的×××行为严重影响/妨碍我院正常的医疗秩序，导致诊疗护理工作无法正常开展……（突出事情经过）
2. 申请理由。现因被申请人的×××的行为，严重导致我院声誉×××，诊疗护理工作的正常运行秩序×××，医务人员×××等不利影响，故向法院申请先予执行，责令被申请人停止侵害、排除妨碍……（突出先予执行的申请理由和因其导致的不利影响）
3. 先予执行的内容。由于被申请人×××的行为，导致了我院产生×××的不利影响，为此向法院申请先予执行，责令被申请人×××离开×××场所，停止×××行为……（要求法院先予执行的内容应落实到具体的人、物、事，突出先予执行的内容）。
四、备注
附：先予执行申请书副本（按被申请人的人数提交）
五、落款
此致，×××法院
申请人：×××医院（公章）
×××年×××月×××日
注：本表可根据本单位实际情况进行适当调整（上例举内容，仅供参考）。

应用举例16：（二审）代理词（模板）

尊敬的×××法院审判员或人民陪审员：
一、原告
原告：×××医院　医疗机构地址：×××（医疗机构住所地/依法登记地/实际经营地）　联系方式：×××
法定代表人：×××　职务：×××　联系方式：×××
委托代理人：×××　职务：×××　联系方式：×××（委托律师处理的写明×××律师事务所）
二、被告
被告：（患方）×××　性别：×××　年龄：×××　民族：×××　住址：×××　工作单位：×××　职务：×××　联系方式：×××
三、事实和理由
1. 事实起因、经过、情节和后果（阐述客观事实/驳对方当事人的客观事实或初审的事实认定）：×××。
2. 诉讼争议焦点（阐述初审或二审中，医患双方辩论和法庭质证的争议焦点）：×××。
3. 阐述/反驳对方观点（针对证据、证据来源和争议焦点阐述/反驳，尤其是反驳应围绕：1）事实认定不清；2）法律适用不当；3）程序违法进行反驳）：×××。
4. 本方观点阐述（针对证据、证据来源和争议焦点提出正确的法律条款）：×××。
5. 观点分析和总结（结合法律法规规定分析和总结本方的观点，并提出最后的主张）：×××。
四、备注
附：证据和证据来源×××
（二审）代理词副本（按被告的人数提交）
五、落款
此致，×××法院
申请人：×××医院（公章）
×××年×××月×××日
注：代理词虽然应当在休庭后以书面呈送法庭，但在法庭辩论阶段往往是一种即兴的口头表演，没有固定的格式，但可以根据事实和理由中的内容自由组织语言将其人为的分成：开场白、阐述/反驳对方观点、总结三部分。本表可根据本单位实际情况进行适当调整（上例举内容，仅供参考）。

[解释] 代理词实际上与起诉状、反诉状、答辩状在内容上相似，但比起诉状、反诉状、答辩状内容更为详细，且更有针对性。因此，代理词作为代理人对整个医患纠纷诉讼过程中，为维护被代理人合法权益所发表的一种综合性陈述，具有其实际意义。时间：在初审(二审)法庭辩论时，庭审结束后宣判前提出。

应用举例17：反诉状(模板)

尊敬的×××法院审判员或人民陪审员：
一、反诉人
(被告)：×××医院 医疗机构地址：×××(医疗机构住所地/依法登记地/实际经营) 联系方式：×××等。
法定代表人：××× 职务：××× 联系方式：×××
委托代理人：××× 职务：××× 联系方式：×××(委托律师处理的写明×××律师事务所)
二、被反诉人
(原告)：(患方)××× 性别：××× 年龄：××× 民族：××× 住址：××× 工作单位：××× 职务：××× 联系方式：×××
三、反诉请求
如：请求×××法院判决患方×××办理出院手续/支付拖欠的医疗费用×××万元……
四、事实和理由
1. 事实经过：×××。
2. 反诉理由：×××。
五、备注
附：证据和证据来源×××
本诉状副本份(按被反诉人的人数提交)
六、落款
此致，×××法院
反诉人：×××医院(公章)
×××年×××月×××日
注：本表可根据本单位实际情况进行适当调整(上例举内容，仅供参考)。

[解释] 反诉状是在已开示的诉讼过程中，反诉人针对起诉人提出的诉讼事由和请求进行的一种以抵消或吞并起诉人诉讼事由和请求为目的的另一种请求形式。反诉区别于反驳，反驳只针对诉讼事由，而反诉不仅针对诉讼事由，也针对诉讼请求。注意，反诉人和被反诉人，必须是本诉的被告和原告。反诉只能针对本诉中提起的事实理由、与本诉的关系以及适用的相关法律法规。时间：起诉人提起诉讼请求后提出。

应用举例18：管辖异议申请书(模板)

尊敬的×××法院审判员或人民陪审员：
一、管辖异议申请人
×××医院 医疗机构地址：×××(医疗机构住所地/依法登记地/实际经营地) 联系方式：×××
法定代表人：××× 职务：××× 联系方式：×××
委托代理人：××× 职务：××× 联系方式：×××(委托律师处理的写明×××律师事务所)
二、管辖异议的事由和法律依据
1. 管辖异议事由：×××。
2. 法律依据：×××。
3. 有管辖权或申请移交管辖的法院：本案有管辖权的法院为×××法院，先申请贵院将本案裁定移送有管辖权的×××法院。
三、备注
附：证据和证据来源×××
四、落款
此致，×××法院
申请人：×××医院(公章)

×××年×××月×××日

注：本表可根据本单位实际情况进行适当调整（上例举内容，仅供参考）。

[解释] 管辖异议申请书是当事人向法院提出该法院对该案件无管辖权的主张的申请文书。时间：应当在15天的答辩状期间内提出。

应用举例19：诉讼主体不适格申请书（模板）

尊敬的×××法院审判员或人民陪审员：
一、诉讼主体不适格申请人
×××医院 医疗机构地址：×××（医疗机构住所地/依法登记地/实际经营地）联系方式：×××
法定代表人：××× 职务：××× 联系方式：×××
委托代理人：××× 职务：××× 联系方式：×××（委托律师处理的写明×××律师事务所）
二、诉讼主体不适格的事由和法律依据
1. 诉讼主体不适格事由：×××。
2. 法律依据：×××。
3. 不适格的主体：×××。
三、备注
附：证据和证据来源×××
四、落款
此致，×××法院
申请人：×××医院（公章）
×××年×××月×××日

注：本表可根据本单位实际情况进行适当调整（上例举内容，仅供参考）。

[解释] 诉讼主体不适格申请书是指在诉讼过程中，具有诉讼利益关系、诉讼能力和资格的一方当事人，对另一方当事人的诉讼主体提出异议的法律文书。时间：收到起诉书副本后提出。

应用举例20：不公开审理申请书（模板）

尊敬的×××法院审判员或人民陪审员：
一、申请人
×××医院 医疗机构地址：×××（医疗机构住所地/依法登记地/实际经营地）联系方式：×××
法定代表人：××× 职务：××× 联系方式：×××
委托代理人：××× 职务：××× 联系方式：×××（委托律师处理的写明×××律师事务所）
二、申请事由
贵院受理患方×××诉我院×××一案，现因×××，故不能公开进行审理。因此，特向贵院申请不公开审理此案，望贵院审查准予。
三、备注
附：证据和证据来源×××
四、落款
此致，×××法院
申请人：×××医院（公章）
×××年×××月×××日

注：本表可根据本单位实际情况进行适当调整（上例举内容，仅供参考）。

[解释] 不公开审理申请书是指对于涉及国家秘密、个人隐私、商业秘密或其他法律规定，当事人可以向法院申请不公开审理该案件的书面文书。时间：在举证时向法院提出。

应用举例21：追加当事人申请书（模板）

尊敬的×××法院审判员或人民陪审员：
一、申请人
×××医院 医疗机构地址：×××（医疗机构住所地/依法登记地/实际经营地）联系方式：×××
法定代表人：××× 职务：××× 联系方式：×××
委托代理人：××× 职务：××× 联系方式：×××（委托律师处理的写明×××律师事务所）
二、被追加的当事人
1. 被追加的当事人为公司：×××公司 公司地址：×××（公司住所地/依法登记地/实际经营地）联系方式：×××等。
法定代表人：××× 职务：××× 联系方式：×××
委托代理人：××× 职务：××× 联系方式：×××
2. 被追加的当事人为公民：姓名：××× 职务：××× 联系方式（个人）：××× 单位地址：××× 联系方式（单位）：××× 身份证号：××× 等
三、申请追加当事人的事由
贵院受理患方×××诉我院×××一案，现因×××依法向法院申请追加×××为本案当事人，望贵院审查准予。
四、备注
附：证据和证据来源×××
本申请书副本（按被申请人的人数提交）
五、落款
此致，×××法院
申请人：×××医院（公章）
×××年×××月×××日
注：本表可根据本单位实际情况进行适当调整（上例举内容，仅供参考）。

[解释] 追加当事人申请书是申请人为追加某当事人参加诉讼，向法院提出的书面申请。该申请书要求写明被申请追加人的诉讼地位，被申请追加人与本案的利害关系，以及其不参加诉讼可能导致事实难以查清或案外人利益受损。如医疗机构追加因医疗器械、药品及血液等出现质量问题的生产者、销售者为第三人。时间：法院在受理后至终审前均可以提出。

应用举例22：审判监督程序再审申请书/申诉状（模板）

尊敬的×××高级法院或检察院：
一、再审申请人/申诉人
（被告）：×××医院 医疗机构地址：×××（医疗机构住所地/依法登记地/实际经营地）联系方式：×××
法定代表人：××× 职务：××× 联系方式：×××
委托代理人：××× 职务：××× 联系方式：×××（委托律师处理的写明×××律师事务所）
二、被申请人/被申诉人
（原告）：（患方）××× 性别：××× 年龄：××× 民族：××× 住址：××× 工作单位：××× 职务：××× 联系方式：×××
三、再审请求/申诉请求
如：再审申请人/申诉人×××对×××法院于×××年×××月×××日法民（终）字第×××号民事判决（裁定），申请再审/申诉。或撤销×××法院于×××年×××月×××日法民（终）字第×××号民事判决（裁定），维持×××法院于×××年×××月×××日法民（初）字第×××号民事判决（裁定）。
四、事实和理由
1. 事实经过
（1）初审和二审判决（裁定）的简况：×××。
（2）观点分析（针对初审或二审证据、证据来源和争议焦点进行分析）：×××。
2. 再审理由/申诉理由：×××。

我院与被申请人/被申诉人(患方)×××就×××一案,已由×××法院于×××年×××月×××日做出终审判决(裁定),该判决(裁定)责令我院×××。再审申请人/申诉人对此判决(裁定)不服,故向原审法院的上一级法院/检察院申请再审/申诉。理由如下:

本案中,二审法院认为我院在×××情况下,违反了×××法律法规的有关规定:×××,导致被申请人(患方)×××的不良后果,承担×××责任,再审申请人/申诉人存有异议。

(1)……现再审申请人/申诉人有新证据×××提交,该证据×××足以证明原判决(裁定)存在错误认定,应当依法再审/申诉。

(2)……再审申请人/申诉人认为对原判决(裁定)认定的事实和证据不足,缺乏证明事实存在的主要证据,因而根据法律规定,应当依法再审/申诉。

(3)……再审申请人/申诉人认为对原判决(裁定)认定的事实和证据所适用的法律法规错误,错误的法律法规为×××,适用的法律法规为×××,故应依法再审/申诉。

(4)……再审申请人/申诉人认为对原判决(裁定)机关因适用法律法规错误,导致程序违法,具体表现为:×××,故应依法再审/申诉。

(5)……再审申请人/申诉人认为审判(裁定)人员有职务违法行为,具体表现为×××,故应依法再审/申诉。

(6)其他涉及的内容(上例举内容,仅供参考)。

五、备注

附:证据和证据来源×××

专家论证意见(医疗机构可以组织医学护理药学专家对该案件中涉及的专业问题进行论证,随再审申请书/申诉状一并提交)

终审判决(裁定)书

本诉状副本(按被申请人/被申诉人的人数提交)

六、落款

此致,×××法院/检察院

再审申请人/申诉人:×××医院(公章)

×××年×××月×××日

注:本表可根据本单位实际情况进行适当调整(上例举内容,仅供参考)。

[解释] 审判监督程序再审申请书(申诉状)是指申请人对已经发生法律效力的判决(裁定)不服,认为确有错误,依法向原审法院、上一级法院或检察院申请再审或申诉时提交的法律文书。时间:再审申请书为二审判决(裁定)发生法律效力的6个月内提出。时效不超过2年。而申诉状已超过2年时效。

应用举例23:送达回证

×××人民法院送达回证

案号	
案由	
送达文书名称和件数	
受送达人	
送达地址	
受送达人签名或者盖章	
代收人及代收理由	
备注	

注：(一)送达民事诉讼文书按照《中华人民共和国民事诉讼法》第八十四条、第八十五条、第八十六条的规定办理。
(二)代收诉讼文书的,由代收人签名或者盖章后,还应注明其与受送达人的关系及代收理由。
(三)本表来源于上海市闵行区人民法院(仅供参考)。

[备注] 送达回证及送达的效力与送达方式

(一)送达回证及送达的效力。《中华人民共和国民事诉讼法》(简称《民事诉讼法》)规定：送达诉讼文书必须有送达回证,由受送达人在送达回证上记明收到日期、签名或者盖章。受送达人在送达回证上的签收日期为送达日期。送达回证,是一种重要的证据,是人民法院按照法定格式制作的诉讼法律文书,是证明受送达人收到了人民法院送达的诉讼法律文书的凭证,也是送达人进行了送达行为的凭证。其主要内容包括：送达人民法院的名称、受送达人的姓名或名称、送达的诉讼法律文书的名称、送达的处所和时间、送达的基本情况以及受送达人或者有关见证人的签名或盖章。送达回证对于当事人和其他诉讼参与人行使诉讼权利、履行诉讼义务及对于诉讼期限的计算起着重要的作用。例如,人民法院对医疗纠纷案件一审判决后,医疗机构收到判决书的日期以送达回证上医疗机构的签收日期为准,并以此作为计算医疗机构上诉期间的依据。送达的效力,是人民法院将诉讼法律文书送达给受送达人之后所产生的法律后果。人民法院所送达的诉讼法律文书其实多种多样,各种诉讼法律文书送达后所产生的法律后果也各不相同。一般而言,诉讼法律文书送达后可能产生的法律后果有以下几种：

1. 诉讼期间的起算。诉讼法律文书送达后,能使一定的诉讼期间开始计算。如在医疗诉讼中,一审判决书送达给当事人之后,当事人对该案的上诉期间就从判决书送达的次日开始计算。

2. 确定法律行为。诉讼法律文书送达后,受送达人如果在指定的期间内不实施已送达的诉讼法律文书所指定的诉讼行为,则将产生程序上的一些法律后果。如在医疗诉讼中,原告经人民法院两次传票传唤而无正当理由拒不到庭,人民法院将当庭做出撤销诉讼的处理决定。又如接到一审判决书在15日内不上诉的,则视为放弃上诉权利。

3. 产生法律关系。法律文书送达后,能够产生或者终止一定的诉讼法律关系。如在医疗诉讼中,人民法院将起诉状副本送达医疗机构后,医疗机构与人民法院直接就产生了民诉诉讼的法律关系,而在此之前医疗机构与人民法院之间并不存在民诉诉讼法律关系。

4. 发生法律效力。送达是某些诉讼法律文书发生法律效力的条件。如在医疗诉讼中,经医患双方同意由人民法院调解结案的,人民法院必须制作调解书。调解书在送达医患双方当事人之前,并不发生法律效力。只有当调解书送达医患双方之后,调解书才发生法律效力。

(二)送达回证的送达方式。根据《民事诉讼法》规定,人民法院送达的方式有以下六种：

1. 直接送达。直接送达又称交付送达,是人民法院派专人将诉讼文书直接交付给受送达人签收的送达方式。直接送达是送达方式中最基本的方式。即凡是能够直接送达的,就应当直接送达,以防止拖延诉讼,保证诉讼程序的顺利进行。在一般情况下,受送达人是公民的,由该公民直接签收。

2. 留置送达。留置送达是受送达人无理拒收诉讼文书时,送达人依法将诉讼文书放置在受送达人的住所并产生送达的法律效力的送达方式。《民事诉讼法》规定：受送达人或者他的同住成年家属拒绝接受诉讼文书的,送达人应当邀请有关基层组织或者所在单位的代表到场,说明情况,在送达回证上记明拒收事由和日期,由送达人、见证人签名或者盖章,把诉讼文书留在受送达人的住所,即视为送达。

3. 委托送达。委托送达是负责审理该民事案件的人民法院直接送达诉讼文书有困难时,依法委托其他人民法院代为送达。委托送达与直接送达具有同等法律效力。负责审理该民事案件的人民法院称为委托法院,接受送达任务的法院称为受托法院。委托送达应当出具委托函,并附相关的诉讼文书和送达回证。受送达人在送达回证上签收的日期为送达日期。

4. 邮寄送达。邮寄送达是人民法院将所送达的文书通过邮局并用挂号信寄给受送达人的方式。实践表明,法院采用邮寄送达通常是受送达人住地离法院路途较远,直接送达有困难时所采用的一种送达方式。

5. 转交送达。转交送达是人民法院将诉讼文书送交受送达人所在单位代收,然后转交给受送达人的送达方式。转交送达有三种情况：

(1) 受送人是军人,通过其所在部队团以上单位的政治机关转交。

(2) 受送达人被监禁的,通过其所在监所和劳动改造单位转交。

(3) 受送达人正在被劳动教养的,通过其劳动教养单位转交。

代为转交的机关、单位收到诉讼文书后,必须立即交受送达人签收,并以其在送达回证上签收的时间为送达日期。

6. 公告送达。公告送达是法院以张贴公告、登报等办法将诉讼文书公诸于众,经过一定时间,法律上即视为送达的送达方式。根据《民事诉讼法》的规定,采用公告送达必须是受送达人下落不明,或者用前五种方式无法送达时,才能适用的送达方式。公告送达,自发出公告之日起,经过60日,即为公告期满,视为送达。

需要注意:医疗机构对患者及其家属的民事送达,一般采用电话、邮寄的方式。医方应在住院病历中如实填写患者及其家属的联系地址及联系电话等信息(若联系地址未填写,则以身份证载明的住址为准)。医方关于医疗履行及相关事宜的通知,应当按照上述载明的地址及联系方式发出。如以快递或挂号信的形式寄送的,邮戳显示的日期为送达日期,以身份证载明的住址为送达地址。至于是否能送达至患者本人在所不论。若收件人拒收或因收件人的原因导致邮件无法送达的,至寄出后三日即视为送达。除医患双方约定送达方式,其他送达方式不建议使用。

应用举例24:医疗欠费担保书(模版)

担保人:×××;身份证号:×××

×××年×××月×××日×××;身份证号:×××;担保人与被担保人关系:×××

一、担保人×××愿意为被担保人×××作经济担保。

二、被担保人×××在×××医院住院(门诊)治疗期间,若出现无法支付相关医疗费用的情况,本人无力偿还的部分由担保人承担并负责偿还。

三、被担保人×××本次住院(门诊)是指×××年×××月×××日开始至×××年×××月×××日止在×××医院住院(门诊)治疗期间产生的医疗费用人民币×××元。

担保人:签字(盖章)、×××年×××月×××日

被担保人:签字(盖章)、×××年×××月×××日

×××医院:签字(盖章)、×××年×××月×××日

注:(一)请附担保人和被担保人身份证复印件;(二)担保顺序为:配偶、父母、兄弟姐妹及其他人员,员工的经济担保人应依此顺序选择,担保人应有固定收入;(三)担保人工作单位只为担保人的担保资格的真实性作证明,不负任何经济责任或连带责任;(四)担保人工作单位对担保资格的真实性证明时应加盖单位法人章或人事部门章;(五)律师事务所作为担保人的,应提供相应的函件并加盖律师事务所的公章。

附:收据

今收到:×××(单位或个人)医疗欠费人民币×××元(人民币大写金额)。

开票人:×××或单位(盖章)

日期:×××年×××月×××日

八、医患纠纷档案归档管理的相关记录

应用举例1:医患纠纷档案归档情况一览表(模板)

患者姓名		性别		年龄		电话		病历号	
投诉时间		涉及科室		责任人		经办人		办理情况	
纠纷发生处理情况									
医患纠纷档案归档目录									
是否鉴定	是□ 否□	医疗损害鉴定□		医疗"三期"鉴定□		承担方	医方□患方□	鉴定费用	
病历(视听、影像资料)去向									
处理结果	自行协商□	诉讼□仲裁□		医患纠纷人民调解□		行政处理□		有无赔偿/补偿/免	有□ 无□
赔偿/补偿金额(包括免)				医疗保险理赔金额					

注:本表可根据本单位实际情况进行适当调整(上例举内容,仅供参考)。

附录2 推荐阅读

有益性★★★★☆ 阅读性★★★★☆

一、医疗法律、行政法规、部门规章、诊疗护理用药规范与常规的阅读

(一) 关于医疗执业资格的相关规定

1. 中华人民共和国执业医师法	2. 护士条例	3. 乡村医生从业管理条例
4. 护士执业资格考试办法	5. 中国台湾地区医师在大陆短期行医管理规定	6. 中国香港、澳门特别行政区医师在内地短期行医管理规定
7. 护士执业注册管理办法	8. 乡村医生考核办法	9. 医师资格考试报名资格规定
10. 医师资格考试暂行办法	11. 医师定期考核管理办法	12. 传统医学师承和确有专长人员医师资格考核考试办法
13. 医师外出会诊管理暂行规定	14. 外国医师来华短期行医暂行管理办法	15. 医师执业注册管理办法
16. 执业药师注册管理暂行办法	17. 国家食品药品监督管理局关于执业药师注册管理暂行办法的补充意见	18. 国家食品药品监督管理局关于执业药师注册管理暂行办法的补充意见
19. 出国医护专业技术人员资格认定管理办法(试行)	20. 关于印发推进和规范医师多点执业的若干意见的通知	21. 卫生部关于执业助理医师独立从事诊疗活动发生医疗事故争议有关问题的批复

(二) 关于输血管理的相关规定

1. 中华人民共和国献血法	2. 血液制品管理条例	3. 单采血浆站管理办法
4. 血站管理办法	5. 医疗机构临床用血管理办法	6. 最高人民法院、最高人民检察院关于办理非法采供血液等刑事案件具体应用法律若干问题的解释
7. 卫生部、国家医药管理局关于进口人血丙种球蛋白处理意见的通知	8. 血液制品无菌试验暂行规程	9. 临床输血技术规范(包括附件)
10. 血液制品去除、灭活病毒技术方法及验证指导原则	11. 卫生部关于对非法采供血液和单采血浆、非法行医专项整治工作中有关法律适用问题的批复	

(三) 关于药事管理的相关规定

1. 中华人民共和国药品管理法	2. 中华人民共和国药品管理法实施条例	3. 麻醉药品和精神药品管理条例
4. 中华人民共和国中医药条例	5. 中药品种保护条例	6. 放射性药品管理办法
7. 医疗用毒性药品管理办法	8. 医疗机构药品监督管理办法(试行)(节录)	9. 药品不良反应报告和监测管理办法
10. 药品集中采购监督办理办法	11. 药品生产质量管理规范	12. 药品类易制毒化学品管理办法
13. 药品召回管理办法	14. 药品流通监督管理办法	15. 药品广告审查办法
16. 药品广告审查发布标准	17. 药品说明书和标签管理规定	18. 药品生产监督管理办法
19. 互联网药品信息服务管理办法	20. 药品经营许可证管理办法	21. 药品经营质量管理规范
22. 进口药材管理办法(试行)	23. 药品进口管理办法	24. 药品监督行政处罚程序规定
25. 最高人民法院、最高人民检察院关于办理生产、销售假药、劣药刑事案件具体应用法律若干问题的解释	26. 最高人民法院关于处方药是否可以作出知名商品认定问题请示的批复	27. 最高人民法院、最高人民检察院关于办理非法生产、销售、使用禁止在饲料和动物饮用水中使用的药品等刑事案件具体应用法律若干问题的解释
28. 最高人民检察院法律政策研究室关于安定注射液是否属于刑法第三百五十条规定的精神药品问题的答复	29. 麻醉药品、精神药品处方管理规定	

(四) 关于疾病预防控制管理的相关规定

1. 中华人民共和国传染病防治法	2. 中华人民共和国职业病防治法	3. 中华人民共和国传染病防治法实施办法
4. 血吸虫病防治条例	5. 艾滋病防治条例	6. 疫苗流通和预防接种管理条例
7. 中华人民共和国尘肺病防治条例	8. 医院感染管理办法	9. 传染病患者或疑似传染病患者尸体解剖查验规定
10. 医疗机构传染病预检分诊管理办法	11. 传染性非典型肺炎防治管理办法	12. 职业病诊断与鉴定管理办法
13. 职业病危害事故调查处理办法	14. 性病防治管理办法	15. 结核病防治管理办法
16. 最高人民法院、最高人民检察院关于办理妨害预防、控制突发传染病疫情等灾害的刑事案件具体应用法律若干问题的解释	17. 医院感染管理办法	18. 医疗机构传染病预检分诊管理办法
19. 医院感染诊断标准(试行)	20. 医院感染管理规范(试行)	21. 卫生部关于进一步加强医院感染管理工作的紧急通知

(五) 关于医疗卫生与管理的相关规定

1. 中华人民共和国食品安全法	2. 中华人民共和国食品安全法实施条例	3. 卫生部关于印发《食品相关产品新品种申报与受理规定》的通知
4. 餐饮服务许可管理办法	5. 餐饮服务食品安全监督管理办法	6. 学校食堂与学生集体用餐卫生管理规定
7. 重大动物疫情应急条例	8. 突发公共卫生事件应急条例	9. 公共场所卫生管理条例
10. 中华人民共和国人口与计划生育法	11. 中华人民共和国母婴保健法	12. 中华人民共和国母婴保健法实施办法
13. 流动人口计划生育工作条例	14. 计划生育技术服务管理条例	15. 张正雄、王建群诉泸州市纳溪区人口和计划生育局征收社会抚养费案
16. 医疗机构管理条例	17. 乡镇卫生院管理办法(试行)	18. 卫生部办公厅关于进一步规范乙肝项目检测的通知
19. 医疗卫生服务单位信息公开管理办法(试行)	20. 人间传染的病原微生物菌(毒)种保藏机构管理办法	21. 关于印发《上海市医疗质量安全事件报告管理办法》的通知
22. 医疗机构管理条例实施细则	23. 卫生部关于医疗机构审批管理的若干规定	24. 医疗机构临床实验室管理办法
25. 中外合资、合作医疗机构管理暂行办法	26. 中医医疗机构管理办法(试行)	27. 人体器官移植条例
28. 人工智能辅助治疗技术管理规范(试行)	29. 医疗技术临床应用管理办法	30. 医疗广告管理办法
31. 卫生部办公厅关于境外人员申请人体器官移植有关问题的通知	32. 人体器官移植技术临床应用管理暂行规定	33. 放射诊疗管理规定
34. 医疗美容服务管理办法	35. 医疗机构病历管理规定	36. 病历书写基本规范
37. 中医病历书写基本规范	38. 电子病历基本规范(试行)	39. 宜昌市妇幼保健院不服宜昌市工商行政管理局行政处罚决定案
40. 处方管理办法	41. 中华人民共和国护士管理办法	42. 关于医师执业注册中执业范围的暂行规定
43. 医院工作制度	44. 医院工作人员职责	45. 医院工作制度的补充规定(试行)
46. 中医医院工作制度(试行)	47. 中医医院工作人员职责(试行)	48. 国家卫生计生委(卫健委)公安部印发关于加强医院安全防范系统建设指导意见
49. 医院消毒卫生标准(GB1982—1995)	50. 关于进一步加强护理管理工作的通知	51. 卫生部办公厅关于发生医疗事故争议时病历封存有关问题的复函
52. 中华人民共和国消费者权益保护法	53. 消毒管理办法	54. 医务人员医德规范及实施办法
55. 卫生部关于加强医疗质量管理的通知	56. 中医、中西医结合病历书写基本规范(试行)	57. 卫生部关于修订下发住院病案首页的通知
58. 医疗事故争议中尸检机构及专业技术人员资格认定办法	59. 解剖尸体规则	60. 卫生部对《关于处理尸解脏器标本问题的请示》的复函
61. 卫生信访工作办法	62. 医院投诉管理办法(试行)	63. 司法部、卫生部、保监会关于加强医疗纠纷人民调解工作的意见
64. 关于印发维医疗秩序打击涉医违法犯罪专项行动方案的通知	65. 医疗机构实行价格公示的规定	66. 最高人民法院关于人民调解协议司法确认程序的若干规定

(续表)

67. 中华人民共和国红十字会法	68. 卫生部、中央编办、国家发展改革委、财政部、人力资源社会保障部关于公立医院改革试点的指导意见	69. 互联网医疗保健信息服务管理办法
70. 中华人民共和国侵权责任法	71. 医疗质量安全事件报告暂行规定	72. 医疗器械监督管理条例

(六) 关于医疗行政处理监督与处罚的相关规定

1. 最高人民法院关于贯彻执行《中华人民共和国民法通则》若干问题的意见(试行)	2. 最高人民法院关于确定民事侵权精神损害赔偿责任若干问题的解释	3. 卫生部关于打击非法行医专项行动责任追究的意见
4. 最高人民法院关于对医疗事故争议案件人民法院应否受理的复函	5. 最高人民法院关于中国人民解放军和武警部队向地方开发的医疗单位发生的医疗赔偿纠纷由有管辖权的人民法院受理的复函	6. 最高人民法院关于当事人对医疗事故鉴定结论所有异议,但只要求医疗单位赔偿经济损失的,应作为民事案件受理的复函
7. 最高人民法院关于李新荣诉天津市第二医学院附属医院医疗事故赔偿一案如何适用法律问题的复函	8. 李国光副院长在全国民事审判工作会议上的讲话	9. 卫生部关于开展严厉打击非法行医专项整治工作的通知
10. 中华人民共和国刑法	11. 中华人民共和国公务员法	12. 最高人民检察院关于人民检察院直接受理立案侦查案件立案标准的规定(试行)
13. 卫生部行政复议与行政应诉管理办法	14. 关于加强医疗机构治安管理维护正常诊疗秩序的通知	15. 中华人民共和国人口与计划生育法
16. 计划生育技术服务管理条例	17. 国务院关于修改《计划生育技术服务管理条例》的决定	18. 医疗机构管理条例
19. 中医医疗机构管理办法(试行)	20. 医疗机构管理条例实施细则	21. 医疗机构基本标准(试行)
22. 中外合资、合作医疗机构管理暂行办	23. 计划生育技术服务管理条例实施细则	24. 计划生育技术服务机构执业管理办法
25. 男性节育手术并发症诊断标准	26. 女性节育手术并发症诊断标准	27. 中华人民共和国民法通则
28. 最高人民法院关于贯彻执行《中华人民共和国民法通则》若干问题的意见(试行)	29. 卫生部、国家中医药管理局、公安部、国家工商总局关于开展严厉打击非法行医整顿医疗服务市场秩序专项治理工作的通知	30. 最高人民法院关于适用《中华人民共和国刑事诉讼法》的解释
31. 中华人民共和国行政许可法	32. 中华人民共和国行政复议法	33. 中华人民共和国行政处罚法
34. 中华人民共和国行政诉讼法	35. 卫生部关于印发《卫生监督信息报告管理规定(2011年修订版)》的通知	36. 卫生行政执法考核评议办法
37. 卫生行政执法责任制若干规定	38. 卫生行政执法文书规范	39. 卫生行政处罚程序

(七) 关于医疗鉴定的相关规定

1. 医疗事故技术鉴定暂行办法	2. 人体轻伤鉴定标准	3. 卫生部、国家中医药管理局关于印发《医疗事故技术鉴定专家库学科专业组名录(试行)的通知》
4. 卫生部关于医疗机构不配合医疗事故技术鉴定所应承担的责任的批复	5. 《医疗纠纷预防和处理条例》	6. 卫生部转发全国人大法工委《关于对法医类鉴定与医疗事故技术鉴定关系问题的意见》的通知
7. 医疗事故分级标准(试行)	8. 医疗事故争议中尸检机构及专业技术人员资格认定办法	9. 卫生部关于医师未经许可在家行医导致纠纷是否受理鉴定的批复
10. 卫生部关于医疗事故鉴定申请期限的批复	11. 卫生部法监司关于对医疗事故鉴定有关问题的答复	12. 卫生部关于医疗事故技术鉴定有关问题的批复
13. 卫生部关于医疗事故技术鉴定中胎儿死亡事件如何认定的批复(2000.12.19)	14. 卫生部关于医疗事故技术鉴定工作有关问题的批复	15. 卫生部关于对浙江省卫生厅在执行《医疗事故处理条例》过程中有关问题的批复
16. 卫生部关于医疗事故技术鉴定有关问题的批复	17. 司法部关于印发《司法鉴定文书规范》和《司法鉴定文协议书(示范文本)》的通知	18. 人体重伤鉴定标准
19. 卫生部关于医疗事故技术鉴定有关问题的批复	20. 卫生部关于在医疗事故技术鉴定中有关回避问题的批复	21. 卫生部关于行政部门是否有权直接判定医疗事故的批复

(续表)

22. 卫生部关于医疗争议经人民法院裁定再审案件重新启动医疗事故鉴定的批复	23. 卫生部关于医疗事故技术鉴定中新生儿死亡认定有关问题的批复	24. 卫生部关于医疗事故技术鉴定有关问题的批复
25. 卫生部关于抽取法院参加医疗事故技术鉴定有关问题的批复	26. 卫生部关于卫生行政部门旁听医疗事故技术鉴定等有关问题的批复	27. 重庆市高级人民法院关于医疗技术鉴定的程序性规定
28. 重庆市高级人民法院、重庆市医学会关于医疗事故技术鉴定委托与受理若干问题的纪要	29. 江苏省高级人民法院、江苏省卫生厅关于医疗损害鉴定工作的若干意见(试行)	30. 最高人民法院关于民事诉讼证据的若干规定(节录)
31. 全国人民代表大会常务委员会关于司法鉴定管理问题的决定	32. 最高人民法院关于人民法院对外委托司法鉴定管理规定	33. 司法鉴定执业分类规定(试行)
34. 司法鉴定程序通则(试行)	35. 司法鉴定收费管理办法	36. 司法鉴定执业活动投诉处理办法
37. 精神疾病司法鉴定暂行规定	38. 预防接种异常反应鉴定办法	39. 国务院法制办公室对《卫生部关于〈医疗事故处理条例〉第六十条有个问题的函》的答复
40. 卫生部关于《医疗事故处理条例》有关问题的批复	41. 在中华医学会医疗事故技术鉴定专家培训班上的讲话	42. 卫生部关于医疗事故技术鉴定中胎儿死亡时间如何认定的批复

(八) 关于医疗赔偿的相关规定

1. 最高人民法院关于审理人身损害赔偿案件适用法律若干问题的解释	2. 最高人民法院关于确定民事侵权精神损害赔偿责任若干问题的解释	3. 最高人民法院关于参照《医疗事故处理条例》审理医疗纠纷民事案件的通知
4. 最高人民法院关于适用《中华人民共和国侵权责任法》若干问题的通知	5. 最高人民法院关于中国人民解放军和武警部队向地方开发的医疗单位发生的医疗赔偿纠纷由有管辖权的人民法院受理的复函	6. 最高人民法院关于当事人对医疗事故鉴定结论有异议又不申请重新鉴定而以要求医疗单位赔偿经济损失为由向人民法院起诉的案件应否受理的复函
7. 北京市高级人民法院关于审理医疗损害赔偿纠纷案件若干问题的指导意见(试行)	8. 江西省高级人民法院关于审理医疗损害赔偿纠纷案件的指导意见(试行)	9. 广东省高级人民法院关于审理医疗损害赔偿纠纷案件的指导意见(试行)
10. 青海省高级人民法院关于审理医疗损害赔偿纠纷案件的若干意见	11. 重庆市高级人民法院关于审理医疗损害赔偿纠纷案件若干问题的意见(试行)	12. 陕西省高级人民法院关于审理医疗损害赔偿纠纷案件的指导意见(试行)
13. 安徽省高级人民法院关于审理医疗赔偿纠纷民事案件的若干意见	14. 医疗事故索赔流程图	15. 医疗事故损害赔偿金额计算公式
16. 中华人民共和国合同法	17. 最高人民法院关于适用《中华人民共和国合同法》若干问题的解释(一)	18. 最高人民法院关于适用《中华人民共和国合同法》若干问题的解释(二)
19. 中华人民共和国民法通则(节录)	20. 最高人民法院关于贯彻执行《中华人民共和国民法通则》若干问题的意见(试行)(节录)	21. 医疗机构药事管理规定
22. 浙江省高级人民法院民一庭关于审理医疗纠纷案件的意见(试行)	23. 最高人民法院关于审理医疗损害责任纠纷案件适用法律若干问题的解释	24. 邹继富诉新疆维吾尔自治区建工医院、乌鲁木齐市万瑞达医疗器械有限公司人身损害赔偿
25. 卫生部关于医疗事故争议中超范围行医性质认定问题的批复	26. 卫生部关于医学会不具备行政诉讼主体资格的批复	27. 最高人民法院关于参加《医疗事故处理条例》审理医疗纠纷民事案件的通知
28. 最高人民法院关于印发修改后的《民事案件案由规定》的通知;附:民事案件案由规定(节录)	29. 方金凯诉同安医院医疗损害赔偿纠纷案	30. 郑雪峰、陈国青诉江苏省人民医院医疗服务合同纠纷案

(九) 关于诊疗护理用药规范与常规的相关规定

1. 卫生部关于印发《临床路径管理指导原则(试行)》的通知;附件:临床路径管理指导原则(试行)	2. 国家卫生计生委办公厅 国家中医药管理局办公室关于加强肿瘤规范化诊疗管理工作的通知	3. 国家卫生计生委公安部 国家食品药品监管总局关于印发戒毒药物维持治疗工作管理办法的通知;附件:戒毒药物维持治疗工作管理办法
4. 卫生部关于修订《医疗机构管理条例实施细则》第三条有关内容的通知	5. 卫生部关于下发《医疗机构诊疗科目名录》的通知;附件:医疗机构诊疗科目名录、诊疗科目名录使用说明	6. 卫生部关于修订《医疗机构诊疗科目名录》部分科目的通知;附件:修订增补后的诊疗科目外科(04)、医学检验科(30)

(续表)

7. 国家卫生计生委 国家发展改革委 教育部 财政部 国家中医药管理局关于印发《村卫生室管理办法(试行)》的通知;附件:村卫生室管理办法(试行)	8. 卫生部 国家发展改革委 财政部 人力资源社会保障部 农业部关于印发《乡镇卫生院管理办法(试行)》的通知;附件:乡镇卫生院管理办法(试行)	9. 卫生部 国家中医药管理局关于印发中医坐堂医诊所管理办法(试行)和基本标准(试行)的通知;附件:中医坐堂医诊所管理办法(试行)
10. 卫生部关于印发《医疗机构血液透析室管理规范》的通知;附件:医疗机构血液透析室管理规范	11. 卫生部关于印发《医院手术部(室)管理规范(试行)》的通知;附件:医院手术部(室)管理规范(试行)	12. 卫生部 国家中医药管理局关于印发医疗机构中药煎药室管理规范的通知;附件:医疗机构中药煎药室管理规范
13. 国家卫生计生委办公厅关于印发《医疗机构新生儿安全管理制度(试行)》的通知;附件:医疗机构新生儿安全管理制度(试行)	14. 卫生部 国家中医药管理局关于印发《城市社区卫生服务机构管理办法(试行)》的通知;附件:城市社区卫生服务机构管理办法(试行)	15. 卫生部关于印发《医疗机构血液透析室管理规范》的通知;附件:医疗机构血液透析室管理规范
16. 卫生部关于印发《医疗机构临床实验室管理办法》的通知;附件:医疗机构临床实验室管理办法	17. 卫生部 人力资源和社会保障部 国家中医药管理局 中国残疾人联合会关于印发《盲人医疗按摩管理办法》的通知;附件:盲人医疗按摩管理办法	18. 卫生部关于印发《健康体检管理暂行规定》的通知;附件:健康体检管理暂行规定(试行)
19. 国家卫生计生委办公厅关于规范预防接种工作的通知(2015.4.30)	20. 卫生部 公安部 司法部关于印发《戒毒医疗服务管理暂行办法》的通知;附件:戒毒医疗服务挂你暂行办法	21. 卫生部 国家中医药管理局关于印发《医院实施优质护理服务工作标准(试行)》的通知;附件:医院实施优质护理服务工作标准(试行)
22. 国家卫生计生委办公厅关于印发《内镜诊疗技术临床应用管理暂行规定》和普通外科等10个专业内镜诊疗技术管理规范的通知;附件:内镜诊疗技术临床应用管理暂行规定	23. 国家卫生计生委 公安部 国家食品药品监管总局关于印发戒毒药物维持治疗工作管理办法的通知;附件:戒毒药物维持治疗工作管理办法	24. 国家卫生计生委办公厅关于印发基层医疗机构医院感染管理基本要求的通知;附件:人体捐献器官获取与分配管理规定(试行)
25. 卫生部 国家食品药品监督局 国家中医药管理局关于印发医疗机构从业人员行为规范的通知;附件:医疗机构从业人员行为规范	26. 卫生部关于印发《孕产期保健工作管理办法》和《孕产期保健工作规范》的通知;附件:孕产期保健工作管理办法、孕产期保健工作规范	27. 国家卫生计生委医政医管局关于印发《结直肠癌诊疗规范》等3个肿瘤诊疗规范的通知;附件:结直肠癌诊疗规范、原发性肺癌诊疗规范、恶性淋巴瘤诊疗规范
28. 国家卫生计生委办公厅关于印发精神障碍治疗指导原则(2013年度)等文件的通知;附件:心理治疗规范(2013年版)	29. 国家卫生计生委办公厅关于印发需要紧急救治的急危重伤病标准及诊疗规范的通知;附件:需要紧急救治的急危重伤病标准及诊疗规范	30. 卫生部办公厅关于印发《肺结核门诊诊疗规范》和耐多药肺结核等3个肺结核临床路径的通知;附件:肺结核门诊诊疗规范
31. 卫生部办公厅关于印发《癌症疼痛诊疗规范(2011年版)》的通知;附件:癌症疼痛诊疗规范	32. 卫生部办公厅关于印发《慢性阻塞性肺疾病诊疗规范(2011年版)》的通知;附件:慢性阻塞性肺疾病诊疗规范	33. 卫生部办公厅关于印发《乳腺癌诊疗规范(2011年版)》的通知;附件:乳腺癌诊疗规范
34. 卫生部办公厅关于印发《胃癌诊疗规范(2011年版)》的通知;附件:胃癌诊疗规范	35. 卫生部关于印发《住院患者基础护理服务项目(试行)》等三个文件的通知;附件:住院患者基础护理服务项目、基础护理服务工作规范、常用临床护理技术服务规范	36. 国家卫生计生委办公厅关于印发登革热诊疗指南(2014年第2版)的通知;附件:登革热诊疗指南
37. 国家卫生计生委办公厅关于印发胃癌等五种恶性肿瘤规范化诊疗指南的通知;附件:胃癌规范化诊疗指南(试行)、直肠癌规范化诊疗指南(试行)、结肠癌规范化诊疗指南(试行)、原发性乳腺癌规范化诊疗措施(试行)、宫颈癌及癌前病变规范化诊疗指南(试行)	38. 卫生部办公厅关于印发布鲁氏菌病诊疗指南(试行)的通知;附件:布鲁氏菌病诊疗指南(试行)	39. 卫生部办公厅关于印发《性早熟诊疗指南(试行)》的通知;附件:性早熟诊疗措施(试行)
40. 卫生部办公厅关于印发《市、县级医院常见肿瘤规范化诊疗指南(试行)》的通知;附件:肺癌规范化诊治指南(试行)、肝癌规范化诊治指南(试行)、食管癌规范化诊治指南(试行)、胰腺癌规范化诊治指南(试行)	41. 卫生部办公厅关于印发《重金属污染诊疗指南(试行)》的通知;附件:重金属污染诊疗指南(试行)	42. 卫生部办公厅关于印发《手足口病诊疗指南(2010年版)》的通知;附件:手足口病诊疗指南
43. 国家卫生计生委办公厅关于印发黄热病诊疗方案(2016年版)的通知;附件:黄热病诊疗方案	44. 国家卫生计生委办公厅关于印发寨卡病毒病诊疗方案(2016年第2版)的通知;附件:寨卡病毒病诊疗方案	45. 国家卫生计生委办公厅关于做好埃博拉出血热医疗救治准备工作的通知;附件:埃博拉出血热诊疗方案

(续表)

46. 卫生部办公厅关于印发关于印发人感染H7N9禽流感诊疗方案(2014年版)的通知;附件:人感染H7N9禽流感诊疗方案	47. 卫生部办公厅关于印发《慢性阻塞性肺疾病诊疗规范(2011年版)》的通知;附件:慢性阻塞性肺疾病诊疗规范	48. 卫生部办公厅关于印发《鼠疫诊疗方案(试行)》的通知;附件:鼠疫诊疗方案(试行)
49. 卫生部办公厅关于印发《甲型H1N1流感诊疗方案(2010年版)》的通知;附件:甲型H1N1流感诊疗方案	50. 卫生部关于印发埃博拉出血热等6种传染病预防控制指南和临床诊疗方案的通知;附件:拉沙热诊断和治疗方案、裂谷热诊断和治疗方案、西尼罗热诊断和治疗方案	51. 卫生部关于印发《人禽流感诊疗方案(2005版修订版)》的通知;附件:人禽流感诊疗方案
52. 国家卫生计生委办公厅关于印发精神障碍治疗指导原则(2013年版)等文件的通知;附件:精神障碍治疗指导原则	53. 国家卫生计生委办公厅关于做好胡峰蜇伤患者医疗救治工作的通知;附件:胡峰蜇伤诊疗原则	54. 国家卫生计生委办公厅关于印发四肢骨折等9个常见病种(手术)早期康复诊疗原则的通知;附件:四肢骨折等9个常见病种(手术)早期康复诊疗原则基本原则、四肢骨折早期康复诊疗原则、运动创伤早期康复诊疗原则、髋/膝关节置换早期康复诊疗原则、手外伤早期 康复诊疗原则、周围神经损伤早期康复诊疗原则、脊髓损伤早期康复诊疗原则、脑外伤、脑出血术后和脑卒中早期康复诊疗原则
55. 卫生部办公厅关于印发《肠出血性大肠杆菌O104:H4感染诊疗治疗原则(试行)》的通知;附件:肠出血性大肠杆菌O104:H4感染诊疗指导原则(试行)	56. 卫生部关于印发《综合医院分级护理指导原则(试行)》的通知;附件:综合医院分级护理指导原则(试行)	57. 卫生部关于印发《流行性脑脊髓膜炎诊疗要点》的通知;附件:流行性脑脊髓膜炎诊疗要点

备注:以上法律医疗法律、行政法规、部门规章、诊疗护理用药规范与常规可能有误,仅供参考。

二、医患纠纷相关文献的阅读

1. 汪力平 杨耀防.医患关系演变的历史趋向及其影响[J].九江学院学报,2007,(5):23-25	2. 李勇.医学伦理史的启示[J].南京医科大学学报,2013,(6):489	3. 崔卓兰,刘镓.生活与法2——医患纠纷[M].北京:人民法院出版社,2006
4. 王才亮,李金平.医患纠纷[M].法律出版社,2008	5. 王昆蓉,张冰雁.医疗隐患产生的原因分析与对策[J].医学美学美容,2013,1:105-106	6. 黄丁全.医事法[M].台湾月旦出版社有限公司,1995
7. 孙衍庆,宋鸿钊,邱蔚六等.现代手术并发症[M].西安:世界图书出版公司,2003:6	8. 汤怀世.关于医疗并发症的思考[J].中国医院,2002,6(5):43-45.	9. [美]理查德 格里格,菲利普 津巴多.心理学与生活[M].北京:人民邮电出版社,2003
10. [美]Coon.D.思想与行为的认识之路[M].中国轻工业出版社,2004	11. Burke. R. J, Graham. J, Smitb. F. J. The TQM Mag[J].2005,17:85-91	12. CAI Hong, CHEN Rong Yao, LING Hu Jia. Research and Realization of the Role-Based System Access Control Management [J].Joumal of Dong Hua University,2010,27(2):267-268
13. Mahmood Ahmad, Naveed Akhtar, Muhammad Bin Ibrahim, Ghulam Murtaz. Factors influencing job satisfaction of medical representatives in Pakistan [J]. Journal of Chinese Pharmaceutical Sciences, 2010, 19:235-238	14. 李志枚,程利萍.部队医院医疗纠纷的成因与防范管理[J].中国医院管理,2011,31(12):90-91	15. 吕勇等.各方人士会论医疗纠纷[J].中国消费者报,1999
16. 朱根.以化解矛盾为思路做好医院安保工作[J].南京医科大学学报(社会科学版).2011,3:240-242	17. 许晓斌.和谐医患关系防范医疗纠纷[J].江苏卫生事业管理,2008,19(2):29-30	18. 肖建军.论奖惩制度与医疗机构行政管理[J].社会研究.2012,29:79-80
19. 王才亮.医疗事故与医患纠纷处理实务[M].法律出版社,2002,1	20. 吴修荣.实行三级预警减少医疗纠纷[J].医院管理论坛.2011,8(28):20-21	21. 王先梅,赵勇,杨鑫.医疗服务投诉原因分析及对策[J].现代医药卫生,2011,27(7):1101-1102

(续表)

22. 苑兴友,龚相东.浅谈病员满意度在预防医患纠纷中的调查分析[J].中国医药指南,2012,10(31):369-370	23. 康国庆.加强人本管理预防医患纠纷[J].中华适宜诊疗技术杂志,2006,24(1):54-55	24. 徐可君.加强医患沟通替身患者满意度的探索[J].江南论坛,2016,53(12)
25. 赵春海,杜强,杨东关.关于医院信访工作的思考与对策[J].华北煤炭医学院学报,2010,12(5):726-727	26. Veltman, Larry L. MD, FACOG, Getting to Havarti: Moving Toward Patient Safety in Obstetrics[J]. Obstetrics&Gynecology. 2007, 110(5): 1146-1150	27. [英]詹妮 麦克埃文,蔡巍译.现代证据法与对抗式程序[M].北京:法律出版社,2006
28. 李君,周永庆.医疗损害官司证据收集、认定和运用[M].北京:中国法制出版社,2011	29. 郑有培.侵权赔偿官司证据收集、认定和运用[M].中国法制出版社,2010	30. 李君.合同官司证据收集、认定和运用[M].北京:中国法制出版社,2011
31. 韩波.民事证据开示制度研究[M].北京:中国人民大学出版社,2005	32. [德]罗森贝克,庄敬华译.证明责任论[M].北京,中国法制出版社,2002	33. 冉崇宏,将文贵,成淑芳.主观病历和客观病历浅析[J].中国病案,2003,06
34. [美]约翰.W.斯特龙,汤维建,等.译.麦考密克论证据[M].北京:中国政法大学出版社,2004	35. 卞建林.证据法学[M].北京:中国政法大学出版社,2005	36. 张野,耿珊珊,谢舒,等.综合医院医疗不良事件报告的障碍因素以及改进策略分析[J].中国医院管理,2012,10(32):42-44
37. Malik. M. E, Naeem. B. Pak. Econ Soc Rev [J]. 2009,47,19-30	38. 张滨,胡亚林.域外医疗纠纷ADR制度对我国医疗纠纷人民调解制度的启示[J].中国卫生法制,2013,21(1):55-60	39. 郭中亚.一种诉权——人权中的程序权[J].河南省政法管理干部学院党报,2005,4:142-146
40. 张以善,相锋,房涛.行政(调解)处理在解决医疗纠纷中的作用与特点[J].中华医院管理杂志,2009,25(9):608-609	41. 江茹,沈爱玲.构建我国医疗纠纷仲裁制度的探讨[J].南京中医药大学学报(社会科学版),2011,12(4):224-226	42. 沈健.试论建立我国医疗事故纠纷的仲裁机制[M].政法论坛,2004(3):138-144
43. 李菲.对我国律师调解制度的思考[J].法学研究,2012,114-115	44. 朱苏力.关于能动司法与大调解[J].中国法学,2010,(1)	45. 吴巍,顾掌生,潘会琴.115例重点患者医疗公证的效果分析[J].医院管理论坛,2011,6(28):26-28
46. 何宏涛,张俊敏,江锦平,温转.医疗程序中引入医疗公证的实践和思考[J].河北医药,2009,31(6):743-745	47. 徐瑛,张旭.律师调解是大调解格局的必然趋势[J].北方经贸,2012,50-51	48. 蒋惠岭.解纷当循解纷之道科学治理会有时[J].人民法院报,2015,5
49. 黄宗智.中国法庭调解的过去和现在[J].清华法学,2007,10,37-66	50. 嵇其,陆龙,黄少平.试论医疗服务特殊性及其在合同中的体现[M].中国法制出版社,2002,1	51. 阎桂贞.关于医疗事故中民事责任合[J].法律与医学杂志,1999,6
52. [德]托马斯 魏根特,岳礼玲、温小洁译.德国刑事诉讼程序[M].北京:中国政法大学出版社,2004	53. 吴军,徐学仁,恽年蔓等.人体损害赔偿准则(讨论稿)[附件三]人体损伤医疗时限参考意见法医学杂志赔偿医学增刊[J].1994,10:1-3.17-20	54. 李琳,吴军.人身损害赔偿"三期"鉴定的法医学鉴定.中国司法鉴定[J].2004,04:42-43
55. 人体损害暗偿办法(试行),2003年6月27日湖南省常德市中级人民法院审判委员会讨论意见稿	56. 吴军,邱胜冬.制定《人体损伤程度鉴定标准》势在必行.法医学杂志[J].2003,19(2)100-102、106	57. 罗尔夫 克尼佩尔(朱岩译).法律与历史——论德国民法典的形成与变迁[M].北京:法律出版社,2005
58. [德]迪特尔 梅迪库斯(邵建东等译).德国民法总论[M].北京:法律出版社,2001	59. 王玉,于晓军等.伤残鉴定相关期限概念及其统一分类的建议[J].2014,3(74):103-109	60. Saaty TL. Decision making with the analytic hierarchy process[J]. Int J Ser Sci, 2008,1(1):83-98
61. 陈有孝等. 现代医院全成本核算[M].北京:人民卫生出版社,2009	62. 姜日进,魏鹏.医疗保险分担机制应用实践[J].中国医疗保险,2012,(6)46-48	63. 陈野.德国医疗保险制度及对我国的启示[J].经济问题,2004,(6):64-65
64. 郭小沙.德国医疗卫生体制改革及欧美医疗保障体制比较——对中国建立全面医疗保障体制的借鉴意[J].德国研究,2007,22(3):33-38	65. [德]埃森布莱特.德国:新医改实行强制医疗保险[J].中国发展观察,2007(4):44-47	66. 刘长伟.医院深化医疗质量管理的实践[J].中国医院管理,2010,30(12):85-86.
67. 黄长久,吴洪涛.医责险在处理医患纠纷中的作用[J].苏州大学学报(工科版),2007,27(5):84-86	68. 翟绍果,马妮娜.国外重大疾病保险概览[J].中国医疗保险,2012,10:69-71	69. 肖建军.论奖惩制度与医疗机构行政管理[J].社会研究,2012,29:79-80

(续表)

70. Bates DW, Coben M, Leape LL, et al. Reducing the frequency of errors in medicine using information technology[J]. J Am med Inform A Soc,2001,8:398-399	71. 陈钰,吕力琅等.多维度联系临床体系在医院管理中的应用及体会[J].中国医院管理,2013,33(7):26-27	72. 韩震霖,金志权,张秋月.医疗安全质量管理绩效考评办法的应用[J].中国医院管理,2004,24(4):27-28
73. 孟祥村等.医院质量管理程序[M].北京:军事医学科学出版社,2009	74. 娄苗苗,张浩,刘丹红.医疗质量测量指标基础数据的标准化方法[J].中国卫生质量管理,2013,20(2):53-56	75. 王培承,王培茜,丁霞云.加权TOPSIS法在医院医疗质量综合评价中的应用.中国卫生统计[J].1999,16(3):160-161
76. [1] DJ Collis. Research Note: How Valuable are Organizational Capabilities?[J].Strategic Management Journal,1994,15:143-152	77. M. Makinen, H. Waters, et. Inequalities in health care use and expenditures: empirical data from eight developing countries and countries in transition [J]. Bulletin of the World Health Organization,2000,78(1):55-65	78. 郭晓杰.医院优质服务质量持续改进背景下品管圈作用及效果评析[J].当代医学,2015(20):120-121
79. 杨波,王乙红,徐天强,等.医疗安全监控系统运行模式探讨(2)[J].中国卫生资源.2008,11(5):243-245	80. Cred. M, Chemyshenko. 0. S, Bagraim. J, Sully. M. Hum. Perform[J]. 2009,22,246-272	81. [1]热孜万古丽 买买提,姚华等.新疆民营医院现状与经营方式的实践探索[J].世界最新医学信息文摘,2013,13(11):5-7
82. 周宜强.民营医院的兴旺之路[J].中医药管理杂志,2005,6(13):3-6	83. 张奎力.外国医院产权制度改革及启示[J].外国医学(卫生经济分册),2007,24(1):1-6	84. Shleifer and Vishny. The limits of arbitrage[J]. The Journal of Finance, vol. 52, No. 1(Mar. 1997):35-55
85. 杜颖.股份制改造对医院综合绩效的影响[J].外国医学(卫生经济分册),2014,31(122):76-80	86. 陈城,吴均林.民营医院人才流失的影响及其对策分析.医学与社会,2008,21(6):32-33	87. 顾丽虹.对民营医院发展现状的分析与思考[J].卫生经济研究,2006,1:44-45
88. Vivian Grace Valdmanis. Ownership and technique efficiency of hospitals[J]. Medical care,1990,28(6):552-561	89. 曹玉鸣,夏韦,陈瑶.医疗危险行为法律救济制度研究[J].贵阳中医学院学报,2014,(2):452-453	90. 吴崇其.当前我国医疗纠纷的解决途径[J].医学与法学,2015,7(1):16-19
91. 刘振虎.51例医疗纠纷事故原因分析及防范对策[J].中国医学伦理学,2010,23(3):22-23	92. 石喜华.健康体检中心医患纠纷的原因及处理[J].实用心脑肺血管病杂志,2012,20(8):1400	93. 陈平.医患纠纷的常见原因及处理方法[J].咸宁学院学报(医学版),2004,18(5):371
94. 王萍,李文喆,刘月辉.医院门诊科室医患纠纷的原因与对策[J].解放军护理杂志,2011,28(6):62-63,68	95. 张捷,徐继红,向卉.综合性医院医患纠纷的原因及处理方法的探讨[J].转化医学电子杂志,2015,2(5):160-161	96. 郑力,金可,颜雪琴等.111例医疗纠纷调查分析[J].中华医院管理杂志,2006,22(4):250-252
97. 刘俊荣.防御性医疗的成因及其对医患关系的影响[J].中华医院管理杂志,2003,8:494	98. (美)罗斯科庞德.法理学[M].廖德宇译.北京:法律出版社,2007	99. 方奎宁.目前我国医院医患纠纷原因分析及防范对策[J].法制博览,2014,7
100. 罗才贵,孟昭蓉.构建和谐医患关系减少医疗纠纷的思考[J].中国医院管理,2006,9	101. 黑熙胜.常见护理纠纷的原因分析及防范措施.全科护理[J].2013,11(8):738-739	102. 梁淑英,李桂琴,石慧.我院内科常见护理纠纷及防范[J].包头医学,2006,30(1):58-58
103. 王赛君,刘晶.护理沟通不当引发护理纠纷的原因与防范对策[J].实用中医内科杂志,2007,21(8):79-80	104. 李秀梅.借鉴国外护理管理经验降低医疗护理纠纷[J].基层医学论坛,2012,(30):4054-4056	105. 贺晓,高峰,冯秉华.常见护理纠纷原因分析及防范对策[J].辽宁医学杂志,2011,25(4):212-213
106. 陈红,赵体玉.美国医院手术室护理记录单的记录现状与借鉴意义[J].中国临床护理,2015,7(5):456-458	107. 蔡丽月,曾梅玉,魏彩虹.影响我院中医护理技术应用与发展的因素与对策[J].当代护士(专科版),2012(4):89-90	108. 常健殷,向杰近.十五年来国内医患纠纷及其化解研究[J].天津师范大学学报(社会科学版),2014,233(2):67-71.
109. 周英丽,冯利,张少君,等.440例医疗纠纷案例回顾调查分析及防范对策探讨[J].中国医学伦理学,2016,29(3):397-400.	110. 石镁虹,章桦,程琴.5012例医疗损害纠纷的成因、分布及赔偿情况分析[J].医学与法学,2015,7(6):42-48.	111. 杨红玲,薛文娟,梁向辉.某院建立医疗纠纷防范机制的探讨[J].中国医疗管理科学,2016,6(5):58-61.
112. 白厚喜,林鹂鸣,黄敬敬,等.加强医患沟通技巧防范医疗纠纷[J].实用医药杂志,2016,33(8):17-19.	113. 李华蕊.探讨医疗纠纷产生的原因及处理方法[J].法制与社会,2016,(1):60-61.	114. 吴志敏,翟梅兰.120急救常见医疗纠纷隐患与防范措施[J].中国社区医师,2007,14(9):149
115. FJ Jr. American Academy of Pediatrics: Technical report: Alternative dispute resolution in medical malpractice[J]. Pediatrics, 2001, 107(3):602-607	116. 杨丽娜,濮永杰,何剑.医疗质量安全管理与医患关系学组在防范医疗纠纷中的实践探讨[J].中国病案,2015,21(07):32-33	117. WM Sage. Medical liability and patient safety[J]. Health Aff,2003,22(22):26-36

(续表)

118. 陈祖辉,王声涌,卢业成等.医院工作场所暴力的流行病学特征及危险因素分析[J].中华流行病学杂志,2004,25(1):3-5	118. 韩建生,文素荣.浅谈关于精神科医疗意外的医疗纠纷[J].医学创新研究,2006,3(5):	119. 贾谊慵.对住院精神病人若干法律问题的探讨[J].上海精神医学,1998,10(1):6
120. 马斌芳,罗志悃.消费者权益保护办法与精神病院的医疗纠纷[J].中国神经精神疾病杂志,2003,1:71-72	121. 周小英.精神科医疗纠纷原因分析及护理防范[J].中国民康医学,2007,19(3):207-208	122. 王立伟.精神疾病患者的自杀问题[J].上海精神医学,2002,14(4):242-246
123. 郭永松,李秀央.医患纠纷的处理意愿调查与分化[J].中国医院管理,2010,30(5):10-20	124. 王丹凤.北京市医疗纠纷人民调解与诉讼衔接现状及典型案例研究[D].北京中医药大学,2014	125. 靳士英.认真防范中医医疗事故纠纷[J].现代医院,2002,2(6):52-53
126. 应强.医患关系之处理对策[J].中医药管理志,2010,18(4):305-307	127. 高晓飞,周维燕,孙忠河.我国医疗纠纷原因的Meta分析[J].中国医药导报,2012,9(6):160-161	128. Kim JE, Weber P, Szabo A. Medical malpractice claims related to cataract surgery complicated by retained lens fragments (an American Ophthalmological Society thesis)[J]. Trans Am Ophthalmol Soc,2012,110:94-116
129. Santos W, Solari H P, Ventura M P. Litigation in ophthalmology: analysis of possible trigers[J]. Arq Bras oftalmol,2010,73(6):501-504	130. Insler M S. Liability for intraocular lens calculations[J]. Am J Ophthalmol,1990,110(5):578-579	131. 张新升,张勇,朱子昱.眼科医疗纠纷的原因及防范[J].医院管理论坛,2013,30(6):23-26
132. 李永振.皮肤科医疗纠纷防范中应采取的对策[J].广西医学,2006,28(3):441-443	133. 张学军.皮肤性病学[M].北京:人民卫生出版社,2013,3	134. 周慧.皮肤科护理纠纷的分析及预防对策[J].内蒙古中医药,2013,27:94-95
135. 税春玲,杨建平.浅谈麻醉科住院医师如何防范医患纠纷[J].中国现代医生,2011,49(5):68-69	136. VRPatle. Advantages of a same-day postoperative visit[J]. British Journal of Anaesthesia,2012,108(3):534	137. MC Robert, P Harasymowycz. Intraocular lens position following in-the-bag implantation of single-piece versus three-piece acrylic intraocular lenses[J]. Ophthalmic Surg Lasers Imaging,2012,43(6):472-478
138. 童宏桥.放射科医疗纠纷防范对策的探讨[J].中国高等医学教育,2011,25(5)117-121	139. 曹为炜,刘秀梅,夏勤军等.医患沟通在医院平安生存中的作用[J].中外医学研究,2012,10(3):162-163	140. 冯玉莲.放射科护士如何防范医疗纠纷[J].当代护士,2015,2:180-183
141. 蔡向.医院放射科医疗纠纷常见原因及对策探析[J].中国卫生产业,2015,(02):192	142. 胡艳玲,周军.基层病理科产生医疗纠纷的原因与对策[J].当代医学,2009,15(19):35-36	143. 中华医学会.临床技术操作规范(病理学分册)[M].北京:人民军医出版社,2004
144. 张黎,李小霞.病理科临床工作中医疗纠纷的预防[J].中国误诊学杂志,2005,5(18):3574	145. 孙荣超,杨树东,周志毅.加强基层医院病理科管理与医疗纠纷的防范的探讨[J].价值工程,2013(28):180-181	146. 王银萍,牛春波,邹亚斌.加强病理学课建设,防范医疗纠纷[J].临床与实验病理学杂志,2006,22(5):619-620
147. TroxelDB(黄文斌,周晓军,摘译).外科病理诊断中的医疗法律问题[J].临床与实验病理学杂志,2004,20(4):513-515	148. SilvermanJF. Recent trends in quality, patient safety, and error educiton in nongyn cytology[J]. Advances in anatomic pathology,2010,17(6):437-444	149. 余莉青,胡伟为,胡凯为.超声科医疗纠纷原因及防范探讨[J].医学与社会,2014,27(1):21-23
150. 徐刑,陈卫华等.超声科常见意外事件的处置与防范[J].赣南医学院学报,2014,34(5):802-803	151. 梁吉平,李晶.临床检验工作中的医疗纠纷及预防对策[J].中国现代药物应用,2013,7(15):182-183	152. 张楠.加强基层医院输血科质量管理建设确保临床输血安全[J].中国现代药物应用,2014,8(22):209-211
153. 蔡旭君,吴朋.检验科医疗纠纷防范[J].国际检验医学杂志,2013,34(13):1770-1772	154. 刘海燕,李伟娜等.基层医院检验科引起医疗纠纷的原因和对策[J].医学理论,2015,(12):1677-1679	155. 徐学芳.加强输血科建设的措施[J].前卫医药杂志,1998,7(6):324
156. 冯筱敏,刘丽华.关于加强输血科管理与防范临床输血纠纷[J].当代医学,2009,15(32):71-72	157. 高旭红.浅谈检验科医疗纠纷的预防[J].中国医药指南,2012,10(17):692-693	158. 杨柳.刍议检验科在预防医疗纠纷中的策略[J].卫生检验,2015,26:125-127
159. ZX Zhou, SY Zhang, SZ Guo. Improvement of Emotional Concern to Doctor-patient Relationship During Signing of Informed Consent Paper[J]. Medicine & Philosophy,2007	160. 邓亚丽,李晓玲.妇产科常见医疗纠纷的原因分析与防范对策[J].医学临床与研究,2007,24(1):156-157	161. 王秀英.妇产科护理常见安全隐患及防范对策[J].大家健康:学术版,2014(22):190-191

(续表)

162. NN Sawicki. The Abortion Informed Consent Debate: More Light, Less Heat[J]. Cornell Journal of Law & Public Policy, 2011,21	163. 高连娣,孙纽云,许苹等.妇产科医疗纠纷影响因素的调查与分析[J].中国卫生质量管理,2011(7): 43-45	164. 陈丽芳.护理告知与知情同意制度在心血管内科的应用[J].包头医学院学报,2016, 32(3): 107-109
165. 卜亚洲.2011~2016我院消化内科医疗纠纷分析[J].中国卫生标准管理,2016,7(8): 19-20	166. 张守爱.心血管内科防范护患纠纷的措施及效果分析[J].中西医结合心血管病杂志, 2015,3(1): 159-161	167. 王娟,刘晓艳等.心血管内科常见纠纷成因及对策[J].中国循证心血管医学杂志, 2015,7(5): 721-722
168. Batsis ID, Okito O, Meltzer JA, et al. Internal hernia as a cause for intestinal obstruction in a newborn[J]. J Emerg Med, 2015,4(30): 1-4	169. Byard RW, Wick R. Congenital mesenteric defects and unex.pected death a rare finding at autopsy[J]. Pediatr Dev Pathol, 2008, 11 (3): 245-248	170. 刘富玲.妇幼保健院儿科急诊室医患纠纷及其预防措施[J].中国卫生标准管理,6 (24): 23-24
171. 于文奎,王文静.基层医院儿科常见医疗纠纷的引发因素及防范措施[J].中国实用乡村医生杂志,2008,7(15): 15-17	172. 利莉.健康教育管理对儿科门诊纠纷及家长满意度的影响[J].临床护理杂志,2017, 16(1): 77-79	173. Sato T, Abe S, Tsuboi K, etal. Sudden death of a child because of an intestinal obstruction caused by a large congenital mesenteric defect[J]. Legal Med, 2012, 14 (3): 157-159
174. Byard RW, Wick R. Congenital mesenteric defects and unexpected death a rare finding at autopsy[J]. Pediatr Dev Pathol, 2008,11(3): 245-248	175. 黄喜顺.健康体检中心医患纠纷原因分析及防范措施[J].临床误诊误治,2008,21 (11): 079	176. 张秉坤,罗浩,张洪江,吴渔雁.健康体检中医疗纠纷的防范思考[J].中国冶金工业医学杂志,2012,29(3): 347-348
177. 张淑兰.健康体检引发的思考[J].中国健康教育,2002,18(10): 671-671	178. DM Janicke, RG Steele, LA Gayes, CS Lim, LM Clifford. Systematic review and meta-analysis of comprehensive behavioral family lifestyle interventions addressing pediatric obesity[J]. Journal of Pediatric Psychology,2014, 39 (8): 809	179. 文友良,刘水平,汤芳林等.人性化护理在医保住院病人中的应用[J].护理实践与研究,2009,6(19): 73-74
180. 姚坚.建立良好医患沟通推进和谐医患关系[J].中国医学伦理学,2010,23(1): 28-29	181. 周卫萍,鲍幼林.医保费用控制策略[J].解放军医院管理杂志,2009,16(1): 78-79	182. 王一方.医学是什么[M].北京:北京大学出版社,2010
183. 刘春岩.面对全民皆医医院将如何发展[J].甘肃中医,2010,23(1): 66-67	184. 郑大喜.信息不对称对构建和谐医患关系的影响及对策:基于经济学的分析[J].卫生软科学,2006,(5): 487-489	185. 邱振宁.急诊药房药患纠纷产生原因及预防[J].中国医院,2007,11(4): 60
186. 苟红兵.把握整形美容受术者心理特征防范医疗纠纷[J].黔南民族医专学报,2007, 20(2): 106-107	187. 刘友山,甘丽,俞凯莉等.美容心理与整形美容外科医疗纠纷发生的相关因素分析[J].中国美容医学,2017,26(6): 118-121	188. Sarwer DB, Wadden TA, Pert schuk MJ, et al. Body image dissatisfaction and body dysmorphic disorder in 100 cosmetic surgery patients[J]. PlastReconst r Surg, 1998, 101: 1644-1649
189. 谢桂萍.整形美容求美者的心理及防范纠纷对策[J].现代医药卫生,2010,26(5): 773-774	190. Bellino S, Z izza M, Paradiso E, et al. Dysmorphic concern symptoms and personality disorders: A clinical investigation inpatients see king cosmetic surgery[J]. Psychiatry Research, 2006,144(1): 73	191. PhililpsKA. The broken mirror, understanding and treating body dysmorphic disorder[M]. Oxford: Oxford University Press, 1998: 32-37
192. Sarwer DB, Cash TF, M agee L, et al. Female college studentsand cosmetic surgery: an investigation of experiences, attitudes, and body image[J]. PlastReconstrSurg, 2005, 115 (3): 931	193. 李丽,韩茵.整形美容纠纷相关问题探析[J].中国医院,2011,15(2): 66-68	194. 王银硕,商向明,初艳彬等.病历书写质量调查分析[J].中国病案,2013,14(9): 23-25
195. 管文贤,李开宗.开展活体器官移植的伦理学思考[J].医学与哲学,2001,22: 8-11	196. 蔡建章,李小萍.医学伦理学[M].南宁:广西人民出版社,2005	197. 夏求明,李君权.器官移植在新世纪面临的挑战[M].黑龙江医学,2001,25: 241-242
198. 裘法祖.器官移植-二十一世纪的外科[M].外科理论与实践,2001,1: 1-2	199. 张永平,殷正坤,张曙光.我国器官移植的现状与伦理学思考[J].中国医学伦理学, 2002,(5): 50-60	200. 刘单,葛国文,王承高.论器官移植应恪守的伦理原则[J].中国医学伦理学,2000, (1): 9-10

		(续表)
201. 宋儒亮,胡战,陈树鹏.关注活体器官移植的审查,防范医疗纠纷[J].新医学,2008,39(9):619-620	202. 王辉,段亚东.组织工程及器官移植介入康复医学:中国医师面临的伦理与法律责任[J].中国临床康复,8(14):2736	203. 匡季秋,武迎宏.国内外医院感染监测系统应用进展与比较[J].中华医院感染学杂志,2009,19(16):2213-2216
204. TC Horan, RP Gaynes, WJ Martone, WR Jarvis, TG Emori. CDC definitions of nosocomial surgical site infections, 1992: a modification of CDC definitions of surgical wound infections [J]. American Journal of Infection Control,1992,20(5):271-4	205. 林春华.院内感染引发的医患纠纷不容忽视[J].医院管理论坛,2008,11(25):40-42	206. 文良娟.细节管理在消毒供应室中的应用[J].齐鲁护理杂志,2012,18(3):94-95
207. 杨凤萍.手术室院内感染的控制管理[J].中国实用医药,2010,5(2):261-263	208. 石兰萍,张红,丁小容.手术室医院感染的管理[J].中华医院感染管理学杂志,2002,12(3):222	209. 张经建,潘伯荣,吴培俊.中国临床误诊误治文集[M].北京:中国医药科技出版社,1993,423
210. 张广信.小儿脓肿切开死亡2例教训分析[J].实用外科杂志,1991,11(1):9	211. 究竟是手术刀,还是屠刀[N].中药事业报,1998,87(4)	212. 张新庆等.十家民营医院执业环境不佳的诱因分析[J].中国卫生政策研究,2009,2(10):40-43
213. 赵晓梅,蒋丽红,李春波.民营医院医疗风险致因分析与防范[J].中国医院统计,2011,18(4):314-316	214. 曹嘉婧,刘虹.三级医院风险管理研究[J].南京医科大学学报,2016,73:130-134	215. 陈珞珈,陈思,王文娜等.我国民营医院的现状、问题与发展的建议[J].中医药管理杂志,2009,2(5):396-398
216. 唐建中等.117例医疗纠纷成因的帕累托图分析[J].昆明医科大学学报,2015,36(3)41-44	217. 刘兰芬,高连娣.医疗纠纷潜在影响因素分析[J].解放军医院管理杂志,2010,(6):553-555	218. 张西瑶,万立华,张松.重庆市233例民营医院医疗纠纷调查分析[J].重庆医学,2014,43(13):1603-1605
219. 郑大喜.医患诚信缺失的原因及其重构策略[J].现代医院管理,2007,5(2):34-36	220. 胡艳军等.从约翰·霍普金斯医院看美国医疗纠纷的防范[J].当代护理,2009,7:102-104	221. 亦凡.微表情心理学[M].北京:研究出版社,2017,3
222. 吴奇,申寻兵,傅小兰.微表情研究及其应用[J].心理科学进展,2010,9	223. 鲁荞,伍邵华.奇妙的身体语言[N].人民日报海外版,2002	224. 潘峰.试析微表情识别技术在观察法中的应用[J].贵州民族大学学报(哲学社会科学版),2014,03
225. 张利伟,张航,张玉英.面部表情识别方法综述[J].自动化技术与应用,2009,01	226. 贺春荣.情绪情境与训练因素对微表情识别能力影响的研究[D].山西医科大学,2012	227. 李永鑫,吴明证.工作倦怠的结构研究[J].心理科学,2005,2:454-457
228. 王明霞,李跃平等.临床医生工作倦怠与医疗安全的相关性及其影响因素[J].福建医科大学学报(社会科学版),2014,15(4):22-25	229. Brenninkmeijer V, Van Yperen N W, & Buunk B P. Burnout and depression are not identical twins: Is superiority a distinguishing feature? Personality and Individual Differences,2001,30:873-880	230. 虎文燕,尹科,续小霞.医疗纠纷后医务人员心理健康状况调查[J].中国医药导刊,2016,18(9):969-970
231. 苗元江,漆隽玮,黄海蓉.综合医院医务人员幸福感及影响因素分析[J].中国公共卫生,2009,25(6):683-685	232. 李永鑫.工作倦怠的心理学研究[M].北京:中国社会科学出版社,2008	233. 颜于淑.医疗纠纷中的权利冲突与平衡[J].公民与法治,2014(1):48-49
234. 熊忠东,余柯.加强医学生人文素质教育与医疗纠纷防范探讨[J].人才培育,2009,83-84	235. 王有民,张豪初.脾切除术中大出血引发医疗纠纷一例评析[J].临床误诊误治,2007,20(1):8-9	236. 华琳月.南京医生"走穴"合法化实施四个月乏人问津[N].医院领导决策参考,2014,24:38-40
237. 胡仁健,何鹏飞.医疗责任转嫁索赔分析[J].西南国防医药,2003,13(1):88-90	238. 姚桂英.护士抑郁情绪的影响因素与调适策略[J].中国社区医师(医学专业),2010,20(12):249	239. 骆红,马剑虹.护士抑郁症状与特质应对角色认知及控制感的相关研究[J].中国临床心理学杂志,2004,12(3):302-303
240. 孟庆远,苗兴朝.如何解决过度医疗[N].医学界产业报道,2015,6	241. 徐莉.论防御性医疗行为与过度医疗行为的关系[J].医学与社会,2016,29(2):41-43	242. 肖柳珍.防御性医疗的经济分析[J].法学杂志,2012,8:140-144
243. 郭岱炯.防御性医疗的法律规制探讨[J].中国卫生政策研究,2016,9(10):61-65	244. 朱丽华.医务人员非法提供管制药品的法律分析[J].中国卫生人才,2015(10):44-46	245. 吕凡新.论医际关系与医疗纠纷[J].继续医学教育,2005,20(31):26-28

(续表)

246. 马疆雁,李鹤飞等.医院医际关系现状调查及对策[J].华北煤炭医学院学报,2008,10(2):252-254	247. 王荔."移情"与护患关系[J].实用护理杂志,2001,17(1):50	248. 徐俊冕,严和骏,苏复.医学心理学[M].上海:上海医科大学出版社,1988,58
249. 韦盛中.医务人员的情感问题及调适策略[M].中国民康医学,2009,21(10):1172	250. Kroskrity, P. Identity [J]. Journal of Linguistic Anthropology,2000(9):111-114	251. Spencer-Oatey, H. (Im) Politenes, face and perceptions of rapport: unpackaging their bases and interrelationships [J]. Journal of Politeness Research,2005(1):95-119
252. Bucholtz, M. & K. Hal. Identity and interaction: A sociocultural linguistic approach [J]. Discourse Studies,2005,7(45):585-614	253. 胡开进,孟凡文,张莉.当前我国医患关系的思考.医学与哲学:人文社会医学版[J].2005,26(1):296	254. 李廷孝等.一名宗教信仰者输血引发的思考[J].医学与哲学(临床决策论坛版),2007,28(1):55-56
255. http://mp.weixin.qq.com/s/dNmdqEbGwIA7ZrYvHjBGyA	256. 张娟.对医院欠费的思考[J].中国卫生资源,2008,11(2):63-64	257. 周英华,庄严,张伟.提高医生告知坏消息的技能(两种常用沟通模式)[J].医学与哲学,2017,3(38):81-85
258. CURTINS, MCCONNELIM. Teaching dental students how to deliver bad news: S-P-I-K-E-[J]. J Dent Educ, 2012, 76 (3):360-365	259. FIELDSSA, JOHNSON W M.Physician-patient communication: Breaking bad news [J].W V Med J,2012,108(2):32-35	260. 金伟巍.医生的话你都听懂了吗?医学术语通俗化的困境[J].生命时报,2014
261. 王东浩.人工智能体引发的道德冲突和困境初[J].伦理学研教,2014(2):68-73	262. 方留民.机器人向人类挑战[J].世界科学,2001,8	263. [日]中村英朗,陈刚等译.新民事诉讼法讲义[M].北京,法律出版社,2001
264. [德]尤格 布莱克.无效的医疗[M].北京师范大学出版社,2007,7	265. 韩玉胜.医患纠纷法律解读[M].北京:法律出版社,2015,3	266. [美]威廉 考克汉姆.医疗与社会我们时代的病与痛[M].北京:中国人民大学出版社,2014
267. 盛兴产,张仲芳等.医疗纠纷案例精析(全册)[M].江苏科学技术出版社,2008	268. 奕兆安.律师文书写作技能与范例[M].北京:法律出版社,2015	269. [美]涂尚德等.精益医疗[M].机械工业出版社,2012
270. [美]马克 格雷班.精益医院:世界最佳医院管理实践[M].机械工业出版社,2014	271. [美]詹姆斯 钱皮,哈里 格林斯潘,张丹等译.再造医疗:向最好的医院学管理(实践篇)[M].机械工业出版社,2012	272. 胡凤滨.医疗损害赔偿纠纷裁判规则与适用标准[M].2015,法律出版社
273. 杨全玉.医患关系的密码[M].中国法制出版社,2017	274. [日]尾内康彦.医患纠纷解决术[M].东方出版社,2014	275. 赖其万.医人[M].北京:中国人民大学出版社,2008
276. Ralph CJ, Sullivan I, Faulds J. Intraoperative cell salvaged blood as part of a blood conservation strategy in Caesarean section: is fetal red cell contamination important[J].Br J Anaesth,2011,107(3):404-408	277. Kumar N, Lam R, Zaw AS, et al. Flow cytometric evaluation of the safety of intraoperative salvaged blood filtered with leucocyte depletion filter in spine tumour surgery[J]. Ann Surq Oncol, 2014, 21 (13):4330-4335	278、R.R.Sharma S,Kumar S.K,Agnihotri 与输血相关的可预防差错的来源[J].国外医学,输血及血液学分册,2002,25(2):180

提示:上述法律法规及文献是本书主要的参考内容与依据,若读者对上述法律法规及文献的具体内容有阅读的需求,可与庄璘(Zorin Nikolaj)联系,以便获取。

附录3 联系方式

98

有益性★★★★☆ 阅读性★★★★☆

编号	单位	地址	联系方式
一、上海市各区县卫生和计划生育委员会(现为卫生健康委员会)医疗事故办公室			
1	国家卫生和计划生育委员会(现为卫生健康委员会)	北京市西城区西直门外南路1号	010-68792114

(续表)

编号	单位	地址	联系方式
2	上海市卫生计生委(现为卫健委)	世博村路300号/北京西路1477号	23111111/22121111
3	上海市卫生局卫生监督所	常熟路280号	33976000
4	浦东新区卫生计生委(现为卫健委)	成山路990号	38583000
5	黄浦区卫生计生委(现为卫健委)	山东中路1号	33134800
6	静安区卫生计生委(现为卫健委)	江宁路422乙	62551717
7	长宁区卫生计生委(现为卫健委)	长宁路599号12楼	22051232
8	普陀区卫生计生委(现为卫健委)	北石路540弄30号	52564588
9	闸北区卫生计生委(现为卫健委)	大统路480号	63175142
10	闵行区卫生计生委(现为卫健委)	七莘路777号	64881046
11	虹口区卫生计生委(现为卫健委)	飞虹路518号	65547030
12	徐汇区卫生计生委(现为卫健委)	漕溪北路336号9楼	64879587
13	宝山区卫生计生委(现为卫健委)	月明路158号	33796939
14	杨浦区卫生计生委(现为卫健委)	眉州支路78号	65188515
15	嘉定区卫生计生委(现为卫健委)	塔城路264号	59532794
16	青浦区卫生计生委(现为卫健委)	沙埭浜路32号	69716319
17	奉贤区卫生计生委(现为卫健委)	南奉公路9589	67116614
18	金山区卫生计生委(现为卫健委)	石化象州路32号	57951973
19	松江区卫生计生委(现为卫健委)	西林北路1052号	37731009
20	崇明县卫生计生委(现为卫健委)	学宫路401	69692151
二、上海市各区县医学会			
1	上海市医学会	华亭路44号	64374107
2	中华医学会	北京市东四西大街42号	010-85158515
3	浦东新区医学会	德平路289号9楼	50348335
4	黄浦区医学会	江西中路264号	63214303
5	静安区医学会	胶州路433号	32180562
6	长宁区医学会	云雾山路39号	52064601
7	普陀区医学会	延长西路583号	56952557
8	闸北区医学会	中华新路615号	66053307
9	闵行区医学会	莘东路520号	64986106
10	虹口区医学会	海南路15号	63240040
11	徐汇区医学会	罗秀路616号	64761010
12	宝山区医学会	宝山区永乐路399号	36100429
13	杨浦区医学会	舒兰路51号	55530892
14	嘉定区医学会	金沙路257号	59528394
15	青浦区医学会	青安路95号	59725864

(续表)

编号	单位	地址	联系方式
16	奉贤区医学会	南桥镇大寺路15号	67116234
17	金山区医学会	石化象州路32号	57936226
18	松江区医学会	乐都路193号	37662795
19	崇明县医学会	城桥镇亦将山路576号	59626794
三、上海市各类司法鉴定中心			
1	华东政法大学司法鉴定中心	万航渡路1575号	62103743
		法医病理鉴定、法医临床鉴定、法医物证鉴定、法医精神病鉴定、文书司法鉴定、痕迹司法鉴定、声像资料司法鉴定、司法会计鉴定、计算机司法鉴定	
2	复旦大学上海医学院法医学鉴定中心	医学院路138号法医楼	64044561
		法医病理鉴定、法医临床鉴定、法医物证鉴定、法医毒物鉴定	
3	上海市精神卫生中心	宛平南路600号	34289888
		法医精神病鉴定	
4	上海市恒平司法鉴定中心	恒丰路700号	63170055
		文书司法鉴定、痕迹司法鉴定、微量物证鉴定、计算机司法鉴定、声像资料司法鉴定	
5	上海博星法医物证司法鉴定所	邯郸路100号54号楼甲2楼218室	51262110
		法医物证鉴定	
6	上海华医司法鉴定所	定西路1277号2楼201室	62710192
		法医病理鉴定、法医临床鉴定	
7	上海市浦东新区公利医院司法鉴定所	苗圃路219号	58858730
		法医临床鉴定	
8	上海市防伪技术产品测评中心	嘉川路245号2号楼2楼	64102962
		文书司法鉴定	
9	上海市东方医院司法鉴定所	即墨路150号	58827961
		法医临床鉴定	
10	司法鉴定科学技术研究所司法鉴定中心	光复西路1347号	52361148
		法医病理鉴定、法医临床鉴定、法医物证鉴定、法医毒物鉴定、法医精神病鉴定、文书司法鉴定、痕迹司法鉴定、微量物证鉴定、声像资料司法鉴定、计算机司法鉴定	
11	上海市司法鉴定中心	衡山路283号3楼	64712303
		法医病理鉴定、法医临床鉴定、法医精神病鉴定、法医毒物鉴定、法医物证鉴定、文书司法鉴定、司法会计鉴定	
12	上海东方计算机司法鉴定所	常德路812弄3号602室	62987039
		计算机司法鉴定	
13	上海上信计算机司法鉴定所	胶州路358弄1号6楼	9682099
		计算机司法鉴定	
14	上海辰星电子数据司法鉴定中心	张江毕昇路339号	33933820
		计算机司法鉴定、声像资料司法鉴定	
15	上海市刑事科学技术研究院	中山北一路803号	65440803
		法医病理鉴定、法医临床鉴定、法医物证鉴定、法医毒物鉴定、法医精神病鉴定、文书司法鉴定、痕迹司法鉴定、微量物证鉴定、声像资料司法鉴定、计算机司法鉴定	

(续表)

编号	单位	地址	联系方式
16	市、区县药品检验所	药品的鉴定（包括：药物不良反应）	
17	上海市疾病预防控制中心	中山西路1380号	62758710
		毒物鉴定	
18	上海市临床检验中心	泰安路120弄3号	62835211
		法医临床检验、血液鉴定	
四、上海市第三方尸检单位			
1	复旦大学病理解剖教研室	医学院路138号	54237049
2	交通大学病理解剖教研室	重庆南路227号	63846590-776417
3	第二军医大学病理解剖教研室	长海路174号	25070660
五、上海市各区县医患纠纷人民调解委员会			
1	浦东新区医调委	高科西路551号	68585556
2	徐汇区医调委	零陵北路41号	64183356
3	长宁区医调委	威宁路452号	62907006
4	普陀区医调委	金鼎路108号2楼220室	32555075-206
5	闸北区医调委	运城路311号	36337635
6	虹口区医调委	北宝兴路355号5楼	56388441
7	杨浦区医调委	杨树浦路1360号204室	65726188
8	黄浦区医调委	中山南路1669弄55号	33762940
9	静安区医调委	江宁路420号22楼2210室	52137219
10	闵行区医调委	莘福路396号3号楼2楼/莘潭路384号	64931083/64985010
11	宝山区医调委	樟岭路2号北楼3楼	56699803
12	嘉定区医调委	金沙路85号	59910680
13	金山区医调委	石化卫一路12号	57952707
14	松江医调委	谷阳北路7号	57715510
15	青浦区医调委	体育场路158号	39295054
16	奉贤区医调委	解放东路791号	67183796
17	崇明县医调委	城桥镇一江山路567号202室	69617609
六、上海市各区县人民法院			
1	上海市高级人民法院	肇嘉浜路308号	63080000
2	上海市第一中级人民法院	虹桥路1200号	34254567
3	上海市第二中级人民法院	中山北路567号	56700000
4	浦东新区人民法院	丁香路611号	38794518
5	闵行区人民法院	莘庄镇雅致路99号	64120000
6	徐汇区人民法院	宜山路188号	64680966
7	长宁区人民法院	虹桥路1133号	52574999

(续表)

编号	单位	地址	联系方式
8	奉贤区人民法院	解放东路199号	33611666
9	金山区人民法院	金山大道2288号	57968429
10	松江区人民法院	文诚路80号	67735555
11	杨浦区人民法院	河间路29号	35124588
12	虹口区人民法院	北宝兴路531号	56333300
13	黄浦区人民法院	延安东路1234号	53584777
14	静安区人民法院	康定路1097号	62718212
15	闸北区人民法院	共和新路3009号	36034666
16	普陀区人民法院	铜川路1433号	62656265
17	宝山区人民法院	友谊路989号	26078989
18	嘉定区人民法院	博乐路73号	59521000
19	崇明县人民法院	城桥镇人民路25号	59611568
20	青浦区人民法院	城中北路555号	69201478
七、上海市各区县法院诉调对接中心			
	浦东新区诉调中心	杨高中路3288号	60752698
	闵行区诉调中心	雅致路215号	64120000
	徐汇区诉调中心	文定路209号	54896264
	长宁区诉调中心	虹桥路1133号	52574999
	奉贤区诉调中心	解放东路199号	33611693
	金山区诉调中心	金山大道2288号	67965811
	松江区诉调中心	松江新城南青路701号	67735269
	杨浦区诉调中心	杨树浦路1360号	65430055
	虹口区诉调中心	北宝兴路355号	56388440
	黄浦区诉调中心	合肥路213号	63856666
	静安区诉调中心	康定路1097号	62718212
	闸北区诉调中心	共和新路3009号	36034666
	普陀区诉调中心	铜川路1472号	62642266
	宝山区诉调中心	友谊路989号	26078989
	嘉定区诉调中心	金沙路85号	59535985
	崇明县诉调中心	城桥镇新崇中路46号	59622700
	青浦区诉调中心	城中北路555号	69201351

备注：以上地址和联系方式可能有误，仅供参考。

Satir(萨提亚)的22条治疗信念

1. 改变是可能的。即使外部的改变非常有限,内部的改变仍然可能存在;
2. 在任何特定的时间,父母都要尽其所能地做到最好;
3. 我们所有人都拥有让自己成功应对和成长所需的内部资源;
4. 我们拥有很多选择,特别是在对压力而不是对情境做出反应的时候;
5. 治疗需要关注健康和可能性,而不是病理学的方面;
6. 希望是变化的一个极其重要的因素或是成分;
7. 人们在彼此相似的基础上建立联结,而在各具差异的基础上得以发展和成长;
8. 治疗一个主要目标就是成为我们自己的决策者;
9. 我们所有人都是相同生命力量的展示;
10. 大部分人会选择熟悉而不是舒适的方式,特别是在面对压力的时候;
11. 问题本身并不是问题,应对问题的方式才是问题;
12. 感受属于我们自己,我们每个人拥有它们;
13. 人们在本质上是好的,要想与他们的自我价值感相联结并确认它们,他们就需要找到自己的内部财富;
14. 父母通常会重复他们在成长过程中熟悉的家庭模式,即便这种模式是功能不良的;
15. 我们不能改变过去的事情,但是可以改变它们对我们的影响;
16. 欣赏和接纳过去可以提高我们管理现在的能力;
17. 迈向融合统一的一个目标就是接纳我们的父母亦是普通人,在他们本身具有的个性水平上与他们交往,而不是仅仅与他们的父母角色沟通;
18. 应对是我们自我价值水平上的展示,我们的自我价值越高,我们的应对方式也就越健康;
19. 人类的过程具有普遍性和共通性,因此它们可以发生在不同的情境、文化和环境当中;
20. 过程是通往改变的途径,内容形式成了改变得以发生的情境;
21. 在萨提亚模式中,表里一致和高自尊是最主要的目标;
22. 健康的人际关系是建立在价值平等的基础上的。

PART 14 跋

99 结束语
有益性★★★☆☆　前瞻性★★★★☆

特鲁萨宣言

一、我们要尽最大努力成为最幸福的人,在自己幸福的同时也希望周围的人一样幸福,包括我们的病人。

二、在与爱人和亲朋相处的时候我们是诚实的,在职业过程中,对待我们的病人也是不伪善的。

三、我们要遵守约定,包括对病人许下的承诺,虽然我们不轻易承诺。

四、我们的品行正直,我们的病人也会因此尊敬我们。

五、我们尊重所接触的每一个人,包括我们的病人。

六、我们对自己和他人都心存宽容和感恩,尤其是我们的病人。

七、我们陶冶自己和他人的精神世界,当无力救治时,也希望帮助患者减轻痛苦。

八、与人相处,我们不妄做论断,也不强求别人改变,适应自己,不给医患关系下定义,他们与我们的关系不是亲人、不是师生、更加不是朋友,如果宁要定义也许只是互相协作的关系。

九、我们乐意接受对于双方都有好处的建议和改变,无论利己,还是利人。

十、我们相信存在一种力量,它使一切事情都往好的方向发展,并相信我们的病人都会好起来。

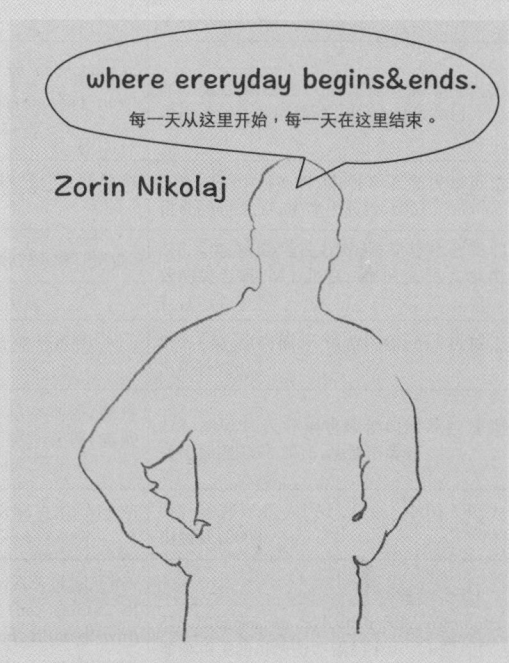

From:Trosa Declaration(特鲁萨宣言),来源于瑞典卡罗林斯卡医学院中一社会组织的服务信条,后被瑞典医务工会援引,又被德国EKD(福音新教教会)改编,经我编辑翻译,结合《中华医学会医师条诫》(Code of Medical Ethics of the Chinese Medical Association,简称《医师条诫》)与《美国医学会医德守则》(Code of Medical Ethics of the American Medical Association,简称《医德守则》)就变成了现在的十条,我称其为:Trosa Tio Budord(特鲁萨的十条诫命),2011年4月8日庄璘(Zorin Nikolaj)写于Hansestadt Rostock。

100 后记
有益性★★★☆☆　阅读性★★★☆☆

如果你们足够幸运,可能会发现,原来那些你们中意的事情就是你们"最初的梦想"。你们的爱好成了你们的事业,你们的事业开始成为你们的定义,终于,你们因此得到了旁人的认可,但接踵而来的是反对者的攻击、事业自身的矛盾、竞争者的攀比,以及强烈的自我怀疑。在这场伟大的斗争中,唯有盲目追求更好,更时尚,更引人注目!直到一切超出了你们的控制,失去了所有。然后,渐渐地少了许多期望,甚至找不到梦曾经开始的地方,告别了初心,浑浑噩噩的过着,生活没有了激情,失去了感动,犹如失联的"马航",没有了坐标,找不到位置。Real World使我们的生活变的真实,

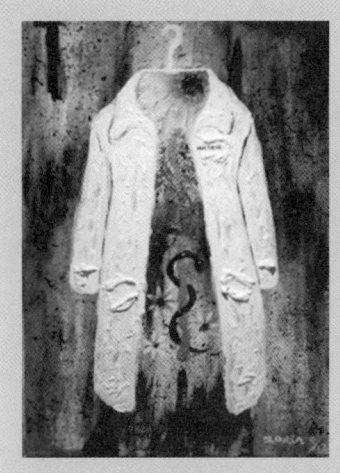

就像 Charles Thomas Munger 举过的一个生动例子：

一个大资本家有幢空置的大楼,他出于善意,无偿地提供给了许多无家可归的流浪者居住,其中,还有不少年轻人。多年后,资本家因企业开发新项目而要拆除大楼。预想不到的事情发生了,住在其中的一个大学生鼓动住户拒绝迁出,他们不仅否认自己是无赖,反而像"复仇者联盟"中的"英雄"那样,理直气壮地称:"资本家富得有大楼可以数年闲置,我们却无家可归,现在他竟然忍心把我们赶到大街上去!"受人恩惠的初心忘记后,就是难以抑制的嫉妒与仇恨[1]。就像有些医患矛盾,我不止一次听见术前苦苦哀求医师救治的患者,在术后不良时又痛斥医师毫无人性,甚至对簿公堂。其实,这个年头还在医疗界混的很有尊严的已寥寥无几,最初的职业憧憬也可能早被淹没在现实的洪流中,"天使"最痛苦的事莫过于此。但令人欣慰的是,我还能听见很多经历医患纠纷困扰的年轻"天使"们说:他们依然相信"天使"的初心仅仅是想要在周围人无助难过时,给予力所能及的帮助,他们还坚信,一直坚持"健康所系,性命相托"的人会是英雄,用心灵去沟通心灵,用生命去温暖生命,不忘初心,继续前行,坚定地身穿白衣,永远穿下去。

笑看落花,静观流水,仰视苍穹,他们以一种直面人生的态度,让每一个看似糟心的日子都在充实与愉悦中度过。他们用理想与信念来支撑精神,用安然与宽容迎接周遭的目光,用理性与真诚解决医患矛盾,用自省与行动修正自身的缺点,用主动与关爱赢得患者信任,用努力与毅力实现最初的梦想。理想是石,敲出星星之火,理想是火,点燃熄灭的灯,理想是灯,照亮夜行的路,理想是路,引领我们走向光明。

身边还是有这样一些充满正能量的人为我的理想指明前进的道路,虽然我有时也会迷惘与彷徨,但他们的坚持仍在指引。医患矛盾是路人皆知的,医疗、司法、媒体都知道。但是因为它背后巨大的利益链以及民众道德的沦丧,没有谁能真正化解它,我决定去触碰一下这个死结,在做这方面的课题之余,把自己预防、处置与管理医患纠纷的经验拿出来与大家分享,就像一股清风,希望你们能觉得耳目一新,是医患关系的"小确幸",并把更多的思考留给你们自己去填补,在读了我的书后,我也希望你们能把你们在诊疗护理用药过程中(包括医患关系中)的"小确幸"告诉我,让这些微小的感动成为持久的新常态。

说实话,其实我并不喜欢那些指导手册、案例分析、法律法规解读之类的读物,在我看来,这些大多是作者满足自我的一种表现,就医患纠纷而言,则更需要具体问题具体对待、随机应变、灵活应对,指导手册、案例分析、法律法规解读之类的架空理论往往派不上用场,预防、处置与管理医患纠纷,更多的不是照搬理论,而是要知道如何思考! 如何行动! 针对出现的矛盾又应如何去预防、处置和管理! 所以,预防、处置与管理医患纠纷的思维模式才是最重要的。也许读完本书你们还是无法找到很严密的条理性,但不要紧,因为《天使不烦恼》这本书仅仅是由一些时断时续、零零散散的思想构成,而这些思想或多或少围绕着医患纠纷的主题进行,即便未来的医疗法律法规、部门规章、诊疗护理用药常规与规范会有很大的变化,但是医患纠纷的预防、处置与管理的思维模式就在这里。本书的目标并不是想去说服什么,也不想证明什么,在医疗关系严峻的环境下,我只想说:也许医患矛盾,今天无法解决,明天也不能。重要的是,我们一直在努力,立足于本职,用行动去表明一个态度。也许这就是我们依然坚持穿着白衣的理由,不忘初心,方得始终。

追逐梦想并不一定要轰轰烈烈,实现梦想也可以默默无闻。毕竟,梦想不是现实的欲求,而是精神的归宿,简单而唯美,一如初心。笔终于此,仅献拙书与所有日夜奋斗在一线却抱有医患纠纷烦恼的医务人员共勉,在向你们致以崇高敬意的同时,也真心感谢你们对我不倦的支持、爱与耐心,愿在党的十九大精神指引下,无需隐忍的医疗时代能够尽快来临。

I wish you would only take me as I am, Thank you so much for all the support that you have been giving me, Thank You, Thank You very much!

[参考文献]

[1] 彼得·考夫曼,埃德·威克斯勒.穷查理宝典:查理·芒格的智慧箴言录[M].上海:上海人民出版社,2010.

庄璘(Zorin Nikolaj)

2017 年 11 月 23 日写于上海市闵行区

后 评

《天使不烦恼》作为一部医疗论文笔记,是庄璘(Zorin Nikolaj)记录、梳理工作中所思、所想的结晶。他在书中已经从各个方面剖析了医患纠纷的秘密,抽丝剥茧、一层一层。他想表达的也许并不是医患纠纷产生的根本原因或预防、处置与管理医患纠纷的方法与措施,而是希望帮助医务人员透过现象去看待医患纠纷的本质,并引发更多医务人员对医患关系深层次的思考与反思。其实,对于医务人员这个职业,我一直认为医者的本心都是良善的,就好像教师这一职业,是职业环境影响着这类人群。"医"与"患"之间其实并没有过多的利益牵扯,又都是在把患方往好的方向引导,医患关系从总体上看,是基本和谐之中存在着局部的不和谐,和谐是主流,不和谐是支流。但即便如此,"医"与"患"之间还是需要更多地相互理解、忍耐与包容。医患纠纷的预防主要依靠每一名医务人员自己,依靠每一名医务人员所具备的医学知识与防范意识。如果每一位医务人员都能立足于平凡岗位,勤奋学习,不断进取,爱岗敬业,忠于职守,开拓创新,在岗位上体现价值,在工作中实现理想。那么,"医"与"患"之间紧张关系与矛盾就能够彻底的改变。尊重生命、维护权利,让每一个个体生命都能够得到同等的尊重,让每一个个体权利都能得到同等的维护,我想这才是该书想要实现的终极目标。

从这本书中,我能够欣慰地看到新一代年轻人已经在剖析社会,已经在把个人命运与国家民族的命运再次链接起来。年轻人是祖国的未来、民族的希望,薪火相传,继承发展,一代又一代新人的成长,是各民主党派,特别是老同志多年的心愿。一个党派有生命力,就需要不断地吸收新的力量,有了年轻人就有了活力。中国共产党的创始人之一李大钊同志说过,年轻人要"为世界进文明,为人类造幸福,以青春之我,创建青春之家庭,青春之国家,青春之民族,青春之人类,青春之地球,青春之宇宙,资以乐其无涯之生"。各民主党派都要关注年轻人、关心年轻人、关爱年轻人,倾听年轻人的心声,做年轻人的知心人、热心人、引路人。而各民主党派的年轻人也应响应中共十九大报告发出的"凝聚起同心共筑中国梦的磅礴力量"的号召,肩负起参政党的历史使命,明确参政党的政治定位,全面领会和实践习近平新时代中国特色社会主义思想,自觉与中共中央在政治立场、政治方向、政治原则、政治道路上保持高度一致,坚定不移地跟着中国共产党走,勇做走在时代前列的奋进者、开拓者、奉献者,让青春在为祖国、为人民、为民族的奉献中焕发出绚丽的光彩!

最后,我不忍想说:"这本书真是一本医患纠纷的'圣经',医务人员应该人手一本,尤其是医疗管理者。"

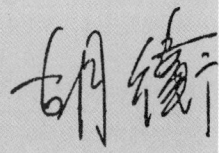

庄璘(Zorin Nikolaj)即将出版的其他笔记类丛书

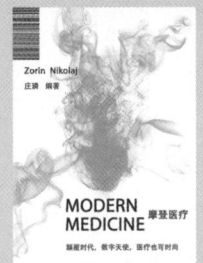

（一）鳄鱼笔记系列丛书之《摩登医疗》简介：医疗管理中，某目标没有达成，高层常抱怨中层执行力不够，而中层又认为，问题其实出在基层没有落实自己的要求。在这个过程中，医院的中高层一致把没有达成目标的原因归结为执行力问题，以至于丢弃了真正解决问题的动力和机会，而导致管理目标的失败。本书以笔记的形式讲述医疗管理中存在的诸多问题，并通过大数据、国外最新的管理经验与案例、多元化的医疗集团模式，来简化组织层次和流程、控制管理幅度、合理配置资源、降低管理成本、提高管理效率等。本书并不是一本医疗管理的专业书籍，更确切的说它是一本前卫、时尚、实用的医疗读物，在颠覆传统医疗管理理念的同时，简单、高效、快乐地实现目标管理、风险管理和战略管理的统一。

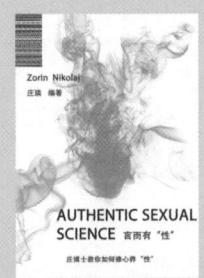

（二）鳄鱼笔记系列丛书之《言而有"性"》简介：本书以笔记的形式记录了"养性"载方1 392首，通过大数据对其中的175个组方进行药理学分析和循证药学论证，并通过讲述中外房中术、房事宜忌等来言"长生久视，全性葆真"之道。

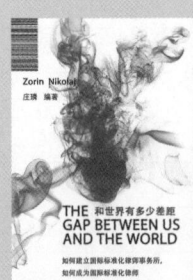

（三）鳄鱼笔记系列丛书之《和世界有多少差距》简介：全球法律服务产业的发展已向集团化、产业化、标准化方向加速推进。中国法律服务产业该如何发展？这是我们每个律师都关心和思考的问题。本书以笔记的形式对美国、德国、英国、瑞典、日本等9个国家的大型律师事务所的发展及其标准化管理的核心内容与管理思路进行解析与研究，并通过大量Meta分析数据和财务指标，对如何建立与实现国际标准化的律师事务所，如何成为与培养国际标准化的律师进行探寻和讨论。

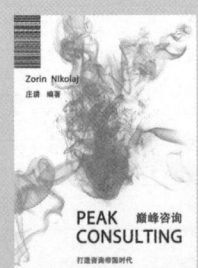

（四）鳄鱼笔记系列丛书之《巅峰咨询》简介：本书以笔记的形式讲述了8年里庄璘(Zorin Nikolaj)与世界顶尖的国际咨询公司之间的交流、探讨与合作，并在多份"企业国际化诊断调查报告"中除了一如既往地与业内人士分享有趣的大数据结果和新发现之外，还介绍了一些组织机构的实践经验、思路和统计数据，并通过大量的咨询案例来诠释国际咨询的过程、方法、技巧与规律。

更多精彩值得期待……

BIOGRAPHY
作者简介

国际医疗医药化工专项法律顾问、资深医疗医药咨询师、波斯纳管理理论学者、医疗纪实作家。

中国民主促进会 Leaguer（会员）

德国 Greifswald 大学 Visiting Assistant Professor（客座助理教授）

中国上海市闵行区中医医院 Medical director（医务长）、Legal Medical Consultant（法律医疗顾问）

德国 Schulz 律师事务所 Legal Officer（法务官）

复旦大学药事管理系毕业，德国罗斯托克大学临床药理学硕士，南开大学法学学士，现药物经济学博士在读。曾任多家国内外医疗医药化工企业的研发首席项目工程师、CLO（首席法务官）、CQO（首席质量官）、资深医疗咨询师、临床药师、医药化工类专刊媒体人等业务工作，被海外咨询业内人士称之为"Baby Crocodile"（"小鳄鱼"）。

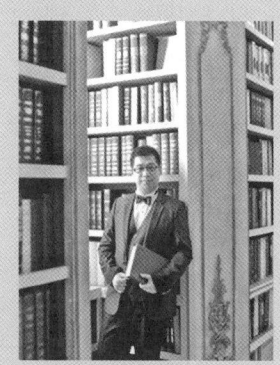

庄璘（Zorin Nikolaj）

2012年，一篇关于《药剂师带动欧洲经济复苏》的主题报道引发了 International Pharmaceutical Federation(FIP)掌门人 Kamalmidha 的关注，并迅速在欧洲医疗医药化工评论界及医疗医药化工咨询界获得好评，也因如此《E Medicinska Tider》的创始人"医哥"开始注意到这位出生于20世纪80年代、名不见经传的中国小伙。

2015年起，瑞典《E MedicinskaTider》杂志将其作为年度封面人物向全球各知名医疗医药化工企业、医疗机构及研发机构、医疗咨询公司、专业医疗律师事务所和高端医疗财团进行宣传与介绍，并鼓励和帮助他塑造梦想，成为新一代的医疗时尚星才、医疗管理精英和未来国际法律医疗顾问、医疗医药化工咨询之星。

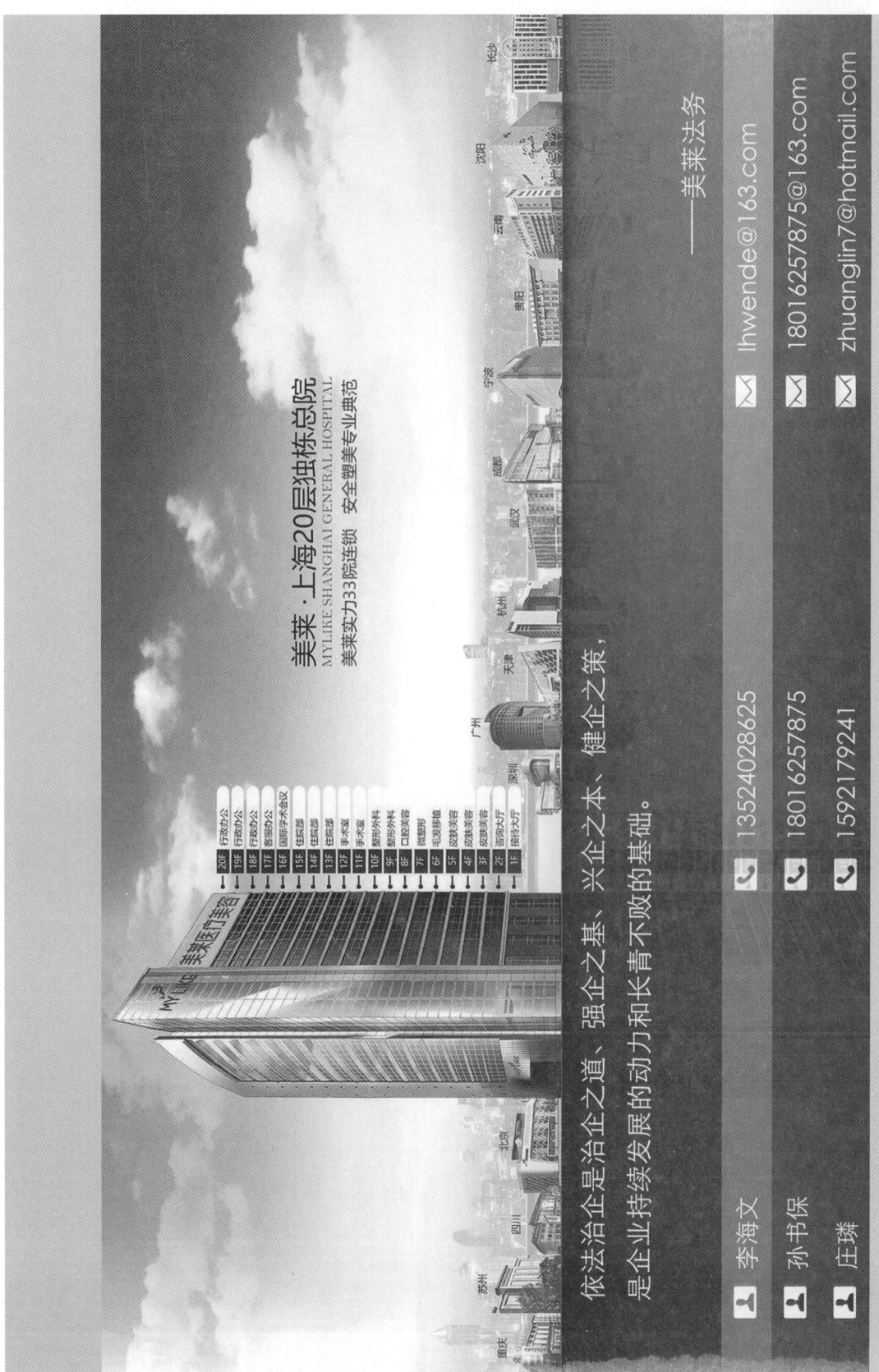